Thieme

Die Autoren

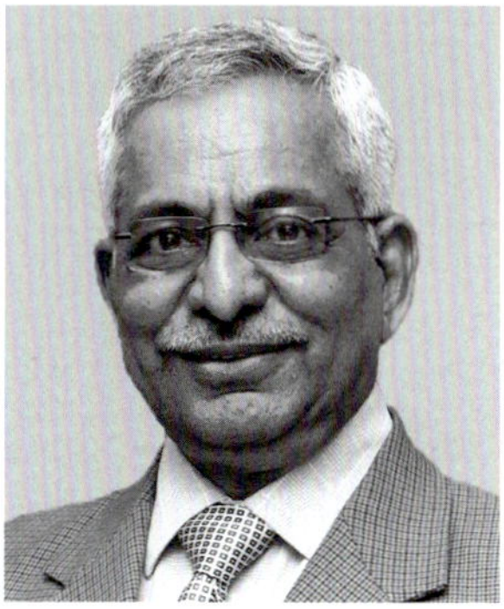

Prof. Dr. S.N. Gupta, ist Arzt und Professor für ayurvedische Medizin im Westen Indiens. Seine akademische Grundausbildung hat er mit dem „Bachelor of Ayurvedic medicine and surgery (BAMS)" 1977 an der Universität von Indore mit der Verleihung der Goldmedaille abgeschlossen. Heute ist S.N. Gupta Professor im Fachbereich *kāya-cikitsā* (Innere Medizin) am JS Ayurveda College in Nadiad, an dessen Lehrkrankenhaus – dem PD Patel Ayurveda Hospital – er ebenfalls Chefarzt ist.

Er begann seine Lehrtätigkeit in Europa vor mehr als 28 Jahren auf Einladung der Universität Tübingen. Seitdem unterrichtet er regelmäßig Ayurveda-Studierende und Ärzt*innen in Deutschland, Österreich und der Schweiz. An der Rosenberg Europäischen Akademie für Ayurveda in Birstein nimmt S.N. Gupta eine führende Rolle in der Lehre ein, ist Vorsitzender des Akademischen Beirats und leitet im Kurzentrum der Privatakademie Ärzt*innen und Therapeut*innen bei stationären Ayurveda-Behandlungsprogrammen an.

Er ist Autor des Buches „Ayurveda Manualtherapie und -ausleitungsverfahren" (Haug Verlag 2006) und hat mehr als 50 Forschungsartikel verfasst. 2017 erhielt S.N. Gupta den IASTAM-Award für herausragende Leistungen in der Lehre des Ayurveda und den Fellowship Award der National Ayurveda Academy des AYUSH Ministeriums der indischen Regierung.

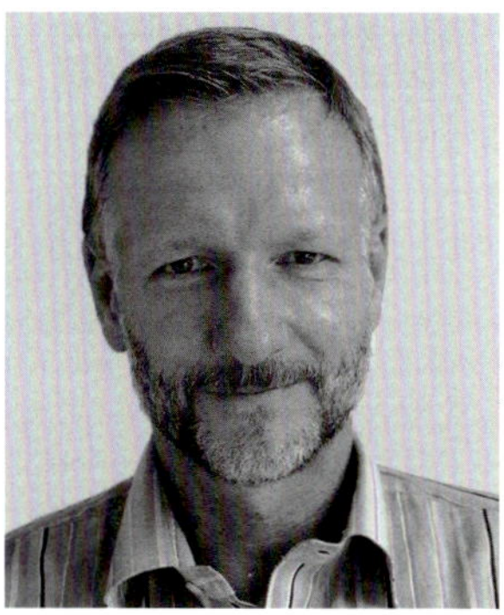

HP Elmar Stapelfeldt M.A. ist Wissenschaftlicher Mitarbeiter, Ernährungstherapeut, Heilpraktiker im Bereich Ayurveda-Medizin am Immanuel Krankenhaus Berlin. Er studierte zunächst Sanskrit und Ayurveda-Klassiker an der Universität Tübingen. Den Magister der Indologie erhielt er mit Auszeichnung. Im Rahmen seiner medizinischen Ausbildung verbrachte er eineinhalb Jahre als Praktikant und Assistent an indischen Ayurveda-Kliniken.

Seit 2012 ist er wissenschaftlicher Mitarbeiter am Berliner Immanuel Krankenhaus in der Abteilung für Naturheilkunde und hat in der dortigen Ambulanz die Ayurveda-Ernährungstherapie etabliert und eine eigene Heilpraktiker-Sprechstunde aufgebaut. Sein Schwerpunkt liegt in den Bereichen ayurvedische Ernährung und gesunde Lebensführung sowie Heilpflanzenkunde und Ausleitungsverfahren.

Ab 2003 führte er Praxen für Ayurveda-Medizin in Dresden, Wien und Birstein und koordinierte viele Jahre die medizinischen Lehrgänge an der Rosenberg Europäischen Akademie für Ayurveda nahe Frankfurt a. M. Zusammen mit Mark Rosenberg initiierte er dort als Studienleiter in Kooperation mit der Middlesex University, London, den ersten Master-Studiengang für Ayurveda-Medizin („MSc in Ayurvedic Medicine"). Bei seiner internationalen Dozententätigkeit liegt der Schwerpunkt auf Ayurveda-Medizin. Überwiegend ist er im Gesundheitszentrum Sonne und Mond in Berlin als Dozent tätig und gestaltet mit PD Dr. Christian Kessler und HP Alexander Peters die Ayurveda-Studiengänge.

Mit einer Reihe von Veröffentlichungen treibt Elmar Stapelfeldt die Verbreitung des Ayurveda in medizinischen Fachkreisen voran, besonders durch die Standardwerke „Ayurveda-Medizin: *kāya-cikitsā*" und „Ayurveda Manualtherapie und Ausleitungsverfahren" (Thieme bzw. Haug Verlag), die er zusammen mit seinem Lehrer Prof. Dr. S.N. Gupta verfasst hat.

Ayurveda-Medizin

kāya-cikitsā – Therapiekonzepte
für innere Erkrankungen

Shive Narain Gupta, Elmar Stapelfeldt

4., aktualisierte Auflage

19 Abbildungen

Georg Thieme Verlag
Stuttgart • New York

Shive Narain **Gupta**, MD (Ayu.)
J.S.Ayurveda College
College Road
387001 Nadiad, Gujarat
Indien
guptayurveda@yahoo.com

Elmar **Stapelfeldt**
Immanuel Krankenhaus Berlin,
Abteilung Naturheilkunde
Königstraße 63
14109 Berlin
Deutschland

Bibliografische Information der Deutschen Bibliothek
Die Deutsche Nationalbibliothek verzeichnet diese Publikation in der Deutschen Nationalbibliografie; detaillierte bibliografische Daten sind im Internet über http://dnb.d-nb.de abrufbar.

Ihre Meinung ist uns wichtig! Bitte schreiben Sie uns unter:
www.thieme.de/service/feedback.html

Wichtiger Hinweis: Wie jede Wissenschaft ist die Medizin ständigen Entwicklungen unterworfen. Forschung und klinische Erfahrung erweitern unsere Erkenntnisse, insbesondere was Behandlung und medikamentöse Therapie anbelangt. Soweit in diesem Werk eine Dosierung oder eine Applikation erwähnt wird, darf der Leser zwar darauf vertrauen, dass Autoren, Herausgeber und Verlag große Sorgfalt darauf verwandt haben, dass diese Angabe dem Wissensstand bei Fertigstellung desWerkes entspricht.
Für Angaben über Dosierungsanweisungen und Applikationsformen kann vom Verlag jedoch keine Gewähr übernommen werden. Jeder Benutzer ist angehalten, durch sorgfältige Prüfung der Beipackzettel der verwendeten Präparate und gegebenenfalls nach Konsultation eines Spezialisten festzustellen, ob die dort gegebene Empfehlung für Dosierungen oder die Beachtung von Kontraindikationen gegenüber der Angabe in diesem Buch abweicht. Eine solche Prüfung ist besonders wichtig bei selten verwendeten Präparaten oder solchen, die neu auf den Markt gebracht worden sind. Jede Dosierung oder Applikation erfolgt auf eigene Gefahr des Benutzers. Autoren und Verlag appellieren an jeden Benutzer, ihm etwa auffallende Ungenauigkeiten dem Verlag mitzuteilen.

Georg Thieme Verlag KG
Rüdigerstraße 14, 70469 Stuttgart, Germany
www.thieme.de

Printed in Germany

1. Auflage 2009 Karl F. Haug Verlag in MVS Medizinverlage Stuttgart GmbH &Co. KG
2. Auflage 2013 Karl F. Haug Verlag in MVS Medizinverlage Stuttgart GmbH & Co. KG
3. Auflage 2019 Georg Thieme Verlag KG

Umschlaggestaltung: Thieme
Bildnachweis für Cover: Foto Heilmittel©somegirl/stock.adobe.com, Arzt©Anna/stock.adobe.com, Patient©danielabarreto/stock.adobe.com, medizinisches Personal©ayakono/stock.adobe.com
Satz: L42 AG, Berlin
Druck: Grafisches Centrum Cuno, Calbe

DOI 10.1055/b000000648

ISBN 978-3-13-244630-4 1 2 3 4 5 6

Auch erhältlich als E-Book:
eISBN (PDF) 978-3-13-244631-1

Wo datenschutzrechtlich erforderlich, wurden die Namen und weitere Daten von Personen redaktionell verändert (Tarnnamen). Dies ist grundsätzlich der Fall bei Patienten, ihren Angehörigen und Freunden, z.T. auch bei weiteren Personen, die z.B. in die Behandlung von Patienten eingebunden sind.
Die abgebildeten Personen haben in keiner Weise etwas mit der Krankheit zu tun.
Thieme Publikationen streben nach einer fachlich korrekten und unmissverständlichen Sprache. Dabei lehnt Thieme jeden Sprachgebrauch ab, der Menschen beleidigt oder diskriminiert, beispielsweise aufgrund einer Herkunft, Behinderung oder eines Geschlechts. Thieme wendet sich zudem gleichermaßen an Menschen jeder Geschlechtsidentität. Die Thieme Rechtschreibkonvention nennt Autor*innen mittlerweile konkrete Beispiele, wie sie alle Lesenden gleichberechtigt ansprechen können. Die Ansprache aller Menschen ist ausdrücklich auch dort intendiert, wo im Text (etwa aus Gründen der Leseleichtigkeit, des Text-Umfangs oder des situativen Stil-Empfindens) z.B. nur ein generisches Maskulinum verwendet wird.

Vorwort zur 4. Auflage

Liebe Leser*innen und Freund*innen des Ayurveda,

es ist uns eine große Freude, Ihnen die vierte Auflage unseres Buches „Ayurveda-Medizin: *kāyacikitsā*" in die Hände zu geben. Vier Auflagen eines Fachbuches innerhalb nur eines Jahrzehnts empfinden wir als eine große Leistung, die uns persönlich mit Glück erfüllt, vor allem da Ayurveda eher als Randgebiet in der medizinischen Literatur einzustufen ist. Wichtiger als unsere persönliche Freude ist jedoch, dass dieser Erfolg auch als Indikator für die zunehmende Etablierung eines authentischen Ayurveda in Europa gewertet werden kann. Die Akzeptanz des Ayurveda im Westen ist ein Anzeichen für die Praxisrelevanz dieser über Jahrhunderte gereiften Weisheiten für eine ideale Gesundheitsförderung – in der Bevölkerung als auch in Ärztekreisen. Damit wächst unsere Verantwortung gegenüber Ihnen als unsere Leserschaft. Wir sind Ihnen allen sehr dankbar, dass Sie unsere Arbeit mit Wertschätzung und Respekt entgegennehmen.

Die letzten zwei Jahre waren für das Gesundheitswesen weltweit eine immense Herausforderung. Es mag überraschen, dass Ayurveda bereits vor 2000 Jahren Ansätze für die Bewältigung von pandemieähnlichen Situationen entwickelt hat. Auch bei der gegenwärtigen Covid-19-Krise kann Ayurveda aus unserer Sicht einen wichtigen Beitrag leisten – mithilfe von konkreten medizinischen Maßnahmen, aber auch mithilfe von übergeordneten Erkenntnissen zur Entstehung.

Letzteres wird im Ayurveda besonders betont. Als eines der vedischen Wissenssysteme, die stets den Anspruch erheben, auf letztgültige Wahrheiten ausgerichtet zu sein, sucht man im Ayurveda nach den tiefsten Ursachen einer Fragestellung und bemüht sich, dauerhafte Lösungen zu finden – unabhängig davon, ob diese nach modernem Verständnis in den Bereich der Medizin fallen oder andere Ebenen berühren. Im Kontext von Epi- bzw. Pandemien begegnen uns in den Ayurveda-Texten „metamedizinische" Konzepte bezüglich deren Ursachen, Entstehung und Behandlungsmöglichkeiten. Solche Konzepte aus dem Sanskrit zu übersetzen und für unser heutiges Denken sinnvoll zu interpretieren, ist eine Herausforderung, die sich jedoch lohnt, wenn man empirisches Wissen vieler Jahrhunderte in der heutigen Zeit nutzen möchte. Dabei steht das alte Diktum „Vorbeugen ist besser als Heilen" im Zentrum des ayurvedischen Ansatzes. Vorbeugung wird jedoch nicht nur auf individuelle Patienten bezogen, sondern Ayurveda beschreibt auch soziale, globale und sogar „kosmische" Faktoren.

Im bedeutendsten Ayurveda-Klassiker, der *Caraka-Saṃhitā*, wird *adharma* als wichtigste Ursache für Epi- bzw. Pandemien angesehen. *Adharma* steht für ein Verhalten, das sich gegen das Leben, die Naturgesetze, die Ethik richtet. Ein solches unethisches Verhalten wurzelt seinerseits meist in der unangemessenen Anwendung der eigene Intelligenz oder des Entscheidungsvermögens (*prajñāparādha*). Je mehr Menschen von *adharma* in ihrem Denken und Verhalten geprägt sind, zum Beispiel von Gier, desto größer sind die Auswirkungen. *Adharma* führt laut klassischer Ayurvedaliteratur zur „Abwendung der wohlwollenden Kräfte" und zu einer Zunahme von „schädlichem Verhalten" – wie z. B. die Entwicklung zerstörerischer chemischer, biologischer oder technischen Waffen. Auch von durch Zufall oder in Experimenten entstandenen schädlichen Organismen ist die Rede, welche auch als bösartige Viren interpretiert werden können. An dieser Stelle bedient sich die *Caraka-Saṃhitā* einer quasi religiösen Terminologie: Aufgrund von *adharma* nehmen die positiven „kosmischen oder göttlichen" Kräfte in der Schöpfung ab, was zu Störungen in der Natur führt. Man könnte auch sagen: Die „kosmische Immunität" ist beeinträchtigt. Um diesen Störungen in der Natur vorzubeugen oder sie zu überwinden, betont Ayurveda – neben einer Vielzahl von praktischen medizinischen Maßnahmen – unser Denken und Handeln ethischer zu gestalten, uns am Wohle der Natur und aller Lebewesen zu orientieren und nicht nur rein wirtschaftliche Interessen zu verfolgen. In den klassischen Ayurveda-Text findet sich eine Vielzahl von praktischen Hinweisen, wie solch ein ethisches Leben gestaltet werden kann. Selbst wenn diese Forderung global kaum umsetzbar erscheint, so können wir in unserem Leben Entscheidungen intelligent und mit Blick auf das Gemeinwohl treffen. Gerade in therapeutischen Berufen wird eine ethische Haltung empfohlen, sodass wir mithilfe von Ayurveda nicht nur für individuelle Patienten sondern auch übergreifend für die Natur insgesamt heilwirksam werden können. Zudem ist einer der wichtigsten Einflussfaktoren auf die Verläufe von Covid-19-Infektionen der generelle Gesundheitszustand der Infizierten. Insofern sollten gesundheitsfördernde und abwehrsteigernde Maßnahmen zu dieser Zeit besonders intensiv umgesetzt werden. Hier bietet Ayurveda eine Fülle von generellen und atemwegsspezifischen Ansätzen.

Ayurveda reift in der öffentlichen Meinung zunehmend zu einem Naturheilkundesystem heran, das Lösungsansätze für verschiedene Gesundheitsprobleme bieten kann. Besonders bei chronischen Erkrankungen, bei denen die Schulmedizin an ihre Grenzen stößt, kann der Beitrag des Ayurveda von großer Bedeutung sein. Zusammen mit anderen naturheilkundlichen Ansätzen und traditionellen Systemen konnte Ayurveda zu einer Flamme der Hoffnung werden – sei es als alleinstehendes System oder in Form eines integrativmedizinischen Ansatzes, bei dem schulmedizinische und naturheilkundliche Verfahren zum Wohle des Patienten in sinnvoll abgestimmter Kombination eingesetzt werden.

Die Zahl der Ärzt*innen und Therapeut*innen, die die Wirksamkeit ayurvedischer Ansätze in ihrer täglichen Praxis erfahren, steigt in Europa und insbesondere in den deutschsprachigen Ländern. Motiviert durch ihre Behandlungserfolge suchen sie nach Möglichkeiten, unrealistische Vorstellungen über Ayurveda abzubauen und nachhaltige Aspekte der ayurvedischen Lehre herauszufiltern, die sie in ihre medizinische Praxis integrieren können. Dies halten wir für ein gutes Zeichen. Denn je mehr Mediziner den wahren Wert des Ayurveda erkennen, desto wahrscheinlicher ist es, dass er zu einem festen Bestandteil unseres Gesundheitssystems wird. Unterstützt wird dieser Prozess durch eine zunehmende Zahl klinischer Studien, die die Wirksamkeit der ayurvedischen Medizin – vor allem bei chronischen Krankheiten – aufzeigen. In Deutschland liefert besonders die Forschungsabteilung der Charité-Universitätsmedizin am Immanuel Krankenhaus Berlin kontinuierlich Veröffentlichungen zur ayurvedischen Medizin in *pubmed*-gelisteten Fachzeitschriften. Auch in Indien nimmt die Qualität von Veröffentlichungen im Bereich Ayurveda zu.

In den letzten 25 Jahren haben wir uns in der Rosenberg Europäischen Akademie für Ayurveda in Birstein und im Gesundheitszentrum Sonne & Mond in Berlin um den Aufbau einer Gemeinschaft von Ayurveda-Praktizierenden bemüht. Damit ist auch der Bedarf an Literatur gestiegen, die auf der Basis umfangreicher praktischer Erfahrungen geschrieben wurde und für die westliche Anwendung geeignet ist, ohne den klassischen Prinzipien des Ayurveda zu widersprechen. Das Buch „Ayurveda Manualtherapie und Ausleitungsverfahren“ war unser erster Versuch, die therapeutische Anwendung des Ayurveda in diesem Sinne darzustellen. Mit dem vorliegenden Werk möchten wir tiefer in die Ayurveda-Medizin (*kāya-cikitsā*) einsteigen und hoffen den Ansprüchen unserer geschätzten Leser*innen gerecht zu werden.

Kāya-cikitsā steht für die ayurvedische Praxis der Allgemeinmedizin. Sie ist der am weitesten entwickelte Bereich unter den acht klinischen Disziplinen des Ayurveda und wird vorwiegend von ayurvedischen Ärzt*innen im Westen praktiziert. *Kāya-cikitsā* befasst sich mit der Ätiopathogenese, Diagnose und Behandlung eines breiten Spektrums von Krankheiten, die in der allgemeinen medizinischen Praxis vorkommen.

In den klassischen Ayurveda-Texten finden wir die Inhalte von *kāya-cikitsā* verstreut in verschiedenen Kapiteln, besonders in der *„Caraka-Saṃhitā“*. Zum Studium des Ayurveda empfehlen wir stets die Originalschriften zur Hand zu nehmen, die glücklicherweise heute fast alle in englischer Übersetzung verfügbar sind. Dennoch ergeben sich beim Studium und Verständnis dieser Schriften einige Herausforderungen. Wenn man die in den Texten an verschiedenen Stellen verstreuten Beschreibungen eines spezifischen Themas nicht jede einzeln durchgeht und sie dann integriert, kann das Thema nicht richtig verstanden werden. Der altertümliche Sprachstil, die unterschiedliche Interpretation bei der Übersetzung und die Vielzahl der beschriebenen Präparate zur Behandlung einer einzigen Krankheit machen es schwierig, aus den Texten die sicherste und wirksamste Behandlung einer Krankheit herauszufiltern. Kliniker*innen, die sich mit der modernen Medizin auskennen, fällt es oft schwer, eine Brücke zwischen den modernen und den alten Konzepten zu schlagen. Hierin sehen wir die wichtigsten Gründe, warum uns notwendig erschien, ein Buch über *kāya-cikitsā* zu verfassen, das diese Art von Problemen lösen und Mediziner*innen helfen kann, seine Patient*innen verantwortungsvoll zu behandeln.

Wir haben uns bemüht, die ayurvedische Medizin mit größtmöglicher Klarheit darzustellen und die Kluft zwischen moderner und alter Wissenschaft zu überbrücken. Es wurden nur solche Krankheitsbilder beschrieben, bei denen Ayurveda unserer Meinung nach allein oder in Kombination mit der Schulmedizin hilfreich eingesetzt werden kann. Außerdem haben wir uns auf jene Krankheiten konzentriert, die in Europa häufig vorkommen. Alle beschriebenen Therapiestrategien beruhen nicht nur auf theoretischen Überlegungen, sondern haben sich in den letzten 40 Jahren in unserem Krankenhaus, dem P.D. Patel Ayurveda Hospital in Nadiad (Indien), in ihrer Wirksamkeit bewährt.

Jedes Kapitel beginnt mit einer Übersicht, welche Rolle die zentralen Konzepte der ayurvedischen Anatomie und Physiologie (z. B. *doṣa, agni, dhātu, mala* und *srotas*) bei den einzelnen Krankheitsbildern spielen. Auch grundlegende Aspekte der ayurvedischen Pharmakologie (*dravyaguṇa-vijñāna*) sind am Anfang der Kapitel in kondensierter, aber verständlicher Form enthalten. Viele tabellarische Übersichten bieten einen schnell zu erfassenden Überblick über die wichtigsten Themen.

Neben den praxisrelevanten Inhalten enthält das Buch auch grundlegende theoretische Informationen, die zwar als bekannt vorausgesetzt werden, hier aber in einer kompakten Form zusammengefasst werden, die sich zum schnellen Nachschlagen eignet. Somit bietet dieses Praxis-Handbuch für Fortgeschrittene eine große Bandbreite an Inhalten: Vom Material für den Einsteiger in *kāya-cikitsā* bis hin zu Anregungen für Fragestellungen für zukünftige Forschungsprojekte.

Obwohl wir größte Aufmerksamkeit darauf verwendet haben, das Thema *kāya-cikitsā* gewissenhaft darzustellen, kann dieses Buch allein keinen Fall lösen. Es kann eine Orientierungshilfe sein, aber letztlich sind Sie gefragt, in Ihrem professionellen Umfeld jeden Aspekt der Therapie von Fall zu Fall abzuwägen. Es ist durchaus möglich, dass eine klinische Situation Maßnahmen erfordert, die in keinem Lehrbuch beschrieben sind oder eventuell etablierten Prinzipien sogar widersprechen mögen. Solange diese Maßnahmen zur Genesung führen und nicht schaden, sind sie richtig. Licht kann einen Gegenstand erhellen, aber es sind unsere Augen, die ihn wahrnehmen. So ähneln Texte und gesammeltes Wissen dem Licht; unsere Intelligenz aber ist das Auge, das eine Situation erfasst und die richtigen Entscheidungen trifft. In diesem Sinne freuen wir uns über kritische Anmerkungen und Korrekturen zum Inhalt des Buches und ermutigen Sie, sich mit uns in Verbindung zu setzen, damit wir unsere Arbeit in Zukunft verbessern können.

An dieser Stelle möchten wir unseren Dank an die heilsamen Naturkräfte ausdrücken, die das Entstehen dieses Werkes ermöglicht haben. Der größte Dank gebührt unseren Kolleg*innen und Studierenden, die uns durch kritische Diskussionen geholfen haben, die Thematik des Buches zu verdeutlichen. Vor allem danken wir Kerstin und Mark Rosenberg (Europäische Akademie für Ayurveda, Birstein) für die vielfältige Unterstützung bei der Entstehung dieses Buches und für die Bereitstellung von Bildmaterial. Wir danken Herrn Prof. Andreas Michalsen, Herrn PD Dr. Christian Kessler und allen Mitarbeiter*innen der Ayurveda Abteilung des Immanuel Krankenhauses Berlin für ihren unermüdlichen Einsatz bei der Erforschung, Anwendung und Verbreitung der ayurvedischen Medizin sowie für den fruchtbaren kollegialen Austausch. Wir danken auch Herrn Oliver Becker für seine konstruktiven Anregungen für Korrekturen im Text. Wir danken den Ärzt*innen und dem Team des P.D. Patel Ayurveda Hospital in Nadiad, für ihre kontinuierliche Unterstützung. Und nicht zuletzt unseren Patient*innen, die durch ihre Bereitschaft, sich auf die ayurvedische Medizin einzulassen, unseren Erfahrungsschatz in der praktischen Umsetzung von Ayurveda im hiesigen Gesundheitssystem reifen ließen. Wir danken auch dem Thieme Verlag für die hervorragende Zusammenarbeit und Unterstützung unseres Buches. Und wir freuen uns von ganzem Herzen über die große Hilfe unserer lieben Familien, ohne die dieses Buch nicht zustande gekommen wäre.

Nadiad (Indien) und Berlin im Oktober 2022

Prof. Dr. Shive Narain Gupta
Elmar Stapelfeldt

Inhalt

Anhang

1 Einleitung

Das vorliegende Lehrwerk zur Ayurveda-Medizin ist als **praktisches Handbuch** konzipiert. Es soll der Anwendung von ayurvedischen Konzepten und Therapieverfahren im medizinischen Alltag dienen. Insofern wurden viele Themen nicht ausformuliert, sondern anhand von Tabellen und Übersichten dargestellt, die ein schnelles Erfassen der wesentlichen Informationen ermöglichen. Selbst wenn die wichtigsten Inhalte der Ayurveda-Lehre in diesem Werk dargestellt werden, so wendet es sich doch an den fortgeschrittenen Leser. Eine solide Ausbildung in Ayurveda und Schulmedizin wird vorausgesetzt. Vor allem soll davor gewarnt werden, die Therapieverfahren dieses Buches ohne entsprechende Kenntnisse anzuwenden. Medizin ist eine Kunst, die sich nicht aus Büchern erlernen lässt. Sie muss vielmehr durch eine lange praktische Ausbildung unter Anleitung von erfahrenen Ärzten erschlossen werden. Nur unter diesen Voraussetzungen ist ein verantwortungsvoller Umgang mit dem Patienten möglich.

Ayurvedische Therapieverfahren sind **nicht nebenwirkungsfrei**. Sie müssen indikationsgerecht und mit Sachkenntnis eingesetzt werden. Besonders gilt dies für die Ausleitungsverfahren und einige stärkere Medikamentenformen (z. B. *rasāuṣadha*, s. S. 98; **Abb. 1.1**), die mit entsprechenden Hinweisen versehen sind, um eine sichere Handhabung zu ermöglichen. Es obliegt nichtsdestotrotz der Verantwortung des Anwenders, den Einsatz dieser Verfahren und Präparate gründlich zu prüfen.

In diesem Buch sind ausschließlich **klassisch bewährte** Präparate aufgeführt, die in Indien seit langer Zeit erfolgreich eingesetzt werden. Auf die Besprechung einheimischer Phytotherapeutika wurde verzichtet, da ihr Langzeiteinsatz im ayurvedischen Sinne nicht in der Praxis erprobt ist und systematische Untersuchungen zu ihrer Wirksamkeit bislang fehlen.

Aufgrund der unzureichenden Infrastruktur, die bislang in Europa für die Praxis der Ayurveda-Medizin vorherrscht, sollte bei schweren Erkrankungen ein komplementärer Einsatz des Ayurveda in Kombination mit schulmedizinischen Maßnahmen bevorzugt werden. In den folgenden Kapiteln werden entsprechende Anhaltspunkte vermittelt. Einige der Empfehlungen lassen sich zurzeit in unseren Breiten noch nicht umsetzen und werden im Text entsprechend relativiert. Bei zunehmender Entfaltung der Ayurveda-Medizin auch außerhalb Südasiens ist jedoch mit einer Verbesserung der Therapiebedingung zu rechnen.

Hintergrund

Die wichtigsten Quellen für die Inhalte dieses Buches sind die **klassischen Ayurveda-Texte** sowie **persönliche Erfahrungen** durch die Anwendung am Patienten. Dabei standen die Bemühungen im Vordergrund, die klassischen Aussagen so ursprungsgetreu wie möglich wiederzugeben. Aus diesem Grund sind jeweils die entsprechenden Stellenangaben der Originaltexte zum Zwecke der kritischen Überprüfung angegeben.

Allerdings soll mithilfe dieses Buches gerade die **Anwendung in der Gegenwart in Mitteleuropa** ermöglicht werden. Insofern war es an vielen Stellen notwendig, die klassischen Aussagen gemäß heutiger Terminologie und Denkweise zu interpretieren. Sofern es sich um diese Art von persönlichen Einschätzungen handelt, ist dies im

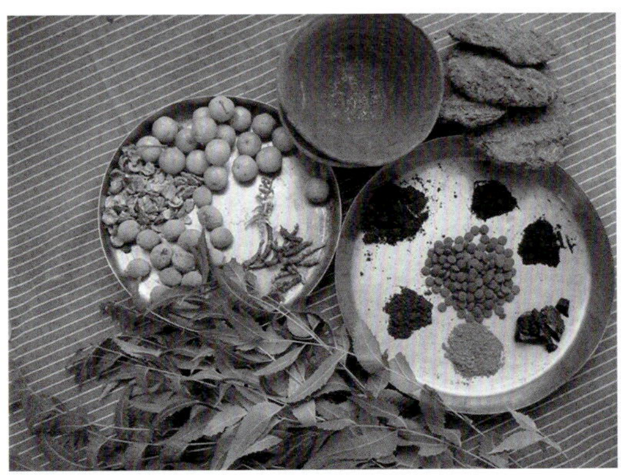

Abb. 1.1 Bestandteile zur Herstellung eines herbomineralischen Präparates (*Ārogya-vardhinī-vaṭī*). Quelle: Rosenberg gGmbH – Europäische Akademie für Ayurveda

Text erwähnt. Ohnehin sind große Teile der klassischen Empfehlungen heutzutage schwer umsetzbar und die Masse der ayurvedischen Rezepturen ist nahezu unüberschaubar, sodass die Therapieempfehlungen ebenfalls auf einer Mischung aus klassischen Vorgaben und eigenen Erfahrungen beruhen. Dabei haben die Autoren bewusst auf Therapieverfahren verzichtet, die nicht aus dem Bereich des Ayurveda stammen.

Schreibweise und Übersetzungen

Alle **Sanskrit-Begriffe** werden in wissenschaftlicher Umschrift mit diakritischen Zeichen, die die besondere Aussprache der Buchstaben anzeigen, wiedergeben (s. Anhang Aussprache, S. 387). Außer Eigennamen (inkl. Heilmittel) sind alle diese Begriffe durchgängig klein geschrieben und treten in ihrer Grundform auf (z.B. der Plural von *doṣa* bleibt *doṣa*, also ohne „s" am Ende). Bei den Übersetzungen wurden im Bedarfsfall verständliche und sinngemäß richtige Formulierungen einer wörtlichen Wiedergabe vorgezogen. Sanskrit-Begriffe der Quellentexte (s. Anhang Literatur, S. 385), die verschiedene Interpretationsmöglichkeiten zulassen, sind im Text im Original beigefügt.

Zur Arbeit mit dem Buch

Dieses Buch ist der Übersichtlichkeit halber in zwei Hauptabschnitte unterteilt: einen **Grundlagen-** und **Praxisteil**, deren grundsätzlicher Aufbau in den folgenden Abschnitten kurz vorgestellt wird.

Grundlagenteil

Auch wenn das Werk die Kenntnis aller Aspekte der Ayurveda-Lehre und ihrer Therapieverfahren voraussetzt, so enthält es diesbezüglich umfangreiche Übersichten, die für die Anwendung im Praxisteil hilfreich sind. Neben den **Zusammenfassungen klassischer Informationen** sind auch vielfältige praktische **Standardisierungen** von Therapieverfahren enthalten, die sich aus unseren persönlichen Erfahrungen im Praxisalltag bewährt haben.

Einige Therapiehinweise im Praxisteil basieren auf den Einteilungen in den Grundlagen. Zum Beispiel sind die einzelnen Ausleitungsverfahren mit Nummern versehen, welche unterschiedliche **Durchführungsvarianten** der Ausleitungsverfahren kennzeichnen: Das Purgieren Nr. 1 ist von größerer Intensität und nimmt einen längeren Zeitraum in Anspruch als das Purgieren Nr. 2 usw. Auch die Anwendungen der Phytotherapie, Manualtherapie und die praktische Ernährungslehre werden im Grundlagenteil detailliert dargestellt. So wird hier auch die Herstellungsweise von Dekokten und Ölen beschrieben.

Praxisteil

Den Schwerpunkt dieses Buches stellen die Kapitel über die **Diagnose und Therapie einzelner Krankheiten** dar. Ausgewählt wurde eine Großzahl der wichtigsten Erkrankungen für die **allgemeinmedizinische Praxis**. Dabei sind die Erkrankungen den Kapiteln nicht nach ayurvedischen Kriterien zugeordnet worden, sondern anhand der modernen Einteilung in verschiedene Organsysteme. Dies soll den Zugang für den modernen Leser erleichtern.

Onkologie und Infektionskrankheiten sowie Gynäkologie und Pädiatrie wurden aus verschiedenen Gründen ausgespart. Auch die Psychiatrie ist nur am Rande erwähnt.

Zu wichtigen ayurvedischen Aspekten bzw. speziellen Therapieverfahren sind vertiefende **Diskussionen** sowie **Praxistipps** etabliert:

- Was ist *prāna*? (s. S. 138)
- Was ist *āma*? (s. S. 202 ff.)
- Neurodermitis (s. S. 263)
- Wärmeanwendung bei entzündeten Gelenken (s. S. 287)
- Erreger und Infektionen (s. S. 333 f.)
- Allergische Reaktionen auf Milch und Weizen (s. S. 338 f.)
- Praxistipp: *nasya* bei akuter Rhinitis (s. S. 147)
- Praxistipp: Emesis bei *tamaka-śvāsa* (Asthma bronchiale) (s. S. 152 f.)
- Praxistipp: Schulmedizinische Maßnahmen bei der Behandlung von *tamaka-śvāsa* (Asthma bronchiale) (s. S. 154)
- Praxistipp: Milchtag bei *pitta*-dominiertem *atīsāra* (Diarrhöe) (s. S. 221)

Einleitung

Jedes Kapitel beginnt mit einer Einleitung, in der wesentliche Aspekte zusammengefasst werden. Unter der Überschrift **„Angewandte Anatomie und Physiologie"** werden die ayurvedischen Konzepte und Faktoren vorgestellt, die für das entsprechende Organsystem von Bedeutung sind und in moderner Terminologie interpretiert. Einerseits soll dies eine Verbindung zwischen ayurvedischem und schulmedizinischem Denken herstellen und anderseits die eigenständige Analyse nicht erwähnter Krankheitsbilder ermöglichen.

Ein weiterer Teil der Einleitung sind **Therapieempfehlungen**, die sich bei der Behandlung von Erkrankungen dieses Organsystems generell bewährt haben. Besonders ist auf die Darstellung der medikamentösen Therapie an dieser Stelle zu achten. Neben der Beschreibung der wichtigsten pharmakologischen Ansätze bietet sie eine Übersicht über die meisten Einzel- und Kombinationspräparate, die in dem jeweiligen Kapitel verwendet werden. Auch sind diejenigen Präparate gekennzeichnet, die evtl. **Nebenwirkungen** hervorrufen können und mit Vorsicht eingesetzt werden müssen.

Klassische Krankheitsbilder

Auf die Einführung folgt die Detailbeschreibung von klassisch-ayurvedischen Krankheitsbildern, die diesem Organsystem zuzuordnen sind. Diese beginnt mit einer Übersicht der wesentlichen Aspekte der **ayurvedischen Pathogenese** (*saṃprāpti*).

Ayurvedische und schulmedizinische Krankheitsbilder decken sich nur in seltenen Fällen. Die klassischen Krankheitsbilder sind nicht leicht zu verstehen. Die Begrifflichkeiten und Denkmodelle sind dem modernen Leser oft fremd. Selbst wenn man versucht ist, die ayurvedischen Begriffe gedanklich möglichst rasch mit naturwissenschaftlichen Konzepten in Verbindung zu setzen, so sei dennoch davor gewarnt. Vorschnelle Gleichsetzungen führen oft dazu, dass die Tiefe der ayurvedischen Konzepte nicht erfasst und somit nicht genutzt werden kann.

Zunächst werden die Krankheiten allgemein beschrieben, vorrangig die Ätiologie, Pathogenese und Symptomatik. Hierbei werden die klassischen Darstellungen interpretiert und mithilfe tabellarischer Übersichten verständlich gemacht. Darauf folgen **standardisierte Therapiekonzepte**. Derartige Standards oder Leitlinien haben den Nachteil, dass sie die Grundforderung des Ayurveda nach einer individualisierten Therapie einschränken, jedoch den Vorteil, dass sie den Einstieg in die Praxis des Ayurveda vereinfachen. Insofern sind die Empfehlungen als Basis zu verstehen, von der aus ein Fall individuell betreut werden kann.

Moderne Krankheitsbilder

Auf die ayurvedischen folgt eine Auswahl moderner Krankheitsbilder, die – wie bereits erwähnt – als solche nicht im Ayurveda bekannt, jedoch in der täglichen medizinischen Praxis gängig sind. Nach einer kurzen Deutung nach ayurvedischen Kriterien werden auch hier standardisierte Therapieverfahren dargelegt. Da es hierfür keine klassischen Vorlagen gibt, handelt es sich zum größten Teil um unsere Interpretationen und Erfahrungen aus dem klinischen Alltag im Umgang mit diesen Erkrankungen.

Bei allen Krankheitsbildern ist unsere Einschätzung wiedergegeben, in welchem Ausmaß die ayurvedische Therapie zu helfen vermag und unter welchen Umständen schulmedizinische Verfahren notwendig werden.

Anhang

Im Anhang sind eine Vielzahl nützlicher **Adressen**, eine vertiefende Darstellung zum Sanskrit mit einem umfassenden **Wörterbuch** sowie eine Übersicht aller in diesem Buch genannten ayurvedischen **Heilmittel** aufgeführt.

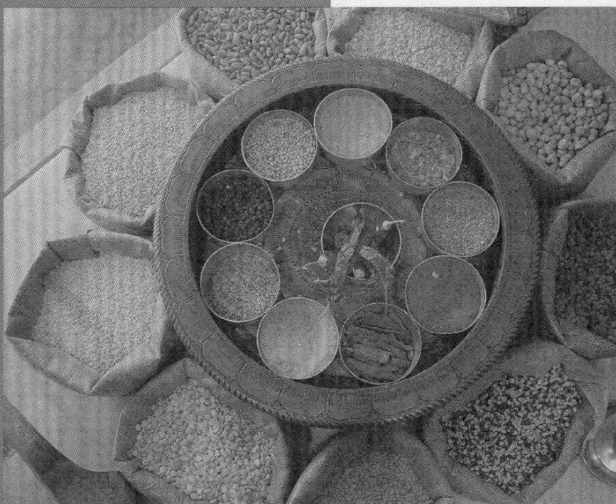

Quelle: Rosenberg gGmbH – Europäische Akademie für Ayurveda, Birstein

Grundlagen

2 Besonderheiten der Ayurveda-Medizin

Die Ayurveda-Medizin ist ein umfassendes Naturheilkundesystem mit Ursprung in Südasien. Das Wissen des Ayurveda fußt auf einer langen Tradition, das sich über Generationen bewährt hat und kontinuierlich verfeinert wurde.

Der Grundansatz der ayurvedischen Medizin ist **ganzheitlich**, wobei der Patient als **Individuum** im Zentrum der Behandlung steht. Prävention und Psychosomatik bilden tragende Säulen. Die Therapiebausteine des Ayurveda sind vielfältig, für sich genommen jedoch einfach, naturnah und selten invasiv. Erst durch ihre gelungene Kombination entfaltet sich die Wirksamkeit der ayurvedischen Medizin. Somit umfasst ein ayurvedischer Therapieplan immer mehrere Maßnahmen, die auf verschiedenen Existenzebenen des Patienten ansetzen. Diese führen meist über das hinaus, was konventionell unter medizinischer Praxis verstanden wird.

2.1 Gesundheitsförderung

Im Ayurveda sind die Erhaltung und Förderung der Gesundheit ebenso wichtig wie die Behandlung und Beseitigung von Krankheiten. Ayurveda definiert beides als seine Ziele. Gerade in den Bereichen **Salutogenese** (Gesunderhaltung) und **Krankheitsprävention** liegen die Stärken des Ayurveda. Im Rahmen des Ayurveda hat sich eine umfangreiche Diätetik (s. S. 111 ff.) und Ordnungstherapie (s. S. 128 ff.) entwickelt, mithilfe derer der Patient selbst Einfluss auf sein Wohlergehen nehmen kann.

Die individuelle Prävention ist letztlich ein entscheidender Beitrag zur Entlastung des Gesundheitssystems und möglicherweise der Anfang einer wünschenswerten Neuentwicklung. Der Ayurveda bietet zweckmäßig vereinfachte Beschreibungen von Zusammenhängen der Physiologie und Pathophysiologie (hier sei insbesondere auf die *doṣa*-Lehre verwiesen, s. S. 15 ff.), mit deren Hilfe auch dem medizinischen Laien komplexe Vorgänge verständlich gemacht und so die Basis für ein eigenverantwortliches Gesundheitsengagement durch den Patienten gelegt werden können.

2.2 Individualität

Der **Individuumsbezug** ist der zweite Grundpfeiler der Ayurveda-Lehre. Dabei kommt den Unterschieden der Menschen bezüglich ihres Körperbaus, ihrer Stoffwechsellage, ihrer Interessen und Neigungen, ihrer Anfälligkeiten und ihrer Reaktion auf Heilverfahren im Ayurveda eine große Bedeutung zu. Diese werden unter Berücksichtigung der individuellen **Konstitution** des Menschen mit allen seinen Anlagen in die Therapie integriert.

Entsprechend gibt es im Ayurveda keine rein symptombezogenen Standardtherapien, denn Nahrungsmittel, Verhaltensempfehlungen und Therapieverfahren sollten sich immer an den individuellen Voraussetzungen des Patienten orientieren. Idealerweise sollte selbst bei gleicher Symptomlage jeder Fall individuell unterschiedlich behandelt werden, da die Eigenarten des Patienten für die Wahl der Behandlungen ebenso wichtig sind wie seine Symptome.

Mithilfe der Konstitutionslehre kann die ayurvedische Therapie individuell angepasst und effektiver gestaltet werden. Ein solcher Ansatz begegnet weitestgehend den Forderungen des modernen Patienten, der in seiner Persönlichkeit wahrgenommen werden will. Nicht nur die Konstitution wird bei der Wahl der Behandlung berücksichtigt, sondern auch andere individuelle Faktoren, wie

- Ernährungs- und Verhaltensgewohnheiten,
- psychische Disposition,
- soziales Umfeld,
- klimatische Bedingungen,
- Alter, Jahreszeit und andere Zeitfaktoren.

2.3 Ayurveda heute

Die Praxis des Ayurveda unterscheidet sich in unseren Breiten sehr von derjenigen in den Ursprungsländern. In Südasien ist der Ayurveda staatlich institutionalisiert. Die fünfeinhalbjährige Grundausbildung mit der Möglichkeit einer postgradualen Dissertation und Habilitation findet in Indien an über 300 Colleges und Universitäten statt. Ayurveda-Praxen und -Kliniken sind über den gesamten Subkontinent verteilt und bilden immer noch die gesundheitliche Grundversorgung für einen Großteil der indischen Bevölkerung. Eine große Zahl pharmazeutischer Betriebe sorgt für ein reichhaltiges Angebot an klassischen und modernen Ayurveda-Präparaten. Ausgebildetes medizinisches Personal steht flächendeckend zur Verfügung. Von der WHO ist der Ayurveda als traditionelles Medizinsystem anerkannt.

In deutschsprachigen Ländern entfaltet sich der Ayurveda erst seit ca. 30 Jahren und befindet sich somit am Ende des **Pionierstadiums**. Die Infrastruktur ist entsprechend ungenügend. Dennoch liegen erste wichtige Therapieerfolge – v. a. bei der Behandlung von chronischen und funktionellen Störungen mit psychischer Komponente – vor. Dieser Tatsache und dem ganzheitlichen Ansatz ist es zu verdanken, dass die Nachfrage nach Ayurveda in der hiesigen Bevölkerung stetig steigt. Ein weiterer Vorteil des Ayurveda ist die gute Kombinierbarkeit mit schulmedizinischen Maßnahmen, sodass durch den Ausbau der ayurvedischen Versorgung hierzulande ein wichtiger Beitrag zur integrativen Medizin geleistet wird, in der zum Nutzen des Patienten die Vorteile verschiedener Heilsysteme miteinander vereint werden.

3 *kāya-cikitsā* – Innere Medizin

Der Gegenstand des vorliegenden Buches ist *kāya-cikitsā*. Dieser Begriff wird für gewöhnlich mit „Innere Medizin" übersetzt. Bei seiner Ergründung werden die Unterschiede zu den Ansätzen der modernen Medizin besonders deutlich. Somit folgt an dieser Stelle die traditionelle Darstellung, um in die Denkmodelle des klassischen Ayurveda einzuführen.

Bei *kāya-cikitsā* handelt es sich um die Königsdisziplin der Ayurveda-Medizin, dem wichtigsten und umfangreichsten ihrer acht Teilbereiche (**Tab. 3.1**).

Wie der Inhalt der als *kāya-cikitsā* betitelten Kapitel in den klassischen Texten zeigt, reicht der Bereich, den diese Disziplin abdeckt, jedoch über die Krankheiten der Inneren Medizin hinaus. Zudem sind die Grenzen zwischen den genannten acht Disziplinen des Ayurveda nicht sauber voneinander zu trennen und therapeutische Ansätze anderer Bereiche werden im Rahmen von *kāya-cikitsā* ebenfalls genutzt (insbesondere von *rasāyana* und *vājī-karaṇa*, **Tab. 3.1**). So umfasst *kāya-cikitsā* sämtliche Erkrankungen, die nicht in die Bereiche der Chirurgie, Gynäkologie oder Pädiatrie fallen. Auch psychiatrische Krankheiten zählen zu *kāya-cikitsā*.

Tab. 3.1 Die acht Disziplinen (*aṣṭāṅga*) der Ayurveda-Therapie (*Caraka, Sū.* 30.28)*.

aṣṭāṅga	Disziplin
kāya-cikitsā	(Innere) Medizin
kaumāra-bhṛtya	Pädiatrie, Geburtshilfe und Gynäkologie
śālākya-tantra	Hals-Nasen-Ohren(HNO)-Heilkunde und Gesichtschirurgie
śalya-tantra	Chirurgie
agada-tantra	Toxikologie
rasāyana	salutogenetische Verfahren zur Regeneration, Abwehrstärkung und Prävention
vājī-karaṇa	Maßnahmen zur Verbesserung der Fortpflanzungsfunktionen
bhūta-vidyā	Ansätze zur Behandlung von subtilen (supranatürlichen) Faktoren

* *Caraka-saṃhitā, Sūtra-sthāna.* Die vollständigen Literaturangaben zu den klassischen Ayurveda-Texten sind im Literaturverzeichnis aufgeführt.

Wichtigste Aspekte von *kāya-cikitsā*

kāya-cikitsā beinhaltet alle medizinischen Handlungen von der Befunderhebung und Diagnosestellung bis zur Therapie. Dabei werden die entsprechenden Erkrankungen klassischerweise nach folgendem Schema dargestellt:

- Ätiologie (*hetu*)
- Pathogenese (*saṃprāpti*)
- Vorzeichen bzw. Prodromi (*pūrva-rūpa*)
- Symptome (*liṅga*)
- Therapie (*auṣadha*), inkl. der Behandlung von Komplikationen

3.1 Klassische Etymologie und Definition von *kāya-cikitsā*

Die indische Etymologie weicht in ihren Grundsätzen allerdings von der modernen Sprachwissenschaft ab. Sie ist von interpretatorischem Charakter.

Der Begriff *kāya* wird auf zwei verschiedene verbale Wurzeln zurückgeführt, nämlich auf „wachsen" oder auf „knistern wie ein Feuer". Entsprechend gedeutet, sind zwei Übersetzung von *kāya* gängig:

- Körper („etwas, das seine Substanz durch die Zufuhr von Nahrung erhält")
- Verdauungsfeuer (*agni*) oder inneres Feuer (*antarāgni*)

Der Begriff *cikitsā* wird auf die Verbalwurzel *kit* (oder *cit*) zurückgeführt und verstanden als Therapie bzw. Beseitigung von Krankheiten (*rogāpanayana*).

Somit wären die Deutungen des Begriffes *kāya-cikitsā*:

- Behandlung des inneren Feuers[1]
- Heilung des Körpers

Tatsächlich wird im Ayurveda dem „inneren Feuer" (*agni*) bei der Behandlung physischer Erkrankungen besondere Aufmerksamkeit gewidmet (s. S. 18 ff.).

Eine berühmte klassische Definition des Begriffes *cikitsā* (Therapie) greift diejenigen Aspekte der Ayurveda-Lehre auf, die neben *agni* von größter Bedeutung sind (*Caraka*, *Sū*. 9.5): „Eine Handlung, die im Krankheitsfall mithilfe exzellenter Eigenschaften der vier Säulen der Therapie (*catuṣ-pāda*) das Gleichgewicht der *dhātu* herstellt, wird *cikitsā* genannt."[2]

Gleichgewicht, Harmonie oder Ausgewogenheit (*sama*) sind das Hauptziel des ayurvedischen Ansatzes, wie die Definition für Gesundheit (s. S. 22) belegt. Unter *dhātu* sind an dieser Stelle nicht nur die Gewebe zu verstehen, sondern auch der physiologische Zustand der wichtigsten Funktionsprinzipien des Ayurveda (*doṣa*, s. S. 15 ff.).

> Alle therapeutischen Maßnahmen, die einen ausgewogene Funktions- und Nährzustand des Körpers bewirken, sind mit ***cikitsā*** gleichzusetzen.

Dabei bestimmt die Qualität der in der Definition genannten vier Säulen (Arzt, Heilmittel, medizinisches Personal und Patient) die Qualität der Therapie (s. u.).

3.2 Vier Säulen der Therapie (*catuṣ-pāda*)

Die vier wichtigsten Faktoren im Rahmen von Heilhandlungen werden im klassischen Ayurveda jeweils mithilfe von vier wünschenswerten Eigenschaften definiert (*Vāgbhaṭa*, *Sū*. 1.27 ff.[3]; vgl. *Caraka*, *Sū*. 9). Sind alle 16 Eigenschaften optimal ausgeprägt (**Tab. 3.2**), so ist die Grundvoraussetzung für Heilung erfüllt.

Tab. 3.2 Die vier Säulen der Therapie (*catuṣ-pāda*).

catuṣ-pāda	**Faktor**	**Eigenschaften**
bhiṣak	Arzt	• exzellentes theoretisches Wissen • umfangreiche Praxiserfahrung • Geschicklichkeit, Fleiß • Reinlichkeit
dravya	Heilmittel	• hohe Wirksamkeit • Eignung für die Heilung des Krankheitsprozesses und Verträglichkeit für den Patienten • breites Einsatzspektrum bzw. vielfältige Wirkungen • viele Verarbeitungsmöglichkeiten
paricāraka, upasthātṛ	medizinisches Personal	• Fachkenntnis • Geschicklichkeit, Fleiß • Mitgefühl und Zuneigung dem Patienten gegenüber • Reinlichkeit
rogin	Patient	• Folgsamkeit • Kommunikationsfähigkeit • Erinnerungsvermögen, mentale Stärke • finanzielle Ressourcen

1 *„kāyasyāntarāgneś-cikitsā iti kāyacikitsā"*

2 *„caturnāṃ-bhiṣag-ādīnāṃ śastānāṃ dhātu-vaikṛte pravṛttir-dhātu-sāmyārthā cikitsā ity-abhidhīyate"*

3 *Sūtra-sthāna*. Die vollständigen Literaturangaben zur *Aṣṭāṅga-Hṛdaya* sind im Literaturverzeichnis aufgeführt.

4 Ayurvedisches Grundverständnis der Anatomie

Der ayurvedischen Vorstellung zufolge entwickelt sich das Materielle aus dem Feinstofflichen, sodass der herkömmliche Begriff der Anatomie in den folgenden Abschnitten deutlich weiter gefasst wird. So gehören auch die Existenzebenen des Menschen sowie die Elemente als kleinste stoffliche Einheit zur Anatomie des Ayurveda.

4.1 Existenzebenen des Menschen

Das Leben wird im Ayurveda beschrieben als die Manifestation der Vereinigung von **Körper, „Sinnen" (sensorischen und motorischen Fähigkeiten), Geist und Seele** (vgl. *Caraka, Sū.* 1.42). Dabei stellen Körper, Geist und Seele die essenziellen Komponenten des Lebens dar (**Tab. 4.1**). Sie stützen einander, sind voneinander abhängig und bilden so die Basis für die Entfaltung des Lebens.

Tab. 4.1 Existenzebenen des Menschen.

Ebene		Beschreibung	klassische Beschreibung
śarīra	„Körper"	materielle Hülle, Manifestationsort, Werkzeug	Eigenschaften: unbewusst, inaktiv; bestehend aus den fünf Elementen (**Tab. 4.3**, S. 12) • Erde • Wasser • Feuer • Luft • Äther bzw. Raum
indriya	„Sinne, Fähigkeiten"	Sensorische Fähigkeiten (Sinne) ermöglichen die Wahrnehmung der Außenwelt.	sensorische Fähigkeiten (*jñānendriya*) • sehen • riechen • hören • schmecken • fühlen
		Motorische Fähigkeiten ermöglichen den Eingriff in die Außenwelt.	motorische Fähigkeiten (*karmendriya*) • ergreifen • ausscheiden • fortpflanzen • kommunizieren • fortbewegen
manas	„Geist"	gedankliche, emotionale, psychische und unterbewusste Regungen (engl.: mind; oder „Gemüt")	Eigenschaften: unbewusst, aktiv; wichtigste positive Faktoren • Erinnerungsfähigkeit, Geistesgegenwärtigkeit (*smṛti*) • Entscheidungskraft (*buddhi, dhī*) • Willenskraft (*dhṛti*)
ātman	„Seele"	das Selbst, reines Bewusstsein, „Geistprinzip", „göttlicher Funke", frei von Leid	Eigenschaften: bewusst, inaktiv; nicht wahrnehmbar, ewig, unzerstörbar, alles durchdringend

Wesentliche Charakteristika des Lebens sind die Aktivität und das Bewusstsein.

Das ayurvedische Denken basiert auf mehreren **traditionellen Philosophiesystemen** Indiens. Diese beinhalten tief greifende Erkenntnisse über die Existenz des Menschen, die Entstehungsbedingungen von Leiden und die Möglichkeiten zur Erlangung dauerhaften Glücks (vgl. *Caraka, Śār.* 1 und 5), wobei hier nur Aspekte aufgeführt werden, die für die nachfolgenden Kapitel zur Praxis (s. S. 137 ff.) wichtig sind.

4.2 Universelle und psychische Grundkräfte (*guṇa*)

Gemäß einiger Philosophieschulen Indiens liegen allen Prozessen des Universums drei (*tri*) Steuerprinzipien (*guṇa*) zugrunde. Der Begriff *guṇa* bedeutet „Eigenschaft, Qualität". Tatsächlich sind darunter gewisse Tendenzen oder grundsätzliche Eigenschaften von Entwicklungsprozessen zu verstehen.

Die Bedeutung der *guṇa* für die gesamte Schöpfung ist in ihrem vollen Ausmaß schwer zu erfassen. Im Ayurveda werden diese *guṇa* hauptsächlich für die Klassifizierung psychischer Prozesse herangezogen und im Besonderen für die Einteilung von psychischen Konstitutionstypen. Dabei wird das Prinzip *sattva* („wahre Realität") als positive Neigung der Psyche angesehen, *rajas* („Staub") und *tamas* („Dunkelheit") hingegen als negative psychische Kräfte (**Tab. 4.2**). *rajas* und *tamas* werden auch als die ***doṣa* der Psyche** bezeichnet (*Caraka, Sū.* 1.57).

4.3 Elemente (*mahā-bhūta*)

Die fünf Elemente bilden in verschiedenen Mischungsverhältnissen die **Grundlage aller materiellen Phänomene** und auch des menschlichen Körpers (**Tab. 4.3**; vgl. *Caraka, śār.* 1.27–30).

4.4 Gewebe (*dhātu*)

Die Körpergewebe heißen im Ayurveda *dhātu*. Sie durchziehen den gesamten Körper und stützen diesen in seinen Funktionen (*dhā* = „tragen, stützen"). Sie stellen die grundlegenden Funktionseinheiten des Körpers dar und weisen einen zell- oder organübergreifenden Zusammenhang auf.

Tab. 4.2 Psychische Grundkräfte (*tri-guṇa*).

guṇa	Grundmerkmale	vorherrschende psychische Tendenzen	Funktionen	in Bezug auf psychische Störungen
sattva	• Wissen • Helligkeit	• hohe Ethik • Mitgefühl • Wahrheitsliebe • Güte • Geduld • Zufriedenheit • psychische Kraft • Toleranz	fördert positive psychische Qualitäten (*dhī, dhṛti, smṛti*)	Resistenz gegenüber psychischen Störungen
rajas	• Aktivität • Anhaftung	• Leidenschaft • Aggressionen • Gier • Neid, Eifersucht • Ängste • Kummer, Sorgen • Depressionen	treibende Kraft zur Sicherung des Überlebens	Ausgangspunkt für psychische Leiden
tamas	• Primitivität • Unwissenheit • Trägheit	• Mangel an Intelligenz	Befriedigung der Urtriebe	allgemeine geistige Unterentwicklung, Dummheit

Tab. 4.3 Die fünf Elemente *(mahā-bhūta)*.

mahā-bhūta	Element	Eigenschaften	Wirkungen	Prinzip
pṛthivī	Erde	• schwer • rau • hart • grobstofflich • nicht schleimig • fest	• Wachstum • Kompaktheit • Schwere • Festigkeit • Körperkraft	Masse
jala	Wasser	• flüssig • ölig • schwer • kalt • träge • weich • schleimig • bewegt sich gemäß der Erdanziehung	• Befeuchtung • Ölung • Verbindung • Weichheit	Synthese
agni	Feuer	• heiß • scharf • penetrierend • fein • leicht • trocken • nicht schleimig	• Hitze • Verdauung • Brennen • Aussehen und „Ausstrahlung" der Haut	Energie, Hitze
vāyu	Luft	• beweglich • leicht • kühl • rau • trocken • nicht schleimig • feinstofflich • reduzierend	• Bewegung	Bewegung
ākāśa	Äther bzw. Raum	• weich • leicht • fein • nicht schleimig • glatt • dringt in feinste Öffnungen	• Abwesenheit von Widerstand • Porösität	Raum, Ausdehnung

4.4.1 Primärgewebe

Im Ayurveda werden sieben Primärgewebe unterschieden (**Tab. 4.4**). Im Folgenden werden nur diejenigen Gewebe kurz erläutert, zu denen besondere Therapieansätze bzw. -verfahren existieren:

- Das erste Gewebe (*rasa*) ist das Nährgewebe, das direkt aus der Nahrung entsteht und alle anderen Gewebe versorgt (s. S. 332 f.). Ihm kommt bei der geweberegenerierenden Therapie des Ayurveda (*rasāyana*) eine besondere Aufmerksamkeit zu.
- Das zweite Gewebe (*rakta*) nimmt ebenfalls eine Sonderstellung in der Ayurveda-Therapie ein (s. S. 342). Im pathologischen Zustand ist es für eine Reihe wichtiger Symptome verantwortlich (z. B. für viele dermatologische Erkrankungen). Es gibt einige besondere Maßnahmen zur Verbesserung seiner Qualität (z. B. Blutentzug, „blutreinigende" Therapeutika).

Tab. 4.4 Primär- und Sekundärgewebe *(dhātu und upadhātu).*

dhātu	**Gewebe**	***upa-dhātu***	**assoziierte Sekundärgewebe**	***mala***	**assoziierte Abfallstoffe**
rasa	Blutplasma mit gelösten Nährstoffen sowie Leuko- und Thrombozyten	*stanya* *ārtava*	Muttermilch und deren Produktionsgewebe; weibliche Fortpflanzungssubstanzen	*kapha*	Schleim (insbesondere der Atemwege)
rakta	rote Blutzellen	*sirā* *kaṇḍarā*	Blutgefäße Sehnen	*pitta*	Galle
māṃsa	Muskelgewebe	*tvak* *vasā*	Haut Muskelfett	*kha-mala*	Sekrete der Körperöffnungen (z. B. Fluor-albus)
medas	Fettgewebe	*snāyu*	Bänder und Nerven	*sveda*	Schweiß
asthi	Knochengewebe	–	–	*keśa, nakha*	Haare, Nägel
majjā	Knochenmark, Rückenmark und Gehirn	–	–	–	fettige Bestandteile der Augen- und Hautsekrete sowie des Stuhls
śukra	(männliche) Fortpflanzungssubstanzen	*ojas*	„vitale Essenz" (alle Substanzen und Zellen, die für den Erhalt sämtlicher Gewebe sowie für die Abwehr sorgen)	–	–

- Das siebte Gewebe (*śukra*) ist nicht nur auf den männlichen Körper beschränkt, sondern steht zuweilen auch für die Reproduktionskraft an sich. Ein Therapiezweig des Ayurveda (*vājīkaraṇa*), der die Verbesserung der Fortpflanzungsfunktionen und somit die Zeugung einer gesunden Nachkommenschaft anstrebt, richtet sich speziell auf dieses Gewebe.

4.4.2 Sekundärgewebe

Den Primärgeweben sind Sekundärgewebe (*upadhātu*) zugeordnet. Anders als die Primärgewebe sind diese nicht in der Lage, andere Gewebsstrukturen aus sich hervorzubringen. Auch hier unterscheidet man sieben Arten (**Tab. 4.4**). Jedes Gewebe ist zudem mit entsprechenden Abfallstoffen (*mala*) assoziiert (s. u.).

4.4.3 Verhältnis zwischen *dhātu* und *doṣa*

Zwischen den Geweben (*dhātu*) und den *doṣa* (s. S. 15 ff.) bestehen besondere Zusammenhänge, die sich auch therapeutisch nutzen lassen. So stehen das Nährgewebe (*rasa*) und ***kapha*** in enger Beziehung. Sie verhalten sich proportional zueinander: Bei einer Zunahme des Nährgewebes nimmt auch *kapha* zu. Umgekehrt gilt das gleiche. Das bedeutet, dass man über *kapha*-reduzierende Maßnahmen auch eine pathologische Zunahme des Nährgewebes therapieren kann.

In einem ähnlichen Verhältnis stehen ***pitta*** und das Blutgewebe (*rakta*). Bei pathologischer Zunahme des Blutgewebes werden meist *pitta*-reduzierende Maßnahmen angewendet.

vāta verhält sich zu allen Geweben (insbesondere dem Knochengewebe *asthi*) umgekehrt proportional. Das heißt, bei der Zunahme des *vāta-doṣa* nehmen die Gewebe ab und umgekehrt.

4.5 Abfallprodukte (*mala*)

Abfallprodukte (*mala*) fallen im Rahmen des Stoffwechselgeschehens an. Sie müssen aus dem Körper **beseitigt** werden. Verweilen sie im Körper, so stören sie dessen Funktionen und können Krankheiten hervorrufen. Sie werden über die entsprechenden Transportbahnen (*srotas*) eliminiert. Die Haupt-*mala* sind:

- Urin (*mūtra*)
- Stuhl (*purīṣa*)
- Schweiß (*sveda*)

Im Gewebestoffwechsel fallen auf den verschiedenen Ebenen ebenfalls Abfallstoffe an (**Tab. 4.4**, s. o.).

4.6 Transportbahnen bzw. -räume (*srotas*)

Die Gewebe bilden die Grundsubstanz des Körpers und füllen die Räume innerhalb der Körpergrenzen aus. Zwischen den einzelnen Geweben bzw. Zellstrukturen gibt es offene Räume, die dem Austausch von Nähr-, Aufbau-, Träger- und Abfallsubstanzen dienen.

Die Transportsysteme heißen im Ayurveda *srotas* und werden oft mit „Leitbahnen" oder „Transportkanälen" übersetzt. Hierunter fallen z. B. der Magen-Darm-Trakt, aber auch Haargefäße oder Neuronen und Leitbahnen noch feinerer Impulse.

> Alle Gefäße, Röhrenstrukturen und Hohlräume – selbst der Zellzwischenraum oder der Zellinnenraum – in denen Transportprozesse stattfinden, sind ***srotas*** (*Caraka*, Vi. 5.6) – entsprechend existiert eine unermessliche Anzahl von ihnen.

Eine Übersicht der wichtigsten Transportbahnen ist in **Tab. 4.5** dargestellt.

Blockadefreie (*an-abhiṣyandī*) Transportwege sind im Ayurveda sowohl für die Gesundheitserhaltung als auch für die Krankheitsbehandlung von äußerster Wichtigkeit, da blockierte Transportfunktionen (*abhiṣyandī*) die optimale Versorgung der Gewebe mit Nährstoffen behindern und zur Retention von Abfallstoffen führen. Dies wiederum beeinträchtigt die Funktion der Gewebe und kann Krankheitssymptome auslösen.

Tab. 4.5 Übersicht über die Transportbahnen (*srotas*).

Transportbahnen	*srotas*	transportierte Substanz
für Atemgase, Flüssigkeit und Nahrung	*prāṇa-vaha-srotas*	*prāṇa* (Vitalenergie, u. a. Atemluft)
	udaka-vaha-srotas	Flüssigkeiten (vorrangig Wasser)
	anna-vaha-srotas	Nahrung
die Gewebe beinhalten und versorgen	*rasa-vaha-srotas*	„weißes Blut" (hauptsächlich Blutplasma mit Nährstoffen, Leuko- und Thrombozyten)
	rakta-vaha-srotas	„rotes Blut" (hauptsächlich Erythrozyten)
	māṃsa-vaha-srotas	Nähr- und Baustoffe für das Muskelgewebe
	medo-vaha-srotas	Nähr- und Baustoffe für das Fettgewebe
	asthi-vaha-srotas	Nähr- und Baustoffe für Knochen- und Knorpelgewebe
	majjā-vaha-srotas	Nähr- und Baustoffe für das Knochenmark und ZNS
	śukra-vaha-srotas	Nähr- und Baustoffe für (männliche) Fortpflanzungssubstanzen und Keimzellen
die Abfallprodukte des Körpers entsorgen	*mūtra-vaha-srotas*	Urin
	purīṣa-vaha-srotas	Stuhl
	sveda-vaha-srotas	Schweiß

5 Physiologie des Ayurveda

Die ayurvedische Lehre zeichnet sich dadurch aus, dass sie nicht strukturelle oder materielle Aspekte des Körpers betont, sondern sich auf die Dynamik physiologischer Kräfte konzentriert. Obwohl wichtige physiologische Komponenten, wie Hormone, Enzyme und Neurotransmitter, im Ayurveda nicht berücksichtigt werden, erfassen die einfachen dynamischen Konzepte des Ayurveda durchaus die Natur des Menschen sowie der Erkrankung. Die beiden wichtigsten Konzepte in diesem Zusammenhang sind die ***doṣa*-Lehre** und das ***agni*-Prinzip**.

5.1 *doṣa*-Lehre

Im Zentrum der ayurvedischen Lehre stehen die drei *doṣa* (*vāta*, *pitta* und *kapha*). Auf ihnen basiert nicht nur die Bestimmung der **körperlichen Konstitution**, sondern v.a. ein **großer Teil der Physiologie, Pathophysiologie, Symptomatologie und Therapie** des Ayurveda. So erfolgt nicht nur die Einteilung von Nahrungs- und Heilmittelwirkungen sowie Ausleitungsverfahren anhand der *doṣa*, auch verschiedene grob- und feinstoffliche Einflüsse auf unser Körpersystem werden mittels der *doṣa* kategorisiert, wie

- Wirkungen von Verhaltensweisen,
- Lebensphasen,
- Tages- und Jahreszeiten,
- Klima und Landschaften und sogar
- emotionale und soziale Einflüsse.

5.1.1 *doṣa*-Eigenschaften

Die *doṣa*-Aktivität lässt sich anhand der Ausprägung der ihr zugeordneten Eigenschaften erkennen (s. S. 98 ff.): Ist das *doṣa* überaktiv, so mehren sich diese Eigenschaften im Körper, ist es nicht aktiv genug, so verringern sie sich.

> Ein wichtiger Aspekt der ayurvedischen Lehre ist die ***doṣa*-Theorie**. Dieses System bildet die Grundlage zur Bewertung aller inneren und äußeren Einflüsse, Faktoren und Funktionen des menschlichen Organismus.

Zum Beispiel zeigt sich die physiologische Aktivität des *vāta*-Prinzips in der Eigenschaft „trocken" im Dickdarm: *vāta* ist für die Rückresorption von Flüssigkeiten („Austrocknung") aus dem Kolon verantwortlich. Das Kolon ist ein „Sitz" von *vāta-doṣa*, ein Begriff, der für die Regionen höchster *doṣa*-Aktivität im Ayurveda verwendet wird. Pathologisch wird die Ausprägung der Eigenschaft „trocken" bei der Obstipation, die ein typisches *vāta*-Symptom darstellt.

Um äußere Einflüsse in ihrer Wirkung auf den Körper zu kategorisieren, werden ebenfalls ihre Eigenschaften den *doṣa* zugeordnet. Sämtliche Einflüsse, denen wir ausgesetzt sind, können mittels ihrer spezifischen Eigenschaften die *doṣa*-Verhältnisse im Körper verschieben – seien es Ernährung, Verhalten, Heilmittel, klimatische oder gar emotionale Einflüsse. So fördern „trockene" Nahrungsmittel (wie Hülsenfrüchte) die Trockenheit im Darm und somit die Obstipation.

Ziel der ayurvedischen Gesundheitslehre ist es, im beständigen Wandel dieser unterschiedlichen Einflüsse immer wieder neu ein gesundes Gleichgewicht (Homöostase) der Eigenschaften im Körper herzustellen. Dabei ist für jedes Organ oder für jeden Funktionskreis (Gewebe, Transportfunktionen, Ausscheidungen, Stoffwechselfunktionen) ein jeweils spezifisches Verhältnis als „normal" oder „gesund" anzusehen. Dasselbe gilt für die individuellen Anlagen (Konstitution) eines Menschen: Ein jeder reagiert auf die genannten Einflüsse anders und muss von daher anders behandelt werden.

5.1.2 Aggravation der *doṣa*

Pathologisch bedeutsam sind v. a. aggravierte („erhöhte") *doṣa*, also das **übermäßige Auftreten von *doṣa*-bezogenen Eigenschaften** (**Tab. 5.1**). In der ayurvedischen Therapie begegnet man diesen mit Ernährungs- und Verhaltensempfehlungen sowie Heilmitteln, die entgegengesetzte Eigenschaften und so einen ausgleichenden Effekt haben – im Falle von Trockenheit also mit Feuchtigkeit oder Öligkeit (allopathischer Ansatz, s. S. 60).

> Den **aggravierten *doṣa*** kommt in der ayurvedischen Heilkunde eine entscheidende Bedeutung zu. Ein Ausgleich ihrer aus dem Gleichgewicht geratenen Eigenschaften wird angestrebt.

Eine lokale ayurvedische Therapie für den obstipierten, trockenen Darm besteht entsprechend in der Verabfolgung von Klistieren mit medizinischen Ölen. Ein weiterer Ansatz besteht darin, dem Körper diejenigen Substanzen zu entziehen, deren

Tab. 5.1 Synopsis *doṣa*.

doṣa	Prinzip	Elemente	Eigenschaften	Funktionen	Sitze
vāta	kinetisch	Äther Luft	• trocken (*rūkṣa*) • kalt (*śīta*) • leicht (*laghu*) • subtil (*sūkṣma*) • beweglich (*cala*) • klar (*viśada*) • rau (*khara*)	• **Bewegungen**, Transport • Ingangsetzen von Prozessen • Atmung • Stimulation von Digestion und Stoffwechsel (*agni*) • Ausscheidungsprozesse • Koordination der Zellteilung im Rahmen der Embryonalentwicklung • Ausbildung der *srotas* • Sinneswahrnehmungen • Sprechen • Handlungsbereitschaft • Begeisterung	• **Dickdarm** • Lendenbereich • Kreuzbein • Oberschenkel • Sinnesorgane • Knochen
pitta	thermisch metabolisch	Feuer (Wasser*)	• etwas ölig (*sasneha*) • heiß (*uṣṇa*) • penetrierend (*tīkṣṇa*) • flüssig (*drava*) • sauer (*amla*) • fließend (*sara*) • scharf (*kaṭu*)	• **Digestion** • Katabolismus • Hunger, Durst • Wärmeproduktion • Energie • Sehvermögen • Aussehen und Beschaffenheit der Haut, insbesondere des Gesichts • Tapferkeit • Aggression • Intelligenz	• **Oberbauch** • Verdauungsorgane • unterer Magen • Dünndarm • Schweiß • Blut • Augen
kapha	synthetisch anabolisch	Wasser Erde	• schwer (*guru*) • kalt (*śīta*) • weich (*mṛdu*) • ölig (*snigdha*) • süß (*madhura*) • stabil (*sthira*) • schleimig (*picchila*)	• **Anabolismus** • Nähren • Körperkraft • Fetten der Gewebe • Schmieren der Gelenke • Widerstandsfähigkeit • Potenz • Stabilität • Toleranz • Zufriedenheit • Geduld	• **Brustkorb** • Kopf • Zunge • Rachen • Kehle • oberer Magen • Gelenke • *rasa-dhātu*

* *Es existieren unterschiedliche Lehrmeinungen darüber, ob das Wasserelement konstitutiv für pitta ist oder nicht.*

Eigenschaften in besonderem Maße das Gleichgewicht der *doṣa* beeinträchtigen. Dies geschieht durch Ausleitungsverfahren.

Einige klassische Autoren nehmen Feindifferenzierungen der *doṣa* in „Aspekte" vor (**Tab. 5.2**), allerdings nicht einheitlich (*vāta*: *Caraka*, *Sū*. 12.8, *Ci*. 28.5–11; *Suśruta*, *Ni*. 1.11–20; *pitta*: *Suśruta*, *Sū*. 21.18.; alle drei *doṣa*: *Vāgbhaṭa*, *Sū*. 11.4–18).

Diese Aspekte ermöglichen eine Unterteilung ihrer spezifischen Funktionen und Orte erhöhter Aktivität, selbst wenn es sich bei den *doṣa* per se um singuläre Prinzipien handelt. Aspekte verschiedener *doṣa* können an gleichem Ort („Sitz") aktiv sein.

Tab. 5.2 Lokalisation und Funktionen der *doṣa*-Aspekte.

doṣa	*doṣa*-Aspekt	Sitze	Funktionen
vāta	*prāṇa*	• Kopf • Nase • Zunge • Rachen • Kehle • Brustkorb	• Atmung • Schluckakt • Auswurf • Niesen • Herzfunktionen • Sinneswahrnehmungen • enge Beziehung zum Geist • Intellekt • Steuerung anderer *vāta*-Aspekte und der *doṣa* allgemein
	udāna	• Nase • Rachen • Kehle • Brustkorb • Nabelregion	• Sprechen • Ingangsetzen von körperlichen Prozessen (*prayatna*) • Abwehrkraft (*bala*) • Gedächtnis
	vyāna	• Herz • gesamter Körper • (Skelett)Muskulatur	• Muskelbewegungen • Blutkreislauf
	samāna	• Speisekanal (inkl. Dünndarm) • nahe *agni* • in *udaka*- und *sveda-vaha-srotas*	• Stimulierung der Digestion • Trennung der Nähr- (*sāra*) von Abfallstoffen (*mala*) • Steuerung der Resorption im Darm • Regelung von Flüssigkeitshaushalt und Schweißbildung (Trennung der Flüssigkeiten = *udaka* vom Schweiß = *sveda*)
	apāna	• Becken • Harnorgane • Kolon • Rektum • Fortpflanzungsorgane	• alle Fortpflanzungsfunktionen (inkl. Menstruation, Ovulation, Ejakulation) • Austreibungsprozesse unter der Geburt • Ausscheidungen (Urin, Stuhl)
pitta	*pācaka*	• Dünndarm • Verdauungsdrüsen	• Digestion • Steuerung anderer *pitta*-Aspekte
	rañjaka	• Leber • Milz • „unterer" Magenabschnitt	• „Blutfärbung" (Hämoglobinsynthese)
	sādhaka	• Herz • Gehirn	• Vitalisierung von Herz und Gehirn • Steuerung des Intellekts (analytische Fähigkeiten) • Etablierung des Egos • Erhellung des Gedächtnisses

Tab. 5.2 Fortsetzung, Lokalisation und Funktionen der *doṣa*-Aspekte.

doṣa	*doṣa*-Aspekt	Sitze	Funktionen
	ālocaka	• Augen	• Visus
	bhrājaka	• Haut	• Aussehen und Beschaffenheit der Haut, insbesondere des Gesichts • Wärmehaushalt • Resorption über die Haut
kapha	*avalambaka*	• Brustkorb (insbesondere Pleura- und Herzbeutelflüssigkeit)	• Versorgung und Schutz von Herz und Lunge • Steuerung anderer *kapha*-Aspekte
	kledaka	• „oberer“ Magenabschnitt	• Verflüssigung des Nahrungsbreis • Schutz vor Autodigestion durch Schleimbereitung
	bodhaka	• Zunge • (Speicheldrüsen)	• Speichelproduktion • Förderung der Geschmackswahrnehmung
	tarpaka	• Kopf (insbesondere Liquor)	• Versorgung von Gehirn und Sinnesorganen
	śleṣaka	• Gelenke (insbesondere Synovialflüssigkeit)	• Schmierung, Versorgung und Schutz von Gelenken

5.2 *agni* – das Digestions- und Stoffwechselprinzip

Bei *agni* („Feuer“, med.: „Verdauungsfeuer“) handelt es sich nach ayurvedischer Vorstellung um eines der wichtigsten Wirkprinzipien in unserem Körper (vgl. *Caraka, Ci.* 15.3 f.).

> Ähnlich wie bei den *doṣa* sieht man in *agni* ein dynamisches, nicht materielles Prinzip. Es besitzt eine „heiße“ Natur und nimmt primär die Umwandlung von Nahrung in Körpergewebe vor.

Bei allen chemischen Reaktionen werden Bindungen in der Molekularstruktur von Substanzen aufgelöst. Diese Aufspaltung oder Auflösung wird im Sinne der ayurvedischen Denkweise generell vom „Feuer-Element“ (*agni-mahābhūta*) geleistet. Sie findet gemäß der den Molekularstrukturen innewohnenden Gesetze oder „Intelligenz“ statt. Im menschlichen Körper werden chemische Reaktionen vom „Verdauungsfeuer“ (*kāyāgni*) gesteuert.

> Ohne einen optimalen ***agni*-Zustand** sind alle kata-, meta- und anabolischen sowie regenerativen und Energiegewinnungsprozesse gestört.

5.2.1 Ebenen von *agni*

Nach ayurvedischer Vorstellung ist *agni* auf drei verschiedenen Ebenen wirksam und wird je nach Aufgabe und Wirkungsbereich in unterschiedliche Aspekte eingeteilt.

agni ist im **Verdauungstrakt (*jāṭharāgni*)**, in wichtigen **Stoffwechselorganen (*bhūtāgni*)** und auf **Gewebsebene (*dhātv-agni*)** aktiv (vgl. *Caraka, Ci.* 15.3–41). Es steuert sämtliche Digestions- und Stoffwechselprozesse.

Für die Aufspaltung der Nahrung in den oberen Abschnitten des Verdauungstrakts ist der zentral lokalisierte *agni*-Aspekt zuständig, der ***jāṭharāgni*** (*jaṭhara* = „Magen, Darm, Bauch“). Im Digestionsprozess bedient sich dieser der Verdauungsenzyme und -hormone als „Werkzeuge“ und ist ihnen somit übergeordnet. Auch im Zell- oder Gewebestoffwechsel gilt es als Steuerungsprinzip für alle metabolisch aktiven Substanzen.

5.2.2 *agni*-Aspekte

Nach ayurvedischem Grundverständnis sind für die Gesamtfunktion des Körpers, für seine Reproduktionsfähigkeit und Abwehrkraft eine gute Ernährung und eine optimale Verstoffwechselung der Nährstoffe von entscheidender Bedeutung. Auf verschiedenen Ebenen wirken verschiedene *agni*-Aspekte (**Tab. 5.3**).

5.2.3 Gewebsumwandlung durch die sieben Gewebe-Feuer (*dhātv-agni*)

Besonders ist die Funktion von *agni* im Rahmen der **Gewebeentstehung** und **-regeneration** hervorzuheben. Hier stößt man auf die eigentümliche Auffassung im Ayurveda, dass sich die Gewebe in einem fortlaufenden Umwandlungsprozess befin-

Tab. 5.3 Aspekte von *agni* und deren Funktionen.

agni-Aspekt	Bedeutung	Funktion
jāṭharāgni	**primäres Digestionsprinzip mit Sitz im Magen und den Verdauungsorganen**	**Digestion aller Nahrungsarten** **Steuerung aller *agni***
bhūtāgni	**elementeassoziierte Digestionsprinzipien**	**Feindigestion des Nahrungsbreis (Stoffwechselprozesse in der Leber)**
pṛthivy-agni	Feuer des Erd-Elements	Lösung der Fraktionen des Erd-Elements aus dem Nahrungsbrei
jalāgni	Feuer des Wasser-Elements	Lösung der Fraktionen des Wasser-Elements aus dem Nahrungsbrei
tejogni	Feuer des Feuer-Elements	Lösung der Fraktionen des Feuer-Elements aus dem Nahrungsbrei
vāyv-agni	Feuer des Luft-Elements	Lösung der Fraktionen des Luft-Elements aus dem Nahrungsbrei
ākāśāgni	Feuer des Äther-Elements	Lösung der Fraktionen des Äther-Elements aus dem Nahrungsbrei
dhātv-agni	**gewebeassoziierte Stoffwechselprinzipien**	• Bereitstellung von Bausteinen für die Produktion übergeordneter Gewebe • Finalisieren der Gewebeproduktion • Produktion von Abfallprodukten auf Gewebsebene • Steuerung des Gewebestoffwechsels
rasāgni	Feuer des primären Nährgewebes	sämtliche Stoffwechselfunktionen des primären Nährgewebes
raktāgni	Feuer des Blutgewebes	sämtliche Stoffwechselfunktionen des Blutgewebes
māṃsāgni	Feuer des Muskelgewebes	sämtliche Stoffwechselfunktionen des Muskelgewebes
medogni	Feuer des Fettgewebes	sämtliche Stoffwechselfunktionen des Fettgewebes
asthy-agni	Feuer des Knochengewebes	sämtliche Stoffwechselfunktionen des Knochengewebes
majjāgni	Feuer des Zentralnervensystems (ZNS)- und Markgewebes	sämtliche Stoffwechselfunktionen des ZNS- und Markgewebes
śukrāgni	Feuer des Fortpflanzungsgewebes	sämtliche Stoffwechselfunktionen des Fortpflanzungsgewebes

den und auseinander hervorgehen. Dabei transformieren die sieben Gewebe-Feuer (*dhātv-agni*) ein Gewebe in das nächste. Dies wird mit einem Raffinationsprozess verglichen, in dem immer feinere, potentere Gewebe entstehen. Somit ist das Fortpflanzungsgewebe (*śukra*) – als letztes Gewebe – die komprimierte Essenz aller vorangegangenen Prozesse: Aus diesem können alle Gewebe reproduziert werden (**Tab. 4.4**, S. 13).

Im Prozess der Gewebsumwandlung entstehen zudem Sekundärgewebe und Abfallprodukte (**Tab. 4.4**, S. 13), die eine wichtige Funktion bei der Erhaltung der Gesundheit und bei der Entstehung von Krankheiten haben.

Aus dem Fortpflanzungsgewebe geht noch eine weitere Substanz hervor – die sog. Lebensessenz oder Vitalenergie (*ojas*). Diese durchzieht sämtliche Gewebe und nährt sie mit Lebens- und Widerstandskraft. Eine mangelnde Qualität dieser Essenz reduziert die Vital- und Abwehrkräfte des Menschen (s. S. 332 ff.). Ein größerer Verlust von *ojas* ist mit dem Leben nicht vereinbar.

Bei **immunologischen Erkrankungen** spielt die Qualitätsverbesserung der Abwehrkraft (*ojas*) eine herausragende Rolle.

5.2.4 Anzeichen für eine gute *agni*-Funktion

Eine gute Funktion der Digestion sowie Stoffwechselleistung bezeichnet man im Ayurveda als „ausgeglichenes" *agni* (*samāgni*)[4]. Seine Kraft entspricht den Anforderungen für die Verarbeitung der aufgenommenen Nahrung und weist weder eine Unter- noch eine Überfunktion auf (**Tab. 14.10**, S. 202). Die Diagnose von *agni* wird im Kapitel 8.4.1 beschrieben (s. S. 45). An dieser Stelle seien nur die wichtigsten Aspekte eines normal funktionierenden *agni* dargestellt.

> Nach klassischer Definition ist ein gut funktionierendes *agni* in der Lage, gesunde, konstitutionsgerechte, unter Beachtung der Ernährungsregeln und in der richtigen Menge (ca. zwei Drittel der maximalen Aufnahmekapazität des Magens) verzehrte Nahrung innerhalb der normalen Zeit (ca. 5–6 Stunden) **problemlos zu verdauen.**

Dies zeigt sich anhand folgender Anzeichen:

- normaler, regelmäßiger **Appetit** zu den drei Hauptmahlzeiten
- **Wohlgefühl** nach der Nahrungsaufnahme (bei verschiedenen Körperhaltungen und in Bezug auf Atmung und Herztätigkeit)
- **keine Oberbauchbeschwerden** nach der Nahrungsaufnahme (kein Schwere- oder Völlegefühl, kein gastroösophagealer Reflux, ggf. geringes Aufstoßen von Gasen)

Auch auf den **Stuhlgang** nimmt der Zustand von *agni* Einfluss (s. S. 34 f.). Bei guter *agni*-Funktion ist der Stuhlgang für gewöhnlich geformt, von durchschnittlicher Menge und nicht außergewöhnlich stark im Geruch. Er stellt sich zu regelmäßigen Zeiten ein (meist 1× morgens) und kann leicht abgesetzt werden. Allerdings spielen andere Faktoren, wie der *doṣa*-Status und die Funktion des *purīṣa-vaha-srotas*, bei der Qualität des Stuhls eine ebenso wichtige Rolle wie *agni*. Insofern ist der Stuhlgang nur als indirektes Kriterium für die Qualität von *agni* zu werten.

Die ausgeglichene Funktion von *agni* auf **Gewebsebene** (*dhātv-agni*) zeigt sich anhand der angemessenen Ausprägung und Funktion der einzelnen Gewebe. Die auf die Elemente bezogene Digestionsleistung (*bhūtāgni*) wird in den Klassikern nicht näher beschrieben.

Gemeinhin werden *pitta* und *agni* als verschiedene Entitäten angesehen. *Suśruta*, *Sū.* 21.18 jedoch – im Rahmen der historisch ersten detaillierten Darlegung von *pitta-doṣa* – setzt *agni* und *pitta* gleich. Der tatsächliche Unterschied zwischen diesen beiden grundlegenden Prinzipien, könnte so beschrieben werden, dass *pitta-doṣa* vermittels seiner Eigenschaften, Funktionen und auch seiner materiellen Aspekte die Gewebe (*dhātu* und *upadhātu*) und die Ausscheidungen (*mala*) „kontaminieren" kann (*duṣṭi*). *Agni* hingegen vermag Störungen der

[4] Der Begriff *sama* („ausgeglichen, harmonisch, gesund") ist nicht zu verwechseln mit *sāma* („mit *āma* assoziiert").

dhātu, *upadhātu* und *mala* lediglich im Rahmen der Gewebetransformation (*dhātu-pariṇāma*, vgl. 5.2.3) hervorzurufen und zwar in Form einer pathologischen Zu- (*vṛddhi*) bzw. Abnahme (*kṣaya*), vgl. **Tab. 7.5**. *duṣṭi*-Störungen jedoch werden durch *agni* nicht verursacht. Ein geschwächtes *agni* ist gleichbedeutend mit einer trägen Stoffwechsellage und führt auf lange Sicht zur Produktion von Stoffwechselzwischenprodukten (*āma*, s. S. 202 ff.).

5.2.5 *agni*-Störungen

Erkrankungen bzw. Störungen von *agni* werden im Rahmen der Digestionsstörungen (*agni-māndya*) beschrieben (s. S. 201 ff.). In diesem Zusammenhang wird ebenfalls das komplexe Thema ***āma*** differenziert dargelegt (s. S. 202 ff.). Hierbei handelt es sich um Stoffwechselzwischenprodukte, die durch ein geschwächtes *agni* bzw. eine träge Stoffwechsellage entstehen.

Ferner sollte an dieser Stelle erwähnt werden, dass der *agni*-Zustand zwar stark vom ebenfalls feuerdominierten ***pitta-doṣa*** beeinflusst wird, ihm jedoch nicht gleichzusetzen ist. *pitta* besitzt aufgrund seines Wasser-Element-Anteils (*jala*) im Gegensatz zu *agni* eine flüssige Natur.

> Eine *pitta*-Aggravation kann durchaus mit einer *agni*-Schwäche einhergehen.

6 Gesundheit und Krankheit im Ayurveda

Gesundheit besteht im ayurvedischen Verständnis erst dann in vollem Umfang, wenn sich alle Komponenten des Körpers und der Persönlichkeit in einem harmonischen Zusammenspiel befinden. Alle Aspekte müssen in einem ausgewogenen Maß (*sama*) ausgeprägt sein bzw. funktionieren.

> Die klassische Definition von Gesundheit lautet (*Suśruta, Sū.* 15.41): „Ausgewogenheit der Funktionsprinzipien (*doṣa*), Ausgewogenheit von Verdauung und Stoffwechsel (*agni*), ausgewogene Funktion und Struktur der Gewebe (*dhātu*), Ausgewogenheit der Ausscheidungen (*mala*), strahlende Sinnesfunktionen (*indriga*), strahlende Psyche (*manas*), Zufriedenheit im Selbst (*ātman*) – das wird Gesundheit genannt."

Der Ausdruck, der im Ayurveda für Gesundheit (*svā-sthya*) oder für gesund (*sva-stha*) verwendet wird, setzt sich aus zwei Komponenten zusammen: *sva* (= „Selbst") und *sthā* (= „verweilen, stehen, gefestigt sein"). Mögliche Übersetzungen wären: **„Verweilen im Selbst"**, „gegründet im Selbst" oder „selbstständig".

Die Gesundheit liegt aus ayurvedischer Sicht somit in der Hand eines **jeden einzelnen**, und der Patient kann sich aktiv am Gesundungsprozess beteiligen. Entsprechend ist die Ursache von Erkrankungen weniger im Umfeld des Patienten, sondern in ihm selbst zu suchen: in seiner Ernährung, seinem Verhalten, seinem Denken. Außerdem drückt obiger Gesundheitsbegriff aus, dass durch die kontinuierliche Annäherung an unser eigentliches Wesen (das Selbst oder die Seele = *ātman*) die wahre, ewige „Gesundheit" möglich ist.

6.1 Der Krankheitsbegriff im Ayurveda

Es ist nicht leicht, eine stichhaltige Definition für das Phänomen Krankheit zu formulieren. Wo liegt der Übergang zwischen Unwohlsein und Krankheit? Wie intensiv muss die Symptomatik sein? Welche anderen Bedingungen müssen erfüllt werden, um von Krankheit zu sprechen? Neben verschiedenen Begriffen (*roga, vyādhi, vikāra, āmaya*) finden sich im Ayurveda somit auch mehrere Definitionen für Krankheit:

- „Unausgewogenheit der Körperkomponenten bedeutet Krankheit" (*Caraka, Sū.* 9.4).
- „Ein Zustand, der Unwohlsein hervorruft, ist Krankheit" (*Suśruta, Sū.* 1.24).
- „Ein Symptomkomplex wird als Krankheit definiert" (*Gaṅgādhara* zu *Caraka, Ni.* 1.9).

Als Zusammenschau dieser Definitionen ist das Phänomen Krankheit wie folgt beschreibbar: Ein Zustand unausgewogener Körperkomponenten, der Symptome hervorruft, welche ein Gefühl von Unwohlsein oder Beklemmung auslösen, nennt sich Krankheit. Dabei sind unter den Körperkomponenten diejenigen Faktoren zu verstehen, die in der obigen Gesundheitsdefinition angeführt wurden.

6.1.1 Einteilungen von Krankheiten

Nicht nur über Definitionen hat man im Ayurveda versucht, das Phänomen Krankheit zu erfassen. Es existieren auch mehrere Schemata zur Einteilung von Krankheiten. Diese richten sich meist nach der **Ursache** der Erkrankung. Auffällig ist, dass die beiden wichtigsten klassischen Autoren *Caraka* und *Suśruta* jeweils Ursachen anerkennen, die auf der Grundlage wissenschaftlichen Denkens bisher nicht erfasst werden können.

Einteilung der *Caraka-Saṃhitā*

Eine häufig zitierte Einteilung findet sich bei *Caraka* (*Sū.* 11.45):

- durch *doṣa* verursacht (*ni-ja*)
- durch psychische Störungen verursacht (*mānasa*)
- durch Traumata oder übergeordnete Einflüsse verursacht (*āgantu-ja*)

Einteilung der *Suśruta-Saṃhitā*

Eine ähnliche, aber differenziertere Einteilung liefert *Suśruta* (*Sū.* 24.4–7):

- interne Ursachen (*ādhyātmika*)
  - genetisch angelegt (*ādi-bala-pravṛtta*)
  - während der Schwangerschaft aufgrund von Erkrankungen oder falschem Verhalten verursacht (*janma-bala-pravṛtta*)
  - nach der Geburt aufgrund diverser *doṣa*-aggravierender Ursachen erworben (*doṣa-bala-pravṛtta*)
- externe Ursachen (*ādhibhautika*)
  - körperliche Traumata (*saṅghāta-bala-pravṛtta*)
- übergeordnete Ursachen (*ādhidaivika*)
  - Wechsel der Jahreszeiten (*kāla-bala-pravṛtta*)
  - natürliche „Erkrankungen" bzw. Auswirkungen der fortschreitenden Zeit: Altern, Tod, Hunger, Durst (*svabhāva-bala-pravṛtta*); Diese können zeitgemäß (*kāla-ja*) oder unzeitgemäß (*akāla-ja*) eintreten.
  - Auswirkungen von Handlungen der Vergangenheit und unbekannte Ursachen, wie z. B. der Einfluss der Planeten (*daiva-bala-pravṛtta*)

6.1.2 Nomenklatur von Krankheiten

Grundsätzlich wird im klassischen Ayurveda der Nomenklatur von Erkrankungen keine maßgebliche Bedeutung beigemessen. So lautet ein Zitat von *Caraka* (*Sū.* 18.44 f.): „Man möge sich nicht sorgen, wenn einem die Bezeichnung einer Erkrankung unbekannt ist, denn nicht alle Krankheiten sind begrifflich erfasst. Aggravierte *doṣa* können abhängig vom betroffenen Gewebe, der Ursache und dem pathogenetischen Mechanismus verschiedenste pathologische Zustände hervorrufen."

Die ayurvedische Therapie ist folglich an grundlegenden Faktoren (*doṣa, dūṣya, srotas, agni*, Psyche etc.) auszurichten, da Krankheitsbezeichnungen dem Wandel der Gepflogenheiten einzelner Epochen unterworfen sind. Die genannten Faktoren und die Grundprinzipien der ayurvedischen Behandlungen hingegen bleiben gleich und können zeitübergreifend eingesetzt werden.

Ayurvedische Ordnungskriterien

So hat der Ayurveda auch eine eigene Art hervorgebracht, Krankheiten zu klassifizieren und zu benennen. Sowohl bei der Wahl von Krankheitsbezeichnungen als auch bei der Zusammenstellung der Kapitel der klassischen Ayurveda-Texte wird die Tatsache, dass zur damaligen Zeit die mündliche Überlieferung und nicht gedruckte Bücher als Tradierungsmodus üblich waren, von großer Bedeutung gewesen sein. Die Inhalte mussten sich leicht auswendig lernen lassen, und zu diesem Zweck wurden entsprechende Ordnungskriterien gewählt: So werden z. B. in den klassischen Texten viele Klassifizierungen vorgenommen, die sich nicht auf den Inhalt, sondern auf die Anzahl der Elemente beziehen. Diese Ordnung wurde auch nach der schriftlichen Fixierung aufrechterhalten und tradiert.

Abweichung von modernen Definitionen

> Im Ayurveda sind nicht nur andere Begriffe zur Krankheitsbezeichnung gängig, sondern in den meisten Fällen decken sich die klassisch-ayurvedischen Krankheitsbilder auch inhaltlich nicht mit modernen Definitionen.

So existieren viele klassische Krankheitsbilder, die heutzutage schwer zuzuordnen sind. Außerdem gibt es ayurvedische Krankheitsbilder, die mehrere moderne Krankheitsbegriffe gleichzeitig umfassen. So würden z. B. dem klassischen Krankheitsbild *prameha* („gesteigerter Harnfluss") u. a. folgende Erkrankungen zugeordnet werden können:

- Diabetes mellitus
- Diabetes insipidus
- Harnwegsinfekte
- Nephritiden
- Hämaturien
- Kristallurien
- andere Harnwegserkrankungen

Im Ayurveda ähnelt sich die Behandlung all dieser Krankheiten, denn sie gleichen sich hinsichtlich der zugrunde liegenden pathologischen Faktoren.

Ferner finden sich Krankheitsbilder im Ayurveda, die lediglich nach dem **dominanten Symptom** benannt werden, unabhängig von dem modernen Pathomechanismus oder dem Ausmaß der

Symptomatik. Die Atemwegserkrankung *śvāsa* („Dyspnoe“) erstreckt sich beispielsweise von der Anpassung der Atmung nach dem Essen oder nach Anstrengung (*kṣudra-svāsa*) bis zur Atemnot bei Asthma bronchiale (*tamaka-śvāsa*), umfasst aber auch die Ketoazidose, Linksherzinsuffizienz und andere schwere Krankheitsbilder, die mit Dyspnoe assoziiert sind. Für das moderne Denken mag dieses Vorgehen unlogisch und unwissenschaftlich erscheinen, jedoch zeigen die guten Erfolge der Ayurveda-Therapie, dass diese Ansätze nützlich sind. Andersherum war eine Großzahl moderner Krankheitsbilder in klassischer Zeit unbekannt bzw. wurde mithilfe anderer Begrifflichkeiten oder anderer Konzepte erfasst.

Die beschriebenen Verhältnisse mögen eine Hauptursache für die Annäherungsschwierigkeiten von Ayurveda und moderner Medizin sein. Teilweise haben die Versuche, ayurvedische Begriffe und Konzepte mit modernen in Einklang zu bringen, zu Missverständnissen und Verkürzungen geführt. In dem vorliegenden Werk standen die Bemühungen im Vordergrund, einerseits Brücken zu naturwissenschaftlichem Denken zu schlagen, um den Zugang zum Ayurveda für den heutigen Leser zu erleichtern; andererseits den Ayurveda in seiner Ursprünglichkeit zu erhalten, damit die Besonderheiten seines Ansatzes voll nutzbar bleiben. Somit wurden einige Begriffe im Original beibehalten, da eine Übersetzung die zugrunde liegenden Konzepte nicht voll erfassen und falsche Assoziationen wecken würde.

Grundlegende Kriterien zur Bezeichnung von Krankheitsbildern

Um die ayurvedische Nomenklatur verständlicher zu machen, seien folgende grundlegende Kriterien wiedergegeben, die für die Bezeichnungen von Krankheitsbildern ausschlaggebend sind (**Tab. 6.1**).

Tab. 6.1 Kriterien für die Wahl klassischer Krankheitsbezeichnungen.

Kriterium	Beispiel	Erläuterung
Haupt-*doṣa*	*vāta-vyādhi*	„*vāta*-Erkrankungen“: sämtliche *vāta*-dominierte Erkrankungen des Nervensystems und des Bewegungsapparats
Hauptfaktoren des Krankheitsgeschehens	*āma-vāta*	„Stoffwechselzwischenprodukte (*āma*) und *vāta*“: Entzündlich rheumatische Erkrankungen, die mit *āma* assoziiert sind.
	rakta-pitta	„Blutgewebe (*rakta*) und *pitta*“: sämtliche Blutungen
Hauptsymptom	*jvara*	„Fieber“: Alle Erkrankungen, die mit Fieber einhergehen.
Symptombeschreibung	*atīsāra*	„übermäßiger Fluss“: Diarrhöe
farbliche Veränderung	*pāṇḍu*	„bleich“: Bleichsucht, Anämie
betroffene Organe	*udara*	„Bauch“: Erkrankungen mit dem Hauptsymptom der abdominellen Schwellung
	grahaṇī	„Dünndarm“: spezielle intestinale Erkrankungen
Schmerzqualität	*śūla*	„stechender Schmerz“: Ulkuskrankheit und andere abdominelle Erkrankungen, die mit stechendem Schmerz einhergehen.
produzierte Geräusche	*hikkā*	Schluckauf
ungewöhnliche Bezeichnungen	*gulma*	„Dickicht, Truppe“: lokalisierte Schwellungen oder Massebildungen im Abdomen (meist Tumore, aber auch Gasansammlungen)

7 Symptomatologie

Die folgenden Abschnitte vermitteln einen Überblick zu den geläufigen ayurvedischen Symptomen und ihrer Zuordnung. Dabei werden alle wesentlichen strukturellen und funktionellen Aspekte, wie die *doṣa*, Gewebe (*dhatū*), Ausscheidungen (*mala*), Transportbahnen (*srotas*), *agni* sowie die Stoffwechselzwischenprodukte (*āma*), berücksichtigt.

7.1 Symptome der *doṣa*

Durch innere oder äußere Faktoren, die Eigenschaften besitzen, die denen der *doṣa* gleichen, werden die *doṣa* angeregt bzw. erhöht (**Tab. 7.1**). Je mehr die *doṣa* zunehmen, umso mehr erhöht sich ihre Aggressivität (Aggravation) und umso stärkere Symptome rufen sie hervor.

Im Folgenden sollen v.a. die Symptome oder klinischen Manifestationen der aggravierten *doṣa* dargestellt werden. Der Ayurveda spricht von 80 *vāta*-, 40 *pitta*- und 20 *kapha*-„Erkrankungen".

> Das *vāta-doṣa* wirkt im Allgemeinen am stärksten pathogen, da *vāta* durch seine Eigenschaft *cala* („beweglich, aktiv") als Krankheitsursache aktiver ist als die anderen *doṣa*, die klassischerweise als *pangu* („lahm") bezeichnet werden.

Die klassischen Darstellungen der *doṣa*-bezogenen Symptome sind recht allgemeiner Natur. Sie führen meist nur Grundprinzipien auf, denen eine Vielzahl von weiteren pathologischen Zuständen zugeordnet werden kann. Die Symptome lassen sich zum größten Teil auf die Eigenschaften der *doṣa* zurückführen (**Tab. 5.1**, S. 16).

7.1.1 *vāta*-Symptome

Die meisten *vāta*-bedingten Symptome beziehen sich auf den Bewegungsapparat, das Nervensystem und die Psyche (**Tab. 7.2**). Sie sind durch überzogene oder eingeschränkte **Beweglichkeit** bzw. **Ausdehnung** gekennzeichnet.

Zuweilen treten anscheinend entgegengesetzte Symptome auf (z.B. Erregungszustände und Depressionen; Tremore und Lähmungen). Dies sind jedoch alles Symptome eines aggravierten *vāta*, das sich in unterschiedlichen Formen pathologischer Beweglichkeit äußert.

Trockenheit in pathologischer Ausprägung (z.B. mangelnder Nährzustand der Gewebe, bindegewebiger Umbau) ist ebenfalls typisch für *vāta*. Ferner sind muskuläre **Spasmen** und **Schmerzen** mit *vāta* in Verbindung zu bringen.

7.1.2 *pitta*-Symptome

Bei *pitta*-bedingten Symptomen stehen **Hitze-** und **Säureentwicklung** sowie **Entzündungen** im Vordergrund (**Tab. 7.3**, S. 28). Oft gehen sie von den Verdauungsdrüsen aus und lokalisieren sich auf der Haut oder auf Schleimhäuten.

7.1.3 *kapha*-Symptome

kapha-Symptome zeichnen sich durch **Schwere** und **Trägheit** aus (**Tab. 7.4**, S. 28 f.).

7.2 Symptome der Gewebe (*dhātu*)

Die *doṣa* sind die aktiven Prinzipien im Rahmen der Krankheitsentstehung. Sie überführen die anderen, passiven Körperkomponenten in einen pathologischen Zustand.

> Die Gewebe (*dhātu*, *upa-dhātu*) und die Ausscheidungen (*mala*) bezeichnet man im pathologischen Zustand zusammenfassend als *dūṣya* („gestört, geschädigt").

Besonders anfällig für die störende Aktivität der *doṣa* sind Gewebe und Ausscheidungen dann, wenn sie durch verschiedene Faktoren oder Krankheitsursachen vorgeschädigt sind. Im Ayurveda spricht man davon, dass sie ihre „Kompaktheit" verloren haben.

Tab. 7.1 *doṣa*-aggravierende Faktoren.

doṣa	alle Faktoren mit folgenden Eigenschaften	Verhalten	Emotionen	Klima	Tageszeiten	Jahreszeiten
vāta	• trocken (*rūkṣa*) • kalt (*śīta*) • leicht (*laghu*) • subtil (*sūkṣma*) • beweglich (*cala*) • klar (*viśada*) • rau (*khara*)	• körperliche Anstrengung • berufliche Überforderung • Schlafmangel • zu viel Reden	• Angst • Sorgen • innere Anspannung	• Wind • Kälte	• Morgen (1. Tagesdrittel) • früher Abend (1. Nachtdrittel)	Spätsommer
pitta	• etwas ölig (*sa-sneha*) • heiß (*uṣṇa*) • penetrierend (*tīkṣṇa*) • flüssig (*drava*) • sauer (*amla*) • fließend (*sara*) • scharf (*kaṭu*)	• Alkoholismus	• Aggressionen	• Sonne • Hitze	• Mittag (2. Tagesdrittel) • Mitternacht (2. Nachtdrittel)	Herbst
kapha	• schwer (*guru*) • kalt (*śīta*) • weich (*mṛdu*) • ölig (*snigdha*) • süß (*madhura*) • stabil (*sthira*) • schleimig (*picchila*)	• zu viel Ruhe • Tagesschlaf	• Vergnügen	• Feuchtigkeit • Kälte	• Nachmittag (3. Tagesdrittel) • vor Sonnenaufgang (3. Nachtdrittel)	Frühling

Tab. 7.2 *vāta*-Symptome (*Caraka, Sū.* 20.11 f.).

Zuordnung	*vata*-Symptome
Bewegungsapparat	• Verlust von Bewegungsfunktionen • Versteifungen (z. B. von Gelenken, wie bei Morbus Bechterew) • Kontrakturen (z. B. Dupuytren) • jegliche Art von Lockerheit oder mangelnder Kompaktheit (z. B. Bänderdehnung) • Luxationen von Gelenken • Dislokation • Verformungen (z. B. Hallux valgus, rheumatische Polyarthritis)
Nervensystem	• Lähmungen • Konvulsionen (z. B. Epilepsie) • Bewegungsstörungen (Ataxien) • Tremore (z. B. Morbus Parkinson), Ticks (z. B. Zuckungen) • Krämpfe der glatten und der Skelettmuskulatur • Parästhesien • Taubheitsgefühle auf der Haut • Verlust von Wahrnehmungsfunktionen (z. B. Taubheit, Ageusie, Anosmie) • Sprachstörungen • Tinnitus • Schmerzen aller Art (insbesondere stechender Schmerz) • Schwindel (z. B. Vertigo) • Bewusstseinstörungen (z. B. Synkopen)
Organe und Röhrenstrukturen	• spastisch bedingte Verengungen bzw. *srotas*-Blockaden (z. B. Bronchospasmus, Obstipation, Koliken) • Kontraktion von Organen (z. B. Uteruskrämpfe) oder Muskulatur (z. B. Tortikollis) • Organverlagerungen und Ptosen (z. B. Uterussenkung, Analprolaps, Wanderniere, Situs inversus) • Dilatationen (z. B. Varizen, Aneurysma) • Vergröberung (von Körperteilen, also bindegewebige Umwandlungen oder Vernarbungen, z. B. Leberzirrhose, Fibrosen) • Atrophien
weitere körperliche Symptome	• „gesteigerte Bewegungen" (z. B. Tachykardien, Schluckauf) • Ablösungen (z. B. Netzhautablösung, Schuppung bei Psoriasis, Haarausfall) • Rauheit (z. B. Heiserkeit) • Trockenheit (z. B. der Haut oder des Stuhls, Sicca-Syndrom) • „Nichtschleimigkeit" (z. B. bei Arthrosen) • Porösität (z. B. Osteoporose) • Kräfteverlust • Abmagerung, Kachexie (einzelner Organe oder des gesamten Körpers)
Psyche	• Interesse- und Antriebslosigkeit • Depressionen • Schlafstörungen • geistige Unruhe, Nervosität • instabile Gefühlswelt (z. B. Phobien) • Erregungszustände • Delirium
Empfinden	• adstringierender (zusammenziehender) oder fehlender Geschmack im Mund • Verlangen nach Wärme
Farbe	• blaue Färbung (z. B. Indigurie, Zyanose) • rot-braune Färbung (z. B. Pigmente bei Leberzirrhose) • schwarze Färbung (z. B. Melaena)

Tab. 7.3 *pitta*-Symptome (*Caraka, Sū.* 20.14 f.).

Zuordnung	*pitta*-Symptome
Gastrointestinal-trakt	• saures Aufstoßen (Sodbrennen) • Diarrhöe • Stomatitis, Gastritis
Haut	• Hautabszesse • Blasenbildung (z. B. bei Verbrennungen, Pemphigus) • übermäßige Schweißbildung • Hautabsonderungen (z. B. Blut, Eiter, Wundnässen) • Verbrennungen
weitere Symptome	• Entzündungen (z. B. Konjunktivitis) • Abszesse • Fäulnisprozesse (z. B. feuchtes Gangrän) • Nekrose • fauliger Geruch aus Körperöffnungen, von Körperteilen oder Körpersubstanzen • Brennen (z. B. Harnwegsinfekte) • Hitze (z. B. Hitzewallungen, Fieber) • Blutungsneigung (z. B. Epistaxis, Hämatemesis, hämorrhagische Diathese) • geschwächte Sinne (v. a. Sehvermögen) • Synkopen (hitzebedingt) • Photophobie • reduziertes Schlafbedürfnis (z. B. bei Manie)
Empfinden	• säuerlicher, scharfer oder bitterer Geschmack im Mund • übermäßig viel Hunger und Durst • Verlangen nach Kaltem
Farbe	• rötliche Färbung (z. B. Hyperemission, Hämaturie) • gelbliche Färbung (z. B. Ikterus) • grünliche Färbung (z. B. Sekret bei chronischer Rhinitis)

Tab. 7.4 *kapha*-Symptome (*Caraka, Sū.* 20.17 f.).

Zuordnung	*kapha*-Symptome
Atemtrakt	• „Klebrigkeit" (z. B. visköser Schleim bei Asthma bronchiale und Stockschnupfen) • „Schleimigkeit" (z. B. schleimassoziierte Infekte der oberen Atemwege, insbesondere chronische Rhinitis und Bronchitis; Mukoviszidose)
Gastrointestinal-trakt	• träge Verdauung (z. B. Schwere- und Völlegefühl nach der Mahlzeit) • „schwere" Ausscheidungen (z. B. sinkender Stuhl) • klebriger Stuhl • obstruktive Obstipation
weitere körperliche Symptome	• langsame Manifestation von Symptomen bzw. langsames Fortschreiten der Erkrankung • Schweregefühl (z. B. Trägheit, Unbeweglichkeit) • Appetitlosigkeit • Übergewicht • „Fettigkeit" (z. B. der Haare und Haut, Adipositas, Fettleber) • „Süße" (z. B. bei Diabetes mellitus) • Verhärtung der Gefäße (z. B. Arteriosklerose) • Schwellungen (z. B. Struma, Tumore)

Tab. 7.4 Fortsetzung, *kapha*-Symptome (*Caraka, Sū.* 20.17 f.).

Zuordnung	*kapha*-Symptome
Psyche	• Faulheit, Antriebslosigkeit • Somnolenz
Empfinden	• süßlicher Geschmack im Mund • Taubheitsgefühle (wie durch Eis) • Juckreiz (z. B. bei Mykosen) • Kälteempfindungen (objektiv oder subjektiv)
Farbe	• weißliche Färbung oder Blässe der Körperorgane und Ausscheidungsprodukte

Die Gewebe und Ausscheidungen produzieren jeweils spezifische Symptome (**Tab. 7.5**; vgl. *Caraka, Sū.* 17.63–70 und 28.11–19; *ojas*: *Caraka, Sū.* 17.73–75; *Suśruta, Sū.* 15.9 und 24.9). Dabei ist zu unterscheiden, ob es sich um eine **Reduktion** (*kṣaya*) oder um eine **pathologische Zunahme** (*vṛddhi*) handelt. Die Sekundärgewebe (*upa-dhātu*) und Ausscheidungen auf Gewebsebene (*dhātu-mala*) sind hier nicht gesondert berücksichtigt, da sie über die Korrektur des entsprechenden Primärgewebes behandelt werden (**Tab. 4.4**, S. 13).

7.3 Symptome der Ausscheidungen (*mala*)

Neben den in **Tab. 7.6** genannten Symptomen (vgl. *Caraka, Sū.* 17.70–72 und 28.22; *Suśruta, Sū.* 15.11) wären an dieser Stelle noch die pathologischen *koṣṭha*-Zustände (S. 45 f.) sowie die Symptome der *purīṣa-*, *mūtra-* und *sveda-vaha-srotas* zu nennen (**Tab. 7.8**, S. 32).

Selbst wenn diese Symptome von allgemeiner Natur und anscheinend von geringer Relevanz sind, so kommt den Ausscheidungsfunktionen in der Therapie eine entscheidende Bedeutung zu und sie sind entsprechend zu berücksichtigen. Das gesamte Konzept der Ausleitung beruht auf ihrer Grundlage (s. S. 68 ff.).

7.4 Symptome der Transportbahnen (*srotas*)

Im Ayurveda werden vier pathologische Grundzustände der Transportbahnen (*srotas*) unterschieden (**Tab. 7.7**; *Caraka, Vi.* 5.24).

Diese Grundzustände lassen sich jeweils auf die Symptome pathologisch veränderter Transportbahnen in **Tab. 7.8** (S. 32) beziehen (*Caraka*, Vi. 5.7 f.). Die gewebebezogenen Transportfunktionen entfalten Symptome, die denen der Gewebe selbst entsprechen (s. S. 25 ff.) und werden auch über diese behandelt.

In der modernen Praxis sind die Transportbahnen der **Atemgase** (*prāṇa-vaha-srotas*) und des **Harns** (*mūtra-vaha-srotas*) von besonderer klinischer Bedeutung. Für sie bestehen eigenständige Behandlungsstrategien (s. S. 138 ff. und S. 300 ff.). Die Therapie der einzelnen Transportbahnen wird bei *Caraka* (*Vi.* 5.7 f.) beschrieben.

7.5 Symptome von *agni*

Treten *agni*-Störungen auf, so hat dies eine Kaskade von negativen Auswirkungen auf unterschiedlichen Stoffwechselebenen zur Folge (s. S. 18 ff.). Die Symptomatik ist sehr vielschichtig und wird im Rahmen der Digestionsstörungen (*agni-māndya*) eingehend beleuchtet (s. S. 201 ff.).

Tab. 7.5 Symptome der Gewebe (*dhātu*).

dhātu	Gewebe	(pathologische) Zunahme (*vṛddhi*) und „Kontamination" (*duṣṭi*)*	Reduktion (*kṣaya*)
rasa	Nährgewebe	• Symptome wie bei einer *kapha*-Aggravation (**Tab. 7.4**, S. 28)	• Trockenheit • Rauheit • Müdigkeit • Schwäche • Interessenlosigkeit • Depressionen • Geräuschempfindlichkeit • Palpitation • Belastungsdyspnoe • thorakale Schmerzen (z. B. Angina pectoris) • Abnahme der anderen Gewebe
rakta	Blutgewebe	• alle Hautkrankheiten (insbesondere Hautentzündungen) • Abszesse • periphere Gefäßerkrankungen (z. B. arterielle Verschlusskrankheit, Varikosis) • Gicht • Hämorrhoiden • Proktitis • Blutungen • Milz- und Leberschwellungen • Ikterus • Synkopen	• Trockenheit der Haut • Blässe (Anämie) • schlaffe Gefäße (Blutvolumenmangel) • schwacher Puls • Verlangen nach sauren und kalten Dingen
māṃsa	Muskelgewebe	• Tumore • Zysten • Lymphknotenschwellungen • Tonsillitis • Muskelhypertrophie	• Abmagerung • allgemeine Muskelschwäche • Muskel- und Gelenkschmerzen • Trockenheit und Mattigkeit der Augen und Augenmuskulatur (z. B. Myasthenia gravis)
medas	Fettgewebe	• Adipositas • Belastungsdyspnoe (aufgrund von Übergewicht) • Lipome • schlechter Körpergeruch	• Abmagerung (insbesondere im Bauchbereich) • Trockenheit (v. a. der Haut) • Verlangen nach Fettigem
asthi	Knochengewebe	• Knochentumore • zusätzliche Zähne • verschiedene Erkrankungen von Haaren, Zähnen und Nägeln	• Knochenschmerzen • Osteoporose • Ausfall von Haaren, Zähnen und Nägeln • Überdehnbarkeit bzw. Lockerheit der Gelenke
majjā	Mark	• Hirntumore • Bewusstseinsstörungen • Knochenmarkskrebs • Osteomyelitis	• Degeneration von Knochen und Knochenmark • *vāta*-Krankheiten (insbesondere degenerative Erkrankungen des Gehirns) • Schwindel • Ohnmachtsanfälle

Tab. 7.5 Fortsetzung, Symptome der Gewebe (*dhātu*) sowie der Lebens- und Immunessenz (*ojas*).

dhātu	Gewebe	(pathologische) Zunahme (*vṛddhi*) und „Kontamination" (*duṣṭi*)*	Reduktion (*kṣaya*)
śukra	Fortpflanzungsgewebe	• abnormes sexuelles Verlangen	• Schwäche • Blässe • Impotenz • Libidoverlust • Ejakulationsstörungen • Hodenschmerzen

* *Caraka (Sū. 28) erwähnt zwei Arten von Störungen der Gewebe: duṣṭi („Kontamination") und kṣaya (pathologische Abnahme). Suśruta (Sū. 15.14) hingegen beschreibt auch vṛddhi-Zustände (pathologische Zunahme).*

Tab. 7.6 Symptome der Ausscheidungen (*mala*).

mala	Ausscheidungen	pathologische Zunahme (*vṛddhi*) und „Kontamination" (*duṣṭi*)	Reduktion (*kṣaya*)
mūtra	Urin	• Blasenschmerzen • erhöhter Harndrang • Harngries	• Oligurie • Dysurie • obstruierter Harnfluss • Verfärbung und Konzentrierung des Urins
purīṣa	Stuhl	• abdominelle Schwellung (Stuhl) • Borborygmen • Schweregefühl und Bauchschmerzen	• Meteorismus
sveda	Schweiß	• starke Schweißbildung • Juckreiz der Haut • übler Körpergeruch	• Ausfall der Körperbehaarung • trockene Haut

Tab. 7.7 Generelle Fehlfunktionen der *srotas* mit Beispielen.

Fehlfunktion		Beispiele
ati-pravṛtti	Überfunktion	Diarrhöe
saṅga	Unterfunktion	Obstipation
vimārga-gamana	Flussabweichung in die Gegenrichtung	Erbrechen, Kollaterale
sirā-granthi	luminöse Vorwölbungen	Aneurysma, Hämorrhoiden, Arteriosklerose

Tab. 7.8 Symptome der Transportbahnen (*srotas*).

srotas	transportierte Substanz	Symptome
prāṇa-vaha-srotas	Atemgase und Vitalenergie (*prāṇa*)	• Hyperpnoe • Dyspnoe • pathologische Atemgeräusche • schmerzhafte Atmung
anna-vaha-srotas	Nährstoffe (*anna*)	• Appetitverlust • Verdauungsstörungen • Erbrechen
udaka-vaha-srotas	Flüssigkeiten (*udaka*)	• Trockenheit der Mund- und Rachenschleimhaut • starker Durst • Ödeme
mūtra-vaha-srotas	Harn (*mūtra*)	• Polyurie • Oligurie • Anurie • abnormale Zusammensetzung des Urins • Dysurie
purīṣa-vaha-srotas	Stuhl (*purīṣa*)	• geringe Stuhlmengen, Obstipation • Diarrhöe • schwer absetzbarer, schmerzhafter Stuhlgang • Flatulenz
sveda-vaha-srotas	Schweiß (*sveda*)	• reduzierte Schweißbildung • übermäßige Schweißbildung • raue Haut • zu glatte Haut • brennende Empfindungen auf der gesamten Körperoberfläche • Cutis anserina („Gänsehaut")

7.6 Symptome der Stoffwechselzwischenprodukte (*āma*)

Die wichtigsten Aspekte des *āma*-Konzepts werden ausführlich im Kapitel zum Magen-Darm-Trakt diskutiert (s. S. 202 ff.). Entsprechend sollen an dieser Stelle nur die wichtigsten Symptome angeführt werden.

7.6.1 Allgemeine *āma*-Symptome

Im Folgenden sind neben den klassischen außerdem empirische *āma*-Symptome aufgeführt.

Klassische *āma*-Symptome

(*Caraka, Ci.* 15.45, 73 und 94 f.)

- **Steifigkeit**
- **Schweregefühl**
- **Trägheit**, Antriebslosigkeit, Müdigkeit
- Unwohlsein
- Benommenheit
- Zerschlagenheitsgefühl
- Appetitlosigkeit
- Verdauungsstörungen
- Trägheit bzw. Stauung im Verdauungstrakt
- aufgetriebenes Abdomen
- sinkender (nicht auf der Wasseroberfläche schwimmender) Stuhl

Weitere *āma*-Symptome

- dicker Zungenbelag
- klebriger Auswurf
- Puls: träge, stumpf, schlüpfrig
- schlechter Geruch der Ausscheidungen und des Körpers
- Stumpfheit von Geist und Sinnen

8 Befunderhebung und Diagnosemethoden (*parīkṣā*)

„Derjenige (Arzt), der nicht mit der Fackel seines Wissens und seiner Vernunft in das innerste Wesen des Patienten eindringt, um alle Fakten herauszufinden, ist nicht in der Lage, Krankheiten zu behandeln[5]" (*Caraka, Vi.* 4.12).

Unter Berücksichtigung dieses Leitsatzes sollte sich ein Ayurveda-Arzt seinem Patienten nähern. Eine empathische Haltung ist dabei wichtig. Nach ayurvedischer Auffassung steht der Patient im Zentrum des medizinischen Interesses und nicht allein die Krankheit (*Caraka, Vi.* 8.94).

> Im Ayurveda wird die Untersuchung in zwei Bereiche unterteilt: Die Untersuchung des Patienten (*rogī-parīkṣā*) und die Untersuchung der Krankheit (*vyādhi-parīkṣā*).

Allgemein betrachtet (*tri-vidha-parīkṣā*; vgl. *Caraka, Vi.* 4.3 ff.) zieht der versierte Arzt auf der Grundlage autoritativen (fachlichen) Wissens (*āptopadeśa*) nach der Erfassung aller wichtigen Informationen über seine Sinne (*pratyakṣa*) diagnostische Rückschlüsse (*anumāna*) auf die Natur des Patienten und auf seine Erkrankung.

Die klassischen Untersuchungsmethoden des Ayurveda zur Ermittlung der physiologischen und pathologischen Verhältnisse des Patienten lassen sich allgemein der Anamnese und dem Einsatz der geschulten fünf Sinne zuordnen. Diese Einteilung wird als **sechsfältige Untersuchung** (*ṣaḍ-vidha-parīkṣā*, vgl. *SuS Sū.* 10.4 f.) bezeichnet. Moderne technische Hilfsmittel (wie Ultraschalluntersuchungen und bildgebende Verfahren) wären als „Erweiterungen der Sinne" (Hör- bzw. Sehsinn) zu sehen und werden in der modernen Ayurveda-Praxis ebenfalls genutzt. In der klinischen Untersuchungspraxis des Ayurveda werden acht Verfahren betont. Diese **achtfältige Untersuchung** (*aṣṭa-vidha-parīkṣā*) bildet die Grundlage für eine ayurvedische Diagnose und sollte entsprechend beherrscht und eingesetzt werden.

[5] *„jñāna-buddhi-pradīpena yo nāviśati tattvavit āturasyāntarātmānaṃ na sa rogāṅś-cikitsati"*

8.1 Achtfältige Untersuchung (*aṣṭa-vidha-parīkṣā*)

Diese einzelnen Untersuchungsmethoden sind technisch nicht so differenziert wie z.B. in der Traditionellen Chinesischen Medizin. Im Ayurveda steht meist der *doṣa*-Bezug im Vordergrund. Führt man sich bei der **klinischen Untersuchung** die Eigenschaften und Funktionen der *doṣa* vor Augen (**Tab. 5.1**, S. 16), so ist die entsprechende Zuordnung der Anzeichen, die bei den einzelnen Untersuchungen (**Tab. 8.1**) erhoben werden, recht einleuchtend. Der Übergang zwischen einer konstitutionellen (also physiologischen) Ausprägung und einer pathologischen ist fließend. Je nach Intensität der Merkmale ist zu bewerten, ob die *doṣa* in einem aggravierten Zustand vorliegen und therapeutischer Handlungsbedarf besteht oder ob im Rahmen der konstitutionsbezogenen Prävention geringfügige Maßnahmen ausreichen.

Die Methoden der körperlichen Untersuchung der modernen Medizin sind auch für die ayurvedische Diagnose von großem Nutzen. Entsprechende Techniken sollten für den ayurvedischen Bedarf angepasst und die Befunde nach Ayurveda-Kriterien analysiert werden.

Tab. 8.1 Achtfältige Untersuchung (*aṣṭa-vidha-parīkṣā*).

aṣṭa-vidha-parīkṣā	Untersuchung von
mūtra	Urin
purīṣa, mala	Stuhl
nāḍī	Puls
jihvā	Zunge
sparśa	Palpation und Hautbeschaffenheit
śabda	Auskultation und Stimme
netra, dṛk	Augenuntersuchung
ākṛti	Körperbau und Antlitzdiagnose

Zusätzlich hilfreich ist die *doṣa*-Zuordnung von farblichen Veränderungen, die sich an verschiedenen Organen und Ausscheidungen zeigen und auf eine erhöhte Aktivität eines *doṣa* hinweisen können (**Tab. 8.2**).

Im Folgenden sollen nur die wichtigsten Aspekte der einzelnen Untersuchungsmethoden wiedergegeben werden.

8.1.1 Urin (*mūtra*)

Ein gesunder Harn ist entsprechend der Trinkmenge morgens etwas konzentrierter (dunkler) und hellt sich im Verlauf des Tages auf. Der morgendliche **Mittelstrahlurin** ist bei Tageslicht hinsichtlich Färbung, Konsistenz und Geruch zu untersuchen. Trübungen, Verfärbungen oder einen strengen Geruch sollte er nicht aufweisen. Das Wasserlassen sollte weder Schwierigkeit noch Missempfindungen bereiten und sich auf den Tag beschränken. Anhand von **Tab. 8.3** und **Tab. 8.4** lassen sich Harnbefunde den *doṣa* zuordnen (Harntrakt, s. S. 300 ff.).

8.1.2 Stuhl (*purīṣa*)

Der Stuhlgang wird im Ayurveda mit besonderer Aufmerksamkeit begutachtet (s. S. 45). Färbung, Konsistenz und Geruch sind zu beurteilen.

Tab. 8.2 Generelle farbliche Zuordnungen der *doṣa*.

doṣa	farbliche Zuordnung
vāta	• dunkel • schwärzlich • matt, rauchig • bläulich • dunkelbraun
pitta	• gelb • rötlich • grünlich • hellbraun
kapha	• hell • weißlich • trüb

Tab. 8.3 Klassische *doṣa*-Merkmale im Urin.

doṣa	Urinmerkmale
vāta	• matt • dunkel • bläulicher Schimmer • wenig
pitta	• gelb • rötlich • grünlich • hellbraun • warm • brennend • fauliger oder saurer Geruch
kapha	• hell • weißlich • farblos oder trüb • wirkt etwas schleimig oder fettig

Tab. 8.4 Moderne Harndiagnostik ayurvedisch interpretiert.

doṣa	Harndiagnostik
vāta	• niedriges spezifisches Gewicht • Uratkristalle
pitta	• normales spezifisches Gewicht • Leukozyturie • Erythrozyturie
kapha	• hohes spezifisches Gewicht • Proteinurie • Glukosurie • Oxalatkristalle

Ein guter Stuhlgang sollte nach ayurvedischem Verständnis regelmäßig 1× tägl. morgens stattfinden, leicht absetzbar, von bananenartiger Konsistenz und nicht klebrig sein, keine Auflagerungen (z. B. Schleim, Blut) oder Nahrungsmittelreste aufweisen, nicht intensiv riechen und auf der Wasseroberfläche schwimmen. Der Stuhl liefert wichtige Hinweise bezüglich der *doṣa*-Ausprägung und *āma*-Präsenz.

Anhand der **Tab. 8.5** lassen sich Stuhlbefunde den *doṣa* zuordnen (Magen-Darm-Trakt, s. S. 191 ff.).

Tab. 8.5 Klassische *doṣa*-Merkmale im Stuhl.

doṣa	**Stuhlmerkmale**
vāta	• trocken • dunkel • hart • bröckelig • verstopft
pitta	• gelblich • hellbraun • rötlich • Blutbeimengungen • dünn • warm • brennend • starker Geruch, häufig
kapha	• geformt • schleimig • fettig • schwer
āma	• sinkt im Wasser • stark schleimig • klebrig • intensiver, meist gäriger Geruch

8.1.3 Puls (*nāḍī*)

Die Pulsuntersuchung (*nāḍī-parīkṣā*) ist sicher die berühmteste Untersuchungsmethode des Ayurveda (**Abb. 8.1**). Nichtsdestotrotz wird sie in vielen Fällen überbewertet. Sie ist ein in hohem Maße wertvolles Instrument, auch um außergewöhnliche Informationen vom Patienten zu erhalten, allerdings erst, wenn man sich jahrzehntelang eingehend mit ihr beschäftigt und sie an Tausenden von Patienten angewendet hat. Sie ist eine hohe Kunst, die nur noch sehr wenige Ayurveda-Ärzte in ihrem vollen Umfang beherrschen. Zudem gibt es keine einheitliche Meinung darüber, welche Informationen die Pulsuntersuchung tatsächlich liefert. Die klassischen Beschreibungen sind sehr bruchstückhaft (*Śārṅgadhara*, *Pra.* 3.1–8)[6].

Nach eigenen Erfahrungen und Untersuchungen ist die Pulsdiagnose sehr **fehleranfällig** und subjektiv, solange sie nicht wirklich beherrscht wird.

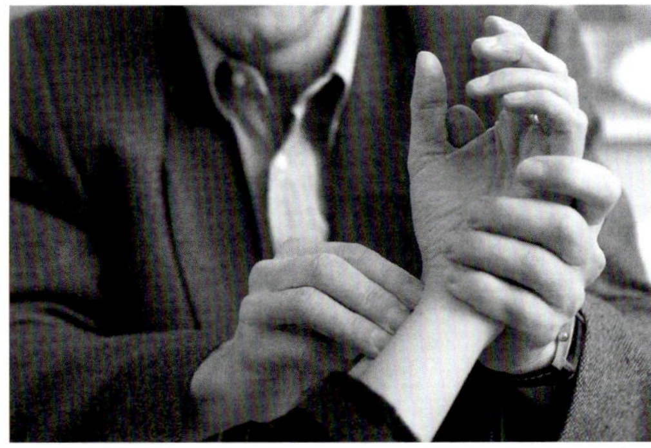

Abb. 8.1 Für eine Pulsdiagnose braucht man viel Übung. Quelle: Rosenberg gGmbH – Europäische Akademie für Ayurveda

Deshalb erfolgt in den nächsten Abschnitten eine Beschränkung auf wenige gesicherte Aussagen.

> **!** Auf keinen Fall sollte eine vollständige Diagnose anhand der Befunde des Pulses erstellt werden. Aufgrund ihrer Fehleranfälligkeit und Subjektivität ist die Pulsuntersuchung nur eine unterstützende Diagnosemethode.

Auch im klassischen Verständnis ist die Pulsuntersuchung nur eine von vielen Zugängen, um sich ein umfassendes Bild vom Patienten und seinen Beschwerden zu verschaffen. Alle diagnostischen Möglichkeiten sollten genutzt werden, selbst wenn ein Patient ausschließlich die Pulsdiagnose fordern sollte.

Aussagekraft des Pulses

Die Pulsuntersuchung gibt Auskunft über den **gegenwärtigen Zustand** der *doṣa* und einiger anderer Funktionen. Er verändert sich unter wechselnden Einflüssen rasch. Für die Behauptung, dass sich im Puls die Konstitution ablesen ließe, gibt es keinen klassischen Beleg. Nach Auffassung der Autoren zeigt sich die Konstitution im Puls nur bei einem gesunden Menschen, dessen *doṣa*-Verhältnis zum Zeitpunkt der Untersuchung keinen beeinflussenden Faktoren ausgesetzt ist.

Ferner existieren keine klassischen Anhaltspunkte darüber, dass man mithilfe der Pulsuntersuchung durch das Vorhandensein verschiedener Ebenen des Pulses besondere oder an verschiedenen Stellen fühlbare Pulse sogar organbezogene Informationen ermitteln kann. Diese Techniken stammen

---

6 *Prathama-khaṇḍa*. Die zur *Śārṅgadhara-Saṃhitā* genutzten Abkürzungen der Kapitel bzw. Verse sind dem Literaturverzeichnis im Anhang zu entnehmen.

entweder aus der Chinesischen Medizin oder von lokalen Ayurveda-Traditionen, die bei richtiger Ausübung sicherlich wertvoll sein können, aber keine umfassende Diagnostik darstellen.

Rahmenbedingungen

Um aussagekräftige Ergebnisse mit der Pulsuntersuchung erzielen zu können, müssen gewisse Rahmenbedingungen erfüllt sein. Der Puls wird am **frühen Morgen** nach guter Nachtruhe untersucht und der Patient sollte

- nicht müde sein,
- nicht gegessen haben, aber auch nicht hungrig oder durstig sein,
- sich vor der Untersuchung nicht körperlich angestrengt haben,
- emotional stabil sein.

Praxis der Pulsuntersuchung

Bei der Untersuchung gilt:

- Patient und Behandler befinden sich auf gleicher Höhe.
- Die Haltung des Patienten und des Behandlers ist entspannt.
- Die Finger des Patienten sind natürlich geöffnet (leichte Extension).
- Das Handgelenk des Patienten ist leicht gebeugt (Flexion).
- Untersucht wird die Radialarterie:
  - bei Männern rechts
  - bei Frauen links
- Der Zeigefinger des Behandlers gleitet in die Senke medial und proximal des Radialköpfchens. (Manche Ayurveda-Vertreter setzen den Zeigefinger auch direkt medial zur knöchernen Prominenz an.)
- Mittel- und Ringfinger werden proximal neben den Zeigefinger entlang des Verlaufs der Arterie aufgelegt.
- Die Fingergelenke des Behandlers sind leicht gebeugt (flektiert).
- Am sensibelsten sind die Fingerkuppen in der Nähe des Nagels.
- Der Behandler übt gleichmäßigen, sanften Druck unter allen drei Fingern aus, bis er den Pulsausschlag spürt.

Befunde

Folgende Aspekte des Pulses werden beurteilt:

- Position des Ausschlags (Unter welchem Finger bzw. welchen Fingern des Behandlers ist der Puls zu spüren? Wo ist er am kräftigsten?)
- Gangart des Pulses (s. u.)
- Qualität des Pulses
- Fülle des Pulses
- Stärke des Pulses
- Rhythmus bzw. Kontinuität des Pulses
- Temperatur der Arterie und angrenzender Gewebe
- Qualität der Gewebe (Gefäßwände, Haut, Fettgewebe, Muskulatur)

In der modernen Praxis wird der größte Wert auf die **Position** des zu spürenden Ausschlags gelegt. Jeder der drei Finger, die der Behandler zur Untersuchung einsetzt, ist einem *doṣa* zugeordnet. Spürt der Behandler bei gleichmäßigem, minimalem Druck unter einem oder mehreren Fingern den Pulsausschlag, so ist dies ein Hinweis auf die momentane Aktivität des entsprechenden *doṣa*. Bei mehreren aktiven *doṣa* wird eine graduelle Unterscheidung nach der **Intensität** des Ausschlags vorgenommen.

Das zweite wichtige Kriterium ist die **Gangart** des Pulses. Jedes *doṣa* besitzt ein typisches Bewegungsmuster im Puls, das sich unter den Fingerkuppen des Behandlers spüren lässt. Dieses Muster wird klassischerweise mit der Fortbewegungsart eines Tieres verglichen. Gangart und Lokalisation können unterschiedliche *doṣa* aufweisen (**Tab. 8.6**).

Mit wachsender Erfahrung lassen sich noch weitere Informationen aus dem Puls des Patienten entnehmen. Zum Beispiel spricht ein langsamer, träger, schwacher Puls für geschwächte Digestions- (*agni*) und Gewebeverhältnisse (*dhātu*). Doch man sollte keine vorschnellen Urteile fällen. Wertvoll ist der Puls besonders als Entscheidungshilfe bei unklaren Diagnosen.

8.1.4 Zunge (*jihvā*)

Die Zungenuntersuchung wird im Ayurveda ebenfalls vorrangig zur Ermittlung der ***doṣa*-Verhältnisse** verwendet. Anders als in der Chinesischen

Tab. 8.6 *doṣa*-Merkmale im Puls.

doṣa	Lokalisation des stärksten Ausschlags	Gangart	Fülle	Stärke	Rhythmus	Temperatur	Gewebe
vāta	distal (daumennahe Position)	Schlange (schlängelnd, elektrisierend)	leer	schwach	unregelmäßig, Aussetzer, Salven, schnell	kühl	dünn, trocken, gespannt
pitta	mittig	Frosch (punktuell klopfend)	mittel	mittel	normale Frequenz	warm	lockeres Gewebe mittlerer Ausprägung
kapha	proximal (körpernahe Position)	Schwan (breiter, gleichmäßiger Fluss)	voll	stark	langsam, regelmäßig	kalt	dichtes Gewebe, Verhärtungen der Arterie

Medizin existiert kein topographisches Konzept von Organzuordnungen.

Dennoch ist die Zunge als „Spiegel" der Schleimhautverhältnisse im Verdauungstrakt von großer diagnostischer Bedeutung. Es lassen sich z. B. anhand der Ausprägung von eventuellen Zungenbelägen auch Aussagen über die Digestionsleistung (*agni*) und eventuelle Ablagerungen (*āma*) machen, die aus einer geschwächten Digestionsleistung resultieren (**Tab. 8.7**).

Tab. 8.7 Klassische *doṣa*-Merkmale der Zunge.

doṣa	Zungenmerkmale
vāta	• trocken • rau • rissig • zittrig • schmal • kühl
pitta	• gelblich • rötlich • warm • brennend • mittelgroß
kapha	• Belag • feucht • schleimig • weiß • dick • groß

8.1.5 Augen (*netra, dṛk*)

Auch bei der Untersuchung der Augen werden v. a. *doṣa*-Anzeichen ermittelt (**Tab. 8.8**). Bei Kombinationen aller drei *doṣa*, den ***tri-doṣa*-Zuständen**, handelt es sich um Symptome, die terminale Krankheitsstadien begleiten.

Tab. 8.8 Klassische *doṣa*-Merkmale der Augen.

doṣa	Augenmerkmale
vāta	• trocken • schmutzig • rauchig • dunkel • eingesunken • fixierender oder unruhiger Blick
pitta	• gelblich • rötlich • grünlich • brennend • lichtscheu
kapha	• fettig • feucht • weiße Skleren • hart
tri-doṣa	• dunkle oder dunkelrote Färbung • weit geöffnet • stuporöser oder aggressiver Blick

8.1.6 Palpation (*sparśa*)

Sämtliche palpatorischen Befunde fallen in diesen Bereich. Sie sind, wie z. B. bei der Hautbeschaffenheit (s. S. 247 ff.) oder bei Symptomen des Bewegungsapparats (s. S. 271 ff.), nach ayurvedischen Kriterien zu analysieren. Eine intensive Palpation, z. B. im Rahmen einer zu diagnostischen Zwecken durchgeführten Massage, gibt Aufschluss über den Zustand der Gewebe (s. S. 25).

8.1.7 Auskultation, Perkussion und Stimme (*śabda*)

Auskultation und Perkussion sind über verschiedenen Organen durchzuführen. Neben Atemwegen (s. S. 138 ff.) und Herz (s. S. 165 ff.) sollten auch abdominelle Geräusche, Krepitationen der Gelenke und andere auditive Phänomene beurteilt werden. Die Stimme wird nach *doṣa*-Kriterien analysiert (Bestimmungsbogen, s. S. 55 ff.).

8.1.8 Inspektion, Körperbau und Antlitz (*ākṛti*)

Die Befunde der Inspektion können sehr vielfältig sein. Hautbeschaffenheit (s. S. 247 ff.) und Symptome des Bewegungsapparats (s. S. 271 ff.) sind hier von besonderer Bedeutung. Körperbau und Antlitz bilden ebenfalls einen Teil der ayurvedischen Diagnose (**Tab. 8.19**, S. 51 ff.).

8.2 Kräftezustand des Patienten (*ātura-bala-pramāṇa*)

Bei der ayurvedischen Diagnose werden zwei Bereiche analysiert: Zum einen bestimmt man die vielfältigen Komponenten des Krankheitsgeschehens (*vyādhi-parīkṣā*), wie es auch in anderen Medizinsystemen üblich ist. Zum anderen werden die individuellen Reaktionsweisen des Patienten und seine körperlichen Resourcen für die Abwehr der Krankheit ermittelt (*rogī-parīkṣā*). Beide Bereiche haben im Ayurveda die gleiche Wertigkeit.

Nur durch die genaue Kenntnis der Voraussetzungen, die ein Patient mitbringt, lässt sich eine individualisierte Therapie planen. Es werden 9 Parameter herangezogen, um den generellen Kräfte- und Abwehrstatus (*ātura-bala-pramāṇa*) des Patienten zu ermitteln (**Tab. 8.9**). Dies ermöglicht dem Behandler eine Gegenüberstellung der **Virulenz einer Erkrankung (*doṣa-bala-pramāṇa*)** mit der generellen Abwehrkraft des Patienten und dadurch eine bessere Einschätzung der Prognose.

Tab. 8.9 Parameter zur Ermittlung des Kräftezustands des Patienten (*ātura-bala-pramāṇa*; *Caraka*, *Vi.* 8.94 ff.).

ātura-bala-pramāṇa	**zu bestimmender Faktor**
rogī	**Patient**
prakṛti	Konstitution
sāra	exzellente Gewebe
pramāṇa	Körpermaße
saṃhanana	Körperbau
vyāyāma-śakti	Körperkraft, Belastbarkeit
sātmya	Nahrungsverträglichkeit
āhāra-śakti	Nahrungsaufnahmekapazität
sattva	psychische Kraft
vayas	biologisches Alter

Jedem dieser Faktoren ist einer von drei Intensitätsgraden zuzuweisen (gut, mittel oder schlecht). Der Gesamtabwehrstatus wird aus dem Mittelwert aller neun Faktoren errechnet und ebenfalls in gut (*pravara*), mittel (*madhya*) oder schlecht (*avara*) eingeteilt. Die Virulenz der Erkrankung (*vyādhi-bala*) ergibt sich aus der Bewertung sämtlicher Befunde aus der Anamnese und den klinischen Untersuchung und wird in einem Faktor (*vikṛti*) zusammengefasst.

Sicher ist dieses Verfahren nicht sehr differenziert und auch die Kriterien für die einzelnen Intensitätsgrade sind selten objektiv. Sie setzen umfangreiche klinische Erfahrung voraus. Dennoch eignen sich die genannten Faktoren als generelle Aspekte oder Bereiche, die bei der Bestimmung des komplexen Phänomens der Abwehr zu berücksichtigen sind. Einige der genannten Vorgehensweisen lassen sich ggf. durch objektivere Verfahren aus der modernen Medizin ersetzen, wie z. B. den BMI zur Bestimmung der Körpermaße oder die Fahrrad-

Ergometrie zur Überprüfung der Belastbarkeit des Patienten.

8.2.1 Konstitution (*prakṛti*)

Die Bestimmung der Konstitution (Details s. S. 48 ff.) ermöglicht allgemeine Aussagen über die Krankheitsanfälligkeit bzw. Abwehrkraft einer Person (*Caraka, Vi.* 8.96 ff. und *Suśruta, śār.* 4.62 ff.). Grundsätzlich gelten im Ayurveda annähernd ausgewogenen *doṣa*-Anlagen als die beste Konstitution. Allerdings liefert auch die *kapha*-dominierte Konstitution eine gesunde Abwehrkraft. Bei *pitta*-dominierten Konstitutionen ist die Abwehrkraft durchschnittlich, bei *vāta*-Dominanz gering.

8.2.2 Exzellente Gewebe (*sāra*)

Wörtlich bedeutet *sāra* „exzellenter Zustand, Essenz". Die Kriterien für einen solchen optimalen Funktionszustand werden von *Caraka* (*Vi.* 8.102 ff.) für sieben Gewebe und für die Psyche beschrieben (**Tab. 8.10**).

Unter den Kriterien für die Gewebe finden sich auch psychische Faktoren und teilweise sogar prognostische Hinweise bezüglich der Lebenserwartung. Hieran lässt sich erkennen, dass Körper und Psyche aus ayurvedischer Sicht miteinander verwoben und beide Ebenen für die Abwehrlage von Bedeutung sind. Je mehr dieser Kriterien von einer Person erfüllt werden, desto besser ist ihr Abwehrstatus (*bala*):

- Weisen alle sieben Gewebe und die Psyche die *sāra*-Kriterien auf, so ist die Abwehr als optimal zu werten,

Tab. 8.10 *sāra*-Kriterien (*Caraka, Vi.* 8.102 ff.).

dhātu	Gewebe	*sāra*-Kriterien
tvak *rasa*	Haut, repräsentiert hier das Plasmagewebe	• glänzende, weiche, glatte, reine Haut mit schöner Ausstrahlung • weiche, gut verwurzelte Haare von mittlerer Dichte • Entsprechende Personen zeichnen sich durch Freude, Glück, Vergnügen, Kraft, Wissen, einen scharfen Intellekt, Gesundheit und ein langes Leben aus.
rakta	Blutgewebe	• Gesicht, Augen, Nase, Lippen, Zunge, Ohren, Hände, Füße, Nägel und =Genitalien sind gut durchblutet und von schöner Form mit glänzender Haut. • Entsprechende Personen zeichnen sich durch Freude, einen scharfen Intellekt, Enthusiasmus, Zärtlichkeit, eine gute psychische Belastbarkeit und durchschnittliche Kraft aus.
māṃsa	Muskelgewebe	• Gesicht, Kopf, Kinn, Hals, Schultern, Brustkorb und Gelenke sind gut gebaut, muskulös, groß und stabil. • Entsprechende Personen zeichnen sich durch Geduld, Großzügigkeit, Wohlstand, Freude, Wissen, Einfachheit, Gesundheit, Kraft und ein langes Leben aus.
medas	Fettgewebe	• fettig glänzende Haut, Haare, Nägel, Augen, Zähne, Lippen, Urin und Stuhl • Entsprechende Personen zeichnen sich durch Wohlstand, Kraft, Freude, Mitleid, Vergnügen, Einfachheit und feine Sitten aus.
asthi	Knochengewebe	• gut gebaute, kräftige Gelenke, Knochen, Nägel und Zähne • Entsprechende Personen zeichnen sich durch einen starken Körper, Enthusiasmus, Tatkraft, eine gute psychische Belastbarkeit und ein langes Leben aus.
majjā	Knochenmark und Hirnsubstanz	• weiche Organe • glänzende Haut • wohltönende, volle Stimme • Entsprechende Personen zeichnen sich durch Kraft, Wohlstand, Wissen, gesunde Nachkommenschaft, gutes Ansehen und ein langes Leben aus.

Tab. 8.10 Fortsetzung, *sāra*-Kriterien (*Caraka, Vi.* 8.102 ff.).

dhātu	Gewebe	*sāra*-Kriterien
śukra	Fortpflanzungsgewebe	• galantes Benehmen • gute Ausstrahlung • attraktives Aussehen, verführerische Augen, Sexappeal • schöne Stimme • glänzende, wohlgeformte, kräftige Zähne • reine glänzende Haut • gut gebaute Hüften • Entsprechende Personen zeichnen sich durch Frohsinn, Freude, Kraft, Gesundheit, Wohlstand, einen hohen Beliebtheitsgrad und eine gesunde Nachkommenschaft aus.
sattva	Psyche	• Entsprechende Personen zeichnen sich durch ein gutes Gedächtnis, einen guten Geschmack, positive Neigungen, Dankbarkeit, Wissen, Reinheit, Enthusiasmus, Begabungen, Mut, Tatkraft, Zuverlässigkeit und eine hohe Ethik aus.

- bei vier dieser acht Faktoren spricht man von mittlerer Abwehrkraft,
- bei weniger als vier Faktoren von einer schlechten.

8.2.3 Körpermaße (*pramāṇa*)

Caraka (vgl. *Vi.* 8.117) beschreibt sehr detailliert die **Idealmaße** des Körpers und der Körperteile. Dabei wird eine relative Maßeinheit, nämlich *aṅgulī* = der Durchschnitt der Länge aller Fingerphalangen (ohne Daumen) der betroffenen Person, zugrunde gelegt, die anhand des Mittelwerts aller Interphalangealgelenke der rechten Hand bestimmt wird. Misst der gesamte Körper und auch die Spanne der ausgebreiteten Arme genau 84 *aṅgulī*, so gilt dies als Ausdruck idealer Maße und – nach ayurvedischer Vorstellung – als Grundlage für eine gute Abwehrleistung. Bei geringer Abweichung von diesem Normwert (ca. 10 %) ist eine mittlere Abwehrkraft, bei größeren Abweichungen eine geringe Abwehrkraft zu erwarten.

Anstelle dieses aufwendigen altertümlichen Messverfahrens lässt sich auch der Body-Mass-Index (BMI) verwenden, wobei auch hier drei verschiedene Grade bestimmt werden müssten.

8.2.4 Körperbau (*saṃhanana*)

Ein kräftiger Körperbau mit gut ausgebildeter Muskulatur und stabilen Gelenken ist im Ayurveda meist ein Anzeichen für eine gute Körper- und Abwehrkraft. Entsprechend gehen ein durchschnittlicher Körperbau mit einer moderaten und eine schmächtige Körperstatur mit einer geringen Abwehrkraft einher (*Caraka, Vi.* 8.116).

8.2.5 Körperliche Belastbarkeit (*vyāyāma-śakti*)

Ein guter Körperbau ist nicht immer gleichbedeutend mit einer guten körperlichen Belastbarkeit. Somit wird auch die körperliche Leistungsfähigkeit in drei verschiedene Grade eingeteilt, die mit dem Grad der Abwehrkraft korrelieren (*Caraka, Vi.* 8.121). Zum Beispiel ließe sich die Leistung des Patienten bei der Fahrrad-Ergometrie zu diesem Zweck in drei verschiedene Stufen einteilen.

8.2.6 Nahrungsaufnahmekapazität (*āhāra-śakti*)

Die Nahrungsmenge, die, ohne Symptome zu produzieren, von einer Person aufgenommen werden kann, ist ein Anzeichen für die **Verdauungskraft** (*agni*; *Caraka, Vi.* 8.120).

Können große Mengen verzehrt werden und *agni* bleibt im *samāgni*-Zustand (s. S. 20), so wäre dies als ein positives Kriterium für die Abwehrleistung zu werten. Eine geringe Aufnahmekapazität sowie Anzeichen einer Verdauungsstörung (*viṣamāgni, mandāgni*) sprechen je nach Ausmaß für eine durchschnittliche bzw. geringe Abwehrkraft. Zum Beispiel ließe sich die durchschnittliche Kalorienaufnahme in Abhängigkeit vom Köpergewicht in diesem Sinne anwenden.

Schema zur Bestimmung des Abwehrstatus (*ātura-bala*)

Patient ____________________ **Datum** ________

Faktor	**Status (*bala*)**		
	exzellent (*pravara*)	mittel (*madhya*)	gering (*avara*)
Konstitution (*prakṛti*)	ausgeglichen oder leicht *kapha*-dominiert	*pitta*	*vāta*
exzellente Gewebe (*sāra*)	alle Gewebe	vier Gewebe	drei oder weniger Gewebe
Körpermaße (*pramāṇa*)	Körpergröße und Spanne der ausgestreckten Arme: 84 Fingerbreiten	geringe Abweichung (ca. 10 %)	große Abweichung
Körperbau (*saṃhanana*)	gut	mittel	schlecht
Körperkraft, Belastbarkeit (*vyāyāma-śakti*)	stark	mittel	schwach
Nahrungsaufnahmekapazität (*āhāra-śakti*)	stark	mittel	schwach
Nahrungsverträglichkeit (*sātmya*)	sechs Geschmacksrichtungen, gute Fettverträglichkeit	vier Geschmacksrichtungen	eine Geschmacksrichtung, schlechte Fettverträglichkeit
psychische Kraft (*sattva*)	stark	mittel	schwach
biologisches Alter (*vayas*)	Erwachsene	Kinder und Jugendliche	ältere Patienten
Gesamtergebnis			

8.2.7 Nahrungsmittelverträglichkeit (*sātmya*)

Im Ayurveda wird die Nahrungsmittelverträglichkeit an der Toleranz für fettige Nahrungsmittel und an der Verträglichkeit der sechs Geschmacksrichtungen (**Tab. 10.18**, S. 101) gemessen. Je besser Fette und Nahrungsmittel unterschiedlicher Geschmacksrichtungen vertragen werden, d.h. bei Verzehr weder Abneigung noch Symptome entstehen, desto besser ist auch die Abwehrleistung (*Caraka*, *Vi.* 8.118).

8.2.8 Psychische Kraft (*sattva*)

Bei *Caraka* (*Vi.* 8.119) wird eine Fülle von positiven Eigenschaften beschrieben, um eine gute psychische Kraft zu charakterisieren. Die psychische Kraft kann nach Ansicht der Autoren vorzugsweise an der Willenskraft, v.a. an der Fähigkeit, schädlichen Dingen entsagen zu können, beurteilt werden.

8.2.9 Biologisches Alter (*vayas*)

In den verschiedenen Lebensabschnitten ist die generelle Abwehrkraft unterschiedlich gut ausgeprägt. Nach ayurvedischem Verständnis bildet der **mittlere Lebensabschnitt**, v.a. das junge Erwachsenenalter, die beste Voraussetzung für eine gute Abwehr (*Caraka*, *Vi.* 8.122). In der **Kindheit und Jugend** ist sie als moderat und im **Alter** als schwach zu bewerten.

8.2.10 Virulenz der Erkrankung (*vikṛti*)

Die Intensität oder Virulenz einer Erkrankung ergibt sich aus dem Gesamtbild der Symptomatik und des Krankheitsverlaufs und sollte anhand folgender Kriterien bestimmt werden:

- Intensität der ätiologischen Faktoren
- Schweregrad der Symptome
- Kraft der *doṣa*
- Ausmaß der *dhātu*-Schädigung

Ebenfalls einzubeziehen sind belastende Faktoren aus dem Umfeld, wie z.B. unzuträgliches Klima, schlechte Wohnverhältnisse, Zeitmangel und dergleichen.

Objektive Kriterien für die Gradierung der Krankheitsintensität sind schwer festzulegen. Sie ergeben sich aus der Erfahrung des Arztes. Eine Hilfestellung können die Kriterien bieten, die für die verschiedenen Prognosegrade definiert werden (**Tab. 8.18**, S. 49).

8.3 Fünf Aspekte der Krankheitsdiagnose (*pañca-nidāna*)

Das detailliere Wissen zu einer Erkrankung (*roga-vijñāna*) erschließt sich im Ayurveda über die genaue Untersuchung von fünf Aspekten, anhand derer die Therapiestrategie festgelegt wird (**Tab. 8.11**; vgl. *Mādhava*, 1.4).

8.3.1 Ätiologische Faktoren (*nidāna*)

Die ätiologischen Faktoren lösen nach ayurvedischem Verständnis Krankheiten aus und „nähren" den Krankheitsprozess. Die Kenntnis der Ursachen einer Erkrankung ist aus folgenden Gründen von Nutzen:

- Die Kenntnis der Ätiologie sichert die Diagnose.
- Durch die Intensität der ursächlichen Faktoren lassen sich der Schweregrad und die Heilungschancen einer Erkrankung bestimmen.
- Einen wesentlichen Teil der Therapie bildet die Vermeidung der Ursachen (*nidāna-parivarjana*).

Tab. 8.11 Fünf Aspekte für die Diagnose von Erkrankungen (*pañca-nidāna*).

pañca-nidāna	**Synonyme**	**Aspekte**
nidāna	*hetu, kāraṇa*	ätiologische Faktoren
pūrva-rūpa	–	Vorsymptome, Prodromi
rūpa	*lakṣaṇa, liṅga, cihna*	Symptome
upaśaya	–	„therapeutischer Test"
saṃprāpti	–	Entwicklungsprozess, Pathogenese

> Die Ursache von Erkrankungen ist aus ayurvedischer Sicht vorrangig in der falschen Ernährung und im falschen Verhalten zu suchen.

Falsche Ernährung und falsches Verhalten beruhen nach ayurvedischem Verständnis wiederum auf mangelndem Wissen oder einer falschen Sichtweise (*prajṇāparādha*).

Aus diesem Grund wird im Ayurveda größter Wert auf eine gesunde Ernährung (s. S. 111 ff.) und einen gesunden Lebensstil gelegt (s. S. 128 ff.). Gängig ist außerdem die Beschreibung ungewöhnlicher Faktoren, die Krankheiten fördern oder auslösen können, wie z. B. falsche Nahrungsmittelkombinationen (s. S. 112 f.) oder die Unterdrückung der natürlichen Bedürfnisse des Körpers (s. S. 131). Besondere Faktoren, die die *doṣa* aggravieren, finden sich in **Tab. 7.1** (S. 26). Auch Umweltfaktoren können in diesem Zusammenhang Krankheiten auslösen.

Für die **Prävention** ist die Kenntnis und Vermeidung von pathogenetischen Faktoren besonders in den ersten drei Krankheitsstadien, also vor der tatsächlichen Manifestation einer Erkrankung, wichtig (s. S. 46 ff.). Bei manifestem Symptombild wirken diese Faktoren krankheitsverstärkend und sollten deswegen ebenso gemieden werden. Insofern wird in den nachfolgenden Kapiteln die Ätiologie für die einzelnen Krankheiten detailliert beschrieben. Sie stellt die zu meidenden Faktoren im Rahmen der Ernährungs- und Ordnungstherapie dar.

8.3.2 Vorsymptome, Prodromi (*pūrva-rūpa*)

Unter Prodromi sind die milden Symptome zu verstehen, die sich vor der vollen Manifestation einer Erkrankung zeigen und einen Krankheitsprozess ankündigen. Zum Beispiel gelten die Verfilzungstendenzen der Haare sowie ein gesteigertes Wachstum von Haaren und Nägeln als Prodromi des Diabetes mellitus. Nach ayurvedischer Klassifikation sind Vorsymptome im vierten Krankheitsstadium (Lokalisation) voll ausgereift (**Tab. 8.16**, S. 47). Ihre Kenntnis ist in verschiedener Hinsicht hilfreich:

- Die Kenntnis der Vorzeichen liefert Hinweise für die Diagnose. Für die meisten klassischen ayurvedischen Krankheitsbilder sind solche Vorzeichen definiert.
- Je mehr der für ein Krankheitsbild genannten Vorsymptome einem entsprechenden Fall vorausgehen, desto schlechter ist die Prognose.
- Die Kenntnis der Prodromi einer Erkrankung soll die Früherkennung und somit den Beginn der Therapie in einem frühen Stadium ermöglichen.

8.3.3 Symptomatologie (*rūpa*)

Das volle Symptombild einer Krankheit manifestiert sich nach ayurvedischer Klassifikation im fünften (Manifestation) und sechsten Stadium (Chronizität und Komplikationen) des Krankheitsprozesses (**Tab. 8.16**, S. 47). Der Symptomatologie kann im Wesentlichen folgende Bedeutung beigemessen werden:

- Ähnlich wie in der modernen Medizin bilden die Symptome für den Ayurveda die eigentliche Grundlage der Diagnose und Differentialdiagnose.
- Je vielfältiger und je intensiver die Symptome in einem Krankheitsbild ausgeprägt sind, desto schlechter ist die Prognose.
- Oft reicht die Behandlung der Ursache allein nicht aus, um die akute Symptomatik zu kontrollieren. Die symptomorientierte Therapie ist im Ayurveda ebenfalls gängig, selbst wenn prinzipiell ein ursachenorientiertes Vorgehen angewendet wird.

8.3.4 „Therapeutischer Test" (*upaśaya*)

Bei einer ungesicherten Diagnose können aus der Reaktion auf erste therapeutische Maßnahmen wichtige Schlüsse für die endgültige Diagnose gezogen werden. Im Ayurveda wird dieses Vorgehen aktiv genutzt. Kann anhand des Symptombilds keine eindeutige Diagnose erstellt werden, verabreicht man z. B. geeignete Nahrungsmittel, um anhand einer Verbesserung (*upaśaya*) oder Verschlechterung (*an-upaśaya*) die Diagnose zu sichern.

Ein klassisches Beispiel ist das Krankheitsbild ***āma-vāta*** (vergleichbar mit der rheumatischen Polyarthritis, s. S. 284 ff.). Bei *vāta*-bedingten Arthralgien werden im Ayurveda für gewöhnlich Öle in der Behandlung eingesetzt, da ihre Eigenschaften denen von *vāta* entgegengesetzt sind. Ist jedoch *āma* am Krankheitsprozess beteiligt, so verstärken Öle die Symptomatik, da diese ähnliche Eigenschaften aufweisen wie *āma*. Herrscht Unklarheit über die *āma*-Beteiligung bei Gelenkschmerzen, so sollten probeweise Ölanwendungen durchgeführt werden. Provoziert diese Maßnahme die Symptomatik, so ist sie *āma*-assoziiert; kommt es zur Remission, ist ausschließlich *vāta* die Ursache (weitere Beispiele für therapeutische Tests, s. S. 202 ff.).

> Bei unklarer Diagnose sollten therapeutische Testverfahren (*upaśaya*) angewendet werden, um mögliche weitere oder andere Ursachen einer Erkrankung auszuschließen. Erst nach gesicherter Diagnose ist mit der eigentlichen Therapie zu beginnen.

8.3.5 Entwicklungsprozess der Erkrankung (*saṃprāpti*)

Der pathogenetische Prozess, den die Erkrankung in Form einer Interaktion zwischen den aggravierten *doṣa* und den passiven Körperkomponenten (*dūṣya*) durchläuft, wird *saṃprāpti* genannt. Diesem Prozess wird im klassischen Ayurveda größte Aufmerksamkeit gewidmet, da eine Therapie generell als „Umkehrung des Krankheitsprozesses (*saṃprāpti*)" definiert wird.

> Grundsätzlich läuft ein **pathologischer Prozess** nach folgendem Schema ab: Die Krankheitsursachen wirken sich gleichzeitig auf *doṣa*, *dhātu*, *srotas* und *agni* aus und stören deren jeweilige Funktionen. Im weiteren Verlauf der Erkrankung beeinträchtigen sich diese Faktoren gegenseitig und vielfältige Teufelskreise entstehen, durch die eine Erkrankung aufrechterhalten und ständig bestärkt wird. Dieses Phänomen (*doṣa-dūṣya-saṃmūrcchaṇā*) stellt den wesentlichen Mechanismus der *saṃprāpti* dar.

Um die Analyse des Krankheitsprozesses zu erleichtern, verwendet man im Ayurveda sechs Klassifikationen für das Krankheitsgeschehen (**Tab. 8.12**). Mithilfe dieser Analyse lässt sich die Therapie im Sinne einer „Umkehrung der *saṃprāpti*" planen.

8.3.6 Detailanalyse (*vikalpa-saṃprāpti, aṃśāṃśa-kalpanā*)

Die **Detailanalyse** (*vikalpa-saṃprāpti*) ist für die medizinische Praxis sehr wichtig, insbesondere die Unterform *aṃśāṃśa-kalpanā*, was wörtlich „Teil-für-Teil-Ausformung" bedeutet. Hierbei lässt sich nicht nur den gesamten Krankheitsprozess auf die **dominierenden Eigenschaften** (**Tab. 5.1**, S. 16) untersuchen, sondern man kann diesen Ansatz nutzen, um jedes Symptom des Falles einzeln zu analy-

Tab. 8.12 Klassifikationen des Krankheitsprozesses (*saṃprāpti*).

saṃprāpti	**Klassifikation**	**Beschreibung**
saṃkhyā-saṃprāpti	Aufzählung	numerische Einteilung; z. B. erste von fünf *kāsa*-Formen (Erkrankungen, die vom Symptom des Hustens dominiert sind, s. S. 154 ff.)
vidhi-saṃprāpti	Unterarten	Einteilung nach Subtypen; z. B. *vāta*-dominierte *kāsa*-Form
vikalpa-saṃprāpti/ aṃśāṃśa-kalpanā	Detailanalyse	Differenzierung der *doṣa*-Eigenschaften (*guṇa*), die im Krankheitsprozess maßgeblich sind (z. B. sind Hitzewallungen bedingt durch die Eigenschaft „warm" von *pitta*; Tremore durch die Eigenschaft „beweglich" von *vāta*; Hyperglykämie entsteht aufgrund der Eigenschaft „süß" von *kapha*).
prādhānya-saṃprāpti	Dominanz	graduelle Abstufung der Intensität der involvierten *doṣa* (z. B. 1. *pitta*, 2. *kapha*, 3. *vāta*), Einteilung in Primär-, Sekundär- oder Begleiterkrankung
bala-saṃprāpti	Intensität	Bestimmung der Virulenz oder Kraft der Erkrankung (s. S. 38 ff.)
kāla-saṃprāpti	Zeitfaktoren	Bestimmung des Einflusses von Tageszeit, Jahreszeit, Alter u. Ä.

sieren. Wird jedes Symptom auf die Beteiligung der *doṣa*, Eigenschaften (*guṇa*), Gewebe und Ausscheidungen (*dūṣya*), Transportbahnen (*srotas*) und Verdauungsfeuer (*agni*) untersucht, so erhält man einen differenzierten Überblick über die wesentlichen Faktoren des Krankheitsgeschehens (Beispiele **Tab. 8.13**; Diagnosebogen **Tab. 8.19**, S. 51 ff.).

Bei der **Therapieplanung** hat es sich ebenfalls bewährt, die Region der Symptomatik in die Überlegungen mit einzubeziehen, sodass bestimmt werden sollte, welches *doṣa* am Ort der Krankheitslokalisation seinen Sitz (*sthāna*) hat (vgl. **Tab. 5.1**, S. 16), welcher Krankheitspfad (*mārga*; vgl. S. 47 f.) oder ob ein Vitalorgan (*marman*; vgl. **Tab. 8.17**, S. 48) betroffen ist. Mithilfe dieser Informationen ist die Erstellung einer objektiven Diagnose und Therapiestrategie möglich.

8.4 Weitere Diagnosekriterien

Für die Ayurveda-Diagnose sind zwei weitere Kriterien von herausragender Bedeutung. Sie betreffen die Verdauung (*agni*) und den Stuhlgang (*koṣṭha*). Diese beiden Begriffe werden in der deutschen Umgangssprache nicht sauber unterschieden.

- Unter **Verdauung** ist Digestion, also die Aufspaltung der aufgenommenen Nahrung, zu verstehen. Hierdurch wird die Nahrung in eine für den Darm resorbierbare Form überführt.
- **Stuhlgang** kennzeichnet die Stuhlbeförderung im bzw. aus dem Darm.

Daneben gibt es weitere Diagnosekriterien, die eine genauere Analyse der Krankheit ermöglichen. Diese beziehen sich auf das Stadium der Krankheit, ihren Krankheitspfad im Körper sowie ihre Prognose.

8.4.1 *agni* – Verdauungskapazität

Die Grundlagen des *agni*-Prinzips werden im Kapitel 5.2 (s. S. 18 ff.) und die *agni*-Störungen im Kapitel 14.2.2 (s. S. 201 ff.) eingehend diskutiert. An dieser Stelle sind nur die für die grundsätzliche *agni*-Diagnose wichtigsten Aspekte zusammengefasst.

Im Rahmen der klassischen Diagnosekriterien beurteilt man **die Fähigkeit oder Kraft von *agni*, Nahrungsmittel aufnehmen und verdauen zu können**. Vier solcher *agni*-Zustände werden unterschieden, wobei drei als pathologisch zu erachten sind (**Tab. 8.14**). Der Zustand von *agni* stellt im Ayurveda ein wichtiges Kriterium für die Wahl der Therapieverfahren dar. Ein gesundes *agni* ist immer ein hauptsächliches Anliegen der Ayurveda-Behandlung.

8.4.2 *koṣṭha* – Sensibilität des Darms

Neben dem *agni*-Zustand sollte vor dem Behandlungsbeginn der **Stuhlgang** beurteilt werden. Besonders für die Auswahl und Intensität der Ausleitungsverfahren ist dies von Bedeutung. Ein gut funktionierender Stuhlgang ist Ausdruck für die Fähigkeit des Körpers, sich von Abfallstoffen zu befreien, die pathologische Prozesse begünstigen. Ein regelmäßiger Stuhlgang ist Grundlage jedes Gesundungsprozesses und wird im Ayurveda mit größter Aufmerksamkeit bedacht.

Der technische Begriff ***koṣṭha*** ließe sich mit „Sensibilität des Darms" übersetzen. Beurteilt wird somit, wie der Darm auf Nahrungs- und Heilmittel

Tab. 8.13 Beispielhafte Detailanalyse von Symptomen.

Symptom	*doṣa*	*guṇa*	*dūṣya*	*srotas*	*agni*	Lokalisation
Dyspnoe (bedingt durch vermehrte Schleimbildung in den Atemwegen)	*kapha*	schleimig	*rasa, kapha-mala*	*prāṇa-vaha*	(*rasāgni*)	Thorax, *kapha*-Sitz, *antaḥ-mārga*
Gonarthrose	*vāta*	trocken	*asthi*	(*asthi-vaha*)	(*asthy-agni*)	Gelenk, *kapha*-Sitz, *madhyama-mārga*
Erythem bei Dermatitis	*pitta*	sauer, heiß	*rakta*	(*rakta-vaha*)	(*raktāgni*)	Haut, *pitta*-Sitz, *bāhya-mārga*

In Klammern sind Kategorien gesetzt, die von geringerer praktischer Bedeutung sind.

Tab. 8.14 *agni*-Zustände und deren Erläuterung.

agni-Status	Übersetzung	Beschreibung	ursächliches *doṣa*
samāgni	*sama* = ausgeglichen, harmonisch, gesund	Ein gut funktionierendes *agni* ist in der Lage, gesunde, konstitutionsgerechte, unter Beachtung der Ernährungsregeln und in der richtigen Menge (ca. zwei Drittel der maximalen Aufnahmekapazität des Magens) verzehrte Nahrung innerhalb der normalen Zeit (ca. 5–6 Stunden) problemlos zu verdauen. Dies zeigt sich anhand folgender Anzeichen: • normaler, regelmäßiger Appetit zu den drei Hauptmahlzeiten • Wohlgefühl nach der Nahrungsaufnahme (bei verschiedenen Körperhaltungen; in Bezug auf Atmung und Herztätigkeit) • keine Oberbauchbeschwerden nach der Nahrungsaufnahme (kein Schwere- oder Völlegefühl, kein gastroösophagealer Reflux, ggf. geringes Aufstoßen von Gasen)	–
mandāgni	*manda* = schwach, langsam, träge	• *agni* arbeitet zu schwach. Selbst ausgewogene und regelgerecht eingenommene Nahrung kann nicht hinreichend verdaut werden. Es entstehen häufig Symptome wie Schweregefühl, Appetitlosigkeit, Reflux oder Aufstoßen. • Ein schwaches *agni* (auf jeder Ebene) erzeugt *āma*. • Der Stuhl bei *mandāgni* ist für gewöhnlich ungeformt, vergleichsweise stark im Geruch, von größerer Menge und verzögert bzw. unbefriedigend.	*kapha*
viṣamāgni	*viṣama* = unregelmäßig	• *agni* arbeitet unregelmäßig. Gesunde und unter Beachtung der Regeln verzehrte Nahrung wird zuweilen gut und zuweilen schlecht verdaut. Somit entstehen unregelmäßig Verdauungsprobleme (insbesondere Oberbauchbeschwerden nach der Nahrungsaufnahme) und die Gewebeproduktion ist nicht optimal. • Der Stuhlgang variiert je nach momentaner *agni*-Qualität.	*vāta*
tikṣṇāgni	*tīkṣṇa* = zu scharf, penetrierend	• *agni* ist hyperaktiv. Die Nahrung wird vollständig verdaut, unabhängig von ihrer Qualität oder von der Beachtung der Ernährungsregeln. • Der Appetit ist sehr stark und durch normale Mengen von Nahrung kaum zu befriedigen. Ein typisches Anzeichen hierfür ist, dass betroffene Personen Nahrungskarenz nicht tolerieren können. Wird nicht ausreichend Nahrung zugeführt, so kommt es zur Reduktion der körpereigenen Gewebe. • Der Stuhl ist für gewöhnlich von normaler physiologischer (*samāgni*) Qualität, aber von geringerer Menge.	*pitta*

reagiert. Drei verschiedene Arten werden unterschieden. Ist der Darm zu sensibel oder unsensibel, liegt eine pathologische Störung vor (**Tab. 8.15**).

8.4.3 Krankheitsstadien (*kriyā-kāla*)

Jede Erkrankung beginnt mit **milden Vorzeichen**. Je früher diese entdeckt und behandelt werden, desto geringer ist der Therapieaufwand und desto besser die Aussicht auf Heilerfolg. Werden die Frühsymptome jedoch ignoriert oder übersehen und entsprechende Ursachen nicht gemieden, so lassen sich die Erkrankungen zunehmend schwerer behandeln, und es ist mit Komplikationen zu rechnen.

Suśruta (*Sū.* 21) beschreibt ein Schema von **sechs Stadien** (*kriyā-kāla*), die jeder pathologische Prozess durchläuft (**Tab. 8.16**). Wörtlich übersetzt bedeutet *kriyā-kāla* „Zeitpunkte bzw. Gelegenhei-

Tab. 8.15 *koṣṭha*-Zustände und deren Erläuterung.

***koṣṭha*-Status**	**Übersetzung**	**Beschreibung**
madhya-koṣṭha	*madhya* = mittel, normal	Ein Darm von normaler Sensibilität ist gekennzeichnet durch einen regelmäßigen Stuhlgang (1–2× tägl.) von normaler Konsistenz. Ausleitende Verfahren können normal dosiert werden.
mṛdu-koṣṭha	*mṛdu* = weich, sensibel	Der sensible Darm reagiert bereits auf Nahrungsmittel von geringer abführender Wirkung (wie z. B. Milch oder Weintrauben). Häufige Stuhlgänge von weicher Konsistenz treten auf. Abführmittel müssen entsprechend gering dosiert werden.
krūra-koṣṭha	*krūra* = hart, roh, unsensibel	Ein Darm von geringer Sensibilität neigt zu Verstopfung. Laxanzien müssen eingesetzt werden, um einen regelmäßigen Stuhlgang zu gewährleisten.

Tab. 8.16 Krankheitsstadien bzw. Interventionszeitpunkte (*kriyā-kāla*).

kriyā-kāla	**Stadium**	**Beschreibung**	**Beispiel**
saṃcaya	Akkumulation	*doṣa*-erhöhende Ursachen führen zu einer *doṣa*-Zunahme, die auf den entsprechenden *doṣa*-Sitz begrenzt ist.	Eine *pitta*-Konstitution kombiniert mit scharfem Essen und Alkoholkonsum führen zu Hitzegefühlen im Abdomen.
prakopa	Provokation	Die *doṣa*-Aggravation greift auf die nähere Umgebung des Sitzes über.	leichtes Sodbrennen
prasara	Ausbreitung, Migration	Das aggravierte *doṣa* verlässt seinen Sitz und zirkuliert im Körper bzw. in den *srotas*.	Säurereflux mit starkem Brennen in Thorax und Rachen
sthāna-saṃśraya	Lokalisation	An vorgeschädigten Stellen, an denen die *srotas* Dysfunktionen aufweisen (*srotas*-Blockade), staut sich das *doṣa* an.	Gastritis
vyakti	Manifestation	Das gestaute *doṣa* greift auf angrenzende Gewebe (*dūṣya*) über und die Symptomatik manifestiert sich.	Ulzerationen
bheda	Komplikation, Chronizität	Der anhaltende Krankheitsprozess führt zu Komplikationen oder irreversiblen Schäden der *dūṣya*.	Perforation

ten für die therapeutische Intervention“. Jede Erkrankung bzw. jedes Symptom des Patienten sollte nach diesem Schema klassifiziert werden, um die Prognose spezifizieren zu können.

8.4.4 Drei Krankheitspfade (*roga-mārga*)

Caraka (*Sū.* 1.48 f.) beschreibt drei verschiedene „Pfade, die ein Krankheitsverlauf nehmen kann“ (*roga-mārga*). Es handelt sich hierbei um Gruppierungen mehrerer Organe, die einen Zusammenhang bezüglich der Pathogenese aufweisen und die auf die gleichen therapeutischen Maßnahmen positiv reagieren.

Auch für die Prognose (s. u.) ist die Kenntnis der Krankheitspfade von Bedeutung, denn je mehr Pfade bei einem Fall betroffen sind, desto schwerer ist der Patient zu heilen. Auffallend sind die Ähnlichkeiten, die dieses Konzept mit den drei embryologischen Keimblättern aufweisen, obwohl eine direkte Gleichsetzung sicher nicht angemessen ist (**Tab. 8.17**).

8.4.5 Prognose (*sādhyāsādhyatā*)

Nach Erfassung und Bewertung aller Symptome lassen sich Aussagen zur Prognose tätigen. Im Ayurveda werden vier verschiedene Grade unterschieden (**Tab. 8.18**). Hauptkriterium ist die **Heilbarkeit** (*sādhya-tā*) einer Erkrankung.

8.5 Konstitution (*prakṛti*)

Obwohl alle Menschen prinzipiell aus den gleichen strukturellen und funktionellen Komponenten bestehen, unterscheiden sie sich doch gemäß ihrer körperlichen und psychischen Anlagen, ihrer Kapazitäten und Reaktionsweisen, ihrer Vorlieben und Abneigungen, ihrer Abwehrkraft und Krankheitsanfälligkeiten, ihres Temperaments usw. Jeder Mensch ist ein **Individuum**.

Diese Tatsache ist auch in der medizinischen Praxis von Bedeutung. Dem ayurvedischen Verständnis zufolge sollte diese grundlegende Erkenntnis idealerweise dazu führen, dass **keine standardisierten Diagnosen und Therapiepläne** zu erstellen, sondern alle Fälle entsprechend der physischen und psychischen Reaktionsmuster des Patienten individuell zu behandeln sind. Selbst wenn mehrere Patienten eine gleich lautende Diagnose aufweisen, so sollte dennoch das Symptombild individuell ermittelt und eine entsprechende Schwerpunkttherapie durchgeführt werden. Ebenfalls spielen die jeweiligen konstitutionellen Anlagen eine Rolle, da die Patienten selbst bei gleicher Diagnose unterschiedlich auf die Heilverfahren reagieren.

8.5.1 Konstitutionsarten

Traditionell gibt es im Ayurveda verschiedene Gruppen von Anlagentypen, in die viele Menschen eingeteilt werden können, da ihnen wesentliche Reaktionsmuster gemein sind. Unterteilt werden diese entweder allgemein anhand der dominanten *doṣa* (*vāta, pitta, kapha* = Grundformen) oder der Grundtypen (*vāta, pitta, kapha*; *vāta-pitta, vāta-kapha, pitta-kapha*; *tri-doṣa* = Grundformen und Kombinationen). Es handelt sich dabei um Anlagen, die seit der Geburt bestehen und sich über das gesamte Leben nicht wesentlich ändern. Diese werden im Ayurveda als Konstitution oder Natur eines Menschen (*prakṛti*) bezeichnet.

Tab. 8.17 Krankheitspfade (*roga-mārga*) mit einem Vergleich zu den embryologischen Keimblättern.

roga-mārga	Pfad	Organe	Erkrankung	Vergleich Keimblätter
bāhya; śākha	äußerer Pfad	• Haut • Unterhautgewebe	• Hautkrankheiten • oberflächliche Abszesse und Tumore	• Ektoderm • Epidermis • Haarfollikel • Nägel • Musculi arrectores pilorum • Schweiß- und Talgdrüsen
ma-dhyama	mittlerer Pfad	• Gelenke • drei Vitalorgane (*marman*) – Herz – Gehirn – Harntrakt (insbesondere Nieren)	• Erkrankungen des ZNS des Herzens und des Harntrakts • Lähmungen • Gelenkerkrankungen	• Mesoderm • Skelettmuskulatur • Knochen • Knorpel • Knochenmark • Herzmuskulatur • Epithelien der Nieren und Gonaden • Lymphgewebe
antaḥ; koṣṭha	innerer Pfad	• Gastrointestinaltrakt • Viszeralorgane • Atemtrakt	• gastrointestinale und respiratorische Erkrankungen • Leberleiden • Splenomegalie • abdominelle Tumoren	• Entoderm • Epithelien der Atmungsorgane, des Verdauungstrakts und der Harnwege

Tab. 8.18 Prognose: Kriterien für die Heilbarkeit von Erkrankungen *(sādhyāsādhyatā)*.

sādhya-tā	**Prognose bzw. Heilbarkeit**	**Kriterien**
sādhya	heilbar	
sukha-sādhya	leicht zu heilen	• milde Ausprägung der ätiologischen Faktoren • milde Ausprägung der Symptome • Ein *doṣa* ist aggraviert. • *doṣa* und *dūṣya* weisen unterschiedliche Qualitäten (*guṇa*) auf. • Das Krankheitsgeschehen ist von einem anderen *doṣa* dominiert als die Konstitution. • Das Krankheitsgeschehen ist von einem anderen *doṣa* dominiert als die gegenwärtige Jahreszeit. • Nur ein Krankheitspfad (*roga-mārga*) ist betroffen. • kurze Krankheitsdauer • keine Komplikationen • Keine Vitalorgane (*marman*) sind betroffen. • beste klinische Bedingungen (*catuṣ-pāda*; **Tab. 3.2**, s. S. 9) • Verträglichkeit aller Maßnahmen
kṛcchra-sādhya	schwer zu heilen	• mittelstarke Ausprägung der ätiologischen Faktoren • mittelstarke Ausprägung der Symptome • Zwei *doṣa* sind aggraviert. • Die Eigenschaften der aggravierten *doṣa* sind mit einem der folgenden Faktoren identisch: Eigenschaften der betroffenen *dūṣya*, des konstitutionell dominanten *doṣa* oder des in der gegenwärtigen Jahreszeit ausgeprägten *doṣa*. • Nur ein Krankheitspfad (*roga-mārga*) ist betroffen, aber die klinische Bedingungen sind nicht optimal (*catuṣpāda*) oder • kurze Krankheitsdauer, aber zwei Pfade (*roga-mārga*) sind betroffen. • geringfügige Komplikationen • Ein Vitalorgan (*marman*) ist betroffen.
a-sādhya	unheilbar	
yāpya	kontrollierbar	• Generelle Beschreibung: Solange der Patient die verschriebenen Medikamente einnimmt und sich an die Ernährungs- und Verhaltensempfehlungen hält, bleibt die Symptomatik unter Kontrolle. Sobald er nachlässig wird, blühen die Symptome wieder auf. • Tiefer liegende Gewebe sind betroffen (*asthi, majjā, śukra*). • Zwei *doṣa* sind aggraviert. • lange Krankheitsdauer, Chronizität • Mehrere Vitalorgane sind betroffen.
praty-ākhyeya („abzuweisen")	unheilbar	• Generelle Beschreibung: Die Krankheit ist absolut unheilbar. Der Fall sollte an geeignete medizinische Einrichtungen verwiesen werden. Die Behandlung ist höchstens nach der Darlegung der schlechten Prognose gegenüber dem Patienten oder naher Verwandter und auf deren ausdrücklichen Wunsch zu beginnen. • Alle drei *doṣa* sind aggraviert. • Alle drei Pfade (*roga-mārga*) sind betroffen. • schlechte klinische Bedingung (*catuṣ-pāda*); Fehlen von heilungsfördernden Faktoren • lange Krankheitsdauer • starke Komplikationen • Bewusstseinsstörungen • schlechte Anzeichen (Omen) • Therapieresistenz

Zu unterscheiden sind die körperliche (*deha-prakṛti*) und die psychische Konstitution (*mānasa-prakṛti*): Die körperliche Konstitution wird auf der Basis des oder der in der Natur des Menschen vorherrschenden *doṣa* klassifiziert; die psychische gemäß grundlegender geistiger Qualitäten (den drei *guṇas*: *sattva, rajas* und *tamas*, s. S. 11). Für die jeweiligen Typen sind in den Klassikern umfangreiche Merkmale beschrieben (körperliche Konstitution: vgl. *Caraka, Vi.* 8.96–100 und *Suśruta, Śār.* 4.62 ff.; psychische Konstitution: vgl. *Suśruta, Śār.* 4.77 ff.).

8.5.2 Bedeutung der Konstitution

> Bei einer ayurvedischen Diagnose werden immer sowohl die Konstitution, also die **unveränderlichen Anlagen** (*prakṛti*), als auch die **Beschwerden** (*vikṛti*), also das veränderliche Symptombild, herangezogen.

Beim Erstkontakt mit dem Patienten ist die Ermittlung der Konstitution zuweilen nicht leicht, da verschiedene momentane Beschwerden oder Traumata der Vergangenheit (*vikṛti*) den Blick auf die Anlagen (*prakṛti*) erschweren können. Oftmals wird erst durch die therapeutische Beseitigung der Beschwerden die Konstitution vollkommen sichtbar.

Die Konstitutionsbestimmung ist besonders beim Gesunden wichtig und kann nach ayurvedischer Vorstellung direkt zur Ermittlung von prädisponierten Erkrankungen und deren Vorbeugung genutzt werden (vgl. *Caraka, Sū.* 7.41). Beim Erkrankten tritt die Bedeutung der Konstitution in den Hintergrund, da zunächst die Symptome (*vikṛti*) behandelt werden müssen.

> Decken sich die ***doṣa*-Dominanzen** der Beschwerden mit denen der Konstitution, so gilt die Erkrankung als schwerer zu behandeln.

8.5.3 Praxis der Konstitutionsbestimmung

Bei der Konstitutionsbestimmung ermittelt man anhand der in einer Persönlichkeit angelegten Eigenschaften und Merkmale die *doṣa*-Dominanzen. Am einfachsten lässt sich die Bestimmung mithilfe einer Punktebewertung in einer geeigneten Tabelle durchführen (Bestimmungsbogen, s. S. 55), in der die einzelne Merkmale individuell den *doṣa* zugeordnet und bei entsprechender Ausprägung mit steigenden Punktezahlen bewertet werden können. Dabei müssen die folgenden Aspekte berücksichtigt werden.

Verschleiernde Faktoren

Die unveränderlichen Anlagen der Konstitution können durch physische oder psychische Traumata der Vergangenheit oder durch gegenwärtige Symptome überschattet sein. Ist dies der Fall, so ermittelt man einen entsprechend einflussfreien Zeitpunkt in der Vergangenheit und vollzieht die Konstitutionsbestimmung für diese Zeit. Zuweilen ist dieses Vorgehen nicht leicht umzusetzen, da das Erinnerungsvermögen der Patienten nicht immer zuverlässig ist.

Am klarsten zeigt sich die Konstitution meist im **frühen Erwachsenenalter**, also nach der Pubertät. Man sollte bei der Bestimmung also stets nach „früher“ fragen und außerdem ermitteln, ob tief greifende Störungen zu Veränderungen von Körper oder Psyche geführt haben könnten. Ferner sollten alle **kosmetischen Modifikationen** erfragt und ausgeschlossen werden (Haartönungen, kieferorthopädische Eingriffe, Einfetten der Haut, Muskelaufbau durch regelmäßigen Sport etc.).

Punktesystem

Die Klassifizierung anhand eines Bestimmungsbogens (s. S. 55), in dem die klassischen Beschreibungen von Konstitutionsmerkmalen enthalten sind, erleichtert die Diagnose. Die Bewertung einer Kategorie (z. B. Haut) erfolgt anhand des Vergleichs der Eigenschaften (z. B. trocken, rau etc.) der drei *doṣa*. Diejenigen Eigenschaften, die zutreffen, markiert man bei den entsprechenden *doṣa* (wichtig für die spätere Kontrolle).

Nachfolgend werden Punkte vergeben, wobei in dem hier aufgeführten Beispiel zwischen Kategorien zu unterscheiden ist, bei denen man sich für ein *doṣa* entscheiden muss (mit * gekennzeichnet; z. B. kann das Gedächtnis nur entweder schlecht = *vāta*, mittel = *pitta* oder gut = *kapha* sein), und solchen, bei denen Kombinationen möglich sind (so kann die Haut z. B. sowohl trocken = *vāta* sein als auch Sommersprossen = *pitta* aufweisen). Bei Ersteren vergibt man normalerweise nur einen Punkt, bei Letzteren kombinierte Punktzahlen. Beide Varianten sollten allerdings mit **maximal zwei Punkten** pro *doṣa* bewertet werden, da es sich bei zu starker Ausprägung der Merkmale nicht mehr um die Konstitution (*prakṛti*), sondern um eine Störung (*vikṛti*) handelt.

- Zwei Punkte werden bei mittlerer Ausprägung gegeben und wenn mindestens die Hälfte der Merkmale zutreffen.
- Einen Punkt erhalten Eigenschaften, zu denen nur einzelne Merkmale passen und diese schwach ausgeprägt sind.

Generell sollte man eher sparsam bei der Punkteverteilung sein, da sich nur so ein objektives Bild ergibt. Wichtig ist jedoch die Einheitlichkeit der Bewertung.

Bewertung

Bei der Bewertung muss man sich immer den **Querschnitt** oder den **Standard** der entsprechenden Gegend und Rasse vergegenwärtigen, in die jemand hineingeboren wurde (z. B. haben nicht alle Schweden *pitta*-Haare, nur weil die meisten blond sind).

Von diesem Mittelmaß ausgehend ist die graduelle Abstufung zu bewerten. Wenn ein Merkmal nicht anzutreffen oder aus verschiedenen Gründen nicht zu bewerten ist, werden in der jeweiligen Kategorie gar keine Punkte vergeben.

Einige der Kategorien tauchen nur bei einem *doṣa* auf (mit ° gekennzeichnet, meist bei *pitta*). Hierdurch gleicht sich der bei *pitta* häufige Vermerk „Durchschnitt" aus, der nach obigem Schema nicht mit mehreren Punkten bewertet werden kann. Merkmale in Klammern bedeuten, dass es sich um Prognosen handeln kann (z. B. Lebenserwartung, Nachkommenschaft). Diese Kategorien sind nur dann zu bewerten, wenn sich die Person in einem Alter befindet, in dem diese beurteilt werden können (z. B. Nachkommenschaft).

8.6 Anamnese- und Diagnosebogen

Zur Ermittlung aller Faktoren, die für die Erstellung einer ayurvedischen Diagnose wichtig sind, müssen eine umfangreiche Anamnese und umfassende klinische Untersuchungen durchgeführt werden. Der Anamnese- und Diagnosebogen gibt schematisch die wichtigsten Kriterien wieder und kann nach Anpassung an die individuellen Bedürfnisse des Arztes als **Grundlage** für die Anamnese und Diagnose dienen. In **Tab. 8.19** finden Sie eine Checkliste, anhand der Sie sich Ihren Anamnesebogen selbst gestalten können.

Tab. 8.19 Checkliste Anamnese- und Diagnosebogen.

Anamnese- und Diagnosebogen		
Personalien		
Name	Geburtsdatum und -ort	Geschlecht
Adresse E-Mail	Telefon	Ehestand
Anamnese		
gegenwärtige Hauptbeschwerden • seit wann? • Auslöser und Begleitumstände • Entwicklung • verbessernde und verschlechternde Faktoren	**gegenwärtige Therapie** • Medikamente mit Dosierung und Einnahmedauer • Manualtherapie, Physiotherapie • Psychotherapie	

Tab. 8.19 Fortsetzung, Checkliste Anamnese- und Diagnosebogen.

Anamnese- und Diagnosebogen	
wichtige Erkrankungen der Vergangenheit • Symptome • Zeitraum • Behandlungen	**Familienanamnese**
Ernährung • Zeitpunkt der Mahlzeiten • Vorlieben, Abneigungen • eingenommene Nahrungsmittel • Unverträglichkeiten • Getränke (Getränkesorten, Trinkmenge) • Zwischenmahlzeiten	**Genussmittel** • Kaffee • Tee • Süßigkeiten • Alkohol • Tabak • Drogen
Stuhl • Häufigkeit • Konsistenz • Färbung • Geruch • *āma* • Hämorrhoiden • andere Symptome	***agni*** • Appetit • Einnahmekapazität • Verdauungsleistung • Symptome nach der Nahrungsaufnahme **Urin** • Häufigkeit • Färbung • Geruch • andere Symptome
Schlaf • Zeiten und Dauer • Qualität • Beschwerden • Befinden nach dem Erwachen • Träume	**Sexualität** • Befriedigung • Verhütung
Menstruation • Zeiten und Dauer • Qualität • Beschwerden	**Gynäkologie** • Schwangerschaften • Aborte • Menopausalbeschwerden
Beruf • Ausbildungen • ausgeübte Tätigkeiten • Arbeitszeiten • Reisen • Befriedigung • finanzielle Situation	**Freizeit** • Interessen • Hobbys • Familie • Freunde • Reisen • Bewegung
Psyche und Emotionen • vorherrschende Emotionen • Konflikte und Umgang damit • Selbsteinschätzung • Ziele • Weltanschauung	**bedeutende Ereignisse der Vergangenheit** • in der Kindheit • in der Ausbildung • im Beruf • in Beziehungen • in der Familie

Tab. 8.19 Fortsetzung, Checkliste Anamnese- und Diagnosebogen.

Anamnese- und Diagnosebogen	
klinische Untersuchungen	
Größe	**Gewicht und Gewichtsentwicklung**
Puls • Lokalisation • Gangart • Qualität • Fülle • Stärke • Rhythmus • Temperatur • Gewebe	**Zunge** • Farbe • Form und Größe • Oberfläche • Speichel • Belag
Pulsrate	**Blutdruck**
Erscheinungsbild, Antlitz, Augen • genereller Körperbau • Haltung • Gesicht • Augen	**Haut und Haare** • Färbung • Struktur • Temperatur • Hautläsionen
Gewebe	
• Extremitäten	• Gelenke
• Bewegungsapparat	• Nervensystem
• Thorax	• Abdomen
moderne Diagnostik	
• Labor	• andere
• bildgebende Verfahren	
Diagnosen Patient (*rogi*)	**Diagnose Krankheit (*roga*)**
Konstitution • körperlich • psychisch	***agni*** **_āma_-Symptome** ***koṣṭha***
	ätiologische Faktoren
bala **(„Kraft") des Patienten** • exzellente Gewebe (*sāra*) • Körpermaße (*pramāṇa*) • Körperbau (*saṃhanana*) • Körperkraft (*vyāyāma-śakti*) • Nahrungsaufnahme-kapazität (*āhāra-śakti*) • Nahrungsverträglichkeit (*sātmya*) • psychische Kraft (*sattva*) • Alter (*vayas*)	**Symptome** | ***doṣa*** | ***guṇa*** | ***dūṣya*** | ***srotas*** | ***agni*** | **Lokalisation**
bala **gesamt**	**Diagnosen** **Virulenz** **Stadium** **Prognose**

Tab. 8.19 Fortsetzung, Checkliste.

Anamnese- und Diagnosebogen	
Therapie	
Ausleitung • Emesis • Purgieren • Dekokteinläufe • Ölklistiere • nasale Ausleitung • Blutentzug	**manuelle Anwendungen** • Anwendung • Heilmittel (z. B. Öle, Dampfbadzusätze) • Zeiten (Länge, Häufigkeit)
medikamentöse Therapie • Präparat • Dosierung • Einnahmezeiten • Vehikelsubstanz	
Ernährung • empfehlenswert • zu meiden	**Verhalten** • empfehlenswert • zu meiden

Bestimmungsbogen für die körperliche Konstitution

(*Caraka, Vi.* 8.96 ff.; *Suśruta, Śār.* 4.62 ff.).

Patient ______________________________ **Datum** ______________

	vāta	Punkte	*pitta*	Punkte	*kapha*	Punkte
Körper						
Körperbau und allgemeines Erscheinungsbild	hager, hervorstehende Knochen, Sehnen und Adern, oft unproportioniert		mittelgroß, mittelmäßig gut gebaut, meist sportlich		stämmig, gut ausgebildet, schwer, Fettgewebe dominiert, wohl proportioniert	
Hautfärbung*	matt, dunkel		kupferfarben, rötlich		hell	
Haut	trocken, rau, rissig		warm, feucht, weich, rosafarben, Muttermale, Sommersprossen, Neigung zu faltiger Haut, Pickel		dick, feucht, kalt, weich, glatt	
Haare	wenig, trocken, rau, spröde		blond, rötlich, hellbraun, früh ergraut, Haarausfall, Glatze		viel, glatt in der Oberfläche, weich, kräftig, schwarz, gelockt	
Gesicht	hervorstehende Wangenknochen, unruhige Augenbrauen und Augen, unruhiger Kopf, dünne, dunkle, trockene und rissige Lippen, ungerade Zähne mit rauer Oberfläche		Falten, schlaffe Haut, gerötete Augen, mittelgroße Lippen mit rötlicher Färbung		breit, wohl genährt, große weiße Skleren, fettige Haut; dicke, glatte und feste Lippen	
Mund°	–		fauliger Geruch, Neigung zu Mundschleimhautentzündung		–	
Oberkörper*	schmal, klein, flach		durchschnittlich gebaut		breit, fest, gut gebaut	
Schultern*	schmal, klein, flach, unruhig		durchschnittlich gebaut		breit, fest, gut gebaut	
Achseln°	–		fauliger Geruch, feucht		–	

	vāta	Punkte	*pitta*	Punkte	*kapha*	Punkte
Arme*	dünn, unruhig, vorstehende Adern und Gelenke		durchschnittlich gebaut		fest, dick, gut gebaut	
Hände	rau, trocken, unruhig, mit Rissen, hervorstehende Gelenke und Adern		warm, rosig, feucht		dick, groß, kühl, fest, fettig	
Beine*	dünn, hervorstehende Adern, unruhig		durchschnittlich gebaut		rund, dick, fest	
Füße*	klein, dünn, trocken, rau, unruhig, rissig		weich, warm, feucht		groß, dick, gut gebaut	
Nägel	dünn, klein, trocken, rau, dunkel		weich, rosig		dick, groß, glatt, weiß, fest, ölig	
Gelenke	„trocken", instabil, Knacken, Krepitationen		mittelgroß		groß, dick, gut gebaut, fest, gut geschmierte Gelenke	
Muskeln	verspannt, wenig Masse		locker		massig, kräftig	
Ergebnis Körper	*vāta*		*pitta*		*kapha*	
Physiologie						
Urin	wenig, gelegentlich schmerzhaft oder stotternd		viel, gelblich bis dunkel, gelegentlich brennend		durchschnittliche Menge, farblos	
Stuhl	hart, trocken, schwierig abzusetzen, Verstopfungen, Blähungen		viel, locker bis weich, eher häufigere Stuhlgänge		durchschnittliche Menge, geformt, enthält zuweilen Schleim, „fettig"	
Schweiß°	–		übermäßig viel, strenger Geruch		–	
Appetit*	unregelmäßig		stark, starker Durst		wenig, konstant	
Stimme	leise, schwach, rau, gebrochen, angestrengt, stotternd		scharf, durchdringend		wohlklingend, tief, volltönend	
Sprechweise	schnell, häufiger Themenwechsel, geschwätzig		fließend, klar, argumentativ, überzeugend, guter Redner		langsam, bleibt beim Thema, folgerichtig	

	vāta	Punkte	*pitta*	Punkte	*kapha*	Punkte
Ticks°	Ticks, Nägelkauen, Zuckungen		–		–	
Gangart*	unruhig, schnell		zielstrebig		langsam, stetig, konstant	
Körperkraft*	schwach		durchschnittlich, schwer zu bändigen		exzellent	
Abwehrkraft*	schwach		durchschnittlich		exzellent	
Schlaf*	wenig (< 6 Stunden), unregelmäßig, unterbrochen, Zähneknirschen		durchschnittlich (7 Stunden)		lang (> 8 Stunden), tief	
empfindlich gegenüber	trockener Kälte, Wind		Hitze, Sonne		feuchter Kälte	
Krankheiten	generell anfällig, Verspannungen, Schmerzen, Nervenkrankheiten, Gelenkbeschwerden, psychische Krankheiten		Fieber, Entzündungen, Übersäuerung		Schleim, Atemwegserkrankungen, Übergewicht	
Sexualität	wenig, schwache Performance, starkes Verlangen, aber wenig Energie		durchschnittlich, dominant		exzellent, gute Energie, gute Performance, stabil	
Ergebnis Physiologie	*vāta*		*pitta*		*kapha*	

	vāta	Punkte	*pitta*	Punkte	*kapha*	Punkte
Psyche						
Verhalten	unentschlossen, schnell, sprunghaft, unzuverlässig, Tätigkeiten werden schnell begonnen, aber nur mit Unterbrechungen und verspätet abgeschlossen, Zeitdruck		bestimmt, hitzig, zielstrebig, wetteifernd, erfolgsorientiert, stur, entschlossen		beständig, langsam aber gewissenhaft	
Einstellung	neidisch, eifersüchtig, instabile Werte, wechselhafte Vorlieben, unkonzentriert		aggressiv, schnell verärgert und schnell wieder erfreut, gütig zu Untergebenen, streng bei Ungehorsam, furchtlos, entschlossen, egozentrisiert		geduldig, tolerant, treu, religiös, zufrieden, respektvoll gegenüber Älteren, freigiebig, gütig	
Intelligenz*	schnelle Auffassungsgabe		exzellent, analytisch, gezielte Aufmerksamkeit		langsame Auffassungsgabe, aber gute Intelligenz	
Gedächtnis*	vergesslich		gut		exzellent	
Gefühle	nervös, ängstlich, sorgenvoll, leicht irritiert, instabile Gefühlswelt, kreativ		aggressiv, zornig, ungeduldig		ruhig, gefasst, zuverlässig, reif, emotional stabil	
Beziehungen	viele Begegnungen, aber wenig Freunde; wechselnde Beziehungen		selektiv, schwer im Umgang		stark, gute Freunde, stabile Freund- und Feindschaften	
Freizeit	Musik, Poesie, Romane, Spaß, Reisen, Wandern, Tanz, Spiel		Diskutieren, Kämpfen, Sport, Politik, Jagd		Gemütlichkeit	
Träume	vom Fliegen, vom Klettern, Alpträume, Verfolgung, Angst		farbig, Feuer, Blitze		Gewässer, Ruhe	
Ergebnis Psyche	*vāta*		*pitta*		*kapha*	

	vāta	Punkte	*pitta*	Punkte	*kapha*	Punkte
Prognose						
(Nachkommen*)	wenig		Durchschnitt		viele	
(Besitz*)	wenig Ersparnisse, schnell wieder ausgegeben		risikofreudig, teilweise sehr reich, aber häufige Verluste		über längeren Zeitraum angesammelte Besitztümer	
(Lebenserwartung*)	kurz		mittel		lang	
Tiervergleich	Ziege, Hase, Kamel, Windhund, Krähe, Esel, Maus		Schlange, Katze, Affe, Tiger, Bär		Löwe, Pferd, Kuh, Elefant, Adler, Schwan	
Ergebnis Prognose	*vāta*		*pitta*		*kapha*	
Gesamtergebnis	***vāta***		***pitta***		***kapha***	

* *In diesem Fall muss man sich für nur ein **doṣa** entscheiden.*

° *Hier handelt es sich um Merkmale, die generell nur bei einem **doṣa** zu finden sind. Sollten diese Merkmale nicht vorliegen, so wird die Kategorie nicht mit Punkten bewertet.*

In Klammern sind Prognosen gesetzt, die zumeist keine eindeutige Bewertung zulassen.

9 Therapieansätze und -strategien

Der Ayurveda ist ein traditionelles Naturheilkundesystem, das im Laufe seiner langen Entwicklungsgeschichte eine Vielzahl von Therapiemethoden hervorgebracht hat (s. S. 68 ff.). Sein therapeutisches Spektrum deckt nahezu alle Lebensbereiche ab. Die Effektivität des Ayurveda ist in hohem Maße von der differenzierten Kombination der einzelnen Verfahren abhängig.

Ayurveda muss als **Gesamtsystem** verstanden und praktiziert werden. So werden z. B. immer phytotherapeutische, manuelle oder ausleitende Verfahren mit Ernährungs- und Verhaltensempfehlungen kombiniert, die zudem mit psychotherapeutischen Maßnahmen ergänzt werden können. Die verschiedenen Verfahren sind in eine Systematik eingebunden. In das ayurvedische Therapiekonzept lassen sich andere Heilansätze gut integrieren, so auch schulmedizinische Maßnahmen.

9.1 Systematik der Ayurveda-Therapie

Der Ayurveda unterteilt seine Heilverfahren in drei grundlegende Ansätze, die den Ebenen der menschlichen Existenz entsprechen (s. S. 10).

Die bekannten ayurvedischen Therapieverfahren Diätetik, Ordnungstherapie, medikamentöse Therapie, Ausleitungsverfahren, Manualtherapie etc. beziehen sich auf die **physische Ebene** und werden als „rationale" Therapien (*yukti-vyapāśraya-cikitsā*) bezeichnet, da sie auf nachvollziehbaren Gesetzmäßigkeiten beruhen und zumeist anhand der Veränderung körperlicher Symptome verifizierbar sind. Die Therapieempfehlungen in diesem Buch beziehen sich im Wesentlichen auf diese Verfahren.

Doch gehen viele Beschwerden des Menschen auch von nicht körperlichen Ebenen aus. Zur Behandlung von **psychischen Leiden** hat der Ayurveda Konzepte und therapeutische Maßnahmen hervorgebracht (*sattvāvajaya*), die einer Psychotherapie gleichkommen.

Der dritte Ansatz (*daiva-vyapāśraya-cikitsā*) bezieht sich auf die subtilen Aspekte unserer Existenz, die über die Ebene der Psyche hinausgehen. Diese Verfahren entziehen sich der rationalen Darstellbarkeit. Entsprechend werden sie im Ayurveda als **„nicht auf der Grundlage herkömmlicher Naturgesetze erklärbare Therapien"** definiert.

> Die drei Ansätze der ayurvedischen Therapie, welche körperliche, psychische und subtile Ebenen betreffen, kommen nicht streng getrennt voneinander zum Einsatz. Stattdessen sollte in einer ganzheitlichen und effektiven Therapie stets die zweckmäßige Verknüpfung relevanter Aspekte aus allen drei Bereichen angestrebt werden.

9.1.1 Rationale Therapie (*yukti-vyapāśraya-cikitsā*)

Die sog. „rationale Therapie" orientiert sich am Zustand der grundlegenden ayurvedischen Funktionseinheiten des Körpers, nämlich den *doṣa*, Primär- (*dhātu*) und Sekundärgeweben (*upadhātu*), Ausscheidungen (*mala*), Transportbahnen bzw. -systemen (*srotas*), Verdauungsprinzipien (*agni*) und Stoffwechselzwischenprodukten (*āma*).

> Im Ayurveda geht man von der Annahme aus, dass pathologische Veränderungen mit Maßnahmen entgegengesetzter Eigenschaften ausgeglichen werden können (**Tab. 10.17**, S. 99 ff.). Es handelt sich also grundsätzlich um einen **allopathischen Ansatz**.

In der Praxis werden in der rationalen Therapie drei Bereiche unterschieden:

- Ursachenvermeidung (*nidāna-parivarjana*)
- ausgleichende Maßnahmen (*śamana*)
- ausleitende Maßnahmen (*śodhana*)

Ursachenvermeidung (*nidāna-parivarjana*)

Ohne die Ursache einer Erkrankung zu ermitteln und diese zu meiden, sind nach ayurvedischer Überzeugung alle therapeutischen Bemühungen zwecklos, denn die Krankheit wird durch die ursächlichen Faktoren fortwährend genährt.

Im Ayurveda wurden eigene Konzepte über die Ätiologie von Krankheiten entwickelt (s. S. 22). So begründen sich die Ursachen zumeist auf eine falsche Ernährung, ein falsches Verhalten sowie falsches Denken. Daraus resultiert die Überzeugung, dass eine Vielzahl von Erkrankungen erfolgreich behandelt werden kann, indem man gewisse Nahrungs- und Lebensgewohnheiten meidet, welche die Entfaltung der Krankheit begünstigen.

Häufig sind die Ursachen einer Erkrankung jedoch nicht eindeutig zu bestimmen. Für diesen Fall gibt es im Ayurveda allgemeine Ernährungs- (s. S. 112 ff.) und Verhaltensempfehlungen (s. S. 128 ff.), die den Körper und den Geist entlasten und somit Kräfte zur Selbstheilung freisetzen sollen. Selbst wenn diese für die Heilung der Erkrankung nicht ausreichen sollten, so minimieren sie doch das Ausmaß notwendiger therapeutischer Maßnahmen.

Ausgleichende Therapie (*śamana*)

Ziel der ayurvedischen Therapie ist immer, ein **Gleichgewicht** (*sama*) aller Funktionen im Menschen herzustellen. Um dies zu erreichen, werden im Ayurveda konventionelle Methoden eingesetzt – die sog. „ausgleichenden Maßnahmen" (*śamana*). Drei verschiedene Ansätze stehen hierfür zur Verfügung:

- Diätetik (*āhāra*, s. S. 111 ff.)
- Ordnungstherapie (*vihāra*, s. S. 128 ff.)
- medikamentöse Therapie (*auṣadha*, s. S. 97 ff.)

> Der Patient kann durch seine Ernährung und sein Verhalten selbst darauf achten, dass sich evtl. vorhandene individuelle Störungen nicht zu manifesten Symptomen entwickeln. Bestehen bereits Symptome, so ist der gezielte Einsatz von Ernährungs-, Ordnungs- und medikamentöser Therapie durch den Arzt notwendig.

Sind die *doṣa* nur in geringem Umfang gestört, kann mit diesen Maßnahmen ein Ausgleich der *doṣa*-Aktivitäten erreicht werden. Erst bei einer stärkeren Aggravation der *doṣa* sind Ausleitungsmaßnahmen notwendig, um die überschüssigen *doṣa* grundlegend aus dem Körper zu beseitigen. Im Anschluss an die Ausleitung wird erneut durch ausgleichende Maßnahmen eine weitere Linderung der Erkrankungen herbeigeführt (im Sinne einer **palliativen Therapie**) bzw. Rezidiven vorgebeugt.

Ausleitende Therapie (*śodhana*)

Die ausleitenden Maßnahmen stellen die tief greifendsten Methoden im Rahmen der Ayurveda-Therapie dar. Durch diese sollen pathologische Faktoren dauerhaft aus dem Körper beseitigt werden. Dabei kommt es zu einer vorübergehenden Schwächung des Körpers, sodass ihre Anwendung ausschließlich von erfahrenen Therapeuten bzw. Spezialisten durchzuführen ist. Folgende drei Grundansätze stehen für die Ausleitung zur Verfügung (*Caraka*, *Sū*. 11.55):

- externe Ausleitung (*bahiḥ-parimārjana*)
- interne Ausleitung (*antaḥ-parimārjana*)
- chirurgische Maßnahmen (*śastra-praṇidhāna*)

Bei der **externen Ausleitung** wird die äußere Haut als Ausscheidungsorgan genutzt (s. S. 87 ff.), was durch den Einsatz verschiedener manualtherapeutischer Verfahren intensiviert werden kann.

Die **interne Ausleitung** geschieht über die „inneren Häute", also die Schleimhäute des Gastrointestinal- und Respirationstrakts, teilweise auch durch Blutentzug. Die entsprechenden Verfahren sind einschneidende Methoden, die in vielen traditionellen Heilsystemen bis in die Neuzeit praktiziert werden, wie z. B. Emesis, Purgieren und Einläufe (s. S. 68 ff.). Im Ayurveda hat sich ein umfangreiches Kurprogramm zur körperlichen Reinigung (*pañca-karma*) entwickelt, bei dem externe mit internen Verfahren kombiniert werden.

Die **Chirurgie** wird ebenfalls zur „Ausleitung" gezählt. Ursprünglich diente sie v. a. der Fremdkörperentfernung (Exzision) bei Verletzungen. Doch auch heute noch ist sie, z. B. bei der Tumorbeseitigung, ein Verfahren zur Entfernung von schädlichen Substanzen oder Geweben aus dem Körper, allerdings wurde sie im Laufe der Zeit von der schulmedizinischen Chirurgie verdrängt und nur wenige Verfahren[7] existieren bis heute.

9.1.2 Psychotherapie (*sattvāvajaya*)

Die Psyche des Patienten spielt sowohl bei der Verursachung als auch bei der Behandlung von Erkrankungen eine sehr wichtige Rolle. Nach ayurvedischem Verständnis unterstützen positive Geisteszustände eine rasche Genesung, negative hemmen sie und fördern das Voranschreiten der Krankheit.

> Die **Psychotherapie** im Ayurveda definiert sich als das „Zurückhalten des Geistes von schädlichen Objekten". Hierunter fällt das Meiden von negativen Gedanken, Einstellungen und Erinnerungen sowie von falschen Entscheidungen.

Die **positiven Qualitäten** des Geistes (*sattva; dhī, dhṛti, smṛti*) sollen hingegen gefördert werden. Dies ist nicht leicht umzusetzen. Es bedarf eines langfristig angelegten Entwicklungsprozesses hin zu geistiger Klarheit und innerer Harmonie. Hierfür liefern die traditionellen Philosophiesysteme Indiens reichhaltige Ansätze und Techniken, die auf der Grundlage von Langzeitbeobachtungen entwickelt wurden.

Heutzutage werden insbesondere die Erkenntnisse der **Yoga-Wissenschaft** im Ayurveda genutzt, da die Grundlagen zur Durchführung der Psychotherapie in den ayurvedischen Klassikern nur sehr knapp beschrieben werden (z. B. *Caraka, Sū.* 1.54–58, 8 und 11.46, 54, *Śār.* 1 und 5). Dabei kommt der Meditationspraxis, als dem effektivsten Hilfsmittel für die Harmonisierung des Geistes, die größte Bedeutung zu (**Abb. 9.1**). Da die Psychotherapie als eigenständige Disziplin anzusehen ist und einer individuellen Intensivbetreuung bedarf, wird in diesem Buch auf die Darstellung entsprechender Verfahren verzichtet. Im Kapitel Nervensystem finden sich hierzu einige allgemeine Hinweise (s. S. 358 ff.).

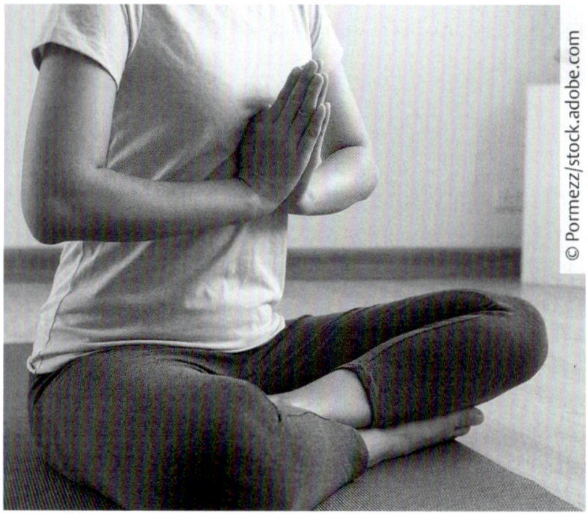

Abb. 9.1 Meditation dient der Harmonisierung des Geistes und spielt eine wichtige Rolle im Ayurveda. Symbolbild. Quelle: Pormezz/stock.adobe.com

9.1.3 Subtile Therapiemethoden (*daiva-vyapāśraya-cikitsā*)

Vonseiten der Schulmedizin wird der Ayurveda oft dafür kritisiert, dass er auch vermeintlich unwissenschaftliche Therapieverfahren einsetzt. Vor allem sind hiermit Maßnahmen gemeint, die dem Bereich der Spiritualität zugeordnet werden. Interessanterweise kommen diese Therapieverfahren in den Ayurveda-Praxen und -Kliniken der Ursprungsländer vergleichsweise selten zum Einsatz. Auch in den klassischen Texten werden sie nur am Rande erwähnt. Hierzulande jedoch steigt die Nachfrage gerade nach diesen subtilen Heilmethoden, selbst wenn sie in ihrer Wirkung nicht erklärbar sind. Im deutschsprachigen Raum werden sie offenkundig mit der Ayurveda-Medizin in Verbindung gebracht.

So haben sich – den Erfahrungen der Autoren zufolge – subtile Therapien bei folgenden Indikationen in der Praxis bewährt:

- Finalstadien bzw. Todesnähe
- therapieresistente Erkrankungen, insbesondere der Haut
- stark psychisch beeinflusste Symptome

---

[7] Erwähnenswert ist hier die ayurvedische Operationstechnik bei Perianalfisteln (*kṣāra-sūtra*): Mithilfe eines in den Fistelgang eingeführten, mit Heilpflanzen imprägnierten Fadens heilen die Fisteln meist komplikationslos und ohne Rezidive ab. Der Eingriff kann ambulant und ohne Vollnarkose durchgeführt werden.

Bei den genannten Indikationen existieren ansonsten kaum adäquate Behandlungsmöglichkeiten und sie stellen für den Betroffenen eine große psychische Belastung dar. Die subtilen Verfahren stärken den Glauben der Patienten und erleichtern den Umgang mit Ängsten. Eine zuversichtliche Geisteshaltung ist ohne Zweifel eine wichtige Voraussetzung für Heilung, welches Medizinsystem auch immer eingesetzt wird. Bei der Auswahl der Verfahren sollten der Glaubenshintergrund und die Weltanschauung des Patienten berücksichtigt werden. Indoktrination ist zu meiden. Ordnet sich ein Patient einem bestimmten Glaubenssystem zu und sind ihm die praktischen Techniken aus diesem System vertraut, so sollte man versuchen, ihn für die regelmäßige Ausübung derselben zu motivieren. Wünscht er Beratung bezüglich bewährter Techniken des Ayurveda, so wählen die Autoren Methoden, die für die Symptomatik und das „*mindset*" des Patienten geeignet sind. An dieser Stelle sei besonders die Bedeutung einer ethischen Lebensweise betont (s. S. 131). Nach unserer Erfahrung bildet sie die Basis für ein harmonisches Seelenleben, für eine ausgeglichene Psyche und für tragende soziale Beziehungen. Ethische Empfehlungen ähneln sich in den meisten Glaubenssystemen und sind auch für Atheisten praktizierbar.

Caraka (*Sū*. 11.54) nennt folgende Beispiele subtiler Heilverfahren:

- astrologiebezogene Edelsteintherapie (*maṇi*)
- Talismane (*auṣadhi*)
- Feuerrituale (*homa*)
- Beachtung ethischer Regeln (*niyama*)
- Sühneübungen (*prāyaścita*)
- Rezitation von Gebetsformeln (*mantras*)
- Intonieren von heiligen Versen und Hymnen (*svasty-ayana*)
- Wallfahrten (*gamana*)

Da es sich um eine eigene Disziplin des Ayurveda handelt, wird auf eine detaillierte Beschreibung der Verfahren im Rahmen dieses Buches verzichtet.

9.2 Grundlegende Therapieansätze

Neben den oben beschriebenen Therapiebereichen stehen im Ayurveda grundlegende Therapiekonzepte zur Verfügung, die es dem Arzt ermöglichen, generelle Therapiestrategien zu entwickeln. Diese sind v. a. dann hilfreich, wenn es sich um komplexe Fälle mit vielfältigen Symptomen oder um Zustände handelt, die nicht als klassische Krankheitsbilder definiert sind.

9.2.1 Sechsfältige Einteilung therapeutischer Methoden (*ṣaḍ-vidhopakrama*)

Vor dem Beginn der Behandlung sollte grundsätzlich entschieden werden, ob es sich um einen Fall handelt, bei dem ein **aufbauender** (*bṛṃhaṇa*) oder ein **reduzierender Ansatz** (*laṅghana*) im Vordergrund stehen muss. Diese zweifältige Einteilung therapeutischer Methoden (*dvi-vidhopakrama*) wird mithilfe von jeweils drei Unterrubriken umgesetzt (sechsfältige Einteilung; **Tab. 9.1**; vgl. *Caraka*, *Sū*. 22.9 ff.).

Tab. 9.1 Sechsfältige Einteilung therapeutischer Methoden (*ṣaḍ-vidhopakrama*).

	aufbauende Therapien (*bṛṃhaṇa*)	**reduzierende Therapien (*laṅghana*)**
	nährende Therapie (*bṛṃhaṇa*)	leicht machende Therapie (*laṅghana*)
grundlegende Eigenschaften der Therapiemaßnahmen	• schwer (*guru*) • kühl (*śīta*) • weich (*mṛdu*) • ölig, fettig, feucht (*snigdha*) • kompakt, dick (*bahala*) • grobstofflich (*sthūla*) • schleimig (*picchila*) • sanft, langsam (*manda*) • stabil (*sthira*) • glatt (*ślakṣṇa*)	• leicht (*laghu*) • warm (*uṣṇa*) • penetrierend, scharf (*tīkṣṇa*) • nicht schleimig (*viśada*) • trocken (*rūkṣa*) • fein (*sūkṣma*) • rau (*khara*) • fließend (*sara*) • hart (*kaṭhina*)

Tab. 9.1 Fortsetzung, Sechsfältige Einteilung therapeutischer Methoden (*ṣaḍ-vidhopakrama*).

	aufbauende Therapien (*bṛṃhaṇa*)	**reduzierende Therapien (*laṅghana*)**
	nährende Therapie (*bṛṃhaṇa*)	leicht machende Therapie (*laṅghana*)
klassische Beispiele für Therapiemaßnahmen	• Ölbehandlungen (*snehana*) • Ölklistiere • Bäder • ausreichend Schlaf • Ernährung: fetthaltig, süß, Zucker, Milch, *ghī*, gesundes Fleisch	• Ausleitungsverfahren (Emesis, Purgieren, Dekokteinläufe) • *agni*-anregende Maßnahmen (*pācana*) • körperliche Anstrengung, Sport (*vyāyāma*) • Fasten • Dursten • Wind- und Sonnenexposition
klassische Indikationen	• *vāta*-Aggravation • allgemeine Schwäche • Kachexie • fortgeschrittenes Alter • körperliche Überanstrengung (inkl. Geschlechtsverkehr)	• *kapha-*, *pitta-*, *rakta*-Aggravation • Adipositas, Zunahme von Fett und Flüssigkeiten im Körper • Akkumulation von Abfallstoffen • Schweregefühl • Appetitlosigkeit • Übelkeit, Erbrechen • Hautkrankheiten • Erkrankungen des Harntrakts • im Winter • nur bei gutem Kräftezustand
	Ölung (*snehana*)	Feuchtigkeitsreduktion (*rūkṣaṇa*)
grundlegende Eigenschaften der Therapiemaßnahmen	• schwer (*guru*) • kühl (*śīta*) • fließend (*sara*) • ölig, fettig, feucht (*snigdha*) • fein (*sūkṣma*) • flüssig (*drava*) • schleimig (*picchila*) • sanft, langsam (*manda*) • weich (*mṛdu*)	• trocken (*rūkṣa*) • leicht (*laghu*) • rau (*khara*) • penetrierend, scharf (*tīkṣṇa*) • warm (*uṣṇa*) • stabil (*sthira*) • nicht schleimig (*a-picchila*) • hart (*kaṭhina*)
klassische Beispiele für Therapiemaßnahmen	• jegliche innere und äußerliche Anwendung von Fetten, insbesondere von Ölen und *ghī* (z. B. Ölmassagen, Ölgüsse, Öleinläufe, interne Oleation, fetthaltige Nahrung)	• trockene, scharfe, bittere und adstringierende Heil- und Nahrungsmittel • flüssiger, bitter-scharfer Waldhonig • häufiger Geschlechtsverkehr
Indikationen	• *vāta*-Aggravation • trockene Haut • vor diaphoretischen Wärmebehandlungen (*svedana*) • vor den Ausleitungsverfahren (*śodana*) • nach körperlicher Überanstrengung • Alkoholismus	• Flüssigkeitsansammlungen, Kongestionen (*abhiṣyanna*) • bei stark aggravierten *doṣa* • (kongestive) Erkrankungen der Vitalorgane (*marman*)

Tab. 9.1 Fortsetzung, Sechsfältige Einteilung therapeutischer Methoden (*ṣaḍ-vidhopakrama*).

	aufbauende Therapien (*bṛṃhaṇa*)	**reduzierende Therapien (*laṅghana*)**
	Stillen von Sekreten und Ausscheidungen (*stambhana*)	Anregen der äußeren und inneren Sekretion, insbesondere diaphoretische Maßnahmen (*svedana*)
grundlegende Eigenschaften der Therapiemaßnahmen	• sanft, langsam (*manda*) • kühl (*śīta*) • weich (*mṛdu*) • glatt (*ślakṣṇa*) • trocken (*rūkṣa*) • fein (*sūkṣma*) • leicht (*laghu*)	• fließend (*sara*) • warm (*uṣṇa*) • penetrierend, scharf (*tīkṣṇa*) • bei *vāta*-Symptomen: Verwendung öliger, fettiger, feuchter (*snigdha*) Substanzen • bei *kapha*-Symptomen: Verwendung trockener (*rūkṣa*) Substanzen • fein (*sūkṣma*) • flüssig (*drava*)
klassische Beispiele für Therapiemaßnahmen	• spezifische Heilmittel zur Sekretminderung (*a-sara*) • alle kühlenden Maßnahmen • alle süßen, bitteren und adstringierenden Nahrungs- und Heilmittel	• wärmende Beutelmassagen (*piṇḍa-sveda*) • Dampfbäder, lokale Dampfbehandlungen, warme Bäder • wärmende Packungen, Umschläge, Kleidung • Sonnenexposition • körperliche Anstrengung, z. B. Ringen • Fasten • emotionale Stimulation (insbesondere Aggressionen, Ängste)
Indikationen	• *pitta*-Aggravation • Erbrechen • Diarrhöe • Blutungen • Verätzungen • Verbrennungen	• *vāta*- und *kapha*-Aggravation • nach Ölanwendungen (*snehana*) • Schweregefühl • Steifigkeit • Lähmungen • Kältegefühl • Heiserkeit, Erkältungen, Dyspnoe • Obstipation, Harnverhaltung • Arthralgien • Kopf-, Ohren- und Nackenschmerzen • Koliken • muskuläre Spasmen

Gemäß der klassischen Vorgehensweise werden die Therapieverfahren der sechs Ansätze zunächst anhand von **Eigenschaften** definiert (s. S. 15 ff.). Alle Maßnahmen, die diese Eigenschaften im Körper fördern, eignen sich für den jeweiligen Ansatz. Danach werden einzelne Beispiele klassischer **Therapieverfahren** genannt, die diese Eigenschaften besitzen, sowie einige **Indikationen**, bei denen der entsprechende Ansatz hilfreich ist.

Auf den ersten Blick scheinen diese generellen Einteilungen oberflächlich, unspezifisch oder gar unpraktikabel zu sein. Sie ermöglichen jedoch ein hohes Maß an therapeutischer Flexibilität, und mit ihrer Hilfe können selbst diejenigen Maßnahmen in die Therapie integriert werden, die nicht zum klassischen Spektrum des Ayurveda gehören.

9.2.2 *doṣa*- oder krankheitsbezogener Ansatz?

Eine weitere grundlegende Entscheidung besteht darin, ob der Fall einem klassischen Krankheitsbild entspricht, oder ob es sich um Symptomkombinationen handelt, die zu keinem klassischen Krankheitsbild passen.

Klassische Krankheitsbilder (*vyādhi*) werden gemäß der traditionellen Therapieempfehlungen behandelt (krankheitsbezogener Ansatz). Oftmals können ihre Therapiestandards auf moderne Krankheiten übertragen werden, wie die Kapitel zur Praxis zeigen (s. S. 137 ff.).

Hingegen müssen **unbekannte Erkrankungen** sowie komplexe Fälle nach Analyse der *doṣa*-Verhältnisse therapiert werden (*doṣa*-bezogener Ansatz). Auch die genannten sechs Therapieansätze lassen sich zu diesem Zweck nutzen (**Tab. 9.1**). Somit besteht eine Besonderheit des Ayurveda darin, dass auch Krankheiten behandelt werden können, für die keine Beschreibung bekannt ist.

In vielen Fällen werden die beiden Ansätze kombiniert (*ubhaya*) und sowohl Elemente der herkömmlichen traditionellen Therapiestandards als auch *doṣa*-Dominanzen berücksichtigt.

9.2.3 Wichtige Faktoren

Jeder ayurvedische Therapieplan muss die **wesentlichen strukturellen und funktionellen Komponenten** des Körpers berücksichtigen:

- *doṣa*
- Gewebe (*dhātu*) und Sekundärgewebe (*upadhātu*)
- Abfallprodukte und Ausscheidung (*mala*)
- Transportbahnen oder -systeme (*srotas*)
- Digestion und Stoffwechsel (*agni*)
- Stoffwechselzwischenprodukte (*āma*)

Dabei gilt es, eine Strategie zu entwickeln, mit deren Hilfe der pathologische Prozess aufgelöst werden kann (*saṃprāpti-vighaṭana*), in den diese Faktoren eingebunden sind (s. S. 44 f.).

9.2.4 Beliebtes Therapieschema

In den vielfältigen Traditionen der Ursprungsländer des Ayurveda hat sich ein Therapieschema besonders durchgesetzt. Es besteht aus drei Phasen:

- ***agni*-Anregung** (*dīpana*) bzw. *āma*-Reduktion (*pācana*)
- **Ausleitung** (*śodhana*)
- **Geweberegeneration** (*rasāyana*)

Dieses Schema kann in variierender Intensität unter Verwendung verschiedener Heilmittel eingesetzt werden.

agni-Anregung (*dīpana*) bzw. *āma*-Reduktion (*pācana*)

Die *agni*-Anregung kann von der einfachen Einnahme von Ingwertee bis zu einer intensiven, fast zwei Wochen andauernden Treppenkur im stationären Rahmen (*vardhamāna-pippalī-rasāyana*, s. S. 207) reichen. Sie dient der Anregung des Stoffwechsels und der Beseitigung von Stoffwechselzwischenprodukten (*āma*, s. S. 202 ff.).

Durch diese allgemeine Umstimmung wird der Körper in allen Funktionen belebt und auf die Ausleitung vorbereitet.

Ausleitung (*śodhana*)

Auch die Ausleitung lässt sich unterschiedlich gestalten: von einer sanften Ausleitung über die Haut mittels Ölmassagen (**Abb. 9.2**) und Dampfbädern bis hin zu einer kompletten Ausleitungskur (*pañca-karma*) unter Verwendung intensiver

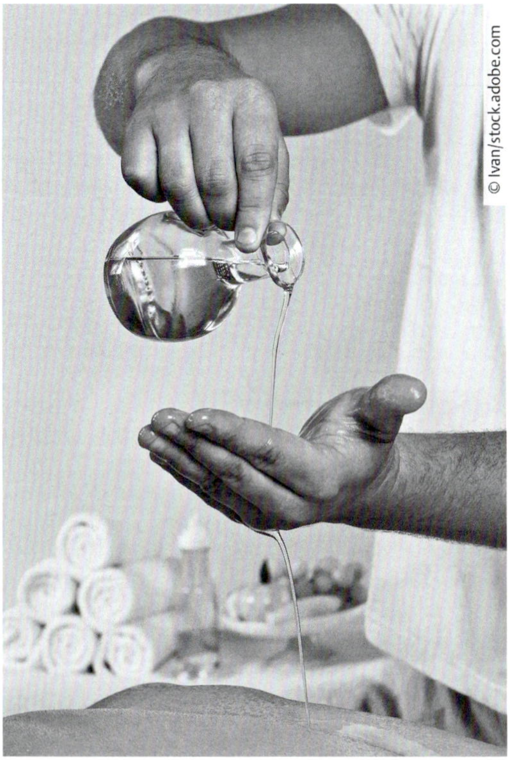

Abb. 9.2 Ölmassage. Quelle: Ivan/stock.adobe.com

Ausleitungsverfahren, wie Emesis, Purgieren oder Serien von Dekokteinläufen (s. S. 68 ff.).

Diese substanzielle Reinigung beseitigt akkumulierte Schadstoffe und pathogenetisch aktive Substanzen, die den Körper in seinen Funktionen behindern und verschiedene Pathomechanismen nähren.

Geweberegeneration (*rasāyana*)

Nach der Reinigung werden die Gewebe mithilfe von geeigneten Medikamenten und Nahrungsmitteln regeneriert, sodass sich ihr Nähr- und Funktionszustand verbessern können. Dank der Ausleitung ist der Körper empfänglicher für die Heilreize der medikamentösen Therapie und die Dosierung kann gering gehalten werden. Ihre Wahl richtet sich nach dem Beschwerdebild und der Konstitution des Patienten.

9.2.5 Allgemeine Therapie der *doṣa*

Im Folgenden sind die klassischen Kriterien der verschiedenen *doṣa*-Therapien aufgelistet (*Vāgbhaṭa*, *Sū*. 13.1 ff.).

Allgemeine *vāta*-Therapie

- innere und äußere Ölung (*snehana*)
- schweißtreibende Wärmebehandlungen (*svedana*)
- mildes Purgieren (*virecana*)
- Einläufe (*basti*)
- entspannende äußere Anwendungen mit Öl und Wärme: Massagen, Packungen, Bäder, sanfte Berührungen etc.
- ölige, wärmende, süße Medikamente und Nahrungsmittel
- *rasāyana*: *Aśvagandhā* (Withania somnifera)
- medizinische Liköre
- Regelmäßigkeit
- gesunde harmonische Lebensführung
- Komfort

Allgemeine *pitta*-Therapie

- Purgieren (*virecana*)
- süße, bittere, adstringierende, kühlende Nahrungs- und Heilmittel
- *ghī* als Nahrungsmittel und als Medikament
- *rasāyana*: *Āmalakī* (Emblica officinalis), *Guḍūcī* (Tinospora cordifolia), *Śatāvarī* (Asparagus racemosus)
- kühlende bzw. kühle Waschungen (z. B. mit Sandelholz-Wasser)
- kühlende Kleidung und kühlender Schmuck (wie z. B. Seide und Perlen)
- belüftete kühle Wohnung (bevorzugt: in den Bergen oder in Wassernähe)
- Parfums mit weichem, süßem, angenehmem, kühlendem Geruch
- Umgang mit Freunden und dem geliebten Partner
- Erholung in schönen, kühlen Gärten
- Mondlicht

Allgemeine *kapha*-Therapie

- therapeutisches Erbrechen (*vamana*)
- erhitzende Reinigungsmethoden
- Druckmassagen
- reduzierende Maßnahmen (*laṅghana*: Fasten etc.)
- körperliche Betätigung, Sport (insbesondere Kampfsport)
- medizinisches Rauchen, d. h. Rauchinhalationen durch Nase und Mund
- trockene, scharfe, bittere, erhitzende, adstringierende Nahrungsmittel und Medikamente
- *rasāyana*: *Vacā*(Acorus calamus)-Rhizom, *Guggulu* (Commiphora mukul)
- hochprozentiger Alkohol (geringe Mengen)
- wenig Schlaf
- warme Kleidung
- häufiger Geschlechtsverkehr
- Vermeidung eines komfortablen Lebensstils

10 Therapiemethoden

Die vorgestellten Therapiemethoden vermitteln einen Überblick zu den gängigen ayurvedischen Therapiemaßnahmen. Hierbei wird ein besonderer Wert auf die korrekte Wiedergabe der klassischen Indikationen gelegt, denen heutzutage geläufige Symptombezeichnungen zugeordnet sind. Bei Bedarf sind zusätzlich diejenigen Indikationen benannt, die sich praktisch bewährt haben.

Die klassischen Beschreibungen zur Wirkungsweise der Therapiemethoden werden in der ayurvedischen Literatur sehr ausführlich dargelegt und sind nur zu besonders umfassend wirkenden Verfahren aufgeführt.

10.1 Ausleitung (*śodhana*)

Im Folgenden sind die wichtigsten Indikationen und Kontraindikationen für die Ausleitung allgemein sowie für die einzelnen Verfahren in Form von Übersichten wiedergegeben. Ferner sollen tabellarisch gestaltete Standardabläufe den Einstieg in die praktische Durchführung erleichtern. Dabei handelt es sich um Ausleitungsschemata von unterschiedlicher Intensität, die sich bereits in der Praxis bewährt haben.

> Alle ayurvedischen Therapieansätze sind je nach den Gegebenheiten des individuellen Falles anzupassen, sodass die aufgeführten Standardschemata nur als grober Leitfaden zu verstehen sind.

Eine ausführliche Anleitung zur praktischen Durchführung ist in dem Werk *Ayurveda Manualtherapie und Ausleitungsverfahren* (Gupta et al. 2006, S. 140 ff.) zu finden.

10.1.1 Allgemeine Kriterien

Da die Anwendungsmöglichkeiten der Ausleitung sehr vielgestaltig sind, erfolgt an dieser Stelle eine zusammenfassende Darstellung der klassischen Wirkungen der Ausleitungskur. Spezielle Verfahren sind gesondert zu den jeweiligen Indikationen aufgeführt.

Klassische Wirkungen
(vgl. *Caraka*, *Sū*. 15.22 und *Si*. 1.53)

- **Beseitigung von Schadstoffen** und Abfallprodukten (*mala*)
- **Heilung** von Krankheiten
- Förderung der **Gesundheit**
- Stärkung von **Digestionsleistungen und Metabolismus** (*agni*)
- Verbesserung des **Nähr- und Kräftezustands** des Körpers
- Verbesserung der **Hautqualität** und Ausstrahlung und dadurch Förderung der **Schönheit**
- Potenzsteigerung
- Qualitätsverbesserung der Keimzellen für die Zeugung **gesunder Nachkommen**
- Klärung der **Sinne**
- Verbesserung der mentalen Kapazitäten und des **psychischen Zustands**

Nach ayurvedischer Vorstellung kann mit den Ausleitungsverfahren darüber hinaus der **Senilität** vorgebeugt sowie die **Lebenserwartung** erhöht werden.

Kontraindikationen

In der klassischen Ayurveda-Literatur sind die Kontraindikationen für die einzelnen Ausleitungsverfahren sehr ausführlich beschrieben. Allerdings verdeutlichen diese zum Teil altertümlichen Beschreibungen ggf. nicht, dass jeder kritische Allgemeinzustand, Notfälle und stark fortgeschrittene Krankheitsstadien immer Kontraindikationen für die Ausleitung darstellen. Im Folgenden sind einige Beispiele aufgeführt, die für alle Anwendungen gelten (außer eventuell die Ölklistiere):

- **Herzinsuffizienz** (> 2. Grades)
- frischer **Myokardinfarkt**
- fortgeschrittene **Koronarsklerose**
- schwere **Herzrhythmusstörungen**
- **hypertone Krise**
- schwere **Hirndurchblutungsstörungen**
- drohendes **Hirnödem**
- **Marcumar**-Medikation

- fortgeschrittene **destruktive Entzündungen innerer Organe**
- **hormonelle** und **metabolische Krisensituationen**
- ausgeprägte **Störungen des Wasser-/Elektrolythaushalts**

Ernährung und Verhalten

Grundsätzlich sind die richtige Ernährung und ein angemessenes Verhalten entscheidende Faktoren für den Erfolg der ayurvedischen Therapie. Im Folgenden werden die entsprechenden Ernährungs- und Verhaltensempfehlungen für die Ausleitungstherapie vorgestellt, die im Praxisteil zu den Krankheiten spezifiziert werden.

Ernährung (*pañca-karma*-Kost)

Während des Ausleitungsprozesses soll die Ernährung die besten Rahmenbedingungen für die Ausleitung schaffen, Komplikationen vermeiden und dem Patienten dennoch ausreichend Nährstoffe zuführen, sodass die entkräftende Wirkung der Ausleitung abgemildert wird (Ernährungsleitfaden, s. S. 71).

Von daher gilt der Grundsatz: **leicht verdaulich**, aber **Kräfte erhaltend**! Fasten ist in den meisten Fällen kontraindiziert, da der Kräftezustand leiden würde. Nach ayurvedischem Dafürhalten gilt es v. a., *agni* nicht zu belasten und die *srotas* für den Abtransport der pathologischen Faktoren möglichst leitfähig zu machen (s. S. 112 ff.; vgl. *Caraka*, *Sū*. 5.1–13; 13.60 und 62, 15.15–16, 25.1–39 und 27).

Verhalten

Die klassischen Verhaltensregeln für die Ausleitungskur (*Caraka*, *Si*. 12.10 ff.) werden die acht „großen Fehler" (*aṣṭa-mahā-doṣa*) genannt (**Tab. 10.1**).

Weitere kontraindizierte Verhaltensweisen (*Caraka, Si.* 12.10 ff., vgl. 1.54)

- Unterdrücken der körperlichen Reinigungsreflexe (*vega-dhāraṇā*, s. S. 131)
- klimatische Extreme (Hitze, Kälte, Wind, Durchzug)
- emotionale Erregung (Aggression, Sorgen; auch induziert durch Literatur, Filme und andere Unterhaltungsmedien)

Tab. 10.1 Acht klassische Verhaltensfehler (*aṣṭa-mahādoṣa*) während der Ausleitungskur und deren Folgen.

Fehlverhalten	allgemeine Wirkung	detaillierte Symptome
lautes, erregtes oder zu viel **Sprechen**	Schmerzen und Muskelverspannungen im oberen Körperbereich	Hitzegefühl im Kopf, Durst, vermehrter Speichelfluss (Hypersalivation) oder Mundtrockenheit, Heiserkeit, Schluckauf, Spasmus der Kaumuskulatur, Nackensteifigkeit, Schläfenkopfschmerz, thorakale Schmerzen, Atembeschwerden; ggf. Synkopen, Temperaturanstieg
Ausfahrten (Fahrrad, Motorrad, Auto, Reittier)	Schmerzen in verschiedenen Körperregionen	Schmerzen in Kopf, Nase, Ohren, Bauch, Rücken oder Hüfte; Gelenkslockerung, Schwäche in Nacken und Schultern, Taubheitsgefühl, Parästhesien in Händen und Füßen; Blähungen, Meteorismus, Darmgeräusche; Hitzegefühl im Körper
übermäßiges Gehen; Wandern	Schmerzen im unteren Körperabschnitt	Schmerzen in den Füßen, Beinen, Knien, Rücken, Becken und Waden, allgemeine Körperschmerzen, Taubheitsgefühle; Herzklopfen, Husten, Atembeschwerden
übermäßiges Sitzen	Schmerzen im mittleren Körperabschnitt	s. „übermäßiges Gehen"
Essen ohne adäquate Verdauung vorangegangener Mahlzeiten und von übermäßigen Mengen	*āma*-Symptome (s. S. 32)	trockene Mundschleimhaut, Durst, Erbrechen, Blähungen, Bauchschmerzen, Durchfälle, ggf. Synkopen, Temperaturanstieg

Tab. 10.1 Fortsetzung, Acht klassische Verhaltensfehler (*aṣṭa-mahādoṣa*) während der Ausleitungskur und deren Folgen.

Fehlverhalten	allgemeine Wirkung	detaillierte Symptome
Nichtbefolgen der Ernährungsregeln, z. B. durch unvereinbare Nahrungsmittelkombinationen	Symptome verschiedener *doṣa*	Inappetenz, Schwäche, *rakta-dhātu*-Störung (s. S. 337 ff., hier: allergische Reaktionen, Idiosynkrasien), Malabsorption, Hämorrhoiden, Erhöhung von *vāta*
Tagesschlaf	*kapha*-Erkrankungen	*agni*-Schwächung (s. S. 29), Inappetenz, Fehlverdauung, Erbrechen; Körperschmerzen, Schweregefühl in Brust oder gesamtem Körper; Juckreiz, Hautsymptome; Schwäche, Benommenheit, Somnolenz; Zystenbildung
sexuelle Betätigung	Symptome von *kṣaya* (Gewebereduktion, s. S. 25)	Verlust an Körperkraft, Mattigkeit, Schwächegefühl im Rücken, schwache Stimme; Kopfschmerz; Schmerzen in Blase, Leiste, Anus und Penis sowie in Oberschenkeln, Knien, Beinen und Füßen; Schwellungen des Skrotums/Hernien, Ejakulationsstörungen, blutige Ejakulation; Husten, Atembeschwerden; Palpitationen; Lähmungen, Zittern, Taubheit; Meteorismus; Anurie

Struktur einer Ausleitungskur (*pañca-karma*)

Grundsätzlich lässt sich eine Ausleitungskur in drei Phasen einteilen (**Tab. 10.2**):

- Vorbereitungsphase (*pūrva-karma*)
- Haupt- oder Ausleitungsphase (*pradhāna-karma*)
- Abschluss- und Aufbauphase (*paścāt-karma*)

Aufgrund der besseren Darstellbarkeit werden im Folgenden zunächst die Vorbehandlung und Nachsorge beschrieben und erst danach die Hauptbehandlung. Dies entspricht nicht der tatsächlichen Abfolge, bei der die Hauptbehandlung zwischen Vor- und Nachbehandlung stattfindet.

Tab. 10.2 Drei Phasen der Ausleitungskur (*pañca-karma*).

Phase	*pañca-karma*	Verfahren	Wirkung
1. Vorbereitungsphase (*pūrva-karma*)	*snehana*	Fettbehandlung (Oleation)	Mobilisierung der pathologischen Faktoren aus den Geweben
	svedana	Wärmebehandlung (Sudation)	Stimulation der Transportprozesse und somit der Rückführung der pathologischen Faktoren im Gastrointestinaltrakt
2. Haupt- oder Ausleitungsphase (*pradhāna-karma*)	*śodhana-karmas*	ausleitende Eingriffe	Eliminierung der pathologischen Faktoren aus dem Gastrointestinaltrakt
3. Anschluss- oder Aufbauphase (*paścāt-karma*)	*saṃsarjana-krama*	Ruhe und Kostaufbau	Regeneration der Körperkräfte und -funktionen
	śamana	konventionelle Therapiemethoden	spezifischen Symptombekämpfung; individuelle Gesundheitserhaltung

Ernährungsleitfaden zur *pañca-karma*-Kost

- Jede Mahlzeit sollte **frisch** hergestellt sein. Zu meiden sind Aufwärmen, Mikrowellenzubereitung, Dosennahrung, abgepackte und tiefgefrorene sowie Instant-Nahrungsmittel. Empfehlenswert ist frisches Brot, das ohne Trieb- bzw. Gärungsmittel gebacken wurde (z. B. Fladenbrot).
- Es sollte immer **warm** gegessen, also gekocht werden. Nahrungsmittel aus dem Kühlschrank und Brotmahlzeiten sind zu meiden. Eine Ausnahme wäre Waldhonig, der nicht erhitzt, sondern nur esswarmen Nahrungsmitteln zugeführt werden sollte.
- Es sollten keine **schwer verdaulichen Nahrungsmittel** oder solche, die die Transportfunktionen des Körpers behindern (***abhiṣyandī***), verzehrt werden. Dazu gehören z. B. Käse, Joghurt, Butter, Frittiertes, Ungekochtes (außer geringe Mengen Rohkostbeilage, wie gewürfelte oder geraspelte Karotten, Gurken, Rote Bete).
- Die Ernährung sollte möglichst **vegetarisch** ausgerichtet sein, wobei auch der Verzehr von Eiern oder Fisch unerwünscht ist. Milch darf allerdings konsumiert werden.
- **Saure Nahrungsmittel**, z. B. Tomaten, Zitronen, Essig, Sauerteig, Joghurt, Chutneys und Pickles, Beeren und die meisten sauren Obstsorten, wie Ananas, Orangen und Pampelmusen, sowie saure Äpfel, Kirschen oder Pflaumen, sind zu **meiden.**
- Ebenfalls **nicht erlaubt** sind **„trockene“ Nahrungsmittel**, z. B. Blattgemüse, Mais, Hirse und Hülsenfrüchte, mit Ausnahme von *Mudga* (Vigna radiata).
- Die Mahlzeiten sollten immer mit **genügend Flüssigkeit** und **guten Fetten** (*ghī*, Sesamöl, Olivenöl) zubereitet sein.
- Es ist darauf zu achten, **keine ungeeigneten Nahrungsmittelkombinationen** zu verzehren. Besonders Milch sollte nicht mit sauren und salzigen Nahrungsmitteln oder Bananen kombiniert werden, z. B. in Form von Obstmüsli mit Milch. Es ist empfehlenswert, 1,5 Stunden vor und nach Milchgenuss nichts anderes zu konsumieren. *ghī* sollte nicht zu gleichen Teilen mit Waldhonig genossen werden.
- **Zwischenmahlzeiten** sind **unnötig.** 2–3 Mahlzeiten pro Tag reichen aus, dabei sollte die Mittagsmahlzeit am umfangreichsten sein.
- **Genussgifte** sind generell **nicht erlaubt**, wie Schwarztee, Kaffee, Zigaretten, Alkohol und nicht zuletzt Drogen. Ein wenig Schokolade schadet nicht.
- Das Essen sollte **nicht zu scharf** oder **salzig** sein. Zum Beispiel sind Chilis oder Piment zu meiden. Das milde Schärfen mit z. B. Rosmarin, Kreuzkümmel oder schwarzem Pfeffer ist vertretbar. Rosafarbenes Steinsalz gilt als das beste Salz.
- Folgende Nahrungsmittel sind **grundsätzlich zu empfehlen**: *Mudga* (Vigna radiata), Weizen, Dinkel, Reis; Auberginen (außer bei Hämorrhoiden), Kürbis, Zucchini, Karotten, Kartoffeln, Okra-Schoten, Blumenkohl, Gurkengemüse, Artischocken, Rote Bete; *ghī*, Sesamöl, Olivenöl; Papaya, süße Äpfel, Weintrauben; Waldhonig; warme Milch, warmes Wasser.
- Die Nahrungsmittel sollten **„rein“** (***sattvisch***) sein, sowohl durch geeignete Herstellungsmethoden (möglichst biologisch oder Eigenanbau) als auch durch ihre jeweiligen Eigenschaften (z. B. fördern Knoblauch und Pilze die dumpfen Qualitäten des Geistes).

Vorbehandlung (*pūrva-karma*): innere Oleation (*sneha-pāna*)

Nur vor den drastischen Ausleitungsverfahren **Emesis** (*vamana*) und **Purgieren** (*virecana*) wird eine Vorbehandlung mit innerlicher Oleation (*sneha-pāna*) durchgeführt. Vor den Dekokteinläufen (*nirūha-basti*), den Ölklistieren (*mātra-basti*), der nasalen Ausleitung (*nasya*) sowie dem Blutentzug (*rakta-mokṣaṇa*) wird darauf verzichtet.

Klassische Indikationen (*Caraka, Sū.* 13.52)

- **Vorbehandlung** vor Sudation, Emesis und Purgieren
- „**Austrocknung der Gewebe**"(*rūkṣatā*): Hier ist nicht nur sehr trockene Haut, sondern auch ein reduzierter Nährzustand anderer Gewebe gemeint (z. B. Knorpeldegeneration bei Arthrosen).
- *vāta*-Symptome (vgl. S. 25)
- allgemeine **Schwäche**
- bei **körperlicher Dauerbelastung** (Sport, schwere körperliche Arbeit, sexuelle Exzesse)
- psycho-emotionale Leiden (z. B. Depressionen)

Klassische Kontraindikationen

Grundsätzlich verbietet sich eine innere Oleation immer bei der Indikation „**Trocknung**" (*rūkṣaṇa*; **Tab. 9.1**, S. 63 ff.), blockierten Transportbahnen (*srotas*), ***āma***-Belastung (s. S. 32) sowie ausgeprägten **Schwächezuständen** (*Caraka, Sū.* 13.53 f. und *Ci.* 31.46–48). Insbesondere zu nennen sind:

- ***kapha***- und ***medas***-Aggravationen (Adipositas, Diabetes mellitus Typ 2, Ödeme, Atemwegsinfekte etc.)
- **Anorexie**
- *mandāgni*, ***āma***-Zustände (s. S. 32)
- ***tikṣṇāgni*** (Fette werden schnell und vollständig verstoffwechselt, sodass der Effekt der Schlackenbindung nicht erzielt werden kann.)
- akuter starker Durst, trockener Gaumen oder Symptome der Dehydratation (Alles Anzeichen für einen **erhöhten Flüssigkeitsbedarf**, der vor der Oleation gedeckt werden muss.)
- **Synkopen**
- **Gravidität**
- **nach einer Frühgeburt** (für ca. 1 Monat)
- starke **Schwäche** des Patienten
- **Müdigkeit**
- akutes oder rezidivierendes **Erbrechen**
- akute **Diarrhö**
- **Malabsorptionskrankheiten**
- akute **fiebrige Erkrankungen**
- **Intoxikationen** (also unter Alkohol- oder Drogeneinfluss)
- **direkt nach Emesis, Purgieren oder Einläufen** (d. h. noch während der Nachbehandlungsphase)
- **Hepato- oder Splenomegalie**, Leberzirrhose, Aszites, Gallensteine, Cholezystitis
- **entzündete Hämorrhoiden**
- klebriger Speichel und anale **Schleimabsonderung** (Anzeichen für ein aggraviertes *kapha*)

Nachbehandlung (*paśćāt-karma*): Kostaufbau (*saṃsarjana-krama*)

Nur nach den drastischen Ausleitungsverfahren Emesis (*vamana*) und Purgieren (*virecana*) wird eine Nachbehandlung mit strenger Aufbaudiät (*saṃsarjana-krama*) durchgeführt (**Tab. 10.4**). Diese wird gemäß der Ausleitungsintensität gestaffelt (**Tab. 10.3**). Während dieser Phase werden für gewöhnlich noch keine Medikamente verabreicht.

Nach den Dekokteinläufen (*nirūha-basti*), den Ölklistieren (*mātra-basti*), der nasalen Ausleitung (*nasya*) und dem Blutentzug (*rakta-mokṣaṇa*) ist keine intensive Nachbehandlung mit Kostaufbau notwendig. Diese Verfahren werden meist mehrfach wiederholt. Parallel dazu erfolgt die medikamentöse Therapie.

Tab. 10.3 Intensitätsgrade der Reinigung und Anzahl der Entleerungen (*vega*; *Caraka, Si.* 1.13 f.).

Reinigungsgrad			Emesis	Purgieren
1	*avara-śuddhi*	unzureichend	bis 4 große	1–10
2	*madhya-śuddhi*	mittel	ca. 6 große	10–20
3	*pravara-śuddhi*	exzellent	8 und mehr große	20–30

Tab. 10.4 Modernes Standardschema für den Kostaufbau (bei mittlerer Reinigungsintensität).

	Mahlzeit	Gericht	
1. Ausleitungstag	16 Uhr bzw. abends	*peyā*	flüssige Reissuppe
2. Aufbautag	früh	–	–
	mittags	*peyā*	flüssige Reissuppe
	abends	*vilepī*	dicke Reissuppe
3. Aufbautag	früh	–	–
	mittags	*vilepī*	dicke Reissuppe
	abends	*akṛta-yūṣa*	ungewürzte Reis-Linsen-Suppe (Hindi: *khicaḍī*)
4. Oleationstag*	früh	–	*ghī*; *pañca-karma*-Kost (s. S. 69)
	mittags	*kṛta-yūṣa*	gewürzte Reis-Linsen-Suppe (Hindi: *khicaḍī*)
	abends	–	*ghī*; *pañca-karma*-Kost

** Dies ist bereits der Beginn der nächsten Behandlungsphase und an sich kein Aufbautag mehr.*

Auswahl der Hauptbehandlungen (*pradhāna-karma*)

In **Tab. 10.5** sind die ausleitenden Maßnahmen in der klassischen Reihenfolge dargestellt. Jedes der Verfahren ist allgemein für ein *doṣa* geeignet (**Tab. 10.6**); ansonsten gelten die spezifischen Indikationen. Ein weiteres Kriterium bei der Auswahl der Hauptbehandlungen ist die Berücksichtigung der geeigneten Jahreszeit (**Tab. 10.7**).

10.1.2 Emesis (*vamana*)

Im Folgenden ist eine Übersicht der klassischen Indikationen und Kontraindikationen zur Emesis dargestellt, die jeweils zu einzelnen Erkrankungen im Praxisteil konkretisiert werden. Die Durchführung der Emesis kann anhand bewährter moderner Standardschemata erfolgen (**Tab. 10.8**, S. 75 f.), die bei Bedarf zu modifizieren sind.

Indikationen

Zu den klassischen Indikationen der Emesis gehören v. a. ***kapha***-Erkrankungen (s. S. 25). Weitere Indikationen sind in den folgenden Abschnitten aufgeführt.

Klassische Indikationen
(*Caraka*, *Si.* 2.10)

- **Rhinitis, Stomatitis**
- **Laryngitis, Pharyngitis, Halsschmerzen** (Schmerzen im Halsbereich können zwar während der Durchführung der Emesis zunehmen, aber die Langzeitwirkung ist außer bei drastischen Fällen positiv.)

Tab. 10.5 Klassische Ausleitungsverfahren (*pradhāna-karma*).

	pradhāna-karma	ausleitende Maßnahme
1.	*vamana*	therapeutisches Erbrechen (Emesis)
2.	*virecana*	therapeutisches Abführen (Purgieren)
3.	*mātra-basti*	nährende Halteklistiere auf fettiger Basis
4.	*āsthāpana- oder nirūha-basti*	reinigende Dekokteinläufe
5.	*nasya*	nasokraniale Reinigung
6.	*rakta-mokṣaṇa*	Blutentzug

Tab. 10.6 Ausleitungsverfahren und *doṣa*.

pradhāna-karma	**Ausleitungsverfahren**	***doṣa***	**Akkumulationsort (*doṣa*-Sitz)**
vamana	Emesis	*kapha*	oberer Magen und Atemwege
virecana	Purgieren	*pitta*	unterer Magen und Dünndarm
basti	beide Einlaufformen	*vāta*	Dickdarm
nasya	nasokraniale Ausleitung	*tri-doṣa*, insbesondere jedoch *kapha*	Kopf

Tab. 10.7 Ausleitungsverfahren und Jahreszeiten.

Ausleitungsverfahren		**geeignete Jahreszeit**		**jahreszeitlich aggraviertes *doṣa***
basti	Einläufe	*varṣā*	Sommer	*vāta*
virecana	Purgieren	*śarat*	Herbst	*pitta*
vamana	Emesis	*vasanta*	Frühling	*kapha*

- Hypersalivation
- **Übelkeit** (als Zeichen einer *kapha*-Aggravation = *hṛllāsa*)
- **Husten, Bronchitis, Asthma** und **respiratorische Dyspnoe** (ohne schwerwiegende Grunderkrankung)
- alle Formen der **Struma**, sofern diese den Brechvorgang nicht mechanisch behindern
- **akutes Fieber** (milde Formen, angepasst an den Kräftezustand des Patienten)
- **Hautkrankheiten** (alle Formen)
- **Diabetes mellitus Typ 2** (milde Ausprägung)
- **Appetitlosigkeit, *mandāgni*, Digestionsschwäche** (*ajīrṇa*; s. S. 201 ff.)
- **Diarrhöe** (bei gutem Allgemein- und Kräftezustand; Wirkmechanismus: Der Dynamik der bei der Diarrhöe „nach unten" strebenden *doṣa* wird durch Emesis entgegengesteuert.)
- **akute Vergiftungen** (entleerend, Gastrolavage)
- **chronische Psychosen** (Patienten in luzider Phase mit entsprechender Compliance)
- **Epilepsie**
- **Hämaturie, anale Blutungen** (bei tadellosem Allgemeinzustand des Patienten)
- **Anämie** (bei gutem Kräftezustand)
- „**Laktationsstörungen**" oder „Veränderungen der Muttermilch" (*stanya-duṣṭi*), die zu Erkrankungen des Säuglings führen (Reinigung des Milchbildungstrakts).

> ! Bei Epilepsie sollte eine Emesis nur erfolgen, wenn sich der Patient in einer gesunden Phase und der Krankheitsprozess unter Kontrolle befinden. Allerdings ist das Auslösen eines Anfalls möglich! Langjährige Erfahrung des Behandlers, äußerste Vorsicht und besondere Vorkehrungen für den Notfall sind obligatorische Voraussetzung bei dieser Indikation.

Zusätzliche klassische Indikationen (*Suśruta, Ci.* 33.18)

- **Abszesse**
- **Otitis**
- **Tumore** (außer bei thorakalen und abdominellen Lokalisationen sowie bei allgemeiner Schwäche)
- **kardiologische Erkrankungen** (*hṛd-roga*; Einschränkungen s. S. 168)

Kontraindikationen

Personen, die sich **vor dem Erbrechen fürchten** oder erfahrungsgemäß **schwer erbrechen** können (evtl. aufgrund anatomischer Gegebenheiten) sind generell von der Emesis auszuschließen. Daneben gelten die folgenden Kontraindikationen:

Klassische Kontraindikationen (*Caraka*, *Si.* 2.8)

- jegliche Form von ausgeprägter **Schwäche** und stark beeinträchtigtem Allgemeinzustand
- Müdigkeit, **Erschöpfung** (nach körperlicher oder geistiger Anstrengung)
- **empfindliche**, zartgliedrige und ältere Patienten (> 60 Jahre), Kinder (< 16 Jahre)
- ausgeprägte **Hunger**- oder Durstgefühle; wenige Tage nach einer Fastenkur
- **Kachexie**, Dehydratation; extreme **Fettleibigkeit**
- **Gravidität**, **Menstruation**
- nach **Geschlechtsverkehr**
- wenige Tage **nach den Darmeinläufen** (*bastis*)
- **Verengungen** in Ösophagus, Magen oder Dünndarm
- **Oesophagusvarizen**
- **chronisches Erbrechen**
- Hämoptysen, **Hämoptoe**, Hämatemesis, Epistaxis
- **Ulcus pepticum jejuni**; **Magenkrebs**
- fortgeschrittene **kardiologische Erkrankungen** (s. S. 168)
- **Harntrakterkrankungen**, insbesondere Oligurie und Anurie
- **Hepato**- und/oder **Splenomegalie** (außer: mild ausgeprägte Fettleber)
- „**Bauchschwellungen**" (*udara-roga*: z. B. Aszites, Peritonitis, abdominelle Tumore)
- schwere **Augenerkrankungen**, Glaukom
- **Mastoiditis**, **temporale Arteriitis**

Zusätzliche klassische Kontraindikationen (*Suśruta*, *Ci.* 33.14–15; *Vāgbhaṭa*, *Sū.*18.3–6)

- ausgeprägte *vāta*-**Erkrankungen** (insbesondere des Bewegungsapparats und des Nervensystems, wie z. B. Paralysen, Morbus Parkinson, multiple Sklerose)
- **starke Obstipation** (*duḥ-koṣṭha*)
- **thorakale Schmerzen**
- **Helminthiasis**

Durchführung

Die **Standardschemata** zur modernen Durchführung der Emesis in **Tab. 10.8** sind gemäß ihrer Intensität – beginnend mit der intensivsten Form

Tab. 10.8 Standardschemata zur modernen Durchführung der Emesis (*vamana*).

Emesisform	Vorbehandlung (*pūrva-karma*)	Ausleitung (*pradhāna-karma*)	Nachbehandlung (*paścāt-karma*)
vamana Nr. 1 (stark)	komplette **innere Oleation** (*sneha-pāna*); danach **ein Vorbereitungstag** mit Ganzkörperölmassagen und -dampfbehandlung; am **Ausleitungstag** morgens: Ganzkörperölmassage und -dampfbehandlung	**Brechmittel**: *Madana-phala* (Randia dumetorum) **6–8 g**; Getränke: warme Milch, Dekokt; bei Bedarf: warmes Wasser	**am Emesistag**: strenge Ruhe und Einhaltung der Verhaltensregeln; **an den Tagen der Aufbaukost**: Ruhe und Einhaltung der Verhaltensregeln
Ernährung	*pañca-karma*-Kost (s. S. 69)	**morgens**: dünne Reissuppe; erst ca. **15 Uhr**: Reissuppe; **abends**: Reissuppe (je nach Emesisintensität)	komplettes Aufbaukostprogramm (*saṃsarjana-krama*) je nach Emesisintensität
Häufigkeit	ca. 1× pro Jahr		
vamana Nr. 2 (mild)	komplette **innere Oleation** (*sneha-pāna*); danach **ein Vorbereitungstag** mit Ganzkörperölmassagen und -dampfbehandlung; **am Ausleitungstag** morgens: Ganzkörperölmassage und -dampfbehandlung	Brechmittel: *Madana-phala* (Randia dumetorum) 3–6 g; Getränk: warmes Wasser	**am Emesistag**: strenge Ruhe und Einhaltung der Verhaltensregeln; **an den Tagen der Aufbaukost**: Ruhe und Einhaltung der Verhaltensregeln

Tab. 10.8 Fortsetzung, Standardschemata zur modernen Durchführung der Emesis (*vamana*).

Emesisform	**Vorbehandlung (*pūrva-karma*)**	**Ausleitung (*pradhāna-karma*)**	**Nachbehandlung (*paśćāt-karma*)**
Ernährung	*pañca-karma*-Kost	**morgens**: dünne Reissuppe; erst ca. **15 Uhr**: Reissuppe; **abends**: Reissuppe (je nach Emesisintensität)	leichtes Aufbaukostprogramm (*saṃsarjana-krama*) je nach Emesisintensität
Häufigkeit	ca. 1–2× pro Jahr		
vamana Nr. 3 (ad hoc)	keine innere Oleation; **nur am Ausleitungstag morgens**: Ganzkörperölmassage und -dampfbehandlung	Brechmittel: *Madana-phala* (Randia dumetorum) 2–3 g; Getränk: warmes Wasser	**am Emesistag**: strenge Ruhe und Einhaltung der Verhaltensregeln; einen Tag nach Emesis: Ruhe und Einhaltung der Verhaltensregeln
Ernährung	Beachten der allgemeinen Ernährungsregeln des Ayurveda	**morgens**: dünne Reissuppe; **ca. 15 Uhr**: dünne Reissuppe; **abends**: dicke Reissuppe	am Tag nach der Emesis: • morgens: nüchtern • mittags: *Khicaḍī* • abends: *Khicaḍī* oder Reis mit gekochtem milden Gemüse
Häufigkeit	ca. 2–4× pro Jahr		
vamana Nr. 4 (Eigenbehandlung)	keine Vorbereitung (evtl. Selbstmassage und Heimsauna am Tag der Ausleitung vor der Prozedur)	morgens: Einnahme der maximalen Menge **warmen Wassers**; danach Auslösen des Brechreizes durch Stimulation der Uvula mit dem **Finger**	**nur am Emesistag**: keine körperlichen oder psychischen Anstrengungen
Ernährung	Beachten der allgemeinen Ernährungsregeln des Ayurveda	**morgens**: nüchtern; **mittags**: *Khicaḍī*; **abends**: *Khicaḍī* oder Reis mit gekochtem milden Gemüse	Beachten der allgemeinen Ernährungsregeln des Ayurveda
Häufigkeit	jeden zweiten Tag über 1–2 Wochen; 1–2× pro Jahr		

– abgestuft und fließen direkt in den Praxisteil (s. S. 137 ff.) ein, sodass eine direkte Zuordnung zu den entsprechenden Indikationen möglich ist.

10.1.3 Purgieren (*virecana*)

Die folgenden Abschnitte bieten eine kompakte Übersicht zu den Indikationen, Kontraindikationen und den verschiedenen modernen Durchführungsstandards für das Purgieren.

Indikationen

Im Allgemeinen gehören alle ***pitta*-Erkrankungen** (s. S. 25) zu den klassischen Indikationen für das Purgieren.

Klassische Indikationen (*Caraka, Si.* 2.13)

- **Anorexie**, **Digestionsschwäche** (*ajīrṇa*), **Erbrechen**
- **Rhinitis**, **Husten**, **Dyspnoe**, **Asthma**
- **thorakale Schmerzen** (inkl. Pleuraerguss, ischämische Herzschmerzen)

- **Kopfschmerzen** (insbesondere *pitta*-dominierte)
- **ophthalmologische** Erkrankungen (z. B. Konjunktivitis, Katarakt, Hyperlakrimation)
- **Blutungen** aus den **oberen** Körperöffnungen (leichte Formen, wie Hämoptysen oder Epistaxis)
- **Leber- und Milz**-Erkrankungen, verschiedene Formen des Ikterus (je nach Patientenzustand und Symptomausprägung)
- **abdominelle „Auftreibung"** (durch Stuhl, Gase oder Körperflüssigkeiten; selbst bei Aszites, dann nur mit milden laxativen Maßnahmen)
- **kardiologische** Erkrankungen (möglicherweise kontraindiziert; bei Einnahme von Herzglykosiden eher kontraindiziert)
- **gynäkologische** Erkrankungen, *śukra*-Störungen (**Tab. 7.5**, S. 30 f.)
- **Oligurie**, Anurie (Sofern keine Kontraindikationen vorliegen.)
- **Analfisteln**, **Hämorrhoiden**, **Hernien**
- **Zysten**, Lymphadenopathien, **Tumore** (Sofern keine Kontraindikationen vorliegen.)
- **Struma** (alle Arten: eu-, hyper-, hypothyreot, Jodmangel, Knoten)
- Chronische Erkrankungen, die mit **erhöhter Temperatur** assoziiert sind (z. B. chronische Infekte).
- **Hautkrankheiten** (jeglicher Art)
- **„brennende** Empfindungen" (*dāha*: brennende Haut, Sodbrennen, brennender Harn etc.)
- **Gicht**
- **Diabetes mellitus** Typ 2 (milde Ausprägung)
- **Helminthiasis** (Ausleitung der Parasiten)
- **Anämie** (dem Kräftezustand angemessen)
- **periphere vaskuläre Erkrankungen**
- „Schwellungen" (*śotha*, s. S. 306 f.; hauptsächlich: **Entzündungen**, **Ödeme**)
- **Epilepsie**
- **Psychosen**

Weitere klassische Indikationen
(*Suśruta*, *Ci.* 33.32; *Vāgbhaṭa*, *Sū.* 18.8 ff.)

- **Obstipation**
- **Abszesse**, schwer heilende Wunden
- **Vergiftungen**
- „Laktationsstörungen" oder „Veränderungen der Muttermilch" (***stanya-duṣṭi***), die zu Erkrankungen des Säuglings führen (Reinigung des Milchbildungstrakts)

Zusätzliche Indikationen

Milde Formen des Purgierens haben sich als allgemeine Maßnahme vor der Behandlung von Erkrankungen des **Bewegungsapparats- und Nervensystems** (*vāta-vyādhi*) in der ayurvedischen Praxis bewährt (Bewegungsapparat s. S. 271 ff.; Nervensystem s. S. 358 ff.).

Kontraindikationen

Grundsätzlich ist das Purgieren bei jeglicher Form von ausgeprägter **Schwäche** und stark beeinträchtigtem Allgemeinzustand untersagt. Einen detaillierten Überblick über die klassischen Kontraindikationen bieten folgende Abschnitte.

Klassische Kontraindikationen
(*Caraka*, *Si.* 2.11)

- Müdigkeit, Erschöpfung (nach körperlicher oder geistiger Anstrengung)
- empfindliche, zartgliedrige und ältere Patienten (> 60 Jahre), Kinder (< 16 Jahre)
- **chirurgische** Indikationen
- ausgeprägte Hunger- oder Durstgefühle; wenige Tage nach einer Fastenkur
- **Kachexie**, Dehydratation; extreme Fettleibigkeit
- **Gravidität**, **Menstruation**
- starke **sexuelle Erregung** und Begierden; nach Geschlechtsverkehr
- **psychische Erregungszustände**; starke Depressionen, Angstsyndrom
- Appetitlosigkeit, **schwache Digestions**- und Stoffwechsellage (*mandāgni*, *ajīrṇa*, *āma*)
- akutes **Fieber**
- **Alkoholintoxikation**
- **Analfissuren**, **Analprolaps**
- **Blutungen** aus den **unteren** Körperöffnungen (z. B. Hämaturie, Hypermenorrhöe, Blutstuhl, Ulzerationen im Gastrointestinaltrakt)
- Diarrhöe, Inkontinenz
- sehr ausgeprägte **Obstipation** (dann besser wiederholte Gaben milder Laxantien)
- nach der **Einlauftherapie** (*mātra-*, *nirūha-basti;* für 7 Tage)

Weitere klassische Kontraindikationen (*Suśruta, Ci.* 33.29 ff.; *Vāgbhaṭa, Sū.* 18.10 f.)

Wie bei der Emesis besteht auch hier ein Widerspruch in den klassischen Texten, sodass von einer „relativen Kontraindikation“ bei den **kardiologischen Erkrankungen** (s. S. 168) zu sprechen wäre. Erfahrungsgemäß wird das Purgieren von Herzpatienten jedoch besser vertragen als das Erbrechen.

Bei *vāta*-**Erkrankungen** (s. S. 276 ff.) fördern abgemilderte Formen des Abführens den Heilungsprozess, klassischerweise sind diese allerdings kontraindiziert.

Direkt nach einer Geburt ist das Purgieren für Frauen untersagt.

Durchführung

In **Tab. 10.9** sind die **Standardschemata** zur modernen Durchführung des Purgierens wiedergegeben. Grundsätzlich handelt es sich bei der Abstufung von 1 bis 4 um eine abfallende Intensität.

Tab. 10.9 Standardschemata zur modernen Durchführung des Purgierens (*virecana*).

Purgierform	Vorbehandlung (*pūrva-karma*)	Ausleitung (*pradhāna-karma*)	Nachbehandlung (*paścāt-karma*)
virecana Nr. 1 (stark)	komplette **innere Oleation** (*sneha-pāna*); danach **zwei Vorbereitungstage** mit Ganzkörperölmassagen und -dampfbehandlung; am **Ausleitungstag** morgens: Ganzkörperölmassage und -dampfbehandlung	**Purgiermittel** (morgens einmalig einnehmen): • *Eraṇḍa-taila* (Rizinusöl) 10–30 ml • *Dīnadayāla-cūrṇa* 8–10 g • Traubensaft oder • *Eraṇḍa-taila* (Rizinusöl) 10–30 ml • Dekokt aus *Svarṇapatrī*(Cassia angustifolia)-Blättern 20–30 g • Traubensaft Getränk: 2–5 l warmes Wasser	**am Abführtag**: strenge Ruhe und Einhaltung der Verhaltensregeln; **an den Tagen der Aufbaukost**: Ruhe und Einhaltung der Verhaltensregeln
Ernährung	*pañca-karma*-Kost (s. S. 69)	**morgens**: nüchtern; erst ca. **15 Uhr**: Reissuppe; **abends**: Reissuppe (je nach Purgierintensität)	komplettes Aufbaukostprogramm (*saṃsarjana-krama*) je nach Purgierintensität
Häufigkeit	ca. 1× pro Jahr		
virecana Nr. 2 (mittel)	**keine** innere Oleation; **zwei Vorbereitungstage** mit Ganzkörperölmassagen und -dampfbehandlung; **am Ausleitungstag** morgens: Ganzkörperölmassage und -dampfbehandlung	**Purgiermittel** (morgens einmalig einnehmen): • *Eraṇḍa-taila* (Rizinusöl) 30–40 ml • Traubensaft oder • *Eraṇḍa-taila* (Rizinusöl) 10–20 ml • Pulver aus *Svarṇapatrī*(Cassia angustifolia)-Blättern 5–6 g • Traubensaft oder • *Harītakī* (Terminalia chebula) 10–15 g • Traubensaft Getränk: 2–4 l warmes Wasser	**am Abführtag**: strenge Ruhe und Einhaltung der Verhaltensregeln; einen Tag nach dem Purgieren: Ruhe und Einhaltung der Verhaltensregeln

Tab. 10.9 Fortsetzung, Standardschemata zur modernen Durchführung des Purgierens (*virecana*).

Purgierform	**Vorbehandlung (*pūrva-karma*)**	**Ausleitung (*pradhāna-karma*)**	**Nachbehandlung (*paśćāt-karma*)**
Ernährung	*pañca-karma*-Kost	**morgens**: dünne Reissuppe; **ca. 15 Uhr**: dünne Reissuppe; **abends**: dicke Reissuppe	am Tag nach dem Abführtag: • morgens: nüchtern • mittags: *Khicaḍī* • abends: *Khicaḍī* oder Reis mit gekochtem milden Gemüse
Häufigkeit	ca. 1–2× pro Jahr		
virecana Nr. 3 (mild)	keine innere Oleation; **nur am Ausleitungstag** **morgens**: Ganzkörperölmassage und -dampfbehandlung	**Purgiermittel** (morgens einmalig einnehmen): • *Eraṇḍa-taila* (Rizinusöl) 20–30 ml • Traubensaft oder • *Harītakī* (Terminalia chebula) **8–10 g** Getränk: 2–3 l warmes Wasser	**am Abführtag**: strenge Ruhe und Einhaltung der Verhaltensregeln; einen Tag nach dem Abführen: Ruhe und Einhaltung der Verhaltensregeln
Ernährung	*pañca-karma*-Kost	**morgens**: dünne Reissuppe; **ca. 15 Uhr**: dünne Reissuppe; abends: *Khicaḍī* oder Reis mit gekochtem milden Gemüse	*pañca-karma*-Kost
Häufigkeit	ca. 2–4× pro Jahr		
virecana Nr. 4 (ölig)	**keine Vorbereitung** (evtl. Selbstmassage und Heimsauna vor der Einnahme des Abführmittels)	**Purgiermittel** (morgens einnehmen): • *Eraṇḍa-taila* (Rizinusöl) 10–20 ml • Traubensaft Getränk: ausreichend warmes Wasser	**nur am Abführtag** : keine körperlichen oder psychischen Anstrengungen
Ernährung	Beachten der allgemeinen Ernährungsregeln des Ayurveda	*pañca-karma*-Kost	Beachten der allgemeinen Ernährungsregeln des Ayurveda
Häufigkeit	7–14 Tage lang 1× tägl.; ca. 2–4× pro Jahr		
virecana Nr. 5 (langfristig)	keine Vorbereitung	**Purgiermittel** (vor dem Schlafengehen einnehmen): • *Harītakī* (Terminalia chebula) 3–5 g oder • *Triphalā-cūrṇa* 3–5 g Getränk: ausreichend warmes Wasser	**nur am Abführtag**: keine körperlichen oder psychischen Anstrengungen
Ernährung	Beachten der allgemeinen Ernährungsregeln des Ayurveda	*pañca-karma*-Kost	Beachten der allgemeinen Ernährungsregeln des Ayurveda
Häufigkeit	14–30 Tage lang tägl.; ca. 2–4× pro Jahr		

Auf die verschiedenen Schemata wird bei den Therapieempfehlungen im Praxisteil (s. S. 137 ff.) verwiesen, sodass eine symptombezogene Anwendung erleichtert wird.

10.1.4 Dekokteinläufe (*nirūha*- bzw. *āsthāpana-basti*)

Die Einläufe auf Dekoktbasis (*āsthāpana*- oder *nirūha-basti*) zeichnen sich durch ihre reinigende (*śodhana*) und reduzierende (*laṅghana*) Wirkung aus. Sind die drastischen Ausleitungsverfahren (Emesis und Purgieren) kontraindiziert, so erweisen sich die Dekokteinläufe (**Abb. 10.1**) als besonders hilfreich.

Im Gegensatz zum Purgieren (*virecana*) schwächen die Dekokteinläufe trotz intensiver reinigender Wirkung die Digestions- und Stoffwechselprozesse (*agni*) nicht. Vor den Dekokteinläufen, genauso wie vor den Ölklistieren (*mātra-basti*), den nasalen Ausleitungen (*nasya*) und dem Blutentzug (*rakta-mokṣaṇa*), wird keine Vorbehandlung mit innerlicher Oleation (*sneha-pāna*) und danach auch keine strenge Aufbaudiät (*saṃsarjana-krama*) durchgeführt. Mit einer medikamentösen Therapie kann bereits während der Einlaufphase begonnen werden.

Klassische Wirkungen (*Caraka*, *Si.* 1.27 f.)

- **breite** therapeutische Einsatzmöglichkeiten
- **Förderung** der Körperkraft, der Verdauung und des Stoffwechsels, der Stimme und des Aussehens sowie des psychischen Wohlbefindens

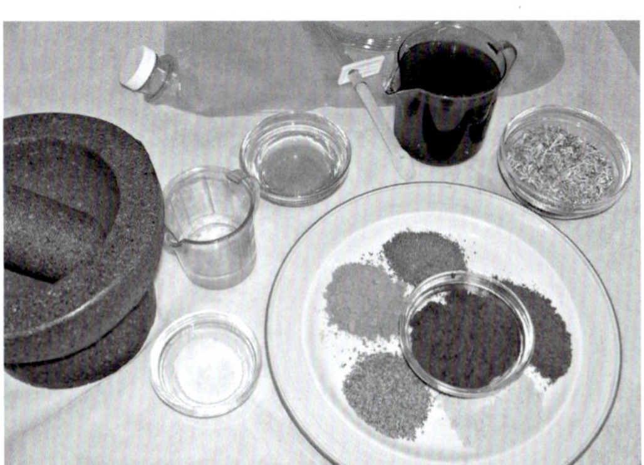

Abb. 10.1 Bestandteile eines Dekokteinlaufs. Quelle: Rosenberg gGmbH – Europäische Akademie für Ayurveda

- **Kräftigung** des Körpers und der Fortpflanzungsfunktionen (*śukra*)
- Beseitigung verschiedener **Exkrete** (Stuhl, Urin, Gase, Schleim, Galle und Winde)
- **Reinigung der Passageräume** des Körpers (*srotas*)
- Beseitigung **überschüssiger *doṣa***
- Unterstützung der **Heilung** fast aller Erkrankungen
- Erhaltung der Funktionsfähigkeit des Körpers und seiner Gewebe

Klassische Indikationen (*Caraka*, *Si.* 2.16)

Das Indikationsfeld der Dekokteinläufe ist so groß, dass sie – außer bei wenigen Kontraindikationen (s. u.) – bei nahezu allen Erkrankungen hilfreich und selbst bei **Kindern** und **älteren Patienten** unbedenklich sind:

- alle ***vāta*-Erkrankungen** (s. S. 276 ff.)
- **Kräfteverlust**, **Abmagerung** (*māṃsa-/śukra-kṣaya*)
- **unregelmäßiges *agni*** (*viṣamāgni*)
- **Obstipation**, verhärteter Stuhl, **Meteorismus**, Borborygmen
- Anurie, **Oligurie**, obstruierter Samenfluss, Amenorrhöe, **Oligomenorrhöe**
- **Bauchschmerzen**, Koliken, Tenesmen, Dysurie
- **Steinleiden**
- **Lähmungen**, Taubheitsgefühle, nerval bedingte Muskelatrophien
- **Tremore**, Konvulsionen, Epilepsie
- **Steifigkeit**, Kontrakturen, Frakturen
- alle Arten von **Schmerz** (insbesondere Kopfschmerzen)
- Ohren- und Zahnschmerzen
- **Arthralgien**
- Rücken-, Thorax- und Gliederschmerzen
- **Gicht** (*vāta-rakta*, s. S. 289 ff.)
- zur Unterstützung bei sämtlichen **kardiologischen Erkrankungen**
- **Hämorrhoiden** und Analfisteln (außer wenn lokale Schmerzen das Einführen behindern)
- **Hernien**, skrotale Schwellungen (z. B. Hydrozele)
- **Helminthiasis**, Parasiten, Mykosen
- **chronisches Fieber**
- **Menopausalbeschwerden**, Laktationsmangel
- *vāta*-bedingte **Infertilität** der Frau und verschiedene sexuelle Störungen des Mannes

- **Psychosen** (bei entsprechender Compliance der Patienten)

Obwohl einige klassische Autoren in **Hautkrankheiten** und **Niereninsuffizienz** Kontraindikationen für die Dekokteinläufe sehen, so haben die Autoren in der eigenen Praxis hier positive Ergebnisse beobachtet.

Kontraindikationen

Die beiden Einlaufformen sollten im Rahmen von *pañca-karma* möglichst **in Kombination** verabreicht werden, denn die Daueranwendung einer einzigen Art kann zu Nebenwirkungen führen. Die reduzierende Wirkung der Dekokteinläufe kann u. U. eine Auszehrung des Patienten, Schwächung, Abmagerung und sogar Schwindel und Synkopen hervorrufen (*Caraka*, *Si.* 1.37 und 10.11). Es können sich ebenso andere *vāta*-Symptome einstellen (*Caraka*, *Si.* 4.50).

Klassische Kontraindikationen für die Dekokteinläufe (*Caraka*, *Si.* 2.14 und *Si.* 1.37; *Suśruta*, *Ci.* 35.24)

- starke **Erschöpfung** (z. B. auch durch Anämie), Kachexie; extreme Adipositas
- sehr **schwaches *agni*** (*mandāgni*), Anorexie, Maldigestion (*ajīrṇa*), *āma*-Zustände
- extremer **Hunger** oder Durst
- **postprandial**, direkt nach Einnahme größerer Flüssigkeitsmengen
- nach der **internen Oleation** (*sneha-pāna*; nur nach dem Purgieren)
- **postemetisch**; bei unstillbarem Erbrechen; **postpurgativ**; nach der nasalen Ausleitung (*nasya*)
- **Diarrhöe**; schwere akute **Darmschleimhautentzündungen**; **Ileus** bzw. intestinale Obstruktionen, intestinale **Perforationen**, **akutes Abdomen**
- **stark** schmerzhafte, entzündete, thrombotische oder intensiv blutende **Hämorrhoiden**; Analprolaps
- einige Tage bis Wochen nach einer **Frühgeburt**
- Schwindel, **Bewusstseinsstörungen**, Synkopen, **Intoxikationen** durch Alkohol oder Drogen
- akute **emotionale Dysbalancen** (Aggression, Ärger, Angst, Traurigkeit); akute **Psychosen**

Weitere Kontraindikationen

Bei chronischen **Bauchschmerzen unklaren Ursprungs**, Darmverlegungen, -verletzungen oder -entzündungen sowie **Darmblutungen** ist im Vorfeld die Ursache zu klären und nur in risikolosen Fällen ein Dekokteinlauf durchzuführen.

Menstruation und **Schwangerschaft** sind ebenfalls Kontraindikationen.

Bei **Schluckauf**, **Dyspnoe** und **Asthma** verzichtet man für gewöhnlich auf die Dekokteinläufe, außer wenn andere gewichtige Indikationen bestehen.

Grundrezept

In **Tab. 10.10** sind zu verwendende Durchschnittsmengen sowie die Herstellung der Grundbestandteile von Dekokteinläufen aufgeführt.

Durchführung

Die **Standardschemata** zur modernen Durchführung der Dekokteinläufe in **Tab. 10.11** sind ihrer fallenden Intensität nach aufgeführt und werden jeweils bei den Therapieempfehlungen im Praxisteil (s. S. 137 ff.) aufgegriffen.

10.1.5 Ölklistiere (*mātra-basti*)

Eine Grundvoraussetzung für den Einsatz der Ölklistiere (**Abb. 10.2**) ist eine ausreichende Digestions- und Stoffwechselleistung (***agni***, s. S. 18 ff.). Diese kann durch häufige Gaben von Ölklistieren ohne die alternierende Durchführung von Dekokteinläufen geschwächt werden (vgl. *Caraka*, *Si.* 4.50). Die Bildung von Stoffwechselzwischenprodukten (***āma***, s. S. 202 ff.) kann durch die Daueranwendung ebenfalls verstärkt werden.

Klassische Indikationen (*Caraka*, *Si.* 2.19)

- ***vāta*-Erkrankungen** (s. S. 276 ff.)
- allgemeine **Schwäche**
- **reduzierter Nährzustand**
- „**Trockenheit**“ (*rūkṣatā*) der Gewebe
- Erkrankungen des **Bewegungsapparats** (insbesondere degenerative)
- Erkrankungen des **Nervensystems** (insbesondere degenerative)
- **psychische Leiden**

Tab. 10.10 Durchschnittsmengen und Herstellung der Grundbestandteile von Dekokteinläufen.

Bestandteil	Menge	Herstellung und Details
Dekokt	300–400 ml	70 g grobes Dekoktpulver (je nach Indikation variabel) mit 1200–1600 ml Wasser bei kleiner Flamme kochen, bei 300–400 ml verbleibender Flüssigkeitsmenge mit einem feinen Sieb oder Gaze abseihen.
Paste	50 g	Sehr feines Pulver mit ca.: • 7 g *Vacā* (Acorus calamus), Kalmusrhizom • 7 g *Pippalī* (Piper longum), Früchte des Langen Pfeffers • 7 g *Miśreyā* (Foeniculum vulgare), Fenchelsamen • 7 g *Śatapuṣpā* (Anethum graveolens), Dillsamen • 7 g *Yavānī* (Trachyspermum ammi), Ajowansamen über Nacht in kühlem Wasser einweichen (ca. 35 g Pulver und 15 g Wasser).
Öl	ca. 50 ml	• bei *vāta*: 1/4 der Gesamtmenge • bei *pitta* und beim Gesunden: 1/6 • bei *kapha*: 1/8
Waldhonig	50 g	naturbelassener flüssiger Waldhonig
Salz	5 g	möglichst rosafarbenes Steinsalz (*Saindhava*)

Tab. 10.11 Standardschemata zur modernen Durchführung der Dekokteinläufe (*nirūha-basti*).

Einlaufform	Vorbehandlung	Hauptbehandlung
nirūha Nr. 1 (stark)	direkt vor der Verabreichung des Einlaufs: **Ölmassage** im Bereich des Bauches, der unteren Wirbelsäule, des Beckens und der Oberschenkel mit anschließender **Wärmebehandlung** (z. B. Wärmflaschen) im gleichen Bereich	vor dem Mittagessen verabfolgen*: **Dekokt** (je nach Indikation): **400 ml**
Ernährung	Beachten der allgemeinen Ernährungsregeln des Ayurveda	
Häufigkeit	ca. 14 Tage 1× tägl., danach je nach Bedarf und Verträglichkeit 1–2× pro Woche über weitere 2–4 Wochen	
Nebenwirkungen	Sollten ***vāta*-Symptome** durch die Dekokteinläufe entstehen (trockene Gewebe, Schwäche), so sind sie tageweise durch Ölklistiere zu ersetzen. Bei **Diarrhö** sollten die Einläufe gänzlich ausgesetzt werden, bis sich der Stuhlgang normalisiert hat.	
nirūha Nr. 2 (Darmsanierung im Wechsel mit Ölklistieren)	direkt vor der Verabreichung des Dekokteinlaufs: **Ölmassage** im Bereich des Bauches, der unteren Wirbelsäule, des Beckens und der Oberschenkel mit anschließender **Wärmebehandlung** (z. B. Wärmflaschen) im gleichen Bereich; Vor den **Ölklistieren** ist keine Vorbehandlung notwendig.	Dekokteinlauf vor dem Mittagessen*: **Dekokt** (je nach Indikation): **400 ml**; Ölklistiere nach dem Abendessen: **Öl** (je nach Indikation): **40–60 ml**
Ernährung	Beachten der allgemeinen Ernährungsregeln des Ayurveda	
Häufigkeit	2–4 Wochen im täglichen Wechsel mit Ölklistieren (*mātra-basti*); beginnend mit 1–2 Ölklistieren	
Nebenwirkungen	s. *nirūha Nr. 1*	

Tab. 10.11 Fortsetzung, Standardschemata zur modernen Durchführung der Dekokteinläufe (*nirūha-basti*).

Einlauf-Form	Vorbehandlung	Hauptbehandlung
nirūha Nr. 3 (moderat)	s. *nirūha Nr. 1*	s. *nirūha Nr. 1*
Ernährung	s. *nirūha Nr. 1*	
Häufigkeit	1–2 Wochen lang 1× tägl. oder alle 2 Tage	
Nebenwirkungen	s. *nirūha Nr. 1*	
nirūha Nr. 4 (mild)	s. *nirūha Nr. 1*	vor dem Mittagessen verabfolgen*: **Dekokt** (je nach Indikation): **300 ml**
Ernährung	s. *nirūha Nr. 1*	
Häufigkeit	1–2× pro Woche über einen längeren Zeitraum	
Nebenwirkungen	s. *nirūha Nr. 1*	

* *andere Bestandteile gemäß **Tab. 10.10***

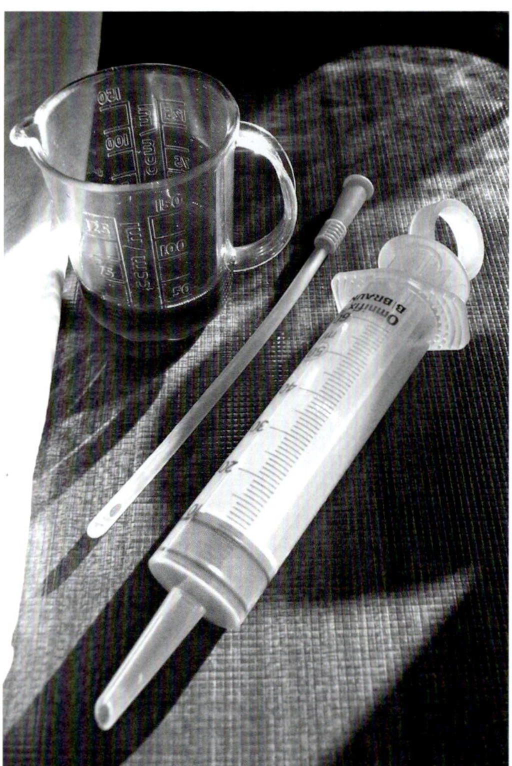

Abb. 10.2 Zubehör für Ölklistier. Quelle: Rosenberg gGmbH – Europäische Akademie für Ayurveda

Ansonsten gelten die **Indikationen der Dekokteinläufe** (s. S. 80 f.) auch für die Ölklistiere, sofern nicht die folgenden Kontraindikationen bestehen.

Klassische Kontraindikationen

Grundsätzlich ähneln die **Kontraindikationen** der Ölklistiere denen **der Dekokteinläufe** (s. S. 81). Besonders hervorzuheben sind folgende klassische Kontraindikationen (*Caraka*, *Si.* 2.17 und 1.36):

- auf **leeren Magen**
- stark **reduzierter Kräftezustand**
- sehr **schwaches *agni*** (*mandāgni*), Anorexie, *āma*-Zustände
- **akutes Fieber**
- **akute Vergiftungen**
- **Diarrhöe**
- **stark** blutende, akut entzündete oder thrombosierte **Hämorrhoiden**; Analfisteln; Analprolaps
- **Menstruation**
- **Helminthiasis**
- **Hauterkrankungen**
- Erkrankungen, die mit ausgeprägten **abdominellen Schwellungen** einhergehen (*udara-roga*; z. B. Aszites, Spleno- und Hepatomegalie, große abdominelle Tumore).
- ***āma-vāta*** (entzündliche rheumatische Beschwerden; s. S. 284 ff.)
- allgemeine ***kapha*-Erkrankungen** (s. S. 25)

- **Adipositas** und andere Beschwerden, bei denen ein reduzierender Therapieansatz angezeigt ist.
- **Rhinitis**
- **Diabetes mellitus Typ 2**
- **Struma**
- **lymphatische Ödeme**, **Lymphadenitis**

Mild ausgeprägte Hämorrhoiden sind keine Kontraindikation, beim Einführen des Klistiers ist allerdings besondere Vorsicht geboten.

Durchführung

In **Tab. 10.12** sind die **Standardschemata** zur modernen Durchführung der Ölklistiere wiedergegeben, wobei die Abstufung von 1 bis 4 eine abfallende Intensität darstellt. Die verschiedenen Schemata werden nachfolgend im Praxisteil (s. S. 137 ff.) bei den entsprechenden Therapieempfehlungen aufgeriffen.

10.1.6 Nasale Behandlung (*nasya*)

Mithilfe von *nasya* können fast alle Erkrankungen, die **oberhalb der Schlüsselbeine** lokalisiert sind, positiv beeinflusst werden. Besonders Erkrankungen aus dem HNO-Bereich sowie ophthalmologische, aber auch Zahn- und Haarerkrankungen sind hier zu nennen.

Es existieren verschiedene *nasya*-Formen. Bei den ausgleichenden *nasya*-Formen sind besonders Indikationen hervorzuheben, die durch ***vāta-doṣa*** verursacht werden (wie Verspannungen, Lähmungen, degenerative Zustände) sowie Störungen der Sinnesorgane. Die ausleitenden *nasya*-Formen zeigen besonders bei ***kapha*-dominierten** Erkrankungen, wie chronischer Rhinitis und Sinusitis, gute Therapieerfolge. Im Folgenden seien nur die wichtigsten der klassischen Indikationen wiedergegeben, die sich praktisch bewährt haben.

Tab. 10.12 Standardschemata zur modernen Durchführung der Ölklistiere (*mātra-basti*).

Einlaufform	Vorbehandlung	Hauptbehandlung
mātra Nr. 1 (intensiv)	keine; evtl. lokale **Ölmassage** und **Wärmebehandlung** (z. B. Wärmflaschen)	nach dem Abendessen verabfolgen: **Öl** (je nach Indikation): **40–60 ml**
Ernährung	Beachten der allgemeinen Ernährungsregeln des Ayurveda	
Häufigkeit	2–4 Wochen lang 1× tägl., danach je nach Bedarf und Verträglichkeit 1–2× pro Woche über weitere 2–4 Wochen	
Nebenwirkungen	Entstehen ***agni***-Schwäche oder ***āma***-Symptome durch die Ölklistiere, so sind diese zeitweilig abzusetzen und ***agni***-anregende Maßnahmen durchzuführen.	
mātra Nr. 2 (Standard)	s. *mātra Nr. 1*	nach dem Abendessen verabfolgen: **Öl** (je nach Indikation): **40–50 ml**
Ernährung	s. *mātra Nr. 1*	
Häufigkeit	1–2 Wochen lang 1× tägl., danach je nach Bedarf und Verträglichkeit 1–2× pro Woche über weitere 1–2 Wochen	
Nebenwirkungen	s. *mātra Nr. 1*	
mātra Nr. 3 (mild)	s. *mātra Nr. 1*	nach dem Abendessen verabfolgen: **Öl** (je nach Indikation): **40 ml**
Ernährung	s. *mātra Nr. 1*	
Häufigkeit	1–2× pro Woche über einen längeren Zeitraum	
Nebenwirkungen	s. *mātra Nr. 1*	

Klassische Indikationen
(vgl. *Caraka, Si.* 2.22)

- chronische **Erkältungskrankheiten**, chronische Rhinitis und Sinusitis
- **Heiserkeit, Tonsillitis**
- **Sprachstörungen**
- **Fazialisparese**
- **Kopfschmerzen, Migräne**
- **Konvulsionen**
- **Nackenverspannungen** und -spasmen
- **Kiefergelenkbeschwerden** (Arthrose, Arthritis), Spasmus der Kaumuskulatur
- **Augenleiden** (wie Degeneration des Nervus opticus, Sicca-Syndrom, Netzhautablösung)

Kontraindikationen

Folgende Kontraindikationen gelten für die intensiveren, ausleitenden *nasya*-Arten und nur eingeschränkt für die milde Form (*prati-marśa*), die einen Teil der täglichen Gesundheitsroutine darstellt. Bei **akuter Rhinitis** und **akutem Fieber** sollte diese milde Form allerdings auch nicht durchgeführt werden.

Klassische Kontraindikationen
(*Caraka, Si.* 2.20)

- **akute Rhinitis** oder **Erkältung**
- **akutes Fieber**
- ausgeprägte ***agni*-Schwäche**, Verdauungsstörungen (*ajīrṇa*), *āma*-Symptome (vgl. S. 32)
- **Intoxikationen**
- starke **Erschöpfung**
- direkt **nach Nahrungsaufnahme** oder nach Einnahme größerer Flüssigkeitsmengen; im Anschluss an das Duschen oder Baden; nach **Alkoholkonsum**; nach **körperlicher Anstrengung**, Geschlechtsverkehr und kurz nach einer Verletzung
- in naher zeitlicher Folge (gleicher Tag) zu der Durchführung der **inneren Oleation** (*sneha-pāna*), der **Emesis**, dem **Purgieren**, den beiden Einlaufformen oder des systemischen **Blutentzugs** (Aderlass)
- bei **bewölktem Wetter** sowie im Frühling und Herbst (Das Fließverhalten in den *srotas* ist bei schlechtem Wetter träge. Dadurch wird die Prozedur negativ beeinflusst. In dringenden Fällen kann *nasya* trotzdem durchgeführt werden.)
- während des **Fastens**; bei starkem Durst oder **Hunger**
- **Gravidität** und direkt **postpartal**
- bei emotionaler oder **psychischer Labilität** (z. B. starken Aggressionen oder Ängsten)
- bei vorliegendem Harn-, Stuhl- oder anderen **Ausscheidungsdrängen** (erst nach Ausscheidung)
- bei Kindern **< 7 Jahren** und älteren Patienten **> 80 Jahren** (insbesondere keine stark reinigenden Formen)

Spezielle Kontraindikationen

Neben den klassischen Kontraindikationen sind bei folgenden Zuständen nur spezielle *nasya*-Anwendungen möglich oder *nasya* ist gänzlich kontraindiziert. Bestehen Unsicherheiten oder mangelnde Erfahrung beim Behandler, so sind sie als Kontraindikationen zu werten und *nasya* sollte nicht durchgeführt werden:

- **akute Reizungen** bzw. Entzündungs- oder Ulzerationsprozesse **der Nasen- und Rachenschleimhaut**
- **nasale Sekrete** (v. a. Blut)
- Verlegungen der nasalen Passagen oder des Rachens
- **tumoröse Veränderung** im zu behandelnden Bereich
- frische **Wunden** oder kürzlich stattgefundene chirurgische Eingriffe im Gesichtsbereich
- nach einer *nasya*-Anwendung auftretende **Konjunktivitis**
- **akute Bewusstseinsstörungen**

Durchführung

In **Tab. 10.13** sind die **Standardschemata** zur modernen Durchführung der nasalen Ausleitung aufgeführt. Bei *nasya Nr. 1* und *nasya Nr. 2* handelt es sich um reine Ausleitungsverfahren, während *nasya Nr. 3* therapeutisch für verschiedene Zwecke nutzbar ist, wobei die Auswahl der Öle anhand der entsprechenden Indikation erfolgt. *nasya Nr. 4* eignet sich zur Langzeitbehandlung im Rahmen der Morgenroutine.

Bei Bedarf sind detaillierte Angaben zu den einzusetzenden Verfahren den Therapieempfehlungen im Praxisteil zugeordnet (s. S. 137 ff.).

Tab. 10.13 Standardschemata zur modernen Durchführung der nasalen Ausleitung (*nasya*).

***nasya*-Form**	**Vorbehandlung (*pūrva-karma*)**	**Hauptbehandlung (*pradhāna-karma*)**	**Nachbehandlung (*paścāt-karma*)**
nasya Nr. 1 (reinigend: Pulver)	direkt vor der Anwendung: **Ölmassage** im Bereich von Kopf, Nacken und Schulter mit anschließender **Wärmebehandlung** (Inhalation, Wärmflasche, Vaporisator oder heiße Auflagen)	1 Prise *Kaṭphala(Myrica nagi)*-Pulver in jede Nasenöffnung bei rekliniertem Kopf einführen.	am *nasya*-Tag: • Ruhe • Warmhalten des Kopfes • Meiden von Rauch, Staub, Kälte, Wind, Durchzug • keine starke Beanspruchung der Sinne
Ernährung	*pañca-karma*-Kost (s. S. 69), kalte und *srotas*-blockierende (*abhiṣyandī*) Nahrung meiden.		
Häufigkeit	1× tägl. oder alle 2 Tage bis zum Abklingen der Symptome (ca. 2–7×)		
nasya Nr. 2 (reinigend: Öl)	s. *nasya Nr. 1*	**4–8 Tropfen (Tr.) *Ṣaḍbindu-taila*** in jede Nasenöffnung bei rekliniertem Kopf einführen.	s. *nasya Nr. 1*
Ernährung	s. *nasya Nr. 1*		
Häufigkeit	s. *nasya Nr. 1*		
nasya Nr. 3 (therapeutisch: *nāvana*)	s. *nasya Nr. 1*	8–32 Tr. mediziniertes* Öl (je nach Indikation) in jede Nasenöffnung bei rekliniertem Kopf einträufeln.	s. *nasya Nr. 1*
Ernährung	s. *nasya Nr. 1*		
Häufigkeit	s. *nasya Nr. 1*		
nasya Nr. 4 (Morgenroutine: *pratimarśa*)	keine; evtl. Eigenmassage des Kopfes	2 Tr. mediziniertes Öl (je nach Indikation, ersatzweise: Sesamöl oder *ghī*) in jede Nasenöffnung bei rekliniertem Kopf einträufeln.	Warmhalten des Kopfes
Ernährung	Kalte und *srotas*-blockierende (*abhiṣyandī*) Nahrung meiden.		
Häufigkeit	1× tägl. morgens über einen langen Zeitraum		

* ***Klassische Ölrezepturen*** *des Ayurveda sind sehr aufwendig in der Herstellung. Lange Kochprozesse (ca. 3 Tage) werden benötigt, um die Wirkstoffe der meist pflanzlichen Drogen in das Basisöl einzubringen. Grundsätzlich besteht das Rezept aus einem Basisöl und einem Dekokt (oder einer anderen Flüssigkeiten, wie z. B. Milch) sowie einer Paste aus Pflanzenpulver (vgl. auch* ***Tab. 10.22****). Nach Verdunstung sämtlicher Flüssigkeit werden das fertige Öl und die festen Bestandteile durch Filterung voneinander getrennt. Auf diese Weise hergestellt, sind diese sog. medizinierten Öle für verschiedene Indikationen äußerlich und innerlich einsetzbar.*

10.1.7 Blutentzug (*rakta-mokṣaṇa*)

Heutzutage kommen hauptsächlich zwei Techniken des Blutentzugs zum Einsatz: **Aderlässe** (*sirāvedha*) bei systemischen Erkrankungen und **Blutegel** (*jalaukā*) bei lokalisierten Prozessen.

> **!** Beim lokalen sowie systemischen Blutenzug sind die hygienischen Vorschriften streng einzuhalten, um Infektionen zu vermeiden.

Die klassischen Texte warnen bei diesen Methoden v. a. vor der übertriebenen oder falschen Anwendung. Blutverlust führt zu einer starken Schwächung des Körpers, und schwerwiegende Komplikationen sind möglich. Der Blutentzug sollte demnach nur nach hinreichender technischer Ausbildung durchgeführt werden, und die Intensität der Anwendung ist unbedingt am Kräftezustand des Patienten auszurichten. Bei sachgerechter Durchführung ist der Blutentzug jedoch eine wertvolle Maßnahme, die Erfolge bei Symptomen erzielen kann, bei denen andere Therapieverfahren versagen.

Indikationen

Die klassischen Indikationen des Blutentzugs werden im Folgenden durch Erfahrungen aus der modernen medizinischen Praxis ergänzt.

Klassische Indikationen (vgl. *Caraka, Sū.* 24.11 ff.; *Śārṅgadhara, Uk.* 12.13 ff.)

- „**Blutverunreinigungen**" (*rakta-duṣṭi*, s. S. 342 ff.)
- alle **Hautkrankheiten**, insbesondere Dermatitiden
- Stomatitis, Konjunktivitis, Rhinitis und andere **entzündliche Schleimhautprozesse**
- **Eiterungs- und Fäulnisprozesse**
- **brennende** Empfindungen, Rötungen, **Schwellungen**
- **Abszesse, Zysten**
- **Tumore** (nur in frühen Stadien, ohne Blutungen)
- Gicht
- **Ischiasleiden** und **Femurkopfnekrose** (spezielle lokale Anwendungen)
- frühe Stadien der **Hepato- oder Splenomegalie** (insbesondere kongestiver Natur)
- ***pitta*-bedingte Kopfschmerzen** und **Bewusstseinsstörungen**
- **Aggressionen** und andere *pitta*-bedingte psychische Symptome

Weitere Indikationen für den Blutentzug

- arterielle **Hypertonie**
- **Varikosis**
- **Gefäßwandablagerungen**
- **Kongestionen**

Kontraindikationen

Die Kontraindikationen zum Blutentzug sind im Folgenden als Übersicht zusammengeführt.

Klassische Kontraindikationen (*Suśruta, Sū.* 14.24 und *Śār.* 8.3; *Śārṅgadhara, Uk.* 12.19 ff.)

- Kinder **< 16 Jahren** oder ältere Patienten **> 70 Jahre**; **ängstliche** Patienten; gesunde Personen
- **Gravidität, postpartal**
- allgemeine **Schwäche** (auch z. B. durch intensive Ausleitungsverfahren), Dehydratation, **Kachexie**
- **Diarrhö, Emesis**
- ausgeprägte **Dyspnoe**
- **Impotenz**
- **Anämie**
- **hämorrhagische Diathese**; Erkrankungen mit stärkeren **Blutungen** (z. B. Hämorrhoiden, blutende Tumore, Tuberkulose, Verletzungen)

Weitere Kontraindikationen

- **Marcumar**-Medikation
- (meldepflichtige) **Infektionskrankheiten** (über den Blutweg übertragbar)

Durchführung

Bei den **Standardschemata** des Blutentzugs (**Tab. 10.14**) werden grundsätzlich zwei Formen unterschieden: der systemische Aderlass und das lokale Ansetzen von Egeln. Die Anwendung erfolgt hierbei gemäß den Indikationen, die im Praxisteil (s. S. 137 ff.) mit entsprechenden Therapieempfehlungen ergänzt sind.

10.2 Äußerliche Anwendungen (*bahiḥ-parimārjana*)

Die äußerlichen Anwendungen, allen voran die Ölmassagen, stellen in unseren Breiten quasi den Inbegriff des Ayurveda dar. Tatsächlich wurden im Ayurveda eine **Vielzahl** von Anwendungen und Techniken hervorgebracht, die sich bei unterschiedlichsten Indikationen als effektiv erwiesen haben. Allerdings bilden sie im klassischen Ayurveda (v. a. in der nordindischen Tradition) nur einen von mehreren Therapieansätzen (s. S. 60 ff.).

Neben den Ölmassagen existieren spezielle lokale Ölanwendungen, aber auch Packungen, diaphoretische Verfahren, Beutelmassagen (**Abb. 10.3**), Abreibungen und Güsse. Die wichtigsten Verfahren werden im Folgenden kurz erklärt. Dabei sind

Tab. 10.14 Standardschemata zur modernen Durchführung des Blutentzugs (*rakta-mokṣaṇa*).

***rakta-mokṣaṇa*-Form**	**Vorbehandlung (*pūrva-karma*)**	**Hauptbehandlung (*pradhāna-karma*)**	**Nachbehandlung (*paścāt-karma*)**
rakta-mokṣaṇa Nr. 1 (Aderlass stark)	keine	systemische Erkrankungen: Entnahme von **20–50 ml** Blut durch eine großlumige Einmalkanüle	am *rakta-mokṣaṇa*-Tag: Meiden von körperlicher und psychischer Anstrengung; keine Exposition gegenüber starker Hitze oder Kälte
Ernährung	Meiden von saurer, sehr scharfer, salziger, kalter oder frittierter Nahrung		
Häufigkeit	**1–2× pro Woche**, bis zur Besserung der Symptome (ca. 3–10×)		
rakta-mokṣaṇa Nr. 2 (Aderlass langfristig)	s. *rakta-mokṣaṇa Nr. 1*		
Ernährung	s. *rakta-mokṣaṇa Nr. 1*		
Häufigkeit	alle **2–4 Wochen**, bis zur Besserung der Symptome		
rakta-mokṣaṇa Nr. 3 (Egel stark)	keine	lokalisierte Erkrankung: Ansetzen von 1–3 Blutegeln an entsprechender Stelle bis zur Sättigung der Egel	am *rakta-mokṣaṇa*-Tag: Versorgen der Bissstelle; Meiden von körperlicher und psychischer Anstrengung; keine Exposition gegenüber starker Hitze oder Kälte
Ernährung	Meiden von saurer, sehr scharfer, salziger, kalter oder frittierter Nahrung		
Häufigkeit	**1–2× pro Woche**, bis zur Besserung der Symptome (ca. 3–10×)		
rakta-mokṣaṇa Nr. 4 (Egel langfristig)	s. *rakta-mokṣaṇa Nr. 3*		
Ernährung	s. *rakta-mokṣaṇa Nr. 3*		
Häufigkeit	alle **2–4 Wochen**, bis zur Besserung der Symptome		

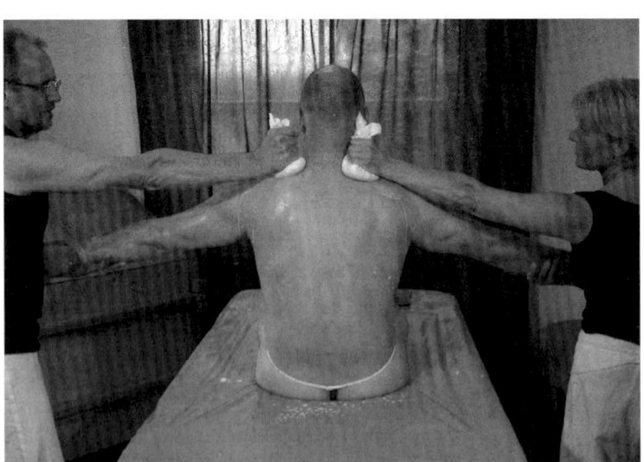

Abb. 10.3 Beutelmassage. Quelle: Rosenberg gGmbH – Europäische Akademie für Ayurveda

neben den klassischen Indikationen und Kontraindikationen auch Empfehlungen bezüglich der **Durchführungsstandards** und der Häufigkeit ihrer Anwendung erwähnt. Diese Angaben sind jeweils den Bedingungen des individuellen Falles anzupassen. Weitere Details zur Durchführung dieser Anwendungen finden sich bei Gupta, Stapelfeldt und Rosenberg (2006) sowie bei Rhyner (2004).

10.2.1 Ölmassagen (*abhyaṅga*)

Die folgenden Abschnitte vermitteln einen Überblick über die Wirkungen, Indikationen und Kontraindikationen von Ölmassagen.

Wirkungen

Ölmassagen zeichnen sich durch ein breites Anwendungsspektrum aus, daher werden an dieser Stelle ihre Wirkungen detaillierter ausgeführt.

Klassische Wirkungen bei Gesunden (*Caraka, Sū.* 5.85–89)

- *vāta*-reduzierend
- Nähren und Kräftigen der Gewebe, insbesondere der Haut, Muskeln und assoziierten Gewebe
- Erhaltung der Funktionsfähigkeit des Körpers und seiner Gewebe
- Verbesserung der Verletzungs- und Schmerztoleranz
- Reinigung der Haut und Beseitigung von schlechtem Körpergeruch
- Entspannung, Verbesserung des Schlafs
- Verbesserung der Sehfähigkeit

Zusätzliche Wirkungen

- Entspannung
- emotionaler Ausgleich
- Linderung psychosomatischer Leiden

Klassische Indikationen (*Suśruta, Ci.* 24.30)

- *vāta-/kapha*-Störungen, insbesondere des Bewegungsapparats und Nervensystems
- geschwächte, atrophierte, verhärtete Gewebe
- Muskelverspannungen
- Arthrosen
- körperliche Belastung und Verletzungen
- Verbesserung des Aussehens und der Beschaffenheit der Haut, insbesondere des Gesichts
- Hautkrankheiten
- als Vorbehandlung für die Haupteingriffe von *pañca-karma* (insbesondere Emesis und Purgieren)

Klassische Kontraindikationen (*Suśruta, Ci.* 24.35–37)

- *āma*
- akutes Fieber
- stark geschwächtes *agni* (*a-jīrṇa*)
- direkt nach *vamana, virecana* oder *nirūha-basti*
- starkes *kapha* und ausgeprägtes *medo-dhātu* (Alle Erkrankungen, die durch „Übernährung" = *tarpaṇa* entstehen; **Tab. 9.1**, S. 64 ff.)

Durchführung

Die Ölmassagen können mit mediziniertem Öl je nach Indikation 1 Woche lang 1× tägl., dann 2 Wochen alle 2 Tage und danach bei Bedarf 1–2× pro Woche durchgeführt werden:

- bei *vāta*-Störungen, insbesondere des Bewegungsapparats und des Nervensystems: *Nārāyaṇa-taila* (ersatzweise: Sesamöl)
- bei *kapha*-Hauterkrankungen und Psoriasis ohne offene Hautläsionen: *Mārīcyādi-taila*
- bei *pitta*-Hauterkrankungen und zur Wundheilung: *Jātyādi-taila*

10.2.2 Kopfmassage (*mukhābhyaṅga*)

Die Kopfmassagen (**Abb. 10.4**) erfolgen prinzipiell nach dem Schema der allgemeinen Ölmassagen, wobei im Folgenden die entsprechenden Indikationen und Kontraindikationen konkretisiert werden.

Klassische Indikationen (*Suśruta , Ci.* 24; *Vāgbhaṭa, Sū.* 22)

- *vāta*-Erkrankungen im Kopfbereich (insbesondere *vāta*-Kopfschmerzen)
- Schlaflosigkeit
- schlaffe Gesichtshaut
- geschwächte Sinnesorgane

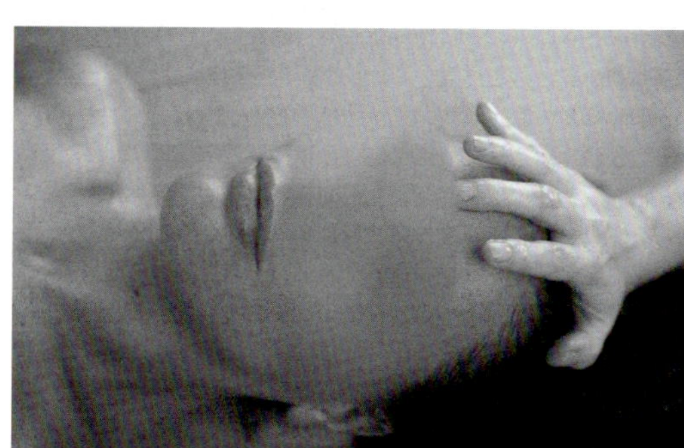

Abb. 10.4 Kopfmassage. Quelle: Rosenberg gGmbH – Europäische Akademie für Ayurveda

- trockene Kopfhaut, Haarausfall, dünner Haarwuchs, Unreinheiten der Kopfhaut, Schuppenbildung

Kontraindikationen

- Fieber
- akute (Haut)Erkrankungen (Entzündungen)

10.2.3 Rückenmassage (*pṛṣṭhābhyaṅga*)

Die Durchführung der Rückenmassagen kann nach allgemeinem Schema (s. o.) erfolgen, wobei an dieser Stelle die speziellen Indikationen und Kontraindikationen kurz zusammengefasst sind.

Indikationen

- *vāta*-Erkrankungen im Rückenbereich
- Rückenschmerzen
- muskuläre Verspannungen
- Bandscheibendegeneration
- Lumbago
- Syndrom der Halswirbelsäule (HWS), Brustwirbelsäule (BWS) und Lendenwirbelsäule (LWS)
- Ischiasleiden

Wichtige Kontraindikationen

- Fieber
- akute (Haut)Erkrankungen (Entzündungen)

10.2.4 Fußmassagen (*pādābhyaṅga*)

Fußmassagen (**Abb. 10.5**) verleihen den Füßen Stabilität, Kraft und Weichheit. Nach klassischer Vorstellung besteht eine feinstoffliche Verbindung zwischen der Fußsohle und den Augen, sodass mit Fußmassagen ebenfalls eine Verbesserung des Sehvermögens erreicht werden kann.

Die Durchführung kann anhand des allgemeinen Schemas für Ölmassagen (s. o.) erfolgen. Im Folgenden sind die speziellen Indikationen und Kontraindikationen als Übersicht dargestellt.

Indikationen

- lokale Rauheit, Hornhaut, Hautrisse und Steifigkeit

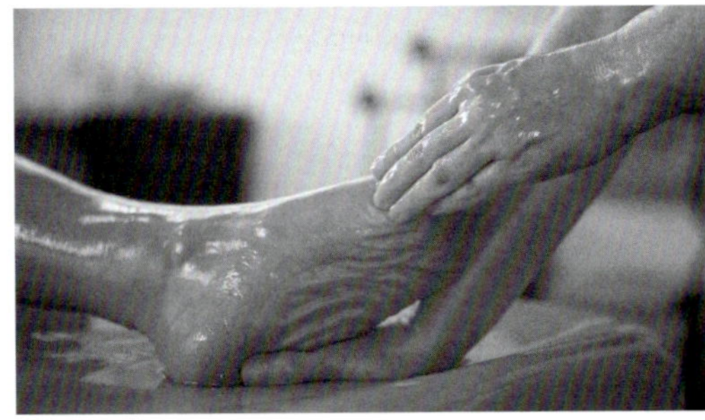

Abb. 10.5 Fußmassage. Quelle: Rosenberg gGmbH – Europäische Akademie für Ayurveda

- Müdigkeit und Taubheitsgefühle
- *vāta*-Erkrankungen der Sehnen und Bänder im Fußbereich (z. B. Kontrakturen)
- *vāta*-Aggravation
- Schlafstörungen

Wichtige Kontraindikationen

- offenen Wunden an den Füßen
- lokale Mykosen
- Krampfadern mit Thromboseneigung

10.2.5 Ölstirnguss (*śiro-dhārā*)

Mit Ölstirngüssen können gezielt psychische Symptome und Störungen im Kopfbereich behandelt werden. Die folgenden Abschnitte vermitteln einen Überblick zu den Indikationen, Kontraindikationen sowie der Durchführung.

Indikationen

- innere Anspannung und Stress
- psychosomatische Leiden
- Schlafstörungen
- chronische Kopfschmerzen
- Hypertonie
- Erkrankungen im Kopfbereich verschiedener Genese

Wichtige Kontraindikationen

Zu den Kontraindikationen zählen v. a. Zustände, die durch die besondere Lagerung während des Ölstirngusses verschlimmert werden könnten:

- HWS-Blockaden
- Schwindel
- Kopfschmerzen

Daneben zählen Hautprobleme, die evtl. auf die Öle reagieren, ebenfalls zu den Kontraindikationen.

Durchführung

Die Anwendung kann 1 Woche lang 1× tägl., dann 2–4 Wochen alle 2 Tage und danach möglichst 1× pro Woche erfolgen, wobei man folgende warme Flüssigkeiten ca. 25 min in einem dünnen Strahl bei leichtem Schwenken über die Stirn laufen lässt:

- bei neurologischen und psychischen Störungen: *Nārāyaṇa-taila*
- bei *pitta*-Symptomen und *pitta*-dominierter Hypertonie: 1:3 mit Wasser verdünnter, entfetteter Joghurt (*takra*)

Grundsätzlich gilt, dass das Öl bei *pitta*-Erkrankungen im Kopfbereich nicht zu warm sein sollte. *takra* ist im Ayurveda ein verdünntes, entfettetes Joghurtprodukt mit spezifischen Eigenschaften und Wirkungen, das sich besonders bei *pitta*-Symptomen eignet.

10.2.6 Dauerölanwendung am Schädel (*śiro-basti*)

Durch Dauerölanwendungen am Schädel wird eine intensivere Wirkung als mit Ölstirngüssen erreicht. Im Folgenden sind die entsprechenden Indikationen, Kontraindikationen und die Durchführung kurz aufgezeigt.

Indikationen

- *vāta*-Störungen
- degenerative Erkrankungen des Gehirns, wie Sensibilitätsstörungen, Lähmungen, insbesondere Fazialisparese, Morbus Parkinson, multiple Sklerose, Z.n. Apoplex etc. (*majjā-kṣaya*)
- Schlafstörungen
- chronische Kopfschmerzen; Migräne
- Trockenheit der Nasen- und Mundschleimhäute
- ophthalmologische Störungen
- Haarausfall, brüchige Haare, Juckreiz am Kopf, Unreinheiten der Kopfhaut, Schuppenbildung

Wichtige Kontraindikationen

- HWS-Störungen
- akute Bewusstseinsstörungen
- ausgeprägte Unruhe

Durchführung

1 Woche lang 1× tägl., dann 2–4 Wochen alle 2 Tage und danach möglichst 1× pro Woche wird folgendes medizinìertes Öl in eine am Kopf abgedichtete Lederkappe gefüllt und 30–50 min warm gehalten:

- *Nārāyaṇa-taila*

10.2.7 Dauerölanwendung an der Wirbelsäule (*kaṭi-basti*)

Im LWS-Bereich nennt man diese Anwendung *kaṭi-basti*, im BWS-Bereich *pṛṣṭha-basti* und im HWS-Bereich *grīva-basti*.

Indikationen

- degenerative Erkrankungen der Wirbelsäule
- muskuläre Verspannungen im Bereich der Wirbelsäule
- Rückenschmerzen (insbesondere im Bereich der LWS)
- chronisch Bandscheibenleiden
- Ischiassyndrom

Wichtige Kontraindikationen

Im Allgemeinen ist diese Dauerölanwendung kontraindiziert beim Bestehen von Zuständen, die durch die besondere Lagerung verschlimmert werden könnten. Ansonsten gelten folgende Kontraindikationen:

- akute Entzündungszustände
- Krankheitsbilder, die eine Beteiligung von *āma* aufweisen
- akute Schmerzzustände (Prolaps, Protrusion; Ischiasschmerzen)
- lokale Hautläsionen
- evtl. lokale Tumore

Durchführung

Diese Daueranwendung ist 1 Woche lang 1× tägl. und danach 2 Wochen alle 2 Tage durchzuführen, bis sich die Symptome verbessert haben, indem in einem Teigring aus *Māṣa* (Vigna mungo) 45 min folgendes medizinìertes Öl warm gehalten wird:

- *Nārāyaṇa-taila*

10.2.8 Augenbehandlung (*akṣi-* oder *netra-tarpaṇa*)

Im Folgenden sind die klassischen Indikationen, Kontraindikationen sowie die Durchführung von Augenbehandlungen im Überblick dargestellt.

Klassische Indikationen

Zu den klassischen Indikationen gehören verschiedene ophthalmologische Störungen (*Bhāvamiśra*, 1.7.6.169 ff.), wie z. B.

- Müdigkeitsgefühl der Augen,
- Verspannung und Schwäche der Augenmuskulatur,
- Trockenheit der Augen, Sicca-Syndrom (z. B. beim Sjögren-Syndrom),
- Sehschwäche,
- Retinopathien (z. B. im Frühstadium: Makuladegeneration, Netzhautablösung),
- posttraumatische Behandlung der Augen,
- Ptosis,
- Strabismus.

Wichtige Kontraindikationen

- akute lokale Entzündungsprozesse
- Glaukom, erhöhter Augeninnendruck
- regnerisches Wetter oder klimatische Extreme
- Bewusstseinsstörungen
- ausgeprägte Unruhe

Durchführung

Diese Anwendung ist 1 Woche lang 1× tägl. und danach 2 Wochen jeden zweiten Tag durchzuführen, bis sich die Symptome gebessert haben, indem in einem Teigring aus *Māṣa* (Vigna mungo) 25 min folgendes mediziniertes Butterreinfett warm gehalten wird:

- *Triphalā-ghṛta*

10.2.9 Ohrfüllung (*karṇa-pūraṇa*)

Ohrfüllungen sind lokale Ölanwendungen, bei denen das Öl über mehrere Stunden im Gehörgang verbleibt.

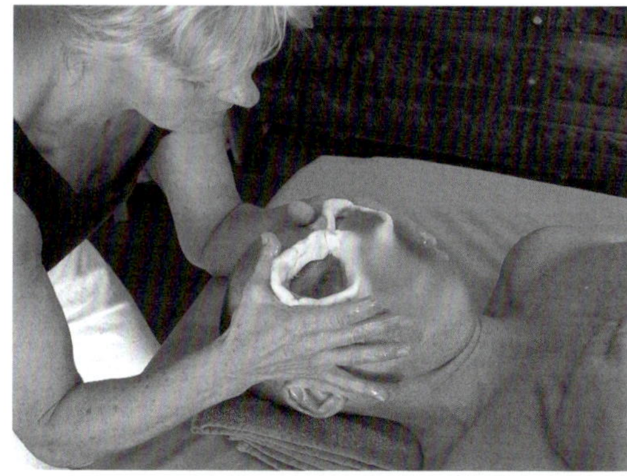

Abb. 10.6 Augenbehandlung mit einem Teigring. Quelle: Rosenberg gGmbH – Europäische Akademie für Ayurveda

Klassische Indikationen (*Caraka*, *Sū.* 5.84 und 1.7.5.86 ff.)

- *vāta*-Erkrankungen der Ohren
- Schwerhörigkeit und Taubheit
- Tinnitus, Morbus Menière
- Kiefergelenkstarre
- Nackenverspannungen (auch Tortikollis)
- Fazialisparese
- Trigeminusneuralgie
- starke Zerumenbildung im äußeren Gehörgang

Wichtige Kontraindikationen

- perforiertes Trommelfell
- akute Entzündungen, Mykosen oder Abszesse im äußeren Gehörgang

Durchführung

Die Durchführung erfolgt zunächst 1 Woche lang 1× tägl., dann 2–4 Wochen alle 2 Tage und danach möglichst 1× pro Woche, indem warmes mediziniertes Öl in den äußeren Gehörgang des betroffenen Ohres gefüllt wird (**Abb. 10.7**). Der Gehörgang wird nachfolgend mit einem Wattebausch verschlossen, und das Öl sollte 3–4 Stunden dort verbleiben. Je nach Indikation werden unterschiedliche Öle verwendet:

- bei neurologischen Störungen: *Nārāyaṇa-taila*
- bei Schwerhörigkeit: *Bilvādi-taila*
- zum Reinigen des äußeren Gehörganges: *Apāmārga-kṣāra-taila* (ersatzweise: Olivenöl)

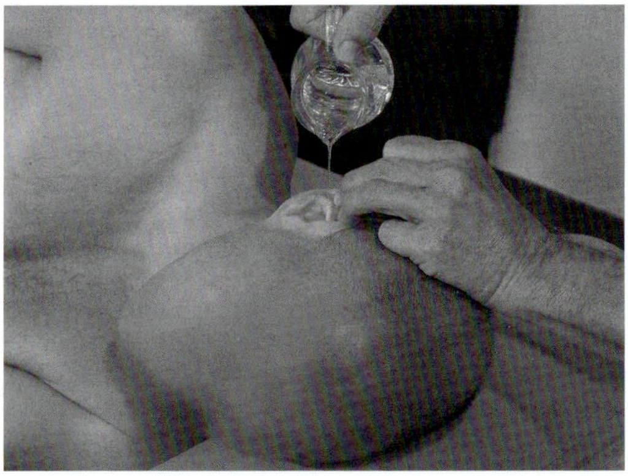

Abb. 10.7 Ohrfüllung. Quelle: Rosenberg gGmbH – Europäische Akademie für Ayurveda

10.2.10 „Ölziehen" (*gaṇḍūṣa*)

Es gibt zwei verschiedene klassische Verfahren des „Ölziehens" [8] bzw. der Ölspülungen des Mundes: Bei *gaṇḍūṣa* wird nur Öl, bei *kavala* auch pflanzliche Pulver zusätzlich verwendet.

Im Allgemeinen sollen Ölanwendungen im Mundraum Zähne, Zahnfleisch und Kiefer kräftigen sowie die Stimme und Geschmackswahrnehmung verbessern. Spezielle Indikationen sind in dem folgenden Abschnitt aufgeführt.

Klassische Indikationen (*Caraka, Sū.* 5.78 ff.; *Bhāvamiśra* 1.7.5.26 ff.)

- Trockenheit der Mundschleimhaut
- trockene, rissige Lippen und trockener Rachen
- Mundgeruch
- Verbesserung des Appetits
- Straffung der Gesichtskonturen
- Gingivitiden und Zahnschmerzen bzw. -erkrankungen (Prävention)
- Dysarthrie, Dysphasie
- Stomatitis, Neoplasmen im Mundraum, Fazialisparese und Gesichtsneuralgien

Wichtige Kontraindikationen

Generell richten sich die Kontraindikationen nach der Wahl der verwendeten Öle. Besondere Vorsicht ist bei *kapha*-dominierten, entzündlichen und neoplastischen Prozessen im Mundraum geboten.

Durchführung

Bei *gaṇḍūṣa* werden 1× tägl. 1–2 Esslöffel (EL) mediziniertes Öl für ca. 10–15 min im Mund behalten:

- standardmäßig: *Nārāyaṇa-taila* (ersatzweise: reines Sesamöl)
- bei entzündlichen Prozessen der Mundschleimhaut: reines *ghī*

10.2.11 Wärmebehandlungen (*svedana*)

Wärmebehandlungen haben einen wärmezuführenden Einfluss auf die *vāta*- und *kapha-doṣa* und sind generell zur Ausscheidung von Abfallstoffen (*mala*), zur Erhöhung der Leitfähigkeit selbst feinster Transportbahnen (*srotas*) im gesamten Körper sowie zur Anregung des Flüssigkeitsaustausches in den Geweben geeignet.

Im Folgenden werden die klassischen Indikationen und Kontraindikationen sowie die Durchführung verschiedener Wärmebehandlungen vorgestellt.

Klassische Indikationen

Die klassischen Indikationen für Wärmebehandlungen sind in **Tab. 10.15** mit konkreten Hinweisen zu den entsprechenden Verfahren versehen.

Klassische Kontraindikationen (*Caraka, Sū.* 14.16 ff.)

Es folgen die klassischen Kontraindikationen für Wärmebehandlungen:

- ausgeprägte *pitta*-Konstitution oder *pitta*-Aggravation
- extremes Übergewicht
- starker Hunger oder Durst
- stark beeinträchtigter Allgemeinzustand, Kachexie (= *dhātu-kṣaya*, v. a. *śukra* und *ojas*), Ex-

[8] Bekannt ist in diesem Zusammenhang auch das Ölziehen, bei dem das Öl durch die Zähne gezogen wird. Im klassischen Ayurveda wird dieses nicht als notwendig erachtet, sondern das Öl – wie beschrieben – einfach im Mund behalten und nachfolgend verworfen.

Tab. 10.15 Klassische Indikationen von Wärmebehandlungen (*svedana*; *Caraka*, *Sū*. 14.20–24).

Indikationen	Beispiele für geeignete Verfahren
Vorbehandlung für die Ausleitungsverfahren	Schwitzkabine vor Emesis und Purgation; lokal: Wärmflaschen vor den Einläufen und der nasokranialen Ausleitung
Rhinitis, Sinusitis	Sudation des Kopfes, z. B. Dampfinhalation, wärmende Auflagen
Schluckauf, Husten, Bronchialkatarrhe, Dyspnoe, Asthma	thorakale Wärmebehandlung in jeglicher Form; Inhalationen
Heiserkeit, Laryngitis, Pharyngitis, Tonsillitis	Inhalationen, Wickel
Otalgien, Nacken-, Hals- und Kopfschmerzen (durch *vāta- oder kapha*-bedingt)	Wärmekissen, Wärmflasche, heiße Rolle
muskuläre Verspannungen, Steifheit, Spasmen oder Kontrakturen	lokal: z. B. Wärmekissen, Wärmflaschen, heiße Rolle, Packungen; gesamter Körper: Schwitzkabine
Tremore	lokal: *nāḍī-sveda* (Vaporisator); gesamter Körper: Schwitzkabine
Paresen oder Paralysen sowie Neuritiden und Neuralgien	lokal: *nāḍī-sveda* (Vaporisator); gesamter Körper: Schwitzkabine **!** Bei mangelndem Schmerz- oder Hitzeempfinden besteht Verbrennungsgefahr.
Kältegefühl, Taubheitsgefühl, Schweregefühl	lokal: z. B. Wärmekissen, Wärmflaschen oder heiße Rolle; gesamter Körper: Schwitzkabine
Meteorismus, Obstipation, spastische Bauchschmerzen und Koliken	abdominale Wärmeanwendungen: z. B. Wärmflasche
Rückenschmerzen, Ischiasleiden, Wirbelsäulendeformitäten, Glieder- und Gelenkschmerzen	lokal: z. B. Wärmekissen, Wärmflaschen, heiße Rolle, Packungen; gesamter Körper: Schwitzkabine
āma	trockene Hitze, z. B. Sandbeutel
Entzündungsprozesse	lokale Formen zur Ausreifung der Entzündung **!** Eine zu starke Hitzeentwicklung sollte vermieden werden.
Tumore, Zysten	*upanāha-sveda* (Packung), z. B. mit *Daśāṅga-lepa*
Dysurie und Oligurie	Sitzbäder
Hämorrhoiden, Fisteln, benigne Prostatahypertrophie	warme Sitzbäder; traditionell als Vor- und Nachbehandlung bei chirurgischen Eingriffen
postpartal	Traditionell erfolgt eine Beräucherung der Genitalien mit *Yavānī*(Trachyspermum ammi)-Samen.

sikkose bzw. allgemeine „Trockenheit" (*rūkṣatā*) der Gewebe, Dehydratation
- Gravidität
- unter akutem Alkoholeinfluss, Alkoholiker
- akute Vergiftungen
- ausgeprägte Somnolenz oder Bewusstseinsstörungen
- ausgeprägte emotionale Unausgeglichenheit (z. B. Aggression, Ängste), psychiatrische Grenzsituationen
- hämorrhagische Diathese

- Ikterus, Aszites, Leberzirrhose, Anämie
- schlecht eingestellter Diabetes mellitus (insbesondere mit Neuropathien)
- Diarrhöe
- Analprolaps
- Hodenschwellung (z. B. Hernien, Hydrozele)

> ! Durch Polyneuropathie kann die Wahrnehmung von Wärmereizen beeinträchtigt sein. Es besteht Verbrennungsgefahr.

Durchführung

Im Folgenden wird die standardisierte Durchführung von drei Verfahren der Wärmebehandlung detaillierter dargestellt.

Ganzkörperdampfbad (*vāṣpa-sveda*)

Beim Ganzkörperdampfbad verweilt der Patient unter Zusatz von *vāta*-reduzierenden Pflanzen 1 Woche lang 1× tägl., dann 2 Wochen alle 2 Tage und nachfolgend bei Bedarf 1–2× pro Woche im Anschluss an die Ölmassage im Dampfbad, bis der Körper gut durchwärmt und mit einem Schweißfilm bedeckt ist:

- *Nirguṇḍī*(Vitex negundo)-Blätter
- ersatzweise: Vitex trifolia[9]

Wärmepackung (*upanāha-sveda*)

1 Woche lang 1× tägl., dann alle 2 Tage für 2 Wochen und danach nach Bedarf 1–2× pro Woche für 2 Stunden werden folgende erwärmte Pflanzenteile lokal aufgetragen und leicht fixieren:

- *Nirguṇḍī*(Vitex negundo)-Blätter
- ersatzweise: Vitex trifolia oder Symphytum officinalis = Beinwell-Pulver

Am wirkungsvollsten sind die frischen Blätter von *Nirguṇḍī* (Vitex negundo). Da diese in Europa kaum erhältlich sind, außer ggf. die Blätter des in warmen Zonen heimischen Vitex trifolia, kann man für lokale Anwendungen (*upanāha-sveda* oder *lepa*) Beinwell(Symphytum officinalis)-Pulver aufkochen. Beinwell besitzt eine entzündungshemmende und abschellende Wirkung und reduziert zudem lokal Schmerzen.

Trockene Wärme (*rūkṣa-sveda*)

In ein dünnes Baumwolltuch (ca. 40×40 cm) werden ca. 150–200 g feiner Sand gegeben, der zu einem Beutel (*piṇḍa*) gebunden bei 100 °C im Ofen erwärmt wird. Mit diesem Beutel werden mehrmals am Tag die betroffenen Gelenke betupft, bis Schwellungen, Schmerzen und *āma* reduziert sind.

10.2.12 Nährende Beutelmassage (*piṇḍa-sveda*)

Nährende Beutelmassagen werden hauptsächlich bei degenerativen Erkrankungen des Nervensystems eingesetzt.

Indikationen

- Paresen, Paralysen
- Polyneuropathien
- multiple Sklerose
- Morbus Parkinson
- Poliomyelitis
- Myopathien, Muskeldystrophien

Wichtige Kontraindikationen

- *kapha*-Zustände
- empfindliche Hauterscheinungen

Durchführung

Diese nährende Wärmebehandlung wird wahlweise mit einer besonderen Reisart (*Ṣaṣṭikaśāli*) oder mit *Māṣa* (Vigna mungo, Hindi: Urid oder Urad) durchgeführt.

Hierfür wird ein Milchsud aus *Aśvagandhā* (Withania somnifera) oder *Balā* (Sida cordifolia) vorbereitet. Die weichgekochten Reiskörner bzw. Linsen werden in ein dünnes Baumwolltuch (ca. 40×40 cm) eingeschlagenen und das Tuch zu einem Beutel (*piṇḍa*) gebunden. Diese Beutel legt man in den Milchsud. Die Beutelmassage erfolgt so lange am gesamten Körper, bis die Masse aus den Beuteln ausgetreten ist. Die Beutel sind während der Behandlung immer wieder in den Milchsud zu tauchen. Die Anwendung ist 1× tägl. über 1–2 Monate nach einer Ölmassage durchzuführen.

---

[9] Vitex trifolia ist in Südeuropa heimisch und daher u. U. leichter erhältlich.

10.2.13 Wärmebehandlung mit Salzbeuteln

Eine weitere Variante der äußerlichen Wärmebehandlung ist die Anwendung von Salzbeuteln, zu denen die Indikationen, Kontraindikationen und standardisierte Durchführung in den folgenden Abschnitten aufgeführt sind.

Indikationen

- *srotas*-Blockaden
- verhärtete Gewebe
- entzündliche Veränderungen der Nerven (Neuritis)

Wichtige Kontraindikationen

- Hautläsionen
- Vorsicht bei *pitta*-Zuständen

Durchführung

In ein dünnes Baumwolltuch (ca. 40×40 cm) wird ausreichend Salz gegeben, das Tuch zu einem Beutel (*piṇḍa*) gebunden und bei 50 °C im Ofen erwärmt. Die Beutel werden vorbereitet und warm gehalten. Bei der Anwendung betupft man damit 30–40 min Rücken und Oberschenkel. Besonders geeignet ist:

- *Saindhava* (rosafarbenes Steinsalz) 150–200 g

10.2.14 Trockene Pulverabreibung (*udvartana*)

Trockene Pulverabreibungen eignen sich im Allgemeinen zur Verbesserung der Hautqualität (Peeling-Effekt) und führen aufgrund der Anregung der Durchblutung zu einer guten Hautfärbung. Besondere Indikationen sind im folgenden Abschnitt aufgelistet.

Indikationen

- *kapha*-Aggravation
- *medas*-Störungen

Wichtige Kontraindikationen

- *vāta*-Erkrankungen
- Abmagerung (Kachexie)

Durchführung

Die Anwendung kann standardmäßig 1 Woche lang 1× tägl., dann 2 Wochen alle 2 Tage erfolgen und danach nach Bedarf 1–2× pro Woche, wobei jeweils frisch eine Paste aus Gerstenmehl, *Triphalā-cūrṇa* und Kalmuspulver mit warmem Wasser angerührt und der gesamte Körper mit ausreichendem Druck ca. 15–30 min abgerieben wird.

10.2.15 Packungen (*lepa*)

Je nach der verwendeten Droge sind die Wirkungen von Packungen unterschiedlich, wobei im Allgemeinen eine Verbesserung der Hautqualität sowie die Linderung von Hautkrankheiten und lokalen Krankheitsprozessen möglich sind.

Indikationen

- lokale Entzündungen und Schwellungen
- Schmerzen
- Juckreiz
- Hautkrankheiten

Wichtige Kontraindikationen

- Hautläsionen

Durchführung

Zur Durchführung sollte 1× tägl. über 1 Woche, dann alle 2–3 Tage eine Paste angerührt und auf die betroffenen Hautstellen aufgetragen werden. Diese lässt man mindestens 2, möglichst aber 8 Stunden (z.B. über Nacht), einwirken. Dazu empfiehlt sich ggf. ein leichtes Fixieren. Die Behandlung kann so lange durchgeführt werden, bis sich die Symptomatik verbessert hat.

10.2.16 Kauterisation (*agni-karma*)

Bei ausgeprägter Schmerzsymptomatik ist die kurzfristige, intensive Hitzeanwendung an Punkten maximaler Schmerzintensität eine sehr hilfreiche Therapieform. Es handelt sich um eine traditionelle Wissenschaft mit differenzierten Techniken und Indikationen.

> ! Bei der Kauterisation sind die Hygiene- und andere gesetzliche Vorschriften unbedingt zu beachten. Grundsätzlich ist diese Maßnahme nur von versierten Behandlern durchzuführen, die diese Kunst nachhaltig erlernt haben und gesetzlich qualifiziert sind, Hautpenetrationen durchzuführen. Es bedarf der vorherigen Aufklärung und Zustimmung des Patienten, da bei der Anwendung Verbrennungen auftreten können.

Durchführung

Bei der klassischen Behandlung werden glühende Sonden aus unterschiedlichem Metall verwendet. Die ca. 5 mm dicke Spitze wird in minimalem Abstand über die entsprechende Hautstelle gehalten, bis der Patient einen starken Schmerz verspürt. Kleinere Brandblasen entstehen häufig, heilen aber zumeist ohne Narbenbildung ab.

Bei einer einfachen Variante dieser Anwendung wird ein Wattebausch aus reiner Baumwolle mit einer Arterienklemme mit hochprozentigem Alkohol getränkt und angezündet. Vorsicht ist geboten, da der brennende Alkohol auf die Haut des Patienten tropfen kann, wenn der Wattebausch nach dem Tränken nicht hinreichend ausgedrückt wurde. Als Schutz kann ein dickes Blatt, möglichst mit *vāta*-reduzierenden Eigenschaften, zwischen Haut und Flamme gelegt werden. Diese Anwendung ist 1× tägl. durchzuführen, bis sich die Symptomatik verbessert hat.

10.3 Medikamentöse Therapie (*dravyaguṇa*)

Die medikamentöse Therapie bildet eine wichtige Säule der Ayurveda-Behandlung. Sie greift auf einen jahrhundertealten Erfahrungsschatz bei der Anwendung am Menschen zurück. Nach Meinung der Autoren ist dies bereits ein Beleg für die Wirksamkeit und generelle Unbedenklichkeit der traditionellen Ayurveda-Heilmittel, sofern sie nach klassischen Richtlinien hergestellt und in der vorgeschriebenen Dosierung verabreicht werden.

Es wurde bewusst auf die Empfehlung von in Europa heimischen Heilmitteln als Ersatz für ayurvedische verzichtet. Sicherlich ist eine Klassifikation hiesiger Heilpflanzen nach ayurvedischen Kriterien wünschenswert, allerdings müssen dazu in Fachkreisen eindeutige Belege erarbeitet werden und diesbezügliche Langzeituntersuchungen stehen noch aus.

10.3.1 Einzeldrogen und Kombinationspräparate

Detaillierte ayurvedische Beschreibungen der Wirkungen von **über 700 Heilpflanzen** finden sich bereits im Altertum. Diese Pflanzen wurden zu unzähligen klassischen Rezepturen in unterschiedlicher Darreichungsform kombiniert (**Tab. 10.22**, S. 109).

Im Ayurveda werden oft große Mengen unterschiedlicher Einzeldrogen gemeinsam verabreicht – Kombinationen von 20 oder gar 50 Einzeldrogen sind keine Seltenheit. Teilweise werden sogar Pflanzen kombiniert, die nach klassischer Terminologie die gleiche Wirkung besitzen. Man muss davon ausgehen, dass eine Steigerung der Wirksamkeit durch einen **Synergieeffekt** beobachtet wurde.

Als Grundlage zur Erklärung der vielen pharmakologischen Wirkungen (**Tab. 10.21**, S. 103 ff.) verwendet man im Ayurveda andere Kriterien als die heutige Naturwissenschaft. Zum Beispiel gelten physikalische und pharmakologische Eigenschaften (**Tab. 10.17**, S. 99 ff.) sowie der Geschmack (**Tab. 10.19**, S. 102) als wichtige Indikatoren für die Wirkrichtungen. Auch tierische (**Abb. 10.8**) und mineralische Produkte werden seit jeher im Ayurveda verwendet und mit pflanzlichen kombiniert.

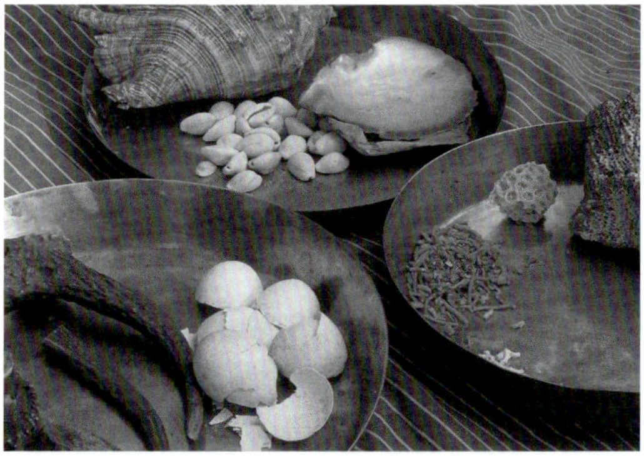

Abb. 10.8 Neben mineralischen und pflanzlichen Substanzen werden auch tierische Produkte verwendet. Quelle: Rosenberg gGmbH – Europäische Akademie für Ayurveda

rasa-Präparate

Auf eine besondere Klasse von ayurvedischen Präparaten soll an dieser Stelle hingewiesen werden, die sog. *rasa*-Präparate oder *rasauṣadha*. Diese Produktform ist hoch wirksam und bei der **Therapie schwerer Erkrankungen** unverzichtbar. Sie basiert u. a. auf Schwermetallen und hat dadurch in Deutschland zu einigen kontroversen Diskussionen geführt.

rasa-Präparate werden nach klassischen Vorgaben in höchst aufwendigen Verfahren mit Pflanzensäften verrieben (Trituration) und unter Zuführung von intensiver Hitze (Kalzinierung) in einem über Wochen bis Monate andauernden Prozess so oft bearbeitet, bis die Grundsubstanz ihre Schädlichkeit verliert. Dieser Prozess hat sich aus der traditionellen indischen Alchemie (*rasa-śāstra*) entwickelt und ist vergleichbar mit der Arzneimittelherstellung der Spagyrik und einzelnen Verfahren der Homöopathie.

> ! Wenn *rasa*-Produkte nicht gemäß klassischer Richtlinien hergestellt werden, kann ihre Einnahme zu Schwermetallbelastungen und toxischen Wirkungen führen. Bei ihrem Einsatz ist somit Vorsicht geboten, die Herstellungsrichtlinien müssen strikt beachtet werden und die Dosierungshinweise sind streng einzuhalten.

Bislang gibt es auf dem europäischen Markt keine offizielle Regelung zum Vertrieb oder der Anwendung von *rasa*-Präparaten. Sie sind derzeit nicht verboten und werden teilweise als Nahrungsergänzungsmittel in den Handel gebracht. Aufgrund ihrer hohen Wirksamkeit wäre die kontrollierte Produktion und der gesetzlich regulierte Import und Vertrieb jedoch auch im euopäischen Raum wünschenswert.

Präparatkennzeichnung

Die *rasa*-Präparate sind im Praxisteil jeweils gesondert mit **Warnhinweisen** versehen (meist endet der jeweilige Name auf den Begriff *rasa*). Ferner wurden Präparate gekennzeichnet, die auf ursprünglich toxischen Pflanzen beruhen (z. B. Eibe, Eisenhut, Stechapfel). Auch bei der Herstellung dieser Präparate werden traditionelle Verfahren verwendet, um die schädlichen Wirkungen der Ausgangssubstanz zu beseitigen. Werden sie nach klassischen Vorgaben hergestellt und in der genannten Dosierung eingenommen, sind keine Nebenwirkungen zu erwarten.

Präparatauswahl

Wie bei allen Ayurveda-Therapieverfahren ist die Wahl der Medikamente den individuellen Faktoren des gegebenen Falles anzupassen (Symptombild, Konstitution, Verträglichkeit etc.). Diesem ayurvedischen Grundsatz widerspricht anscheinend das Vorgehen, für die beschriebenen Krankheitsbilder standardisierte Therapieschemata vorzugeben. Tatsächlich sollen die Standards lediglich Ausgangspunkte und Vorschläge für die individuelle Therapie darstellen und anhand der Zusatzinformationen in den Praxiskapiteln (s. S. 137 ff.) einen flexiblen und sicheren Einsatz der ayurvedischen Heilmittel ermöglichen.

> Es werden grundsätzlich alle zu der jeweiligen Therapie vorgestellten Präparate kombiniert über den Tag verabreicht. Einschränkungen und Alternativen sind direkt im Text vermerkt.

Da in diesem Buch nicht die gesamte Heilmitteltherapie beschrieben werden kann, sei auf das Werk von Zoller und Nordwig (1997) verwiesen. Bezugsadressen sind im Anhang zu finden (s. S. 382 ff.).

Terminologie

In den Präparaten können verschiedene Pflanzenteile Verwendung finden, deren Bezeichnungen in **Tab. 10.16** aufgeführt sind.

10.3.2 Pharmakologische Grundlagen

Die ayurvedische Pharmakologie beruht auf anderen Prinzipien als die moderne Naturwissenschaft.

Physikalisch-pharmakologische Eigenschaften bilden die Basis des ayurvedischen Denkens. Alle Substanzen – innerhalb und außerhalb des Körpers – besitzen solche oder ähnliche Qualitäten. Anhand der Zu- bzw. Abnahme dieser Eigenschaften lassen sich physiologische und pathologische Prozesse festmachen. Das rechte Maß im Wandel der inneren und äußeren Einflüsse zu erhalten (Balance = *sama*), ist das ausgemachte Ziel des Ayurveda.

Tab. 10.16 Pflanzenteile

Pflanzenteil		botanischer Fachterminus
mūla	Wurzel	Radix
kanda	Wurzelstock/ Knolle	Rhizoma
mūla-tvak	Rinde der Wurzel	Cortex radicis
kāṇḍa	Stengel, Stamm, Rohr	Stipites
(kāṇḍa)-tvak	Rinde des Stammes	Cortex
patra, parṇa	Blatt	Folia
puṣpa	Blüte	Flor
phala	Frucht	Fructus
bīja	Samen	Semen
kṣīra	Milchsekret	Latex
kaṇṭa(ka)	Dorn	Spina
pañcāṅga	gesamte Pflanze	Herba

Die *doṣa* sind die Steuerkräfte der Eigenschaftenverteilungen (Milieus) im Körper. Jedem *doṣa* sind bestimmte Qualitäten eigen (**Tab. 5.1**, S. 16). Ausgleichen lässt sich ein *doṣa* bzw. die pathologische Ausprägung von Eigenschaften und somit der pathologische Prozess mithilfe entgegengesetzter Eigenschaften. Insofern ist die klassische Ordnung von Eigenschaften in Gegensatzpaare mit ihren Wirkungen sinnvoll (**Tab. 10.17**). Es handelt sich um grundlegende, allgemein formulierte Wirkungen, die auf sämtliche Substanzen und Phänomene des Körpers und der Umwelt angewendet werden können. Die Liste ist nicht erschöpfend; andere Eigenschaften sind ebenfalls gängig.

Geschmacksrichtungen

Die Geschmacksrichtungen sind in Bezug auf ihre Qualität, ihre *doṣa*-Zuordnung und Gewebewirkungen in **Tab. 10.18** (S. 101) aufgeführt. Die systemischen Wirkungen zeigt **Tab. 10.19** (S. 102) und die negativen Wirkungen **Tab. 10.20** (S. 102 ff.).

Wirkungen

Im Ayurveda werden verschiedene pharmakologische Wirkungen unterschieden (**Tab. 10.21**, S. 103 ff.).

Tab. 10.17 Zehn Gegensatzpaare der Eigenschaften (*gurv-ādi-guṇa*; *Caraka*, *Sū.* 1.49).

Eigenschaft	Elemente	*doṣa*		Wirkungen
schwer (*guru*)	Wasser Erde	*kapha*	+	nährend, sättigend, aufbauend (*bṛṃhaṇa*)
		vāta	–	gewichtsvermehrend; Ursache für Schweregefühl, Trägheit, Benommenheit; Verlangsamung der Verdauung; Dämpfung der physiologischen Wirkung der *doṣa*
leicht (*laghu*)	Feuer Äther Luft	*vāta*	+	gut verträglich und leicht verdaulich; Reduktion von Masse; Förderung der Leichtigkeit im Körper (*laṅghana*); Ingangsetzen von Prozessen; Förderung der Wachheit; Unterstützung von Wundheilungsprozessen
		kapha	–	reduzierend; schwächend; Verschlimmerung von Kachexie
kalt (*śīta*)	Wasser	*kapha* *vāta*	+ +	Verminderung von Sekreten und Ausscheidungen; gut bei Synkopen, Brennen (*dāha*), Schwitzen und Durst
		pitta	–	hemmend; obstruiered (z. B. *srotas*)
heiß (*uṣṇa*)	Feuer	*pitta*	+	*agni*-anregend; durchblutungsfördernd; diaphoretisch; Ausreifung von Entzündungsprozessen
		kapha *vāta*	– –	Ursache für Synkopen; Verschlimmerung von Durst und Brennen (*dāha*)

Tab. 10.17 Fortsetzung, Gegensatzpaare der Eigenschaften (*gurv-ādi-guṇa*; *Caraka*, *Sū*. 1.49).

Eigenschaft	Elemente	*doṣa*		Wirkungen
feucht, ölig, fettig (*snigdha*)	Wasser	*kapha* *vāta*	+ –	Förderung der Befeuchtung, Öligkeit, Weichheit; kräftigend; aphrodisierend (*vājī-karaṇa*); gut für die „Hautfärbung" (Schönheit der Haut)
				Förderung der Akkumulation flüssiger und fettiger Substanzen; Verschlimmerung von Adipositas
trocken (*rūkṣa*)	Luft Feuer Erde	*vāta* *kapha*	+ –	flüssigkeitsreduzierend; Austrocknung überschüssiger Sekrete und Ausscheidungen; gewichtsreduzierend
				Trockenheit und Rauheit; entkräftend; Verschlechterung der Hautstruktur; Verschlimmerung der Kachexie; Reduktion der Gewebe (*dhātu*), insbesondere des Fortpflanzungsgewebes (*śukra*)
starr (*sthira*)	Erde	*kapha*	+	Stabilisierung der Gewebe (*dhātu*), Förderung der inneren Stabilität
				Ursache für Immobilität und Steifigkeit; Blockieren der Ausscheidungen (Urin, Schweiß, Stuhl, Blähungen)
beweglich (*cala*)	Luft	*vāta*	+	stimulierend; Förderung der Beweglichkeit und Ausscheidungen (insbesondere des Stuhls)
				Förderung von Tremoren, muskulären Spasmen und geistiger Unruhe
langsam, träge (*manda*)	Wasser Erde	*kapha*	+	beruhigend, befriedigend; Gleichgewicht körperlicher Funktionen
				Verlangsamung anderer Wirkungen; Förderung der Schwerfälligkeit
penetrierend, schneidend (*tīkṣṇa*)	Feuer	*pitta*	+	penetrierend; reinigend (*śodhana*); sekretionsfördernd; gut zum „Auskratzen" von Ablagerungen (*lekhana*)
				Ursache für Brennen (*dāha*) und Eiterbildung
dicht, fest (*sāndra*)	Erde	*kapha* *vāta*	+ –	wohltuend; Förderung guter Gefühle
				Blockieren der Leitungsbahnen (*srotas*); Vermehrung der Körpermasse
flüssig (*drava*)	Wasser	*kapha* *vāta*	+ –	befeuchtend; verflüssigend; drainierend; entleerend; Förderung der Sekretionen; Förderung der Mobilität; Verteilen von Substanzen im Körper (z. B. Laxanzien); gut bei Ödemen und Stauungen
				Verschlimmerung der Diarrhöe und anderer übermäßiger Ausscheidungen
glatt (*ślakṣṇa*)	Äther (Feuer)	*kapha* *vāta*	+ –	heilend; Gewebekompaktheit (Förderung des optimalen Nähr- und Funktionszustands); kräftigend
				Verflachung differenzierter Oberflächenstrukturen
rau (*khara*)	Wind (Erde)	*vāta* *kapha*	+ –	reduzierend; „auskratzende" Wirkung (*lekhana*); gut zur Fettreduktion; Reduktion von Wundnässen
				Förderung von Rauheit und Austrocknung; Verringerung der Gewebe (*dhātu*)

Tab. 10.17 Fortsetzung, Gegensatzpaare der Eigenschaften (*gurv-ādi-guṇa*; *Caraka*, *Sū*. 1.49).

Eigenschaft	Elemente	*doṣa*		Wirkungen
klar, nicht schleimig (*viśada*)	Erde Feuer Luft Äther	*vāta*	+	klärend; reinigend; Verminderung der Sekretion (Absorbtion, z. B. auch von Eiter)
				Verschlimmerung der Austrocknung
schleimig, viskös, klebrig (*picchila*)	Wasser	*kapha*	+	kräftigend; adhäsiv; gut für die Wundheilung
				Verschlimmerung von Viskosität; Ursache für Mundbelag
weich (*mṛdu*)	Äther Wasser Luft	*pitta*	–	Förderung von Durchlässigkeit und Weichheit; Linderung von Brennen und Eiterbildung
				Verschlimmerung der Erschlaffung von Geweben
hart (*kaṭhina*)	Erde	*kapha*	+	Gewebekompaktheit (Förderung des optimalen Nähr- und Funktionszustands); organkräftigend
				Verschlimmerung von Verhärtungen
fein, subtil (*sūkṣma*)	Feuer Luft Äther	*kapha* *vāta*	+ –	Eindringen in die feinsten Poren; klärend; Öffnung der Leitungsbahnen (*srotas*)
				Förderung von Struktur- und Gewichtsmangel
grob (*sthūla*)	Erde	*kapha*	+	einkapselnd; Vermehrung von Körpermasse
				schwer verdaulich; Blockieren der Leitungsbahnen (*srotas*), Verschlimmerung von Obstipation und Adipositas

Tab. 10.18 Geschmacksrichtungen und ihre ayurvedische Klassifikation.

Geschmacksrichtung	Qualitäten (*guṇa*)	*doṣa*		Gewebewirkung (*dhātu*)
süß (*madhura*)	ölig, kühl, schwer	*kapha* *vāta* *pitta*	+ – –	anabolisch
sauer (*amla*)	ölig, heiß, leicht	*kapha* *pitta* *vāta*	+ + –	Verringerung von *śukra*
salzig (*lavaṇa*)	ölig, heiß, schwer	*kapha* *pitta* *vāta*	+ + –	Vermehrung des Wassergehalts, Erschlaffung der Haut
scharf (*kaṭu*)	trocken, heiß, leicht	*vāta* *pitta* *kapha*	+ + –	katabolisch, absorbierend
bitter (*tikta*)	trocken, kühl, leicht	*vāta* *kapha* *pitta*	+ – –	katabolisch (insbesondere *medas*, *vasā*, *majjā*, *lasīkā*)
adstringierend (*kaṣāya*)	trocken, kühl, schwer	*vāta* *kapha* *pitta*	+ – –	katabolisch

Tab. 10.19 Geschmacksrichtungen und ihre positiven Wirkungen.

Geschmacksrichtung	systemische Wirkungen	Indikationen
süß (*madhura*)	wundheilunsfördernd; kräftigend; milchbildend; Verringerung der Abortneigung; antitoxisch; gut bei Erkrankungen mit Brennen (*dāha*) und Durst, gut für Gehirn, Herz, Rachen sowie Haut und Haare	allgemeine Schwäche; fortgeschrittenes Alter; Impotenz; wiederholter Abort; Milchbildungsstörungen; *vāta*- und *pitta*-Erkrankungen
sauer (*amla*)	*dīpana, pācana*; kräftigend; „hält das Blut flüssig"	Appetitverlust; *agni*-Schwäche; *vāta*-Erkrankungen
salzig (*lavaṇa*)	bindet Feuchtigkeit; schleimlösend; auswurffördernd; *dīpana, pācana*; macht Gewebe weicher	Appetitlosigkeit; Verdauungsbeschwerden; Husten; *vāta*-Erkrankungen
scharf (*kaṭu*)	anthelminthisch; „hält das Blut flüssig"; *dīpana, pācana, āma*-reduzierend; *lekhana*; Stimulation des Herzens; Förderung der Ausscheidung über die Haut	Appetitlosigkeit; schwaches *agni*; intestinale Parasiten; Dysenterien; Malabsorption; Fettsucht; Diabetes mellitus; Husten, Erkältungskrankheiten, Asthma bronchiale; *kapha*-Erkrankungen
bitter (*tikta*)	anthelminthisch; antitoxisch; *rakta-śodhana*; *dīpana, pācana*; entzündungshemmend, gut gegen Eiterbildung; fiebersenkend	Appetitlosigkeit, Verdauungsstörungen; fiebrige Erkrankungen; intestinale Parasiten; Gastritis; Ikterus; Hautkrankheiten; Eiterungen; Diabetes mellitus; Fettsucht; *pitta*-Erkrankungen
adstringierend (*kaṣāya*)	wundheilungsfördernd; absorbierend; sekretionshemmend; Förderung der Blutstillung	Wunden; Diarrhö; Blutungen; Polyurie; Diabetes mellitus

Tab. 10.20 Geschmacksrichtungen und ihre negativen Wirkungen.

Geschmacksrichtung	Wirkungen bei übermäßigem Gebrauch	Kontraindikationen
süß (*madhura*)	Müdigkeit; Schweregefühl; Appetitverlust; Schwellungen im Mund-Hals-Rachen-Bereich; Adipositas; Husten, Asthma bronchiale; Diabetes mellitus; Erbrechen, belegte Stimme; Atherosklerose, Schwellungen; andere *kapha*-Störungen	Husten, Asthma bronchiale; Struma; Diabetes mellitus; Adipositas; *kapha*-Störungen
sauer (*amla*)	Durst; *rakta*-Erkrankungen; Erschlaffung der Muskulatur; Ödeme; Entzündungen, Eiterung; Brennen; *pitta*-Störungen	Entzündungen; Gastritis; Ikterus, innere Blutungen; *pitta*-Störungen
salzig (*lavaṇa*)	Durst; Blutungsneigung; fiebrige Erkrankungen; Hauterkrankungen, Faltenbildung, Hautrisse; Lockerung der Zähne; Ergrauen der Kopfhaare, Haarausfall; Impotenz; Nekrosen; Aszites; Ödeme, Beeinträchtigung der Sinnesfunktionen; Bewusstseinsstörungen; *pitta*-Störungen	Hauterkrankungen; Ödeme; Aszites, Hypertonie; Hämorrhagie; Gastritis; *pitta*-Störungen
scharf (*kaṭu*)	Schwäche; Auszehrung; Impotenz; Tremore, Bewusstseinsstörungen; Vertigo; Durst; Erkrankungen mit Brennen (*dāha*); Schmerzen; *vāta*- und *pitta*-Störungen	Störungen des Samengewebes (*śukra*); Dysurie, Harnverhalt; *pitta*- und *vāta*-Störungen

Tab. 10.20 Fortsetzung, Geschmacksrichtungen und ihre negativen Wirkungen.

Geschmacks-richtung	Wirkungen bei übermäßigem Gebrauch	Kontraindikationen
bitter (*tikta*)	Abnahme der Gewebe, Kachexie; Aufrauung der *srotas*; Schwäche; Depression; Bewusstseinsstörungen, Vertigo; Mundtrockenheit; *vāta*-Störungen	Reduktion des Samengewebes (*śukra*); *vāta*-Störungen
adstringierend (*kaṣāya*)	Mundtrockenheit, Durst, Heiserkeit; Schwäche, Auszehrung; thorakale Schmerzen; abdominelle Schwellungen (*udara-roga*); Obstipation, Flatulenz; Impotenz; Blockaden in den *srotas*; Zyanose, Steifigkeit; Paralyse	allgemeine Schwäche; Appetitverlust; *vāta*-Störungen

Tab. 10.21 Pharmakologische Wirkungen des Ayurveda mit Beispielen.

Zuordnung	Eigenschaft	Erläuterung	Beispiele
systemische Wirkungen	*rasāyana*	„geweberegenerierend"; Förderung des optimalen Nähr- und Funktionszustand aller Gewebe; generell gesundheitsfördernd; eigener Therapieansatz (s. S. 66)	*Āmalakī* (Emblica officinalis), *Aśvagandhā* (Withania somnifera), *Guḍūcī* (Tinospora cordifolia), *Cyavanaprāśāvaleha*
	bṛṃhaṇīya	„anabolisch"; Aufbau von Gewebemasse; hilfreich bei Atrophie und Kachexie; meist kühlende, fettige Substanzen; *kapha*-aggravierend; eigener Therapieansatz (**Tab. 9.1**, S. 63 ff.)	*Kapikacchū* (Mucuna pruriens), *Nārikela*(Cocos nucifera)-Frucht, *Māṣa* (Vigna mungo)
	laṅghana	„leicht machend"; verschiedene Maßnahmen zur Reduktion des Schweregefühls und Gewichts; hilfreich bei *kapha*-Aggravation, Adipositas, schwachen *agni* und *āma*-Zuständen; eigener Therapieansatz (**Tab. 9.1**, S. 63 ff.)	leichte Kost, Fasten, Bewegung, Ausleitungsverfahren, Hitze
	rūkṣaṇa	„Trocknung" der Gewebe und Reduktion des Fett- und Flüssigkeitsgehalts im Körper; hilfreich bei vermehrten fettigen Absonderungen, Verschleimung, Ödemen und Adipositas; *kapha*-, *medas*- und *kleda*-reduzierend; *vāta*-aggravierend; Gegenteil von *snehana*; eigener Therapieansatz (**Tab. 9.1**, S. 63 ff.)	Kichererbsen, Gerste, Pulverabreibungen
	snehana	„ölend, salbend"; vermehrt den Fett- und Flüssigkeitsgehalt des Körpers; hilfreich bei Abmagerung und Austrocknung der Gewebe; *vāta*-reduzierend; *kapha*-aggravierend, nährend; Gegenteil von *rūkṣaṇa*; eigener Therapieansatz (**Tab. 9.1**, S. 63 ff.)	Öle, *ghī*
	svedana	„diaphoretisch"; wärmend; Förderung von Sekretionen; *vāta*- und *kapha*-reduzierend; eigener Therapieansatz (**Tab. 9.1**, S. 63 ff.; s. S. 93 ff.)	Dampfbäder

Tab. 10.21 Fortsetzung, Pharmakologische Wirkungen des Ayurveda mit Beispielen.

Zuordnung	Eigenschaft	Erläuterung	Beispiele
	kaṣāya	„adstringierend"; Hemmung von Sekretionen und überschüssigen Ausscheidungen (Stuhl, Urin, Blutungen, Schweiß, Fluor albus, Speichel etc.); eigener Therapieansatz; vergleichbar mit *stambhana* (**Tab. 9.1**, S. 63 ff.)	*Lodhra* (Symplocos racemosa), *Nāgakeśara* (Mesua ferrea), *Śuddha-sphaṭikā* (Alaun)
	dāha-praśamana	„reduziert Brennen"; hilfreich bei allen Erkrankungen mit „Brennen", wie z. B. Sodbrennen (Gastritis), brennender Harn (Harnwegsinfekte), brennende Hauterscheinungen (Dermatitis), brennende Augen (Konjunktivitis), Hitzewallungen	*Āmalakī* (Emblica officinalis), *Śatapatrī* (Rosa centifolia), *Candana* (Santalum album), *Yaṣṭīmadhu* (Glycyrrhiza glabra); *Śaṅkha-bhasma, Muktā-bhasma*
	lekhana	„auskratzend"; Beseitigung von Ablagerungen, insbesondere aus den Gefäßen; hilfreich bei Arteriosklerose, Adipositas, Verschleimung	*Guggulu* (Commiphora mukul), Eisenasche, *Triphalā-guggulu*
	abhiṣyandī	„*srotas*-blockierend"; wichtige negative Wirkung einiger Nahrungsmittel und Ursache verschiedener Krankheiten; Behinderung sämtlicher Transportprozesse (Transport von Nährstoffen zu den Geweben und Abtransport von Abfallprodukten)	Käse, Joghurt, sehr fettige Nahrungsmittel, saure Nahrung
	pramāthī	„*srotas*-aktivierend", Förderung des Flusses in den *srotas* durch die Beseitigung von obstruierendem Material und die Weitung der Transportkanäle	*Harītakī* (Terminalia chebula)
	anulomana	„den *vāta*-Fluss regulierend"; wichtiges Therapiekonzept des Ayurveda; hilfreich bei „*vāta*-Stau" bzw. einer Fehlregulation der *vāta*-Bewegung, wie Störungen der Peristaltik und Spasmen der vegetativ gesteuerten Muskulatur	*Hiṅgu* (Ferula assa-foetida), *Yavānī* (Trachyspermum ammi), *Śatapuṣpā* (Anethum graveolens), *Jīraka* (Cuminum cyminum), *Miśreyā* (Foeniculum vulgare); *Hiṅgvaṣṭaka-cūrṇa, Śaṅkha-vaṭī*
	āma-pācana	„*āma*-auskochend"; Anregung von *agni* auf verschiedenen Stoffwechselebenen mit der Umwandlung von Stoffwechselzwischenprodukten (*āma*) in eine ausscheidungsfähige Form (s. S. 202 ff.)	*Pippalī* (Piper longum), *Śuṇṭhī* (Zingiber officinalis), *Citrakādi-vaṭī*
	rakta-śodhana	„blutreinigend"; wichtiger Ayurveda-Therapieansatz zur Reinigung der *rakta-dhātu* (s. S. 342 ff.); hilfreich bei Hautkrankheiten, Gicht, peripheren vaskulären Erkrankungen, Abzessen, Milz- und Leberleiden	*Guḍūcī* (Tinospora cordifolia), *Nimba* (Azadirachta indica), *Haridrā* (Curcuma longa), *Mañiṣṭhādi-kvātha*

Tab. 10.21 Fortsetzung, Pharmakologische Wirkungen des Ayurveda mit Beispielen.

Zuordnung	Eigenschaft	Erläuterung	Beispiele
	śotha-hara	„schwellungsreduzierend" – hierunter fallen im Ayurveda verschiedene Schwellungsformen („Tumor" im wörtlichen Sinne); hilfreich bei Ödemen, entzündlichen Schwellungen und harten Schwellungen	*Daśamūla-, Varuṇādi-kvātha*
	jvara-ghna	„fiebersenkend"; unterstützend, hilfreich bei allen fieberhaften Erkrankungen ! Bei anhaltendem Fieber aufgrund von akuten Infekten sollte der rechtzeitige Einsatz von schulmedizinischen Maßnahmen nicht versäumt werden.	*Guḍūcī* (Tinospora cordifolia); *Pathyādi-kvātha, Bāla-cātur-bhadra-cūrṇa, Tribhuvanakīrti-rasa*
	viṣa-ghna	„antitoxisch"; Unterstützung von Abbau und Ausscheidung toxischer Substanzen aus dem Körper; z. B. hilfreich bei starker Exposition gegenüber Umwelt-, Genuss- oder Nahrungsmittelgiften, nach Chemotherapie oder Vergiftungen	*ghī, Haridrā* (Curcuma longa), *Kuṅkuma* (Crocus sativus)
	śrama-hara	„Müdigkeit beseitigend"; allgemein belebende Wirkung auf die Psyche und den Gesamtorganismus	Wein (in geringer Menge)
Atemwege	*nasya*	*nasya*-Therapie (s. S. 84 ff.)	*Ṣaḍbindu-taila, Aṇu-taila*
	svārya	gut für die Stimme	*Yaṣṭīmadhu* (Glycyrrhiza glabra), *Śuṇṭhī* (Zingiber officinalis)
	kāṇṭhya	schleimhautpflegend bei Reizungen im Rachen- und Kehlkopfbereich; Rachentherapeutika	*Yaṣṭīmadhu* (Glycyrrhiza glabra), *Karpūra* (Cinnamomum camphora)
	hikkā-nigrahaṇa	lindert Schluckauf	*Chardiripu* (Hedychium spicatum), *Tulasī* (Ocimum sanctum), *Barbarī* (Ocimum basilicum), *Puṣkaramūla* (Inula helenium), *Lavaṅga* (Syzygium aromaticum); *Sūtaśekhara-rasa*
	cedana, kapha-hara	schleimlösend	*Tvak* (Cinnamomum zeylanica); *Arka-lavaṇa, Khadirādi-vaṭī*
	kāsa-hara	lindert Hustenreiz; hilfreich bei allen Erkrankungen mit Husten	*Vāsā* (Adhatoda vasica), *Pippalī* (Piper longum), *Śuṇṭhī* (Zingiber officinalis), *Lavaṅga* (Syzygium aromaticum), *Tvak* (Cinnamomum zeylanica); *Elādi-vaṭī, Avipattikara-cūrṇa*

Tab. 10.21 Fortsetzung, Pharmakologische Wirkungen des Ayurveda mit Beispielen.

Zuordnung	Eigenschaft	Erläuterung	Beispiele
	śvāsa-hara	lindert Atemnot; hilfreich bei allen Erkrankungen mit Dyspnoe	*Vāsā* (Adhatoda vasica), *Pippalī* (Piper longum), *Śuṇṭhī* (Zingiber officinalis), *Lavaṅga* (Syzygium aromaticum), *Tvak* (Cinnamomum zeylanica); *Avipattikara-cūrṇa, Lakṣmīvilāsa-rasa, Śvāsakuṭhāra-rasa*
kardiovaskuläres System	*hṛdya*	„gut für das Herz"; hilfreich bei allen Herzerkrankungen (s. S. 165 ff.)	*Arjuna* (Terminalia arjuna); *Nāgārjunābhra-rasa; Javāharamoharā-rasa*
	stambhana bzw. rakta-stambhana	blutstillend; unterstützend einzusetzen bei verschiedenen Blutungsformen	*Nāgakeśara* (Mesua ferrea), *Lodhra* (Symplocos racemosa), *Vāsā* (Adhatoda vasica); *Lodhrāsava*
Verdauungstrakt	*dīpana*	appetitfördernd, *agni*-anregend (s. S. 191 ff.)	*Marīca* (Piper nigrum), *Śuṇṭhī* (Zingiber officinalis)
	pācana	verdauungsanregend, *agni*-anregend, *āma*-reduzierend" (s. S. 191 ff.)	*Pippalī* (Piper longum), *Mustā* (Cyperus rotundus); *Citrakādi-vaṭī*
	anulomana	blähungstreibend, Entkrampfung des Darms	*Hiṅgu* (Ferula assa-foetida), *Yavānī* (Trachyspermum ammi), *Śatapuṣpā* (Anethum graveolens), *Jīraka* (Cuminum cyminum), *Hiṅgvaṣṭaka-cūrṇa*
	chardi-nigrahaṇa	lindernd bei Übelkeit, antiemetisch	*Chardiripu* (Hedychium spicatum), *Lavaṅga* (Syzygium aromaticum), *Elā* (Elettaria cardamomum), *Śuṇṭhī* (Zingiber officinalis)
	vāmaka	brechreizauslösend, emetisch, gut für die *vamana*-Therapie (s. S. 73 ff.)	*Madana-phala* (Randia dumetorum)
	vidāhī	Irritation der Magenschleimhaut; negative Wirkungen bzw. Nebenwirkungen von scharfen und sauren Nahrungs- und Heilmitteln; Verstärkung von Sodbrennen, Gastritis und Ulkuskrankheit	Chili, *Guggulu* (Commiphora mukul), *Bhallātaka* (Semecarpus anacardium), *Saṃjīvanī-vaṭī*
	purīṣa-saṃgrahaṇīya, grāhī	stuhlbindend; hilfreich bei Diarrhöe; meist Mittel mit adstringierender Wirkung	*Kuṭaja* (Holarrhena antidysenterica), *Bilva* (Aegle marmelos), *Lodhra* (Symplocos racemosa), *Dāḍima* (Punica granatum); *Grahaṇīkapāṭa-rasa*

Tab. 10.21 Fortsetzung, Pharmakologische Wirkungen des Ayurveda mit Beispielen.

Zuordnung	Eigenschaft	Erläuterung	Beispiele
	virecana	abführend, purgativ; Öffnung und Reinigung der *srotas*; gut für die *virecana*-Therapie (s. S. 76 ff.)	*Eraṇḍa-taila* (Rizinusöl), *Svarṇapatrī* (Cassia angustifolia), *Harītakī* (Terminalia chebula); *Kaṭukī* (Picrorrhiza kurroa), *Trivṛta* (Ipomoea turpethum); *Triphalā-cūrṇa, Dīnadayāla-cūrṇa, Svādiṣṭa-virecana-cūrṇa*
	śūla-praśamana	„schmerzlindernd"; krampflösend im Abdomen; hilfreich bei Ulkuskrankheit und lokalen abdominellen Schmerzen (s. S. 191 ff.)	*Śaṅkha-vaṭī*
Haut	*kuṣṭha-ghna*	„hauttherapeutisch"; hilfreich bei allen Hautkrankheiten (s. S. 247 ff.)	*Khadira* (Acacia catechu), *Bhūmyāmalakī* (Phyllanthus niruri); *Kaiśora-guggulu, Manjiṣṭhādi-kvātha, Gandhaka-rasāyana, Ārogyavardhinī-vaṭī*
	vārṇya	Verbesserung des Hautbilds, v. a. die Färbung der Haut; kosmetische Wirkung für schöne und strahlende Haut	*Śatapatrī* (Rosa centifolia), *Candana* (Santalum album), *Kuṅkuma* (Crocus sativus)
	roma-sañjanana	haarwuchsfördernd	*Śatāvarī* (Asparagus racemosus), *Āmalakī* (Emblica officinalis), *Bhṛṅgarāja* (Eclipta alba), *Japā* (Hibiscus rosasinensis), Kokosöl
	kaṇḍū-ghna	juckreizlindernd	*Nimba* (Azadirachta indica), *Yaṣṭīmadhu* (Glycyrrhiza glabra), *Cakramarda* (Senna tora); *Mārīcyādi-taila; Ārogyavardhinī-vaṭī*
	san-dhānīya	wundheilend	*Yaṣṭīmadhu* (Glycyrrhiza glabra)
Urogenital-trakt	*mūtra-la*	diuretisch; hilfreich bei Hypertonie, Ödemen, Harnwegsinfekten	*Punarnavā* (Boerhaavia diffusa), *Gokṣura* (Tribulus terrestris); *Punarnavādi-kvātha, Śveta-parpaṭī*
	mūtra-saṃgra-haṇīya	antidiuretisch; hilfreich bei Polyurie	*Lodhra* (Symplocos racemosa), *Nāgakeśara* (Mesua ferrea), *Mustā* (Cyperus rotundus)
	mūtra-vi-rañjanīya	„harnentfärbend"; hilfreich bei verschiedenen „Verfärbungen" des Urins, zumeist durch *pitta*-Aggravation (z. B. Bilirubinurie, Hämaturie, Hämoglobinurie)	*Yaṣṭīmadhu* (Glycyrrhiza glabra)
	mūtravi-śodhanīya	„harnreinigend"; antiseptische Wirkung im Harntrakt; unterstützend bei Harnwegsinfekten	*Nimba* (Azadirachta indica); *Varuṇādi-kvātha, Gokṣurādi-guggulu, Śilājatu, Candra-prabhā-vaṭī*

Tab. 10.21 Fortsetzung, Pharmakologische Wirkungen des Ayurveda mit Beispielen.

Zuordnung	Eigenschaft	Erläuterung	Beispiele
	aśmarī-bhedana	„steinbrechend"; hilfreich bei Harngries und kleinen Harnsteinen	*Pāśanabheda* (Bergenia ligulata); *Bādarāśma-bhasma*
	vājī-karaṇa/ vṛṣya	„aphrodisierend" – nicht im Sinne von Lust vermehrend, sondern Maßnahmen zur Verbesserung der Qualität der elterlichen Keimzellen; besonders wirksam bei Spermien und männlichen Fortpflanzungsorganen (*śukra-dhātu*); Stärkung der sexuellen Kraft; eigener Therapieansatz	*Aśvagandhā* (Withania somnifera), *Kapikacchū* (Mucuna pruriens)
Nervensystem	*medhya*	„gut für die Psyche"; hilfreich bei allen psychischen Leiden; Förderung der Regeneration von Neuronen des ZNS	*Brāhmī* (Bacopa monnieri), *Śaṅkhapuṣpī* (Convolvulus pluricaulis), *Maṇḍūka-parṇī* (Centella asiatica), *Jyotiṣmatī* (Celastrus paniculatus), *Brāhmī-vaṭī*
	vedanā-sthāpana	schmerzlindernd, analgetisch	*Guggulu* (Commiphora mukul), *Nirguṇḍī* (Vitex negundo); *Vātavidhvaṃsana-rasa*, *Bṛhad-vātacintāmaṇi-rasa*
	cakṣuṣya	sehkraftfördernd; hilfreich bei allen Augenleiden	*Āmalakī* (Emblica officinalis); *Saptāmṛta-loha*
	nidrā-janana	schlaffördernd; beruhigend	*Tagara* (Valeriana wallichii), *Jaṭāmāṃsī* (Nardostachys jatamansi)
	saṃjñā-sthāpana	zu Bewusstsein holend; hilfreich bei Bewusstseinsstörungen	*Vacā* (Acorus calamus)

10.3.3 Therapeutische Anwendung

Wie andere Phytotherapeutika auch müssen Ayurveda-Präparate luftdicht, dunkel und kühl gelagert werden.

Darreichungsformen, Dosierung und Haltbarkeit

In **Tab. 10.22** ist eine Übersicht zur Durchschnittsdosierung, Zubereitung und Haltbarkeit einzelner Darreichungsformen dargestellt. In der Praxis werden die Dosierungen jedoch jeweils an die individuellen Bedürfnisse des Falles angepasst.

> Die Herstellung und der Vertrieb von medizinischen Heilmitteln sind in Deutschland grundsätzlich Apothekern vorbehalten.

Einnahme

> Sofern nicht anders erwähnt, werden grundsätzlich alle Präparate auf leeren Magen bzw. **vor einer Mahlzeit** eingenommen.

In **Tab. 10.23** sind die klassischen Einnahmezeiten aufgeführt.

Vehikelsubstanzen

Die Verabreichung von Heilmitteln in Kombination mit geeigneten Vehikelsubstanzen (*anupāna*; **Tab. 10.24**) hat viele Vorteile. Mit ihrer Hilfe lässt sich die Wirkung modifizieren. Sie unterstützen die Resorption und Verwertung, steigern die Wirkung und reduzieren unerwünschte Nebenwirkungen. Im Ayurveda bildet die Wahl der Vehikelsubstan-

Tab. 10.22 Darreichungsformen ayurvedischer Drogen mit Angaben zur Herstellung, Dosierung und Haltbarkeit.

Darreichungsform		Herstellung	mittlere Dosierung	Haltbarkeit
cūrṇa	Pulver	sehr feine Verreibung	2 g 1–3× tägl.	6–12 Monate
guṭī/vaṭī	Tabletten/Pillen	von Hand oder maschinell	je nach Inhalt: ca. 125 mg–3 g als Tagesdosis	1–2 Jahre
guggulu	*Guggulu*-Präparate	von Hand oder maschinell	1 g 3× tägl. nach dem Essen zerkauen	1–2 Jahre
sattva/ ghana	Extrakt	Dekokt kochen, bis das Wasser verdunstet ist.	1 g 2–3× tägl.	bis 4 Jahre
svarasa	Frischsaft	Säfte werden frisch gepresst.	20 ml 2–3× tägl.	nur frisch
kalka	Paste	Feines Pulver mit ausreichend Wasser anrühren, bis eine Paste mittlerer Konsistenz entsteht.	5–10 g 1–2× tägl.	nur frisch
kvātha	Dekokt	1 Teil Droge mit 16 Teilen Wasser zum Kochen bringen, auf ein Viertel der Menge einreduzieren lassen und abfiltern.	20–40 ml 1–2× tägl.	nur frisch
hima	kalter Aufguss	1 Teil Droge mit 4–6 Teilen kaltem Wasser über Nacht mazerieren.	je nach Droge, ca. 40 ml	nur frisch
phāṇṭa	warmer Aufguss	1 Teil Droge mit 4–6 Teilen heißem Wasser aufgießen.	je nach Droge, ca. 80 ml	nur frisch
ghṛta	mediziniertes Butterreinfett (*ghī*)	1 Teil Paste, 4 Teile *ghī* und 16 Teile Dekokt auskochen und abfiltern.	oral: 10–20 ml 2× tägl.	1 Jahr
taila	mediziniertes Öl	1 Teil Paste, 4 Teile Öl und 16 Teile Dekokt auskochen und abfiltern.	oral: 10–20 ml 2× tägl.	1 Jahr
āsava	medizinischer Likör	Fermentierung unter Zugabe von Wasser	20–30 ml 2× tägl. nach dem Essen	nicht über 4 Jahre
ariṣṭa	medizinischer Likör	Fermentierung unter Zugabe von Dekokten	20–30 ml 2× tägl. nach dem Essen	nicht über 4 Jahre
avaleha	Linctus („Lecksaft/-mus") bzw. Konfekt	Einkochen (zumeist) von Früchten mit verschiedenen Drogen und Zucker	10–20 g 1–2× tägl.	1 Jahr
lavaṇa	medizinische Salze	variabel	1–2 g 1–2× tägl.	2 Jahre
kṣāra	alkalische Aschen	Verbrennungs- und Verdunstungsverfahren	1–2 g 1–2× tägl.	2 Jahre
bhasma	Aschenpräparate	aufwendige Trituration und Kalzinierung über Tage bis Monate	125 mg–1 g 2× tägl.	4 Jahre
rasauṣadha	herbo-mineralische Präparate	aufwendige Trituration und Kalzinierung über Tage bis Monate	125–250 mg 2× tägl.	4 Jahre

! Bei den traditionellen Heilmitteln, wie Aschen- und herbo-mineralischen Präparaten, sind die überlieferten Herstellungsmethoden und Dosierungen strikt einzuhalten.

Tab. 10.23 Klassische Einnahmezeiten mit spezifischen Wirkungen.

Einnahmezeit		Anwendung und Wirkung
a-bhakta	auf leeren Magen (ca. 30–60 min vor dem Essen)	stärkste Wirkung
prāg-bhakta	vor der Mahlzeit	gute Wirkung, einfache Handhabung
sam-ā-bhakta	mit Nahrung vermengt	bei Appetitlosigkeit und Aversionen gegen den Geschmack der Mittel; für empfindliche Patienten und Kinder
adho-bhakta	nach der Mahlzeit	zur Abmilderung von Nebenwirkungen, bei *Guggulu*-Präparaten und medizinischen Likören
sa-grāsa	mit dem ersten Bissen der Mahlzeit	bei *Hiṅgvaṣṭaka-cūrṇa*
muhūr-muhūr	in kurzen Abständen	bei Atemnot, Husten, Schluckauf, Übelkeit, Erbrechen, Vergiftungen
niśā	vor dem Schlafen (ca. 1–2 Stunden vorher)	bei Schlafmitteln

Tab. 10.24 Gängige Vehikelsubstanzen (*anupāna*).

Vehikelsubstanz	Beschreibung
warmes Wasser	• häufigstes *anupāna* • besonders bei *kapha*-Symptomen
kaltes Wasser	• selten genutzt • höchstens bei *pitta*-Symptomen
Waldhonig	• gut bei *kapha*-Symptomen • gut für Erkrankungen der Schleimhäute der oberen Atemwege, Beschränkung der Wirkung auf den Rachenraum • bei Notfallmedikamenten • Beimischen bei Trinktemperatur (ohne Erhitzen)
Milch	• bei *pitta*- und *vāta*-Symptomen • bei erhitzenden Medikamenten • nährend • warm einzunehmen (kurz aufkochen), außer bei ausgeprägten *pitta*-Symptomen
reines *ghī*	• bei Aphrodisiaka (*vājī-karaṇa*) • bei Vergiftungen
Zucker	• Korrektur des Geschmacks bitterer Drogen (insbesondere bei *pitta*-Symptomen) • nährend

zen eine Wissenschaft für sich. Im Folgenden werden die wesentlichen Aspekte dargelegt:

- Generell werden bei *vāta*-Dominanzen warme und fettige Substanzen bevorzugt, insbesondere warme Milch, *ghī* und Öle.
- Bei *pitta*-Dominanzen sind kühlende und süße Vehikel, wie Milch und reines *ghī*, indiziert.
- Bei *kapha*-Dominanzen verwendet man trockene (*rūkṣa*) und erwärmende Trägerstoffe, z. B. Waldhonig und warmes Wasser.

Sofern nicht anders angegeben, werden die empfohlenen Heilmittel in diesem Buch immer **mit warmem Wasser** verabreicht.

Intensivierung der Heilwirkung

Bei vielen Patienten hat sich gezeigt, dass die Rezitation von Sanskrit-Versen (*mantra*) vor der Verabreichung oder bei Übergabe von Heilmitteln eine positive Wirkung hervorruft, obwohl diese Verse aus einem anderen Kulturkreis stammen. Die Gründe hierfür mögen vielfältig sein.

Der folgende Vers aus der *Caraka-Saṃhitā* (*Caraka, Ka.* 1.14) wird traditionell vor der Verabreichung von Emetika und Purgativa im Rahmen einer Ausleitungskur rezitiert:

„Brahma-Dakṣāśvi-Rudrendra-
bhū-candrārkānilānalāḥ
ṛṣayaḥ sauṣadhi-grāmā,
bhūta-saṅghāś-ca pāntu te
rasāyanam-ivarṣīṇāṃ
devānām-amṛtaṃ yathā
sudhevottama-nāgānāṃ
bhaiṣajyam-idam-astu te"

„(Der Schöpfergott) *Brahma*, (der Hüter der Geschöpfe) *Dakṣa*, (die Götterärzte) *Aśvin*, (der Herr der Krankheiten und des Gewitters) *Rudra*, (der mächtige Götterkönig) *Indra*,
die Erde, der Mond, die Sonne, der Wind, das Feuer,
die weisen Seher mit ihrem heilenden Kräuterschatz und alle (wohlmeinenden) Wesen mögen Dich schützen.
Wie ein *rasāyana* für die weisen Seher,
wie der Unsterblichkeitstrank für die Götter,
wie Ambrosia für die mächtigsten der göttlichen Schlangenwesen –
so wirke dieses Medikament bei Dir."

10.4 Ernährung (*āhāra*)

Im Ayurveda nimmt die Ernährung eine **herausragende Stellung** ein. Von der richtigen Ernährung sind aus ayurvedischer Sicht die gesunde Entwicklung und Funktion des Körpers und der Gewebe abhängig. Nahrung baut den Körper auf und erhält ihn. Doch auch die Sinnestätigkeit, das psychische Wohlbefinden und die Klarheit aller Geistesfunktionen beruhen auf der richtigen Ernährung.

Beim Gesunden richtet sich die Wahl der Nahrungsmittel nach dem oder den in der Konstitution vorherrschenden *doṣa*. Im Sinne einer individualisierten Prävention sollten Nahrungsmittel gemieden werden, die die konstitutionell ausgeprägten *doṣa* vermehren. Außerdem sollen die allgemeinen Grundregeln der Ayurveda-Ernährung der Vorbeugung von Erkrankungen dienen.

Im Krankheitsfall lassen sich über die Ernährung viele Störungen auf körperlicher und psychischer Ebene positiv beeinflussen. Die **Ernährungstherapie** des Ayurveda ist sehr differenziert und unterscheidet sich grundlegend von der modernen Ökotrophologie. Sie beruht nicht auf standardisierten Bedarfswerten für bestimmte Nährstoffe, wie Proteine, Fette, Kohlenhydrate, Vitamine und Mineralstoffe. Vielmehr ist die Wahl der Nahrungsmittel von den Faktoren abhängig, die nach ayurvedischem Verständnis die Physiologie und Pathophysiologie im menschlichen Körper bestimmen. Im Vordergrund der Ayurveda-Ernährung steht somit die Ermittlung dieser Faktoren für jeden einzelnen Fall.

Geeignete Nahrungsmittel müssen **individuell** ausgewählt werden und eine optimale Bioverfügbarkeit sowie einen minimalen Energieverlust bei der Verdauung und Verstoffwechselung gewährleisten.

Da viele heute gängige Nahrungsmittel und Ernährungsgewohnheiten in der Entstehungszeit der ayurvedischen Ernährungslehre unbekannt waren, beruhen einige der folgenden Informationen auf persönlichen Einschätzungen der Autoren.

10.4.1 Faktoren für ayurvedische Diätvorschriften

Folgende Faktoren sind laut ayurvedischer Diätvorschriften entscheidend:

- Verdauungskraft und Stoffwechselleistung (*agni*)
- Nähr- und Funktionszustand der Gewebe (*dhātu*)
- Transportfunktionen bzw. Leitfähigkeit der Transportbahnen (*srotas*)
- Schadstoffabbau und -ausscheidung (*mala*)
- individuelle Konstitution (*prakṛti*) auf körperlicher und psychischer Ebene
- aktuelle Störungen bzw. Ausprägung der *doṣa*
- zeitliche Faktoren (Regelmäßigkeit, Tages- und Jahreszeiten)
- geographische Faktoren und Atmosphäre bei der Nahrungsaufnahme

10.4.2 Allgemeine Ernährungsempfehlungen

Folgende Regeln (vgl. *Caraka, Sū.* 25, 27 und 28, *Vi.* 1 und 2.) haben sich in den vielen Jahrhunderten des Umgangs mit Patienten als die wichtigste Basis zur Gesundheitserhaltung im Ayurveda herauskristalliert. Sie bilden einen wesentlichen Teil der ayurvedischen Präventionslehre und Ernährungstherapie. Ergänzende Informationen sind dem Werk *Ayurveda Manualtherapie und Ausleitungsverfahren* zu entnehmen (Gupta et al. 2006).

Menge

Das Essen sollte **in Maßen** erfolgen, denn sowohl zu viel als auch zu wenig Nahrung führen zu Störungen. Hilfreich ist es, sich das Fassungsvermögen des Magens vorzustellen: Zwei Teile sind für feste und ein Teil für flüssige Nahrung (wie Getränke oder Suppen) gedacht; der vierte Teil sollte frei bleiben, damit die Verdauungsfunktionen nicht gestört werden.

Der Magen sollte sich nicht schwer anfühlen. Es sollte kein Druck auf Herz und Lunge entstehen oder deren Funktion beeinträchtigt werden. Hunger- und Durstgefühl sollten jedoch befriedigt sein. Nach dem Essen soll stets Wohlbefinden beim Stehen, Sitzen, Liegen, Gehen, Atmen, Lachen und Reden vorherrschen.

Getränke

Um das Verdauungsfeuer (*agni*) nicht zu „löschen“, sollte man 1–1,5 Stunden vor und nach dem Essen nichts trinken. Zum Essen hat sich das schluckweise Trinken von einem Glas mit heißem Wasser als digestionsfördernd erwiesen. Ausnahmen vor dem Essen bilden auch digestionsanregende Tees. Für die allgemeine Flüssigkeitsaufnahme sind warmes Leitungs- oder stilles Mineralwasser und Kräutertees am besten geeignet.

Milch ist ein äußerst hochwertiges Nahrungsmittel, sollte aber immer **warm** getrunken und möglichst mit nichts anderem kombiniert werden (1–1,5 Stunden vor und nach Milchgenuss). Säfte sind nur in Maßen empfehlenswert und sollten mit Wasser verdünnt werden. Von Limonade, schwarzem Tee, Kaffee und anderen Mischgetränken ist in den meisten Fällen abzuraten.

Qualität

Die Nahrung sollte stets rein sein, d. h. hochwertig, frisch und mit Liebe zubereitet. Die beste Qualität bieten Eigenanbau und Bioläden, da hier die Produkte so wenig wie möglich mit Düngemitteln, Insektiziden, Konservierungsmitteln und Schadstoffen belastet sind. Zudem sollte man Nahrung aus der näheren Umgebung und Güter der Saison bevorzugen. Zu vermeiden sind tiefgefrorene und abgepackte Nahrungsmittel; diese sind meist von minderer Qualität und mit unverträglichen Zusatzstoffen versehen.

Zubereitung

Es sollte möglichst **selbst gekocht** und warm gegessen werden. Warme Speisen regen die Digestion und den Stoffwechsel (*agni*) an. Selbst Schwerverdauliches kann dann besser aufgespalten und verwertet werden. Mindestens sollten die Hauptmahlzeiten (Mittag- und Abendessen) warm zubereitet sein.

Vorzuziehen ist „feuchte“ Nahrung, die mit ausreichend Sud und guten Fetten zubereitet ist (*ghī*, pflanzliche Öle, wie Sesam- und Olivenöl; hierdurch wird die Verdauung erleichtert. Das Essen schmeckt besser, da Fett ein Geschmacksträger ist, und sowohl der Körper wie auch die Sinnesorgane werden gestärkt.

Mikrowellen und Aufwärmen zerstören die feineren Qualitäten der Nahrung und sind deswegen nicht zu empfehlen.

Kombinationen

Die lange Erfahrung des Ayurveda hat gezeigt, dass gewisse Nahrungsmittel nicht miteinander kombiniert werden sollten. „Falsche Kombinationen“ (*viruddhāhāra*) gelten als Ursachen verschiedenster Erkrankungen, da sie die Transportfunktionen behindern und das Blut (*rakta-dhātu*) „verunreinigen“:

- Besonders empfindlich ist **Milch**. Sie sollte niemals gemeinsam (also zur gleichen Mahlzeit) mit Saurem und Salzigem, Fleisch, Fisch, Knoblauch, Rettich, Granatäpfeln, Blattgemüse, Senf, Sesamsamen, Basilikum oder Bananen genossen werden. Milchfreundlich sind hingegen:

Mango, Weintrauben, Waldhonig, *ghī*, Butter, Ingwer, Pfeffer, Zucker, Reisflocken, Gerste und andere Getreide.

- **Fleisch** von gezüchteten Tieren und von solchen, die in Feuchtgebieten leben, sollte nicht mit Waldhonig, Sesam, Milch, Rettich, Zucherrohrprodukten oder Sprossen kombiniert werden, denn dies würde zu verschiedenen Nervenstörungen führen.
- Ungünstige Kombinationen mit **Fisch** sind: Banane, Joghurt und Buttermilch.
- Ferner sollten **Waldhonig** und *ghī* oder Waldhonig und Wasser nie zu gleichen Teilen eingenommen werden. Und Waldhonig darf nicht stark erhitzt werden, da er sonst auf lange Sicht schädlich wirkt.

Individualität

Zu Beachten sind bei der Wahl der Nahrungsmittel – neben persönlichen Vorlieben und Verträglichkeiten – die Konstitution (*prakṛti*) sowie gegenwärtige Gesundheitsstörungen (*vikṛti*).

Tages- und Jahreszeiten

Besonders wichtig ist **regelmäßiges Essen**, da kaum etwas der Verdauung zuträglicher ist. Nach ayurvedischer Vorstellung gelten folgende Empfehlungen:

- **Mittags** ist die Verdauungskraft am stärksten, entsprechend sollte zu dieser Zeit die Hauptmahlzeit eingenommen werden.
- **Morgens** sind die Verdauungsfunktionen noch träge durch die Nachtruhe, daher sollte nur wenig und leicht gegessen werden.
- Nahrung, die **kurz vor dem Schlafengehen** verzehrt wird, kann der Körper nicht richtig verdauen und Schlacken sammeln sich an. Deswegen sollte mindestens 3–4 Stunden vor dem Schlafengehen gegessen werden. Auch dann empfiehlt es sich, eher eine leichte, warme Mahlzeit einzunehmen, wie z. B. eine Gemüsesuppe mit Reis. Auf keinen Fall sind Nahrungsmittel abends zu empfehlen, die die Transportfunktionen (*srotas*) beeinträchtigen (*abhiṣyandī*), wie Käse, Yoghurt und säuerliche Speisen.

Ordnet man die Verdauungskapazität den **Jahreszeiten** zu, ergibt sich folgendes Bild:

- Im **Winter** ist die Verdauung gut. Deswegen sind nährende, fettende, süße und warme Nahrungsmittel, aber auch Milch und Milchprodukte sowie Alkohol in Maßen gut verträglich – dazu sollte viel heißes Wasser getrunken werden. *vāta*-provozierende Nahrung ist allerdings zu vermeiden.
- Im **Frühling** nimmt *kapha* zu und die Verdauungskraft ab: Zu vermeiden sind deshalb schwere, fettende, saure und süße Nahrungsmittel. Mindestens ein Jahr gelagerter Weizen sowie Gerste sind gut im Frühling, denn sie sind trocken und leicht. Auch alkoholische Getränke dürfen im Frühling getrunken werden (natürlich in angemessen geringer Menge).
- Im **Sommer** sollte süße, kühle, flüssige und fettende Nahrung verzehrt werden, wie *ghī*, Milch und Reis. Zu meiden ist Alkohol (tolerierbar ist ggf. die verdünnte Form). Auch salzige, saure, heiße und scharfe Nahrung ist abträglich.
- Im **Spätsommer** nimmt *vāta* zu und die Verdauung ist schwach. Durch die Zugabe von Waldhonig sowie saure, salzige und fettende Nahrungsmittel kann *vāta* unter Kontrolle gebracht werden. Gerste, Weizen und Reis (möglichst schon ein Jahr gelagert) sowie abgekochtes Wasser sind generell empfehlenswert.
- *pitta* nimmt im **Herbst** zu. Daher sind süße, bittere, leichte und kühle Nahrungsmittel und Getränke, sowie Reis, Gerste, Weizen und mit bitteren Heilmitteln angereichertes *ghī* vorzuziehen. Zu vermeiden sind hingegen Öl und Joghurt.

Atmosphäre

Ein geeigneter Ort zum Essen ist mit Dingen versehen, die Wohlbefinden hervorrufen. Die psychische Komponente ist bei der Nahrungsaufnahme sehr wichtig. Das Essen sollte **in Ruhe** erfolgen, jedoch nicht zu langsam. Dabei ist die Nahrung **gut durchzukauen** (ca. 20× pro Bissen), da dadurch Magen und Darm entlastet werden. Ein genussvolles Essen, dem die volle Aufmerksamkeit zukommt, ist besonders zuträglich.

Zu viel Reden oder Lachen, nebenbei Lesen oder Fernsehen, stehen im Widerspruch zu dem hohen Genuss, den das Essen normalerweise erzeugen soll, beeinträchtigen die Verdauung und auf lange Sicht die Gesundheit.

Zwischenmahlzeiten

Am besten ist es, erst wieder zu essen, wenn die vorangegangene Mahlzeit verdaut ist. Nur so werden die Digestions- und Stoffwechselprozesse nicht belastet. Deswegen sollten viele Mahlzeiten und häufige Snacks vermieden werden. **Drei Mahlzeiten** sind die Regel. Die Nahrung, die morgens und mittags verzehrt wird, sollte am Abend verdaut sein und das Abendessen am nächsten Morgen.

Ausgewogenheit

Im Ayurveda gilt eine Mahlzeit als ausgewogen, die alle **sechs Geschmacksrichtungen** enthält. Idealerweise nimmt man diese in folgender Reihenfolge zu sich, da dies nach ayurvedischer Vorstellung den Phasen der Verdauung entspricht:

süß, sauer, salzig, scharf, bitter und herb.

Fleischkonsum und Vegetarismus

Den allgemeinen Ernährungsgewohnheiten in Indien entsprechend, in dem große Teile der Bevölkerung seit Generationen **vegetarisch** leben, wird in der heutigen Praxis des Ayurveda zum größten Teil auf Fleischkonsum verzichtet (s. S. 127 f.).

Dennoch gibt es umfangreiche Beschreibungen von Fleisch- und Fischsorten in den ayurvedischen Klassikern. Sie werden in ihren Wirkungsweisen und Indikationen, zu denen körperliche Schwäche, Anämie, Rekonvaleszenz und regelmäßige starke körperliche Beanspruchung zählen, für verschiedene Krankheiten klassifiziert.

In Anbetracht dessen, dass Massentierhaltung, Überzüchtung und die medikamentöse Versorgung der Tiere mit Hormonen, sedierenden und anderen chemischen Mitteln sowie Antibiotika aus ayurvedischer Sicht nur zu einem unzureichenden Endprodukt führen kann, sollte beim Fleischverzehr immer auf beste Qualität geachtet werden (Eigenhaltung, Bio).

Als am wenigsten belastend gilt im Ayurveda **Geflügel**. Huhn, z. B. in Form einer Geflügelbrühe, ist besonders bekömmlich. Allgemein ist Geflügel leichter verdaulich als Fisch und andere Fleischsorten. Auf Wurst und Schwein ist generell zu verzichten.

Es sprechen noch klassische ayurvedische Argumente gegen Fleischverzehr. Der Ayurveda ist die Wissenschaft des Lebens. Er ist um die Erhaltung des Lebens im Allgemeinen bemüht und nicht nur um die Erhaltung der menschlichen Rasse. Alle Lebensformen sind zu achten und mit Wohlwollen zu behandeln (*Caraka*, *Sū.* 8.18 und 29). Jede unnötige Vernichtung von Lebewesen ist zu meiden, es sei denn eine Notwendigkeit für das eigene Überleben besteht.

Nach ayurvedischem Verständnis haben Nahrungsmittel auch Auswirkungen auf die Psyche. Entsprechend fördert Fleisch Aggressionen und in gewissem Maß Tötungsbereitschaft (*rajas*). Für Soldaten und Kampfsportler würde man diese Nahrungsmittel demnach empfehlen. Bestehen allerdings psychische Labilitäten in einer Person oder gar manifeste psychische Erkrankungen, so würde der Fleischkonsum diese Problematik verschärfen, da die erhellenden Qualitäten des Geistes (*sattva*) den Eigenschaften im Fleisch entgegenstehen. In unserer Gesellschaft, die von psychischen Problemen angefüllt ist, wie Frustration, Stress, Sorgen, Ängsten, Depressionen und Ruhelosigkeit, sollten diese Erkenntnisse ernst genommen werden.

10.4.3 Ayurvedische Ernährungstherapie

Im Krankheitsfall sind obige allgemeine Ernährungsregeln streng einzuhalten. Sie entlasten den Körper und ermöglichen ihm, seine Selbstheilungskräfte voll zu entfalten. Bestimmte Nahrungsmittel, die für quasi alle Erkrankungen geeignet sind, bilden dabei die Basis der ayurvedischen Diät.

Die individualisierte Ernährungstherapie des Ayurveda richtet sich nach dem *doṣa*-Status (Bestimmungsbogen, s. S. 55 ff.), den eingangs genannten Faktoren (s. S. 111) und dem vorliegenden Krankheitsbild. Die für die einzelnen Krankheitsbilder wesentlichen Aspekte zur Ernährung werden im Praxisteil angegeben (s. S. 137 ff.). Anhand der beschriebenen Ursachen einer Erkrankung müssen diese Ernährungsempfehlungen spezifiziert werden – besonders hinsichtlich der *doṣa*-Dominanzen.

Basisdiät

Allgemein nährend, gut verträglich und somit für fast jeden **geeignet** sind folgende Nahrungsmittel. Sie sollten die Basis der täglichen Mahlzeiten bilden. Andere Nahrungsmittel sind den individuellen Faktoren des Falles anzupassen.

- Reis
- *Mudga* (Vigna radiata)
- Kuhmilch (aufgekocht und warm genossen), außer bei Diarrhöe (s. S. 213 ff.)
- Ziegenmilch (aufgekocht und warm genossen)
- flüssiger Waldhonig
- Zucchini
- Artischocken
- Kürbis, insbesondere die weißen Varianten (Patisson- bzw. Ufo-Kürbis)
- Fenchelgemüse
- grüne Bohnen
- Weintrauben, außer bei extremer *kapha*-Aggravation
- Papaya, außer bei extremer *kapha*-Aggravation
- süßer Apfel, außer bei extremer *kapha*-Aggravation
- (frischer) Ingwer
- Fenchelsamen
- Koriander
- Kreuzkümmel
- Anis
- Kardamom
- Zimt
- Gewürznelken
- Bockshornkleesamen
- Safran
- abgekochtes, warmes Wasser

doṣa-bezogenen Ernährungstherapie

Nahrungsmittel lassen sich anhand ihrer Wirkung auf die einzelnen *doṣa* einteilen. Auf dieser Grundlage werden im Ayurveda die meisten Ernährungsempfehlungen formuliert. Im Krankheitsfall müssen aggravierte (bzw. „erhöhte") *doṣa* mithilfe geeigneter Nahrungsmittel reduziert werden.

Die **Tab. 10.26**, **Tab. 10.28** (S. 118 ff.) und **Tab. 10.30** (S. 121 ff.) geben in dreifacher Abstufung die Wirkung der einzelnen Nahrungsmittel auf die *doṣa* wieder.

> Das *agni* ist bei *vāta*-Konstitutionen und -Erkrankungen nicht stabil (*viṣamāgni*), daher sollten die Nahrungsmittel generell nicht schwer verdaulich sein.

Tab. 10.25 Generelle Ernährungsfaktoren bei ***vāta***.

Wirkung	*vāta*-reduzierend	*vāta*-aggravierend
Eigenschaften	• warm • ölig, fettig, feucht • süß • salzig • regelmäßige Mahlzeiten • langsames Essen	• kalt • trocken • sehr scharf • bitter • adstringierend • unregelmäßige Mahlzeiten • Fasten
Nahrungsmittel	• Öle und Fette • süßes Obst und andere gesunde Süßigkeiten • wärmende Gewürze • Nüsse und Kerne	• Blattsalat • Hülsenfrüchte • stark blähende Nahrungsmittel

vāta-reduzierende Nahrungsmittel

Allgemein wirkt eine ölige, fettige, süße sowie salzige Nahrung *vāta*-reduzierend (**Tab. 10.25**).

In **Tab. 10.26** ist die Wirkung gängiger Nahrungsmittel auf *vāta-doṣa* aufgeführt.

pitta-reduzierende Nahrungsmittel

Eine pitta-reduzierende Ernährung ist grundsätzlich kühlend, bitter und süß **Tab. 10.27** (S. 118).

> Das *agni* bei *pitta*-Konstitutionen oder -Erkrankungen ist für gewöhnlich nicht stark gestört. Insofern müssen die Nahrungsmittel nicht sehr leicht verdaulich sein.

Die Wirkung gängiger Nahrungsmittel auf *pitta-doṣa* verdeutlicht **Tab. 10.28** (S. 118 ff.).

kapha-reduzierende Nahrungsmittel

> Das *agni* ist bei *kapha*-Aggravation generell schwach (*mandāgni*). Entsprechend ist schwer verdauliche Nahrung zu meiden.

Die generellen Ernährungsfaktoren sind in **Tab. 10.29** (S. 120) zusammengeführt. Die Wirkung gängiger Nahrungsmittel auf *kapha-doṣa* zeigt **Tab. 10.30** (S. 121 ff.).

Tab. 10.26 Wirkung gängiger Nahrungsmittel auf ***vāta-doṣa***.

Lebensmittelgruppe	*vāta*-reduzierend	in Maßen einsetzbar	mit Vorsicht einzusetzen
Getreide	• Reis • Weizen • Dinkel • Hafer	• Buchweizen • Gerste	• Hirse • Mais
Hülsenfrüchte	• *Mudga* (Vigna radiata) • *Māṣa* (Vigna mungo) • Sojabohnen	• *Masūra* (Lens culinaris, rosafarbene Linsen)	• *Ādhakī* (Cajanus cajan, große gelbe Linsen) • Kichererbsen • andere Hülsenfrüchte
Milchprodukte	• Kuhmilch (gekocht und warm), außer bei Diarrhöe • Ziegenmilch (gekocht und warm) • Butterreinfett (*ghī*) • Butter • süße Sahne	• Joghurt und saure Sahne • Käse ! Joghurt, saure Sahne und Käse haben eine *srotas*-blockierende Wirkung (*abhiṣyandī*). • Sahneeis (nur bei sehr gutem *agni*)	• Schafsmilch
Süßmittel	• Waldhonig • Rohrzucker • Ahornsirup • Rohzuckermasse (*guḍa*, engl.: jaggery) • Birnendicksaft • Rübensaft	–	–
Öle	• Leinöl • Olivenöl • Senföl • Sesamöl • Traubenkernöl	• Kokosöl ! Kokosöl hat eine *srotas*-blockierende Wirkung (*abhiṣyandī*). • Kürbiskernöl	• Sonnenblumenöl
Gemüse	• Kürbis, insbesondere weiße Sorten • gekochte Zwiebeln • Karotten • Kartoffeln • Auberginen • Spargel • Avocados • Fenchel • Steckrüben • Okra	• gekochte Gurken • Zucchini • Artischocken • grüne Bohnen • Blumenkohl • Brokkoli • Rosenkohl • Kohlrabi • gekochte Sprossen • Spinat • Mangold • Rote Bete • schwarze Oliven • Staudensellerie • Rettich • gekochte Paprika • Sellerie • gekochter Lauch	• andere Kohlsorten (Weiß-, Rot- und Chinakohl) • Blattsalat • Chicorée • Radicchio • Löwenzahn • frische Erbsen • Tomaten • Pilze • rohe Zwiebeln • roher Lauch

Tab. 10.26 Fortsetzung, Wirkung gängiger Nahrungsmittel auf ***vāta-doṣa***.

Lebensmittelgruppe	*vāta*-reduzierend	in Maßen einsetzbar	mit Vorsicht einzusetzen
Obst	• alle Früchte (außer sehr schwer verdauliche oder saure) • Weintrauben • Papayas • süße Apfel • süße Pflaumen • Mangos • Feigen • Rosinen • süße Kirschen • Datteln • Birnen • Bananen	• süße Orangen, Klementinen, Nektarinen • Pfirsiche • Granatapfel • Honigmelonen • Wassermelonen • süße Erdbeeren • Blaubeeren • süße Himbeeren • reife süße Ananas • süße Brombeeren	• sehr saure Früchte • Zitronen, Limetten • Grapefruit • Rhabarber • Johannisbeeren
Nüsse und Kerne	• Mandeln • Pistazien • Walnüsse • frische Erdnüsse (nicht aus der Dose) • Cashewnüsse • Pinienkerne • Kürbissamen	• Haselnüsse • andere Nüsse	–
Gewürze	• Bockshornkleesamen • Safran • Salz (am besten: *Saindhava*) • gekochter Knoblauch • Basilikum • Thymian • Rosmarin • Anis • *Hiṅgu* (Ferula assa-foetida) • Dill • Fenchel • Ingwer • Kardamom • Kreuzkümmel • Kümmel • Schwarzkümmel • Kurkuma • Gewürznelken • Salbei • Sesam • Süßholz • Vanille • Zimt	• Koriander	• Chili

Tab. 10.26 Fortsetzung, Wirkung gängiger Nahrungsmittel auf ***vāta-doṣa***.

Lebensmittelgruppe	*vāta*-reduzierend	in Maßen einsetzbar	mit Vorsicht einzusetzen
Getränke	• warmes Wasser • Fruchtsäfte (s. Obst)	• Kräutertees • verdünnter gequirlter Joghurt (*lassī, takra*) • grüner Tee	• Soda • Softdrinks
Genussmittel	• gesunde Süßigkeiten (z. B. Biomarzipanrohmasse, Datteln, Feigen) • Fleisch (bei gutem psychischen Zustand und gutem *agni*)	• süßer Wein, Liköre • Chips, Salzstangen • Bier • Bioschokolade	• Kaffee • Schwarztee • Rauchen • hochprozentiger Alkohol

Tab. 10.27 Generelle Ernährungsfaktoren bei ***pitta***.

Wirkung	*pitta*-reduzierend	*pitta*-aggravierend
Eigenschaften	• kühlend • bitter • süß	• erhitzend • sauer • scharf • salzig • frittiert und heiß gebraten
Nahrungsmittel	• bittere Gemüse • bittere Kräutertees • *ghī* und Milch • Hülsenfrüchte • süßes Obst	• saures Obst und saure Beeren • Essig und andere gesäuerte Speisen • scharfe Gewürze • Alkohol

Tab. 10.28 Wirkung gängiger Nahrungsmittel auf ***pitta-doṣa***.

Lebensmittelgruppe	*pitta*-reduzierend	in Maßen einsetzbar	mit Vorsicht einzusetzen
Getreide	• Reis • Milchreis, Risottoreis	• Gerste • Weizen • Dinkel • Hafer • Hirse • Mais	• Buchweizen
Hülsenfrüchte	• *Mudga* (Vigna radiata) • *Ādhakī* (Cajanus cajan, große gelbe Linsen)	• *Masūra* (Lens culinaris, rosafarbene Linsen) • andere Hülsenfrüchte	• *Māṣa* (Vigna mungo) • Sojabohnen • Kichererbsen
Milchprodukte	• Kuhmilch (gekocht und warm), außer bei Diarrhöe • Ziegenmilch (gekocht und warm) • Butterreinfett (*ghī*) • süße Sahne	• Eis • Butter	• Joghurt, Kefir, Quark • Käse • Schafsmilch • saure Sahne
Süßmittel	• Rohrzucker	• Waldhonig • Ahornsirup	• Rohzuckermasse (*guḍa*, engl.: jaggery) • Apfeldicksaft • Rübensaft

Tab. 10.28 Fortsetzung, Wirkung gängiger Nahrungsmittel auf ***pitta-doṣa***.

Lebensmittelgruppe	*pitta*-reduzierend	in Maßen einsetzbar	mit Vorsicht einzusetzen
Öle	–	• Kokosöl ! Kokosöl hat eine *srotas*-blockierende Wirkung (*abhiṣyandī*). • Olivenöl (nicht sauer) • Kürbiskernöl • Traubenkernöl • Mandelöl	• Sesamöl • Sonnenblumenöl • Leinöl • Senföl
Gemüse	• Kürbis, insbesondere weiße Sorten • Zucchini • gekochte Zwiebeln • gekochte Gurken • Kartoffeln • Spargel • Artischocken • Fenchel • grüne Bohnen • Spinat • Mangold • Blumenkohl • Rosenkohl • Blattsalat (insbesondere bittere Sorten) • Chicorée • Radicchio • Löwenzahn • Avocados • Steckrüben • Brokkoli	• Okra • Karotten • frische Erbsen • Kohlrabi • Rote Bete • schwarze Oliven (bitter) • Rettich • gekochte Paprika • Sellerie • andere Kohlsorten (Weiß-, Rot- und China-kohl) • gekochter Lauch	• Tomaten • Sauerkraut • Pilze • rohe Zwiebeln • Auberginen • roher Lauch • Sprossen • Staudensellerie
Obst	• alle Früchte (außer sehr schwer verdauliche oder saure) • Weintrauben • Papayas • süße Äpfel • Mangos • Feigen • Rosinen • Birnen • Honigmelonen • Bananen	• Wassermelonen • süße Pflaumen • Granatapfel • Datteln • trockene Feigen • süße Pfirsiche • süße Blaubeeren	• saure Früchte • Grapefruit • Rhabarber • Orangen, Klementinen, Nektarinen • Erdbeeren • Himbeeren • Ananas • Kirschen • Brombeeren • Johannisbeeren • Zitronen, Limetten
Nüsse und Kerne	• Mandeln • Walnüsse • Kürbissamen	• Haselnüsse	• frische Erdnüsse (nicht aus der Dose) • Cashewnüsse • Pinienkerne • Sonnenblumenkerne • Pistazien

Tab. 10.28 Fortsetzung, Wirkung gängiger Nahrungsmittel auf ***pitta-doṣa***.

Lebensmittelgruppe	*pitta*-reduzierend	in Maßen einsetzbar	mit Vorsicht einzusetzen
Gewürze	• Fenchel • Kurkuma • Koriander • Anis • Kardamom • Gewürznelken • Bockshornkleesamen • Safran • Rosmarin	• frischer Ingwer • Petersilie • Oregano • Majoran • Basilikum • Salbei • Kreuzkümmel • trockener Ingwer • Steinsalz (*Saindhava*) • Zimt • Paprika • Dill	• Chili • Pfeffer • Knoblauch • Thymian • Muskatnuss • Kümmel
Getränke	• warmes Wasser • bittere Kräutertees	• verdünnter gequirlter Joghurt (*lassī, takra*) • grüner Tee	• Soda • Softdrinks • Fruchtsäfte (s. Obst) • Früchtetee
Genussmittel	• gesunde Süßigkeiten (z. B. Biomarzipanrohmasse, Datteln, Feigen)	• alkoholfreies Bier • Bitterschokolade	• Chips, Salzstangen • Kaffee • Schwarztee • Rauchen • Wein • hochprozentiger Alkohol

Tab. 10.29 Generelle Ernährungsfaktoren bei ***kapha***.

Wirkung	*kapha*-reduzierend	*kapha*-aggravierend
Eigenschaften	• leicht verdaulich • trocken • bitter • scharf • Fasten	• kühlend • süß • fettig
Nahrungsmittel	• Gewürze • Hülsenfrüchte • bittere Gemüse • trockene Getreide • flüssiger Waldhonig	• Milchprodukte • Obst und Süßigkeiten • Öle und Fette • Nüsse und Kerne

doṣa-Kombinationen

Ist der Krankheitsprozess eines Falles gleichzeitig von mehreren aggravierten *doṣa* bestimmt, so ist die Wahl der geeigneten Nahrungsmittel schwieriger. Auf den ersten Blick scheint sie sogar unmöglich zu sein, da die Eigenschaften der *doṣa* oft entgegengesetzt sind. Jedoch gibt es ausreichend Nahrungsmittel, die zwei oder gar alle drei *doṣa* (*tri-doṣa*) reduzieren.

Zunächst sind die in der Basisdiät beschriebenen Lebensmittel zu empfehlen (s. S. 114 f.), v. a. wenn es sich um einen *tri-doṣa*-Prozess handelt. Bei Zweierkombinationen ist diese Basisdiät ebenfalls grundlegend. Ferner sind diejenigen Nahrungsmittel zu bevorzugen, die beide *doṣa* reduzieren. Die generellen Richtlinien gibt **Tab. 10.31** (S. 123) wieder.

In der Praxis der Ernährungsberatung werden relative Abstufungen ermittelt, also die Frage geklärt, welches der *doṣa* akut am dringendsten behandelt werden muss. Zu meiden sind dann alle Nahrungsmittel, die dieses primäre *doṣa* erhöhen können, und diejenigen zu empfehlen, die dieses *doṣa* reduzieren. Von dieser Auswahl sind ferner Nahrungsmittel zu streichen, die das sekundäre *doṣa* stark erhöhen. Unter Umständen muss auch eine kurzfristige Zunahme eines sekundären *doṣa* in Kauf genommen werden, um das primäre *doṣa* effektiv behandeln zu können.

Tab. 10.30 Wirkung gängiger Nahrungsmittel auf ***kapha-doṣa***.

Lebensmittelgruppe	*kapha*-reduzierend	in Maßen vertretbar	mit Vorsicht einzusetzen
Getreide	• Gerste • Hirse • Mais	• länger als ein Jahr gelagerter Weizen • Dinkel • Buchweizen	• Hafer • kürzer als ein Jahr gelagerter Reis • Milchreis, Risottoreis
Hülsenfrüchte	• *Mudga* (Vigna radiata) • Kichererbsen • *Ādhakī* (Cajanus cajan, Hindi: *Tuver*, große gelbe Linsen)	• *Masūra* (Lens culinaris, rosafarbene Linsen) • andere Hülsenfrüchte	• *Māṣa* (Vigna mungo) • Sojabohnen
Milchprodukte	–	• Kuhmilch (gekocht und warm), außer bei Diarrhöe • Ziegenmilch (gekocht und warm) • Butterreinfett (*ghī*)	• Eis • Butter • Joghurt, Kefir, Quark • Käse • Schafsmilch • süße und saure Sahne
Süßmittel	• flüssiger Waldhonig	• Ahornsirup	• Rohzuckermasse (*guḍa*, engl.: jaggery) • Birnendicksaft • Rübensaft • Rohrzucker
Öle	–	• Sesamöl • Olivenöl (nicht sauer, sondern bitter-scharf) • Kürbiskernöl	• Kokosöl • Sonnenblumenöl • Leinöl • Senföl • Traubenkernöl
Gemüse	• Zucchini • Artischocken • grüne Bohnen • Spinat • Mangold • Blattsalat • Chicorée • Blumenkohl • Rosenkohl • Brokkoli • andere Kohlsorten (Weiß-, Rot- und Chinakohl)	• Blattsalat (besonder bittere Sorten) • gekochte Sprossen • Radieschen • Radicchio • Zwiebeln • Okra • frische Erbsen • Karotten • Rote Bete • schwarze Oliven (bitter) • Staudensellerie • gekochte Gurken • Kohlrabi • Rettich • gekochte Paprika • Auberginen • Löwenzahn • Sellerie • Fenchel • gekochter Lauch	• Kartoffeln • rohe Gurken • Tomaten • Steckrüben • Spargel • Kürbis • Pilze • Avocados

Tab. 10.30 Fortsetzung, Wirkung gängiger Nahrungsmittel auf ***kapha-doṣa***.

Lebensmittelgruppe	*kapha*-reduzierend	in Maßen vertretbar	mit Vorsicht einzusetzen
Obst	• Papayas	• süße Äpfel • trockene Feigen • Rosinen • Granatapfel • Weintrauben • süße Blaubeeren	• süße Früchte • Mangos • frische Feigen • Birnen • Honigmelonen • Bananen • Datteln • Wassermelonen • Pflaumen • Pfirsiche • Grapefruit • Rhabarber • Orangen, Klementinen, Nektarinen • Erdbeeren • Himbeeren • Ananas • Kirschen • Brombeeren • Johannisbeeren • Zitronen, Limetten
Nüsse und Kerne	–	• Mandeln • Pistazien	• frische Erdnüsse (nicht aus der Dose) • Cashewnüsse • Pinienkerne • Sonnenblumenkerne • Walnüsse • Kürbissamen • Haselnüsse
Gewürze	• Kurkuma • Kardamom • Gewürznelken • Bockshornkleesamen • Safran • Pfeffer • Knoblauch • Thymian • Muskatnuss • Kreuzkümmel • Kümmel • Ingwer • Oregano • Majoran • Basilikum • Salbei • Zimt • Dill • Rosmarin	• Fenchel • Paprika • Anis • Chili	• Salz • Petersilie • Koriander

Tab. 10.30 Fortsetzung, Wirkung gängiger Nahrungsmittel auf ***kapha-doṣa***.

Lebensmittelgruppe	*kapha*-reduzierend	in Maßen vertretbar	mit Vorsicht einzusetzen
Getränke	• warmes Wasser • scharfe und bittere Kräutertees • Ingwertee	• verdünnter gequirlter Joghurt (*takra*) • grüner Tee • Schwarztee	• Soda • Softdrinks • Fruchtsäfte (s. Obst) • *lassī*
Genussmittel	–	• gesunde Süßigkeiten (z. B. Biomarzipanrohmasse, trockene Datteln und Feigen) • hochprozentiger Alkohol • Espresso	• Chips, Salzstangen • Schokolade • süßer Wein

Tab. 10.31 Allgemeine Diätempfehlungen bei Kombinationen von zwei *doṣa*.

doṣa-Kombination	Reduktion durch
vāta-pitta	süß
vata-kapha	warm
pitta-kapha	bitter, adstringierend

Die soeben beschriebene Vorgehensweise gilt für weniger intensive Krankheitsprozesse. Bei schwerwiegenden Erkrankungen mit mehrfacher *doṣa*-Beteiligung müssen zuweilen sehr drastische diätetische Maßnahmen eingesetzt werden. Die Anzahl der Nahrungsmittel wird dann auf ein Minimum reduziert (s. S. 244 f.), damit keines der beteiligten *doṣa* angeregt wird.

Mit zunehmender praktischer Erfahrung wird die Wahl der geeigneten Nahrungsmittel selbst bei komplexen Fällen leicht.

10.4.4 Wichtige Nahrungsmittelgruppen und Einzelinformationen

Aus praktischen Erwägungen werden im Praxisteil (s. S. 137 ff.) oft nur grundsätzliche Richtlinien und Begriffe bei den Therapieempfehlungen zu den einzelnen Krankheitsbildern angegeben. Im Folgenden werden diejenigen Nahrunsgmittel aufgelistet, die mit diesen Hinweisen gemeint sind.

Anschließend folgt eine Diskussion verschiedener Einzelthemen, die sich durch die Umsetzung der Ayurveda-Ernährungslehre in der modernen Gesellschaft ergeben. Dabei handelt es sich um die Anwendung ayurvedischer Grundgedanken auf moderne Ernährungsgewohnheiten. Somit stellen sie Interpretationen der Autoren und keine direkten klassischen Aussagen dar.

Schwer (*guru*) verdauliche Nahrungsmittel

Wie bereits erwähnt, bildet *agni* das Hauptaugenmerk der ayurvedischen Ernährungslehre (s. S. 18 ff.). Es steht im Zentrum aller Digestions- und Stoffwechselprozesse des Körpers. Ein *agni* von guter Funktion lässt sich gleichsetzen mit Gesundheit; ein schlechtes *agni* mit Krankheitsanfälligkeit (vgl. *Caraka*, *Ci.* 15.3 f.). Insofern muss *agni* „geschützt" werden, v. a. durch die Wahl der geeigneten Nahrungsmittel. Alle schwer verdaulichen Nahrungsmittel belasten *agni*. Entsprechend ist die ayurvedische Ernährungslehre sehr auf leichte Kost bedacht.

Sehr schwer verdaulich sind:

- Eier, Fleisch und Wurst, insbesondere fettige Sorten
- fettige, frittierte Speisen
- Milchprodukte, Butter, Käse
- schwere Süß- und Mehlspeisen (Kuchen, Torte, Pudding etc.)
- Sahnesoßen

Schwer verdaulich sind:

- kalte Nahrung, Salat
- Nüsse (insbesondere Cashewnüsse)
- *Māṣa* (Vigna mungo)
- kürzer als ein Jahr gelagerter Weizen

Unter den als vergleichsweise leicht einzustufenden Obst- und Gemüsesorten **relativ schwer** verdaulich sind:

- Mango
- Feigen
- Datteln
- Gurken
- Spinat

srotas-blockierende (*abhiṣyandī*) Nahrungsmittel

Im Ayurveda wird außerdem darauf geachtet, einen **optimalen Transport** von Nährstoffen bzw. Abtransport von Schad- und Abfallstoffen für die Gewebe bzw. Zellen zu gewährleisten. Ungehinderte Transportwege (*srotas*) bilden eine wesentliche Grundlage für die Gesundheitserhaltung und Krankheitsbekämpfung. Alle Nahrungsmittel, die die *srotas* blockieren, fördern somit den Krankheitsprozess und sind grundsätzlich zu meiden.

Vor allem handelt es sich hierbei um kompakte Nahrungsmittel mit **hohem Fett- und Eiweißgehalt**, aber auch um **säuerliche** Speisen:

- Käse, Quark
- Joghurt, saure Sahne und andere gesäuerte Milchprodukte
- Sonnenblumenöl
- Kokosöl
- fettiges Fleisch
- fettige Wurst
- Butter
- Sahnetorte und schwerer Kuchen
- saure Nahrungsmittel

Saure (*amla*) Nahrungsmittel

Die deutsche Küche ist generell säurelastig. Zugaben von Essig und Zitronensäure zu verschiedenen Speisen sind nicht nur in Fertigprodukten gängig. Auch durch Restaurantspeisen hat man sich an säuerliche Geschmackskomponenten gewöhnt. Ist man für diese Tatsache sensibilisiert, so finden sich unzählige Beispiele gesäuerter Speisen und Getränke.

Konform gehend mit Einschätzungen der hiesigen Naturheilkunde wirkt sich die Übersäuerung nicht nur auf ***pitta*- und *rakta*-Erkrankungen** negativ aus, allen voran Entzündungskrankheiten, sondern begünstigt generell die **Intensivierung pathologischer Prozesse**. Dies lässt sich nach Meinung der Autoren v. a. auf die negative Wirkung von Säuren auf die *srotas* zurückführen. Demnach sind bei allen Erkrankungen saure Nahrungsmittel vom Ernährungsplan zu streichen. Als bestes Säuerungsmittel gilt neben *Āmalakī* (Emblica officinalis) die Tamarinde.

Abweichend von der ebenfalls geläufigen Vorstellung, dass saure Früchte im Körper basisch wirken, sind im Ayurveda zwei wichtige pharmakologische Kriterien entscheidend:

- Der **Geschmack** *rasa* (als Indikator einer Wirkrichtung) ist „oberflächlich" auf den Schleimhäuten des oberen Verdauungstrakts aktiv.
- Die **Wirkung nach der Verstoffwechselung** *vipāka* gibt die systemische Wirkung auf das Gesamtmilieu bzw. die Zielzelle, -organe oder -gewebe an, nachdem alle digestiven und metabolischen Prozesse durchlaufen sind.

Beispielsweise hat die Zitrone (Citrus limon) sowohl auf der Ebene von *rasa* als auch *vipāka* die Eigenschaft sauer (*amla*). Insofern wirken saure Früchte, insbesondere Zitronen, nicht basisch, weil diese zumeist *amla-vipāka* aufweisen.

Saure Nahrungsmittel sind:

- Joghurt und andere gesäuerte Milchprodukte
- saure Früchte (insbesondere Zitronen, Limonen, Orangen, Grapefruit, Ananas, Rhabarber, saure Äpfel) sowie daraus gefertigte Säfte und Marmelade
- unreife Früchte
- die meisten Beeren (insbesondere Johannisbeeren, Brombeeren, Sanddorn, Erdbeeren, Himbeeren)
- Essig
- Tomaten
- Sauerkraut
- Wein

Kühlende (*śīta*) Nahrungsmittel

Kühle Nahrungsmittel reduzieren zwar aggraviertes *pitta* und *rakta*, **schwächen jedoch *agni***. Im Ayurveda wird empfohlen, frisch gekochte Mahlzeiten immer warm zu genießen, möglichst auch das Frühstück und Abendessen. Selbst wenn die modernen Essensgewohnheiten in eine andere Richtung tendieren, so zeigt die Praxis, wie wohltuend und gesundheitsfördernd sich dieser Mehraufwand bei der Nahrungszubereitung auswirkt.

Insofern sollten gekühlte Nahrungsmittel und Getränke, die direkt nach der Entnahme aus dem Kühlschrank verzehrt werden, sowie Eis möglichst völlig gemieden werden. Vor allem Milch sollte immer kurz vor dem Verzehr aufgekocht und warm genossen werden. Folgende Nahrungsmittel sind kühl im therapeutischen Sinne – bei *pitta*- und *rakta*-Aggravation sollten sie bevorzugt, bei *vāta* und *kapha* möglichst gemieden werden:

- Reis
- Gerste
- Weizen
- *Mudga* (Vigna radiata)
- *Ādhakī* (Cajanus cajan, Hindi: *Tuver*)
- Milch
- *ghī*
- Kokos
- Sonnenblumenöl
- Spinat
- Gurken
- Weintrauben
- Feigen
- Äpfel
- Fenchel
- Gewürznelken
- Koriander
- Kardamom
- Rosenblüten

Erhitzende (*uṣṇa*) Nahrungsmittel

Erhitzende Nahrungsmittel sind in Hinblick auf ***agni* positiv** zu werten. Insofern bilden Gewürze und warme Speisen einen wichtigen Teil der Ayurveda-Ernährung. Sie aggravieren jedoch *pitta* und sind bei *rakta*-Störungen ebenfalls zu meiden. Sehr scharfe Speisen erhöhen auch *vāta*. Bei *kapha*-Zuständen sind sie indiziert.

Stark erhitzende Nahrungsmittel sind:

- Chili
- Meerrettich
- Muskatnuss
- Pfeffer
- Senf
- Zimt

Erhitzende Nahrungsmittel sind:

- Auberginen
- Dillsamen
- *Hiṅgu* (Ferula assa-foetida)
- Ingwer
- Joghurt
- Karotten
- Knoblauch
- Kreuzkümmel
- Kurkuma
- *Māṣa* (Vigna mungo)
- Rettich
- Sesamöl
- viele Fleischsorten
- *Yavānī* (Trachyspemum ammi)

Penetrierende (*tīkṣṇa*) Nahrungsmittel

Penetrierende Nahrungsmittel dringen tief in die Gewebe ein, lösen Schleim, reinigen und beseitigen Ablagerungen. Sie sind meist scharf im Geschmack und erhitzend. Somit erhöhen sie *pitta*, z. B. in Form von Brennen oder Schleimhautreizungen, bei längerer Anwendung auch *vāta*. Vor allem sind dies **scharfe Gewürze**, die ätherische Öle enthalten.

Salat und Rohkost

Blattsalat, Rohkost und kurz-gegarte **Gemüsen** werden in modernen Ernährungslehren geschätzt, weil sie vitaminreich und angeblich leicht verdaulich sind. Die Erfahrungen des Ayurveda gehen in eine andere Richtung. Ungekochte Nahrung muss von *agni* unter hohem Energieaufwand aufgespalten werden. Der Kochprozess hingegen nimmt *agni* Arbeit ab und gewährleistet eine bessere Resorption und Bioverfügbarkeit der Nährstoffe. Ein gewisser Verlust an temperaturlabilen Nährstoffen wird somit in Kauf genommen, um den Gesamtaufwand gering und die Verwertung optimal zu gestalten. Besonders von rohem Blattsalat wird abgeraten, außer von bitteren Sorten bei *pitta*-Überschuss. Geringe Mengen anderer Rohkost (geraspelte Möhren, Gurken, Rote Bete) als kleine Beilage zur Mittagsmahlzeit sind hingegen empfehlenswert.

Obst liefert ausreichend Vitamine. Im Ayurveda gilt es als „sonnengekocht“ und muss deswegen nicht gegart werden. Bei schwer verdaulichen Obstsorten (z. B. Bananen) und bei Obstempfindlichkeiten, wie allergischen Reaktionen, wirkt sich mildes Garen jedoch positiv aus.

Tomaten

Nach ayurvedischer Auffassung erhöhen Tomaten alle drei *doṣa* und sind von saurem Geschmack (s. S. 124). Deswegen werden sie von fast allen Ayurveda-Ärzten generell als **schädlich** bewertet, was in der ayurvedischen Ernährungslehre eher selten vorkommt. Histamin könnte ein Faktor sein.

Nun sind Tomaten in unseren Breiten kaum vom Speiseplan wegzudenken. Sowohl roh im Salat als auch gekocht in beliebten Speisen, wie Pizza, Pastasoßen und Gemüsegerichten, werden sie fast täglich verwendet. Tomaten gänzlich zu meiden, scheint bei den meisten Patienten eine unrealistische Forderung zu sein. Wenn trotz der negativen Wirkung dennoch Tomaten verzehrt werden, so sollten es am ehesten süße – wie dies meist bei Flaschen- oder Cocktailtomaten der Fall ist – und voll sonnengereifte Tomaten sein. Beseitigt man die Schale und die gallertartige Substanz im Kerngehäuse, sind Tomaten ebenfalls besser verträglich. Dennoch ist bei den meisten Erkrankungen mit Tomaten äußerst sparsam umzugehen, v. a. bei *pitta*- und *rakta*-Aggravationen. Ein Ersatz wären süße rote Paprika.

Käse

Auch Käse ist ein wichtiger Teil der mitteleuropäischen Kost. Als Brotbelag wird er gegenüber Wurst und Fleisch als vorteilhafte Eiweißquelle bei einer vegetarisch ausgerichteten Kost erachtet. Relativ gesehen ist dies zu bejahen. Käse ist gegenüber Fleisch zu bevorzugen. Dennoch ist nach ayurvedischer Auffassung Käse sehr schwer verdaulich und **blockiert die *srotas***. Im Krankheitsfall ist er demnach möglichst zu meiden.

Doch auch hier sind einige Sorten bekömmlicher als andere. Gemäß dem ayurvedischen Denken sind zunächst die Milcharten zu bewerten, aus denen der Käse hergestellt ist. Ziegenmilch ist leichter verdaulich als Kuhmilch und somit auch der jeweilige Käse. Schafsmilch und -käse gelten als minderwertig und unzuträglich.

Die fettarmen, weniger kompakten Käsesorten sind nach Ansicht der Autoren bekömmlicher. Somit sind Frischkäsesorten, besonders mit Kräuterzusatz, zu bevorzugen. Generell kann die Beigabe scharfer Gewürze die *agni*-belastende Wirkung von Käse leicht abmildern. Auch sollte Käse lieber zur Mittagsmahlzeit als zum Abend gegessen werden, da die Verdauungskraft mittags stärker ist und der Käse bis zur Nachtruhe voll verdaut werden kann. Etwas schwerer als Frischkäse wäre der indische Käse (Hindi: *Panīr*), der aus gekochter Milch mit Zitronensaft frisch zubereitet wird. Dann folgen andere weiße Käsesorten von niedriger Kompaktheit, wie z. B. Hüttenkäse. Morzarella bildet den Übergang zu den Schnittkäsesorten, die möglichst in sehr geringem Maße zu genießen sind. Geringe Mengen geriebener Hartkäse über warmen Gerichten sind eher zu tolerieren als größere Mengen Schnittkäse auf Brot. Völlig zu meiden ist Schimmelkäse.

Getreideprodukte und Kohlenhydrate

Getreideprodukte, wie Brot, Kekse und Kuchen, werden gegenwärtig in einem großen Ausmaß als Haupt- oder Zwischenmahlzeiten konsumiert. Sie sind schnell eingekauft oder zubereitet, haben eine mittlere Haltbarkeit und bedienen somit Ernährungsgewohnheiten, bei denen der Zeitfaktor eine wichtige Rolle spielt.

Nach ayurvedischer Auffassung handelt es sich hierbei um unzuträgliche Ernährungsformen. Abgesehen von der Tatsache, dass Bäckereiprodukte zunehmend ungesunde Zusatzstoffe enthalten und aus minderwertigem Weißmehl quasi industriell in Massenfertigung hergestellt werden, sind Brot, Kekse und Kuchen keine frisch zubereiteten Nahrungsmittel im ayurvedischen Sinne. Deswegen ist ihr Nährwert reduziert und ihr Konsum eher eine Belastung für den Körper und *agni*.

Empfehlenswerte Getreideprodukte

Es sind generell Getreide in Form eines frisch gekochten Breis (zum Frühstück oder als Nachtisch) oder als frisch gebackene Fladen aus Mehl, Wasser, etwas Salz und *ghī* (zu herzhaften Gerichten größerer Mahlzeiten) zu empfehlen. Dabei sollte

Vollkorn den Vorzug gegeben werden, wobei das Mehl fein gemahlen sein sollte. Anders als in der modernen Naturheilkunde gilt Weizen im Ayurveda als ein sehr hochwertiges Getreide (s. S. 338 f.).

Bäckereibrot sollte möglichst nur in Ausnahmefällen konsumiert werden, wobei dieses möglichst **frisch gebacken** sein sollte. Feingeschrotetes Vollkornbrot aus geeigneten Weizensorten von Bioqualität ohne starke Säuerungsmittel, Backtriebmittel oder Hefen ist ebenfalls zu empfehlen. Vor dem Konsum sollte man es noch einmal kurz im Toaster anwärmen. „Saftige" (unvollständig gebackene) Brotsorten mit ganzen Körnern sind schwer verdaulich. Stark gesäuerte Brote sind ebenfalls ungünstig (s. S. 124). Ein weiterer großer Nachteil von Brot ist, dass es meist mit schwer verdaulichen Nahrungsmitteln kombiniert wird (Butter, Käse, Wurst, Fisch).

Kuchen und Kekse stellen ebenfalls eine Herausforderung für *agni* dar. Sie sollten, wie auch Nudeln, aus **fein geschrotetem Biovollkornmehl** bestehen, kein Ei enthalten und möglichst frei von schädlichen Zusatzstoffen zubereitet sein. Die potenzielle *kapha*-Erhöhung bei verschiedenen Getreide- und Reissorten ist v. a. bei sog. „jungen" Getreiden gegeben, die kurz nach der Ernte verzehrt werden. Je länger Getreide und Reis gelagert werden, desto weniger schwer verdaulich sind sie, was sicherlich auf die Abnahme der Feuchtigkeit zurückzuführen ist. Nach einem Jahr Lagerungszeit spricht man von **„altem"** Getreide. Dieses belastet *agni* weniger und erhöht auch *kapha* kaum.

Empfehlenswerte Kohlenhydrate

Weißmehl- und Weißzuckerprodukte sind in vielerlei Hinsicht nachteilig für die Gesundheit. Rohrohrzuckerprodukte gelten als die besten Süßmittel im Ayurveda. Ohnehin werden im Ayurveda geeignete Kohlenhydrate (Getreide, Hülsenfrüchte, Kartoffeln, Obst) und hochwertige Zuckerformen nicht generell gemieden, chemische Zuckerersatzstoffe allerdings grundsätzlich abgelehnt.

Wenn Süßigkeiten verzehrt werden, so sollte dies mit vollem Genuss, in Ruhe und ohne Scham getan werden – langfristig konsumiert man dann weniger. Geeignet ist v. a. **Waldhonig** (unerhitzter, bitterer bis scharfer, flüssiger Waldhonig von Bioqualität), um den Heißhunger auf Süßes ohne negative Wirkungen zu befriedigen. Er ist sehr süß und reduziert dennoch *kapha*. Häufig genügen 1–2 EL, um den Verzehr anderer Süßigkeiten zu verhindern. Auch **Ahornsirup** scheint eine gute Süßungsquelle zu sein, selbst wenn er im Ayurveda nicht beschrieben wird. Bei **Schokolade** sollten hochwertige Bittersorten gewählt werden. Weitere nahrhafte und bekömmliche Süßigkeiten sind **Biomarzipan** (ohne Schokoladenkouverture), getrocknete **Datteln** und **Feigen**. Besondere Eigenschaften besitzt die **Rohrohrzuckermasse** (*guḍa*, engl.: jaggery), die mit Melasse vergleichbar ist.

Generell liefern Kohlenhydrate lebenswichtige Energie. Wenn hochwertige Formen gewählt werden und *kapha* nicht stark aggraviert ist, ist gegen ihren Konsum nichts einzuwenden. Übertriebene Scheu aufgrund möglicher Gewichtszunahme ist zu meiden, da Übergewicht zumeist auf andere Faktoren als dem normalen Konsum gesunder kohlenhydrathaltiger Grundnahrungsmittel zurückzuführen ist.

Fleischersatz

Viele Studien belegen mittlerweile die gesundheitlichen Vorteile des Vegetarismus. Auch aus anderen Gründen, besonders denjenigen der Ethik, empfiehlt man im Ayurveda generell auf nicht vegetarische Kost zu verzichten, zu der Eier, Wurst, Fisch, Meeresfrüchte, Geflügel, Wild und die üblichen „roten" Fleischsorten, wie Rind und Schwein, zählen (s. S. 114).

Milch und einige Milchprodukte (s. o.) werden im Ayurveda als gute Eiweißquellen geschätzt. Auf die ausreichende Zufuhr von Proteinen ist bei einer vegetarisch ausgerichteten Ernährungsweise zu achten. Denn besonders bei *vāta*-Konstitutionen kann es durch eine übertrieben „leichte" Diät zuweilen zu Kräfteverlust und evtl. zu Mangelerscheinungen, wie z. B. Haarausfall, kommen. Eine richtig verstandene Ayurveda-Diätplanung passt sich den Bedürfnissen des Falles an und verfällt nicht in Extreme, die derartige negative Auswirkungen haben.

Folgende vegetarische Nahrungsmittel enthalten **ausreichend Proteine** und sind im Vergleich zu Fleisch leicht verdaulich und dabei nährend sowie kräftigend:

- Getreide (v. a. Weizen, Dinkel, Hafer, Reis)
- Hülsenfrüchte (v. a. Mungobohnen, Sojabohnen, *Urad*)
- warme Milch
- ausreichend gesunde Fette (Sesamöl, Olivenöl, *ghī*)
- Nüsse und Kerne (insbesondere Mandeln)

Die genannten Nahrungsmittel sollten täglich in ausreichendem Maße verzehrt werden.

Supermarkt und Industriekost

Ein wichtiger Grundsatz der Ayurveda-Ernährung ist die **Reinheit** von Nahrungsmitteln. Fertigprodukte, industriell hergestellte Nahrungsmitteln und sog. Junkfood erfüllen diesen Anspruch aufgrund von verschiedenen schädlichen Zusatzstoffen nicht. Auch viele Obst- und Gemüsesorten werden heutzutage unreif geerntet, mit schädlichen Zusatzstoffen (z. B. Düngemitteln, Insektiziden) versehen und ungünstigen Behandlungen unterzogen. Bei Fleischprodukten ist besondere Vorsicht geboten (s. S. 114).

Genussmittel

Die negativen Wirkungen von Genussmitteln sind bekannt. Sie sollten generell gemieden werden. Entgegen ärztlicher Empfehlung werden sie jedoch trotzdem von vielen Patienten konsumiert. Im Folgenden sollen einige ayurvedische Richtlinien für diesen Fall wiedergegeben werden.

Die meisten Genussmittel (schwarzer Tee, Kaffee, Tabak) sind Stimulanzien und aggravieren somit ***vāta***. Geringe Mengen **Alkohol** (50 ml pro Tag) eignen sich jedoch bei *vāta*-Aggravation, besonders süße Weine oder süßer Likör.

Bei ***pitta*-Aggravation** sollte Alkohol gänzlich gemieden werden, besonders hochprozentige Sorten und saure Weine. Als seltene Ausnahmen könnten Weizenbier (vorzugsweise alkoholfrei) und bitterer Kräuterlikör durchgehen. Ebenso ist die Stimulation durch Genussmittel bei *pitta* zu meiden, wobei am ehesten bittere Sorten infrage kommen. Bei **Kaffee** ist generell frisch zubereiteter Espresso oder Mokka zu empfehlen. Diese Kaffeeformen sind sehr viel bekömmlicher, v. a. wenn sie nach einer schweren Mahlzeit eingenommen werden. Mehr als eine Tasse pro Tag sollte auch hier gemieden werden. Die Zugabe von Kardamom oder warmer Milch mildert die stimulierende Wirkung von Kaffee sowie die Säurebildung ab.

kapha verträgt am ehesten schwarzen Tee oder Kaffee. Alkohol sollte bei *kapha*-Dominanzen nur in sehr geringer Menge in hochprozentiger Form oder als bittere Sorten konsumiert werden.

10.4.5 Nahrungsmittelbogen

Neben den allgemeinen Ernährungsempfehlungen (s. S. 112 ff.) besteht die ayurvedische Ernährungsberatung in der Ausarbeitung eines individuellen Nahrungsmittelbogens (s. u.), der sämtliche Faktoren des Falles berücksichtigt. Die Nahrungsmittel werden in einem geeigneten Abstufungsschema klassifiziert.

Der Patient muss mithilfe dieses Bogens seine Grundnahrungsmittel auswählen und bei Fertiggerichten selbst analysieren, ob die einzelnen darin enthaltenen Nahrungsmittel für ihn geeignet sind oder nicht.

10.5 Gesundes Verhalten (*vihāra*) = Ordnungstherapie

Für den Ayurveda sind Prävention und Heilung gleichwertige Ziele. Gerade im Bereich der Gesundheitsförderung und -erhaltung (*svastha-vṛtta*) wurden effektive Konzepte hervorgebracht, die in anderen Heilsystemen in diesem Umfang nicht zu finden sind. Neben der Ernährungslehre betrifft dies die **Lebensführung**. Genaue Langzeitbeobachtungen haben im Ayurveda zur Formulierung von Empfehlungen geführt, die ein harmonisches Leben im Einklang mit den Naturgesetzen ermöglichen. Langfristig bilden sie die Basis für eine körperliche, psychische, soziale und ökologische Gesundheit.

Zur ayurvedischen Ordnungstherapie zählen allgemeine Empfehlungen, gesundheitsfördernde tägliche **Routinemaßnahmen** (*dina-caryā*), eine den **Jahreszeiten** gemäße gesunde Lebensweise (*ṛtu-caryā*) und **ethische** Empfehlungen (*ācāra*). Ferner werden therapeutische Ansätze zur Regeneration, Abwehrstärkung und Vorbeugung des Alterungsprozesses (*rasāyana*) dazugerechnet (s. S. 334 f.; vgl. *Caraka*, *Ci.* 1) sowie Maßnahmen

Diätplan

Bewertungsschema der Nahrungsmittel.

Bewertung	Symbol
sehr empfehlenswert	++
empfehlenswert	+
neutral	=
wenig bzw. selten konsumieren	–
meiden	– –

Name: **Datum:**

Getreide

Buchweizen	Mais
Couscous	Quinoa
Dinkel	Reis
Gerste	Milch-/Risottoreis
Hafer	Roggen
Hirse	Weizen

Getreideprodukte

Brot	Kuchen
Kekse	Nudeln

Linsen und Bohnen

braune Linsen	rote Bohnen
Kichererbsen	*Ādhakī* bzw. *Tuver* (gelb, groß)
Kidneybohnen	
Masūra (rosafarben)	*Urad* (schwarze Schale, innen weiß)
Munglinsen (gelb, klein)	Sojabohnen/Tofu
Mungbohnen (grüne Schale)	weiße Bohnen

Milchprodukte

Butter	Schimmelkäse
Eis	Schmelzkäse
Naturjoghurt/Quark/Kefir	Schnittkäse
Käse	Ziegenfrischkäse
Frischkäse	Milch
Hartkäse	Kuhmilch
Hüttenkäse	Schafsmilch
Mozzarella	Ziegenmilch
Panīr	Sahne (sauer)
Schafskäse	(süß)

Brotaufstrich

Aufschnitt	Käse
Gemüsepasten	Marmelade
Waldhonig	

Gemüse

Aubergine	Oliven (schwarz)
Artischocken	(grün)
Avocados	Paprika (roh)
Blattsalat	(gekocht)
Blumenkohl	Pilze
Bohnen (grün)	Radicchio (roh)
Brokkoli	(gekocht)
Chicorée (roh)	Radieschen
(gekocht)	Rettich
Erbsen (frisch)	Rosenkohl
(getrocknet)	Rote Bete
Fenchel	Rukola
Gurke (roh)	Sellerie
(gekocht)	Spargel
Karotten	Spinat
Kartoffeln	Sprossen (roh)
Kohl	(gekocht)
Kohlrabi	Staudensellerie
Kürbis	Steckrübe
Lauch (roh)	Tomaten
(gekocht)	Zucchini
Mais	Zwiebeln (roh)
Mangold	(gekocht)
Okra/Ladyfinger	

Fleisch

Eier		Lamm
Ente		Meeresfrüchte
Huhn		Rind
Fisch	(Süßw.)	Schwein
	(Salzw.)	Truthahn
Innereien		Wild

Öle/Fette

ghī	Senföl
Kokosöl	Sesamöl
Magarine	Sonnenblumenöl
Olivenöl	Traubenkernöl

Obst

Äpfel		Kirschen
Āmalakī		Limonen
Ananas		Mangos
Bananen	(roh)	Nektarinen
	(gedünstet)	Orangen
Birnen		Papayas
Blaubeeren		Pflaumen (Back-)
Brombeeren		Pfirsiche
Klementinen		Preiselbeeren
Datteln		Quitten
Erdbeeren		Rhabarber
Feigen		Rosinen
Granatäpfel		Trockenfeigen
Grapefruit		Trockendatteln
Himbeeren		Wassermelonen
Honigmelonen		Weintrauben
Johannisbeeren		Zitronen

Nüsse und Kerne

Cashewnüsse		Mandeln
Erdnüsse	(Dose)	Pinienkerne
	(frisch)	Pistazien
Haselnüsse		Sonnenblumenkerne
Kürbissamen		Walnüsse

Genussmittel

Alkohol		Schokolade
Grüner Tee		Schwarztee
Kaffee	(Filter)	Süßigkeiten
	(Espresso)	Tabak
Knabbereien (salzig)		

Gewürze

Anis		Mayonnaise
Assa foetida (*Hiṅgu*)		Meerrettich
Basilikum		Muskatnuss
Bockshornklee		Nelken
Gemüsebrühe		Oregano
Chili/Cayennepfeffer		Paprika (süß)
Dill		Petersilie
Essig		Pfeffer
Fenchel		Rosmarin
Fertiggewürz		Safran
Ingwer	(trocken)	Salbei
	(frisch)	Salz (rosa Steinsalz)
Kardamom		Schwarzkümmel
Knoblauch (gekocht)		Senfsamen
Koriander		Sesam
Kreuzkümmel		Schnittlauch
Kümmel		Süßholz
Kurkuma		Thymian
Maggi-Soße		Vanille
Majoran		Zimt

Getränke	**Geschmacksrichtungen**
Softdrinks	süß
Waldhonigwasser	sauer
Kräutertee	salzig
Mineralwasser	scharf
Saft	bitter
Sirup	zusammenziehend
Trinkjoghurt/*lassī*	
warmes Wasser	
Ingwerwasser	

Süßmittel

Ahornsirup	Melasse
Fruchtdicksäfte	Zucker (weiß)
Waldhonig	Rohrohrzucker

zur Verbesserung der Fortpflanzungsfunktionen (*vājī-karaṇa*) bzw. Aphrodisiaka (vgl. *Caraka, Ci.* 2).

10.5.1 Drei Säulen des Lebens (*upastambha*)

Zur Erhaltung der Gesundheit sind drei Bereiche des täglichen Lebens von größter Wichtigkeit. Der Ayurveda nennt sie die „Stützen des Lebens". Widmet man diesen Bereichen die gebührende Aufmerksamkeit, so wird das menschliche Leben auf allen Ebenen gestärkt und äußert sich in Leistungsfähigkeit und Zufriedenheit (*Caraka, Sū.* 11.35):

- ausgewogene Ernährung (*āhāra*)
- angemessener Schlaf (*svapna*)
- „göttlicher Wandel" (*brahma-caryā*) = geschickte Sinnes- (*indriya-saṃyama*) und Emotionskontrolle (*saumānasya-prabhṛti*), d. h. ein langfristiges Training der inneren Entfaltung hin zur Befreiung von negativen Bindungen an Sinneseindrücke und eigene Emotionen im Sinne der Yoga-Wissenschaft (s. S. 133)

Aus der Erfahrung in der täglichen Praxis im Umgang mit Patienten unseres Kulturkreises ließe sich diesen drei Faktoren noch die **Regelmäßigkeit in der Lebensführung** als wesentliches Kriterium für die Gesundheit hinzufügen. Dies betrifft Mahlzeiten, Schlaf, Arbeits- und Ruherhythmen.

10.5.2 Natürliche Dränge nicht unterdrücken (*a-vega-dhāraṇā*)

Im Ayurveda wurden einige außergewöhnliche Krankheitsursachen ermittelt, die hierzulande nicht als solche bekannt sind. Ein besonders wichtiger Aspekt ist der richtige Umgang mit den körperlichen „Drängen", also den **natürlichen Ausscheidungsimpulsen**. Folgende Impulse sollten nach ayurvedischem Verständnis nicht unterdrückt, sondern in geeigneter Umgebung entladen werden, da sie ansonsten das *vāta*-Prinzip stark aggravieren (vgl. *Caraka, Sū.* 7.1–25):

- Harndrang
- Stuhldrang
- Winde
- Gähnen
- Aufstoßen
- Brechreiz
- Niesreiz
- Hunger
- Durst
- Tränen
- Müdigkeit
- Ejakulation
- Atemholen nach Anstrengung

10.5.3 Tägliche Routinemaßnahmen (*dina-caryā*)

Ein gewisser Zeitraum des Tages sollte regelmäßig für die Durchführung gesundheitserhaltender Maßnahmen investiert werden (Morgenroutine, s. u.). Dieses Vorgehen hat den Vorteil, vom Patienten eigenverantwortlich und kostengünstig selbst durchgeführt werden zu können.

10.5.4 Gesunde Lebensweise nach Jahreszeiten (*ṛtu-caryā*)

Eine Besonderheit des Ayurveda sind umfangreiche Maßnahmen (Ernährung, Verhalten, äußere Anwendungen und Ausleitungsverfahren), die klimatische Einflüsse und Auswirkungen des Jahrzeitenwechsels ausgleichen bzw. vor ihren negativen Folgen schützen sollen. Diese Maßnahmen werden *ṛtu-caryā* genannt. Für jede der sechs im Ayurveda differenzierten Jahreszeiten (*ṛtu*) werden detaillierte Empfehlungen formuliert (*Caraka, Sū.*6), die hier nicht näher ausgeführt werden sollen.

10.5.5 Ethische Lebensweise (*ācāra*)

Neben der Ernährung und dem Verhalten ist die ethische Lebensweise (*ācāra*) ein wichtiges Element der Gesundheitsförderung im Ayurveda. Sie fußt auf dem Grundsatz, dass allen Lebewesen eine Lebensberechtigung und Bedeutung in der Natur zukommt und mündet in der Forderung, Handlungen zu meiden, denen man selbst nicht ausgesetzt sein möchte. Dies bietet die besten Voraussetzungen für eine hohe **gesellschaftliche Akzeptanz** und ist im Umkehrschluss auch unserer **psychischen Balance** dienlich.

In westlichen Kulturkreis gelten ethische Empfehlungen teilweise als überholt und als bewusst verbreitete Zwänge, die nur dem Zweck dienen, die freie Persönlichkeitsentfaltung einzuschränken.

Gesundheitserhaltende Morgenroutine

(*Caraka, Sū.* 5 und 7.31–35)

1. Stehen Sie **früh morgens** vor Sonnenaufgang auf, um die positiven Kräfte der Natur zu dieser Zeit zu nutzen.
2. Trinken Sie nach dem Aufstehen **2–3 Gläser lauwarmes Wasser**. Dadurch werden Stoffwechsel und Stuhlgang sanft angeregt.
3. Verrichten Sie dann die üblichen körperlichen **Reinigungsmaßnahmen** (Gesicht waschen, Zähneputzen, Zungeschaben, Stuhlgang etc., vermeiden Sie jedoch vorerst das Duschen oder Baden).
4. Eine **Selbstmassage mit warmem Sesamöl** (*abhyaṅga*), insbesondere von Kopf, Ohren und Füßen, am besten jedoch des ganzen Körpers, fördert den Nährzustand, die Durchblutung und Entspannung der Muskulatur und hält Haut und Haare jung.
5. Halten Sie während der Massage ca. 2 EL Sesamöl oder reines Butterfett (*ghī*) ca. 10 Minuten im Mundraum (***gaṇḍūṣa***). Sie kräftigen dadurch Kiefer und Zähne und pflegen die Mundschleimhaut.
6. **Nasenspülungen** (*jala-neti*) mit lauwarmem Wasser in physiologischer Kochsalzlösung beugen Erkältungskrankheiten vor.
7. Danach sollten Sie 2–3 Sesamöltropfen in jedes Nasenloch geben (***pratimarśa-nasya***), um die Nasenschleimhaut zu pflegen, die Sinne zu stärken und allergischen Rhinitiden sowie Kopfschmerzen vorzubeugen.
8. Verrichten Sie möglichst noch im eingeölten Zustand **gymnastische Übungen**, ohne Ihre körperliche Belastungsgrenze zu erreichen. Im Sinne der ganzheitlichen Fitness sind Yoga-Haltungen (*āsana*) und Yoga-**Atemübungen** (*prāṇāyāma*) zu empfehlen.
9. Reiben Sie sich dann mit trockenem Kichererbsenmehl (***udvartana***) bzw. einem Handtuch ab, um das überschüssige Öl zu entfernen und die Blutzirkulation der Haut im Sinne eines Peelings anzuregen.
10. Danach können Sie zur körperlichen Hygiene baden oder **duschen** (*snāna*).
11. Regelmäßige **Meditation** wirkt im Sinne einer Psychohygiene ausgleichend auf alle geistigen Funktionen und verleiht geistige Klarheit, Leistungsfähigkeit, Genussfähigkeit und Zufriedenheit.
12. Den ganzen Tag über sollten Sie ein **Übermaß an körperlicher Belastung vermeiden**. Hierzu zählen auch übermäßig viel Lachen, Reden und Gehen, zu intensiver Geschlechtsverkehr sowie langes Aufbleiben.

Die Erfahrung des Ayurveda und verwandter Lehren zeigt jedoch, dass ein Großteil unseres Leidens durch negative Gedanken bzw. untugendhafte Verhaltensweisen entsteht, selbst wenn sie sich erst nach langer Zeit auswirken.

Eine ethische Lebensweise führt laut *Caraka* (vgl. *Sū*. 8.19–29) im weitesten Sinne zur Erhaltung von Gesundheit und Zufriedenheit auf allen Ebenen. Dazu empfiehlt sich die **Kontrolle**, nicht jedoch die Unterdrückung, folgender geistiger und emotionaler Impulse (*Caraka*, *Sū*. 7.26–30):

- Anhaftung
- Habgier
- Neid
- Sorgen
- Angst
- Aggression und Ärger
- Stolz und Eitelkeit
- Schamlosigkeit
- harte Worte
- Verleumdungen
- Lügen
- Geschwätz
- Gewalt
- Diebstahl

Kontrolle bedeutet die freiwillige Unterlassung einer Handlung durch Verständnis und Bewusstsein. Die bewusste Kontrolle von negativen psychischen Tendenzen kann durch die allmähliche Kultivierung positiver Kräfte, wie Zufriedenheit, Liebe, Mitgefühl und Vergebung, erreicht werden. Unterstützend wirken **geistige Techniken**, wie z.B. die Meditation. Hierin ist sicher ein langer und herausfordernder Prozess ständiger Analyse, Selbstprüfung und Bewusstwerdung zu sehen, dem aus ayurvedischer Sicht eine hohe Bedeutung zukommt, um ein gesundes und glückliches Leben führen zu können.

11 Ausgewählte Indikationen für die Ayurveda-Therapie

Der Ayurveda stellt kein Allheilmittel dar. In vielen Fällen müssen andere Heilverfahren gewählt oder zusammen mit der Ayurveda-Therapie durchgeführt werden, um ein verantwortungsvolles Handeln gegenüber dem Patienten zu gewährleisten. Dennoch gibt es Krankheitszustände bei denen sich Ayurveda besonders bewährt hat.

Dabei muss zwischen der Behandlung in Südasien und in Europa unterschieden werden. Die Infrastruktur für die Ayurveda-Therapie ist in Mitteleuropa nicht zufriedenstellend und die Therapiemöglichkeiten hier sind aus verschiedenen Gründen eingeschränkt, sodass sich der Ayurveda nach wie vor in der Pionierphase befindet. In den Ursprungsländern hingegen greift man auf eine lange Erfahrung mit dieser Heilkunst zurück, und es stehen voll ausgestattete Kliniken mit geschultem Personal sowie sämtliche Heilmittel zur Verfügung. Unter diesen Umständen können bessere Therapieerfolge erzielt werden als in unseren Breiten.

11.1 Bewährte Indikationen

Die hier aufgeführten Indikationen spiegeln entweder Krankheitsbilder wieder, die sich durch ayurvedische Heilmethoden allein erfolgreich therapieren lassen, oder auch solche, bei denen die Kombination aus Ayurveda und Schulmedizin deutliche Vorteile gegenüber einer ausschließlich schulmedizinischen Behandlung zeigt. Folgende Indikationen stellen nur eine Auswahl dar; Detailinformationen finden sich in den Kapiteln des Praxisteils (s. S. 137 ff.).

Therapieerfolge in Südasien

Zur Behandlung der in **Tab. 11.1** aufgeführten Krankheiten bietet eine alleinige oder unterstützende Ayurveda-Therapie nachhaltige Therapieerfolge bzw. deutliche Vorteile.

Therapieerfolge in Mitteleuropa

Da Ayurveda in deutschsprachigen Ländern nicht flächendeckend verfügbar ist und auch langfristige Beobachtungen an einer ausreichenden Zahl von Fällen fehlen, sollen im Folgenden nur allgemeine Aussagen über die Wirksamkeit von Ayurveda-Therapien in unseren Breiten getätigt werden. Die ersten Therapieerfolge bei folgenden Erkrankungen sind jedoch vielversprechend:

- chronische Erkrankungen
- psychosomatische Leiden
- Stressfolgen
- Krankheiten ohne allopathische Behandlungsmöglichkeiten
- Salutogenese
- Prophylaxe
- Befindlichkeitsstörungen
- Rehabilitation, postoperative Behandlung
- Geriatrie
- Schwangerschafts- und Geburtsvorbereitung

11.2 Schulmedizin unverzichtbar

In einigen Fällen sollte die Ayurveda-Therapie ohne Zögern in den Hintergrund gestellt werden. Die folgende Liste gibt einen Überblick dazu:

- Notfälle
- akute Infektionskrankheiten
- maligne Erkrankungen
- lebenserhaltende Maßnahmen
- angeborene Erkrankungen
- Substitutionstherapie
- chirurgische Indikationen
- moderne Diagnostik zum Risikoausschluss

Jedoch ist Ayurveda für die Rezidivprophylaxe und Nachsorge bei den genannten Indikationen meist hilfreich.

Tab. 11.1 Auswahl bewährter Indikationen mit guten Behandlungserfolgen in Südasien.

systematische Zuordnung	Erkrankungen
Atemtrakt	• Tonsillitis • Sinusitis • Erkältungskrankheiten • Bronchitis • Asthma bronchiale
kardiovaskuläres System	• essenzielle Hypertonie • Arteriosklerose • koronare Herzkrankheit
Gastrointestinaltrakt	• Hyperazidität • Gastritis • Verdauungsstörungen • Ulkuskrankheit • Colitis ulcerosa • Morbus Crohn • Hämorrhoiden • Analfisteln
hepatobiliäres System	• chronische Hepatitis • Leberzirrhose • Cholezystitis
Haut	• Akne • Ekzeme • Psoriasis • Vitiligo • Ulcus cruris
Bewegungsapparat	• Arthrosen • Lumbago • Ischiassyndrom • rheumatoide Arthritis • Morbus Bechterew
Urogenitaltrakt	• Harnwegsinfekte • Steinleiden • chronische Niereninsuffizienz • benigne Prostatahypertrophie • Menstruationsstörungen • unerfüllter Kinderwunsch
Nervensystem*	• Polyneuropathien • Fazialislähmung • Hemiplegie • degenerative Erkrankungen des Gehirns, z. B. Morbus Parkinson • Myopathien
weitere	• Komplikationen des Diabetes mellitus • Migräne • verschiedene Autoimmunkrankheiten

* *Bei neurologischen Erkrankungen ist die Ayurveda-Therapie sehr aufwendig und langwierig.*

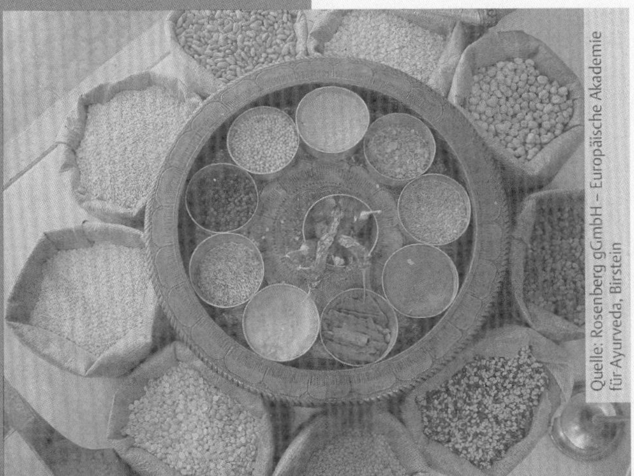

Quelle: Rosenberg gGmbH – Europäische Akademie für Ayurveda, Birstein

Praxis

12 Atemtrakt

Folgende Darstellungen beruhen auf ihrer hierzulande üblichen Zuordnung zu Organsystemen. Es wurde eine Auswahl zu klassischen sowie modernen Krankheitsbildern getroffen, die in der Alltagspraxis gängig sind.

12.1 Einleitung

Bei vielen Atemwegserkrankungen lässt sich Ayurveda als alleinige Therapie Erfolg versprechend einsetzen. Besonders ist hier **allergisches Asthma bronchiale** zu erwähnen.

> ! Bei bedrohlichen Symptomen oder weit fortgeschrittenen Krankheitsstadien kann auf den Einsatz schulmedizinischer Maßnahmen nicht verzichtet werden. Ayurveda wird dann flankierend eingesetzt.

Einige generelle Beispiele für den notwendigen Einsatz schulmedizinischer Maßnahmen wären:

- schwere Infektionen, meist charakterisiert durch hohes Fieber
- persistierender quälender Husten
- persistierende Dyspnoe mit stark eingeschränkter Leistungsfähigkeit
- Status asthmaticus

12.1.1 Angewandte Anatomie und Physiologie

Der Atemtrakt wird nach ayurvedischer Klassifikation den ***prāṇa-vaha-srotas*** zugerechnet, also dem Transportsystem für Atemgase und Vitalenergie (*prāṇa*). Allerdings überschreiten die *prāṇa-vaha-srotas* die anatomischen Grenzen des Atemtrakts. Sie decken als funktionelle Einheit den gesamten Transportweg von Mund- bzw. Nasenöffnungen bis zur Zielzelle ab. Somit wäre auch der Sauerstofftransport im Blut Teil der *prāṇa-vaha-srotas*. Die wichtigsten Organe in diesem Trakt sind **Atemwege**, **Lungen** und **Herz**. Tatsächlich weisen die Lungen und das Herz auch aus moderner Sicht eine enge funktionelle Beziehung zueinander auf: Chronische Atemwegserkrankungen wirken sich langfristig auf das Herz aus (z. B. als Cor pulmonale) und chronische Herzkrankheiten auf die Lunge (z. B. bei Linksherz- oder Mitralklappeninsuffizienz).

Ferner zählen die Atmungsorgane im Ayurveda zusammen mit dem Gastrointestinaltrakt und assoziierten Verdauungsorganen zum **„inneren Pfad"** der Krankheitsentwicklung (*antaḥ-roga-mārga*; s S. 47 f.). Als solche besitzen Atemwegserkrankungen generell keine schlechte Prognose, da der „innere Pfad" für Heilmaßnahmen relativ gut zugänglich ist.

> Die wichtigsten Steuerprinzipien des Atemtrakts sind *vāta-* und *kapha-doṣa*. Sofern sie sich in einem ausgeglichenen Funktionszustand befinden, sorgen sie für die optimale Funktion des Atemtrakts und schützen ihn vor Erkrankungen. Liegen hingegen Fehlfunktionen dieser *doṣa* vor, so bilden sie die Ursache für verschiedene Atemwegserkrankungen.

Anhand der Unteraspekte der *doṣa* lassen sich die Atemwegsfunktionen nach ayurvedischem Verständnis genauer zuordnen (**Tab. 12.1**).

Diskussion: Was ist *prāṇa*?

Sauerstoff stellt den wichtigsten „Nährstoff" des Menschen dar. Ein Mangel kann innerhalb kürzester Zeit zum Tode führen. Der Atmungsprozess gewährleistet die Aufnahme von Sauerstoff in den Körper. Entsprechend wird in der ayurvedischen Alltagssprache der Begriff *prāṇa* meist mit **Atemluft** oder **Sauerstoff** übersetzt und unter den *prāṇa-vaha-srotas* versteht man dasjenige Transportsystem, welches die Aufnahme und Verteilung von Sauerstoff reguliert.

Dennoch ist diese Übersetzung ungenau. *prāṇa* steht im klassischen Ayurveda für Leben, Vitalität, Energie und Atmung allgemein. Diese feinstoffliche **Vitalenergie** bildet die Grundlage für unsere Lebendigkeit. Sie umfasst auch psychische Aspekte. Im menschlichen Körper existieren mehrere Zent-

Tab. 12.1 *doṣa*-Aspekte und ihre Funktionen im Atemtrakt.

***doṣa*-Aspekte**	**Funktionen im Atemtrakt**
prāṇa-vāta	Hauptssteuerprinzip im Atemtrakt; generelle Koordination von Atemprozessen, Niesreflex und Auswurf
udāna-vāta	Unterstützung von *prāṇa-vāta* bei aufwärts gerichteten Funktionen; Koordination der Schutzfunktionen des Atemtrakts in Form von aufwärts gerichteten Transportfunktionen; Abtransport von Fremdkörpern und schädliche Substanzen aus den Atemwegen (z. B. Hustenreflex, Aktivität des Flimmerepithels, Bronchialmuskulatur)
vyāna-vāta	Koordination der Atemmuskulatur
avalambaka-kapha	Schutz des Atemtrakts (z. B. Pleuraflüssigkeit, bronchiale Schleimbildung, Abwehrzellen des Atemtrakts)

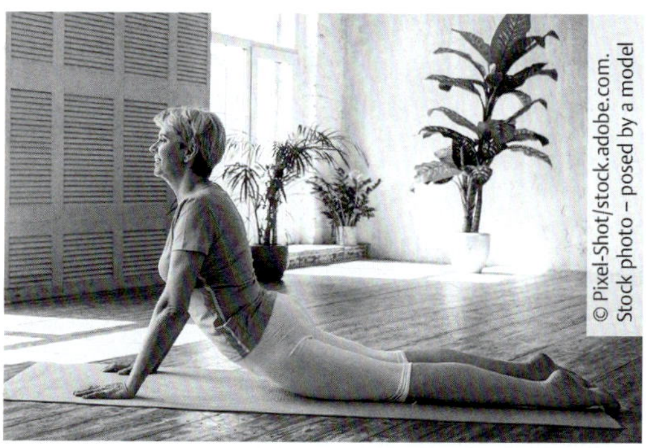

Abb. 12.1 Yoga-Übungen haben sich bei vielen Erkrankungen bewährt. Symbolbild. Quelle: Pixel-Shot/stock.adobe.com. Stock photo – posed by a model

ren, in denen *prāṇa* konzentriert vorzufinden ist. Hauptsächlich sind dies der Atemtrakt, das Herz und das Blut. Ein Mangel von *prāṇa* zeigt sich psychisch als Antriebs- und Freudlosigkeit, körperlich als Abwehrschwäche sowie anhand kardialer und respiratorischer Symptome.

In der **Yoga-Wissenschaft** wird *prāṇa* eine besondere Bedeutung beigemessen. Vielfältige Techniken sind hier entwickelt worden, um *prāṇa* zu stärken (*prāṇāyāma*). Der Einsatz dieser Techniken hat sich bei Erkrankungen der thorakalen Vitalorgane, des Immunsystems, der Nerven und auch der Psyche bewährt.

12.1.2 Symptome

Anhand von **Tab. 12.2** ist die ayurvedische Differenzierung von Symptomen des Atemtrakts möglich.

12.1.3 Klassische Nosologie

Die klassische Einteilung von Krankheitsbildern deckt sich nicht mit modernen Auffassungen. Die ayurvedischen Krankheitsbilder fassen meist verschiedene nosologische Einheiten der modernen Medizin unter einem Leitsymptom zusammen (**Tab. 12.3**).

12.1.4 Therapiemaßnahmen

Die folgende Übersicht über die wichtigsten Therapieverfahren bei Atemwegserkrankungen soll als Zusammenfassung und als Grundlage für die Therapie evtl. nicht erwähnter Erkrankungen dienen.

Ausleitungsverfahren

- therapeutisches Erbrechen (*vamana*)
- nasokraniale Reinigung (*nasya*)

Externe Anwendungen

- thorakale Sesamölmassagen mit Steinsalz
- thorakale Wärme
- Inhalationen

Medikamentöse Therapie

Die meisten Therapeutika zur Behandlung von Erkrankungen des Atemtrakts sind *kapha*- oder *vāta*-reduzierend. Bei *āma*-Belastungen werden erhitzende Mittel eingesetzt, die das Verdauungsfeuer (*pācana*) stärken.

Tab. 12.2 Symptome des Atemtrakts und ihre ayurvedische Zuordnung.

Zuordnung	Symptome	*doṣa*-Dominanz
Schleimhäute	trocken	*vāta*
	rissig	*vāta*
	dunkel	*vāta*
	blass	*kapha*
	geschwollen	*kapha*
	gelblich	*pitta*
	blutend	*pitta, rakta*
Sputum	kein Sputum	*vāta*
	serös	*vāta*
	mukös	*kapha*
	purulent	*pitta*
	Hämoptysen	*pitta, rakta*
	foetid und „schmutziges" Aussehen	alle drei *doṣa*
Haut	Zyanose	*vāta*
Auskultation	Pfeifen	Obstruktion in den *prāṇa-vaha-srotas*; meist durch Bronchospasmus und als solcher *vāta*-bedingt
	Rasseln	*vāta* und *kapha*
	Knistern	*kapha* oder *pitta*
	Perkussion: hypersonor	*vāta*
klassische Symptome	Niesen	*vāta*
	Husten (*kāsa*)	Ein Kardinalsymptom der *prāṇa-vaha-srotas*, das hauptsächlich *vāta*-bedingt ist, wobei andere *doṣa* ebenfalls beteiligt sein können – z. B. wäre trockener Husten rein *vāta*-bedingt, feuchter Husten mit *kapha* assoziiert.
	Dyspnoe (*śvāsa, śvāsa-kaṣṭa*)	Ein Kardinalsymptom der *prāṇa-vaha-srotas*, das hauptsächlich *vāta*-bedingt ist, wobei andere *doṣa* ebenfalls beteiligt sein können, sofern sie Blockaden in den *srotas* hervorrufen.
	thorakale Schmerzen	*vāta*
moderne Symptome	Fibrose	*vāta*
	Emphysem	*vāta*
	Bronchiektasen	*vāta*
	Mediastinalverlagerung	*vāta*
	Lungenerguss	*kapha, pitta*
	Verdichtung, Infiltrate	Beteiligung aller *doṣa*, *kapha*- und *pitta*-dominiert

Tab. 12.3 Klassisch-ayurvedische Krankheitsbilder des Atemtrakts.

klassische Bezeichnung	moderne Bedeutung
nāsa-roga, insbesondere *pratiśyāya*	Erkrankungen des Nasenraums, insbesondere Rhinitis
svara-bheda	Erkrankungen des Rachenraums, insbesondere mit Veränderung der Stimme oder eingeschränkter Lautbildung
kāsa	Erkrankungen mit dem Hauptsymptom des Hustens (z. B. Bronchitis)
śvāsa	Erkrankungen mit dem Hauptsymptom der Dyspnoe (z. B. Asthma)
rāja-yakṣmā/śoṣa	Schwindsucht, Tuberkulose

> Nach dem Dafürhalten der Autoren sind *āma*-Belastungen meist an allergischen oder autoimmunologischen Krankheitsprozessen beteiligt.

Im Ayurveda sind viele Präparate bekannt, die Schleim reduzieren (*kapha-hara*), Hustenreiz (*kāsa-hara*) und Dyspnoe (*śvāsa-hara*) lindern und somit bei Erkältungen, chronischer Bronchitis und Asthma bronchiale zum Einsatz kommen. Den Fluss von *vāta* in den Atemwegen und somit die Bronchialmuskulatur regulieren v. a. krampflösende Heilmittel (*vātānulomana*). Bei Reizungen besonders im Rachen- und Kehlkopfbereich werden Mittel mit schleimhautpflegender Wirkung verwendet (*kāṇṭhya*); diese verbessern auch die Stimme. Ferner sind einige Drogen bekannt, die Schluckauf reduzieren (*hikkā-nigrahaṇa*).

Einen Überblick zu den gängigen klassischen Einzeldrogen bzw. Kombinationspräparaten bieten **Tab. 12.4** und **Tab. 12.5**.

Tab. 12.4 Einzeldrogen für die Behandlung des Atemtrakts mit ihren wichtigsten Wirkungen.

Sanskrit-Bezeichnung	botanische/deutsche Bezeichnung	allgemeine Wirkungen
Haridrā	Curcuma longa, Gelbwurz	Reduktion aller drei *doṣa*; entzündungshemmend, Antiallergikum; traditionelles Hausmittel in Indien bei respiratorischen Erkrankungen; antiseptisch
Lavaṅga	Syzygium aromaticum, Gewürznelken	antiseptisch; traditionelles Hausmittel in Indien bei Erkrankungen der oberen Atemwege
Tvak	Cinnamomum zeylanica, Zimt	*kapha*- und *vāta*-reduzierend; antiseptisch; *āma*-reduzierend; hustenreizlindernd
Bṛhad-elā	Amomum subulatum, Schwarzer Kardamom	*kapha*- und *vāta*-reduzierend; antiseptisch; hustenreizlindernd; antidyspnoisch; Pflege der Schleimhäute; *pitta*-Erhöhung möglich
Śuṇṭhī	Zingiber officinalis, Ingwer	*kapha*- und *vāta*-reduzierend; *āma*-reduzierend; hustenreizlindernd; antidyspnoisch; traditionelles Hausmittel in Indien bei respiratorischen Erkrankungen
Pippalī	Piper longum, Langer Pfeffer	Reduktion aller drei *doṣa*; *āma*-reduzierend; hustenreizlindernd; antidyspnoisch; immunmodulatorisch
Yavānī (Hindi: *Ajwain*)	Trachyspermum ammi, Ajowan	*kapha*- und *vāta*-reduzierend; *vāta*-regulierend (*vātānulomana*) = antispasmodisch; hustenreizlindernd; antidyspnoisch
Yaṣṭīmadhu	Glycyrrhiza glabra, Süßholz	Reduktion aller drei *doṣa*; *rasāyana*; Pflege der Schleimhäute des Rachens; hustenreizlindernd ! Wirkt in höherer Dosierung hypertonisch.

Tab. 12.4 Fortsetzung, Einzeldrogen für die Behandlung des Atemtrakts mit ihren wichtigsten Wirkungen.

Sanskrit-Bezeichnung	botanische/deutsche Bezeichnung	allgemeine Wirkungen
Vacā	Acorus calamus, Kalmus	*kapha-* und *vāta*-reduzierend; hustenreizlindernd; antidyspnoisch ! Wirkt bei hoher Dosierung emetisch.
Bibhītaka	Terminalia belerica, Belerische Myrobalane	hustenreizlindernd; antidyspnoisch; auswurffördernd
Puṣkaramūla	Inula helenium, Echter Alant	*kapha-* und *vāta*-reduzierend; hustenreizlindernd; antidyspnoisch
Kaṇṭakārī	Solanum xanthocarpum, Kantakari	*kapha-* und *vāta*-reduzierend; hustenreizlindernd; antidyspnoisch; nachgewiesene positive Wirkung auf Eosinophilie
Vāsā	Adhatoda vasica, Indisches Lungenkraut	*kapha-* und *vāta*-reduzierend; hustenreizlindernd; antidyspnoisch
Dhattūra	Datura metel, Stechapfel (detoxifiziert)	*kapha-* und *vāta*-reduzierend; hustenreizlindernd; antidyspnoisch; bronchodilatativ ! Das traditionelle Herstellungsverfahren und die Dosierung sind streng zu beachten.
Tāliśa	Taxus baccata, Eibe (detoxifiziert)	*kapha-* und *vāta*-reduzierend; antidyspnoisch ! Die Dosierung ist streng zu beachten.
Bhallātaka	Semecarpus anacardium, Markfruchtbaum (detoxifiziert)	*āma*-reduzierend; hilfreich bei neoplastischen Prozessen ! Wirkt schleimhautreizend und ist bei ausgeprägtem pitta kontraindiziert, da Hämaturie und andere *pitta*-Symptome möglich sind. Das traditionelle Herstellungsverfahren und die Dosierung sind streng zu beachten.

Tab. 12.5 Kombinationspräparate für die Behandlung des Atemtrakts mit ihren wichtigsten Wirkungen.

Sanskrit-Bezeichnung	Klassifikation	allgemeine Wirkungen
Trikaṭu-cūrṇa	Pulverkombination aus *Śuṇṭhī* (Zingiber officinalis), *Marīca* (Piper nigrum), *Pippalī* (Piper longum)	*kapha*-reduzierend; schleimlösend; *agni*-anregend
Sitopalādi-cūrṇa	Pulverkombination mit Bambus-Manna (Bambusa arundinaceae)	ayurvedisches Basistherapeutikum bei Atemwegserkrankungen; weitverbreiteter Einsatz in Indien
Bāla-cātur-bhadra-cūrṇa	Pulverkombination mit *Ativiṣā* (Aconitum heterophyllum)	pädiatrisches Basistherapeutikum, insbesondere für Atemwegserkrankungen
Tāliśādi-cūrṇa	Pulverkombination mit detoxifiziertem *Tāliśa* (Taxus baccata)	ayurvedisches Basistherapeutikum bei Atemwegserkrankungen, insbesondere bei Asthma bronchiale; weitverbreiteter Einsatz in Indien ! Das traditionelle Herstellungsverfahren und die Dosierung sind streng zu beachten.
Daśamūla-kvātha	Dekokt aus 10 Wurzeln	hilfreich bei allen *kapha-* und *vāta*-Symptomen
*Pathyādi-kvātha**	Bitterdekokt mit *Kirātatiktaka* (Swertia chirata)	hilfreich bei allen Erkrankungen oberhalb der Schlüsselbeine, insbesondere bei Erkältungskrankheiten der oberen Atemwege, Fieber und Kopfschmerzen

Tab. 12.5 Fortsetzung, Einzeldrogen für die Behandlung des Atemtrakts mit ihren wichtigsten Wirkungen.

Sanskrit-Bezeichnung	Klassifikation	allgemeine Wirkungen
Cyavana-prāśāvaleha	Linctus auf der Basis von *Āmalakī* (Emblica officinalis)	bestes *rasāyana* für den täglichen Gebrauch
Elādi-vaṭī	Pillen aus aromatischen Gewürzen	Hausmittel bei Husten
Vāsā-ghana-vaṭī	Extrakt aus *Vāsā* (Adhatoda vasica)	*kapha-* und *vāta*-reduzierend; hustenreizlindernd; antidyspnoisch
Saṃjīvanī-vaṭī	Tabletten mit detoxifiziertem *Bhallātaka* (Semecarpus anacardium)	*āma*-reduzierend; *agni-* anregend; stark erhitzend ! Wirkt schleimhautreizend und ist bei ausgeprägtem pitta kontraindiziert, da Hämaturie und andere pitta-Symptome möglich sind. Das traditionelle Herstellungsverfahren und die Dosierung sind streng zu beachten.
Triphalā-guggulu	Präparat mit *Guggulu* (Commiphora mukul)	entzündungshemmend; „auskratzend" (*lekhana*) ! Vereinzelt wurden allergische Reaktionen beobachtet.
Kāñcanāra-guggulu	Präparat mit *Guggulu* (Commiphora mukul) und *Kāñcanāra* (Bauhinia variegata)	Regulation von *māṃsa-dhātu*; hilfreich bei neoplastischen Prozessen ! Vereinzelt wurden allergische Reaktionen beobachtet.
Kanakāsava	alkoholisches Präparat auf der Grundlage von detoxifiziertem *Tāliśa* (Taxus baccata) und *Kanaka* (Datura metel)	mild bronchodilatativ ! Das traditionelle Herstellungsverfahren und die Dosierung sind streng zu beachten.
Arka-lavaṇa	Salzpräparat mit *Arka* (Calotropis gigantea)	stark auswurfförderndes Mittel
Śṛṅga-bhasma	Aschenpräparat mit kalziniertem Hirschgeweih	erhitzend; *kapha-* und *vāta*-reduzierend, hilfreich bei Erkältungskrankheiten und Asthma bronchiale ! Dieses Präparat wurde von der indischen Regierung aufgrund von Artenschutz für den medizinischen Gebrauch verboten. Ein möglicher Ersatz ist *Viṣāṇa-bhasma*.
Hīraka-bhasma	herbo-mineralisches Präparat mit kalzinierter Diamantasche	*kapha-* und *vāta*-reduzierend, antidyspnoisch ! Die Dosierung ist streng zu beachten.
Tribhuvana-kīrti-rasa	herbo-mineralisches Präparat mit kalzinierter Quecksilber-, Schwefel- und Arsenasche	*kapha-* und *vāta*-reduzierend; hilfreich bei Fieber und Erkältungskrankheiten ! Das traditionelle Herstellungsverfahren und die Dosierung sind streng zu beachten.
Śvāsa-kuṭhāra-rasa	herbo-mineralisches Präparat mit kalzinierter Quecksilber-, Schwefel- und Arsenasche	*kapha-* und *vāta*-reduzierend; schleimlösend, antidyspnoisch ! Das traditionelle Herstellungsverfahren und die Dosierung sind streng zu beachten.
Svarṇa-va-santamālatī-rasa	herbo-mineralisches Präparat mit kalzinierter Gold-, Perlen- und Quecksilberasche	*rasāyana*, abwehrsteigernd, Förderung der Geweberegeneration ! Das traditionelle Herstellungsverfahren und die Dosierung sind streng zu beachten.

* *Gemeint ist hier Ṣaḍ-aṅga-pathyādi, eine Rezeptur, die sich aus 6 Bestandteilen zusammensetzt (Kirātatiktaka, Guḍūcī, Haridrā und Triphalā).*

Tab. 12.6 Allgemeine Ernährungs- und Verhaltensempfehlungen bei Erkrankungen des Atemtrakts.

	empfehlenswert	zu meiden
Ernährung	• scharfe Nahrung • *vāta-kapha*-reduzierende Nahrungsmittel • warme Nahrung	• kalte Nahrung • Käse, Joghurt • saure, schwer verdauliche, *srotas*-blockierende (*abhiṣyandī*) Nahrungsmittel
Verhalten	• Atemübungen (*prāṇāyāma*) • Inhalationen mit *Yavānī*(Trachyspermum ammi)-Samen • rhythmischer Lebensstil • Ruhe	• externe Noxen • feucht-kaltes Klima • Kälte

Ernährung und Verhalten

In **Tab. 12.6** sind die allgemeinen Ernährungs- und Verhaltensempfehlungen bei Erkrankungen des Atemtrakts aufgeführt.

12.2 Klassische Krankheitsbilder

In den folgenden Abschnitten werden die klassischen Krankheitbilder *pratiśyāya* (Rhinitis), *śvāsa* (Krankheiten mit dem Hauptsymptom der Dyspnoe) sowie *kāsa* (Krankheiten mit dem Hauptsymptom des Hustens) eingehend erläutert und die entsprechenden Therapieverfahren unter Berücksichtigung gängiger Unterteilungen vorgestellt.

12.2.1 *pratiśyāya* – Rhinitis

Nach klassischer Einteilung zählt *pratiśyāya* zu den **Erkrankungen des Nasenraums** (*nāsa-roga*). Als Hauptsymptom wird die vermehrte Bildung von Nasensekret genannt, sodass sich dieses klassische Krankheitsbild *pratiśyāya* mit einer Rhinitis gleichsetzen lässt (**Tab. 12.7**).

> Im Ayurveda gilt *pratiśyāya* als Auslöser oder Vorläufer vieler anderer respiratorischer Erkrankungen. Wird die Therapie von *pratiśyāya* vernachlässigt, so entwickeln sich aus dieser Grunderkrankung schwerwiegende Folgeerscheinungen. Entsprechend wichtig ist die nachhaltige Ausheilung von *pratiśyāya*.

Tab. 12.7 *pratiśyāya* auf einen Blick.

klassische Bezeichnung	***pratiśyāya***
deutsche Übersetzung	Erkrankungen mit dem Hauptsymptom des Schnupfens; Rhinitis
klassische Referenzen	*Caraka, Ci.* 26.104 ff. und *Suśruta, Ut.* 24
wichtigste Faktoren der *samprāpti*	• *vāta* • *kapha* • *prāṇa-vaha-srotas*
Hauptursachen	• Kälte • Unterdrückung von Nies- und Hustenreflexen • externe Noxen
Arten	• *vāta*-dominiert • *pitta*-dominiert • *kapha*-dominiert • *tri-doṣa* • *rakta*-assoziiert: Blutungen • *duṣṭa-pratiśyāya*: chronische Rhinitis
Hauptsymptome	• Niesreiz • Sekretbildung
Therapiestrategie	• Wärme • *vāta*-Reduktion • *kapha*-Reduktion • nasale Ausleitung

Ursachen

Die klassischen Ayurveda-Texte nennen eine Reihe unterschiedlicher Faktoren, die *pratiśyāya* verursachen, auslösen oder in seiner Entwicklung fördern können (vgl. *Caraka*, *Ci.* 26.104; *Suśruta*, *Ut.* 24.3; *Mādhava*, 58.13 f.; *Vāgbhaṭa*, *Us.* 19.1 f.).

Die meisten Faktoren aggravieren ***vāta***, das wichtigste pathogenetische Prinzip für diese Erkrankung. *vāta* steuert sämtliche mit *pratiśyāya* assoziierten Bewegungs- und Transportaktivitäten in den Atemwegen, wie z. B. den Niesreiz. Andere ursächliche Faktoren beziehen sich auf die Funktion der *prāṇa-vaha-srotas* und beeinträchtigen als solche die Leitfähigkeit der Atemwege bzw. die Atmung. Hierzu zählen auch Blockaden durch ***āma*-Akkumulationen**, die auf der Grundlage eines geschwächten Verdauungsfeuers (*agni*) entstehen. Ferner werden ***kapha*-aggravierende** Faktoren als Ursachen für *pratiśyāya* genannt, die vorrangig mit einer vermehrten Schleimproduktion einhergehen.

Die klassischen Listen sind nicht erschöpfend, sondern beispielhaft. In **Tab. 12.8** sind nur die für die Praxis wichtigsten klassischen Ursachen wiedergegeben. Genannte Ursachen sollten bei manifestem *pratiśyāya* gemieden werden.

Pathogenese

Es liegen verschiedene klassische Beschreibungen für die Entstehung von *pratiśyāya* vor (vgl. *Caraka*, *Ci.* 26.105; *Suśruta*, *Ut.* 24.4; *Mādhava*, 58.14; *Vāgbhaṭa*, *Us.* 19.2 f.). Die wichtigste findet sich in folgendem Zitat (*Caraka*, *Ci.* 26.105)[10]: „Diese ursächlichen Faktoren bewirken eine Akkumulation bzw. Eindickung der *doṣa* im Kopfbereich (in diesem Fall hauptsächlich in der Nasenhöhle und den Nasennebenhöhlen). Besonders das aggravierte *vāta-doṣa* ruft auf dieser Grundlage *pratiśyāya* hervor."

[10] *„saṃstyāna-doṣe śirasi pravṛddho vāyuḥ pratiśyāyam-udīrayet-tu"* (In manchen Ausgaben der *Caraka-Saṃhitā* ist dies Vers *Ci.* 26.98.)

Tab. 12.8 Ätiologische Faktoren von *pratiśyāya* und deren Auswirkungen.

ätiologische Faktoren		**Auswirkung**
ṛtu-vaiṣamya	negative klimatische Einflüsse (insbesondere Wind, Feuchtigkeit, den Jahreszeiten ungemäße Wetterbedingungen)	Beeinträchtigung der *srotas*-Funktion; *vāta*-Aggravation
(ambu)śīta, avaśyāya	Kälte, kaltes Wasser, Taukontakt	*vāta*- und *kapha*-Aggravation; Beeinträchtigung der *srotas*-Funktion
śirobhitāpa	starke Temperaturreize im Kopfbereich	*vāta*- bzw. *pitta*-Aggravation
rajas, dhūma	Staub, Pollen, Rauch, reizende Gase, Abgase und andere Reizstoffe	Beeinträchtigung der *srotas*-Funktion; allergische Reaktionen
vega-saṃdhāraṇa	Unterdrückung natürlicher Ausscheidungsreflexe (insbesondere Nies- und Hustenreflexe)	*vāta*-Aggravation; Eindringen externer Allergene und Noxen in den Atemtrakt
ajīrṇa	Verdauungsschwäche	*āma*-Bildung, Blockade der *srotas*, Behinderung der *vāta*-Beweglichkeit, *vāta*-Aggravation
Beispiele für *doṣa*-spezifische Auslöser von *pratiśyāya*		
–	Schlafmangel, viel Reden, sexuelle Exzesse	*vāta*-Aggravation
–	exzessiver Schlaf	*kapha*-Aggravation
–	Zorn, Gereiztheit	*pitta*-Aggravation

> *vāta* kann als das kardinale pathogenetische Prinzip von *pratiśyāya* angesehen werden. *pitta* und *kapha* erfahren lediglich eine sekundäre Aktivierung, was sich als Entzündungsreaktion der Nasenschleimhäute mit vermehrter Schleimsekretion zeigt.

Frühsymptome

(*Suśruta*, *Ut.* 24.5; *Mādhava*, 58.15)

- Schwere- und Druckgefühl im Kopf
- beginnender Niesreiz („Kitzelgefühle")
- körperliche Abgeschlagenheit
- Cutis anserina „Gänsehaut"

Arten

- *vāta*-dominiert
- *pitta*-dominiert
- *kapha*-dominiert
- *tri-doṣa*: Aggravation aller drei *doṣa*
- *rakta*-assoziiert: Blutungen
- *duṣṭa-pratiśyāya*: chronische Rhinitis

Stadien

Es lassen sich zwei Stadien unterscheiden:

- Das **„unreife" Stadium** (*apakva*, *āma*) ist ein akuter Zustand mit ausgeprägter Kongestion und serösem Sekret.
- Im **„reifen" Stadium** (*pakva*) ist die Symptomatik weniger stark ausgeprägt und die Kongestion rückläufig. Sekrete werden muköser, aber lösen sich leichter.

Symptome

Grundsätzlich werden den verschiedenen *pratiśyāya*-Formen spezifische Symptome zugeordnet (*Suśruta*, *Ut.* 24.6–17; *Caraka*, *Ci.* 26.105–110; *Mādhava*, 58.16–24):

vāta-dominierte Form

- starker und häufiger Niesreiz
- dünnes, wässriges Sekret
- trockene Schleimhäute (Rachen, Gaumen, Lippen)
- Kongestion
- veränderte Stimme bzw. gestörte Lautbildung
- (Schläfen)Kopfschmerzen
- eingeschränkte Geschmackswahrnehmung

pitta-dominierte Form

- „heißes", purulentes Sekret
- gerötete Schleimhäute, gerötete Nase
- Fieber
- Durst
- Hitzegefühl in Nase und Mund

kapha-dominierte Form

- visköses, weißliches Sekret
- Juckreiz in den oberen Atemwegen
- Lidödeme
- Schweregefühl im Kopf
- Appetitlosigkeit

tri-doṣa-Form

- Symptomkombinationen
- zunehmende Schmerzen
- ausgeprägtes Krankheitsgefühl

rakta-assoziierte Form

- Nasenbluten
- Mundgeruch
- Anosmie

duṣṭa-pratiśyāya (chronische Rhinitis)

Oben genannte Formen entwickeln sich bei unzureichender Behandlung zu einer chronischen Rhinitis, die verschiedene Symptomkombinationen aufweisen kann und zu Komplikationen führt. *pratiśyāya* ist nach ayurvedischer Auffassung eine nicht zu unterschätzende Erkrankung, die den Ausgangspunkt für schwerwiegende Erkrankungen des Atemtrakts (inkl. Asthma bronchiale) bildet. Leitsymptome der chronischen Rhinitis sind:

- Anosmie
- ausgeprägte Symptome mit zunehmender Häufigkeit
- Mundgeruch
- Sinusitis
- Ulzerationen

Therapie

Bei der Therapie von *pratiśyāya* ist zunächst die *doṣa*-Dominanz der Symptome individuell zu ermitteln und entsprechend zu behandeln. Bei den Verfahren sind jeweils spezielle Einschränkungen vermerkt, ansonsten gelten die im Grundlagenteil aufgeführten Indikationen, Kontraindikationen und Handhabungen (s. S. 68 ff.).

Ausleitung (*śodhana*)

Sofern der Patient für Ausleitungsverfahren geeignet und bereit ist, sollten diese den konventionellen Therapiemaßnahmen (Medikament, Ernährung, Verhalten) vorausgehen.

bei vāta-Dominanz

Innere Oleation (*snehana*)

- **Durchführung:** 2× tägl. mit heißem Wasser
- **Fett:** *Pañcatikta-ghṛta* 10–20 ml

In diesem Fall dient die innere Oleation (*abhyantara-snehana*) nicht als vorbereitende Maßnahme (*pūrva-karma*) für einen ausleitenden Eingriff. Vielmehr ist sie als Therapiemaßnahme zur Reduktion der trockenen Eigenschaft (*rūkṣa*) von *vāta* zu verstehen. Sollte kein mediziniertes Butterreinfett zur Verfügung stehen, so lässt es sich durch reines *ghī* ersetzen. Auch die vermehrte Zufuhr von *ghī* als Nahrungsmittel ist bei *vāta*-dominiertem *pratiśyāya* zuträglich.

Nasale Behandlung (*nasya*)

- **Form:** *nasya Nr. 3* (**Tab. 10.13**, S. 86)
- **Durchführung:** je nach Ausprägung der Symptome 1× tägl. 8–16 Tr. oder alle 2 Tage bis zum Abklingen der Symptome, danach 2 Tr. tägl. im Rahmen der Tagesroutine zur Rezidivprophylaxe (*nasya Nr. 4*: *pratimarśa-nasya*)
- **Fett/Öl:** *Pañcatikta-ghṛta*, *Ṣaḍbindu-taila* oder *Nārāyaṇa-taila* ersatzweise: Sesamöl

Praxistipp: nasya bei akuter Rhinitis

Bei akuter Rhinitis sollte generell kein *nasya* durchgeführt werden, außer in Form von Dampf- oder Rauchinhalationen. Somit ist bei chronischer Rhinitis die oben genannte *nasya*-Behandlung nur in den symptomfreien oder -armen Phasen indiziert, besonders bei Ablagerungen von pathologischem Material, wie verhärtete Sekrete, Eiter und nekrotisiertes Gewebe, in Nasenhöhle oder den Nasennebenhöhlen. Gleiches gilt für alle chronischen *pratiśyāya*-Fälle. Mit dem Beginn der *nasya*-Therapie ist nach Abklingen der akuten Symptome möglichst so lange zu warten, wie diese Bestand hatten.

Dampfinhalationen mit *Yavānī*(Trachyspermum ammi)-Samen haben jedoch eine lindernde, dekongestionierende und desinfizierende Wirkung und eignen sich als Behandlung von akuter Rhinitis und sollten im Akutzustand mehrmals täglich durchgeführt werden.

Dampfinhalation

- **Durchführung:** Im Akutzustand bis zu 4× tägl. oder öfter 1 EL der Samen mit 1 l kochendem Wasser überbrühen und den Dampf ca. 10 min unter einem Tuch inhalieren.
- **Zusatz:** *Yavānī*(Trachyspermum ammi)-Samen

Ausleitung bei pitta-Dominanz

Emesis (*vamana*)

- **Form:** *vamana Nr. 1* oder bei akuten Beschwerden *vamana Nr. 3* (**Tab. 10.8**, S. 75 f.)
- **Fett für die innere Oleation:** *Pañcatikta-ghṛta*, ersatzweise: reines *ghī*

Bestehen Kontraindikation für *vamana*, so ist die Verabreichung von *ghī* in der gleichen Weise wie bei der *vāta*-dominierten Form von *pratiśyāya* durchzuführen (s. o.).

Nasale Behandlung (*nasya*)

- **Hinweis:** Bei Ablagerungen von pathologischem Material (verhärteten Sekreten, Eiter, nekrotisiertem Gewebe) in Nasenhöhle oder Sinus können diese mit folgendem Verfahren gelöst werden.
- **Form:** *nasya Nr. 3* (**Tab. 10.13**, S. 86)
- **Fett:** *Pañcatikta-ghṛta* oder ersatzweise: reines *ghī*

Eine intensive Ausleitung der Ablagerungen ermöglicht folgende Kombination

- **Form:** *nasya Nr. 1*
- **Pulver:** *Kaṭphala* (Myrica nagi)

Ausleitung bei kapha-Dominanz

Emesis (*vamana*)

- **Form:** *vamana Nr. 1* oder bei akuten Beschwerden *vamana Nr. 3* (**Tab. 10.8**, S. 75 f.)
- **Fett für die innere Oleation:** *Pañcatikta-ghṛta*

Nasale Behandlung (*nasya*)

- **Form:** *nasya Nr. 1* (**Tab. 10.13**, S. 86)
- **Pulver:** *Kaṭphala* (Myrica nagi)

Ausleitung der tri-doṣa-Form

Die Behandlung der *pratiśyāya*-Formen, die durch alle drei *doṣa* hervorgerufen werden, ist an den individuellen Symptomkombinationen auszurichten.

■ *Ausleitung bei **rakta**-Assoziation*

Nasale Behandlung (*nasya*)

- **Form:** *nasya Nr. 3* (**Tab. 10.13**, S. 86)
- **Durchführung:** je nach Ausprägung der Symptome 1× tägl. oder alle 2 Tage 8–16 Tr. des medizinierten Butterreinfettes bis zum Abklingen der Symptome, danach 1× tägl. 2 Tr. im Rahmen der Tagesroutine zur Rezidivprophylaxe (*nasya Nr. 4*: *pratimarśa-nasya*)
- **Fett:** *Triphalā-ghṛta*

Die nasale Behandlung ist nicht mit der Akutbehandlung von Epistaxis zu verwechseln, bei der die Nasenhöhlen mit Ziegenmilch oder *Dūrvā*(Cynodon dactylon)-Saft gefüllt werden.

■ *Ausleitung bei **duṣṭa-pratiśyāya** (chronischer Rhinitis)*

Bei der chronischen Rhinitis sollte möglichst das komplette *pañca-karma*-Programm durchgeführt werden, sofern keine Kontraindikationen bestehen (s. S. 70 f.). Dies gilt allerdings nicht in einer Akutphase (s. o.); hier sind lediglich die konventionellen Methoden angezeigt. Nach *pañca-karma* empfiehlt sich folgende Rezidivprophylaxe über einen längeren Zeitraum:

Rezidivprophylaxe

- **Form:** *nasya Nr. 4* (**Tab. 10.13**, S. 86)
- **Öl:** *Ṣaḍbindu-taila*

Medikamentöse Therapie

Folgende Präparate sind zur Behandlung von *pratiśyāya* geeignet:

■ *Grundtherapie für alle Formen*

Dekokt (*kvātha*)

- **Darreichung:** 2× tägl.
- **Dekokt:** *Pathyādi-kvātha* 30–40 ml

■ *Therapie bei **vāta**- und **pitta**-dominierten Formen*

Pulverkombinationen (*cūrṇa*)

- **Darreichung:** 3× tägl. mit Waldhonig
- **Rezeptur:**
  - *Sitopalādi-cūrṇa* 2 g
  - *Yaṣṭīmadhu* (Glycyrrhiza glabra) 1 g
  - *Śṛṅga-bhasma* 300 mg

■ *Therapie bei **kapha**- und **pitta**-dominierten Formen*

Pulverkombinationen (*cūrṇa*)

- **Darreichung:** 3× tägl. mit Waldhonig
- **Rezeptur:**
  - *Sitopalādi-cūrṇa* 1 g
  - *Vacā* (Acorus calamus) 500 mg
  - *Ativiṣā* (Aconitum heterophyllum) 500 mg (insbesondere bei Kindern, dann 1/2 bzw. 1/4 der Dosis)
  - *Śṛṅga-bhasma* 300 mg

Sonderpräparate auf mineralischer Grundlage (*rasauṣadha*)

- **Hinweis:** Zusatztherapie bei *kapha*-dominierten Formen, falls oben genannte Maßnahmen keinen Erfolg zeigen.
- **Darreichung:** 3× tägl.
- **Präparat:** *Tribhuvanakīrti-rasa* 250–300 mg oder *Saṃjīvanī-vaṭī* 300 mg

> **!** Bei dem Einsatz von *Tribhuvanakīrti-rasa* sind das traditionelle Herstellungsverfahren und die Dosierung streng zu beachten.
> *Saṃjīvanī-vaṭī* kann schleimhautreizend wirken und ist bei ausgeprägtem *pitta* kontraindiziert, da Hämaturie und andere *pitta*-Symptome möglich sind. Das traditionelle Herstellungsverfahren und die Dosierung sind zu beachten.

■ *Zusatztherapie bei Sinusitis*

***Guggulu*-Präparat**

- **Darreichung:** zusätzlich 3× tägl. n. d. Mahlzeit
- **Präparat:** *Triphalā-guggulu* 1 g

■ *Zusatztherapie bei allergischer Rhinitis*

Pulver (*cūrṇa*)

- Darreichung: zusätzlich 2–3× tägl.
- Pulver: *Trikaṭu-* 1–2g

Ernährung und Verhalten

Die wichtigste Grundregel für ayurvedische Ernährungs- und Verhaltensempfehlungen ist die **Ursachenvermeidung** (*nidāna-parivarjana*; **Tab. 12.6**, S. 144). Somit sind alle Dinge zu meiden, die *vāta* und *kapha* aggravieren und die *prāṇa-vaha-srotas* in ihrer Funktion beeinträchtigen.

Die besonderen Empfehlungen für *pratiśyāya* sind in **Tab. 12.9** dargestellt.

Tab. 12.9 Besondere Ernährungs- und Verhaltensempfehlungen für *pratiśyāya*.

	empfehlenswert	zu meiden
Ernährung	• Weizen, Gerste, länger als ein Jahr gelagerter Reis • Rettich, Kürbis (insbesondere Patisson-Kürbis), gekochte Zwiebeln, Knoblauch • alle wärmenden Gewürze • Waldhonig, Rosinen, Datteln • warme Milch mit Ingwer • in Maßen: Mandeln und Pistazien	• *vāta-* und *kapha*-aggravierende Lebensmittel • kühlende Nahrungsmittel und Getränke • schwer verdauliche und *srotas*-blockierende (*abhiṣyandī*) Nahrung • Joghurt • kürzer als ein Jahr gelagerter Reis, Fleisch, Fisch, Eier • Übermaß an Zucker
Verhalten	• Atemübungen (*prāṇāyāma*) • leichte Gymnastik oder Bewegung (*yogāsāna*)	• körperliche und geistige Überanstrengung • Rauchen

12.2.2 *śvāsa* – Krankheiten mit dem Hauptsymptom der Dyspnoe

Das klassische Krankheitsbild *śvāsa* („Atem, Atemnot, Atemgeräusch") ist durch das Leitsymptom der **Dyspnoe** geprägt. Es werden mehrere Unterarten beschrieben. Wichtig für das Verständnis dieses Krankheitsbilds ist, dass *śvāsa* schulmedizinische Krankheitszustände unterschiedlichster Schweregrade umfasst – von der einfachen Atemnot nach Anstrengung bis zur akuten Linksherzinsuffizienz.

In der Alltagspraxis ist die bedeutendste Form ***tamaka-śvāsa***, die weitestgehend mit **Asthma bronchiale** gleichzusetzen ist. In **Tab. 12.10** sind alle wichtigen Kriterien zu *śvāsa* zusammengeführt.

Klassifikationen

Die Beschreibungen von *Caraka* (*Ci.*17.46 ff.) bezüglich der in **Tab. 12.11** dargestellten Unterarten lassen sich wie folgt interpretieren:

- ***mahā-* und *ūrdhva-śvāsa*** weisen Symptome auf, die an Atemnot auf der Grundlage einer Ketose bzw. Urämie erinnern. Beide Formen werden im Ayurveda als unheilbar (*a-sādhya*) angesehen. In der heutigen Zeit bieten die Intensiv- und Notfallmedizin allerdings Möglichkeiten, diese Zustände unter Kontrolle zu bringen.
- ***ūrdhva-śvāsa*** präsentiert sich in einer Form, die während eines Status asthmaticus beobachtet wird.
- ***chinna-śvāsa*** ist durch Apnoephasen charakterisiert und geht mit Bewusstseinstörungen einher. Somit ließe sich diese Form mit der Cheyne-Stokes- oder Biot-Atmung in Beziehung setzen – als Ausdruck einer schwerwiegenden Beeinträchtigung des Atemzentrums.
- ***kṣudra-śvāsa*** wird als milde Form von Atemnot beschrieben und lässt sich als physiologische Dyspnoe nach Anstrengung interpretieren.
- Die in der allgemeinmedizinischen Praxis am häufigsten zu beobachtende Form ist ***tamaka-śvāsa***. Die diesbezüglichen Beschreibungen decken sich mit dem modernen Krankheitsbild des Asthma bronchiale.

Folgendes Kapitel beschäftigt sich vorrangig mit *tamaka-śvāsa* – einer Erkrankung, die nach den Erfahrungen der Autoren sehr gut auf ayurvedische Maßnahmen anspricht und ohne nennenswerte Nebenwirkungen behandelt werden kann. Prognostisch gilt *tamaka-śvāsa* in den Frühstadien als heilbar (*sādhya*), in fortgeschrittenen Stadien als linderbar (*yāpya*; vgl. *Caraka*, *Ci.* 17.62).

> ! Bei persistierender schwerer Dyspnoe und beim Status asthmaticus ist der Einsatz schulmedizinischer Maßnahmen zwingend erforderlich.

Bei *Caraka* (*Ci.* 17) wird *śvāsa* zusammen mit einem weiteren klassischen Krankheitsbild ***hikkā*** abgehandelt, das sich mit dem Hauptsymptom des Schluckaufs präsentiert und ebenfalls Krankheitsbilder unterschiedlicher Schweregrade umfasst.

Tab. 12.10 *śvāsa* auf einen Blick.

klassische Bezeichnung	***śvāsa*; wichtigste Form: *tamaka-śvāsa* (Asthma bronchiale)**
deutsche Übersetzung	Krankheitsbilder mit dem Hauptsymptom der Atemnot; Dyspnoe
klassische Referenzen	*Caraka, Ci.* 17
wichtigste Faktoren der *saṃprāpti*	• *vāta, kapha* • *prāṇa-vaha-srotas*
Hauptursachen	• *vāta-* und *kapha*-aggravierende Faktoren • externe Noxen • Kälte, Wind • Schwäche (durch Überanstrengung, Erkrankungen des Verdauungsfeuers) • Unterdrückung von Nies- und Hustenreflexen
Hauptsymptome	• Dyspnoe
Therapiestrategie	• *kapha*-Reduktion • *vāta*-Reduktion • Wärme • *vāta*-Regulation (*anulomana*) • Ausleitung (*śodhana*), insbesondere Emesis (*vamana*)

Tab. 12.11 *śvāsa*-Formen (Krankheitsbilder mit dem Hauptsymptom der Dyspnoe) und ihre wörtliche Übersetzung.

Sanskrit	Übersetzung
mahā-śvāsa	„groß“
ūrdhva-śvāsa	„hoch, nach oben gerichtet“
chinna-śāsa	„zerschnitten, zerrissen“
kṣudra-śvāsa	„klein“
tamaka-śvāsa	„thorakale Schwere, Ersticken“

Diesem für die betroffenen Patienten sehr störenden Symptom wird im Ayurveda große Bedeutung beigemessen; es soll jedoch an dieser Stelle nicht umfassend erläutert werden. Als Hauptursachen für *hikkā* nennt *Caraka* Traumata von Vitalorganen (*marman*). Tatsächlich lässt sich in der klinischen Praxis beobachten, dass Patienten infolge von chirurgischen Eingriffen am Thorax vermehrt unter Schluckauf leiden. Diese Problematik tritt auch als Begleitsymptom von urämischen Zuständen auf. Die Ätiologie, Pathophysiologie und Therapie ähneln denen von *śvāsa*.

Ursachen

Die folgenden ätiologischen Faktoren gelten für alle Formen von *śvāsa* und somit insbesondere für *tamaka-śvāsa* (**Tab. 12.12**). Die meisten dieser Faktoren lassen sich folgenden **Grundprinzipien** zuordnen:

- *vāta*-Aggravation
- *kapha*-Aggravation
- Beeinträchtigung der *prāṇa-vaha-srotas*
- verminderter Allgemein- bzw. Kräftezustand
- *agni*-Schwäche

Pathogenese

Die klassische Darstellung der Pathogenese von *śvāsa* und *tamaka-śvāsa* (vgl. *Caraka, Ci.* 17.45 und 55) lässt sich auf folgende wesentliche Aussagen reduzieren: *vāta* und *kapha* werden durch die ätiologischen Faktoren aggraviert und bewirken Blockaden in den Atemwegen bzw. in den *prāṇa-vaha-srotas*. Langfristig wirkt sich dieses Geschehen besonders auf das Herz (*hṛdaya*), aber auch auf sämtliche Gewebe (*rasādi*) schwächend aus („austrocknend“ = *upaśoṣaṇa*).

Vor dem Hintergrund des modernen Verständnisses von Asthma bronchiale können die klassischen Aussagen neu interpretiert werden. *kapha-doṣa* weist einen engen Bezug zum **Immunsystem** auf

Tab. 12.12 Ätiologische Faktoren von *śvāsa* und deren Auswirkungen (vgl. *Caraka, Ci.* 17.10 ff.).

ätiologische Faktoren		Auswirkungen
rajas, dhūma	Staub, Pollen, Rauch, Gase, Abgase und andere Reizstoffe	Beeinträchtigung der *srotas*-Funktion; allergische Reaktionen
vāta	Wind	Beeinträchtigung der *srotas*-Funktion; *vāta*-Aggravation
śīta-sthānāmbu	Kälte, kalte Umgebung, kalte Getränke, kalte Bäder	*vāta*- und *kapha*-Aggravation; Beeinträchtigung der *srotas*-Funktion
rūkṣānna; raukṣya	Trockenheit (Nahrung, Klima etc.)	*vāta*-Aggravation
daurbalya	Schwäche	*vāta*-Aggravation
vyāyāma etc.	körperliche Überanstrengung (Sport, Wandern, Geschlechtsverkehr etc.)	möglicher Auslöser eines Asthmaanfalls
apatarpana; śuddhy-atiyoga	Übermaß an reduzierenden Therapiemaßnahmen, wie z. B. Ausleitungsverfahren	*vāta*-Aggravation
vega-dhāraṇā	Unterdrückung natürlicher Körperbedürfnisse (insbesondere Niesreiz und Atemholen nach Anstrengung)	*vāta*-Aggravation; Druck auf das Zwerchfell durch Flatus- und Stuhlansammlung mit der Folge einer Einschränkung der Atemfunktion, Auslösen eines Anfalls von Atemnot
anāha	Auftreibung des Abdomens (z. B. durch Flatus, Obstipation)	durch abdominellen Druck vermittelte Einschränkung der Atemexkursion; möglicher Auslöser eines Asthmaanfalls
marmaṇo ghāta; kaṇṭhorasaḥ pratighāta	Verletzungen oder Insuffizienz von Vitalorganen (Herz, Gehirn, Niere/Blase) sowie von Kehle und Thorax	Der diesbzügliche Pathomechanismus ist in der Schulmedizin hinlänglich bekannt.
atīsāra, jvara, chardi, pratiśyāya, pāṇḍu, rakta-pitta etc.	sekundär durch andere Erkrankungen (z. B. Fieber, Durchfall, Erbrechen, Rhinitis, Anämie, Blutungen)	Verminderung des Nähr- und Abwehrgewebes *rasa* mit dem Resultat einer *vāta*-Aggravation; Tachypnoe
viṣamāśana	unzuträgliche Ernährungsgewohnheiten (falsche Mengen, falsche Zeiten, falsche Kombinationen)	(empirisch beobachtet)
āma	Stoffwechselzwischenprodukte, die durch eine geschwächte Verdauung (*agni*) entstehen.	Beeinträchtigung sämtlicher physiologischer Funktionen, insbesondere der *srotas*
guru, viṣṭambhī	schwer verdauliche und verstopfende Nahrungsmittel	Auslöser von Verdauungsstörungen sowie Obstipation; *āma*-Bildung und *vāta*-Aggravation
abhiṣyandī	*srotas*-blockierende (*abhiṣyandī*) Nahrungsmittel	Beeinträchtigung der srotas-Funktion
vidāhī	schleimhautreizende Nahrungsmittel	Magenschleimhautreizungen als mögliche Ursache für Asthmaanfälle
jala-ja, anūpa	Fleisch von Tieren, die im Wasser oder in Feuchtgebieten leben	*kapha*-Aggravation
śīta-dadhi, āma-kṣīra	kalter Joghurt, kalte Milch	*kapha*-Aggravation; Beeinträchtigung der *srotas*-Funktion

(s. S. 332 ff.). Ein aggraviertes bzw. hyperaktives *kapha* zeigt sich in Form von veränderten Immunfunktionen oder – anders ausgedrückt – als abnorme bzw. gesteigerte Aktivität von immunologisch bedeutsamen Substanzen; hier vorrangig **Immunglobulin E** (IgE).

Ein aggraviertes *vāta* ist gleichbedeutend mit der Hyperaktivität von *vāta*-bezogenen Funktionen. Im Falle von *tamaka-śvāsa* wären dies der **Bronchialspasmus** und die daraus resultierende **Atemwegsverengung**. Diese kann z. B. durch die Ausschüttung von Histamin infolge einer Allergen-Antikörper-Reaktion hervorgerufen werden (s. S. 337). Das hyperaktive *kapha* manifestiert sich zudem in Form einer gesteigerten Schleimsekretion in den Atemwegen, wodurch die Obstruktion in den Bronchien und Bronchiolen (also den *prāṇa-vaha-srotas*) verstärkt wird.

Frühsymptome (*Caraka, Ci.* 17.22)

- Auftreiben des Abdomens (z. B. durch Flatus, Obstipation)
- behinderter Atemfluss (*vāta-vilomatva*)
- Schweregefühl auf der Brust
- thorakale Schmerzen

Symptome (*Caraka, Ci.*17.56–62)

- anhaltender Hustenreiz (bis zum Abhusten des Sputums)
- Durst
- eingeschränktes Sprechvermögen
- pfeifende Atemnebengeräusche
- Rhinitis
- stark ausgeprägte Dyspnoe (insbesondere im Liegen: Orthopnoe)
- Unruhe, Desorientierung und Bewusstseinsstörungen
- Verbesserung durch Wärme
- Verschlechterung durch feucht-kaltes Klima und *kapha*-aggravierende Faktoren

Therapie

Grundsätzlich orientiert sich die Wahl der ayurvedischen Therapieverfahren an der individuellen Ausprägung eines jeden Falles. Dennoch sind in den klassischen Ayurveda-Texten allgemeine Therapieleitlinien für *tamaka-śvāsa* (*Caraka, Ci.* 17.70 ff.) formuliert.

Therapieleitlinien (*Caraka, Ci.* 17.147)

- *kapha*-Reduktion
- *vāta*-Reduktion
- *vāta*-Regulation (*anulomana*)
- Wärme

In der Praxis haben sich ferner folgende Therapieansätze als unerlässlich erwiesen:

- Ausleitung (*śodhana*)
- Vermeiden der Ursache

Ausleitung (*śodhana*)

Ein häufig zitierter Leitspruch zur Therapie von *tamaka-śvāsa* (*Caraka, Ci.* 17.121) lautet *„tamake tu virecanam"*, was soviel bedeutet wie: „Im Falle von Asthma bronchiale möge das Purgieren (*virecana*) als Ausleitungsform durchgeführt werden." An verschiedenen anderen Stellen der klassischen Texte steht der Begriff *virecana* allerdings für die Ausleitung (*śodhana*) schlechthin und somit auch für andere Ausleitungsverfahren neben dem Purgieren.

Die Praxis hat gezeigt, dass die Emesis (*vamana*) bei Asthmatikern schnell und zuverlässig Linderung verschaffen kann und bei einer ursachenorientierten Behandlung unverzichtbar ist. Somit kann das klassische Zitat folgendermaßen interpretiert werden: Bei Asthma bronchiale sollten **beide intensiven Ausleitungsverfahren** (Emesis und Purgieren) zum Einsatz kommen.

▪ *Praxistipp: Emesis bei tamaka-śvāsa*

Die klassische Durchführung der Emesis (*vamana*) ist zumeist sehr aufwendig. Im Kapitel zur Therapie von *tamaka-śvāsa* beschreibt *Caraka* eine weitaus einfachere Methode (*Caraka, Ci.* 17.71–75), die sich – der Erfahrung der Autoren zufolge – bei Asthmatikern als sehr effektiv erwiesen hat (*vamana Nr. 3*, **Tab. 10.8**, S. 75 f.). Diese kann ohne intensive Vorbereitung durchgeführt werden und verläuft im Allgemeinen komplikationslos.

Als Vorbehandlung sind lediglich eine thorakale Ölmassage mit (medizinierten) Sesamöl und ein Dampfbad (*vāṣpa-sveda*) nötig. Die Dosierung des Brechmittels wird auf ein minimales Maß reduziert, sodass nur 4–5 echte „Würfe" (*vega*) zu erwarten sind. Nach der Anwendung ist für den Rest des Tages strikte Ruhe einzuhalten.

Diese Form der emetischen Ausleitung kann bei Bedarf in kürzeren Intervallen wiederholt werden. In der Praxis hat sie sich als wichtigste Maßnahme zur Behandlung von Asthma bronchiale erwiesen. Nach der Emesis geht es den meisten Patienten deutlich besser. Derartige Verbesserungen konnten die Autoren mit spirometrischen Messungen objektivieren.

Vorbehandlung (pūrva-karma)

Um *kapha* in den Atemwegen zu lösen und um den Fluss von *vāta* zu regulieren, ist folgende Vorbereitung notwendig (*Caraka, Ci.* 17.71–74):

- *abhyaṅga*: Ölmassage auf dem Thorax mit *Nārāyaṇa-taila* (ersatzweise: Sesamöl) vermischt mit einer Prise fein gemahlenem (Stein)Salz
- *svedana*: Wärmebehandlung als Dampfbad (*vāṣpa-sveda*) oder lokal auf der Brust (z. B. mit Wärmflaschen)

Ferner empfiehlt *Caraka*, vor der Emesis eine *kapha*-provozierende Mahlzeit zu verabreichen. Dieses Vorgehen hat sich allerdings bei ausgeprägten Asthmasymptomen in der Praxis nicht bewährt und ist somit entbehrlich.

Hauptbehandlung (pradhāna-karma)

Emesis (*vamana*)
- **Form:** *vamana Nr. 3* (**Tab. 10.8**, S. 75 f.)
- **Emetikum:** *Madana-phala* (Randia dumetorum) 3–4 g

Bei starker Verschleimung der Atemwege sollten zusätzlich **Inhalationen** mit *Yavānī*(Trachyspermum ammi)-Samen erfolgen.

Purgieren (*virecana*)
- **Form:** *virecana Nr. 3* (**Tab. 10.9**, S. 78 f.)
- **Purgiermittel:** *Harītakī* (Terminalia chebula) 5–10 g

Medikamentöse Therapie

Bestehen Kontraindikationen für die oben beschriebenen Ausleitungsverfahren, oder werden diese von dem Patienten abgelehnt, so wird die konventionelle Therapie ohne Ausleitung durchgeführt. Ansonsten setzt die folgende Therapie erst nach der Ausleitung ein, wobei alle Präparate kombiniert werden können.

Dekokt (*kvātha*)
- **Darreichung:** 2–3× tägl.
- **Dekokt:** *Daśamūla-kvātha* oder *Kaṇṭakārī* (Solanum xanthocarpum) jeweils 30–40 ml

Pulver (*cūrṇa*)
- **Darreichung:** 2–3× tägl.
- **Pulver:** *Vāsā* (Adhatoda vasica) 3–4 g

ersatzweise:
- **Darreichung:** 3× tägl.
- **Extrakttabletten:** *Vāsā-ghana-vaṭī* 1 g

Pulverkombination (*cūrṇa*)
- **Darreichung:** 3× tägl. mit Waldhonig
- **Rezeptur:**
  - *Tāliśādi-cūrṇa* 1 g
  - *Śṛṅga-bhasma* 300 mg
  - *Vacā* (Acorus calamus) 500 mg
  - *Śvāsakuṭhāra-rasa* 300 mg

> ! Bei dem Einsatz von *Tāliśādi-cūrṇa* und *Śvāsakuṭhāra-rasa* sind das traditionelle Herstellungsverfahren und die Dosierung streng zu beachten.

Therapie bei akutem Zustand

Medizinischer Likör (*āsava*)
- **Darreichung:** 3–4× tägl., zur Nachsorge 2× tägl.
- **Likör:** *Kanakāsava* 30 ml

> ! Das traditionelle Herstellungsverfahren und die Dosierung sind streng zu beachten.

Therapie bei sekundärer Bronchitis (evtl. mit Bronchiektasen)

***Guggulu*-Präparat**
- **Darreichung:** 3× tägl. nach der Mahlzeit
- **Rezeptur:**
  - *Triphalā-guggulu* 1 g
  - *Śallakī* (Boswellia serrata) 400 mg

Therapie zur Geweberegeneration

Sonderpräparat auf mineralischer Grundlage (*rasauṣadha*)
- **Hinweis:** Das Präparat ist insbesondere bei Emphysem und fortgeschrittenem Asthma bronchiale einzusetzen.
- **Darreichung:** 2× tägl.
- **Präparat:** *Svarṇa-vasantamālatī-rasa* 125 mg

> ! Das traditionelle Herstellungsverfahren und die Dosierung sind streng zu beachten.

Praxistipp: Schulmedizinische Maßnahmen bei der Behandlung von *tamaka-śvāsa*

Obwohl Asthma bronchiale im Ayurveda als gut behandelbar gilt, ist häufig die Kombination mit schulmedizinischen Verfahren notwendig. Viele Asthma-Patienten befinden sich bereits in schulmedizinischer Behandlung, wenn sie den Ayurveda-Arzt aufsuchen, und sind nur durch die Einnahme von Kortikosteroiden und anderen schulmedizinischen Mitteln in der Lage, ihren Gesundheitszustand hinreichend stabil zu halten. Somit wäre es gefährlich, diese Mittel plötzlich abzusetzen. Diejenigen Patienten, die ein unangemessen zuversichtliches Vertrauen in naturheilkundliche Maßnahmen zeigen, müssen dazu bewegt werden, die schulmedizinischen Medikamente zunächst beizubehalten.

Langfristiges Ziel der Therapie ist es, schulmedizinische Präparate unter ärztlicher Aufsicht „auszuschleichen", d.h., bei paralleler Durchführung der ayurvedischen Therapie und reduzierter Symptomatik die Dosierung langsam zu verringern. Obwohl sich die ayurvedischen Maßnahmen durchaus als effektiv erwiesen haben, sind Asthmaanfälle jederzeit möglich, da sich nicht alle auslösenden Faktoren, wie Umweltnoxen, Allergene sowie Stresssituationen, gänzlich vermeiden lassen.

> ! Der Einsatz schulmedizinischer Mittel ist bei drohenden Asthmaanfällen erforderlich.

Allerdings lassen sich die Häufigkeit und Intensität der Anfälle durch die ayurvedische Therapie deutlich reduzieren.

Ernährung und Verhalten

Die wichtigste Grundregel für ayurvedische Ernährungs- und Verhaltensempfehlungen ist die Ursachenvermeidung (*nidāna-parivarjana*). Somit sind alle Dinge zu meiden, die *vāta* und *kapha* aggravieren, die *prāṇa-vaha-srotas* in ihrer Funktion beeinträchtigen, allgemein schwächend sind oder die Verdauung und den Stoffwechsel (*agni*) belasten.

Besondere Empfehlungen für *tamaka-śvāsa* sind in **Tab. 12.13** dargestellt.

12.2.3 *kāsa* – Krankheiten mit dem Hauptsymptom des Hustens

Der Sanskritbegriff *kāsa* wird klassisch umschrieben als „druckvolles Ausatmen, das mit dem Geräusch eines zerbrechenden Bronzetopfes einhergeht". Gemeint ist Husten.

In der modernen Medizin wird Husten lediglich als ein Symptom angesehen. Im Ayurveda jedoch ist er ein klassisches Krankheitsbild mit verschiedenen Unterformen (**Tab. 12.14**). Es handelt sich um Symptomkomplexe, deren Haupt- oder Leit-

Tab. 12.13 Besondere Ernährungs- und Verhaltensempfehlungen für *tamaka-śvāsa*.

	empfehlenswert	zu meiden
Ernährung	• Weizen, Gerste, länger als ein Jahr gelagerter Reis • Rettich, Patisson-Kürbis, gekochte Zwiebeln, Knoblauch • alle wärmenden Gewürze • Waldhonig, Rosinen, Datteln • warme Milch mit Ingwer • in Maßen: Mandeln und Pistazien	• kühlende Nahrungsmittel und Getränke • Joghurt • kürzer als ein Jahr gelagerter Reis • Fleisch, Fisch, Eier • Übermaß an Zucker
Verhalten	• Atemübungen (*prāṇāyāma*): *nāḍī-śodhana*; auch *bhastrika-prāṇāyāma* ist sehr zu empfehlen, allerdings ausschließlich unter Anleitung von Experten. • leichte Gymnastik oder Bewegung (*yogāsana*): z. B. *pavana-muktāsana*, *dhanur-āsana*, *gomukhāsana* • Meditation	• körperliche und geistige Überanstrengung • Rauchen

Tab. 12.14 *kāsa* auf einen Blick.

klassische Bezeichnung	***kāsa***
deutsche Übersetzung	Krankheitsbilder mit dem Hauptsymptom des Hustens
klassische Referenzen	*Caraka*, *Ci.* 18
wichtigste Faktoren der *samprāpti*	• *vāta* (hauptsächlich *prāṇa*- und *udāna-vāta*), *kapha* • *prāṇa-vaha-srotas*
Hauptursachen	• Staub, Pollen, Rauch, reizende Gase, Abgase und andere Reizstoffe (*dhūma*, *rajas*) • Aspiration (Speisen, Fremdkörper etc.) • körperliche Überanstrengung • Unterdrückung natürlicher Körperbedürfnisse, insbesondere von Nies- und Hustenreizen sowie dem Atemholen nach Anstrengung (*vega-dhāraṇā*) • trockene Nahrung
Arten	• *vāta*-dominiert • *pitta*-dominiert • *kapha*-dominiert • *kṣata-ja* (durch Erosionen oder Traumen) • *kṣaya-ja* (durch „Auszehrung“)
Hauptsymptome	• Husten
Therapiestrategie	• *vāta*-Reduktion • *vāta*-Regulation (*anulomana*) • *kapha*-Reduktion • Wärme

symptom das Husten ist. Somit repräsentiert *kāsa* verschiedene schulmedizinische Krankheitsbilder, allen voran die **Bronchitis**.

Klassifikationen

Die klassische Einteilung der Unterformen von *kāsa* lässt sich auf **das Ausmaß und die Art des Sputums** zurückführen (**Tab. 12.15**; vgl. *Caraka*, *Ci.* 18.4). Diese Betrachtungsweise ist sehr praxisnah, da bei der Differentialdiagnose des Hustens das Sputum eine entscheidende Rolle spielt.

Ursachen

Caraka (*Ci.* 18) nennt keine gesonderten Ursachen für *kāsa* als übergeordnetes Krankheitsbild. Ätiologische Faktoren finden sich dort nur für die verschiedenen Unterformen; allerdings sind diese recht allgemein gehalten, insbesondere bei den *doṣa*-bezogenen Unterarten.

Die praktische Erfahrung legt nahe, dass die spezifischen Ursachen für *kāsa* denen von *śvāsa* ähneln

Tab. 12.15 Klassische *kāsa*-Formen mit Hauptsymptom.

***kāsa*-Form**	**Beschreibung**	**Hauptsymptom**
vāta-ja	*vāta*-dominiert	trockener Husten
pitta-ja	*pitta*-dominiert	Husten mit purulentem Sputum
kapha-ja	*kapha*-dominiert	Husten mit mukösem Sputum
*kṣata-ja**	durch Erosionen oder Traumen	Husten mit Hämoptysen
*kṣaya-ja**	durch „Auszehrung“**	Husten mit faulig riechendem muko-purulentem Sputum

* *Die letzten beiden Formen sind prognostisch ungünstig (yāpya).*

** *„Auszehrung“ steht hier für den klassischen Begriff dhātu-kṣaya (s. u.)*

(**Tab. 12.12**, S. 151). Die wichtigsten **Ursachen** wären:

- Staub, Pollen, Rauch, reizende Gase, Abgase und andere Reizstoffe (*dhūma, rajas*)
- Aspiration (Speisen, Fremdkörper etc.)
- körperliche Überanstrengung
- Unterdrückung natürlicher Körperbedürfnisse, insbesondere von Nies- und Hustenreizen sowie dem Atemholen nach Anstrengung (*vega-dhāraṇā*)
- trockene Nahrung

Pathogenese

Der pathogenetische Prozess (*saṃprāpti*) von *kāsa* lässt sich zusammenfassen als eine Fehlsteuerung der Bewegungsmuster von *vāta* und seiner Unterarten in den *prāṇa-vaha-srotas* (vgl. *Caraka, Ci.* 18.6–8).

Das physiologische ***prāṇa-vāta*** steuert die Atmung. Seine normale Bewegungsrichtung ist nach „innen" gerichtet und somit mit dem Einatmen assoziiert. Das physiologische ***udāna-vāta*** hingegen bewegt sich nach „oben" und übernimmt Schutzfunktionen, wie die aufwärts gerichtete Bewegung des Flimmerepithels und den physiologischen Hustenreflex.

Im Falle von *kāsa* ist *prāṇa-vāta* in seinen Bewegungsmustern durch *udāna-vāta* gestört. Dies äußert sich als pathologische Flussrichtung nach „oben" in Form eines gesteigerten Hustenreflexes. Dieser kann von weiteren Symptomen begleitet sein. Im weiteren Verlauf werden u.U. *kapha* und *pitta* mit in den Krankheitsprozess einbezogen. Der gesamte Symptomkomplex nennt sich *kāsa*.

Frühsymptome (vgl. *Caraka, Ci.* 18.5)

- Irritationen im Rachen
- Schluckbeschwerden
- Schnupfen

Hauptsymptome

Bei *kāsa* erfolgt die Zuordnung hauptsächlich anhand der *doṣa*-bezogenen Unterarten. Zusätzlich werden besondere Belastungsformen einbezogen, die *kāsa* bedingen können.

vāta-dominierte Form (*Caraka, Ci.* 18.11–13)

- Heiserkeit
- Kräfteverlust
- thorakale Schmerzen, Kopfschmerzen
- trockener, persistierender Husten
- „Trockenheit" in Rachen, Kopfbereich und Thorax

pitta-dominierte Form (*Caraka, Ci.* 18.15 f.)

- bitterer Geschmack im Mund
- Durst
- Fieber
- gelblicher Auswurf
- thorakales Brennen

kapha-dominierte Form (*Caraka, Ci.* 18.18 f.)

- Appetitverlust
- Gefühl der Verschleimung, Dumpfheit und Schwere im gesamten Körper
- Gefühl einer belegten Mundschleimhaut
- zäher, weißlicher Auswurf

Symptome durch Erosionen oder Traumen (*Caraka, Ci.* 18. 21–23)

- Atemnot
- Durst
- thorakale Schmerzen (stechend, kneifend), teilweise sehr starken Ausmaßes
- Veränderung der Stimme, Atemnebengeräusche („Gurren wie eine Taube")
- zu Beginn trockener Husten, später blutiges Sputum

Symptome bei Auszehrung

„Auszehrung" steht hier für den klassischen Begriff *dhātu-kṣaya*. Dieser atrophische oder kachektische Zustand, der verschiedene Gewebe betreffen kann, wird zumeist durch einen (chronischen) Infekt hervorgerufen, da die beschriebenen Symptome dem Bild einer chronischen Bronchitis evtl. mit Bronchiektasen ähneln (*Caraka, Ci.* 18.25–30):

- Atemnot
- Appetitverlust
- fötides, grünliches oder rötliches Sputum (aufgrund von Eiter- bzw. Blutbeimengung)
- Heiserkeit

- irritierte Psyche
- Obstipation und Diarrhöe im Wechsel
- Schwäche, Abmagerung
- Temperaturschwankungen
- thorakale Schmerzen

Therapie

Die Wahl der ayurvedischen Therapieverfahren orientiert sich an der individuellen Ausprägung eines jeden Falles. Die Therapie ist je nach *doṣa*-Dominanz bzw. *kāsa*-Form zu planen (vgl. *Caraka, Ci.* 18.31–190). Auch Kombinationen sind möglich.

Allgemeine Therapieleitlinien

- der *doṣa*-Dominanz entsprechende Therapie
- *vāta*-Regulation (*anulomana*)
- Wärme

Therapie bei *vāta*-Dominanz (vgl. *Caraka, Ci.* 18.32–82)

Zur Therapie der *vata*-dominierten *kāsa*-Formen sind folgende Maßnahmen sinnvoll:

Ausleitung (śodhana)

Ölklistiere (*mātra-basti*)

- **Form:** *mātra Nr. 2* (**Tab. 10.12**, S. 84)
- **Durchführung:** 1 Woche
- **Öl:** *Nārāyaṇa-taila* 40 ml

Manualtherapie

Ölmassagen (*abhyaṅga*)

- **Durchführung:** 1 Woche lang 1× tägl.
- **Öl:** *Nārāyaṇa-taila*

Jeweils im Anschluss an die Ölmassagen erfolgt ein **Dampfbad (*vāṣpa-sveda*)**, evtl. mit *vāta*-reduzierenden Zusätzen (z. B. Eukalyptusblättern).

Medikamentöse Therapie

In der Praxis hat sich folgende Präparatkombination bei *vāta*-dominierten *kāsa*-Formen bewährt:

Medizinierte Butterreinfett (*ghṛta*)

- **Darreichung:** 2× tägl. mit 10 ml reinem *ghī* bis zum Abklingen der Symptome
- **Rezeptur:**
  - *Kaṇṭakārī* (Solanum xanthocarpum)
  - *Guḍūcī* (Tinospora cordifolia)

Dekokt (*kvātha*)

- **Darreichung:** 2× tägl. mit 10 ml reinem *ghī*
- **Dekokt:** *Daśamūla-kvātha* 30–40 ml oder *Kaṇṭakārī* (Solanum xanthocarpum) 30–40 ml

Hausrezept (*Elādi-vaṭī*)

- **Herstellung:** Alle Pulver mischen, mit den anderen Bestandteilen sowie evtl. mit Waldhonig verdünnen, verrühren und Pillen zu 500 mg herstellen.[11]
- **Darreichung:** ca. 10 Pillen tägl.
- **Rezeptur:**
  - *Tvak*(Cinnamomum zeylanicum)-Stangen 5 g
  - *Tvak*(Cinnamomum zeylanicum)-Blätter 5 g
  - *Elā* (Elettaria cardamomum) 5 g
  - *Pippalī* (Piper longum) 20 g
  - *Yaṣṭīmadhu* (Glycyrrhiza glabra) 40 g
  - Kandiszucker 40 g
  - Rosinen 40 g
  - Datteln 40 g

Pastillen

- **Hinweis:** Zusatztherapie bei gereiztem Rachen
- **Darreichung:** Pro Tag ca. 10 Pastillen oder geschrotete Wurzeln lutschen.
- **Präparat:** *Yaṣṭīmadhu* (Glycyrrhiza glabra)

Ernährung und Verhalten (vgl. *Caraka, Ci.* 8.65 ff.)

Besondere Ernährungs- und Verhaltensempfehlungen für *vāta*-dominierte *kāsa*-Formen sind in **Tab. 12.16** aufgeführt.

Therapie bei *pitta*-Dominanz (vgl. *Caraka, Ci.* 18.83–107)

Die Therapie bei *pitta*-dominierten *kāsa*-Formen ist wie folgt zu gestalten:

Ausleitung (śodhana)

Emesis (*vamana*)

- **Form:** *vamana Nr. 2* (**Tab. 10.8**, S. 75 f.)
- **Fett für die innere Oleation:** *Pañcatikta-ghṛta*

Purgieren (*virecana*)

- **Form:** *virecana Nr. 1* oder *virecana Nr. 2* (**Tab. 10.9**, S. 78 f.)
- **Fett für die innere Oleation:** *Pañcatikta-ghṛta*

---

[11] Für die Herstellung dieses Pillenpräparats ist ein Apotheker hinzuzuziehen.

Tab. 12.16 Besondere Ernährungs- und Verhaltensempfehlungen für *vāta*-dominierte *kāsa*-Formen.

	empfehlenswert	zu meiden
Ernährung	• *vāta*-reduzierende Nahrung • *ghī*, Öle	• trockene, kalte, adstringierende Nahrungsmittel
Verhalten	• *vāta*-ausgleichende Verhaltensweisen	• kalter Wind • zu viel Reden • Übermaß an körperlicher Anstrengung • Unterdrückung der natürlichen Reinigungsreflexe

Tab. 12.17 Besondere Ernährungs- und Verhaltensempfehlungen für *pitta*-dominierte *kāsa*-Formen.

	empfehlenswert	zu meiden
Ernährung	• *pitta*-reduzierende Nahrung • *ghī*, warme Milch • milde Gewürze, wie z. B. Kardamom	• sehr scharfe, erhitzende, saure und frittierte Nahrungsmittel
Verhalten	• *pitta*-ausgleichende Verhaltensweisen	• zu viel Reden • Übermaß an körperlicher Anstrengung • Aggressionen

Medikamentöse Therapie

Pulverkombination (*cūrṇa*)

- **Darreichung:** 3× tägl. mit Waldhonig
- **Rezeptur:**
  - *Yaṣṭīmadhu* (Glycyrrhiza glabra) 1 g
  - *Bibhītaka* (Terminalia belerica) 1 g
  - *Sitopalādi-cūrṇa* 2 g

Tabletten (*vaṭī*)

Elādi-vaṭī (s. *vāta-ja*, s. o.) oder Hausrezept 2

- **Herstellung:** Alle Pulver zu gleichen Teilen mit Waldhonig vermengen und zwischen den Fingern zu Pillen von 1 g drehen.[12]
- **Darreichung:** 3–4 Pillen tägl.
- **Rezeptur:**
  - *Tvak*(Cinnamomum zeylanicum)-Stangen
  - *Elā* (Elettaria cardamomum)
  - *Āmalakī* (Emblica officinalis)
  - *Bibhītaka* (Terminalia belerica)
  - *Trikaṭu-cūrṇa*
  - Rosinen

Ernährung und Verhalten

In **Tab. 12.17** sind die besonderen Ernährungs- und Verhaltensempfehlungen für *pitta*-dominierte *kāsa*-Formen aufgeführt.

Therapie bei *kapha*-Dominanz (vgl. *Caraka, Ci.* 18.108–133)

Zur Therapie bei *kapha*-dominierten *kāsa*-Formen sind folgende Therapiemaßnahmen geeignet.

Ausleitung (śodhana)

Emesis (*vamana*)

- **Form:** *vamana Nr. 2* oder *vamana Nr. 3* (**Tab. 10.8**, S. 75 f.)
- **Fett für die innere Oleation:** *Pañcatikta-ghṛta*

Medikamentöse Therapie

Dekokt (*kvātha*)

- **Darreichung:** 2× tägl.
- **Dekokt:** *Daśamūla-kvātha* oder *Kaṇṭakārī* (Solanum xanthocarpum) jeweils 30–40 ml

Klassische Pulverkombination (*cūrṇa*)

- **Darreichung:** 3–4× tägl.
- **Präparat:** *Tāliśādi-cūrṇa* 1 g

[12] Für die Herstellung dieses Pillenpräparats ist ein Apotheker hinzuzuziehen.

▪ *Ernährung und Verhalten*

Die besonderen Ernährungs- und Verhaltensempfehlungen für *kapha*-dominierte *kāsa*-Formen zeigt **Tab. 12.18**.

Therapie von Symptomen durch Erosionen und Verletzung (vgl. *Caraka, Ci.* 18.134–148)

Treten *kāsa*-Symptome durch Erosionen und Verletzung auf, sind folgende Maßnahmen indiziert:

▪ *Ausleitung (śodhana)*

Ausleitende Maßnahmen sind bei dieser *kāsa*-Form kontraindiziert. Einläufe können jedoch bei Obstipation symptomatisch verabreicht werden.

> ! Bei starkem Blutverlust ist der Patient in fachärztliche Betreuung zu überstellen, da Bluttransfusionen nötig sind.

▪ *Medikamentöse Therapie*

Pulver (*cūrṇa*)
- **Darreichung:** 2–3× tägl.
- **Pulver:** *Vāsā* (Adhatoda vasica) 3–4 g

oder ersatzweise:
- **Darreichung:** 3× tägl.
- **Extrakttabletten:** *Vāsā-ghana-vaṭī* 1 g

Tabletten (*vaṭī*)
Elādi-vaṭī (s. *vāta-ja*, S. 157) und Hausrezept 2 (s. *pitta-ja*, s. o.)

▪ *Ernährung und Verhalten*

In **Tab. 12.19** sind die besonderen Ernährungs- und Verhaltensempfehlungen von *kāsa*-Formen, die durch Überanstrengung und Verletzung verursacht wurden, aufgeführt.

Therapie bei Auszehrung (vgl. *Caraka, Ci.* 18. 149–189)

Bei der durch Auszehrung bedingten Form sind folgende Therapiemaßnahmen hilfreich:

Tab. 12.18 Besondere Ernährungs- und Verhaltensempfehlungen für *kapha*-dominierte *kāsa*-Formen.

	empfehlenswert	zu meiden
Ernährung	• *kapha*-reduzierende Nahrung • Gerste, *Mudga* (Vigna radiata), Knoblauch, Waldhonig, alle Gewürze • erhitzende Nahrungsmittel	• schwer verdauliche, fettige, saure, süße und kühlende Nahrungsmittel
Verhalten	• angemessener Sport • Sonnenexposition	• Tagesschlaf

Tab. 12.19 Besondere Ernährungs- und Verhaltensempfehlungen von *kāsa*-Formen durch Überanstrengung und Verletzung.

	empfehlenswert	zu meiden
Ernährung	• *ghī*, warme Milch (insbesondere Ziegenmilch), Waldhonig • milde Gewürze, wie Kardamom • Datteln, Weintrauben, Äpfel • nahrhafte, leicht verdauliche Nahrungsmittel	• scharfe, erhitzende, saure Nahrungsmittel
Verhalten	• *kapha*-ausgleichende Verhaltensweisen	• zu viel Reden • Übermaß an körperlicher Anstrengung • Aggressionen • Sonnenexposition

*Ausleitung (**śodhana**)*

Ausleitende Maßnahmen sind bei dieser *kāsa*-Form kontraindiziert. Einläufe können jedoch bei Obstipation oder ausgeprägten *vāta*-Symptomen symptomatisch verabreicht werden.

Medikamentöse Therapie

Der Behandlungsansatz bei dieser *kāsa*-Form ist die sog. „aufbauende Therapie" (*bṛṃhaṇa*; **Tab. 9.1**, S. 63 ff.).

Medizinierte Butterreinfett (*ghṛta*)

- **Darreichung:** 2× tägl. mit heißem Wasser
- **Fett:** *Daśamūla-ghṛta* oder *Vāsā-ghṛta* jeweils 10–20 ml

Pulverkombination (*cūrṇa*)

- **Darreichung:** 3× tägl. mit Waldhonig
- **Rezeptur:**
  - *Sitopalādi-cūrṇa* 2 g
  - *Yaṣṭīmadhu* (Glycyrrhiza glabra) 1 g

Ernährung und Verhalten

In **Tab. 12.20** sind die besonderen Ernährungs- und Verhaltensempfehlungen von *kāsa*-Formen durch Auszehrung aufgeführt.

12.3 Moderne Krankheitsbilder

Nach der ausführlichen Beschreibung der klassisch-ayurvedischen Krankheitsbilder folgen nun moderne, die zwar in der klassischen Ayurveda-Literatur nicht als eigenständige nosologische Einheiten beschrieben werden, in der täglichen Praxis jedoch häufig anzutreffen sind.

Der Schwerpunkt liegt nicht auf der Analyse der Pathogenese, sondern auf der Beschreibung der therapeutischen Maßnahmen, die sich in der Praxis bewährt haben. Es handelt sich um standardisierte Therapieleitlinien, die als Grundlage für den Einstieg in die Ayurveda-Medizin hilfreich sind, jedoch weiter differenziert und auf den individuellen Fall abgestimmt werden sollten.

12.3.1 Rezidivierende Atemwegsinfekte bei Kindern

Die Inzidenz von Atemwegsinfekten bei Kindern steigt und ebenso der Einsatz von Antibiotika zur Behandlung derselben. Die Ursache hierfür ist gemäß dem ayurvedischen Denken in der heutigen **Ernährung der Kinder** zu suchen. Saure, fettige, „klebrige" und kalte Nahrungsmittel sowie solche, die die Transportbahnen (*srotas*) in ihrer Funktion beeinträchtigen (*abhiṣyandī*), bilden heutzutage die Grundlage des Speiseplans der meisten Kinder. Das Meiden dieser Art von Ernährung in Kombination mit einigen einfachen therapeutischen Maßnahmen kann nach ayurvedischem Verständnis dazu beitragen, die Häufigkeit und Intensität der Atemwegserkrankungen zu reduzieren.

Medikamentöse Therapie

Pulverkombination (*cūrṇa*)

- **Darreichung:** 2–3× tägl. mit Waldhonig (ca. 12 Monate lang); **Tab. 12.21** verdeutlicht die altersgemäße Dosierung der einzusetzenden Pulverkombinationen.

Sonderpräparat auf mineralischer Grundlage (*rasauṣadha*)

- **Hinweis:** Zusatztherapie bei akutem Zustand
- **Darreichung:** Die oben genannte Pulverkombination wird um das folgende Präparat ergänzt.

Tab. 12.20 Besondere Ernährungs- und Verhaltensempfehlungen von *kāsa*-Formen durch Auszehrung.

	empfehlenswert	zu meiden
Ernährung	• nahrhaft, aber leicht verdaulich • Reis, *Mudga* (Vigna radiata) • warme Milch, *ghī* • Rosinen, Datteln	• schwer verdauliche, kalte, trockene und *srotas*-blockierende (*abhiṣyandī*) Nahrungsmittel
Verhalten	• Ruhe • leichte Gymnastik (*āsana*) • einfache Atemübungen (*prāṇāyāma*)	• zu viel Reden • Übermaß an körperlicher Anstrengung

Tab. 12.21 Dosierung der Pulverkombinationen in Abhängigkeit vom Alter des Kindes.

Pulverkombination	bis 4 Jahre	4–12 Jahre	ab 12 Jahren
Bālacāturbhadra-cūrṇa	500 mg	500 mg	1 g
Śṛṅga-bhasma	150 mg	200 mg	250 mg
Svarṇa-vasantamālatī-rasa	50 mg	70 mg	100 mg

! Bei dem Eisatz von *Svarṇa-vasantamālatī-rasa* sind das traditionelle Herstellungsverfahren und die Dosierung streng zu beachten.

- **Präparat:** *Tribhuvanakīrti-rasa* (Kleinkinder: 60 mg, Schulkinder: 100 mg)

> ! Das traditionelle Herstellungsverfahren und die Dosierung sind streng zu beachten.

12.3.2 Tonsillitis

Aus ayurvedischer Sicht sind bei der Tonsillitis *vāta* und *kapha*, im weiteren Verlauf auch *pitta* aktiv. Die betroffenen Gewebe (*dūṣya*) sind *rasa* und *māṃsa*, im weiteren Verlauf auch *rakta*.

Ausleitung (*śodhana*)

Die emetische Ausleitung ist bei der Tonsillitis sehr hilfreich. Da dieses Krankheitsbild vorrangig in der Kindheit auftritt, kann sie allerdings nur eingeschränkt zum Einsatz kommen. Bei kleinen und geschwächten Kindern ist die Emesis grundsätzlich kontraindiziert. Nach Erfahrung der Autoren sollte diese Therapie erst ab dem 16. Lebensjahr bei Jugendlichen mit stabilem Allgemein- und Kräftezustand eingesetzt werden.

Emesis (*vamana*)

- **Form:** *vamana Nr. 3* (**Tab. 10.8**, S. 75 f.)
- **Emetikum:** *Madana-phala* (Randia dumetorum) 3–4 g

Lokale Anwendung

- **Durchführung:** 1× tägl. mit der Fingerspitze in die Mandeln einmassieren, bis geringe Blutungen entstehen.
- **Pulver:** *Haridrā* (Curcuma longa)

Medikamentöse Therapie

Pulverkombination (*cūrṇa*)

- **Darreichung:** 3× tägl. mit Waldhonig
- **Rezeptur:**
  - *Sitopalādi-cūrṇa* 1 g
  - *Śṛṅga-bhasma* 300 mg (Kinder: 150 mg)
  - *Tribhuvanakīrti-rasa* 300 mg (Kinder: 150 mg)

> ! Bei dem Einsatz von *Tribhuvanakīrti-rasa* sind das traditionelle Herstellungsverfahren und die Dosierung streng zu beachten.

***Guggulu*-Präparat**

- **Darreichung:** 3× tägl. nach der Mahlzeit
- **Präparat:** *Triphalā-guggulu* 1 g (Kinder: 600 mg)

Dekokt (*kvātha*)

- **Darreichung:** 2× tägl.
- **Dekokt:** *Pathyādi-kvātha* 30–40 ml (Kinder: 10 ml)

Ernährung

Grundsätzlich zu meiden sind *vāta-* und *kapha*-aggravierende sowie kühle, saure, sehr süße und *srotas*-blockierende (*abhyiṣyandī*) Nahrungsmittel und Getränke.

12.3.3 Chronische Bronchitis

Die chronische Bronchitis ist dem klassischen Krankheitsbild *kāsa* zuzuordnen. Entsprechend lehnt sich die Therapie an die dort beschriebenen Maßnahmen an (s. S. 157 ff.). Sie ist gemäß der *doṣa*-Dominanzen zu planen, wobei *kapha* und *pitta* meist im Vordergrund stehen.

Ausleitung (*śodhana*)

Emesis (*vamana*)
- **Form:** *vamana Nr. 3* (**Tab. 10.8**, S. 75 f.)
- **Vorbehandlung:** 4–5 Tage lang 1× tägl. Ölmassage (*abhyaṅga*) auf dem Thorax mit *Nārāyaṇa-taila* (ersatzweise: Sesamöl) und am Ausleitungstag Ölmassage (*abhyaṅga*) und Dampfbad (*vāṣpa-sveda*)

Äußere Anwendungen

Als hilfreich hat sich folgende Inhalation erwiesen:

Inhalation
- **Durchführung:** nach der Emesis 2–3× tägl. über einen längeren Zeitraum
- **Präparat:** *Yavānī*(Trachyspermum ammi)-Samen

Medikamentöse Therapie

Bei chronischer Bronchitis hat sich eine kombinierte Gabe folgender Präparate als hilfreich erwiesen:

Dekokt (*kvātha*)
- **Darreichung:** 2× tägl.
- **Rezeptur:**
  - *Daśamūla-kvātha* 30 ml
  - *Yaṣṭīmadhu* (Glycyrrhiza glabra) 3–4 g

Pulverkombination (*cūrṇa*)
- **Darreichung:** 3× tägl. mit Waldhonig
- **Rezeptur:**
  - *Sitopalādi-cūrṇa* 2 g
  - *Bibhītaka* (Terminalia belerica) 1 g
  - *Vacā* (Acorus calamus) 500 mg
  - *Śṛṅga-bhasma* 300 mg
  - *Tribhuvana-kīrti-rasa* 250 mg

> ! Das traditionelle Herstellungsverfahren und die Dosierung sind zu beachten.

Klassisches Extrakt (*ghana-vaṭī*)
- **Darreichung:** 3× tägl.
- **Extrakt:** *Vāsā-ghana-vaṭī* 1 g

Tabletten (*vaṭī*)
- **Darreichung:** 3× tägl.
- **Tabletten:** *Śallakī* (Boswellia serrata) 400 mg

Sonderpräparat auf mineralischer Grundlage (*rasauṣadha*)
- **Hinweis:** Kann mit den oben beschriebenen Maßnahmen nicht der gewünschte Erfolg erzielt werden, so empfiehlt sich die Anwendung des folgenden Präparats.
- **Darreichung:** 2× tägl.
- **Präparat:** *Svarṇa-vasantamālatī-rasa* 125 mg

> ! Das traditionelle Herstellungsverfahren und die Dosierung sind streng zu beachten.

Ernährung und Verhalten

Grundsätzlich gelten die Ernährungs- und Verhaltensempfehlungen zu *śvāsa* (**Tab. 12.13**, S. 154).

12.3.4 Bronchiektasen

Das Grundkonzept der ayurvedischen Behandlung von Bronchiektasen entspricht denen von *kṣaya-ja-kāsa* (s. S. 159 f.). Zusätzlich sollten folgenden Maßnahmen durchgeführt werden:

Medikamentöse Therapie

Klassisches Extrakt (*ghana-vaṭī*)
- **Darreichung:** 3× tägl.
- **Extrakt:** *Vāsā-ghana-vaṭī* 1 g

Tabletten
- **Darreichung:** 3× tägl.
- **Tabletten:** *Śallakī* (Boswellia serrata) 400 mg

Klassisches Salzpräparat (*lavaṇa*)
- **Hinweis:** Das Salzpräparat wird nur als starkes schleimlösendes Mittel eingesetzt.
- **Darreichung:** 6–7× tägl.
- **Präparat:** *Arka-lavaṇa* 100–150 mg

Sonderpräparat auf mineralischer Grundlage (*rasauṣadha*)
- **Darreichung:** 2× tägl.
- **Präparat:** *Svarṇa-vasantamālatī-rasa* 125 mg

> ! Das traditionelle Herstellungsverfahren und die Dosierung sind streng zu beachten.

Ernährung und Verhalten

Grundsätzlich gelten die Ernährungs- und Verhaltensempfehlungen zu *śvāsa* (**Tab. 12.13**, S. 154).

12.3.5 Maligne Lungenerkrankungen

Die ayurvedischen Therapiemöglichkeiten bei malignen Erkrankungen sind begrenzt. Sie können die schulmedizinischen Maßnahmen, wie Chemo- und Radiotherapie, lediglich flankieren und ihrer Unterstützung bzw. der Abmilderung von Nebenwirkungen dienen. Die Patienten sind hierüber aufzuklären und zu motivieren, den folgenden multimodalen Ansatz in Kombination mit den schulmedizinischen Maßnahmen konsequent durchzuführen.

Medikamentöse Therapie

Bei der medikamentösen Therapie ist grundsätzlich zu bedenken, dass – je nach Schwere der Krebserkrankung und/oder der Intensität der schulmedizinischen Therapie – eine orale Einnahme von Medikamenten erschwert sein kann. Entsprechend ist die Vielzahl möglicher Präparate im Einzelfall auf die wichtigsten zu reduzieren. Im Folgenden ist hierzu eine symptombezogene Auswahl zusammengestellt.

Therapie bei Husten und Dyspnoe

Die Präparate werden, sofern der Patient diese verträgt, kombiniert verabreicht und können bei Husten und Dyspnoe lindernd wirken:

Pulver (*cūrṇa*)

- **Darreichung:** 2–3× tägl.
- **Präparat:** *Vāsā* (Adhatoda vasica) 3–4 g

oder ersatzweise:

- **Darreichung:** 3× tägl.
- **Extrakttabletten:** *Vāsā-ghana-vaṭī* 1 g

Pulverkombinationen (*cūrṇa*)

- **Darreichung:** 3× tägl.
- **Rezeptur:**
  - *Sitopalādi-cūrṇa* 1 g
  - *Śṛṅga-bhasma* 250 mg
  - *Vacā* (Acorus calamus) 500 mg
  - *Tribhuvanakīrti-rasa* 300 mg

> ! Bei dem Einsatz von *Tribhuvanakīrti-rasa* sind das traditionelle Herstellungsverfahren und die Dosierung streng zu beachten.

Medizinieres Butterreinfett (*ghṛta*)

- **Darreichung:** 2× tägl. mit heißem Wasser
- **Fett:** *Vāsā-ghṛta* 20 ml oder *Pañcatikta-ghṛta* 20 ml

Appetitlosigkeit

Eine häufige Nebenwirkung der schulmedizinischen Behandlungmaßnahmen ist eine ausgeprägte Appetitlosigkeit bei Krebspatienten, die mit dem folgenden Tablettenpräparat zumindest in Frühstadien abgemildert werden kann.

Tabletten (*vaṭī*)

- **Darreichung:** 2× tägl. nach der Mahlzeit
- **Tabletten:** *Citrakādi-vaṭī* 2 Tbl.

Unterstützende Tumorbehandlung

Pulver (*cūrṇa*)

- **Darreichung:** 2× tägl. mit warmer Milch
- **Pulver:** *Bhallātaka* (Semecarpus anacardium) 200–500 mg

> ! Wirkt schleimhautreizend und ist bei ausgeprägtem *pitta* kontraindiziert, da Hämaturie und andere *pitta*-Symptome möglich sind. Das traditionelle Herstellungsverfahren und die Dosierung sind streng zu beachten.

***Guggulu*-Präparat**

- **Darreichung:** 3× tägl. nach der Mahlzeit
- **Präparat:** *Kāñcanāra-guggulu* 1 g

Sonderpräparat auf mineralischer Grundlage (*rasauṣadha*)

- **Darreichung:** 2× tägl.
- **Präparat:** *Hīraka-bhasma* 20 mg

> ! Die Dosierung ist streng zu beachten.

Geweberegeneration (*rasāyana*)

Linctus (*avaleha*)

- **Darreichung:** 2× tägl. mit warmer Milch
- **Linctus:** *Cyavanaprāśāvaleha* 20 g

Psychotherapie (*sattvāvajaya*)

Es sollten alle zur Verfügung stehenden Möglichkeiten genutzt werden, um im Umfeld des Patienten eine harmonische Atmosphäre zu schaffen, sodass sich möglichst keine negative Gemütsverfassung bei ihm einstellt.

Allerdings hat sich in der Praxis gezeigt, dass die Mitteilung der Diagnose oft zu einem psychischen Zusammenbruch beim Patienten führt, der die Widerstandskraft des Patienten maßgeblich schwächt. Daher sollte bei der Verkündung der Diagnose sehr einfühlsam vorgegangen und eine psychotherapeutische Betreuung ermöglicht werden.

Subtile Therapiemaßnahmen (*daivavyapāśraya-cikitsā*)

Bei lebensbedrohlichen Erkrankungen setzt der Ayurveda auch auf unkonventionelle Therapiemaßnahmen. Erfahrungsgemäß sprechen Patienten in terminalen Stadien besonders gut auf subtile Methoden an, da diese den Umgang mit der bedrohlichen Situation erleichtern können. Je nach Glaubenshintergrund und Weltanschauung des Patienten kann zu verschiedenen Maßnahmen, wie Gebeten, Ritualen, *mantra*-Rezitationen etc., angeregt werden (s. S. 62 f.).

12.3.6 Sarkoidose (Morbus Boeck)

Obwohl die Sarkoidose eine eher seltene Erkrankung ist, hat die praktisch angewendete ayurvedische Therapie einige vielversprechende Ergebnisse gezeigt, sodass diese kurz in ihren Grundzügen vorgestellt werden soll.

Bei der Sarkoidose sind sämtliche *doṣa* am Krankheitsprozess beteiligt. Als *dūṣya* sind besonders *rasa* (da es sich um ein autoimmunologisches Geschehen handelt), *māṃsa* (Lymphknoten), im weiteren Verlauf auch *asthi*, *majjā* und *śukra* betroffen.

> ! Die schulmedizinische Medikation ist zunächst beizubehalten.

āma-Reduktion

Treppenkur (*vardhamāna-pippalī-rasāyana*)
- **Darreichung:** 2× tägl. morgens nüchtern und danach mit warmem Wasser (**Tab. 14.12**, S. 207)
- **Präparat:** *Pippalī* (Piper longum)

Ausleitung (*śodhana*)

Purgieren (*virecana*)
- **Form:** *virecana Nr. 2* (**Tab. 10.9**, S. 78 f.)
- **Purgiermittel:** *Eraṇḍa-taila* (Rizinusöl) 30–40 ml

Manualtherapie

Ölmassagen (*abhyaṅga*)
- **Durchführung:** 1 Woche lang 1× tägl., dann 2 Wochen alle 2 Tage und nachfolgend möglichst 1–2× pro Woche mit *vāta*-reduzierenden Ölen
- **Öl:** z. B. *Nārāyaṇa-taila*

Jeweils im Anschluss an die Massage erfolgen Dampfbäder (*vāṣpa-sveda*).

Medikamentöse Therapie

Bei Sarkoidose hat sich der Einsatz folgender Medikamente bewährt, die möglichst kombiniert zu verabreichen sind:

Linctus (*avaleha*)
- **Darreichung:** 2× tägl. mit warmer Milch
- **Linctus:** *Cyavanaprāśāvaleha* 20 g

Pulverkombination (*cūrṇa*)
- **Darreichung:** 3× tägl. mit warmem Waldhonig
- **Rezeptur:**
  - *Sitopalādi-cūrṇa* 2 g
  - *Śṛṅga-bhasma* 300 mg
  - *Yaṣṭīmadhu* (Glycyrrhiza glabra) 1 g
  - *Svarṇa-vasantamālatī-rasa* 125 mg

> ! Bei dem Einsatz von *Svarṇa-vasantamālatī-rasa* sind das traditionelle Herstellungsverfahren und die Dosierung streng zu beachten.

***Guggulu*-Präparat**
- **Darreichung:** 3× tägl. nach der Mahlzeit
- **Präparat:** *Kāñcanāra-guggulu* 1 g

Klassischer Extrakt (*ghana-vaṭī*)
- **Darreichung:** 3× tägl.
- **Extrakt:** *Vāsā-ghana-vaṭī* 1 g

Tabletten (*vaṭī*) Darreichung:
- **Darreichung:** 3× tägl.
- **Präparat:** *Sallakī* (Boswellia serrata) 1 Tabl.

13 Herz-Kreislauf-System

Das moderne Verständnis vom Herz-Kreislauf-System berührt im Ayurveda neben Herz und Blutgefäßen einige weitere Aspekte. Diese sollen in den folgenden Abschnitten aus heutiger Sicht interpretiert werden. Im Zentrum dieses Kapitels stehen klassische Herzkrankheiten (*hṛd-roga*) sowie moderne kardiologische und vaskuläre Krankheitsbilder, die mit ihren speziellen Therapiemöglichkeiten vorgestellt werden.

13.1 Einleitung

Auf Sanskrit lauten die gängigsten Begriffe für das Herz *hṛd* oder *hṛdaya*. Letzterer wird in der traditionellen Etymologie in folgenden Weise gedeutet: *Hṛ* wird mit „empfangen" übersetzt, *da* mit „geben" und *ya* mit „regulieren". Diese Deutung fasst bildhaft die wichtigsten Funktionen des Herzens zusammen, nämlich das aus dem Körper anströmende Blut zu empfangen, dieses nach der pulmonalen Anreicherung mit Sauerstoff wieder an den Körper abzugeben und diese Aufgaben durch einen eigenen Rhythmusgeber selbst zu regulieren.

13.1.1 Angewandte Anatomie und Physiologie

Im Ayurveda ist das Herz eines der drei Haupt-*marman*[13] und wird dem **„mittleren Krankheitspfad"** (*madhya-roga-mārga*) zugerechnet (s. S. 47 f.). Somit sind Herzerkrankungen generell als bedrohlich und prognostisch ungünstig einzustufen.

> Das Herz wird dem Zirkulationssystem der ***rasa*- und *prāṇa-vaha-srotas*** zugeordnet.

An dieser Stelle sollte auf die Unterschiede zwischen moderner und ayurvedischer Auffassung bezüglich der Blutzirkulation aufmerksam gemacht werden. Im Ayurveda spricht man von *rasa-parivahana*, also von der Zirkulation von *rasa* (Blutplasma) und nicht von *rakta* (rote Blutzellen).[14] Entsprechend wird das Herz im Ayurveda den *rasa-vaha-srotas* und nicht den *rakta-vaha-srotas* zugeordnet. Das Herz pumpt *rasa-dhātu* durch die Blutgefäße. *rasa-dhātu* nährt den gesamten Körper und kehrt schlussendlich in das Herz zurück. Der engen Lage- und Funktionsbeziehung zum Atemtrakt trägt die ayurvedische Zuordnung des Herzens zu den *prāṇa-vaha-srotas* Rechnung (s. S. 138 ff.). Das Herz steht im Zentrum der Zirkulation der Vitalenergie (*prāṇa*).

Verschiedene ***doṣa*-Aspekte** sind für das kardiovaskuläre System von Bedeutung:

- *vyāna-vāta* steuert den Blutkreislauf (*Caraka*, *Ci.* 15.36) und die Versorgung des Herzmuskels mit Nährstoffen; die Funktionalität von *prāṇa-vāta* bestimmt die Vitalität des Herzens.
- *avalambaka-kapha* schützt das Herz. Beispielsweise gewährleistet es in Form der Perikardflüssigkeit die reibungslose Beweglichkeit des Herzens.
- Ferner wird das Herz als Sitz von *sādhaka-pitta* bezeichnet. Möchte man diejenige Energie, die *sādhaka-pitta* darstellt, in modernen Begriffen fassen, so ließe sie sich am ehesten mit der elektrischen Reizleitung im Herzmuskel in Verbindung bringen.

Laut ayurvedischer Embryologie entsteht der Herzmuskel aus der Essenz von *rakta* und *kapha* (*Suśruta*, *Śār.* 4.31). Unter der **Essenz (*prasāda*) von *rakta*** ist gemäß dem ayurvedischen Konzept der Gewebeentstehung das Muskelgewebe (*māṃ*-

---

[13] Bei *Caraka* (*Ci.* 26.3) ist unter *marman* ein „Vitalorgan" zu verstehen, wobei dieser neben dem Herzen noch Kopf und Blase *(basti)* zu den *marman* zählt. Aufgrund ihrer größeren Bedeutung für das Überleben des Menschen, zählen die Autoren in der Praxis die Nieren anstelle der Blase zu den Vitalorganen.

[14] Bei genauer Betrachtung ist die ayurvedische Begriffswahl exakter, da tatsächlich das flüssige Plasma das eigentlich zirkulierende Medium ist. Die gelösten festen Blutzellen treiben lediglich im Plasma und würden ohne flüssiges Medium nicht in den Blutbahnen transportiert werden können.

sa-dhātu) zu verstehen.[15] Die **Essenz von *kapha*** lässt sich als *ojas* interpretieren, der Abwehr- und Vitalessenz, die nach klassischem Verständnis im Herzen gespeichert wird. Das Herz und *ojas* weisen eine enge funktionelle Verbindungen auf.

Die **Blutgefäße** heißen im Ayurveda *dhamanī* oder *sirā*, wobei *dhamanī* zumeist Arterien und *sirā* Venen bezeichnen (vgl. *Caraka*, *Sū*. 30.12). Allerdings ist die begriffliche Differenzierung in den Texten meist ungenau und die Begriffe werden oft synonym verwendet. Je nach Kontext muss entschieden werden, ob es sich um Venen oder Arterien handelt. Zuweilen werden die Blutgefäße auch *nāḍī* genannt, v.a. im Rahmen der Pulsuntersuchung an der Radialarterie. Strukturell gesehen gelten die Gefäßwände als Sekundärgewebe (*upadhātu*) des Blutgewebes *rakta*.

In **Tab. 13.1** sind die eben erläuterten Hauptaspekte der *saṃprāpti* des kardiovaskulären Systems in einer Übersicht zusammengeführt.

Diskussion: Was ist *rasa*?

Der Begriff *rasa* ist im Ayurveda von zentraler Bedeutung und wird für unterschiedliche Phänomene verwendet. Ursprünglich bedeutet er so viel wie „Saft" oder „Essenz".

Die sechs ayurvedischen **Geschmacksrichtungen** werden z.B. als *rasa* bezeichnet, aber auch **Queck-**

Tab. 13.1 Hauptaspekte der *saṃprāpti* des kardiovaskulären Systems mit moderner Interpretation.

***saṃprāpti*-Aspekte**	**Funktionen im kardiovaskulären System**
prāṇa-vāta	wichtigstes Steuerprinzip aller physiologischen, aber auch der wesentlichen pathologischen Prozesse im Herzen; Vitalenergie
vyāna-vāta	Steuerung der *rasa*-Zirkulation („Blutzirkulation") inkl. der koronaren Durchblutung
sādhaka-pitta	Lieferung der elektrischen Energie für die Aktivität des Herzmuskels
avalambaka-kapha	Schutz des Herzens; Regulation der Quantität und Qualität der Perikardflüssigkeit
rasa	Als primäres Nährgewebe nährt *rasa* auch das Herz. Unter diesem Begriff ist hauptsächlich das Blutplasma zu verstehen.
rakta	verantwortlich für den Sauerstofftransport; Ausgangsgewebe von *māṃsa-dhātu* (Muskelgewebe) und *sirā* (Gefäßwandungen)
sirā	Bausubstanzen und Gewebe der Gefäßwandungen; Röhrensystem für die Zirkulation von *rasa*- und *rakta-dhātu* im gesamten Körper
ojas	Vitalessenz; Ursprung der Kraft und Vitalität des Herzens
māṃsa	Bausubstanzen und Gewebe des Herzmuskels
prāṇa-vaha-srotas	ayurvedisches Grundfunktionssystem zur Verteilung von *prāṇa* (Sauerstoff, Vitalenergie) im Körper; wesentliche Bestandteile: Atemtrakt und kardiovaskuläres System
rasa-vaha-srotas	Das kardiovaskuläre System ist auch Teil der *rasa-vaha-srotas*, also desjenigen Grundfunktionssystems, welches *rasa* (Blutplasma) sowie die darin gelösten Blutzellen und Nährstoffe transportiert.

[15] Die Tatsache, dass der Begriff *māṃsa-dhātu* im Zusammenhang mit der Anatomie des Herzens in den Texten nicht wörtlich erwähnt wird, deutet möglicherweise darauf hin, dass auch die klassischen Autoren des Ayurveda im Herzmuskel kein gewöhnliches Muskelgewebe sahen und ihnen somit die Besonderheit des Herzmuskelgewebes bewusst gewesen sein könnte.

silber, welches in der medizinischen Alchemie (*rasa-śāstra*) von großer Wichtigkeit ist.

Die Hauptbedeutung jedoch ist in *rasa* als **Gewebe** (*dhātu*) zu sehen. *rasa-dhātu* ist das Primär-, das Nährgewebe, welches als erste körpereigene Substanz aus der Nahrung nach der Digestion entsteht (**Tab. 4.4**, S. 13). Es zirkuliert in den Blutgefäßen und versorgt sämtliche Gewebe mit Nährstoffen.

> *rasa-dhātu* weist eine enge funktionelle Beziehung zu *kapha-doṣa* auf und besitzt wie *kapha* die nährenden Eigenschaften kühl, schwer, flüssig und fettig-feucht.

Das Blut besteht aus zwei Hauptkomponenten – dem Blutplasma und den Blutzellen. Im Kontext kardiovaskulärer Erkrankungen verstehen die Autoren unter *rasa-dhātu* vorrangig das Blutplasma. Dennoch sind in anderen Kontexten andere Interpretationen möglich (s. S. 332 ff.).

13.1.2 Symptome

Anhand von **Tab. 13.2** ist die ayurvedische Differenzierung von Symptomen des kardiovaskulären Systems möglich.

Tab. 13.2 Symptome des kardiovaskulären Systems und ihre ayurvedische Zuordnung.

Zuordnung	Symptome	ayurvedische Zuordnung
allgemein	Änderungen der Hautfarbe, wie Zyanose, Blässe etc.	*vāta*
	Ödeme	*kapha*, *udaka*
	Übelkeit	*kapha*, oft in Kombination mit *vāta*
	Erbrechen	*kapha*, oft in Kombination mit *vāta*
	Atemnot	*vāta*
	Blutungen	*pitta*, *rakta*
	Bewusstseinsstörungen	alle drei *doṣa*
kardial	Schmerzen, v. a. thorakale	*vāta*
	Kardiomegalie	*vāta*, *kapha*
	Arrhythmien	*vāta*
vaskulär	Atherosklerose	*kapha*
	Varikosis	*vāta*
	Hypertonie	*vāta*, *pitta*
	Thrombose	*kapha*
auskultativ	pathologische Herzgeräusche	*vāta*

13.1.3 Klassische Nosologie

Der Ayurveda ordnet kardiologische Erkrankungen den sog. *hṛd-roga* zu, was wörtlich nichts anderes als „Herzerkrankungen" bedeutet. Es handelt sich um eine Gruppe von Erkrankungen, die in verschiedene Unterformen eingeteilt wird (**Tab. 13.3**). Wichtigstes Einteilungskriterium ist hierbei die ***doṣa*-Dominanz**. Selbst wenn die klassischen Beschreibungen zuweilen oberflächlich anmuten mögen, so liefern sie doch wertvolle Hinweise für die Diagnose und Therapie von Herzerkrankungen, welche sich auch in der Praxis bewährt haben.

Tab. 13.3 Klassisch-ayurvedische Krankheitsbilder des kardiovaskulären Systems.

klassische Bezeichnung	moderne Bedeutung
hṛd-roga	klassisch ayurvedische Herzerkrankungen (fünf Unterarten)
*vāta-rakta**	periphere vaskuläre Erkrankungen, z. B. Thrombophlebitis
mūrccha	Synkopen
hṛd-drava	Palpitationen
hṛc-chūla	Angina pectoris
dhamanī-praticaya	Atherosklerose

* *Gemeinhin wird vāta-rakta mit Gicht übersetzt. Allerdings legen die Beschreibungen von Caraka (Ci. 29.12) nahe, dass es sich bei vāta-rakta sowohl um Gicht als auch um periphere vaskuläre Erkrankungen handelt.*

Moderne kardiologische Krankheitsbilder können allerdings mithilfe der Einteilung der *hṛd-roga* nicht erschöpfend erfasst werden. Hierzu bedarf es der Berücksichtigung anderer pathologischer Phänomene, die im Ayurveda beschrieben werden. Als Beispiele hierfür sind *śvāsa* (s. S. 149 ff.), *ojo-kṣaya* (s. S. 332 ff.), *vāta-rakta* (s. S. 289 ff.), *vāta-vyādhi* (s. S. 276 ff.), *śūla* (s. S. 212 f.) und *bhrama* (s. S. 367 f.) zu nennen.

13.1.4 Therapiemaßnahmen

Die folgende Übersicht zu den wichtigsten Therapieverfahren bei kardiovaskulären Erkrankungen soll nicht nur als Zusammenfassung sondern auch als Grundlage für die Therapie evtl. nicht erwähnter Erkrankungen dienen.

Ausleitungsverfahren

- Emesis (*vamana*): Bei Herzerkrankungen ist die Emesis zumeist kontraindiziert, kann aber bei Bedarf bei vaskulären Erkrankungen eingesetzt werden.
- Purgieren (*virecana*)
- Dekokteinläufe (*nirūha-basti*)

Manualtherapie

- Stirngüsse (*śiro-dhārā; takra-dhārā*)
- entspannende Massagen (*abhyaṅga*)

Medikamentöse Therapie

> Im Ayurveda existiert eine Gruppe von Heilmitteln, deren Wirkungsweise für das moderne Denken schwer nachvollziehbar ist. Diese Mittel heißen ***hṛdya***, was wörtlich „(gut) für das Herz" bedeutet.

Selbst wenn es sich um Erkrankungen von anscheinend entgegengesetzten Pathomechnismen handelt, zeigt sich bei der praktischen Anwendung dieser Mittel, dass sie sich tatsächlich bei sämtlichen Herzleiden positiv auswirken können. Nach ayurvedischem Verständnis wirken sie **regenerierend** im Sinne eines *rasāyana* allerdings mit einem spezifischen Bezug zum Herzorgan. Sehr potente Mittel mit dieser Wirkung hat die medizinische Alchemie des Ayurveda (*rasa-śāstra*) hervorgebracht.

In ähnlich genereller Weise setzt man im Ayurveda Mittel ein, die **Gefäßstrukturen** (*sirā*) positiv beeinflussen. Ablagerungen in den Gefäßen werden im Ayurveda durch sog. „kratzende" (*lekhana*) Heilmittel behandelt. Bei **Spasmen** der Gefäß- oder Herzmuskulatur sind *vāta*-regulierende Drogen (*anulomana*) indiziert. Generell ist bei vielen Herzleiden eine *vāta*-Reduktion notwendig. Bei **psychisch** überlagerten Herzkrankheiten werden zusätzlich Präparate zur Harmonisierung der Psyche verordnet (*medhya*). Grundsätzlich verwendet man zur Reduktion der Vorlast des Herzens **Diuretika** (*mūtra-la*), zur Anregung der Herztätigkeit **Kardiostimulanzien** (*hṛdayottejaka*).

In **Tab. 13.4** und **Tab. 13.5** sind die klassischen ayurvedischen Einzeldrogen bzw. Kombinationspräparate zur Behandlung kardiovaskulärer Erkrankungen dargestellt.

Ernährung und Verhalten

In **Tab. 13.6** (S. 171) sind die allgemeinen Ernährungs- und Verhaltensempfehlungen bei Erkrankungen des kardiovaskulären Systems aufgeführt.

Tab. 13.4 Einzeldrogen für die Behandlung des kardiovaskulären Systems mit ihren wichtigsten Wirkungen.

Sanskrit-Bezeichnung	botanische/deutsche Bezeichnung	allgemeine Wirkungen
Śuṇṭhī	Zingiber officinalis, Ingwer	*agni*-anregend (*dīpana, pācana*)
Laśuna	Allium sativum, Knoblauch	cholesterinsenkend, hilfreich bei Arteriosklerose
Tvak	Cinnamomum zeylanica, Zimt	herzstimulierend

Tab. 13.4 Fortsetzung, Einzeldrogen für die Behandlung des kardiovaskulären Systems mit ihren wichtigsten Wirkungen.

Sanskrit-Bezeichnung	botanische/deutsche Bezeichnung	allgemeine Wirkungen
Harītakī	Terminalia chebula, Rispige Myrobalane	*rasāyana*; mildes Laxans
Yaṣṭīmadhu	Glycyrrhiza glabra, Süßholz	*rasāyana* ! Wirkt in höherer Dosierung hypertonisch.
Guḍūcī	Tinospora cordifolia, Guduchi	*rasāyana*
Arjuna	Terminalia arjuna, Myrobalanenbaum	wichtigstes Herztonikum (*hṛdya*) im Ayurveda; bei allen Herzleiden einsetzbar; hilfreich auch bei leichter Hypertonie
Puṣkaramūla	Inula helenium, Echter Alant	*kapha*- und *vāta*-reduzierend; antidyspnoisch; unterstützend bei Angina pectoris
Punarnavā	Boerhaavia diffusa	Reduktion aller drei *doṣa*; diuretisch
Chardiripu	Hedychium spicatum, Ingwerlilie	antiemetisch
Brāhmī	Bacopa monnieri, Kleines Fettblatt	*medhya*
Śaṅkhapuṣpī	Convolvulus pluricaulis, Indische Ackerwinde	*medhya*
Tagara	Valeriana wallichii, Indischer Baldrian	mild sedierend; hilfreich bei Nervosität, innerer Anspannung und Schlafstörungen
Vacā	Acorus calamus, Kalmus	*medhya* ! Wirkt bei hoher Dosierung emetisch.
Vāsā	Adhatoda vasica, Indisches Lungenkraut	hilfreich bei Dyspnoe
Nimba	Azadirachta indica, Niembaum	*pitta*-reduzierend; antiseptisch
Pippalī	Piper longum, Langer Pfeffer	*agni*-anregend (*dīpana, pācana*); immunmodulatorisch
Guggulu	Commiphora mukul, Indische Myrrhe	Reduktion aller drei *doṣa*; „auskratzende" (*lekhana*) Wirkung, hilfreich bei Dyslipidämien und Atherosklerose ! Vereinzelt wurden allergische Reaktionen beobachtet.
Śilājatu	bitumenartiges Felssekret aus dem Hochgebirge	*rasāyana*; „auskratzend" (*lekhana*); diuretisch ! Das traditionelle Herstellungsverfahren und die Dosierung sind zu beachten.
*Sarpagandhā**	Rauvolfia serpentina, Schlangenwurz	bekanntes Antihypertonikum ! Die Dosierung und eventuelle Nebenwirkungen sind streng zu beachten.

* *Sarpagandhā (Rauvolfia serpentina) enthält den Wirkstoff Reserpin. Er wirkt sedativ und sympathikolytisch. Die Autoren verwenden diese Pflanze nur, wenn andere ayurvedische Maßnahmen zur Bekämpfung der Hypertonie nicht ausreichen und ggf. schulmedizinische Medikamente indiziert wären. Grund dafür sind die möglichen Nebenwirkungen, wie geschwollene Nasenschleimhäute, Depressionen, Tremore, Diarrhöe und typische parasympathische Symptome. Bestehen derartige Beschwerden bereits, so ist von einer Behandlung mit Sarpagandhā abzusehen.*

Tab. 13.5 Kombinationspräparate für die Behandlung des kardiovaskulären Systems mit ihren wichtigsten Wirkungen.

Sanskrit-Bezeichnung/Präparat	Klassifikation	allgemeine Wirkungen
Triphalā-cūrṇa	Pulverkombination aus drei Früchten mit *Harītakī* (Terminalia chebula)	*rasāyana*; mildes Laxans
Hiṅgvaṣṭaka-cūrṇa	Pulverkombination aus 8 Gewürzen mit *Hiṅgu* (Ferula assa-foetida)	*vatānulomana*
Cyavana-prāśāvaleha	Linctus auf der Basis von *Āmalakī* (Emblica officinalis)	*rasāyana*
Kaiśora-guggulu	Präparat mit *Guggulu* (Commiphora mukul) und *Guḍūcī* (Tinospora cordifolia)	hilfreich bei allen Störungen von *sirā* (Blutgefäßen) ! Vereinzelt wurden allergische Reaktionen beobachtet.
Triphalā-guggulu	Präparat mit *Guggulu* (Commiphora mukul)	*pitta*- und *kapha*-reduzierend; „auskratzend" (*lekhana*) ! Vereinzelt wurden allergische Reaktionen beobachtet.
Punarnavādi-kvātha	Dekokt mit *Punarnavā* (Boerhaavia diffusa)	diuretisch
Daśamūla-kvātha	Dekokt aus 10 Wurzeln	*vāta*-reduzierend; Reduktion von Ödemen
Arjunāriṣṭa	medizinischer Likör mit *Arjuna* (Terminalia arjuna)	beliebte Darreichungsform von *Arjuna* (s. o.)
Daśamūlāriṣṭa	medizinischer Likör mit 10 Wurzeln	herzkräftigend
Uricare	modernes Präparat der Firma Indigo mit *Guggulu* (Commiphora mukul) und *Śilājatu*	*rasāyana*; „auskratzend" (*lekhana*) ! Das traditionelle Herstellungsverfahren und die Dosierung sind zu beachten.
Pilex	modernes Präparat der Firma Himalaya	hilfreich bei Hämorrhoiden und Varikosis
Śṛṅga-bhasma	Aschenpräparat mit kalziniertem Hirschgeweih	unterstützend bei Angina pectoris ! Das traditionelle Herstellungsverfahren und die Dosierung sind zu beachten.
Nāgārjunābhra-rasa	herbo-mineralisches Präparat mit kalzinierter Boraxasche	bei allen Herzleiden hilfreich sowie bei leichter Hypertonie ! Das traditionelle Herstellungsverfahren und die Dosierung sind zu beachten.
Javāharamoharā-rasa	herbo-mineralisches Präparat mit Edelstein-, Silber- und Goldasche, sowie der Asche von Korallen, Perlen und anderen Tierprodukten, z. B. Moschus, Amber	herzkräftigend ! Das traditionelle Herstellungsverfahren und die Dosierung sind zu beachten.
Hṛdayārṇava-rasa	herbo-mineralisches Präparat mit kalzinierter Quecksilber-, Schwefel- und Kupferasche	hilfreich bei kongestiven Herzerkrankungen ! Das traditionelle Herstellungsverfahren und die Dosierung sind zu beachten.

Tab. 13.5 Fortsetzung, Kombinationspräparate für die Behandlung des kardiovaskulären Systems mit ihren wichtigsten Wirkungen.

Sanskrit-Bezeichnung/Präparat	Klassifikation	allgemeine Wirkungen
Agnituṇḍī-vaṭī	herbo-mineralisches Präparat mit kalziniertem Quecksilber und detoxifiziertem *Kupīlu* bzw. *Viṣatinduka* (Strychnos nux-vomica)	gut bei Hypotonie und daraus resultierendem Schwindel ! Das traditionelle Herstellungsverfahren und die Dosierung sind zu beachten.
Hemagarbha-poṭṭalī-rasa	herbo-mineralisches Präparat mit kalzinierter Gold-, Quecksilber- und Schwefelasche	bewährtes Mittel zur Stimulierung der Herztätigkeit; unterstützend auch bei Herzstillstand ! Das traditionelle Herstellungsverfahren und die Dosierung sind zu beachten.
Candrodaya-rasa	herbo-mineralisches Präparat mit kalzinierter Gold-, Quecksilber- und Schwefelasche	herzstimulierend ! Das traditionelle Herstellungsverfahren und die Dosierung sind zu beachten.
Sūtaśekhara-rasa	herbo-mineralisches Präparat mit kalzinierter Gold-, Quecksilber-, Schwefel-, Borax- und Kupferasche	*vāta-pitta*-reduzierend ! Das traditionelle Herstellungsverfahren und die Dosierung sind zu beachten.
Bṛhad-vātacintāmaṇi-rasa	herbo-mineralisches Präparat mit kalzinierter Gold-, Silber-, Quecksilber-, Schwefel-, Perlen- und Korallenasche	*vāta*-reduzierend; herzkräftigend ! Das traditionelle Herstellungsverfahren und die Dosierung sind streng zu beachten.

Tab. 13.6 Allgemeine Ernährungs- und Verhaltensempfehlungen bei Erkrankungen des kardiovaskulären Systems.

	empfehlenswert	zu meiden
Ernährung	• warme, nicht *srotas*-blockierende (*an-abhiṣyandī*) Nahrung	• saure, kalte, *srotas*-blockierende (*abhiṣyandī*) schwer verdauliche Nahrungsmittel • Käse, Joghurt
Verhalten	• Ruhe • Atemübungen (*prāṇāyāma*) • Meditation • leichte Übungen	• Kälte • körperliche Überanstrengung • Sorgen, Ängste • Unterdrückung körperlicher Bedürfnisse (*vega-dhāraṇā*)

13.2 *hṛd-roga* – klassische Herzerkrankungen

Einen Überblick zu den wesentlichen Kriterien von *hṛd-roga* bietet **Tab. 13.7**.

13.2.1 Ursachen

Die meisten ätiologischen Faktoren von *hṛd-roga* (**Tab. 13.8**) aggravieren *vāta*, schwächen den Körper (besonders das Nährgewebe *rasa*) oder behindern die Transportfunktionen (*srotas*). Diese Aspekte stehen auch bei der ayurvedischen Beschreibung der Pathogenese von Herzleiden im Vordergrund.

Tab. 13.7 *hṛd-roga* auf einen Blick.

klassische Bezeichnung	***hṛd-roga***
deutsche Übersetzung	Herzerkrankungen
klassische Referenzen	*Caraka, Ci.* 26.77–103, *Sū.* 17.30–40; *Bhāvamiśra, Mk.* 34 und *Suśruta, Ut.* 42.131 f.
wichtigste Faktoren der *samprāpti*	• *rasa-dhātu* • *prāṇa-vaha-srotas*
Hauptursachen	• *srotas*-blockierende (*abhiṣyandī*) Nahrung • schwer verdauliche Nahrung • unregelmäßige Ernährung • Unausgewogenheit zwischen Ruhe und Anstrengung (v. a. berufliche Belastung) • psychische Dysharmonie
Arten	• *vāta*-dominiert • *pitta*-dominiert • *kapha*-dominiert • *tri-doṣa* • *krimi-ja*
Hauptsymptome	• Missempfindungen in der Herzregion, v. a. Schmerzen • Dyspnoe
Therapiestrategie	• strenge Vermeidung der ursächlichen Faktoren • milde Ausleitung (*śodhana*) • Präparate mit kardiotonischer Wirkung (*hṛdya*) • Atemtherapie (*prāṇāyāma*) • Meditation

Tab. 13.8 Ätiologische Faktoren der *hṛd-roga* und deren Auswirkungen.

ätiologische Faktoren nach *Caraka* (*Ci.* 26.77)		**Auswirkungen**
vyāyāma	körperliche Überanstrengung	Körperliche Anstrengungen, die über die persönliche Belastungsgrenze hinausgehen, sind schädlich und belasten das Herz. Anhaltende Überstrengung kann Herzkrankheiten verursachen.
abhighāta	Traumata	Verletzungen in Herznähe können direkt Herzkrankheiten verursachen. Generell schädigen Traumata Gewebsstrukturen (*dhātu*) und aggravieren *vāta*.
karśana	Kachexie	*vāta*-Aggravation
chardi	Erbrechen	Erbrechen schwächt den Körper, reduziert das Nährgewebe *rasa* und aggraviert *vāta*. Anhaltendes Erbrechen führt zu Elektrolytverschiebungen und wirkt sich negativ auf die Herzfunktionen aus.
gadāticāra	falsche medizinische Behandlung	Bei falscher Behandlung können verschiedene Krankheiten zu Herzleiden führen, z. B. kann sich aus Diabetes mellitus oder Hypertonie eine koronare Herzkrankheit entwickeln.
ativireka	zu intensiv durchgeführte Ausleitungstherapie (*pañca-karma*)	Schwächung des Körpers, Reduktion des Nährgewebes *rasa* und *vāta*-Aggravation

Tab. 13.8 Fortsetzung, Ätiologische Faktoren der *hṛd-roga* und deren Auswirkungen.

ätiologische Faktoren nach *Caraka* (*Ci.* 26.77)		**Auswirkungen**
basti-atiyoga	zu intensiv durchgeführte Einlauftherapie (*basti-karma*)	Schwächung des Körpers und *vāta*-Aggravation
tīkṣṇa-guṇa	„Scharfes" (scharfe und reizende Nahrungsmittel, stark reizende Medikamente, heißes Klima, hitzige Emotionen etc.)	*pitta*-Aggravation und Reduktion von *ojas*
āma	Stoffwechselzwischenprodukte durch eine geschwächte Verdauung	Beeinträchtigung der *srotas*-Funktionen
vega-saṃ-dhāraṇa	Unterdrückung natürlicher Körperbedürfnisse (insbesondere der Atmung)	*vāta*-Aggravation und Fehlleitung der natürlichen Bewegungsrichtung von *vāta*
cintā, bhaya, trāsa	psychische Faktoren: Sorgen, Ängste, Stress	Diese und ähnliche psychische Faktoren aggravieren *vāta*. Vor allem bei psychosomatischen Herzkrankheiten sind sie von entscheidender Bedeutung.
ätiologische Faktoren nach *Bhāvamiśra* (*Mk.* 34.1 f.)		**Auswirkungen**
aty-uṣṇa	stark erhitzend	*pitta*-Aggravation
aty-amla	sehr sauer	*pitta*-Aggravation, Beeinträchtigung der *srotas*-Funktionen
ati-kaṣāya	sehr adstringierend	Schwächung des Körpers, Reduktion des Nährgewebes *rasa* und *vāta*-Aggravation
ati-tikta	sehr bitter	Schwächung des Körpers, Reduktion des Nährgewebes *rasa* und *vāta*-Aggravation

13.2.2 Pathogenese

„Die aggravierten *doṣa* verderben *rasa-dhātu* und dringen (so) in das Herz ein.[16] Dort beeinträchtigen sie die Herzfunktionen, was als *hṛd-roga* bezeichnet wird." (*Suśruta, Ut.* 43.4)[17]

Diese generelle Beschreibung der Pathogenese gilt für sämtliche Herzkrankheiten. Obwohl nur *rasa-dhātu* erwähnt wird, so sind auch andere Körperkomponenten in den Krankheitsprozess involviert (s. S. 165 f.).

> *rasa-dhātu* steht im Zentrum des Geschehens; es ist das Haupt-*dūṣya*. Als primäres Nährgewebe versorgt es das Herz über die *rasa-vaha-srotas*.

Die *doṣa* können die **Beschaffenheit von *rasa-dhātu*** pathologisch verändern:

- *kapha* z. B. erhöht die Viskosität von *rasa-dhātu*, wodurch das Blut „dicker" wird. Ein derartig verändertes *rasa-dhātu* begünstigt die Entstehung von Arteriosklerose.
- Durch den *pitta*-Einfluss vermehren sich Säure und Hitze in *rasa-dhātu*, was entzündliche Reaktionen fördert.
- *vāta* schließlich erhöht die Fließgeschwindigkeit und den Druck von *rasa-dhātu*-Zuständen, die mit Tachykardien und Hypertonie gleichzusetzen sind.

---

16 Die *rasa-vaha-srotas* nehmen ihren Ursprung im Herzen und führen auch dorthin zurück.

17 *„dūṣayitvā rasaṃ doṣā viguṇā hṛdayam gatāḥ hṛdi bādhām prakurvanti; hṛd-rogam taṃ pracakṣate"*

13.2.3 Generelle Symptome

Die bei *Caraka* (*Ci.* 26.78) genannten generellen Symptome von Herzleiden (*hṛd-roga*) decken sich weitestgehend mit modernen Beschreibungen. Die Symptomliste in **Tab. 13.9** ist allerdings nicht erschöpfend, worauf auch im Text selbst hingewiesen wird[18].

13.2.4 Arten

In den Klassikern werden fünf verschiedene Arten von *hṛd-roga* beschrieben. Bis auf die letzte Form, deren Ursache Helminthen oder andere pathogene Organismen darstellen, werden sie jeweils nach *doṣa*-Dominanzen eingeteilt:

- *vāta*-dominiert
- *pitta*-dominiert
- *kapha*-dominiert
- *tri-doṣa*
- *krimi-ja*

Selbst wenn es schwerfällt, anhand der klassischen Symptome eindeutige Zuordnungen zu modernen Krankheitsbildern vorzunehmen, so könnte die *vāta*-dominierte Form einer koronaren Herzkrankheit, die *pitta*-dominierte Fom einer Endokarditis und die *kapha*-dominierte Form einer Herzinsuffizienz entsprechen.

13.2.5 Spezifische Symptome

In den folgenden Abschnitten sind die spezifischen Symptome den verschiedene Formen von *hṛd-roga* zugeordnet.

Tab. 13.9 Generelle Symptome der *hṛd-roga* und deren Erläuterung.

Faktor		Erläuterung
rujā	Schmerz (v. a. thorakal)	Besonders bei der koronaren Herzkrankheit ist der thorakale Schmerz in Form einer Angina pectoris das Kardinalsymptom.
vaivarṇya	veränderte Hautfärbung	Verschiedene Hauterscheinungen können auf Herzerkrankungen hinweisen, z. B. Zyanose, Blässe, Wangenrötung (engl.: flush).
śvāsa *kāsa* *hikkā*	Atemnot Husten Schluckauf	Besonders die Dyspnoe, aber auch Husten und Schluckauf sind typische Symptome bei der Herzinsuffizienz (Asthma cardiale).
aruci	Appetitlosigkeit	–
tṛṣā	Durst	–
āsya-vairasya	veränderte Geschmackswahrnehmungen	–
*kapha-ut-kleśa**, *chardi*	Übelkeit, Erbrechen	Übelkeit und Erbrechen treten häufig in Zusammenhang mit kardialen Durchblutungsstörungen auf.
mūrcchā, *pramoha*	Bewusstseinsstörungen	*mūrcchā* und *pramoha* bezeichnen verschiedene Grade von Bewusstseinsstörungen (z. B. Benommenheit, Synkopen), die auch bei Herzerkrankungen entweder anfallsweise oder dauerhaft zu beobachten sind.
jvara	Fieber	Fieber ist ein Leitsymptom bei infektiösen Herzerkrankungen.

* *Caraka benutzt den Ausdruck utkleśa („aufregen, aufwühlen") von kapha. In diesem Zusammenhang ist damit eine veränderte, von der Magenregion nach oben gerichtete Bewegung von kapha gemeint, welche sich als Übelkeit äußert.*

[18] „*vividhās-tathā 'nye*" (*Caraka, Ci.* 26.71)

vāta-dominierte Form
(*Caraka, Ci.* 26.71)

- Angina pectoris (*stambha*)
- reißende kardiale Schmerzen (*bheda*)
- Intensivierung der Schmerzsymptomatik nach der Nahrunsaufnahme (*jīrṇe*)
- subjektives Gefühl von „Leere" in der Herzregion (*śūnya-bhāva*)
- Palpitationen (*drava*)
- Tachykardien, Flimmern (*spandana*)
- „Abmagerung, Austrocknung" (*śoṣa*), generalisierte Kachexie oder lokal in Form von Herzmuskelatrophie oder -dystrophie
- Bewusstseinstörungen, Synkopen (*moha*)
- Herzstillstand (*stambha*)

pitta-dominierte Form
(*Caraka, Ci.* 26.72 und *Sū.* 17.33)

- Unwohlsein (*saṃtrāsa*)
- Müdigkeit, Mattigkeit (*klama*)
- Benommenheit (*dūyana*)
- Synkopen (*moha*)
- brennende Empfindungen (*dāha*)
- Hitzewallungen (*tāpa*)
- Schweißausbrüche (*sveda*)
- Fieber (*jvara*)
- gelbliche Verfärbung der Haut (*pīta-bhāva*)
- bitterer Geschmack im Mund (*tiktatā vaktre*)
- saures und bitteres Aufstoßen (*tiktāmlodgiraṇa*)

kapha-dominierte Form
(*Caraka, Ci.* 26.73)

- Schweregefühl (*guru*)
- Gefühl, „etwas Feuchtes bedecke das Herz" (*stimita*)
- thorakale Kongestion; eingeschränkte Beweglichkeit des Herzmuskels[19] (*stabdhatā*)
- vermehrter Speichelfluss (*praseka*)
- Husten (*kāsa*)
- Benommenheit (*tandrā*)
- Fieber (*jvara*)

tri-doṣa-Form
(vgl. *Caraka, Ci.* 26.73)

hṛd-roga-Formen, bei denen alle drei *doṣa* beteiligt sind, äußern sich als Kombination der genannten Symptome. Es handelt sich dabei meist um fortgeschrittene Stadien von Herzerkrankungen, die schwer zu behandeln sind.

kṛmi-ja
(*Caraka, Ci.* 26.73)

Die klassischen Beschreibungen dieser Form von *hṛd-roga* werden uneinheitlich interpretiert. Die wörtliche Übersetzung von *kṛmi* lautet „Wurm". Viele Ayurveda-Ärzte jedoch zählen zu *kṛmi* neben den Helminthen auch andere pathogene Organismen, wie Bakterien, Viren oder Pilze, und fassen somit alle infektiösen Herzkrankheiten unter dieser Form zusammen (s. S. 333 f.).

Für die Autoren scheint *kṛmi-ja-hṛd-roga* nach den Beschreibungen v. a. der *Caraka-Saṃhitā* eine **Sekundär- oder Folgeerscheinung** der *tri-doṣa*-Form zu sein. Sie wird als sehr virulent bezeichnet und ist durch extreme Schmerzen und Juckreiz in der Herzregion charakterisiert. Aufgrund der kontroversen Beurteilung und der Intensität dieser Erkrankung erfolgt keine Darstellung der ayurvedischen Therapieverfahren.

13.2.6 Therapie

In den folgenden Abschnitten werden zunächst die allgemeine Therapie von Herzerkrankungen und nachfolgend die speziellen Therapieverfahren zu den einzelnen klassischen Formen von *hṛd-roga* vorgestellt.

Allgemeine Therapie

Folgende Empfehlungen haben sich als **Grundlagentherapie** bei sämtlichen Herzerkrankungen bewährt.

- allgemeine Therapieleitlinien für *hṛd-roga*
- strenge Vermeidung der ursächlichen Faktoren
- Ausleitung (*śodhana*) mit größter Vorsicht (lediglich *virecana* und *basti*)
- Präparate mit harmonisierender Wirkung auf das Herz (*hṛdya*)
- Atemtherapie (*prāṇāyāma*) unter Anleitung eines Experten

[19] wie z. B. bei konstriktiver Perikarditis

- psychische Harmonisierung, v. a. durch Meditation
- Manualtherapie
- Ölmassagen (*abhyaṅga*), insbesondere der Füße (*pādābhyaṅga*)
- milde Dampfbäder (*svedana*) mit feuchter Kompresse über der Herzregion
- Stirngüsse (*śirodhāra*)

Medikamentöse Therapie

Im Folgenden sind die allgemein hilfreichen Präparate bei allen Formen von *hṛd-roga* genannt, die bei Bedarf spezifiziert sind.

Basistherapeutika

Pulver (*cūrṇa*)[20]

- **Darreichung:** 2× tägl. mit reinem *ghī*, Milch oder Wasser mit Rohrohrzuckermasse (*guḍa*)
- **Pulver:** *Arjuna* (Terminalia arjuna) 3–5 g

Milchabkochung (*kṣīra-pāka*)

- **Herstellung:** Pulver in 100 ml Wasser und 100 ml Milch kochen, bis das Wasser verdunstet ist (also bis auf eine Flüssigkeitsmenge von ca. 100 ml).
- **Darreichung:** 2× tägl.
- **Präparat:** *Arjuna* (Terminalia arjuna) 3 g

Die Milchabkochung hat bei der Einnahme von *Arjuna* (Terminalia arjuna) gegenüber dem reinen Pulver den Vorteil, eventuelle Nebenwirkungen durch die trockenen und adstringierenden Eigenschaften dieser Pflanze zu reduzieren. Wird die etwas aufwendigere Milchabkochung eingesetzt, so entfällt die Gabe des *Arjuna*-Pulvers.

Therapie bei Herzschmerzen

Medizinische Asche (*bhasma*)[21]

- **Darreichung:** 2–3× tägl. mit reinem *ghī*
- **Präparat:** *Śṛṅga-bhasma* 300 mg

Therapie bei allen fortgeschrittenen Fällen

Sonderpräparate auf mineralischer Grundlage (*rasauṣadha*)

- **Darreichung:** 2× tägl. mit Waldhonig
- **Präparat:** *Javāharamoharā-rasa* 125 mg oder *Nāgārjunābhra-rasa* 125 mg

> ! Bei dem Einsatz von *Nāgārjunābhra-rasa* sind das traditionelle Herstellungsverfahren und die Dosierung zu beachten.

Therapie bei Kongestionen

Sonderpräparat auf mineralischer Grundlage (*rasauṣadha*)

- **Darreichung:** 2× tägl. mit Waldhonig
- **Präparat:** *Hṛdayārṇava-rasa* 200–300 mg

> ! Das traditionelle Herstellungsverfahren und die Dosierung sind zu beachten.

Ernährung und Verhalten

Die Ernährung und das Verhalten sollten sich bei Herzerkrankungen an den Empfehlungen in **Tab. 13.10** orientieren.

Therapie bei *vāta*-Dominanz

Bei *vāta*-dominierten Herzerkrankungen haben sich folgende klassische Therapiemaßnahmen bewährt (vgl. *Caraka*, *Ci.* 26.81–89).

Ausleitung (*śodhana*)

Einläufe (*basti*) sind eine sehr wichtige kausale Behandlung von *vāta*-Erkrankungen, auch des Herzens. Erfahrungsgemäß sind die reinigenden Einläufe (*nirūha-basti*) bei *vāta*-dominierten Herzerkrankungen von größerer Bedeutung, da auf andere ausleitenden Verfahren verzichtet werden muss.

Dekokteinläufe (*nirūha-basti*)

- **Form:** *nirūha Nr. 2* (**Tab. 10.11**, S. 82 f.)
- **Dekokt für *nirūha-basti*:** *Daśamūla-kvātha*
- **Öl für *mātra-basti*:** *Nārāyaṇa-taila*

Äußere Anwendungen

Ölmassagen (*abhyaṅga*)

- **Durchführung:** 1 Woche lang 1× tägl., dann 2–4 Wochen alle 2 Tage und danach möglichst 1× pro Woche mit *vāta*-reduzierenden Ölen.
- **Öl:** *Nārāyaṇa-taila*

Im Anschluss an die Massage sollten bei schonender Wärme und mit feuchter Kompresse über der Herzregion **Dampfbäder (*svedana*)** erfolgen.

---

20 *Bhāvamiśra*, *Mk.* 34.11
21 *Bhāvamiśra*, *Mk.* 34.13

Tab. 13.10 Besondere Ernährungs- und Verhaltensempfehlungen bei Herzerkrankungen.

	empfehlenswert	zu meiden
Ernährung	• Gerste, Weizen, länger als ein Jahr gelagerter Reis, *Mudga* (Vigna radiata), Soja (geringe Mengen) • warme Kuhmilch, *ghī* (geringe Mengen) • Waldhonig, länger als ein Jahr gelagerte Rohrohrzuckermasse (*guḍa*), Rohrzucker • Kürbis, Rettich, Zucchini, Spargel, Artischocken • Weintrauben, Äpfel, Birnen, Honigmelonen, Granatäpfel, alle anderen süßen Früchte • Ingwer, *Yavānī* (Trachyspermum ammi), Knoblauch*, Fenchel**, Gewürznelken, Kardamom, Kurkuma, Safran	• schwer verdauliche, *srotas*-blockierende (*abhiṣyandī*) Nahrungsmittel
Verhalten	• ausreichend Ruhe • nur geringe körperliche Belastung • Entspannungsübungen • Meditation	• Übermaß an körperlicher Anstrengung (inkl. Geschlechtsverkehr) • zu viel Reden • psychische und emotionale Belastungen (Aggressionen, Sorgen, innere Anspannung und Ängste) • Unterdrücken der körperlichen Bedürfnisse (*vega-dhāranā*)

* *Knoblauch ist bei pitta-dominierten Herzerkrankungen in geringen Mengen zu verwenden.*
** *Fenchel ist besonders gut bei pitta-dominierten Herzerkrankungen.*

Als besonders wirksam hat sich bei Herzerkrankungen mit *vāta*-Dominanz die äußere Anwendung von *Daśa-mūla* und Kuhurin erwiesen, das traditionell in Indien eingesetzt wird, hierzulande aus hygienischen Gründen allerdings nicht grundsätzlich empfohlen werden kann.

Die Verwendung von verschiedenen Urinarten hat im Ayurveda eine lange Tradition, selbst die innere Einnahme. Dies mag auf die meisten modernen Menschen abstoßend wirken. Allerdings sprechen gute Gründe dafür, diese Heilmittel nicht unreflektiert abzulehnen. Wissenschaftlich begründete Fakten könnten hierbei helfen. Nach ayurvedischer Auffassung beinhaltet Urin Substanzen, die die „*srotas* im Körper öffnen", also die Transportfunktionen, z. B. von Blutgefäßen, verbessern. Als ein Beispiel hierfür sei die **Urokinase** des menschlichen Urins erwähnt, die bekanntermaßen thrombolytisch wirkt und auch von der modernen Medizin bei Herzinfarktpatienten eingesetzt wird. Ähnliche Substanzen könnten im Kuhurin enthalten sein, den die ayurvedischen Texte für die Behandlung von *vāta*-dominierten Herzkranken empfehlen. Das klinische Bild der *vāta*-dominierten Herzleiden, besonders die Schmerzsymptomatik im Sinne einer Angina pectoris, ist mit der koronaren Herzerkrankung gleichzusetzen. Somit könnte Kuhurin Substanzen enthalten, die die Reduktion von Blockaden in den Koronararterien unterstützen.

Stirngüsse (*śirodhāra*)

- **Durchführung:** 1 Woche lang 1× tägl., dann 2–4 Wochen alle 2 Tage und danach möglichst 1× pro Woche
- **Öl:** *Nārāyaṇa-taila* oder ersatzweise: Sesamöl

Medikamentöse Therapie

Mediziniertes Öl (*taila*)

- **Hinweis:** Folgende Öle sind nach klassischem Grundrezept selbst herzustellen und wahlweise einzunehmen. Auch für die Ölmassage eignen sich diese Öle.

- **Darreichung:** 1–2× tägl. 10–20 ml eines medizinierten Öls mit folgenden Bestandteilen (zu gleichen Teilen)
- **Rezeptur:**
  - *Puṣkaramūla* (Inula helenium)
  - *Śuṇṭhī* (Zingiber officinalis)
  - *Triphalā-cūrṇa*
  - *Hiṅgu* (Ferula assa-foetida)

Klassischerweise werden auch 1–2× tägl. 10–20 ml eines medizinierten Öls eingenommen, das aus *Daśa-mūla* und Kuhurin besteht (Anmerkung s. o.).

Dekokt (*kvātha*)
- **Darreichung:** 2× tägl.
- **Dekokt:** *Daśamūla-kvātha* 30–40 ml

Pulverkombination (*cūrṇa*)
- **Darreichung:** 3× tägl. mit reinem *ghī* und einer Prise Salz 5–6 g zu gleichen Teilen
- **Rezeptur:**
  - *Puṣkaramūla* (Inula helenium)
  - *Śuṇṭhī* (Zingiber officinalis)
  - *Chardiripu* (Hedychium spicatum)
  - *Harītakī* (Terminalia chebula)

Therapie bei *pitta*-Dominanz

Bei *pitta*-dominierten Herzerkrankungen lauten die klassischen Therapieempfehlungen wie folgt (vgl. *Caraka, Ci.* 26.90–95):

Ausleitung (*śodhana*)

Purgieren (*virecana*)
- **Form:** *virecana Nr. 1* oder *virecana Nr. 2*, je nach Allgemeinzustand und Stuhlgang des Patienten (**Tab. 10.9**, S. 78 f.)
- **Fett für die innere Oleation:** reines *ghī*

Äußere Anwendungen

Packungen (*lepa*)
- **Durchführung:** 2× tägl. bis zum Abklingen der Symptome folgende kühle Drogen mit kühlem Wasser vermengen und ca. 5 mm dick auf der vorderen Thoraxseite in der Herzregion auftragen.
- **Zusatz:** z. B. *Candana* (Santalum album), *Śatapatrī* (Rosa centifolia)

Ölmassagen (*abhyaṅga*)
- **Durchführung:** 1 Woche lang 1× tägl., dann 2–4 Wochen alle 2 Tage und danach möglichst 1× pro Woche mit kühlenden, *pitta*-reduzierenden Ölen
- **Öl:** z. B. *Candanādi-taila*

Ganzkörpergüsse (*kāya-śeka*)
- **Durchführung:** 1 Woche lang 1× tägl., dann 2–4 Wochen alle 2 Tage und danach möglichst 1× pro Woche mit kühlenden, *pitta*-reduzierenden Ölen
- **Öl:** z. B. *Candanādi-taila*

Medikamentöse Therapie

Medizinierte Butterreinfett (*ghṛta*)
- **Hinweis:** Folgende *ghī* sind nach klassischem Grundrezept selbst herzustellen und wahlweise einzunehmen. Ersatzweise können die genannten Substanzen auch zusammen mit *ghī* direkt eingenommen werden.
- **Darreichung:** 2× tägl. mit 10–20 ml reinem *ghī*
- **Präparat:** Wasserpflanzen (Lotus, Seerosen, Algen etc.) oder *Laghu-pañcamūla*-Paste mit Traubensaft

Therapie bei *kapha*-Dominanz

Es folgt ein Überblick zu den klassischen Therapieempfehlungen bei *kapha*-dominierten Herzerkrankungen (*Caraka, Ci.* 26.96–99):

Ausleitung (*śodhana*)

> ! Bei Herzkranken ist das therapeutische Erbrechen nur mit größter Vorsicht durchzuführen! Jegliche Kontraindikationen müssen ausgeschlossen sein und alle möglichenfalls erforderlichen Notfallmaßnahmen müssen zur Verfügung stehen.

Emesis (*vamana*)
- **Form:** *vamana Nr. 3* (**Tab. 10.8**, S. 75 f.)

Äußere Anwendungen

Dampfbäder (*svedana*)
- **Durchführung:** Dampfbäder sollten 1 Woche lang 1× tägl., dann 2–4 Wochen alle 2 Tage und danach möglichst 1× pro Woche bei schonender Wärme und mit feuchter Kompresse über der Herzregion erfolgen.

Medikamentöse Therapie

Pulverkombination (*cūrṇa*)

- **Darreichung:** 2× tägl. 5–6 g zu gleichen Teilen
- **Rezeptur:**
  - *Puṣkaramūla* (Inula helenium)
  - *Śuṇṭhī* (Zingiber officinalis)
  - *Pippalī* (Piper longum)
  - *Vacā* (Acorus calamus)
  - *Harītakī* (Terminalia chebula)

Tabletten (*vaṭī*)

- **Darreichung:** 2–3× tägl.
- **Tabletten:** *Śilājatu*, z. B. in Form von Uricare 2–3 Tbl.

Linctus (*avaleha*)

- **Darreichung:** 2× tägl. mit warmer Milch
- **Linctus:** *Cyavanaprāśāvaleha* 20 g

Ernährung

Generell sollte auf leichte Kost geachtet werden. Teilweise empfiehlt sich auch Fasten (*laṅghana*), je nach Kräftezustand des Patienten.

Therapie der *tri-doṣa*-Form

Die Therapie der Herzerkrankungen mit kombinierten *doṣa* richtet sich nach der jeweiligen *doṣa*-Dominanz. *Caraka* (*Ci.* 26.100) empfiehlt, die Behandlung mit **„leicht machenden“ Verfahren** (*laṅghana*) – wie leichter Diät, Fasten, Ausleitung etc. – zu beginnen (**Tab. 9.1**, S. 63 ff.) und dann je nach Ausprägung der *doṣa* oben genannte Verfahren zu kombinieren.

13.3 Moderne kardiologische Krankheitsbilder

Die unter den *hṛd-roga* genannten Symptome stehen auch bei der Symptomatologie der modernen Kardiologie im Vordergrund:

- thorakale Schmerzen
- Atemnot
- Zyanose
- Arrhythmien
- Herzinsuffizienz (als Folge)

Je nach Symptomdominanz können die entsprechenden ayurvedischen Therapieverfahren eingesetzt werden. Die Schwierigkeit bei der Behandlung von Herzkrankheiten liegt jedoch in der Einschätzung, ob die ayurvedischen Verfahren ausreichen, um den Patienten verantwortungsvoll zu versorgen. Meist ist eine **Kombination mit schulmedizinischen Maßnahmen** notwendig.

Große Bedeutung kommt den ayurvedischen Therapieansätzen in den Anfangsstadien und bei chronischen Verläufen von Herzkrankheiten zu. Bei fortgeschrittenen Fällen ist zu entscheiden, ob diese mit konventionellen oder gar chirurgischen Verfahren der Schulmedizin kombiniert werden müssen.

Besonders bei **akuten Notfällen**, wie dem Myokardinfarkt oder infektiösen Herzerkrankungen, spielt der Ayurveda eine untergeordnete Rolle. Die schulmedizinische Notversorgung ist in aller Konsequenz durchzuführen und der Ayurveda ist eher in der **Rehabilitation** und zur **Vorbeugung** von Rezidiven einzusetzen.

In jedem Fall wäre eine kollegiale Zusammenarbeit mit einem naturheilkundlich aufgeschlossenen Kardiologen wünschenswert, um mithilfe des Ayurveda die Dosierung der schulmedizinischen Therapeutika möglichst gering halten zu können und somit Nebenwirkungen einzuschränken, ohne dass der Patient unnötigen Gefahren ausgesetzt wird.

13.3.1 Herzinsuffizienz

> ! Die akut einsetzende Herzinsuffizienz, z. B. durch Myokardinfarkt, ist ein Notfall und muss immer schulmedizinisch behandelt werden.

Bei chronischer Herzinsuffizienz ist eine ayurvedische Therapie neben den notwendigen schulmedizinischen Maßnahmen indiziert und sinnvoll, wobei die dyspnoedominierte **Linksherzinsuffizienz** am besten auf die Ayurveda-Therapie anspricht. Bei der **Rechtsherzinsuffizienz** können ayurvedische Verfahren den Erfahrungen der Autoren zufolge lediglich als unterstützender Versuch angesehen werden.

Die eingangs genannten generellen Therapieverfahren für *hṛd-roga* (s. S. 168 ff.) bilden die Basis für die Behandlung der Herzinsuffizienz. Vor allem sind auch die Ernährungs- und Verhaltensempfehlungen streng einzuhalten.

Medikamentöse Therapie

Die Therapie bei Herzinsuffizienz ist anhand der folgenden Kriterien zu gestalten:

Herzstärkende (*hṛdya*) Mittel zur Verbesserung der Herzfunktion

Pulver (*cūrṇa*)

- **Darreichung:** 2× tägl. mit reinem *ghī*, Milch oder Wasser mit Rohrohrzuckermasse (*guḍa*)
- **Pulver:** *Arjuna* (Terminalia arjuna) 3–5 g

Sonderpräparate auf mineralischer Grundlage (*rasauṣadha*)

- **Darreichung:** 2× tägl. mit Waldhonig
- **Rezeptur:**
  - *Javāharamoharā-rasa* 125 mg
  - *Nāgārjunābhra-rasa* 125 mg

> ! Bei dem Einsatz von *Nāgārjunābhra-rasa* sind das traditionelle Herstellungsverfahren und die Dosierung zu beachten.

Tonisieren der *prāṇa-vaha-srotas*

Pulver (*cūrṇa*)

- **Darreichung:** 2× tägl.
- **Pulver:** *Vāsā* (Adhatoda vasica) 3–5 g

Sonderpräparat auf mineralischer Grundlage (*rasauṣadha*)

- **Darreichung:** 2× tägl. mit Waldhonig
- **Präparat:** *Nāgārjunābhra-rasa* 125 mg

> ! Das traditionelle Herstellungsverfahren und die Dosierung sind zu beachten.

Anregung der Diurese zur Reduktion des Transsudats (*kleda*) bei Lungenödem

Pulver (*cūrṇa*)

- **Darreichung:** 2× tägl.
- **Pulver:** *Punarnavā* (Boerhaavia diffusa) 3–5 g

Reduzieren der Kongestion

Sonderpräparat auf mineralischer Grundlage (*rasauṣadha*)

- **Darreichung:** 2× tägl. mit Waldhonig
- **Präparat:** *Hṛdayārṇava-rasa* 200–300 mg

> ! Das traditionelle Herstellungsverfahren und die Dosierung sind zu beachten.

Ernährung

Grundsätzlich zu empfehlen sind eine salzarme Kost sowie eine reduzierte Flüssigkeitszufuhr.

13.3.2 Myokardischämie und koronare Herzkrankheit

> „Wenn sich *vāta* – blockiert durch *kapha* und *pitta* – mit *rasa* im Herzen verbindet, kommt es zu extremen Herzschmerzen in Kombination mit Atemnot. Dies wird *hṛc-chūla* genannt.“ (*Suśruta, Ut.* 42.131 f.)

Die Symptomatik, die sich durch Myokardischämie auf der Grundlage einer koronaren Herzkrankheit ergibt, wird im Ayurveda als *hṛc-chūla* bezeichnet. Wörtlich bedeutet dieser Begriff „Herzschmerz“ und ist mit einer **Angina pectoris** gleichzusetzen.

Der **pathologische Mechanismus** lässt sich folgendermaßen beschreiben: *vāta-doṣa* und im Besonderen *vyāna-vāta* sind für die Versorgung des Herzmuskels mit Nährstoffen (*rasa-dhātu*) zuständig. Sie steuern die Blut- bzw. *rasa*-Zirkulation (*rasa-parivahana*). Durch *kapha*- und *pitta*-artige Faktoren kommt es zu Blockaden des Flusses von *vyāna-vāta*. Hieraus entsteht die Schmerz- und Dyspnoesymptomatik, die als *hṛc-chūla* bezeichnet wird. Diese Darstellung beschreibt mit ayurvedischen Begrifflichkeiten eine Minderdurchblutung der Koronararterien, z. B. durch arteriosklerotische Ablagerungen.

Nach ayurvedischer Einteilung zählen schmerzhafte Herzkrankheiten zu den ***vāta*-dominierten *hṛd-roga***. Somit folgt die Therapie von *hṛc-chūla* den dort genannten Richtlinien (s. S. 176 ff.), allerdings mit einigen Modifikationen, die der Tatsache Rechnung tragen, dass bei dieser Form *vāta* durch eine Blockade und nicht – wie in vielen anderen Fällen – durch eine Reduktion der Gewebe (*dhātu*) aggraviert wurde. Entsprechend ist der Aspekt der Ausleitung (*śodhana*) von großer Bedeutung.

Ausleitung (*śodhana*)

Die Ausleitung dient der Reinigung der Transportwege (*srotas*) und soll die Blockaden in den Koronargefäßen lösen. Eine drastische Emesis (*vamana*) ist aufgrund der starken *vāta*-Dominanz nicht zu empfehlen.

Purgieren (*virecana*)
- **Form:** *virecana Nr. 2* oder *virecana Nr. 3* (**Tab. 10.9**, S. 78 f.) bei strenger Beachtung der Kontraindikationen (s. S. 77 f.)
- **Fett für die innere Oleation:** *Pañcatikta-ghṛta* oder *Triphalā-ghṛta*

Dekokteinläufe (*nirūha-basti*)
- **Form:** *nirūha Nr. 1* oder *nirūha Nr. 3* (**Tab. 10.11**, S. 82 f.)
- **Dekokt:** *Daśamūla-kvātha*

Medikamentöse Therapie

Da es sich bei dieser Erkrankung um einen bedrohlichen Zustand handelt, ist die medikamentöse Therapie sehr umfangreich zu gestalten.

Basistherapie

Dekokt (*kvātha*)
- **Darreichung:** 2× tägl.
- **Dekokt:** *Daśamūla-kvātha* 40 ml

oder ersatzweise:
- **Darreichung:** 2× tägl. nach dem Essen mit der gleichen Menge warmem Wasser
- **Dekokt:** *Daśamūlāriṣṭa* 30–40 ml

Pulver (*cūrṇa*)
- **Darreichung:** 2× tägl. mit Milch
- **Rezeptur:**
  - *Arjuna* (Terminalia arjuna) 3 g
  - *Śṛṅga-bhasma* 300 mg

oder ersatzweise:
- **Herstellung:** Milchabkochung mit 100 ml Wasser und 100 ml Milch so lange kochen, bis das Wasser verdunstet ist (also bis auf eine Flüssigkeitsmenge von ca. 100 ml).
- **Präparat:** *Arjuna* (Terminalia arjuna) 3–4 g

Pulverkombination (*cūrṇa*)
- **Darreichung:** 3× tägl. mit reinem *ghī* und einer Prise Salz 5–6 g zu gleichen Teilen
- **Rezeptur:**
  - *Puṣkaramūla* (Inula helenium)
  - *Śuṇṭhī* (Zingiber officinalis)
  - *Chardiripu* (Hedychium spicatum)
  - *Harītakī* (Terminalia chebula)

Therapie bei Meteorismus mit Druck auf das Herz

Pulver (*cūrṇa*)
- **Darreichung:** zusätzlich 3× tägl. mit reinem *ghī* mit dem ersten Bissen der Mittags- und Abendmahlzeit
- **Präparat:** *Hiṅgvaṣṭaka-cūrṇa* 3 g

Therapie zur Reduktion arteriosklerotischer Plaques

***Guggulu*-Präparat**
- **Darreichung:** 3× tägl. nach der Mahlzeit
- **Präparat:** *Triphalā-guggulu* 1 g

Tabletten (*vaṭī*)
- **Darreichung:** 2–3× tägl.
- **Tabletten:** *Śilājatu*; z. B. in Form von Uricare 2–3 Tbl.

Sonderpräparate auf mineralischer Grundlage (*rasauṣadha*)
- **Darreichung:** 2× tägl. mit Waldhonig
- **Rezeptur:**
  - *Javāharamoharā-rasa* 125 mg
  - *Nāgārjunābhra-rasa* 250 mg

> ! Bei dem Einsatz von *Nāgārjunābhra-rasa* sind das traditionelle Herstellungsverfahren und die Dosierung zu beachten.

Ernährung und Verhalten

Ernährung und Verhalten richten sich nach den Grundsätzen der Behandlung von *hṛd-roga* (**Tab. 13.6**, S. 171).

13.3.3 Herzrhythmusstörungen

Herzrhythmusstörungen sind generell ***vāta*-dominierte** Herzerkrankungen. Bei der Therapie wird zwischen Tachy- und Bradyarrythmien unterschieden.

Therapie bei supraventrikulären, atriellen und ventrikulären Tachyarrhythmien

Folgende Therapieempfehlungen haben sich bei Tachykardien praktisch bewährt.

Ausleitung (*śodhana*)

Purgieren (*virecana*)

- **Form:** *virecana Nr. 1* (**Tab. 10.9**, S. 78 f.), allerdings milder dosiert
- **Fett für die innere Oleation:** *Pañcatikta-ghṛta* oder *Triphalā-ghṛta*
- **Purgiermittel:**
  - *Eraṇḍa-taila* (Rizinusöl) 20–30 ml
  - *Svarṇapatrī*(Cassia angustifolia)-Blätter 5–6 g

Ölklistiere (*mātra-basti*)

- **Form:** *mātra Nr. 1* (**Tab. 10.12**, S. 84)
- **Öl:** *Nārāyaṇa-taila*

Sollten die Klistiere vom Patienten nicht über Nacht einbehalten werden können oder der Ausleitungsbedarf aufgrund von Obstipation steigen, so sind anstelle der Ölklistiere reinigende Dekokteinläufe (*nirūha-basti*) auf der Basis von *Daśamūla-kvātha* an einzelnen Tagen einzusetzen.

Medikamentöse Therapie

Medizinischer Likör (*ariṣṭa*)

- **Darreichung:** 2× tägl. nach dem Essen mit der gleichen Menge warmem Wasser
- **Likör:** *Daśamūlāriṣṭa* 30 ml

Sonderpräparat auf mineralischer Grundlage (*rasauṣadha*)

- **Darreichung:** 2× tägl. mit Waldhonig
- **Präparat:** *Bṛhad-vātacintāmaṇi-rasa* 100 mg

> ! Das traditionelle Herstellungsverfahren und die Dosierung sind zu beachten.

Pulverkombination (*cūrṇa*)

Bei ansonsten asymptomatischen Rhythmusstörungen oder klinisch unbedenklichen Extrasystolen werden zusätzlich psychisch stabilisierende (*medhya*) Mittel verabreicht.

- **Darreichung:** 2× tägl.
- **Rezeptur:**
  - *Brāhmī* (Bacopa monnieri) 1–2 g
  - *Tagara* (Valeriana wallichii) 1–2 g

Ernährung und Verhalten

Ernährung und Verhalten sind an den allgemeinen Empfehlungen zu *hṛd-roga* auszurichten (**Tab. 13.6**, S. 171).

Therapie bei Bradyarrhythmien

Im Folgenden ist die medikamentöse Therapie zu Bradyarrhythmien aufgeführt, wobei die Ausleitung (*śodhana*) wie bei den Tachyarrythmien durchzuführen ist (s. o.), da es sich auch bei dieser Form um eine ***vāta*-dominierte** Herzerkrankung handelt. Die Ernährungs- und Verhaltensempfehlungen richten sich nach den Grundsätzen der Behandlung von *hṛd-roga* (**Tab. 13.6**, S. 171).

Medikamentöse Therapie

Sonderpräparate auf mineralischer Grundlage (*rasauṣadha*)

- **Darreichung:** 2× tägl. mit Waldhonig wahlweise
- **Präparat:** *Javāharamoharā-rasa*, *Hemagarbhapoṭṭalī-rasa* oder *Candrodaya-rasa* jeweils 100–125 mg

> ! Bei dem Einsatz von *Hemagarbhapoṭṭalī-rasa* und *Candrodaya-rasa* sind die traditionellen Herstellungsverfahren und die Dosierung zu beachten.

13.3.4 Myokardien

Myokardien sind schwerwiegende Krankheitsbilder, die wie die Herzinsuffizienz zu behandeln sind (s. S. 179 f.). Die ayurvedische Therapie wird hierbei lediglich unterstützend eingesetzt.

13.3.5 Infektiös-entzündliche Herzerkrankungen

Aufgrund des hohen Risikos bei infektiös-entzündlichen Erkrankungen des Herzens, wie der Endo-, Myo- und Perikarditis, sollte die akute Versorgung ausschließlich der Schulmedizin überlassen werden. Die Nachsorge kann gemäß der generellen Richtlinien der *hṛd-roga* durch Ayurveda unterstützt werden (s. S. 168 ff.).

13.3.6 Valvuläre Erkrankungen und angeborene Herzfehler

Bei ausgeprägten anatomischen Veränderungen sind Herzfehler chirurgisch zu behandeln. Bei geringen Beschwerden kann eine symptomatisch ausgerichtete Ayurveda-Therapie gemäß der Empfehlungen bei *hṛd-roga* (s. S. 168 ff.) und Herzinsuffizienz (s. S. 179 f.) versucht werden.

13.3.7 Psychisch bedingte Herzleiden

Die auch als funktionelle Herzkrankheiten oder Herzneurosen bezeichneten Krankheiten werden gemäß der allgemeinen Empfehlungen für Herzkrankheiten (*hṛd-roga*; s. S. 168 ff.) in Kombination mit den Maßnahmen zu Stresssymptomen (s. S. 377 ff.) behandelt.

13.4 Moderne vaskuläre Krankheitsbilder

Vaskuläre Erkrankungen (venös und arteriell) werden im Ayurveda grundsätzlich *sirā* zugerechnet.

> *sirā* wird als Sekundärgewebe (*upadhātu*) des Blutgewebes (*rakta-dhātu*) bezeichnet und umfasst sämtliche Gefäßstrukturen des Körpers.

Die ayurvedischen Texte weisen nur wenige Krankheitsbilder auf, die *sirā* als Hauptaspekt der Pathogenese hervorheben. Allerdings wird *sirā* bei anderen wichtigen Krankheitsbildern erwähnt, wie z. B. bei *udara-roga* (verschiedene abdominelle Schwellungen), *arśas* (s. S. 223 ff.), *vāta-rakta* (s. S. 289 ff.) und *vāta-vyādhi* (s. S. 276 ff.).

Bei der Therapie von *sirā*-assoziierten Erkrankungen ist jeweils die *doṣa*-Dominanz zu berücksichtigen. Wichtiger noch sind die Strategien zur Behandlung von *rakta-dhātu* (s. S. 343 ff.), allen voran das Purgieren (*virecana*) und der Blutentzug (*rakta-mokṣaṇa*).

13.4.1 Generalisierte Arteriosklerose

In der *Caraka-Saṃhitā* finden sich Listen von Erkrankungen, deren Entstehung einem einzigen *doṣa* zugeschrieben werden. Unter den *kapha*-bedingten Erkrankungen (*Caraka, Sū.* 20.17) wird ein Zustand erwähnt (*dhamanī-praticaya*), der wörtlich übersetzt „Ablagerungen in den Gefäßen" bedeutet. Nach heutigem Verständnis muss dieses Krankheitsbild als **Arteriosklerose** interpretiert werden. Zudem weisen v. a. **atheromatöse Ablagerungen** typische *kapha*-Qualitäten auf.

> Ayurvedisch betrachtet ist die Pathogenese bei der Arteriosklerose ein *kapha*-dominierter Prozess, der sich in den Gefäßstrukturen (*sirā*) manifestiert.

Ausleitung (*śodhana*)

Die Ausleitung bildet die Basis der Arteriosklerosetherapie im Ayurveda. Diese sollte entsprechend des Allgemeinzustands und der Verträglichkeit individuell geplant werden. Das Purgieren (*virecana*) ist weniger belastend und sollte möglichst grundsätzlich durchgeführt werden. Sollte das Purgieren kontraindiziert sein (s. S. 77 f.), so stellen die reinigenden Dekokteinläufe (*nirūha-basti*) die sicherste Alternative für die intensiven Ausleitungsverfahren dar. Auf sie sollte nicht verzichtet werden.

Emesis (*vamana*)

- **Hinweis:** Sofern weder ausgeprägte Hypertonie, noch manifeste Herzkrankheiten oder andere Kontraindikationen bestehen, kann eine Emesis durchgeführt werden.
- **Form:** *vamana Nr. 3* (**Tab. 10.8**, S. 75 f.)
- **Emetikum:** *Madana-phala* (Randia dumetorum)

Purgieren (*virecana*)

- **Form:** *virecana Nr. 2* oder *virecana Nr. 3* (**Tab. 10.9**, S. 78 f.)

Einläufe (*basti*)

- **Form:** *nirūha Nr. 1* (**Tab. 10.11**, S. 82 f.)
- **Präparat:** *Daśamūla-kvātha* oder *Triphalā-kvātha*

Äußere Anwendungen

Für die Behandlung der Arteriosklerose sind keine besonderen äußeren Anwendungen zu nennen. Bei Übergewicht sind tägliche Pulverabreibungen (*udvartana*) mit Gerstenmehl, *Triphalā-cūrṇa* und *Vacā*(Acorus calamus)-Pulver zu empfehlen (s. S. 96).

Medikamentöse Therapie

Zwei Therapievarianten haben sich bei der Behandlung von Arteriosklerose bewährt:

Basistherapeutikum zur Behandlung der Gefäße (*sirā*)

***Guggulu*-Präparat 1**

- **Darreichung:** 3× tägl. nach der Mahlzeit
- **Präparat:** *Kaiśora-guggulu* 1 g

Therapie zum Abtragen (*lekhana*) der Gefäßablagerungen

***Guggulu*-Präparat 2**

- **Darreichung:** 3× tägl. nach der Mahlzeit
- **Präparat:** *Triphalā-guggulu* 1 g

Ernährung und Verhalten

In **Tab. 13.11** sind die besonderen Ernährungs- und Verhaltensempfehlungen bei Arteriosklerose aufgeführt.

13.4.2 Systemische arterielle (essenzielle) Hypertonie

Die Hypertonie ist **kein klassisches Krankheitsbild** im Ayurveda. Oft wird sie als *rakta-gata-vāta* verstanden, also als aggraviertes *vāta* im Blutgewebe (*rakta*). Nach Meinung der Autoren decken sich die klassischen Beschreibungen von *rakta-gata-vāta* jedoch nicht mit dem Symptombild der Hypertonie (vgl. *Caraka, Ci.* 28.31). Vielmehr handelt es sich um eine gestörte Funktion von *vyāna-vāta* aufgrund von pathologischen Veränderungen der Arterien (*dhamanī-praticaya*).

Auch lässt sich die essenzielle Hypertonie mithilfe der psychosomatisch ausgelegten *doṣa*-Theorie recht gut fassen. Entsprechend basieren die Therapieempfehlungen auf einer Kombination der ***doṣa*-Theorie mit modernen Erkenntnissen** über die Pathomechanismen der Hypertonie. Die *doṣa*-Dominanzen werden anhand des individuellen Symptombilds ermittelt und sind besonders bei der Wahl der Ausleitungsverfahren von Bedeutung (**Tab. 13.12**).

Ansonsten bilden die Behandlung der Gefäße (*sirā*), die Entlastung und Kräftigung des Herzens (*hṛdya*) sowie Entspannung (*rajas*-Reduktion) und

Tab. 13.11 Besondere Ernährungs- und Verhaltensempfehlungen bei Arteriosklerose.

	empfehlenswert	zu meiden
Ernährung	• Weizen, Gerste, länger als ein Jahr gelagerter Reis, *Mudga* (Vigna radiata) • warme Kuhmilch mit Ingwer, warme Ziegenmilch, geringe Mengen *ghī*, Waldhonig • Rettich, Zucchini, Artischocken, Spinat, Auberginen • Weintrauben, Äpfel, Granatäpfel • Ingwer, Trachyspermum ammi, Knoblauch, Pfeffer, Basilikum, Kardamom, Kurkuma, Safran • geringe Mengen Wein	• schwer verdauliche, fettige und *srotas*-blockierende (*abhiṣyandī*) Nahrungsmittel
Verhalten	• Atemübungen (*prāṇāyāma*) unter Expertenaufsicht • regelmäßige Yoga-Praxis (*āsana*) • Entspannung, insbesondere Meditation	• Tagesschlaf • Überanstrengung

Tab. 13.12 *doṣa*-Dominanzen bei der essenziellen Hypertonie, deren Anzeichen und Behandlung.

***doṣa*-Dominanz**	**Anzeichen**	**generelle Maßnahmen**
vāta	• psychische Ursachen und psychische Begleitsymptome (Ängste, Erschöpfung) • Provokation durch Stress und Überforderung	• Einläufe (*basti*) • entspannende Manualtherapie • Stressreduktion • psychische Harmonisierung • Wärmen
pitta	• *pitta*-Konstitution • Aggressionen	• Purgieren (*virecana*) • Aderlass (*rakta-mokṣaṇa*) • kühlende Maßnahmen
kapha	• Übergewicht • Arteriosklerose • *kapha*-Konstitution	• Emesis (*vamana*) • reduzierende Maßnahmen (*laṅghana*) • reduzierende Manualtherapie (*udvartana*, *gharṣaṇa*) • Gefäßsanierung durch „Auskratzen" (*lekhana*)

psychische Harmonisierung (*sattva*-Förderung) die tragenden Säulen der Therapie. Die Ursachen sind nach ayurvedischem Verständnis in einer **falschen Ernährung** (*āhāra*) **und Lebensführung** (*vihāra*) zu suchen. Somit sind diese beiden Bereiche sowohl für die Symptombekämpfung als auch für die Prävention notwendigerweise zu harmonisieren.

Werden in Ruhe wiederholt Blutdruckwerte über 140/90 mmHg gemessen, so besteht Behandlungsbedarf. Selbst wenn diastolische Werte knapp unter 90 mmHg vorliegen, sollte zur Prävention zumindest eine Umstellung der Ernährung und Lebensführung angestrebt werden.

> Nach Erfahrung der Autoren lässt sich eine Hypertonie mit Werten unter 160/100 mmHg ausschließlich mit ayurvedischen Maßnahmen unter Kontrolle bringen, sofern diese konsequent durchgeführt werden. Liegen die Werte konstant über 160/100 mmHg, so wird die Kombination mit schulmedizinischen Medikamenten notwendig.

Therapiestrategie

- Korrektur der *vāta*- und *pitta*-Funktionen
- *kapha*-Reduktion
- Ausleitung (*śodhana*)
- Anregung der Diurese
- Kräftigung des Herzmuskels (*hṛdya*)
- Gefäßsanierung (*sirā*)
- psychische Harmonisierung durch die Förderung positiver innerer Faktoren (*sattva*) und durch die Kontrolle negativer Impulse (*rajas*)

Ausleitung (*śodhana*)

Sofern keine Kontraindikationen bestehen, sollten v. a. bei *kapha*- und *pitta*-dominierten Konstitutionen möglichst die intensiven Ausleitungsverfahren (Emesis und Purgieren) mit kompletter Vorbehandlung (*pūrva-karma*) eingesetzt werden.

> ! Ausdrückliche Vorsicht ist bei der Emesis (*vamana*) geboten. Liegen sehr hohe Blutdruckwerte vor (ab 160/100 mmHg), dann ist dieses Verfahren kontraindiziert.

Das Purgieren und die reinigenden Dekokteinläufe sind selbst bei höheren Blutdruckwerten einsetzbar, sofern keine anderen Kontraindikationen vorliegen (s. S. 77 f.).

Bei ***vāta*-dominierten** Symptomen und Konstitutionen ist die Ausleitung **mild** zu gestalten. Tägliche Dekokteinläufe (*nirūha-basti*) eignen sich hierfür am besten, ggf. nach einer sehr milden purgierenden Ausleitung mit *Eraṇḍa-taila* (Rizinusöl). Die Ölklistiere (*mātra-basti*) sollten die Dekokteinläufe kurzfristig ersetzen, wenn die *vāta*-Symptome durch diese ausleitende Form von Einläufen zunehmen sollten.

Emesis (*vamana*)

- **Form:** *vamana Nr. 2* oder *vamana Nr. 3* (**Tab. 10.8**, S. 75 f.)
- **Fett für die innere Oleation:** *Pañcatikta-ghṛta* oder *Triphalā-ghṛta*

Purgieren (*virecana*)

- **Form:** *virecana Nr. 1, virecana Nr. 2* oder *virecana Nr. 3* (**Tab. 10.9**, S. 78 f.)
- **Fett für die innere Oleation:** *Pañcatikta-ghṛta* oder *Triphalā-ghṛta*

Dekokteinläufe (*nirūha-basti*)

- **Form:** *nirūha Nr. 1* oder *nirūha Nr. 3* (**Tab. 10.11**, S. 82 f.)
- **Dekokt:** *Daśamūla-kvātha*

Äußere Anwendungen

Die Manualtherapie dient zum einen zur Vorbereitung auf die Ausleitungsverfahren, zum anderen soll sie die Entspannung und psychische Harmonisierung fördern. Letzteres ist bei der Therapie der *vāta*-dominierten Formen von grundlegender Bedeutung. Entsprechend sind auch hier eher die **sanften Techniken** (*saṃvahana*) anzuwenden.

Ölmassagen (*abhyaṅga*)

- **Durchführung:** 1 Woche lang 1× tägl., dann 2–4 Wochen alle 2 Tage und danach möglichst 1× pro Woche mit *vāta*-reduzierenden Ölen
- **Öl:** z. B. *Nārāyaṇa-taila*

Jeweils nach der Massage erfolgt ein **Dampfbad (*svedana*)** bei schonender Wärme und mit feuchter Kompresse über der Herzregion.

Stirngüsse (*śirodhāra*)

- **Durchführung:** 1 Woche lang 1× tägl., dann 2–4 Wochen alle 2 Tage und danach möglichst 1× pro Woche
- ***vāta*-reduzierend:** *Nārāyaṇa-taila* oder ersatzweise: Sesamöl
- ***pitta*-reduzierend:** verdünnter Joghurt (*takra*)

Medikamentöse Therapie

Neben den ***Guggulu*-Präparaten**, die bereits bei der Arteriosklerosetherapie aufgeführt wurden (s. S. 184), haben sich weitere Maßnahmen bei speziellen Indikationen bewährt.

Herztonikum und zur Prävention kardialer Komplikationen

Pulver 1 (*cūrṇa*)

- **Darreichung:** 2× tägl. mit Milch
- **Pulver:** *Arjuna* (Terminalia arjuna) 3 g

Therapie der psychischen Komponente

Pulverkombination (*cūrṇa*)

- **Darreichung:** 2–3× tägl.
- **Rezeptur:**
  - *Brāhmī* (Bacopa monnieri) 1–2 g
  - *Śaṅkhapuṣpī* (Convolvulus pluricaulis) 1–2 g

  zusätzlich zur Reduktion von *vāta* und *pitta* sowie zur generellen „Harmonisierung des Blutflusses“:
  - *Sūtaśekhara-rasa* 250 mg

> ! Bei dem Einsatz von *Sūtaśekhara-rasa* sind das traditionelle Herstellungsverfahren und die Dosierung zu beachten.

Anregung der Diurese und Reduktion der Vorlast

Dekokt (*kvātha*)

- **Darreichung:** 2× tägl.
- **Dekokt:** *Punarnavādi-kvātha* 40 ml

Pulver 2 (*cūrṇa*)

- **Darreichung:** 2× tägl.
- **Pulver:** *Sarpagandhā* (Rauvolfia serpentina) 1–2 g

> ! *Sarpagandhā* sollte nur bei schweren Fällen unter besonderer Vorsicht eingesetzt werde, dabei sind die Dosierung und eventuelle Nebenwirkungen streng zu beachten.

Zusatztherapie

Sonderpräparate auf mineralischer Grundlage (*rasauṣadha*)

- **Hinweis:** Diese Sonderpräparate sind nur bei starker Belastung des Herzens und bei strukturellen Veränderungen am Herzen einzusetzen.
- **Darreichung:** 2× tägl. mit Waldhonig
- **Rezeptur:**
  - *Javāharamoharā-rasa* 125 mg
  - *Nāgārjunābhra-rasa* 250 mg

> **!** Bei dem Einsatz von *Nāgārjunābhra-rasa* sind das traditionelle Herstellungsverfahren und die Dosierung zu beachten.

Psychische Behandlung (*sattvāvajaya*)

Die Berücksichtigung von psychischen Faktoren ist bei der Behandlung der essenziellen Hypertonie sehr wichtig, besonders bei *vāta*-dominierten Formen. Neben der Anleitung zu regelmäßigen Entspannungsübungen und besonders zum Erlernen einer geeigneten Meditationstechnik sind psychotherapeutische Ansätze zur Bewältigung innerer Probleme und zur Meisterung negativer Gefühle unbedingt durchzuführen (s. S. 377 ff.).

Ernährung und Verhalten

Besonders zu beachten sind bei Hypertonie die Empfehlungen in **Tab. 13.13**.

13.4.3 Essenzielle Hypotonie

Bei **sekundärer** Hypotonie sind die zugrunde liegenden Ursachen zu behandeln. Bei **essenzieller** Hypotonie ist auf die Umsetzung der allgemeinen Ernährungsempfehlungen des Ayurveda (s. S. 112 ff.) zu achten. Ausreichend Bewegung ohne die Belastungsgrenze zu erreichen (z. B. Sonnengruß = *sūrya-namaskāra*), frische Luft sowie anregende Atemübungen (z. B. *bhastrikā-prāṇāyāma* und *kapāla-bhāti*) unterstützen die Selbstregulierung des Blutdrucks. Zusätzlich haben sich aufbauende Maßnahmen (*rasāyana*) bewährt.

Medikamentöse Therapie

Pulver (*cūrṇa*)

- **Darreichung:** 2× tägl. mit warmer Milch
- **Pulver:** *Yaṣṭīmadhu* (Glycyrrhiza glabra) 3 g

Sonderpräparat auf mineralischer Grundlage 1 (*rasauṣadha*)

- **Hinweis:** nur bei Schwindel
- **Darreichung:** 2× tägl. mit Waldhonig
- **Präparat:** *Agnituṇḍī-vaṭī* 250 mg

> **!** Das traditionelle Herstellungsverfahren und die Dosierung sind streng zu beachten.

Sonderpräparat auf mineralischer Grundlage 2 (*rasauṣadha*)

- **Hinweis:** als Notfallmittel bei hypotonen Krisen
- **Darreichung:** mehrfach in kurzen Abständen mit Waldhonig
- **Präparat:** *Bṛhad-vātacintāmaṇi-rasa* 100 mg

> **!** Das traditionelle Herstellungsverfahren und die Dosierung sind zu beachten.

Tab. 13.13 Besondere Ernährungs- und Verhaltensempfehlungen bei Hypertonie.

	empfehlenswert	zu meiden
Ernährung	• Weizen, Gerste, länger als ein Jahr gelagerter Reis, Mungbohne • warme Kuhmilch mit Ingwer, warme Ziegenmilch, geringe Mengen *ghī*, Waldhonig • Rettich, Zucchini, Artischocken, Spinat, Auberginen • Weintrauben, Äpfel, Granatäpfel • Ingwer, Trachyspermum ammi, Knoblauch, Pfeffer, Basilikum, Kardamom, Kurkuma, Safran • geringe Mengen Wein • salzarme Kost • sofern indiziert: Gewichtsreduktion	• schwer verdauliche, fettige und *srotas*-blockierende (*abhiṣyandī*) Nahrungsmittel
Verhalten	• Atemübungen (*prāṇāyāma*) unter Expertenaufsicht • regelmäßige Yoga-Praxis (*āsana*) • Entspannung, insbesondere Meditation • Anpassung des Lebensstils an natürliche Rhythmen	• Tagesschlaf • geistige und körperliche Überanstrengung

13.4.4 Raynaud-Syndrom

Die zentralnervös gesteuerte, anfallsweise auftretende Vasokonstriktion beim Raynaud-Syndrom ist ein typisches *vāta*-Geschehen mit Manifestation im Sekundärgewebe *sirā*. Auch die Hauptsymptome (zyanotische Verfärbung und Schmerzen), die aus den Ischämiezuständen resultieren, sind typisch für *vāta*. Die psychische Komponente, welche besonders die primäre Form aufweist, fällt ebenfalls in den *vāta*-Bereich.

Ausleitung (*śodhana*)

Es eignen sich besonders das Purgieren sowie Dekokteinläufe zur Behandlung des Raynaud-Syndroms.

Purgieren (*virecana*)

- **Form:** *virecana Nr. 1* (**Tab. 10.9**, S. 78 f.)
- **Fett für die innere Oleation:** *Pañcatikta-ghṛta*

Dekokteinläufe (*nirūha-basti*)

- **Form:** *nirūha Nr. 2* (**Tab. 10.11**, S. 82 f.)
- **Dekokt für *nirūha*:** *Daśamūla-kvātha*
- **Öl für *mātra*:** *Nārāyaṇa-taila*

Medikamentöse Therapie

Mediziniertes Butterreinfett (*ghṛta*)

- **Darreichung:** 2× tägl. mit heißem Wasser
- **Fett:** *Pañcatikta-ghṛta* 10–20 ml

***Guggulu*-Präparat**

- **Darreichung:** 3× tägl. nach der Mahlzeit
- **Präparat:** *Kaiśora-guggulu* 1 g

Dekokt (*kvātha*)

- **Darreichung:** 2× tägl.
- **Dekokt:** *Daśamūla-kvātha* 40 ml

Sonderpräparat auf mineralischer Grundlage (*rasauṣadha*)

- **Hinweis:** Nur wenn obige Behandlung fehlschlägt wird zusätzlich das folgende Präparat gegeben.
- **Darreichung:** 2× tägl. mit Waldhonig
- **Präparat:** *Bṛhad-vātacintāmaṇi-rasa* 100 mg

> ! Das traditionelle Herstellungsverfahren und die Dosierung sind zu beachten.

13.4.5 Aneurysma

Aneurysmen sind chirurgisch zu behandeln. Die Ayurveda-Therapie kann bei diesem Krankheitsbild keinen wesentlichen Beitrag leisten.

13.4.6 Venöse Thrombose

Aufgrund der **Komplikationsgefahr** – hauptsächlich durch Embolie oder Defektheilung – ist es wichtig zu entscheiden, ob eine ayurvedische Thrombosetherapie ohne schulmedizinische Thrombolyse oder chirurgischen Eingriff den Patienten nicht evtl. gefährdet. Obwohl sich die ayurvedische Therapie bei milden Thromboseformen in Südasien als effektiv zeigt, kommt ihr bei uns im akuten Fall meist nur eine flankierende Bedeutung zu, da schulmedizinische Verfahren möglichst im Frühstadium eingesetzt werden müssen, um erfolgreich zu sein.

> ! Besonders bei schweren Thrombosen mit ausgeprägter Schmerzsymptomatik, bei septischen Thrombophlebitiden und bei der Gefahr einer Gangränbildung ist die schulmedizinische Akutversorgung unumgänglich.

Nach ayurvedischem Verständnis sind bei der venösen Thrombose alle drei *doṣa* betroffen (**Tab. 13.14**). Das wichtigste beteiligte Gewebe (*dūṣya*) sind die Gefäße (*sirā*). Zudem sind *rasa*- und *rakta-dhātu* involviert, spielen aber eine untergeordnete Rolle. Bei Komplikationen wird auch *māṃsa-dhātu* angegriffen.

Tab. 13.14 *doṣa*-Zuordnung der Symptome einer venösen Thrombose.

doṣa	Symptome
vāta	• Schmerzen • zyanotische Verfärbung des betroffenen Bereichs • Dilatation der oberflächlichen Venen
pitta	• lokaler Temperaturanstieg • Phlebitis • venöses Gangrän
kapha	• Thrombusmasse • Ödeme

Ausleitung (*śodhana*)

Die Ausleitung bildet eine wichtige Grundlage der Therapie bei venöser Thrombose. Vor allem der **Blutentzug** (*rakta-mokṣaṇa*) **mittels lokal applizierten Blutegeln** hat sich bei allen Thromboseformen bewährt.

Der Einsatz der anderen indizierten Ausleitungsverfahren orientiert sich an der *doṣa*-Dominanz der Symptome. Das Purgieren dient der *pitta*-Reduktion und die reinigenden Dekoteinläufe (*nirūha-basti*) der *vāta*-Reduktion. Diese Einläufe können aufgrund ihrer ausleitenden Wirkung u. U. *vāta*-Symptome als Nebenwirkungen hervorrufen (wie z. B. Bauchkrämpfe, Zunahme der Schmerzen). Als Gegenmaßnahme sind Ölklistiere (*mātra-basti*) zu empfehlen. Diese werden anstelle der reinigenden Einläufe so lange verabreicht, bis die genannten *vāta*-Symptome nachlassen. Ansonsten sind Ölklistiere bei der venösen Thrombose nicht indiziert. Äußere Anwendungen, Phytotherapie, Ernährungs- und Verhaltensempfehlungen sind für alle Thromboseformen gleich.

Äußere Anwendungen

Beingüsse (*abhiṣeka*)

- **Durchführung:** 2× tägl. 15 min über einen Zeitraum von mehreren Wochen bis zum Abklingen der Symptome
- **Dekokt:** *Nimba*(Azadirachta indica)-Blätter

Packung (*lepa*)

- **Durchführung:** 1× tägl. eine Paste mit Wasser anrühren und möglichst über mehrere Stunden einwirken lassen. Die Packung wird über einen Zeitraum von mehreren Wochen bis zum Abklingen der Symptome eingesetzt.
- **Pulver:** *Nimba*(Azadirachta indica)-Blätter

Medikamentöse Therapie

***Guggulu*-Präparat**

- **Darreichung:** 3× tägl. nach dem Essen (angekaut mit ausreichend warmem Wasser)
- **Präparat:** *Kaiśora-guggulu* 1 g

Dekokt (*kvātha*)

- **Darreichung:** 2× tägl.
- **Dekokt:** *Guḍūcī-kvātha* 40 ml

Ernährung und Verhalten

Die besonderen Ernährungs- und Verhaltensempfehlungen bei Thrombose zeigt **Tab. 13.15**.

13.4.7 Varikosis

Die Varikosis behandeln die Autoren grundsätzlich nach den gleichen Prinzipien **wie die Thrombose** (s. o.), da auch hier sind alle drei *doṣa* (vorrangig *vāta*) und als wichtigstes beteiligtes Gewebe die Gefäße (*sirā*) betroffen sind. Zusätzlich zu den bei der Thrombose genannten Therapieverfahren sind daher nur zwei weitere Präparate im Folgenden aufgeführt.

Da bei der Varikosis seltener die Gefahr akuter Komplikationen besteht, können die ayurvedischen Verfahren auch **ohne schulmedizinische Eingriffe** zum Tragen kommen. Dennoch sind die anatomischen Veränderungen bei der Varikosis durch ayurvedische Maßnahmen selten zu beheben. Gute Ergebnisse können bei der Bekämpfung der subjektiven Beschwerden erzielt werden, besonders bei der Schmerzsymptomatik. Vermögen die ayurvedischen Verfahren die Schmerzen nicht in einem befriedigenden Maß zu beheben, so sollte auch hier ein chirurgischer Eingriff angeraten werden.

Tab. 13.15 Besondere Ernährungs- und Verhaltensempfehlungen bei Thrombose.

	empfehlenswert	zu meiden
Ernährung	• bittere und leicht verdauliche Nahrungsmittel	• saure, salzige, schwer verdauliche, stark erhitzende und *srotas*-blockierende (*abhiṣyandī*) Nahrungsmittel
Verhalten	• Stützstrümpfe	• körperliche Überanstrengung (auch exzessiver Geschlechtsverkehr) • Tagesschlaf

Medikamentöse Therapie

Tabletten

- **Darreichung:** 3× tägl. vor dem Essen
- **Tabletten:** Pilex 2 Tbl.

Pulver (*cūrṇa*)

- **Darreichung:** 2× tägl.
- **Pulver:** *Nimba*(Azadirachta indica)-Samen 0,5–1 g

14 Magen-Darm-Trakt

Der Magen-Darm-Trakt ist aus ayurvedischer Sicht nicht nur aufgrund der hier lokalisierten Krankheiten von entscheidender Bedeutung, sondern wird als Ausgangspunkt einer Vielzahl weiterer Störungen, die sich auf den gesamten Körper auswirken, sowie als ein Sitz der wichtigsten ayurvedischen Wirkprinzipien angesehen.

14.1 Einleitung

Das Verdauungssystem nimmt im Ayurveda **eine besondere Stellung** ein. Sowohl in den klassischen Texten als auch in der modernen Ayurveda-Praxis wird intensiv betont, wie wichtig die Wahl geeigneter Nahrungsmittel, ihre optimale Aufspaltung, die reibungslose Verteilung von Nährstoffen an die Zielzellen und die zufriedenstellende Ausscheidung von Abfallprodukten für die Gesundheit und Krankheitsbekämpfung sind. Für alle diese Funktionen ist der Verdauungstrakt von zentraler Bedeutung.

Selbst bei Erkrankungen, die sich außerhalb des Gastrointestinaltrakts manifestieren, strebt man im Ayurveda eine Harmonisierung dieser Funktionen an und nutzt zudem den Gastrointestinaltrakt als Zugang für verschiedene therapeutische Maßnahmen. In Anbetracht der Erfahrung, die über Jahrhunderte auf diesem Gebiet gesammelt wurden, lässt sich behaupten, dass der Verdauungstrakt und gastrointestinale Störungen **Spezialgebiete des Ayurveda** darstellen.

14.1.1 Angewandte Anatomie und Physiologie

Die ayurvedische Anatomie teilt den Magen-Darm-Trakt, der auch als „großer Transportkanal" (*mahā-srotas*) bezeichnet wird, in verschiedene Abschnitte: Der sog. **„Nahrungskanal"** (*anna-vaha-srotas*) erstreckt sich von der Mundöffnung bis zum Ende des Dünndarms (*grahaṇī*) und dient dem Transport der aufgenommenen Lebensmittel. Der **Magen** heißt „Sammelort für unverdaute Nahrung" (*āmāśaya*) und das **Kolon** „Sammelort für verdaute Nahrung" (*pakvāśaya*).

Zentrale Prinzipien der ayurvedischen Physiologie haben im Verdauungstrakt ihre Hauptaktionsbereiche. Zunächst wären hier die **„Hauptsitze"** der *doṣa* zu nennen. Diese Regionen höchster *doṣa*-Aktivität verteilen sich über den gesamten Trakt (**Tab. 14.1**).

Nach ayurvedischer Vorstellung nimmt die Pathogenese sämtlicher Erkrankungen ihren Ursprung an den *doṣa*-Sitzen: Die aggravierten *doṣa* akkumulieren zunächst in diesen Regionen und durchdringen von hier den gesamten Körper (*roga-mārga*; s. S. 47 f.).

Entsprechend muss eine ursachenorientierte Therapie am Verdauungstrakt ansetzen. Dies wird im Ayurveda v. a. mittels der **inneren Ausleitung** (*śodhana*) erreicht. Vier der fünf klassischen Ausleitungsverfahren (*pañca-karma*) werden über den Verdauungstrakt ausgeführt (**Tab. 14.1**) und bewirken eine nachhaltige Drainage der aggravierten *doṣa*.

Tab. 14.1 Hauptsitze der *doṣa* im Gastrointestinaltrakt und assoziiertes Ausleitungsverfahren.

doṣa	Hauptsitz	Ausleitungsverfahren
kapha	oberer Abschnitt des Magens	Emesis (*vamana*)
pitta	unterer Abschnitt des Magens und Dünndarm	Purgieren (*virecana*)
vāta	Kolon	Einläufe (*basti*)

doṣa-Zuordnung

> Es ist unmöglich, ayurvedische Wirkprinzipien mit Prozessen der modernen Physiologie exakt gleichzusetzen, und ein solches Vorgehen würde zu Missverständnissen führen.

Aus diesem Grund soll an dieser Stelle lediglich versucht werden, eine Brücke zwischen den beiden Wissenschaften zu schlagen.

Somit ließe sich behaupten, dass **nervale und hormonelle** Regulationsmechanismen des Verdauungsgeschehens in den Bereich von *vāta-doṣa* fallen. **Verdauungsenzyme und -säuren** vollziehen Funktionen, die dem *pitta-doṣa* zugeordnet werden können. Und **muköse und seröse Sekrete** der Verdauungsdrüsen, die dem Schutz der Magenschleimhaut und der Verflüssigung der Nahrung dienen, besitzen typische *kapha*-Eigenschaften.

Ebenso weisen viele *doṣa*-Aspekte Beziehungen zum Verdauungstrakt auf (**Tab. 14.2**).

Zunge

Das in der Zunge lokalisierte *bodhaka-kapha* steht im Zentrum der **Geschmackswahrnehmung**. Nach ayurvedischer Auffassung ist der Geschmack von großer Bedeutung für die medizinische Diätetik und Pharmakologie (s. S. 99 ff.), da er die einfachste Möglichkeit darstellt, Eigenschaften und Wirkungen von oral aufgenommenen Substanzen zu ermitteln. *prāṇa-vāta* steuert den **Schluckakt** und leitet somit die Nahrung in das Körperinnere.

Magen

Die Aktivitäten von *kledaka-kapha* konzentrieren sich auf den Magen. In Form von **serösen Drüsensekreten** sorgt es für die Verflüssigung der aufgenommenen Nahrung und schützt als Schleimschicht die Magenwand vor Autodigestion. Die Unterfunktion von *kledaka-kapha* in Kombination mit einer *pitta*-Aggravation bildet die Grundlage für Gastritiden und Ulzera.

Der Magen gilt zudem als Sitz von *rañjaka-pitta*, dem sog. **„Blutfärber“**, genauso wie Leber und Milz. Letztere werden im Ayurveda als Bestandteil der Kanäle für den Transport des Blutgewebes (*rakta-vaha-srotas*) angesehen (s. S. 342 ff.). Diese

Tab. 14.2 Zusammenfassung der ayurvedischen Funktionsprinzipien des Gastrointestinaltrakts mit modernen Interpretationen.

***saṃprāpti*-Aspekte**	**Funktionen im Gastrointestinaltrakt**
bodhaka-kapha	Speichelproduktion; Geschmackswahrnehmung
prāṇa-vāta	Schluckakt; Peristaltik des oberen Verdauungstrakts
kledaka-kapha	Verflüssigung der Nahrung im Magen; muköser Schutz der Magenschleimhaut
rañjaka-pitta	Erythropoese; aktiv in Magen, Leber und Milz
agni bzw. *jāṭharāgni*	„Verdauungsfeuer“ im Dünndarm; somit Hauptprinzip für die Digestion und Resorption der Nahrung; zentraler Ausgangspunkt für sämtliche Stoffwechselprozesse im Körper
pācaka-pitta	gleichzusetzen mit *jāṭharāgni*; wichtigstes Prinzip für die Digestion und Resorption der Nahrung, v. a. in Form von Verdauungssäuren und -enzymen
samāna-vāta	unterstützende Funktion bei der Digestion und Resorption der Nahrung, v. a. in Form von nervalen und hormonellen Steuerungsprozessen
apāna-vāta	Peristaltik des unteren Verdauungstrakts; Flüssigkeitsrückresorption im Dickdarm

altertümlichen Beschreibungen weisen darauf hin, dass genannte Organe für die Erythropoese eine wichtige Rolle spielen könnten. Die Rolle des im Magen gebildeten Intrinsic factor ist diesbezüglich unumstritten.

Dünndarm

Der Dünndarm bildet das Hauptaktionsfeld für das **„Verdauungsfeuer“** (*agni*). Auch *pitta-doṣa* hat hier seinen Hauptsitz, insbesondere der *pitta*-Aspekt, der für die Digestion verantwortlich ist (*pācaka-pitta*). Tatsächlich lassen sich das zentrale Verdauungsfeuer (*jāṭharāgni*) und *pācaka-pitta* als zwei Beschreibungen ein und desselben

Wirkprinzips auffassen.[22] Mit Unterstützung von *samāna-vāta* sorgen sie für die Aufspaltung und Resorption der Nährstoffe.

Die Aufgabe von *samāna-vāta* ließe sich nach modernem Verständnis anhand **nervaler** (z. B. peristaltische Bewegungen v. a. im Dünndarmbereich, Anregung der Sekretion von Verdauungssäften, Transportprozesse während der Resorption von Nährstoffen in der Darmwand) **und hormoneller Funktionen** (z. B. hormonelle Steuerung der Digestion durch Cholezystokinin, Sekretin, Gastrin etc.) festmachen.

Ferner ist der Dünndarm für den Ayurveda aus einem weiteren Grund von essenzieller Bedeutung: Sämtliche peripheren Aspekte des Verdauungs- und Stoffwechselprinzips ***agni*** schöpfen ihre Energie zentral aus dem Dünndarm (s. S. 18 ff.).

Dickdarm

Nicht verwertbare Substanzen und Abfallprodukte sammeln sich zunächst im Dickdarm, um die Rückresorption von Flüssigkeit zu ermöglichen, bis sie schließlich über die Stuhlentleerung ausgeschieden werden. Sowohl die **Peristaltik und Ausscheidung** als auch die **Rückresorption** werden durch *apāna-vāta* gesteuert. Somit stellt das Kolon nicht nur den „stuhltransportierenden Kanal" dar (*purīṣa-vaha-srotas*), sondern bildet auch den Ursprung für die „urintransportierenden Kanäle" (*mūtra-vaha-srotas*). Konsequenterweise setzt die ayurvedische Behandlung von Erkrankungen des Harnsystem mittels Purgieren und Einläufen am Dickdarm an (s. S. 300 ff.).

14.1.2 Symptome

Anhand von **Tab. 14.3** ist die ayurvedische Differenzierung von Symptomen des Gastrointestinaltrakts möglich.

14.1.3 Klassische Nosologie

Die klassisch-ayurvedischen Krankheitsbilder des Verdauungstrakts sind in **Tab. 14.4** wiedergegeben. Bei der Abfolge handelt es sich allerdings nicht um eine klassische Systematik. Die Krankheitsbilder sind verschiedenen Texten entnommen, in denen sie nicht in einer – aus heutiger Sicht – inhaltlich logischen Reihenfolge vorzufinden sind.

14.1.4 Therapiemaßnahmen

Die Erkrankungen des Gastrointestinaltrakts weisen eine divergierende Pathogenese auf, sodass sich **keine einheitlichen Therapiemaßnahmen** für die Gesamtheit dieser Krankheiten formulieren lassen. Somit seien an dieser Stelle lediglich die Einzeldrogen (**Tab. 14.5**) und Kombinationspräparate (**Tab. 14.6**, S. 197 f.) vorgestellt.

Das zentrale Funktionsprinzip im Verdauungssystem ist *agni*. Entsprechend zielt die Therapie von Erkrankungen im Gastrointestinaltrakt immer auch auf einen harmonischen Zustand von *agni* ab. *agni* wird generell angeregt durch sog. ***dīpana*-Drogen**. Hierdurch werden der Appetit und die Verdauungsleistung gefördert. Sollte aufgrund eines geschwächten *agni* eine *āma*-assoziierte Stoffwechsellage vorliegen, so sind intensivere Maßnahmen notwendig (***pācana***).

Karminative und entkrampfende Wirkungen erzielt man durch eine Regulierung des *vāta*-Flusses (***vātānulomana***). Spastische oder kolikartige Schmerzen im Bauchbereich sowie Flatulenz und Meteorismus werden dadurch positiv beeinflusst. Lokalisierte starke **Schmerzen**, z. B. ausgelöst durch eine Ulkuskrankheit, bedürfen einer intensiven Behandlung (*śūla-hara*).

Besonders vielfältig sind die **Laxanzien und Purgativa** im Ayurveda (*recana*), da ein wichtiger Therapieansatz des Ayurveda in der Ausleitung über den Darm besteht. Auch die Auswahl an **antidiarrhöischen Drogen** ist groß (*purīṣa-saṃgrahaṇīya, grāhī*). Für den Verdauungstrakt ebenfalls von Bedeutung sind **brechreizlindernde** (*chardinigrahaṇa*), **anthelmintische** (*kṛmi-ghna*) und **Hämorrhoiden reduzierende** (*arśo-ghna*) Präparate.

---

[22] Als Beleg für diese Gleichsetzung sei neben den Funktionen, die bei beiden Prinzipien gleich beschrieben werden, erwähnt, dass *Suśruta* als Bezeichnung für die Aspekte von *pitta* den Begriff *agni* verwendet (z. B. *pācakāgni*).

Tab. 14.3 Symptome des Gastrointestinaltrakts und ihre allgemeine ayurvedische Zuordnung.

	Symptom	**ayurvedische Zuordnung**
allgemein	Übelkeit	*kapha*
	Erbrechen	*kapha*
	Entzündungen der Schleimhäute (z. B. Stomatitis, Gastritis, Enteritis, Kolitis)	*pitta*
	Blutungen	*pitta*
	Meteorismus, Flatulenz	*vāta*
	Bauchschmerzen	*vāta*
	Borborygmen	*vāta*
	Hämorrhoiden	Hämorrhoiden gelten als eigenständiges Krankheitsbild, können durch alle drei *doṣa* bedingt sein und sind anhand ihrer Erscheinungsform zu unterscheiden.
	Analprolaps	*vāta*
Verdauung	starker Appetit	*pitta*
	Appetitverlust	*kapha*
	Völlegefühl nach der Nahrungsaufnahme	*kapha*
	Aufstoßen	*vāta*
	Säurebildung	*pitta*
Stuhlgang	Diarrhöe	Die Diarrhöe gilt als eigenständiges Krankheitsbild, kann durch alle drei *doṣa* bedingt sein und ist je nach Eigenschaft des Stuhls zu unterscheiden.
	Obstipation	*vāta*
	Tenesmen	*vāta*
	Schleim	*kapha*
	Blut	*pitta, rakta*
	Nahrungsmittelreste	*āma*
	hart und trocken	*vāta*
	wässrig (häufige Stuhlentleerungen)	*vāta*
	weich (seltenere Stuhlentleerungen)	*pitta*
	klebrig, schmierend	*kapha, āma*
	starker Geruch	*pitta, āma*
	schwimmend	*vāta*
	nicht schwimmend	*kapha, āma*

Tab. 14.4 Klassisch-ayurvedische Krankheitsbilder des Gastrointestinaltrakts.

klassische Bezeichnung	moderne Bedeutung
mukha-roga	Sammelbegriff für verschiedene Erkrankungen der Mundhöhle
mukha-pāka	Stomatitis
aruci oder *arocaka*	Appetitlosigkeit
agni-māndya	Unterfunktion des „Verdauungsfeuers" (*agni*)
ajīrṇa	Verdauungsschwäche (Folge von *agni-māndya*)
chardi	Erbrechen
amla-pitta	Hyperazidität des Magens, evtl. Gastritis
śūla	abdominelle Schmerzen unterschiedlicher Ursache und Intensität
atīsāra	häufige Stuhlentleerungen, Diarrhöe
arśas	Hämorrhoiden

Tab. 14.5 Einzeldrogen für die Behandlung des Gastrointestinaltrakts mit ihren wichtigsten Wirkungen.

Sanskrit-Bezeichnung	botanische/deutsche Bezeichnung	Hauptwirkungen
Śuṇṭhī; Ārdraka	Zingiber officinalis, Ingwer	*agni*-anregend; antiemetisch; hämostatisch; hilfreich bei blutenden Hämorrhoiden und Colitis ulcerosa
Dāḍima	Punica granatum, Granatapfel	appetitanregend; mildes Mittel gegen Diarrhöe
Dhānyaka	Coriandrum sativum, Koriander	*dīpana*; *pitta*-reduzierend; unterstützend bei allen *pitta*-Symptomen, z. B. bei Magenübersäuerung (*amla-pitta*); karminativ und entkrampfend (*vātānulomana*)
Miśreyā	Foeniculum vulgare, Fenchelsamen	*pitta*-reduzierend; unterstützend bei allen *pitta*-Symptomen, z. B. bei Magenübersäuerung (*amla-pitta*); karminativ und entkrampfend (*vātānulomana*)
Lavaṅga	Syzygium aromaticum, Gewürznelken	*pitta*-reduzierend; hilfreich bei Magenübersäuerung (*amla-pitta*); antiemetisch; *agni*-anregend
Haridrā	Curcuma longa, Gelbwurz	„blutreinigend"; leber- und galleanregend; antiseptisch; Reduktion aller drei *doṣa*
Āmalakī	Emblica officinalis, Indische Stachelbeere	generelles *rasāyana*; sehr gutes pflanzliches Mittel zur Reduktion von *pitta*; bei allen *pitta*-Störungen des Verdauungstrakts einsetzbar, z. B. bei Magenübersäuerung (*amla-pitta*)
Śatāvarī	Asparagus racemosus, Wilder Spargel	Pflege der Schleimhäute des Magenamtrakts; gut gegen Magenübersäuerung, Magengeschwüre und bei Colitis ulcerosa
Yaṣṭīmadhu	Glycyrrhiza glabra, Süßholz	Pflege der Schleimhäute des Magen-Dam-Trakts; gut gegen Magenübersäuerung und Magengeschwüre ! Wirkt in höherer Dosierung hypertonisch.
Chardiripu	Hedychium spicatum, Ingwerlilie	antiemetisch; auch hilfreich bei Magenübersäuerung

Tab. 14.5 (Fortsetzung).

Sanskrit-Bezeichnung	botanische/deutsche Bezeichnung	Hauptwirkungen
Vacā	Acorus calamus, Kalmus	*agni*-anregend ! Wirkt bei hoher Dosierung emetisch.
Yavānī	Trachyspermum ammi, Ajowan	Mittel zur „Regulierung des *vāta*-Flusses" (*vātānulomana*), Einsatz bei Bauchschmerzen und Flatulenz; *agni*-stimulierend
Hiṅgu	Ferula assa-foetida, Stinkwurz	sehr gutes Mittel zur „Regulierung des *vāta*-Flusses" (*vātānulomana*); Einsatz bei Bauchschmerzen und Flatulenz
Harītakī	Terminalia chebula, Rispige Myrobalane	sicheres, zuverlässiges Abführmittel; *rasāyana*
Bilva	Aegle marmelos, Bengalische Quitte	gut gegen Diarrhöe
Pippalī	Piper longum, Langer Pfeffer	*agni*-anregend (auf allen Ebenen)
Mustā	Cyperus rotundus, Knolliges Zypergras	gut gegen Diarrhöe, v. a. bei *kapha*-dominiertem Durchfall (*kapha-ja-atīsāra*); hilfreich bei *āma*-haltigem Stuhl und Colon irritabile
Lodhra	Symplocos racemosa	hämostatisch; stuhlbindend; hilfreich bei blutenden Hämorrhoiden und Colitis ulcerosa
Nāgakeśara	Mesua ferrea, Ceylon-Eisenholz	hämostatisch; stuhlbindend
Kuṭaja	Holarrhena antidysenterica, Kurchi	bewährtes Mittel gegen alle Formen von Diarrhöe
Trivṛta	Ipomoea turpethum, Trichterwinde	sicheres, zuverlässig wirkendes Abführmittel; besonders empfehlenswert bei *pitta*-bedingten Symptomen
Kaṭukī	Picrorrhiza kurroa, Katuka	purgativ; cholegog
Citraka	Plumbago zeylanica, Ceylonischer Bleiwurz	*agni*-anregend; gut bei Appetitlosigkeit ! Wirkt stark erhitzend.
Ativiṣā	Aconitum heterophyllum	stuhlbindend (*grāhī*); hilfreich bei *āma*-haltigem Stuhl und Colon irritabile
Śālamalī (Gummiharz: *Mocarasa*)	Salmalia malabarica, Roter Seidenwollbaum	stuhlbindend; besonders hilfreich bei Colitis ulcerosa
Bhaṅgā	Cannabis indica, Indischer Hanf	traditionelles, stark stuhlbindendes Mittel ! Der Einsatz von Cannabis ist in Deutschland grundsätzlich verboten und kann nur nach besonderer Genehmigung erfolgen. Bei diesem Rauschmittel ist die Dosierung streng zu beachten.
Bhallātaka	Semecarpus anacardium, Markfruchtbaum	hilfreich bei *kapha*-dominierten Hämorrhoiden und abdominellen Neoplasmen; intensiv erhitzendes und *āma*-reduzierendes Mittel ! Wirkt schleimhautreizend und ist bei ausgeprägtem *pitta* kontraindiziert, da Hämaturie und andere *pitta*-Symptome möglich sind. Das traditionelle Herstellungsverfahren und die Dosierung sind streng zu beachten.

Tab. 14.6 Kombinationspräparate für die Behandlung des Gastrointestinaltrakts mit ihren wichtigsten Wirkungen.

Sanskrit-Bezeichnung/Präparat	Klassifikation	Hauptwirkungen
Trikaṭu-cūrṇa	Pulverkombination aus *Śuṇṭhī* (Zingiber officinalis), *Marīca* (Piper nigrum), *Pippalī* (Piper longum)	*agni*-anregend
Triphalā-cūrṇa	Pulverkombination aus drei Früchten mit *Harītakī* (Terminalia chebula)	mildes, bewährtes Abführmittel; *rasāyana*
Hiṅgvaṣṭaka-cūrṇa	Pulverkombination aus 8 Gewürzen mit *Hiṅgu* (Ferula assa-foetida)	karminativ und entkrampfend (*vātānulomana*); Basismittel bei Flatulenz und Meteorismus
Avipattikara-cūrṇa	Pulverkombination mit *Trivṛta* (Ipomoea turpethum)	Basistherapeutikum bei Hyperazidität des Magens (*amla-pitta*)
Bilvādi-cūrṇa	Pulverkombination mit *Bilva* (Aegle marmelos)	stuhlbindend
Svādiṣṭa-virecana-cūrṇa	Pulverkombination mit *Svarṇapatrī*(Cassia angustifolia)-Blättern und detoxifiziertem Schwefel	purgativ ! Das traditionelle Herstellungsverfahren ist zu beachten.
Dīnadayāla-cūrṇa	Pulverkombination mit *Svarṇapatrī* (Cassia angustifolia), *Yavānī* (Trachyspermum ammi) und Steinsalz	purgativ; zuverlässig wirksam ! Die Dosierung ist zu beachten.
Śatāvarī-ghṛta	mediziniertes Butterreinfett mit *Śatāvarī* (Asparagus racemosus)	Pflege der Schleimhäute des Magen-Darm-Trakts; hilfreich bei Magengeschwüren und Colitis ulcerosa
Pañcatikta-ghṛta	mediziniertes Butterreinfett mit bitteren Drogen	generelles Mittel zur *pitta*-Reduktion
Cāṅgerī-ghṛta	mediziniertes Butterreinfett mit *Cāṅgerī* (Oxalis acetosella)	lokal anzuwendendes Therapeutikum zur Behandlung von Analprolaps
Jātyādi-ghṛta	mediziniertes Butterreinfett mit *Jātī* (Jasminum grandiflorum)	Unterstützung der Wundheilung; hilfreich als lokales Therapeutikum bei Schleimhauterosionen und -wunden der Mundhöhlen und im Analbereich
Jātyādi-taila	mediziniertes Öl mit *Jātī* (Jasminum grandiflorum)	Unterstützung der Wundheilung; hilfreich als lokales Therapeutikum bei Schleimhauterosionen und -wunden der Mundhöhlen und im Analbereich
Eraṇḍa-taila	Rizinusöl	purgativ ! Die Dosierung ist zu beachten.
Pilex	modernes Tabletten-und Salbenpräparat der Firma Himalaya	hilfreich bei nicht blutenden Hämorrhoiden
Citrakādi-vaṭī	Tablette mit *Citraka* (Plumbago zeylanica)	*dīpana, pācana* ! Wirkt stark erhitzend.
Triphalā-guggulu	Präparat mit *Guggulu* (Commiphora mukul)	entzündungshemmend; „auskratzend" (*lekhana*) ! Vereinzelt wurden allergische Reaktionen beobachtet.

Tab. 14.6 Fortsetzung, Kombinationspräparate für die Behandlung des Gastrointestinaltrakts mit ihren wichtigsten Wirkungen.

Sanskrit-Bezeichnung/Präparat	Klassifikation	Hauptwirkungen
Saṃjīvanī-vaṭī	Tabletten mit detoxifiziertem *Bhallātaka* (Semecarpus anacardium)	hilfreich bei *kapha*-dominierter Diarrhöe und fiebrigen Erkrankungen; *āma*-reduzierend; stark erhitzend ! Wirkt schleimhautreizend und ist bei ausgeprägtem *pitta* kontraindiziert, da Hämaturie und andere *pitta*-Symptome möglich sind. Das traditionelle Herstellungsverfahren und die Dosierung sind streng zu beachten.
Śaṅkha-bhasma	Aschenpräparat aus Muschelschalen	*pitta*-reduzierend; stärkeres Mittel zur Behandlung von Magenübersäuerung, Gastritis und Ulzera ! Das traditionelle Herstellungsverfahren und die Dosierung sind zu beachten.
Śuddha-sphaṭikā	gereinigter Alaun	hämostatisch ! Das traditionelle Herstellungsverfahren und die Dosierung sind streng zu beachten.
Śaṅkha-vaṭī	herbo-mineralisches Präparat mit *Hiṅgu* (Ferula assa-foetida), detoxifiziertem *Vatsanābha* (Aconitum ferox) sowie kalzinierter Quecksilber- und Schwefelasche	*agni*-anregend, *vātānulomana*; hilfreich bei Bauchschmerzen, Bauchkrämpfen, Koliken, Meteorismus ! Das traditionelle Herstellungsverfahren und die Dosierung sind streng zu beachten.
Muktāpravāla-pañcāmṛta	herbo-mineralisches Präparat mit kalzinierter Muschel-, Perlen- und Korallenasche	*pitta*-reduzierend; stärkeres Mittel zur Behandlung von Magenübersäuerung, Gastritis und Ulzera; hilfreich bei Blutungen im Magen-Darm-Trakt ! Das traditionelle Herstellungsverfahren und die Dosierung sind zu beachten.
Kāmadudhā-rasa	herbo-mineralisches Präparat mit kalzinierter Eisenerz- und Boraxasche, zuweilen mit Perlenasche versetzt	*pitta*-reduzierend; stärkeres Mittel zur Behandlung von Magenübersäuerung, Gastritis und Ulzera ! Das traditionelle Herstellungsverfahren und die Dosierung sind streng zu beachten.
Svarṇa-sūtaśekhara-rasa	herbo-mineralisches Präparat mit kalzinierter Gold-, Quecksilber-, Schwefel- und Kupferasche	hilfreich bei *vāta-pitta*-Symptomen des Magen-Darm-Trakts; stärkeres Mittel zur Behandlung von Magenübersäuerung, Gastritis und Ulzera ! Das traditionelle Herstellungsverfahren und die Dosierung sind streng zu beachten.
Grahaṇīkapāṭa-rasa	herbo-mineralisches Präparat mit detoxifiziertem Opium	starkes Mittel zur Behandlung von Diarrhöe ! Das traditionelle Herstellungsverfahren und die Dosierung sind streng zu beachten.

14.2 Klassische Krankheitsbilder

In den folgenden Abschnitten werden klassische Krankheitsbilder des Gastrointestinaltrakts mit den entsprechenden Therapiemaßnahmen vorgestellt.

14.2.1 *aruci, arocaka* – Appetitlosigkeit

In der modernen Medizin wird die Reduktion oder der Verlust des Appetits in der Regel nicht als Erkrankung angesehen, sondern als Symptom. Die Appetitlosigkeit wird als Begleiterscheinung verschiedener Krankheiten gewertet, besonders bei denen des Gastrointestinaltrakts. Eine Ausnahme bildet ggf. die Anorexia nervosa[23].

Im Ayurveda ist der Appetit eines der wichtigsten Merkmale zur Bestimmung der ***agni*-Kapazität**, welche wiederum die Grundlage für alle anderen Körperfunktionen bildet. Die Anorexie gilt demnach als eigenständiges Krankheitsbild, sofern der Appetitmangel das Hauptsymptom des gesamten Falles darstellt. Es sind verschiedene Begriffe für die Anorexie im Ayurveda gängig (*aruci, arocaka, bhakta-dveṣa, bhaktopaghāta*), die synonym verwendet werden.[24] In **Tab. 14.7** sind alle wichtigen Aspekte zur Anorexie aufgeführt.

In der modernen Gesellschaft nimmt die Inzidenz der **psychisch bedingten Anorexie** zu. Meist werden Angstsyndrome oder Depressionen als Ursache angenommen. Auch der Ayurveda betont die Psyche als wichtigen Faktor für ihre Entstehung. In den klassischen Texten gelten allerdings besonders *doṣa*-Aggravationen als Ursache der Appetitlosigkeit.

Tab. 14.7 *aruci, arocaka* auf einen Blick.

klassische Bezeichnungen	***aruci, arocaka, bhakta-dveṣa, bhaktopaghāta***
deutsche Übersetzung	Appetitlosigkeit bzw. Anorexie
klassische Referenzen	*Suśruta, Ut.* 57
wichtigste Faktoren der *samprāpti*	• *agni* • alle drei *doṣa* • evtl. die Psyche
Hauptursachen	• *srotas*-blockierende (*abhiṣyandī*) Nahrung • schwer verdauliche Nahrung • unregelmäßige Ernährung • evtl. psychische Faktoren
Arten	• *vāta*-dominiert • *pitta*-dominiert • *kapha*-dominiert • *tri-doṣa* • *āgantu-ja* (psychisch bedingte Form)
Hauptsymptome	• Desinteresse an der Nahrungsaufnahme • mangelnder Appetit
Therapiestrategie	• Ausleitung (*śodhana*) • Anregung von *agni* (*dīpana, pācana*)

Symptome und Arten

Im Folgenden sind die Symptome der Anorexie den verschiedenen *doṣa* zugeordnet, anhand derer die klassische Einteilung erfolgt.

vāta-dominierte Form

- Appetitlosigkeit
- „zusammenziehender" Geschmack im Mund[25]

---

[23] Anorexia nervosa wird häufig mit dem Begriff Anorexie gleichgesetzt, stellt aber eine besondere Form der Magersucht dar. Die Verwendung des Begriffes Anorexie ist von dieser deutlich abzugrenzen und bezeichnet medizinisch korrekt die Appetitlosigkeit.

[24] Einige Autoren unterscheiden zwischen *arocaka* und *bhakta-dveṣa*. Nach ihrer Meinung bezeichnen *arocaka* und *aruci* einen Zustand, bei dem der Patient zwar Nahrung zu sich nimmt, aber keinen besonderen Geschmack an den Speisen findet und somit kein wirkliches Interesse an der Nahrungsaufnahme verspürt. Die wörtliche Übersetzung des Begriffes *bhakta-dveṣa* „Abneigung gegenüber der Nahrung" beschreibt ein anderes Krankheitsbild der Anorexie, bei dem der Patient sogar beim Anblick des Essens oder beim Gedanken daran einen ausgeprägten Widerwillen empfindet.

[25] Auf Sanskrit wird dieses Phänomen *danta-harṣa* genannt und ist vergleichbar mit dem pelzigen Gefühl auf den Zähnen, das beim Verzehr von Rhabarber entsteht.

pitta-dominierte Form

- Appetitlosigkeit
- bitterer, saurer oder fötider Geschmack
- Hitzegefühl im Mundraum

kapha-dominierte Form

- Appetitlosigkeit
- süßer oder salziger Geschmack
- allgemeines Schwere- und Kältegefühl
- visköser Speichel

tri-doṣa-Form

Bei der *tri-doṣa*-Form treten kombinierte Symptome auf.

Psychisch bedingte Form (*āgantu-ja*)

Hierunter ist die Appetitlosigkeit aufgrund psychischer Faktoren ohne nennenswerte Begleitsymptome auf körperlicher Ebene zu verstehen.

Therapie

Der Appetitverlust wird in den meisten Fällen mit **Phytotherapeutika** behandelt. Eine **Ausleitung** ist nur bei anhaltender Anorexie notwendig. Bei ausgeprägtem Appetitverlust sollten keine strengen diätetischen Vorgaben gemacht werden, da in diesem Fall jegliche Nährstoffzufuhr wichtig ist. Schwer verdauliche Nahrungsmittel allerdings dämpfen zusätzlich den Appetit, saure, salzige und mäßig scharfe fördern ihn hingegen.

Bei ausgeprägter Kachexie lässt sich im Ayurveda die **Nährstoffzufuhr** mithilfe verschiedener Ölanwendungen unterstützen. Vor allem sind tägliche Ölklistiere (*mātra-basti*) und Ganzkörperölmassagen (*abhyaṅga*) mit nährenden, *vāta*-reduzierenden Ölen, wie *Nārāyaṇa-taila* und *Balā*(Sida cordifolia)-haltigen Ölen, hilfreich.

Bei psychisch bedingten Formen sind neben der phytotherapeutischen Unterstützung **psychotherapeutische Maßnahmen** je nach Ursache und Art der Störung durchzuführen. Die klassischen Texte empfehlen hier z. B., die Patienten mit mythischen Geschichten philosophischen Inhalts zu unterhalten (*Suśruta*, 57.16 f.). Heutzutage sind Gesprächstherapien, aber auch eine sinnvolle „Ablenkung" mit guten Medien (Literatur, Hörbücher, Filme, Theater) zu empfehlen (s. S. 377 ff.).

Ausleitung (*śodhana*)

Die Wahl der Verfahren richtet sich nach der *doṣa*-Dominanz des Symptombilds (**Tab. 14.8**). Dabei ist die Intensität der Ausleitung dem Schweregrad der Symptome und dem Allgemeinzustand des Patienten anzupassen.

Emesis (*vamana*)

- **Form:** *vamana Nr. 1* oder *vamana Nr. 2* (**Tab. 10.8**, S. 75 f.)
- **Fett für die innere Oleation:** *Pañcatikta-ghṛta* oder ersatzweise: reines *ghī*

Purgieren (*virecana*)

- **Form:** *virecana Nr. 1* oder *virecana Nr. 2* (**Tab. 10.9**, S. 78 f.)
- **Fett für die innere Oleation:** *Pañcatikta-ghṛta* oder ersatzweise: reines *ghī*

Dekokteinläufe (*nirūha-basti*)

- **Form:** *nirūha Nr. 2* (**Tab. 10.11**, S. 82 f.)
- **Dekokt für *nirūha*:** *Daśamūla-kvātha*
- **Öl für *mātra*:** *Nārāyaṇa-taila*

Medikamentöse Therapie

Der Nachteil der Phytotherapie bei Appetitverlust besteht in der Tatsache, dass diese Mittel oral verabreicht werden müssen und aufgrund des Geschmacks Widerwillen beim Patienten hervorrufen können. Besonders bei psychisch bedingten Formen ist dies möglich. Insofern kann Pulverkombination 3 auch in Kapselform verabreicht werden.

Die Kombinationen 1 und 2 sind recht wohlschmeckend und bei allen Formen von Appetitlosigkeit hilfreich. Bei leichten Beschwerden kann die Behandlung mit frisch geriebenem Ingwer (s. Pulverkombination 2) begonnen werden. Bleibt diese Anwendung erfolglos, so sind die Pulverkombinationen 1 und 2 einzusetzen. Bei psychisch beding-

Tab. 14.8 *doṣa*-Dominanz und Ausleitungsverfahren bei anhaltender Appetitlosigkeit.

doṣa-Dominanz	Ausleitungsverfahren
vāta	beide Einlaufformen (*basti*)
pitta	Purgieren (*virecana*)
kapha	Emesis (*vamana*)

ten Formen können die Kombinationen 2 und 3 zusammen verabreicht werden.

Pulverkombination 1 (*Elādi-cūrṇa*)

- **Hinweis:** Diese Kombination lässt sich aus Gewürzen selbst herstellen und ist auch hilfreich bei Husten, Heiserkeit und Dyspnoe (s. S. 138 ff.). Auch bei Kindern kann man diese Mischung geben, allerdings in geringerer Dosierung: Im Alter von 6–12 Jahren z. B. sind nur ca. 5 g als Tagesdosis einzunehmen.
- **Darreichung:** in kleinen Dosierungen über den Tag verteilt insg. 10 g
- **Rezeptur:**
  - *Elā* (Elettaria cardamomum) 1 Teil
  - *Tvak* (Cinnamomum zeylanica) 2 Teile
  - *Nāgakeśara* (Mesua ferrea) 3 Teile
  - *Marīca* (Piper nigrum) 4 Teile
  - *Pippalī* (Piper longum) 5 Teile
  - *Śuṇṭhī* (Zingiber officinalis), getrocknet 6 Teile
  - Rohrzucker: 21 Teile

Pulverkombination 2 (*cūrṇa*)

- **Darreichung:** vor einer größeren Mahlzeit
- **Pulver:** *Dāḍimāṣṭaka-cūrṇa* 3 g

oder ersatzweise:

- **Darreichung:** Der frisch geriebene Ingwer wird vor der Mahlzeit gekaut.
- **Pulver:** *Śuṇṭhī* (Zingiber officinalis) 1–2 g mit einer Prise Salz

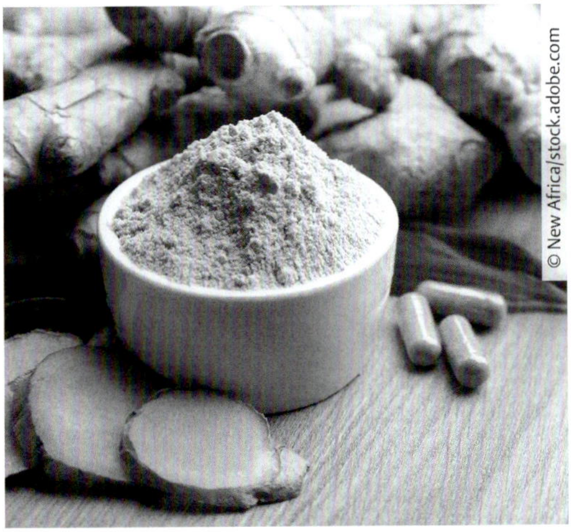

Abb. 14.1 Ingwer findet in allen Formen Anwendung. Quelle: New Africa/stock.adobe.com

Pulverkombination 3 (*cūrṇa*)

- **Hinweis:** Diese Therapie ist nur bei psychisch bedingten Formen der Appetitlosigkeit anzuwenden.
- **Darreichung:** 2× tägl.
- **Rezeptur:**
  - *Brāhmī* (Bacopa monnieri) 1–2 g
  - *Tagara* (Valeriana wallichii) 1–2 g

14.2.2 *agni-māndya* – Digestionsstörungen

Für die Digestion ist im Ayurveda das „Verdauungsfeuer" (*agni*) zuständig (s. S. 18 ff.). Das *agni*-Konzept ist sehr komplex und umfasst auch Stoffwechselprozesse jenseits des Gastrointestinaltrakts. Eine gute Funktion der Digestion bezeichnet der Ayurveda als „ausgeglichenes" *agni* (*samāgni*).

Eine wichtige Folge oder Komplikation eines geschwächten *agni* ist die Entstehung von **Stoffwechselzwischenprodukten** (*āma*). Von daher werden *agni*-Störungen und *āma*-Symptome in diesem Kapitel zusammen abgehandelt. Einen Überblick zu *agni-māndya* bietet **Tab. 14.9**.

> Fehlfunktionen von *agni* mit *āma*-Bildung auf Gewebsebene werden von einigen modernen Ayurveda-Vertretern als Grundlage für autoimmunologische Prozesse gedeutet (s. S. 332 ff.).

Tab. 14.9 *agni-māndya* auf einen Blick.

klassische Bezeichnung	***agni-māndya***
deutsche Übersetzung	Digestionsstörungen
klassische Referenzen	*Mādhava*, 6
wichtigste Faktoren der *samprāpti*	*agni*
Hauptursachen	• alle *agni*-belastenden Faktoren • Nichtbeachten der Ernährungsregeln • ansonsten je nach Art der *agni*-Störung

Tab. 14.9 Fortsetzung, *agni-māndya* auf einen Blick.

klassische Bezeichnung	*agni-māndya*
Arten	• *mandāgni* (*kapha*-dominiert) • *viṣamāgni* (*vāta*-dominiert) • *tikṣṇāgni* (*pitta*-dominiert)
Hauptsymptome	• unregelmäßiger, schwacher Appetit • Missempfindungen nach der Nahrungsaufnahme (bei verschiedenen Körperhaltungen und in Bezug auf die Atmung und Herztätigkeit) • Oberbauchbeschwerden nach der Nahrungsaufnahme (Schwere- oder Völlegefühl, Aufstoßen, Regurgitation)
Therapiestrategie	• Stabilisierung von *agni* • ggf. Ausleitung (*śodhana*) • ansonsten je nach Art der *agni*-Störung

Arten

Neben *samāgni* beschreibt *Caraka* (vgl. *Vi.* 6.12 und *Ci.* 15.42–54) drei weitere Zustände von *agni*. Es sind pathologische Zustände, die als die verschiedenen Formen von *agni-māndya* angesehen werden (**Tab. 14.10**).

Obwohl *agni-māndya* übersetzt „*agni*-Schwäche" bedeutet, werden in der Praxis sämtliche Funktionsstörungen von *agni* als *agni-māndya* bezeichnet. Sie verursachen gastrointestinale, aber auch systemische Symptome.

Diskussion: Was ist *āma*?

Der Begriff *āma* hat im Ayurveda einige Kontroversen ausgelöst. Er findet in unterschiedlichen Kontexten in den klassischen Quellen Erwähnung und wird auch in den modernen Ayurveda-Traditionen Indiens nicht einheitlich verwendet.

Tab. 14.10 Pathologische *agni*-Zustände und deren Erläuterung.

agni-Status	Übersetzung	Beschreibung	ursächliches *doṣa*
viṣamāgni	*viṣama* = unregelmäßig	*agni* arbeitet unregelmäßig. Gesunde und unter Beachtung der Regeln verzehrte Nahrung wird zuweilen gut und zuweilen schlecht verdaut. Somit entstehen unregelmäßig Verdauungsprobleme (insbesondere Oberbauchbeschwerden nach der Nahrungsaufnahme) und die Gewebeproduktion ist nicht optimal. Der Stuhlgang variiert je nach momentaner *agni*-Qualität.	*vāta*
mandāgni	*manda* = schwach, langsam, träge	*agni* arbeitet zu schwach. Selbst ausgewogene und regelgerecht eingenommene Nahrung kann nicht hinreichend verdaut werden. Häufig sind Schweregefühl, Appetitlosigkeit, Aufstoßen, Regurgitation und lange Verdauungszeiten. Ein schwaches *agni* (auf jeder Ebene) erzeugt *āma* (s. S. 202 ff.). Der Stuhl bei *mandāgni* ist für gewöhnlich ungeformt, vergleichweise stark im Geruch, von größerer Menge und verzögert bzw. unbefriedigend.	*kapha*
tikṣṇāgni	*tīkṣṇa* = zu scharf, penetrierend	*agni* ist hyperaktiv. Die Nahrung wird vollständig verdaut, unabhängig von ihrer Qualität oder von der Beachtung der Ernährungsregeln. Der Appetit ist sehr stark und durch normale Mengen von Nahrung kaum zu befriedigen. Ein typisches Anzeichen hierfür ist, dass betroffene Personen Nahrungskarenz nicht tolerieren können. Wird nicht ausreichend Nahrung zugeführt, so kommt es zur Reduktion der körpereigenen Gewebe. Der Stuhl ist für gewöhnlich von normaler physiologischer (*samāgni*) Qualität, aber von geringerer Menge.*	*pitta*

* *Diese hyperaktive Form von agni wird nicht oft in der Praxis beobachtet. Viel häufiger ist ein geschwächtes oder unregelmäßiges agni. Eine Erkrankung, die dem Zustand von tīkṣṇāgni aus Sicht der Autoren nahe kommen könnte, wäre die Hyperthyreose (s. S. 324 ff.). Entzündungen und Läsionen der Magenschleimhaut sind kein sicheres Anzeichen für tīkṣṇāgni-Patienten. Bei diesen Symptomen spielen andere wichtige Faktoren eine Rolle. Ist allerdings das protektive kapha der Magenschleimhaut reduziert, so sind tīkṣṇāgni-Patienten anfällig für Gastritis oder Ulkusbildung.*

Wörtlich übersetzt heißt *āma* „unreif" und bezeichnet zumeist Stoffwechselzwischenprodukte, die im Rahmen der Verdauung oder des Metabolismus nicht vollständig „ausgereift", also aufgespalten oder verstoffwechselt wurden. Diese gelten als hochpathologisch und beeinträchtigen sämtliche Körperfunktionen. Sie bilden die Ursache für viele gesundheitliche Störungen.

Im Folgenden soll eine Begriffsklärung angestrebt werden, da das *āma*-Konzept von praktischer Bedeutung ist.

Entstehung von *āma*

Für die „Auskochung" der Nahrung, also für die Aufspaltung in verwertbare und ausscheidungspflichtige Substanzen, ist das Verdauungsfeuer *agni* zuständig (s. S. 18 ff.). Ist ***agni*** **geschwächt (*mandāgni*)** entsteht als pathologisches Produkt *āma*. Da *agni* nicht nur im Verdauungstrakt für die Aufspaltung der Nahrung zuständig ist (*jāṭharāgni*), sondern auch metabolische Prozesse – z. B. in der Leber (*bhūtāgni*) und auf Gewebe- bzw. Zellebene (*dhātvagni*) – steuert, kann *āma* lokal im Stuhl, aber auch systemisch auftreten.

Für Nahrung, die nicht oder nur zu einem geringen Teil vom zentralen Verdauungsfeuer (***jāṭharāgni***) aufgespalten wurde, ist die Darmwand undurchlässig. Sie wird nicht resorbiert und dringt somit nicht ins Körpersystem ein. Vermischt mit dem Stuhl, wird sie über den Darm abtransportiert. Man spricht von einem ***āma*-Stuhl**.

Annähernd umgewandelte Nahrung hingegen kann resorbiert werden, obwohl sie nicht vollständig aufgespalten wurde und somit „unreif" (*āma*) ist. Über den Blutweg wird sie der Leber zugeführt. Das *agni* der Leber (***bhūtāgni***) wäre in der Lage, diese schädlichen unverdauten Substanzen in eine ausscheidungsfähige Form umzuwandeln. Ist aber auch diese *agni*-Komponente zu schwach, findet eine solche Umwandlung nicht statt. Zudem können auf dieser Ebene neue Stoffwechselzwischenprodukte (*āma*) entstehen und zusammen mit dem ursprünglichen *āma*-Material weiter in das System vordringen.

Wenn das *agni* der Gewebe (***dhātv-agni***) geschwächt ist, findet nur eine eingeschränkte Umwandlung von Nährstoffen in Gewebebestandteilen statt (Assimilation). Wiederum entstehen Stoffwechselzwischenprodukte (*āma*), die aufgrund ihrer unphysiologischen Struktur nicht abtransportiert werden können und im Gewebsverbund abgelagert werden. Es kommt somit zunehmend zu einer **systemischen Belastung**.

āma als pathogenetischer Faktor

Die Grundeigenschaft von *āma* ist die **„Klebrigkeit"**, d. h. es besitzt eine hohe Affinität, sich mit anderen Körperkomponenten zu verbinden (mit *doṣa, dhātu, upa-dhātu, mala, srotas*) und deren Funktion zu beeinträchtigen.

Generell sorgt *āma* für die Verlangsamung aller physiologischen Prozesse, für Schwere und Steifigkeit, was sich in verschiedensten Symptomen äußern und die Entstehung schwerwiegender Krankheiten auslösen kann.

Grundprinzipien der *āma*-Behandlung

Das therapeutische Grundprinzip bei *āma*-assoziierten Prozessen ist die Stärkung bzw. die Entlastung der Verdauung und des Stoffwechsels (*agni*).

Leichte und erwärmende Nahrungsmittel, Verhaltensweisen und Medikamente müssen solange jeder anderen Behandlung vorgeschaltet werden, bis *āma* vollkommen metabolisiert wurde, da aufgrund der besonders großen Anhaftungsfähigkeit von *āma* nur eine Gewebeschädigung erreicht werden würde (vgl. *Vāgbhaṭa, Sū.* 28 f.).

Diese Schädigung ist vergleichbar mit dem Auspressen einer unreifen Frucht, bei dem lediglich die Frucht zerstört wird, ohne dass Saft dabei entstünde. Ölanwendungen (intern wie extern) sind bei *āma* ebenfalls kontraindiziert, da sie aufgrund *āma*-analoger Eigenschaften *agni* zusätzlich belasten und die Problematik verstärken würden.

Verschiedene *āma*-Formen

Da *āma* in den klassischen Schriften in verschiedenen Kontexten vorkommt und zudem unterschiedliche Interpretationen des *āma*-Begriffes vorherrschen, sollen die genannten Behandlungsprinzipien für diese *āma*-Formen einzeln diskutiert werden.

āma als Stoffwechselzwischenprodukt

Persönlich verwenden die Autoren den Begriff *āma* nur für eine besondere Stoffwechsellage, bei der es zur **Produktion von pathologischen Substanzen** kommt, die nicht vollständig metabolisiert wurden, v.a. auf Gewebsebene. Es handelt sich dabei um einen außergewöhnlichen Zustand, der bei weniger als 5 % der Patienten vorkommt. Es treten oft starke systemische Symptome auf, die nicht mit vorübergehenden Unpässlichkeiten zu vergleichen sind.

Ein typisches ayurvedisches Krankheitsbild, das durch diese Stoffwechsellage gekennzeichnet ist, ist das sog. ***āma-vāta***. Es handelt sich hierbei um ein Krankheitsbild, das am ehesten mit der rheumatischen Polyarthritis zu vergleichen ist (s.S. 284ff.). Kardinalsymptome dieser Erkrankung sind Steifigkeit und skorpionstichartiger Schmerz. Als „therapeutischer Test" (*upaśaya*) zur Absicherung der Diagnose können Ölanwendungen herangezogen werden: Verstärken diese Anwendungen die Symptomatik, so ist die Diagnose gesichert (s.S. 43f.).

Die Übertragung des *āma*-Konzepts auf naturwissenschaftliche Erkenntnisse ist schwer. So werden verschiedene moderne Begriffe[26] für *āma* verwendet, deren Zuordnung bislang nicht zweifelsfrei geklärt werden konnte. Daher bevorzugen die Autoren die klassischen Beschreibungen für *āma*.

Die eingangs genannten Behandlungsprinzipien basieren auf dieser *āma*-Form. Im gesamten vorliegenden Buch wird der *āma*-Begriff in der soeben beschrieben Bedeutung verwendet.

„āma als Toxine" [27]

Viele moderne Ayurveda-Ärzte, besonders der südindischen Traditionen, scheinen *āma* – anders als eben beschrieben – mit gewöhnlichen **Toxinen oder Schadstoffen**[28] gleichzusetzen, die sich im Körper ablagern. Im Unterschied zum erstgenannten *āma* lassen sich diese mithilfe der natürlichen Ausscheidungsmechanismen (z.B. Stuhl, Urin, Schweiß) aus dem Körper beseitigen, ohne erst in eine „reife", also finale und ausscheidungsfähige Form überführt worden zu sein. Selbst wenn ein gut funktionierendes *agni* ihre Ausscheidung unterstützt, so ist ein geschwächtes *agni* nicht das primäre Prinzip bei ihrer Entstehung, sondern die übermäßige **externe Zufuhr**.

Solche Toxine sind zwar von pathogenetischer Bedeutung, stellen jedoch keine außergewöhnliche Stoffwechsellage dar. Anders als bei einer *āma*-Belastung im engeren Sinne, die durch ein geschwächtes *agni* entstehen, lassen sich diese Toxine durch Ölanwendungen lösen und mittels der **Ausleitungsverfahren** aus dem Körper eliminieren. Sind sie im Körper vorhanden, so sind diese beiden Therapieansätze voll indiziert.

āma als Anfangsstadium eines pathologischen Prozesses

Oft wird der Begriff *āma* in den klassischen Texten auch im Sinne von **„unreif"** verwendet, ohne dass es sich um besondere, pathologisch bedeutsame Substanzen handeln muss.

Zum Beispiel bezeichnet *āma* das Anfangsstadium von Erkrankungen, also ein Stadium, in dem die Erkrankung noch nicht voll „ausgereift" ist. Nach ayurvedischer Vorstellung und Erfahrung lässt sich die Krankheitsentwicklung in diesem Frühstadium durch ***agni*-fördernde Maßnahmen** eindämmen. Nach dieser Interpretation bestünde ein Zusammenhang zwischen *āma* und dem Digestionsprinzip *agni*.

āma-Stuhl

In ähnlicher Weise wird der *āma*-Begriff auf den Stuhl angewendet. Ist dieser nicht voll „durchgekocht", so gilt er als *āma*. Dann weist er keine kompakte Konsistenz, sondern Nahrungsmittelreste auf, kann sich in einer Art Gährzustand be-

---

[26] Aufgrund der *āma*-Tendenz, sich mit anderer Stoffen oder Strukturen im Körper zu verbinden („reaktionsfreudig") und deren Funktion negativ zu beeinträchtigen, haben einige Ayurveda-Vertreter versucht, *āma* mit freien Radikalen gleichzusetzen. Auch mit Makromolekülen wurden sie verglichen oder mit den Ablagerungen bei Arteriosklerose.

[27] Der Meinung der Autoren nach ist die Gleichsetzung von *āma* mit Toxinen oder Schlacken irreführend und deckt sich nicht mit den klassischen Aussagen über *āma*.

[28] Verschiedenste Substanzen werden hier angesprochen, wie z.B. Genussgifte, Umweltgifte, schädliche Nahrungsmittelzusätze, Residuen von chemischen Medikamenten usw. Mit derartigen Toxinen sind fast alle Menschen belastet.

finden, mit Schleim kombiniert sein, stark riechen und sehr schwer sein (im Wasser absinken). Ein solcher Stuhl wäre auch eines der Kennzeichen für systemisches *āma* im engeren Sinne. Meist ist er ein Vorstadium für das systemische *āma*.

Allerdings ist hier ein Zustand gemeint, der sich auf den Stuhlgang beschränkt. Unverdaute Substanzen sind nicht ins Körpersystem eingedrungen. Ein solcher *āma*-Stuhlgang wäre dann lediglich das Anzeichen für ein **momentan** geschwächtes *agni*, ohne dauerhafte Auswirkungen für den gesamten Körper. Ein solcher lokaler *āma*-Zustand des Stuhls ist durch ***agni*-anregende-Maßnahmen** vergleichsweise einfach zu beheben.

āma-fördernde Faktoren

Die Hauptursache für die Entstehung von *āma* ist ein **geschwächtes *agni***. Entsprechend sind *agni*-reduzierende Faktoren förderlich für die Entstehung von *āma*. Ferner unterstützen die meisten *kapha*-aggravierenden Faktoren die *āma*-Bildung. *kapha* und *āma* besitzen ähnlich Eigenschaften.

Ernährungsfaktoren als Ursachen für die āma-Entstehung **(*Caraka*, *Vi.* 2.8 f. und *Ci.* 15.42 ff.)**

- blähende Nahrungsmittel
- Nahrungsaufnahme vor der vollständigen Verdauung vorangegangener Mahlzeiten
- falsch durchgeführtes Fasten
- inkompatible Nahrungsmittelkombinationen (*viruddhāhāra*; s. S. 112 f.)
- intensive Emotionen bei oder nach der Nahrungsaufnahme (wie Gier, sexuelles Verlangen, Aggression, Verwirrung, Eifersucht, Kummer, psychische Erregung, Angst)
- raue, kühle, trockene Nahrungsmittel
- schleimhautreizende Nahrungsmittel
- schwer verdauliche Nahrungsmittel (z. B. Fleisch- und Milchprodukte, Fettiges, *kapha*-aggravierende Nahrungsmittel)
- Abneigung verursachende Speisen
- unregelmäßiges Essen
- verdorbene, unreine Nahrung (inkl. Verfahrung zur Verlängerung der Haltbarkeit)
- zu viel Essen

Weitere āma-aggravierende Faktoren **(*Caraka*, *Vi.* 2.12)**

- allgemeine Schwäche
- langes Wachbleiben
- starke *kapha*-Erhöhung
- Tagesschlaf
- Unterdrücken der natürlichen (Reinigungs)Bedürfnisse (s. S. 131)
- Verdauungsschwäche
- Verschlimmerung: morgens, nachts, bei Bewölkung

Allgemeine *āma*-Symptome

Neben den hier erwähnten allgemeinen *āma*-Symptomen finden sich im Grundlagenteil (s. S. 32) diejenigen Symptome, die entstehen, wenn *āma* sich mit einzelnen *doṣa* verbindet (*sāma-doṣa*; *Caraka*, *Ci.* 15.45, 73 und 94 f.):

- Appetitlosigkeit
- aufgetriebenes Abdomen
- Benommenheit
- Schweregefühl
- sinkender (nicht auf der Wasseroberfläche schwimmender) Stuhl
- Stase im Verdauungstrakt
- Steifigkeit
- Trägheit, Antriebslosigkeit, Müdigkeit
- Unwohlsein
- Verdauungsstörungen
- Zerschlagenheitsgefühl

Weitere *āma*-Symptome sind:

- dicker Zungenbelag
- klebriger Auswurf
- Puls: träge, stumpf, schlüpfrig
- schlechter Geruch der Ausscheidungen und des Körpers
- Stumpfheit von Geist und Sinnen

āma-Komplikationen

Die folgenden *āma*-Komplikationen (*Caraka*, *Vi.* 2.12 und *Ci.* 15.73 ff.) gelten als unheilbar:

- *āma-viṣa*: Vergiftungssymptome
- *daṇḍālasaka*: extreme Steifigkeit

āma-Behandlung
(vgl. *Caraka, Vi.* 2.13 und *Ci.* 15.74)

Der Grundansatz für die *āma*-Behandlung lautet „***āma* auskochen**" (*āma-pācana*). Gemeint ist die Umwandlung von unverdauten Nahrungsbestandteilen oder Stoffwechselzwischenprodukten in eine finale Form. Erst nach dieser liegt *āma* in einem Zustand vor, in dem es vom Körper ausgeschieden werden kann. Es ist dann im strengen Sinne kein *āma* mehr, sondern eher ein Abfallstoff (*mala*). Als solcher kann er mithilfe der natürlichen Ausscheidungsmechanismen des Körpers (z.B. Stuhl, Urin, Schweiß) oder mithilfe der therapeutischen Ausleitungsverfahren (*pañca-karma*) eliminiert werden.

Die Umwandlung lässt sich primär durch ***agni*-fördernde Methoden** bewirken. Zwei Begriffe sind in diesem Zusammenhang gängig:

- ***dīpana*** („anzünden") bezeichnet die Stimulation von *agni*. Dies zeigt sich vorrangig auf der Ebene der Digestion (*jāṭharāgni*) anhand eines intensiven Appetits und einer guten Verdauungsleistung. Generell werden durch *dīpana*-Maßnahmen auch die anderen beiden *agni*-Ebenen angesprochen (*bhūtāgni* und *dhvātvagni*) und die Umwandlung von *āma* begünstigt.
- Allerdings ist die Umwandlung und Ausscheidung von *āma* ein komplexer Prozess, der sich nicht allein auf die *agni*-Leistung beschränkt. Für die nachhaltige *āma*-Beseitigung müssen z.B. die *srotas* leitfähig sein und *vāta* darf keine Fehlfunktionen aufweisen. Alle diese Aspekte sind in dem Begriff ***pācana*** („kochen") zusammengefasst.

Ein typisches Beispiel für die *dīpana*-Wirkung wäre *Marīca* (Piper nigrum) und für *pācana* *Mustā* (Cyperus rotundus). Da viele Drogen außerdem eine kombinierte Wirkung haben und beide Konzepte ineinandergreifen, wird hierfür der Begriff *dīpana-pācana* verwendet.

Meist sind erhitzende Drogen von **scharfem** Geschmack *agni*-anregend. Aber auch **bittere** Substanzen, selbst wenn sie temperaturneutral sind, stimulieren *agni*. Eine den ayurvedischen Regeln gemäße Ernährung (s.S. 112ff.) ist sehr wichtig für den Erhalt einer **guten *agni*-Qualität**. Die Nahrung sollte v.a. frisch gekocht und leicht verdaulich sein, die Transportfunktionen des Körpers (*srotas*) nicht belasten und regelmäßig eingenommen werden. Auch durch eine gesunde Lebensweise wird *agni* gefördert, v.a. durch „**leicht machende**" (*laṅghana*)-Methoden, wie z.B. Fasten, Ausleitungsverfahren und ausreichend Bewegung (**Tab. 9.1**, S. 63ff.). Die Behandlung des *āma*-Stuhls erfolgt wie die von *atīsāra* (s.S. 213ff.).

■ *Ernährung und Verhalten*

In **Tab. 14.11** sind die besonderen Ernährungs- und Verhaltensempfehlungen bei *āma*-Symptomen aufgeführt.

■ *Medikamentöse Therapie*

Pulver (*cūrṇa*)
- **Hinweis:** bei **milden** *āma*-Symptomen
- **Darreichung:** 2–3× tägl. mit Waldhonig bis zum Abklingen der *āma*-Symptome (ca. 3–7 Tage)
- **Pulver:** *Trikaṭu-cūrṇa* 1–2 g, ersatzweise: *Śuṇṭhī* (Zingiber officinalis), getrocknet 2 g oder Ingwertee

Tabletten (*vaṭī*)
- **Hinweis:** bei **stärkeren** *āma*-Symptomen
- **Darreichung:** 2× tägl. bis zum Abklingen der *āma*-Symptome (ca. 3–7 Tage)
- **Tabletten:** *Citrakādi-vaṭī* 2 Tbl.

Tab. 14.11 Besondere Ernährungs- und Verhaltensempfehlungen bei *āma*-Symptomen.

	empfehlenswert	zu meiden
Ernährung	• gekochtes Gemüse • Trinken von heißem (Ingwer)Wasser • leichte Kost (*laṅghana*), ggf. Fasten • *Mudga* (Vigna radiata) • wenig Getreide oder Reis	• Fett, Milchprodukte, Fleisch, Süßigkeiten • saure Lebensmittel • *srotas*-blockierende (*abhiṣyandī*) Nahrungsmittel
Verhalten	• Ursachen meiden • Wärme, Schwitzen, Bewegung, trocknende Anwendungen	• körperliche Überanstrengung (auch exzessiver Geschlechtsverkehr) • Tagesschlaf

„Treppenkur" mit *Pippalī* (*vardhamāna-pippalī-rasāyana*)

Als intensivste *āma*-Therapie hat sich eine besondere Einnahmeweise von *Pippalī* (Piper longum, **Abb. 14.2**) bewährt. Es handelt sich um regelmäßig ansteigende und abfallende Einnahmemengen („Treppenkur"), eine Dosierungsform, die *vardhamāna* genannt wird. In der *Caraka-Saṃhitā* wird diese Kur als eine Maßnahme mit *rasāyana*-Wirkung beschrieben (vgl. *Caraka, Ci.* 1.3.36 ff.), hat also eine geweberegenerierende Wirkung. In der Praxis hat sich diese Kur auch bei verschiedenen **immunologischen Erkrankungen**, besonders bei allergischen und autoimmunen Prozessen (s. S. 332 ff.), bewährt. Die Überlegung hierbei ist, dass *āma*, das auf Gewebsebene (*dhātv-agni*) anfällt, pathologische Immunreaktionen auslöst. So konnten die Autoren beobachten, dass diese Kur eine immunologische Umstimmung bewirken kann.

Klassischerweise gilt die Empfehlung, am ersten Tag eine getrocknete *Pippalī*(Piper longum)-Frucht einzunehmen und die Einnahme täglich um eine Frucht zu steigern (bis auf 15 Stk.). Die Höchstdosis wird insgesamt fünf Tage lang aufrechterhalten und danach wieder um eine Frucht täglich reduziert. Diese sehr intensive Form von *Caraka* wurde dahingehend modifiziert, dass sie für den heutigen Patienten besser verträglich ist und in ihrer Intensität reduziert (**Tab. 14.2**). Die Kur ist **äußerst akkurat** durchzuführen: Die Dosierungen sind streng einzuhalten und optimale Rahmenbedingungen bezüglich der Ernährung und des Verhaltens müssen geschaffen werden. Saure, sehr scharfe und *srotas*-blockierende (*abhiṣyandī*) Nahrungsmittel sind zu meiden. Ruhe und Regelmäßigkeit im Lebensstil sind notwendig.

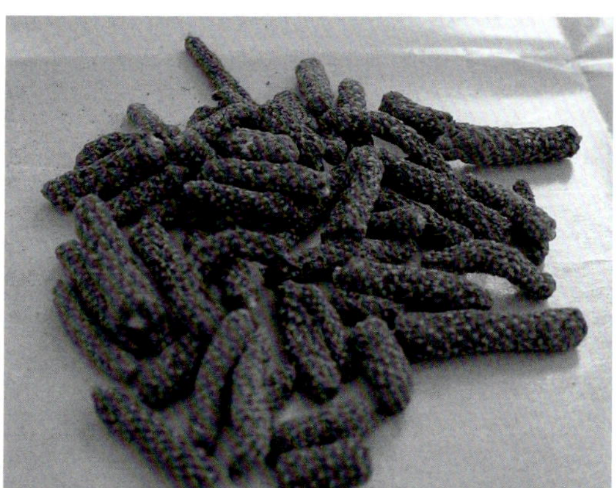

Abb. 14.2 Pippali (Piper longum). Quelle: Elmar Stapelfeldt

Um dies zu gewährleisten und um **mögliche Nebenwirkungen** (meist *pitta*-Symptome, wie Brennen, Hyperazidität, Entzündungen, Hitzegefühle, Schleimhautreizungen, insbesondere des Magens) frühzeitig zu erkennen, wird diese Kur in Indien von den Autoren **nur stationär** durchgeführt. Sie dauert insgesamt 13 Tage und muss vor dem Einsatz von Ausleitungsverfahren und Phytotherapeutika abgeschlossen sein. Praktisch bewährt hat sich diese Kurform auch bei allen chronischen Hepatitisformen, besonders bei autoimmunologisch bedingten, sowie bei bestehendem Aszites (s. S. 243 f.). Die genannten möglichen Nebenwirkungen stellen relative Kontraindikationen dar, bei denen die Kur versuchsweise in reduzierter Dosis mit besonderer Aufmerksamkeit durchgeführt werden kann.

Pippalī (Piper longum) ist nach dem in der **Tab. 14.12** dargestellten Schema 2× tägl. (morgens nüchtern und abends vor der Mahlzeit oder 2–3 Stunden danach) mit warmem Wasser einzunehmen. Sollten Schleimhautreizungen oder Brennen durch die Einnahme von *Pippalī* (Piper longum) auftreten, so muss das Pulver nach der Mahlzeit eingenommen werden. Nach Abschluss der Kur sollte eine Dosis von 0,5–1 g *Pippalī* (Piper longum) 2× tägl. beibehalten werden.

Tab. 14.12 Einnahmeschema bei der „Treppenkur" *vardhamāna-pippalī-rasāyana*.

	Tag	1	2	3	4	5	6	7	8	9	10	11	12	13
Erwachsene	Menge in g	1	2	3	4	5	5	5	5	5	4	3	2	1
Kinder sowie bei *pitta*-Symptomen	Menge in g	0,5	1	1,5	2	2,5	2,5	2,5	2,5	2,5	2	1,5	1	0,5

Die entsprechende Dosis ist jeweils 2× tägl. zu verabreichen.

Therapie von *agni-māndya*

agni-Schwäche bildet die Ursache für die *āma*-Bildung. Insofern sind die wichtigsten Prinzipien zur Behandlung einer *agni*-Schwäche soeben im Rahmen der Diskussion zu *āma* (s. S. 202 ff.) erläutert worden. Im Folgenden sollen die Ansätze für die einzelnen Unterformen von *agni-māndya* dargelegt werden.

mandāgni (*kapha*-bedingte Digestionsschwäche)

Folgende Empfehlungen sind bei geringer *agni*-Schwäche hilfreich. In fortgeschrittenen Stadien erfolgt die Therapie anhand des Leitfadens zu *āma*-Symptomen (s. S. 206 f.).

Emesis (*vamana*)

- **Form:** *vamana Nr. 3* (**Tab. 10.8**, S. 76)
- **Emetikum:** *Madana-phala* (Randia dumetorum) 3–4 g

Medikamentöse Therapie

Pulver (*cūrṇa*)

- **Darreichung:** 2× tägl. vor der größeren Mahlzeit mit Waldhonig oder warmem Wasser
- **Pulver:** *Trikaṭu-cūrṇa* 2–3 g

Aufguss (*phāṇṭa*)

- **Herstellung:** Die Wurzeln in 1 l Wasser bei geringer Hitze 15–20 min kochen und in eine Thermoskanne abseihen.
- **Darreichung:** Mehrmals am Tag 1 Tasse heiß trinken.
- **Präparat:** *Śuṇṭhī* (Zingiber officinalis) 5 frische dünne Rhizomscheiben

Ernährung und Verhalten

Bei *mandāgni* sind die besonderen Ernährungs- und Verhaltensempfehlungen in **Tab. 14.13** zu befolgen.

viṣamāgni (*vāta*-bedingte Unregelmäßigkeit von *agni*)

Bei *vāta*-bedingter Unregelmäßigkeit von *agni* haben sich folgende Therapiemaßnahmen als hilfreich erwiesen.

Ausleitung (śodhana)

Dekokteinläufe (*nirūha-basti*)

- **Form:** *nirūha Nr. 2* (**Tab. 10.11**, S. 82 f.)
- **Dekokt für *nirūha*:** *Daśamūla-kvātha*
- **Öl für *mātra*:** *Nārāyaṇa-taila*

Medikamentöse Therapie

Je nach Erhältlichkeit ist eine der beiden Pulverkombinationen zu wählen.

Pulverkombination 1 (*cūrṇa*)

- **Darreichung:** 2× tägl. nach der Mahlzeit 3 g der folgenden Rezeptur in gleichen Anteilen
- **Rezeptur:**
  - *Saindhava* (rosafarbenes Steinsalz)
  - *Yavānī* (Trachyspermum ammi)
  - *Trikaṭu-cūrṇa*
  - in gleicher Menge *ghī* angeröstetes *Hiṅgu* (Ferula assa-foetida)
  - *Jīraka* (Cuminum cyminum)

Pulverkombination 2 (*cūrṇa*)

- **Darreichung:** mit dem ersten Bissen einer großen Mahlzeit und etwas reinem *ghī*
- **Präparat:** *Hiṅgvaṣṭaka-cūrṇa* 2 g

Ernährung und Verhalten

Die besonderen Ernährungs- und Verhaltensempfehlungen für *mandāgni* gelten auch bei *vāta*-bedingter Unregelmäßigkeit von *agni* (**Tab. 14.13**).

Tab. 14.13 Besondere Ernährungs- und Verhaltensempfehlungen bei *mandāgni*.

	empfehlenswert	zu meiden
Ernährung	• bittere und scharfe Nahrungsmittel und Gewürze	• kühle, schwer verdauliche, *srotas*-blockierende (*abhiṣyandī*) Nahrungsmittel
Verhalten	• Gymnastik • Sport	• Tagesschlaf

tīkṣṇāgni (*pitta*-bedingte Hyperaktivität von *agni*)

Hier ist *agni* zu stark ausgeprägt. Daher gelten andere Therapieregeln als bei einem zu schwachen *agni*.

Ausleitung (śodhana)

Purgieren (*virecana*)

- **Hinweis:** Das Purgieren (*virecana*) sollte in der sog. *niśoṭha*-Form durchgeführt werden.
- **Form:** *virecana Nr. 1* (**Tab. 10.9**, S. 78 f.)
- **Fett für die innere Oleation:** *Pañcatikta-ghṛta* oder *Śatāvarī-ghṛta*
- **Purgiermittel:** *Avipattikara-cūrṇa* 10–15 g

Ernährung

Die Ernährung sollte so gestaltet werden, dass das hyperaktive *agni* gedämpft wird, indem hauptsächlich schwere, fettige und kühlende Nahrungsmittel (z. B. Milchprodukte) konsumiert werden und auf scharfe, saure, stark erhitzende und frittierte Nahrungsmittel verzichtet wird.

14.2.3 *amla-pitta* – Hyperazidität und Gastritis

Da man *amla-pitta* im modernen Ayurveda für gewöhnlich mit der **Hyperazidität des Magens** gleichsetzt, wird die Signifikanz der klassischen Beschreibungen dieses ayurvedischen Krankheitsbilds oft übersehen.

Es handelt sich bei *amla-pitta* allerdings um mehr als nur eine übermäßige Ausschüttung von Salzsäure im Magen. Zum Beispiel bildet die **Gastritis** als Folge dauerhafter Magenübersäuerung quasi ein zweites Stadium von *amla-pitta* und wird nach den gleichen Prinzipien behandelt. Diese liegen auch der Behandlung der **Ulkuskrankheit** zugrunde, die zwar eine Komplikation von *amla-pitta* darstellt, aber unter der Bezeichnung *śūla* (s. S. 212 f.) gesondert im Ayurveda berücksichtigt wird. Ferner zeigt die klassische Unterteilung in eine „nach oben gerichtete" (*ūrdhva-ga*) und „eine nach unten gerichtete" (*adho-ga*) Form von *amla-pitta* an, dass dieses Krankheitsgeschehen im ayurvedischen Sinne umfassender zu verstehen ist (**Tab. 14.14**).

Tab. 14.14 *amla-pitta* auf einen Blick.

klassische Bezeichnung	***amla-pitta***
deutsche Übersetzung	„Säure-*pitta*"; Hyperazidität, Refluxkrankheit
klassische Referenzen	*Mādhava*, 51 und *Kaśyapa*, *Kh.* 16*
wichtigste Faktoren der *samprāpti*	• *pitta* • *agni* • *anna-vaha-srotas*
Hauptursachen	• *pitta*-aggravierende Faktoren • heiße, saure, sehr scharfe, frittierte und schleimhautreizende Nahrungsmittel • schlechte Ernährungsgewohnheiten
Arten	• aufsteigende Form (*ūrdhva-ga*) • absteigende Form (*adho-ga*)
Hauptsymptome	• saures Aufstoßen • retrosternales Brennen • Appetitverlust • Übelkeit
Therapiestrategie	• Auschluss des Ulkus • Ausleitung (*śodhana*), Reinigung der *srotas* • *pitta*-Reduktion • keine *vāta*-Aggravation • Schleimhautpflege • Neutralisation der Säure • Bevorzugung süßer, bitterer und adstringierender Nahrungsmittel und Getränke • Meiden von sauren, scharfen und schleimhautreizenden Faktoren und starker Hitze

* *Khila-sthāna*. *Die zur Kaśyapa-Saṃhitā genutzten Abkürzungen der Kapitel bzw. Verse sind dem Literaturverzeichnis im Anhang zu entnehmen.*

Die ayurvedische Therapie von *amla-pitta* ist sehr wirkungsvoll. Auf schulmedizinische Präparate kann in vielen Fällen verzichtet werden.

Ursachen

Die ätiologischen Faktoren von *amla-pitta* sind in **Tab. 14.15** zusammengestellt.

Tab. 14.15 Ätiologische Faktoren von *amla-pitta* und deren Auswirkungen (*Mādhava*, 51.1).

ätiologische Faktoren		Auswirkungen
pitta-prakopa	*pitta*-aggravierende Faktoren (insbesondere in der Nahrung)	*pitta* als wichtigster Faktor im Krankheitsgeschehen
vidāhi	schleimhautreizende Nahrungsmittel	*pitta*-Aggravation; Erosionen der Magenschleimhaut
amla	saure Nahrungsmittel und Getränke	*pitta*-Aggravation; Förderung der Säureproduktion
–	frittierte Nahrungsmittel	schwer verdaulich; *pitta*-aggravierend
viruddhāhāra	unverträgliche Nahrungsmittelkombinationen	Beeinträchtigung der Transportfunktionen (*srotas*) des Körpers, insbesondere der von Nahrungsmitteln (*anna-vaha-srotas*)
duṣṭāhāra	verdorbene, unreine Nahrungsmittel	Beeinträchtigung der Transportfunktionen (*srotas*) des Körpers, insbesondere der von Nahrungsmitteln (*anna-vaha-srotas*)
śarad	Herbst	*pitta*-Aggravation

Pathogenese

Die wörtliche Übersetzung von *amla-pitta* lautet „*sauer-pitta*". Diese Bezeichnung fasst die beiden Hauptfaktoren, die für die Entstehung dieser Erkrankung verantwortlich sind, bereits zusammen (vgl. *Mādhava*, 51.1). ***pitta*** stellt die treibende Kraft dar und zwar überwiegend durch seine saure Eigenschaft, die sich als übermäßige Säureproduktion im Magen manifestiert. Auch ***vāta*** ist in den Krankheitsprozess involviert (nervaler Aspekt bei der Steuerung des Verdauungsprozesses, Kontraktion der Magenmuskulatur, Ausschüttung der Säuren aus den Drüsengängen, psychische Komponenten, stechender Schmerz). ***kapha***-Aspekte sind ebenfalls zu verzeichnen (Schleimbildung, Übelkeit).[29]

Symptome und Arten

Das allgemeine Symptombild von *amla-pitta*, das sich in einem ersten Stadium als **„Sodbrennen"** und in einem zweiten als **Gastritis** darstellen kann, manifestiert sich wie folgt (*Mādhava*, 51.2):

- saures und bitteres Aufstoßen (*udgāra*)
- Brennen (*dāha*) in Rachen und Herzregion (= Ösophagus)
- Appetitlosigkeit
- Übelkeit
- Digestionsstörungen
- Müdigkeit, Schwächegefühl (*klama*)
- Schweregefühl

Dieses Bild differenzieren die Klassiker, indem zwei Formen von *amla-pitta* unterschieden werden:

Aufsteigende Form (*ūrdhva-ga*)

Die aufsteigende Form entspricht im allgemeinen dem ösophagealen Reflux und der Gastritis, weist jedoch neben den genannten noch weitere, **generalisierte Symptome** auf, wie z.B. (*Mādhava*, 51.4–6)

- Erbrechen, v.a. von sauren Substanzen,
- Aufstoßen,
- Kopfschmerzen,
- Hautausschläge,
- Brennen und Hitzegefühle.

Absteigende Form (*adho-ga*)

Die absteigende Form basiert auf dem gleichen Pathomechanismus wie die aufsteigende. Allerdings wirkt sich in diesem Fall die vermehrte Säureproduktion auch außerhalb des Magens aus. Die Gallenproduktion reicht hier nicht aus, um die überschüssige Säure im Dünndarm zu neutralisieren. Dieses saure Milieu beeinträchtigt die Funktion der Pankreasenzyme, weshalb die Nahrung nicht hinreichend aufgespalten werden kann. Unverdaute Nahrung erreicht das Kolon und bewirkt die

[29] Im *Mādhava-nidāna* (*Mādhava* 51.8–12) finden sich weitere *vāta*- und *kapha*-Symptome.

Ausscheidung von breiigem Stuhl. Somit sind die **Leitsymptome der absteigenden Form** neben den genannten generellen Anzeichen (*Mādhava*, 51.3):

- Diarrhöe (breiiger, unverdauter Stuhl)
- Digestionsschwäche

Ferner werden **allgemeine Symptome** beschrieben, wie z. B.

- Schwindel,
- Cutis anserina („Gänsehaut"),
- gesteigerte Perspiration,
- gelbliche Schattierung der Haut.

Therapie

Die Therapie von *amla-pitta* ist bei der absteigenden Form die gleiche wie bei der aufsteigenden, da derselbe Pathomechanismus zugrunde liegt. Bei ausgeprägter Diarrhöe im Rahmen der absteigenden Form sind allerdings zusätzliche Maßnahmen notwendig.

> ! Bevor die Behandlung von *amla-pitta* eingeleitet wird, muss unbedingt sichergestellt werden, dass kein Ulkus in Magen oder Duodenum vorhanden ist. Bei bestehendem Ulkus ist gemäß der Empfehlungen im Kapitel *śūla* (s. S. 212 ff.) zu verfahren.

Ausleitung (*śodhana*)

Die Ausleitung bildet einen wichtigen Teil der Therapie von *amla-pitta*; jedoch wird der Einsatz der drastischen Verfahren durch Kontraindikationen, wie akute Gastritis oder Ulkusbildung, oft eingeschränkt.

Emesis (*vamana*)

- **Hinweis:** Obwohl es sich bei *amla-pitta* um eine typische *pitta*-Erkrankung handelt, ist eine Emesis (*vamana*) indiziert, da die Symptomatik an einem ***kapha*-Sitz** lokalisiert ist. Allerdings stellen die akute Gastritis sowie das Gastro- oder Duodenalulkus wichtige Kontraindikationen für diese Therapie dar, sodass sie nur bei reiner Hyperazidität durchgeführt werden darf.
- **Form:** *vamana Nr. 2* (**Tab. 10.8**, S. 75 f.)
- **Fett für die innere Oleation:** *Śatāvarī-ghṛta*
- **Emetikum:** *Madana-phala* (Randia dumetorum) 3–4 g

Purgieren (*virecana*)

- **Hinweis:** Das Purgieren (*virecana*) stellt eine sichere Form der intensiven Ausleitung dar. Sofern es sich um milde Symptome handelt, kann es selbst bei Gastritis eingesetzt werden. Ein Ulkus stellt jedoch auch hier eine Kontraindikation dar. *Trivṛta* (Ipomoea turpethum) ist als Abführmittel bei *amla-pitta* am besten geeignet.
- **Form:** *virecana Nr. 1* (**Tab. 10.9**, S. 78 f.)
- **Fett für die innere Oleation:** *Śatāvarī-ghṛta*
- **Purgiermittel:**
  - *Trivṛta* (Ipomoea turpethum) 5–10 g
  - *Harītakī* (Terminalia chebula) 5–10 g
  - *Drākṣa* (rote Weintrauben, ggf. auch als Saft) 5–10 g

oder ersatzweise:

- **Purgiermittel:** *Avipattikara-cūrṇa* 15–20 g

Dekokteinläufe (*nirūha-basti*)

- **Hinweis:** Bei chronischen, schwer zu therapierenden Formen sind zusätzlich zu der intensiven Ausleitung Einläufe (*basti*) indiziert.
- **Form:** *nirūha Nr. 1* oder *nirūha Nr. 3* (**Tab. 10.11**, S. 82 f.)
- **Dekokt:** *Daśamūla-kvātha*

Ölklistiere (*mātra-basti*)

- **Hinweis:** Ölklistiere sind nur bei starkem Aufstoßen notwendig.
- **Durchführung:** 1× tägl. nach dem Abendessen bis zum Abklingen der Symptome mit *vāta*-reduzierenden Ölen
- **Öl:** *Nārāyaṇa-taila*

Medikamentöse Therapie

Empfehlenswert für die Therapie von *amla-pitta* sind folgende Präparate, die bis auf Pulver 2 grundsätzlich kombiniert verabreicht werden sollten.

Pulver 1 (*cūrṇa*)

- **Darreichung:** 2× tägl. mit Rohrzucker und warmem Wasser
- **Pulver:** *Āmalakī* (Emblica officinalis) 3–4 g

Pulver 2 (*cūrṇa*)

- **Hinweis:** Pulver 2 ist nur bei ausgeprägter Diarrhöe im Rahmen der absteigenden Form (*adhoga*) zusätzlich einzusetzen.
- **Darreichung:** 2–3× tägl. mit warmem Wasser vor der Mahlzeit
- **Pulver:** *Mustā* (Cyperus rotundus) 2–3 g

Pulverkombination (*cūrṇa*)

- **Darreichung:** 2× tägl. nach der Mahlzeit
- **Rezeptur:**
  - *Avipattikāra-cūrṇa* 2 g
  - *Śaṅkha-bhasma* 300 mg

  nur in schweren Fällen zusätzlich:
  - *Chardiripu* (Hedychium spicatum) 500 mg
  - *Sūtaśekhara-rasa* 300 mg

> ! Bei dem Einsatz von *Sūtaśekhara-rasa* sind das traditionelle Herstellungsverfahren und die Dosierung zu beachten.

Paste (*kalka*)

- **Herstellung:** Abends das Pulver mit Wasser zu einer streichfähigen Masse vermengen und auf eine unbeschichtete Eisenfläche (z. B. in einen Eisentopf) streichen. Am nächsten Morgen ablösen.
- **Darreichung:** Die Mengen halbieren und jeweils eine Hälfte mit Waldhonig morgens und abends einnehmen.
- **Präparat:** *Triphalā-cūrṇa* 6 g

Medizinieres Butterreinfett (*ghṛta*)

- **Darreichung:** 2× tägl. mit heißem Wasser
- **Fett:** *Śatāvarī-ghṛta* 10–20 ml

Ernährung

In **Tab. 14.16** sind die besonderen Ernährungsempfehlungen bei *amla-pitta* aufgeführt.

14.2.4 *śūla* – Ulkuskrankheit und andere schmerzhafte Erkrankungen des Abdomens

Das klassische Krankheitsbild *śūla* sollte im Kontext von *amla-pitta* betrachtet werden. Sowohl die Ursachen als auch die Pathogenese sind gleich. Wörtlich übersetzt bedeutet *śūla* „stechender Schmerz". Als nosologische Einheit des Ayurveda bezeichnet dieser Begriff jedoch verschiedene Zustände zumeist abdomineller oder thorakaler Lokalisation, deren **Hauptsymptom stechende Schmerzen** sind.

Suśruta (*Ut.* 42.76–88) unterscheidet je nach *doṣa*-Dominanz drei Arten. Eine ähnliche Einteilung findet sich bei *Mādhava* (26). Zudem wird hier eine klinisch sehr nützliche Unterscheidung zweier *śūla*-Arten eingeführt (*Mādhava*, 26.15 ff.), die sich ausschließlich auf den Verdauungstrakt beziehen. Nach Intepretation der Autoren handelt es sich hierbei um die **Ulkuskrankheit** im engeren Sinne, wobei die beiden Arten auf unterschiedliche Lokalisationen des Ulkusgeschehens hinweisen (**Tab. 14.17**). Beide Formen sind *vāta*- und *pitta*-dominiert.

Ausleitung (*śodhana*)

Bei Verdacht auf *śūla* ist bezüglich der drastischen Ausleitungsverfahren äußerste Vorsicht geboten. Die Emesis (*vamana*) ist aus Sicht der Autoren generell kontraindiziert. Das Purgieren (*virecana*) muss **mild und in einem stationären Rahmen** durchgeführt werden, der eine genaue Beobachtung und eventuelle Notfallversorgung gewährleistet. Die erwähnten Einläufe sind unbedenklich.

Tab. 14.16 Besondere Ernährungsempfehlungen bei *amla-pitta*.

	empfehlenswert	zu meiden
Ernährung	• süße, bittere und adstringierende Nahrungsmittel und Getränke • Milch, *ghī*, milde Butter • Weizen, Gerste, *Mudga* (Vigna radiata) • Zucchini, weißer Patisson-Kürbis, Kürbis • Bananen, Mango, Kokosnuss, süße Granatäpfel, Weintrauben • Koriander, Kreuzkümmel, Nelken, Ingwer, Steinsalz, Fenchelsamen • Rohrohrzuckermasse (*guḍa*)	• saure, sehr scharfe, erhitzende und schleimhautreizende Nahrungsmittel und Getränke • *pitta*-erhöhende Ernährung • unverträgliche Nahrungsmittelkombinationen • frittierte Speisen • Pfeffer, Chili bzw. Piment, Fleisch, Sesamsamen, *Māṣa* (Vigna mungo), Auberginen, scharfe Gewürze, Joghurt, Schafsmilch

Tab. 14.17 *śūla* auf einen Blick.

klassische Bezeichnung	***śūla***
deutsche Übersetzung	„(stechender) Schmerz"; Ulkuskrankheit
klassische Referenzen	*Mādhava*, 26 und *Suśruta*, *Ut.* 42.76 ff.
wichtigste Faktoren der *samprāpti*	• *pitta* • *vāta* • *anna-vaha-srotas*
Hauptursachen	• *pitta*- und *vāta*-aggravierende Faktoren • heiße, saure, sehr scharfe, frittierte und schleimhautreizende Nahrungsmittel • schlechte Ernährungsgewohnheiten
Arten	• Milderung des Schmerzes durch Nahrungsaufnahme (*pariṇāma*) = Ulcus duodeni • konstanter Schmerz unabhängig von der Nahrungsaufnahme, Milderung lediglich durch Erbrechen (*anna-drava*) = Ulcus ventriculi
Hauptsymptome	• stechender Schmerz • Appetitverlust • Übelkeit
Therapiestrategie	• sehr milde Ausleitung unter Beachtung der Kontraindikationen • Ölklistiere (*mātra-basti*) • *pitta*-Reduktion • keine *vāta*-Störung • Schleimhautpflege • Neutralisation der Säure • Bevorzugung süßer, bitterer und adstringierender Nahrungsmittel und Getränke • Meiden von sauren, scharfen und schleimhautreizenden Faktoren und starker Hitze

Purgieren (*virecana*)

- **Hinweis:** Das Purgieren (*virecana*) sollte mild und mit großer Obacht in der sog. ***niśoṭha*-Form** durchgeführt werden.
- **Form:** *virecana Nr. 2* (**Tab. 10.9**, S. 78 f.)
- **Fett für die innere Oleation:** *Śatāvarī-ghṛta*
- **Purgiermittel:** *Avipattikara-cūrṇa* 10–15 g

Ölklistiere (*mātra-basti*)

- **Form:** *mātra Nr. 1* (**Tab. 10.12**, S. 84)
- **Öl:** *Nārāyaṇa-taila* 40 ml

Medikamentöse Therapie

Es eignet sich die Kombination folgender Präparate zur Therapie von *śūla*.

Pulverkombination 1 (*cūrṇa*)

- **Darreichung:** 2× tägl. in Milch gekocht
- **Rezeptur:**
  - *Yaṣṭīmadhu* (Glycyrrhiza glabra) 1 g
  - *Śatāvarī* (Asparagus racemosus) 2–3 g

  nur bei Erbrechen zusätzlich:
  - *Chardiripu* (Hedychium spicatum) 500 mg

Pulverkombination 2 (*cūrṇa*)

- **Darreichung:** 2× tägl. nach der Mahlzeit
- **Rezeptur:**
  - *Avipattikara-cūrṇa* 3 g
  - *Śaṅkha-bhasma* 300 mg

Medizinierte Butterreinfett (*ghṛta*)

- **Darreichung:** 2× tägl. mit heißem Wasser
- **Fett:** *Śatāvarī-ghṛta* 10–20 ml

Ernährung und Verhalten

Es gelten die gleichen Ernährungsempfehlungen wie bei *amla-pitta* (**Tab. 14.16**, s. o.).

14.2.5 *atīsāra* – Diarrhöe

Das klassische **Krankheitsbild** *atīsāra* ist durch eine gesteigerte Stuhlfrequenz charakterisiert (**Tab. 14.18**). Im Ayurveda unterscheidet man mehrere Arten, während die Diarrhöe in der modernen Medizin eher als Symptom angesehen wird. Es gibt eine Reihe von Krankheiten, deren gemeinsames Hauptsymptom häufige Stuhlgänge sind, wie z. B. Enteritiden, Kolitiden, Mobus Crohn oder Colon irritabile.

Bei der Behandlung dieser Erkrankungen und bei allen im Folgenden genannten Arten von *atīsāra* lassen sich die ayurvedischen Therapiekonzepte Erfolg versprechend einsetzen. Handelt es sich allerdings um **fulminante Infekte** mit systemischen Symptomen, wie hohem Fieber, so ist der Einsatz von passenden Antibiotika nötig. Ayurvedische Maßnahmen sollten dann flankierend eingesetzt werden.

Tab. **14.18** *atīsāra* auf einen Blick.

klassische Bezeichnung	***atīsāra***
deutsche Übersetzung	„vermehrter Fluss"; Diarrhöe
klassische Referenzen	*Caraka, Ci.* 19 und *Suśruta, Ut.* 40
wichtigste Faktoren der *samprāpti*	• *agni* • *mahā-srotas* • *purīṣa* • *vāta*
Hauptursachen	• falsche Ernährung • ansonsten je nach Art des *atīsāra*
Arten	• *vāta-ja* • *pitta-ja* • *kapha-ja* • *tri-doṣa-ja* • psychisch bedingte Formen (*bhaya-ja, śoka-ja*) • *āma*-bedingte Form • Blutstuhl (*raktātīsāra*) • chronische Diarrhöe (*pravāhika*)
Hauptsymptom	• häufige Stuhlgänge
Therapiestrategie	• Ursachenvermeidung • *āma*-Reduktion (sofern vorhanden) • *agni*-Anregung • leicht verdauliche Kost bzw. Fasten (*laṅghana*) • kein Unterbinden initial vermehrter Stuhlgänge im Sinne einer Selbstheilungstendenz • *purīṣa-nigrahaṇīya* (stuhlbindende) Maßnahmen bei anhaltender Diarrhöe bzw. nach der Beseitigung von *āma* • Vorbeugen einer Reduktion des Kräfte- und Nährzustands (*dhātu*) • Substitutionstherapie (v. a. Flüssigkeit und Elektrolyte) • Schmerztherapie bei Bedarf • Behandlung evtl. auftretender Komplikationen

! Bei Anzeichen von starkem Flüssigkeits-, Elektrolyt- oder Blutverlust ist eine entsprechende Substitution durchzuführen und die Diarrhöe ggf. mit schulmedizinischen Mitteln zu hemmen.

Arten

In der *Caraka-Saṃhitā* werden sechs Arten von *atīsāra* unterschieden, wobei die Haupteinteilungskriterien ursächliche *doṣa* und psychische Faktoren darstellen (vgl. *Caraka, Ci.* 19):

- *vāta-ja*
- *pitta-ja*
- *kapha-ja*
- *tri-doṣa-ja*
- *bhaya-ja* (psychisch: aufgrund von Ängsten)
- *śoka-ja* (psychisch: aufgrund von Sorgen)

Suśruta (vgl. *Ut.* 40.7) fasst die beiden letzten Arten zu einer einzigen psychisch bedingten Form (*śoka-ja*) zusammen und erwähnt zudem eine durch *āma* bedingte Form. Ferner findet sich bei *Suśruta* (vgl. *Ut.* 40.138) eine chronische Diarrhöe (*pravāhikā*), die bei *Caraka* (*Ci.* 19.30) als Unterform des *vāta*-bedingten *atīsāra* angesehen wird. Die Hämatorrhöe (*raktātisāra*) wird bei *Caraka* (*Ci.* 19.69 ff.) der *pitta*-verursachten *atīsāra*-Form zugeordnet, bei deren Therapie einige Besonderheiten zu beachten sind.

Ursachen, Pathogenese und Symptome

Spezifische Ursachen für die Diarrhöe nennen die klassischen Texte nicht. Es werden nur allgemeine *doṣa*-aggravierende Faktoren beschrieben. Oft liegt als Grundlage ein **sensibler Darm** (*mṛdu-koṣṭha*) vor (s. S. 45 f.). Bei der Entstehung von *atīsāra* muss im Vorfeld eine Schwächung oder subklinische Schädigung des Verdauungstrakts (*mahā-srotas*) bestehen, in dem sich die aggravierten *doṣa* lokalisieren. Gemäß ihrer Eigenschaften rufen die *doṣa* eine Diarrhöe mit unterschiedlichen Begleitsymptomen hervor.

Zur Erleichterung der Differentialdiagnose sind die drei *atīsāra*-Formen, die durch singuläre *doṣa* verursacht werden, in **Tab. 14.19** einander gegenübergestellt. Die ***vāta*-bedingte Diarrhöe** wird in eine „unreife" (*āma*) und eine „reife" (*pakva*) Form unterteilt. Der Hauptunterschied ist hier die Stuhlkonsistenz:

- Intial (***āma*-Stadium**) ist der Stuhl flüssig und tritt schwallartig in großen Mengen auf.
- Im weiteren Verlauf (***pakva*-Stadium**) wird die Konsistenz dichter, die Häufigkeit der Stuhlgänge nimmt zu, aber die Menge geht zurück.

Aufgrund der Tatsache, dass die Eigenschaften von *vāta* (trocken, leicht) denen von *āma* (feucht, schwer) grundsätzlich entgegengesetzt sind, treten die Unterschiede zwischen den beiden Stadien bei *vāta* deutlich in Erscheinung. Eine Unterscheidung verschiedener *kapha-* und *pitta*-Stadien ist nicht beschrieben und therapeutisch irrelevant.

Zur Eingrenzung der vielfältigen Symptome sind in **Tab. 14.20** (S. 218) die **Kardinalsymptome** zusammengefasst.

Leider ist eine direkte Übertragung der ayurvedischen *atīsāra*-Arten auf moderne Krankheitsbilder nicht möglich. Moderne Krankheitsbilder können verschiedene *doṣa*-Dominanzen aufweisen. Zum Beispiel kann das Reizdarmsyndrom *vāta*-dominiert (krampfartiger Schmerz, Blähungen) oder *kapha*-dominiert sein (Schleimbeimengungen wie bei der Colitis mucosa). Häufiger noch sind kombinierte *doṣa*-Symptome.

tri-doṣa-Form

Für die durch alle drei *doṣa* bedingte Form von *atīsāra* (*tri-doṣa-ja* oder *sannipāta*) werden verschiedene Ursachen beschrieben (*Caraka*, *Ci.* 19.8). Vor allem handelt es sich dabei um allgemeine Ernährungs- und Verhaltensfehler. Auch psychische Faktoren werden genannt. Die Symptomatik ist ebenfalls vielfältig und variantenreich, jedoch intensiver als bei den anderen Formen. Nicht alle der folgenden **Symptome** müssen in Erscheinung treten:

- Akutsymptome
- unterschiedliche Stuhlkonsistenzen möglich (hart bis flüssig)
- meist mit Schmerzen assoziierter Stuhlgang, zuweilen ohne Schmerzen
- Stuhlgang mit vielfältigen Färbungen
- sehr schwaches *agni*
- variierende Geschmacksempfindungen im Mund
- Kachexie
- Anämie
- Symptome chronischer Formen

Grundsätzlich sind Erkrankungen, bei denen alle drei *doṣa* beteiligt sind, komplikationsreich und schwer zu heilen (*kṛcchra-sādhya*). Im chronischen Zustand werden sie als unheilbar (*a-sādhya*) klassifiziert und gehen mit **drastischen Symptomen** einher:

- Inkontinenz
- Blutstühle
- Stuhl enthält fleischähnliches oder nekrotisches Material
- metallisch glänzender Stuhl
- Synkopen
- Dyspnoe
- Fieber

> **!** Blutstühle und nekrotisches Material im Stuhl bedürfen einer sofortigen Abklärung durch einen Facharzt.

Psychisch bedingte Formen

Psychsomatische Erkrankungen, die mit dem Symptom der Diarrhöe einhergehen, nehmen in der modernen Gesellschaft zu. Colon irritabile, Morbus Crohn und Colitis ulcerosa wären typische Beispiele. Besonders bildhaft sind die Beschreibungen bei *Suśruta* (vgl. *Ut.* 40.13 f.): „Die aus den Sorgen und geringer Nahrungszufuhr geborenen „Tränen" dringen in den Verdauungstrakt ein und wühlen das Blut auf, sodass blutige Durchfälle entstehen." Im Ayurveda werden psychisch bedingte Durchfallerkrankungen in **zwei Arten** unterteilt (*Caraka*, *Ci.* 19.11):

- durch Ängste ausgelöst (*bhaya-ja*)
- durch Sorgen ausgelöst (*śoka-ja*)

Die Symptome gleichen jeweils denen der *vāta*-bedingten Form, da durch Ängste und Sorgen in kürzester Zeit *vāta*-Aggravationen erzeugt werden können (*Caraka*, *Ci.* 19.12). Entsprechend sind psychisch bedingte Durchfallerkrankungen auch gemäß der ***vāta*-Strategie** zu behandeln. Weitere Therapieempfehlungen finden sich bei der Behandlung des Reizdarmsyndroms (s. S. 234 ff.).

Tab. 14.19 Ätiologie, Pathogenese und Symptome der durch singuläre *doṣa*-bedingten *atīsāra*-Arten im Vergleich (*Caraka*, *Ci.* 19.5–19.7).

***atīsāra*-Arten**	**Ätiologie**	**klassische Pathogenese (*saṃprāpti*)**	**Symptome**
vāta-ja	• *vāta*-Konstitution (als Basis) • trockene Nahrungsmittel • zu geringe Nahrungszufuhr • unregelmäßige Mahlzeiten • starke körperliche Belastung • zu viel Geschlechtsverkehr • Unterdrückung natürlicher Ausscheidungsimpulse • übermäßige Windexposition • übermäßige Sonnenexposition • hochprozentiger Alkohol	Das durch genannte Ursachen aggravierte *vāta* beeinträchtigt *agni* und zieht *mūtra* (Urin) und *sveda* (Schweiß) aus ihren *srotas* (Leitbahnen) in den Dickdarm. Durch die Verflüssigung des Stuhls entsteht die durch *vāta* verursachte Form der Diarrhöe.*	**unreife Form (*āma*)** Stuhlgang • dünne, wässrige Konsistenz • große Mengen • Schleimauflagerungen • nicht fettig • auf der Wasseroberfläche schwimmend • schmerzhafter Stuhlabgang • geräuschloser Stuhlabgang (wenig Gase) • fauliger Geruch • Ursache für Bauchschmerzen allgemeine Symptome • Oligurie • Borborygmen
			reife Form (*pakva*) Stuhlgang • Zunahme der Konsistenz • geringe Mengen • schmerzhafter Stuhlabgang • geräuschvoller Stuhlabgang (starke Gasbildung) • ggf. schleimige oder schaumige Stuhlauflagerungen allgemeine Symptome • Cutis anserina („Gänsehaut“) • trockene Mundschleimhaut • schneidende Schmerzen im Analbereich • Schmerzen im Thorax, Lendenbereich und Rücken sowie in Oberschenkeln und Knien • Gefahr eines Analprolaps

Tab. 14.19 Fortsetzung, Ätiologie, Pathogenese und Symptome der durch singuläre *doṣa*-bedingten *atīsāra*-Arten im Vergleich (*Caraka*, *Ci.* 19.5–19.7).

atīsāra-Arten	Ätiologie	klassische Pathogenese (*saṃprāpti*)	Symptome
pitta-ja	• *pitta*-Konstitution (als Basis) • saure, scharfe, salzige, heiße, reizende (*tīkṣṇa*) Nahrungsmittel • Sonnenexposition • Hitze • heißer Wind • Aggressionen • Neid	Das durch genannte Ursachen aggravierte *pitta* schwächt *agni* v. a. durch seine flüssige (*drava*) Eigenschaft. Dann gleitet es in den Dickdarm, in dem es den Stuhl mittels seiner heißen (*uṣṇa*), flüssigen (*drava*) und fließenden (*sāra*) Eigenschaften zersetzt.	Stuhlgang • dünne Stuhlkonsistenz • hohe Stuhlfrequenz • gelblich, grünlich, bläulich oder schwärzlich gefärbter Stuhl • Beimengungen von Blut oder Galle • sehr starker Stuhlgeruch • Ursache für brennende Bauchschmerzen • Proktitis allgemeine Symptome • Ekzeme • starke Schweißbildung • Hitzegefühl • starker Durst • Synkopen
kapha-ja	• *kapha*-Konstitution (als Basis) • schwer verdauliche, süße, kühle, fettige Nahrungsmittel • Tagesschlaf (insbesondere nach dem Essen) • Trägheit	Das durch genannte Ursachen aggravierte *kapha* schwächt *agni* aufgrund seiner schweren, süßen, kühlen und fettigen Eigenschaften und befällt den Dickdarm. Dort verflüssigt *kapha* durch seine Feuchtigkeit den Stuhl.	Stuhlgang • schwer, fettig • fadenziehende schleimige Auflagerungen • weißlich gefärbt • übelriechend • häufige Stuhlgänge von geringer Menge • nach Absetzen des Stuhls persistierender Stuhldrang • Tenesmen allgemeine Symptome • Schweregefühl in Becken- und Leistengegend • Abneigung gegenüber Nahrung • Übelkeit • Müdigkeit, Antriebslosigkeit • Cutis anserina („Gänsehaut“)

* *Die Leitbahnen (srotas) von Urin und Schweiß nehmen nach ayurvedischem Verständnis ihren Ursprung im Dickdarm (s. S. 300 ff.). Dies trägt der Tatsache Rechnung, dass die Rückresorption von Flüssigkeit im Dickdarm die wichtigste Grundlage für den Wasserhaushalt des Körpers bildet. Nur sekundär wird die Basisflüssigkeit von Urin und Schweiß aus dem Blut gewonnen. Im Falle von vāta-dominiertem atīsāra ist der Prozess der Rückresorption gestört bzw. retrograd. Die Flüssigkeit, die für die Bildung von Schweiß und Urin zur Verfügung stehen sollte, geht somit über den Darm verloren.*

Tab. 14.20 Kardinalsymptome der durch singuläre *doṣa* bedingten *atīsāra*-Arten.

***atīsāra*-Arten**	**Symptome**
vāta-ja	• wässrige Stuhlkonsistenz • große Stuhlmengen • Anzeichen von Flüssigkeits- und Elektrolytverlusten
pitta-ja	• dünne Stuhlkonsistenz • eitrige Stuhlauflagerungen möglich • geringe Anzeichen von Flüssigkeits- und Elektrolytverlusten
kapha-ja	• weiche Stuhlkonsistenz • schleimige Auflagerungen • unvollständige oder unbefriedigende Stuhlentleerung • keine Anzeichen von Flüssigkeits- und Elektrolytverlusten

Blutstuhl (*raktātīsāra*)

Blutungen sind ein typisches *pitta*-Symptom. Sie manifestieren sich im Magen-Darm-Trakt, wenn versäumt wird, *pitta*-reduzierende Maßnahmen bei *pitta*-bedingtem *atīsāra* zu ergreifen. Insofern werden sie als **Komplikation der *pitta*-bedingten *atīsāra*** gewertet (*Caraka, Ci.* 19.69–70). Neben *pitta* ist *rakta-dhātu* der wichtigste Aspekt der Pathogenese. **Mögliche Begleitsymptome** dieser bedrohlichen *atīsāra*-Form sind:

- schneidende Schmerzen
- entzündliche Veränderungen der unteren Darmabschnitte
- eitrige Absonderungen aus dem Darm
- extremer Durst

Chronische Diarrhöe (*pravāhikā*)

Bei *Suśruta* (vgl. *Ut.* 40.138) findet sich eine Form von *atīsāra* – *pravāhikā* genannt – die als chronische Diarrhöe interpretiert werden kann. Bei *Caraka* (*Ci.* 19.30) wird dieser Begriff für das **„reife" Stadium des *vāta*-bedingten *atīsāra*** verwendet. Somit wäre *atīsāra* eher ein akuter Zustand und *pravāhikā* ein chronischer.

Aufgrund der allgemeinen *vāta*-Dominanz sind bei *pravāhikā* vergleichsweise wenige Stuhlabgänge mit persistierendem Stuhldrang bzw. unbefriedigender Entleerung und Tenesmen als wesentliche Symptome zu verzeichen (*Suśruta, Ut.* 40.138). Diese werden häufig bei Amöbiasis und Giardiasis aber auch beim Reizdarmsyndrom beobachtet.

Der Unterschied von *pravāhikā* und der chronischen *tri-doṣa*-Form von *atīsāra* ist, dass die Symptomatik von *pravāhikā* meist von einem *doṣa* dominiert wird (**Tab. 14.21**). Bei der *tri-doṣa*-Form treten die Symptome aller *doṣa* kombiniert auf.

Therapie (*Caraka, Ci.* 19.14 ff.)

Der ayurvedische Grundsatz der **Ursachenvermeidung** gilt auch für die Behandlung von *atīsāra*.

> Eine antidiarrhöische Therapie ist zu Beginn oft gar nicht angezeigt. Im Sinne einer Selbstheilungstendenz des Körpers sind vermehrte Stuhlgänge bis zu einem gewissen Grad (4–5 Stuhlgänge pro Tag) sogar sinnvoll und helfen bei der Bekämpfung der ursächlichen Faktoren.

Wird die Diarrhöe durch aggravierte *doṣa* hervorgerufen, so wird bisweilen der Stuhlgang durch Laxanzien weiter forciert.

Wenn es sich um ein *āma*-Stadium von *atīsāra* handelt, also wenn ***āma*-Symptome** im Stuhl auftreten, muss vor jeder anderen Maßnahme mithilfe von *agni*-anregenden Maßnahmen *āma* „ausgekocht" werden (*pācana*). Eine leicht verdauliche Diät mit hohem Flüssigkeitsanteil und Gewürzen, die *agni* anregen, ohne die Diarrhöe zu verstärken, bildet eine wichtige Basis hierfür. Ohnehin sind ***agni*-anregende Maßnahmen** bei den meisten *atīsāra*-Formen notwendig.

Bei anhaltenden Stuhlgängen und geschwächten Patienten sind **antidiarrhöische Maßnahmen**

Tab. 14.21 Varianten der chronischen Diarrhöe (*pravāhikā*) mit ihren Leitsymptomen (vgl. *Suśruta, Ut.* 40.139).

Art der chronischen Diarrhöe (*pravāhikā*)	**Leitsymptom**
vāta-bedingt	schmerzhafter Stuhlgang
pitta-bedingt	brennender Stuhlgang
kapha-bedingt	Schleimauflagerungen
rakta-bedingt	blutiger Stuhl

(*purīṣa-nigrahaṇīya*) unumgänglich, jedoch nicht bevor *āma* beseitigt ist. Vor allem ist dies notwendig, um eine Reduktion des Kräfte- und Nährzustands zu vermeiden. Ayurvedisch gesprochen muss dem Verlust der Gewebe (*dhātu*) vorgebeugt werden. Durch den Verlust von Flüssigkeit, Elektrolyten, Blut, Schleim und anderen *dhātu*-Komponenten wird *vāta*-aggraviert. Dies zeigt sich anhand von entsprechenden bei der *vāta*-bedingten Form von *atīsāra* beschriebenen Symptomen (**Tab. 14.19**, S. 216). Eine **Substitutionstherapie**, insbesondere von Flüssigkeit und Elektrolyten, ist frühzeitig indiziert.

> Generell ist *vāta* bei allen *atīsāra*-Formen labil, da sich die Erkrankung an einem *vāta*-Sitz (Dickdarm) manifestiert. Bei der *atīsāra*-Therapie, die auch auf Maßnahmen basiert, die *vāta* aggravieren könnten (Ausleitungsverfahren, *agni*-stimulierende Mittel, Adstringenzien) ist also immer darauf zu achten, dass *vāta* nicht gestört wird.

Die **Schmerztherapie** ist bei *atīsāra* ein eigenständiger Aspekt. Auf **Komplikationen** sollte geachtet und eine entsprechende Therapie frühzeitig durchgeführt werden. **Psychische Aspekte** deckt die *vāta*-Therapie ab; bei schwerwiegender psychischer Beteiligung sind allerdings weitere Maßnahmen notwendig, die in dem Abschnitt zum Reizdarm beschrieben werden (s. S. 234 ff.).

Beseitigung von *āma* (*āma-pācana*)

Die wichtigste differentialdiagnostische Entscheidung zu Beginn der *atīsāra*-Therapie ist die Frage, ob *āma* beteiligt ist oder nicht (*Caraka*, *Ci.* 19.15). Eine *āma*-Diarrhöe ist meist akut und in den Anfangsstadien zu beobachten. Der Stuhl weist eine eher flüssige Konsistenz auf; ein ausgereifter Stuhl ist weniger flüssig, tritt aber in gesteigerter Häufigkeit und geringerer Menge auf. Weitere ***āma*-Symptome des Stuhls** sind:

- dünne, wässrige Konsistenz
- große Mengen
- Schleimauflagerungen
- starker, meist fauliger Geruch

Generalisierte Symptome wären zusätzlich:

- Bauchschmerzen oder abdominelles Schweregefühl
- aufgetriebenes Abdomen mit Borborygmen
- starke Speichelbildung

Eine stuhlbindende (*purīṣa-nigrahaṇīya*) Therapie im *āma*-Stadium hätte eine Blockade der natürlichen *doṣa*-Ausscheidung zur Folge, wodurch nach klassischen Aussagen schwerwiegende Komplikationen entstehen könnten (z. B. Ödembildung, Anämie, Lebererkrankungen). Insofern ist im *āma*-Stadium der vermehrte Stuhlgang als Selbstreinigungsprozess des Körpers eher wünschenswert. Die tatsächliche „Auskochung" (*pācana*) von *āma* ist mithilfe von Teefasten und *agni*-anregenden Mitteln durchzuführen (s. S. 202 ff.).

Medikamentöse Therapie

Pulverkombination (*cūrṇa*)

- **Darreichung:** 2× tägl. 3 g der zu gleichen Teilen gemischten Pulverkombination
- **Rezeptur:**
  - *Ativiṣā* (Aconitum heterophyllum)
  - *Hiṅgu* (Ferula assa-foetida)
  - *Mustā* (Cyperus rotundus)
  - *Kuṭaja* (Holarrhena antidysenterica)
  - *Citraka* (Plumbago zeylanica)

Zuträgliche Ernährung

Die *āma*-Reduktion wird durch eine **leichte Ernährungsweise** entscheidend begünstigt. Idealerweise ist über mehrere Tage eine Diät mit leicht verdaulichen Suppenmahlzeiten und ca. 2 l Tee pro Tag durchzuführen.

Aufguss (*phāṇṭa*)

- **Herstellung:** Fenchelsamen und frischen Ingwer mit 2 l kochendem Wasser überbrühen, 10–15 min abgedeckt ziehen lassen, abseihen und heiß halten.
- **Darreichung:** über den Tag verteilt
- **Rezeptur:**
  - *Miśreyā* (Foeniculum vulgare)-Samen 15 g
  - *Ārdraka* (Zingiber officinalis), frisch 10 g

Therapie bei *vāta*-Dominanz

Da es sich bei *atīsāra* um eine Erkrankung handelt, die sich an einem *vāta*-Sitz manifestiert, ist *vāta* besonders labil und kann Komplikationen hervorrufen (z. B. Analprolaps). **Flüssigkeitsverlust** macht sich bei *vāta* besonders schnell bemerkbar, sodass hier verstärkt auf eine hinreichende Substitution geachtet werden muss.

Abdominelle, zumeist **krampfartige Schmerzen** sind das wichtigste *vāta*-Symptom. Als Gegenmaßnahme sind u.U. sogar Ölklistiere (*mātra-basti*) mit *vāta*-reduzierenden Ölen indiziert. Sind die Kontraktionen bei der Diarrhöe sehr stark und die Stuhlausscheidung vergleichsweise gering, so können kurzfristig milde Laxanzien (*virecana*) hilfreich sein.

Medikamentöse Therapie

Falls nur geringe Stuhlmengen abgehen und die Reinigung unvollständig erscheint, ist folgendes Pulver als Initialbehandlung einzunehmen.

Pulverkombination 1 (*cūrṇa*)

- **Darreichung:** initial nur 1× mit warmem Wasser
- **Rezeptur:**
  - *Harītakī* (Terminalia chebula) 4g
  - *Pippalī* (Piper longum) 1 g

Wenn die Diarrhöe nicht durch Ernährungsumstellung und Selbstregulation des Körpers nachlässt oder die dringende Notwendigkeit besteht, die Diarrhöe zu stoppen (z.B. bei Entkräftung, Elektrolytverlust, Exsikkose), gibt man die Pulverkombination 2.

Pulverkombination 2 (*cūrṇa*)

- **Darreichung:** 2× tägl.
- **Pulver:** *Bilvādi-cūrṇa* 3–4 g

Ernährung und Verhalten

In **Tab. 14.22** sind die besonderen Ernährungs- und Verhaltensempfehlungen bei *atīsāra* durch *vāta*-Dominanz aufgeführt.

Therapie bei Analprolaps

Die Komplikation eines Analprolapses ist nach ayurvedischem Verständnis ein *vāta*-Symptom, kann aber auch bei anderen *atīsāra*-Arten auftreten. Bei Analprolaps haben sich folgende Therapiemaßnahmen bewährt, die möglichst kombiniert werden sollten.

Ausleitung (śodhana)

Ölklistiere (*mātra-basti*)

- **Hinweis:** Die Klistiere sind aufgrund der anatomischen Veränderungen durch den Prolaps mit großer Vorsicht durchzuführen.
- **Form:** *mātra Nr. 1* oder *mātra Nr. 2* (**Tab. 10.12**, S. 84)
- **Durchführung:** 1× tägl. nach dem Abendessen bis zum Abklingen der Symptome
- **Fett:** *Daśamūla-ghṛta* 50 ml

Lokale Anwendungen

Salbungen

- **Durchführung:** Mit einem Fingerling das medizinierte *ghī* 2× tägl. und nach jedem Stuhlgang anal einreiben.
- **Fett:** *Cāṅgerī-ghṛta*

Tab. 14.22 Besondere Ernährungs- und Verhaltensempfehlungen bei *atīsāra* durch *vāta*-Dominanz.

	empfehlenswert	zu meiden
Ernährung	• Suppen aus länger als ein Jahr gelagertem Reis (oder aus Puffreis) mit Salz • *Masūra* (Lens culinaris) • unreife Bananen • Granatäpfel • gequirlter, entfetteter und mit Wasser verdünnter Joghurt (1 Teil Joghurt, 3 Teile Wasser) • abgekochtes Wasser in ausreichender Menge zum Ausgleich des Flüssigkeitsverlusts • abgekochte Ziegenmilch	• schwer verdauliche, fettige Nahrung
Verhalten	• Ruhe	• Vollbäder (eine Ursache für *atīsāra*) • Ölmassagen

Medikamentöse Therapie

Folgendes Präparat wird klassischerweise eingesetzt (vgl. *Caraka, Ci.* 19.42 f.):

Mediziniertes Butterreinfett (*ghṛta*)

- **Darreichung:** 2× tägl. mit heißem Wasser
- **Fett:** *Cāṅgerī-ghṛta* 10 ml

Therapie bei *pitta*-Dominanz

Bei der Behandlung der *pitta*-dominierten Form von *atīsāra* stehen **stuhlbindende Maßnahmen** (*purīṣa-nigrahaṇīya*) im Vordergrund, die gleichzeitig *pitta* reduzieren (vgl. *Caraka, Ci.* 19.50–101). Zudem muss besonders bei der Ernährung und dem Verhalten auf *pitta*-aggravierende Faktoren geachtet werden.

Als Komplikation treten am häufigsten Blutungen und Entzündungserscheinungen auf (z. B. Proktitis). Diesen ist durch entzündungshemmende und schleimhautpflegende Maßnahmen entgegenzuwirken.

> ! Sollten sich gravierende Blutungen und starke Entzündungen einstellen, sind schulmedizinische Maßnahmen bzw. die Überweisung zu einem Facharzt unbedingt erforderlich.

Medikamentöse Therapie

Aufguss (*phāṇṭa*)

- **Darreichung:** Der Aufguss ist über den Tag verteilt warm zu trinken.
- **Präparat:** *Dhānyaka*(Coriandrum sativum)-Samen 50 g auf 2 l Wasser

Dekokt (*kvātha*)

- **Darreichung:** 2× tägl. 40 ml des zu gleichen Teilen gemischten Dekokts
- **Rezeptur:**
  - *Mustā* (Cyperus rotundus)
  - *Kuṭaja* (Holarrhena antidysenterica)
  - *Dāḍima*(Punica granatum)-Schale
  - *Lodhra* (Symplocos racemosa)
  - *Bilva* (Aegle marmelos)

*Praxistipp: Milchtag bei **pitta**-dominiertem **atīsāra***

Wenn trotz Einsatzes des oben genannten Dekokts die Diarrhöe über 2–3 Tage anhält, kann eine milde „Ausleitung" von *pitta* notwendig werden. Hiermit sind zusätzliche *pitta*-Faktoren gemeint, die den Darm reizen. Werden diese nicht über den Stuhl eliminiert, persistiert die Gesamtproblematik.

Wenn also die Stuhlfrequenz ca. sechs Stuhlgänge pro Tag nicht übersteigt und die Konsistenz nicht zu wässrig ist, sollte man einen milden Ausleitungstag durchführen. Dabei hat sich warme Kuhmilch bewährt, da diese in größerer Dosierung mild abführend wirkt und dennoch den Körper mit Flüssigkeit und Nährstoffen versorgt. Die Dosierung bewegt sich zwischen 0,5–1 l, je nach Reaktionweise des Darms des Patienten (*koṣṭha*). Meist reicht **ein** solcher Milchtag. Unter Umständen können noch weitere nötig sein.

Ernährung und Verhalten

Grundsätzlich gelten bei *pitta*-Dominanz die gleichen Empfehlungen wie bei *vāta*-dominiertem *atīsāra* (**Tab. 14.22**, s. o.), wobei sich außerdem der Verzehr von Koriandersamen als hilfreich erwiesen hat.

Therapie bei blutiger Diarrhöe

Diarrhöen mit Blutbeimengungen (*raktātisāra*) werden im Ayurveda als *pitta*-Variante von *atīsāra* angesehen. Außer bei blutenden Hämorrhoiden lassen sich die folgenden Therapieempfehlungen bei allen Durchfallformen, die mit Blutungen einhergehen, einsetzen.

> ! Sollten starke Blutungen auftreten, sind schulmedizinische Maßnahmen bzw. die Überweisung zu einem Facharzt unbedingt erforderlich.

Lokale Anwendungen

Sitzbäder

- **Durchführung:** in warmer Ziegenmilch 1–2× tägl. für 15 min (Es reichen ca. 2 l Milch, wobei die gleiche Milch bis zu 3× verwendet werden kann, sofern diese noch frisch erscheint.)
- **Zusatz:** warme Ziegenmilch

Medikamentöse Therapie

Dekokt (*kvātha*)

- **Darreichung:** 2× tägl. 40 ml des zu gleichen Teilen gemischten Dekokts mit ½ TL (Teelöffel) gemahlenem Kandiszucker
- **Rezeptur:**
  - *Mustā* (Cyperus rotundus)
  - *Kuṭaja* (Holarrhena antidysenterica)
  - *Bilva* (Aegle marmelos)
  - *Ativiṣā* (Aconitum heterophyllum)
  - *Nāgakeśara* (Mesua ferrea)

Ernährung und Verhalten

Die Ernährungs- und Verhaltensempfehlungen gelten in gleicher Weise wie für die *vāta*-bedingte Form von *atīsāra* (**Tab. 14.22**, S. 220). Vor allem ist als Getränk **warme Ziegenmilch** in großen Mengen zu empfehlen.

Therapie bei Proktitis

Auch die Proktitis zählt zu den *pitta*-Komplikationen von *atīsāra*. Falls Durchfälle mit der Proktitis einhergehen, so sind zusätzlich zu den lokalen Anwendungen die unter *pitta*-dominiertem *atīsāra* erwähnten Heilmittel anzuwenden (s. o.). Folgende lokale Anwendungen sind für die Behandlung von Proktitis auch ohne bestehende Diarrhöe hilfreich.

Äußere Anwendungen

Sitzbäder

- **Durchführung:** Dekokt aus 1 Teil Droge und 8 Teilen Wasser herstellen, indem die Flüssigkeit bei milder Hitze auf ein Viertel eingekocht wird. Abkühlen lassen und 2–3× tägl. für 15 min anwenden. Es reichen meist 1–2 l Flüssigkeit aus, wobei die gleiche Flüssigkeit bis zu 3× an demselben Tag verwendet werden kann. Ersatzweise kann Ziegenmilch verwendet werden.
- **Dekokt:** *Yaṣṭīmadhu* (Glycyrrhiza glabra)

Salbungen

- **Durchführung:** Mit einem Fingerling das medizinierte Fett 2–3× tägl. und nach jedem Stuhlgang anal einreiben.
- **Fett:** *Jātyādi-ghṛta* oder *Jātyādi-taila*

Therapie bei *kapha*-Dominanz

Grundsätzlich muss bei der *kapha*-dominierten Form von *atīsāra* auf eine **leichte Ernährung** Wert gelegt werden, die zudem ***kapha*-reduzierende** Qualitäten aufweist. Selbst einzelne Fastentage wären hilfreich, sofern der Patient nicht zu geschwächt ist. Zumeist sind ***agni*-anregende Maßnahmen** (*dīpana-pācana*) notwendig. Auch für die antidiarrhöische Therapie (*purīṣa-nigrahaṇīya*) sind Drogen zu verwenden, die erhitzend und leicht sind (vgl. *Caraka*, *Ci.* 19.102–112).

Medikamentöse Therapie

Pulverkombination 1 (*cūrṇa*)

- **Hinweis:** Folgende Pulverkombination wird verwendet, um die Diarrhöe möglichst schnell zu stoppen.
- **Darreichung:** 2–3× tägl. 3 g der zu gleichen Teilen gemischten Pulverkombination
- **Rezeptur:**
  - *Mustā* (Cyperus rotundus)
  - *Bilva* (Aegle marmelos)
  - *Śuṇṭhī* (Zingiber officinalis)

Pulverkombination 2 (*cūrṇa*)

- **Hinweis:** Als Alternative zu Pulverkombination 1 bietet sich die Variante 2 an, wenn die Diarrhöe nicht zu stark ist.
- **Darreichung:** 2–3× tägl. 3 g der zu gleichen Teilen gemischten Pulverkombination
- **Rezeptur:**
  - *Mustā* (Cyperus rotundus)
  - *Ativiṣā* (Aconitum heterophyllum)
  - *Pippalī* (Piper longum)

Ernährung und Verhalten

Die Ernährungs- und Verhaltensempfehlungen sind dieselben wie für die *vāta*-bedingte Form von *atīsāra* (**Tab. 14.22**, S. 220).

Therapie der *tri-doṣa*-Form

Es erfolgt eine kombinierte Therapie, die anhand der *doṣa*-Dominanz gestaltet wird.

Therapie bei chronischer Diarrhöe (*pravāhikā*)

Die Therapie bei chronischen Diarrhöen sollte mit einer milden Ausleitung begonnen werden, um pathogenetische Faktoren aus dem Körper zu beseitigen. Danach ist eine intensive medikamentöse Therapie je nach *doṣa*-Dominanz durchzuführen.

Ausleitung (śodhana)

Unter strenger Einhaltung der Ernährungsvorschriften für *atīsāra* (**Tab. 14.22**, S. 220) erfolgt folgende Therapie.

Purgieren (*virecana*)
- **Form:** *virecana Nr. 3* (**Tab. 10.9**, S. 78 f.)
- **Durchführung:** 1× ein Ausleitungstag
- **Purgiermittel:** *Eraṇḍa-taila* (Rizinusöl) 30–40 ml in einem Glas warmer Milch

Medikamentöse Therapie bei vāta- und kapha-dominierten Formen

Tabletten 1 (*vaṭī*)
- **Darreichung:** 2–3× tägl.
- **Tabletten:** *Saṃjīvanī-vaṭī* 2 Tbl.

> ! Wirkt möglicherweise schleimhautreizend und ist bei ausgeprägtem *pitta* kontraindiziert, da Hämaturie und andere *pitta*-Symptome möglich sind. Das traditionelle Herstellungsverfahren und die Dosierung sind streng zu beachten.

Sollte die Wirkung der Tabletten 1 unzureichend sein, können die beiden folgenden Präparate eingesetzt werden:

Pulver (*cūrṇa*)
- **Darreichung:** 2× tägl.
- **Pulver:** *Ativiṣā* (Aconitum heterophyllum) 1 g

Pulverkombination (*cūrṇa*)
- **Herstellung:** Die zu gleichen Teilen gemischte Kombination in der Pfanne erwärmen, bis der Fenchelgeruch deutlich wahrzunehmen ist.[30]
- **Darreichung:** 3× tägl. 3 g mit warmem Wasser
- **Rezeptur:**
  - *Bilvādi-cūrṇa*
  - *Mocarasa* (Gummiharz der Pflanze *Śālamalī*)
  - *Dhānyaka* (Coriandrum sativum)
  - *Miśreyā* (Foeniculum vulgare)

Medikamentöse Therapie bei pitta- und rakta-dominierten Formen

Tabletten 2 (*vaṭī*)
- **Darreichung:** 3× tägl.
- **Tabletten:** *Kuṭaja-ghana-vaṭī* 1 g

Ernährung und Verhalten

Ernährung und Verhalten richten sich nach der *vāta*-bedingten Form von *atīsāra* (**Tab. 14.22**, S. 220).

14.2.6 *arśas* – Hämorrhoiden

Das klassische Krankheitsbild *arśas* lässt sich größtenteils mit Hämorrhoiden gleichsetzen (**Tab. 14.23**) und gehört im Ayurveda zu einem vertrauten Krankheitsbild, zu dem umfangreiche praktische Erfahrungen zur Verfügung stehen. Zudem helfen die ayurvedischen Klassifizierungen, eine individuell differenzierte Therapie durchzuführen.

Tab. 14.23 *arśas* auf einen Blick.

klassische Bezeichnung	***arśas***
deutsche Übersetzung	Hämorrhoiden
klassische Referenzen	*Caraka, Ci.* 14 und *Suśruta, Ci.* 6, *Ni.* 2
wichtigste Faktoren der *saṃprāpti*	• *apāna-vāta* • *māṃsa* • *sirā* • *purīṣa* • *rakta* • *medas* • *tvak*
Haupt-ursachen	• Obstipation • schwer verdauliche Nahrungsmittel • *srotas*-blockierende (*abhiṣyandī*) Nahrungsmittel • (*apāna-*)*vāta*-aggravierende Faktoren • unverträgliche Nahrungsmittelkombinationen (*viruddhāhāra*) • Nahrungsaufnahme vor vollständiger Verdauung der vorangegangenen Mahlzeit

[30] Traditionell wird dieser Mischung noch *Bhaṅgā* (Cannabis indica) zugesetzt, dessen medizinische Anwendung hierzulande besonderen Bestimmungen unterliegt.

Tab. 14.23 Fortsetzung, *arśas* auf einen Blick.

klassische Bezeichnung	*arśas*
	• Unterdrücken der natürlichen Bedürfnisse (v. a. Stuhlgang und Flatus) • Hockhaltung, Sitzen auf kaltem Untergrund • Übermaß an sitzender Tätigkeit • sexuelle Exzesse
Arten	**klassische Einteilung** • *vāta-ja* • *pitta-ja* • *kapha-ja* • *tri-doṣa-ja* • *rakta-ja* (blutend) • *saha-ja* (angeboren) **Einteilung nach praktischen Gesichtspunkten** • blutend (*prasrāvin*) • nicht blutend (*śuṣka*)
Hauptsymptome	Die Symptome variieren entsprechend der Beschaffenheit der Hämorrhoiden und gemäß der *doṣa*-Dominanz.
Therapiestrategie	**blutende Hämorrhoiden** • kein Stoppen initialer Blutungen, später Einsatz blutstillender Maßnahmen (*stambhana*) • „leicht machende" Maßnahmen (*laṅghana*) • bittere und adstringierende Mittel • ggf. Blutentzug (*rakta-mokṣaṇa*) **nicht blutende Hämorrhoiden** • Behandlung der Obstipation • *agni*-Anregung • *vāta*-Reduktion • scharfe und erhitzende Mittel • *takra* (verdünnter, entfetteter Joghurt) • Einläufe (*basti*) • lokale Packungen und Salben • lokale Wärmezufuhr • chirurgische Maßnahmen (z. B. Hämorrhoidektomie, Kauterisation)

Arten

In der *Caraka-Saṃhitā* werden insgesamt sechs Arten von *arśas* erwähnt. Praktisch gesehen ist die Einteilung in **blutende** (*prasrāvin*) und **nicht blutende** (*śuṣka*) jedoch von größerer Bedeutung (vgl. *Caraka, Ci.* 14.38). *arśas* werden wie folgt klassifiziert:

- *vāta*-bedingt
- *pitta*-bedingt
- *kapha*-bedingt
- *tri-doṣa*-bedingt
- *rakta-ja* (blutend)
- *saha-ja* (angeboren)

Ätiologie

Caraka beschreibt allgemeine und *doṣa*-spezifische Ursachen für *arśas*. Bei den allgemeinen handelt es sich vorrangig um Faktoren, die die Akkumulation von Stuhlmasse (*malopacaya*) begünstigen oder *apāna-vāta* aggravieren (*Caraka, Ci.* 14.9). Bei den *doṣa*-spezifischen Ursachen werden die für das jeweilige *doṣa* gängigen ätiologischen Faktoren genannt (*Caraka, Ci.* 12 f., 15 f. und 18 f.). Aus praktischer Erfahrung lassen sich **folgende Faktoren hervorheben**:

- Obstipation (Akkumulation von *mala*)
- schwer verdauliche Nahrungsmittel (süß, fettig, Fleisch, kalt, Milchprodukte)
- *srotas*-blockierende (*abhiṣyandī*) Nahrungsmittel
- (*apāna-*)*vāta*-aggravierende Faktoren
- unverträgliche Nahrungsmittelkombinationen (*viruddhāhāra*)
- Nahrungsaufnahme vor vollständiger Verdauung der vorangegangenen Mahlzeit
- Unterdrücken der natürlichen Bedürfnisse (v. a. Stuhlgang und Flatus)
- Übermaß an sitzender Tätigkeit (v. a. Reitsport, Rad-, Motorrad- und Autofahren), Hockhaltung und Sitzen auf kaltem Untergrund
- sexuelle Exzesse

Pathogenese (*saṃprāpti*)

Generell gelten *arśas* als Erkrankungen, bei denen alle **drei *doṣa*** beteiligt sind (*Caraka, Ci.* 14.23), und als eine pathologische Ausprägung des ***māṃsa-dhātu*** (vgl. *Caraka, Ci.* 14.5). Hauptfaktoren der *saṃprāti* sind ferner akkumulierter **Stuhl** (*malopacaya*) und ***apāna-vāta*** (vgl. *Caraka, Ci.* 14.9). Zudem werden als *arśas*-Lokalisationen (*adhiṣṭhāna*) *māṃsa*, *medas* und *tvak* angegeben (vgl. *Caraka, Ci.* 14.6), die somit ebenfalls bedeutsame Faktoren darstellen.

Aus moderner Sicht lässt sich folgende *saṃprāpti* formulieren: Wenn die aggravierten *doṣa* die Blutgefäße (*sirā*) schädigen und sich im venösen Geflecht der Analregion lokalisieren, so entsteht *arśas*.

Symptome

In **Tab. 14.24** sind die Symptome von *arśas* anhand ihrer *doṣa*-Dominanz aufgezeigt.

Therapieleitlinien

(vgl. *Caraka*, *Ci.* 14.33 ff.)

Das wichtigste Kriterium für die Wahl der therapeutischen Verfahren ist das Vorliegen oder Fehlen von Blutungen. Entsprechend kann die Darstellung der Therapie in zwei verschiedene Abschnitte unterteilt werden.

In den klassischen Texten sind Hämorrhoiden eine Indikation für **chirurgische Eingriffe** (*Caraka*, *Ci.* 14.33 ff.). Es stehen drei verschiedene Verfahren zur Verfügung (**Tab. 14.25**). Allerdings warnen schon die klassischen Autoren vor schwerwiegenden Komplikationen, die bei unsachgemäßer Durchführung dieser invasiven Methoden auftreten können.

> ! Dauerhafte Blutungen können bedrohlich werden. Auf Anämiezeichen ist daher zu achten, selbst bei konventionellen Maßnahmen ohne chirurgischen Eingriff.

Bei der Behandlung von Hämorrhoiden muss eine evtl. bestehende **Obstipation** unbedingt beseitigt werden, entweder durch die Ausleitungsverfahren oder mithilfe von Laxanzien. Bei den Ausleitungsverfahren, besonders den Einläufen, ist Vorsicht geboten, da die Hämorrhoiden dabei verletzt werden könnten.

Tab. 14.24 Symptome von *arśas* gemäß ihrer *doṣa*-Dominanz (*Caraka*, *Ci.* 14.10–19).

arśas-Form	Symptome der Hämorrhoiden	mögliche Allgemeinsymptome
vāta-bedingt	• trocken, nicht schleimig • rau bzw. faltig (rosinenartig) • meist harte Konsistenz • bläuliche, zyanotische oder auch bräunliche Färbung • unterschiedliche Formen und Größen • „zugespitzter" apikaler Anteil • juckend, kitzelnd • meist schmerzhaft	• Verstopfung • Appetitlosigkeit • Aufstoßen, Niesen, Husten • Atemnot • Benommenheit • Schmerzen in Kopf, Brust, Oberschenkeln oder Rücken • schwärzlich wirkende Verfärbung von Stuhl, Urin und Haut
pitta-bedingt	• weich, beweglich • blutend • rötliche, gelbliche oder auch schwärzliche Färbung • wie ein „Papageienzunge" • brennende Schmerzen	• flüssiger, heißer Stuhl • Entzündungszeichen • Fieber
kapha-bedingt	• ölig oder schleimig • glatt • dick, groß • weißlich • wie „Kuheuterzitzen" • selten schmerzhaft, jedoch juckend	• Schweregefühl im Becken- und Leistenbereich • Appetitlosigkeit • Übelkeit, Erbrechen • Husten • Atemnot • Impotenz
tri-doṣa	• kombinierte Symptome	• kombinierte Symptome
rakta-ja (blutend)	• Blutung bei der leichtesten Berührung	• Anämiezeichen • ansonsten wie *pitta*

Tab. 14.25 Klassische chirurgische Maßnahmen zur Entfernung von Hämorrhoiden.

Verfahren		Erläuterung
śastra	chirurgische Entfernung	Hämorrhoidektomie mit chirurgischen Instrumenten
agni-karma	Kauterisation	Dieses klassische Verfahren wird von Spezialisten auch bei verschiedenen anderen Indikationen eingesetzt. Hier handelt es sich um eine Verödung durch Hitze. Verschiedene Instrumente oder Materialien kommen dabei zum Einsatz, z. B. glühende Metallsonden oder komprimierte Heilpflanzen sowie heiße Fette. Auch in der modernen Medizin wird die Verödung mit Hitze oder Kälte durchgeführt (Laser, Elektrochirurgie, Kryohämorrhoidektomie).
kṣāra	alkalische Ätzung	Alkalische Ätzmittel, meist bestehend aus Pflanzenaschen, werden direkt auf die Hämorrhoiden aufgetragen oder mit anderen pflanzlichen Drogen, wie *Haridrā* (Curcuma longa) oder *Snuhī* (Euphorbia neriifolia), auf einen chirurgisch nutzbaren Faden gebracht, mit dem die Hämorrhoiden abgebunden werden.

Generell darf *agni* nicht durch zu schwere oder *srotas*-blockierende (*abhiṣyandī*) Nahrungsmittel belastet werden. *vāta* ist zu reduzieren und der Fluss von *apāna-vāta* zu regulieren (*anulomana*). Zudem sind lokale Heilmittel indiziert.

Bei **thrombosierten** Hämorrhoiden sind besondere lokale Anwendungen durchzuführen (s. S. 228). Bei **nicht blutenden** Hämorroiden ist lokale Wärme zuträglich. Bei **blutenden** Hämorrhoiden sollte eine geringe Blutung initial nicht sofort unterbunden werden, da sie einen Selbstregulationsversuch des Körpers bezüglich *rakta-dhātu* darstellt. Bei stärkeren Blutungen arbeitet man mit blutstillenden Adstringenzien (*stambhana*).

Blutende Hämorrhoiden (*prasrāvin*)

Bei blutenden Hämorrhoiden hat sich folgende Therapie praktisch bewährt.

! Starke Blutungen bedürfen in jedem Fall einer fachärztlichen Behandlung und ggf. moderner chirurgischer Maßnahmen.

Ausleitung (*śodhana*)

Ausleitende Maßnahmen sollten nur bei *kapha*-Symptomen, wie Obstipation, erfolgen.

Emesis (*vamana*)

- **Form:** *vamana Nr. 3* (**Tab. 10.8**, S. 75 f.)

Purgieren (*virecana*)

- **Form:** *virecana Nr. 3* (**Tab. 10.9**, S. 78 f.)
- **Durchführung:** 1×, danach dauerhaft den Stuhl weich halten mit *Harītakī* (Terminalia chebula) 3 g (*virecana Nr. 5*)
- **Purgiermittel:** *Harītakī* (Terminalia chebula) 8–10 g

Lokale Anwendungen

Sitzbad

- **Herstellung:** Man stellt die benötigte Flüssigkeit her wie einen klassischen Teeaufguss (*phāṇṭa*).
- **Durchführung:** 2–3× tägl. 15 min mit einem leicht über Körpertemperatur erwärmten Dekokt
- **Rezeptur:**
  - *Yaṣṭīmadhu* (Glycyrrhiza glabra)
  - *Arjuna* (Terminalia arjuna)-Rinde

Packung

- **Durchführung:** Nach jedem Stuhlgang ist eine mit Wasser angerührte Packung lokal aufzutragen und zu fixieren, bis sich die Hämorrhoiden reduziert haben.
- **Extrakt:** *Udumbara* (Ficus glomerata)-Rinde

Salbe

- **Hinweis:** Diese Salbe wird **nur bei Brennen** angewendet.
- **Durchführung:** 2× tägl. und nach jedem Stuhlgang sanft einreiben.
- **Präparat:** *śatadhauta-ghṛta*

Medikamentöse Therapie

Folgende Präparate werden kombiniert verabreicht:

Tabletten (*vaṭī*)

- **Darreichung:** 3× tägl.
- **Tabletten:** *Kuṭaja-ghana-vaṭī* 1 g

> ! Bei *Kuṭaja* ist Vorsicht geboten, da sie zur Verstopfung führen kann.

Auch in anderen Darreichungsformen kann *Kuṭaja* (Hollarrhena antidysenterica) eingesetzt werden, z. B. als *cūrṇa* (Pulver).

Pulverkombination (*cūrṇa*)

- **Darreichung:** 3× tägl.
- **Rezeptur:**
  - *Nāgakeśara* (Mesua ferrea) 1 g
  - *Lodhra* (Symplocos racemosa) 1 g
  - *Āmalakī* (Emblica officinalis) 1 g
  - *Śuddha-sphaṭikā* (gereinigter Alaun) 250 mg

Frischsaft (*svarasa*)

- **Darreichung:** 2–3× tägl. frisch gepresst
- **Saft:** *Plāṇḍū* (Allium cepa) 10 ml

Samen (*bīja*)

- **Darreichung:** 2–3× tägl. mit Ziegenmilch (Samen entweder gemörsert oder zerkaut)
- **Samen:** *Tila* (Sesanum indicum) 10 g

Ernährung und Verhalten

Die besonderen Ernährungs- und Verhaltensempfehlungen bei blutenden Hämorrhoiden sind in **Tab. 14.26** aufgeführt.

Nicht blutende Hämorrhoiden (*śuṣka*)

Bei nicht blutenden Hämorrhoiden haben sich die folgenden Therapiemaßnamen praktisch bewährt:

Tab. 14.26 Besondere Ernährungs- und Verhaltensempfehlungen bei blutenden Hämorrhoiden.

	empfehlenswert	zu meiden
Ernährung	• bittere, adstringierende* und süße Nahrungsmittel und Getränke • länger als ein Jahr gelagerter Reis, Gerste und Weizen, *Mudga* (Vigna radiata) • Ziegenmilch, *takra* (mit warmem Wasser 1:4 verdünnter und dann durch Quirlen entfetteter Joghurt), *navanīta* (aus Joghurt gewonnene frische Butter) • weißer Rettich, Zwiebeln, Patisson-Kürbis, Rote Bete • Bananen, Granatäpfel, Datteln, Weintrauben, Gewürznelken, Koriander, Kardamom	• saure, sehr scharfe, erhitzende Nahrungsmittel und Getränke • scharfe Gewürze, insbesondere Senf • schwer verdauliche Nahrungsmittel (sehr süß, fettig, Fleisch, kalt, Milchprodukte) • *srotas*-blockierende (*abhiṣyandī*) Nahrungsmittel • unverträgliche Nahrungsmittelkombinationen (*viruddhāhāra*) • Nahrungsaufnahme vor vollständiger Verdauung der vorangegangenen Mahlzeit
Verhalten	–	• Unterdrückung der natürlichen Bedürfnisse (v. a. Stuhlgang und Flatus) • (*apāna-*)*vāta*-aggravierende Faktoren: Hockhaltung, Sitzen auf kaltem Untergrund, Übermaß an sitzender Tätigkeit (v. a. Reitsport, Rad-, Motorrad- und Autofahren); sexuelle Exzesse

* *Der intensive Einsatz von bitteren (tikta), adstringierenden (kaṣāya) und blutstillenden (stambhana) Substanzen birgt die Gefahr, Verstopfung hervorzurufen. Dieser Nachteil muss mit dem Blutungsrisiko abgewogen werden. Auch die aufgeführte Pulverkombination besteht aus starken Adstringenzien (s. o.).*

Ausleitung (*śodhana*)

Bei der Ausleitung erfolgt die Auswahl der Therapiemaßnahmen anhand der Ausprägung der *kapha*- bzw. *vāta*-Symptome.

*Therapie bei starken **kapha**-Symptomen*

Emesis (*vamana*)

- **Form:** *vamana Nr. 3* (**Tab. 10.8**, S. 75 f.)

*Therapie bei starken **vāta**-Symptomen*

Ölklistiere (*mātra-basti*)

- **Form:** *mātra Nr. 1* oder *mātra Nr. 2* (**Tab. 10.12**, S. 84)
- **Öl:** Sesamöl

> ! Aufgrund der lokalen Symptomatik am Darmausgang ist bei der Durchführung der Einläufe besondere Vorsicht geboten. Eine Ruptur der Hämorrhoiden beim Einführen kann starke Blutungen hervorrufen.

Lokale Anwendungen

Lokale Rauchanwendung (*dhūma*)

- **Durchführung:** Folgende Substanzen in gleichen Anteilen mischen und davon ca. 5 g in ein feuerfestes Gefäß mit glühenden Kohlen geben und 2× tägl. 5 min die Hämorrhoiden beräuchern.
- **Rezeptur:**
  - *Guggulu* (Commiphora mukul)
  - *Bhojapatra*(Betula utilis)-Rinde
  - reines *ghī*

Salbe

- **Durchführung:** 2× tägl. und nach jedem Stuhlgang werden die Hämorrhoiden sanft eingerieben.
- **Salbe:** Pilex-Creme

Therapie bei thromboisierten Hämorrhoiden

Mediziniertes Öl (*taila*)

- **Durchführung:** 2–3× tägl. erfolgt eine sanfte Einreibung der Hämorrhoiden, bis diese weich geworden sind.
- **Öl:** *Kāsīsādi-taila*

Blutegel (*jalauka*)

- **Durchführung:** Bei perianaler Thrombose kann ca. 1–2× pro Woche 1 Egel direkt auf die Hämorrhoiden gesetzt werden, bis diese weich geworden sind.

Medikamentöse Therapie

Tabletten 1 (*vaṭī*)

- **Hinweis:** Auch in anderen Darreichungsformen kann gereingtes *Bhallātaka* (Semecarpus anacardium) eingesetzt werden.
- **Darreichung:** 2–3× tägl.
- **Tabletten:** *Saṃjīvanī-vaṭī* 2 Tbl.

> ! Wirkt schleimhautreizend und ist bei ausgeprägtem *pitta* kontraindiziert, da Hämaturie und andere *pitta*-Symptome möglich sind. Das traditionelle Herstellungsverfahren und die Dosierung sind streng zu beachten.

Tabletten 2 (*vaṭī*)

- **Darreichung:** 3–4× tägl.
- **Tabletten:** *Arśoghnī-vaṭī* 2 g

oder ersatzweise:

- **Darreichung:** 3× tägl.
- **Tabletten:** Pilex-Tabletten 2 Tbl.

Pulverkombination (*cūrṇa*)

- **Hinweis:** *Vaiśvānara-cūrṇa* hält den Stuhl weich.
- **Darreichung:** vor dem Schlafengehen 4–5 g mit warmem Wasser
- **Rezeptur:**
  - *Yavānī* (Trachyspermum ammi) 2 Teile
  - *Ajamodā* (Carum roxburghianum) 3 Teile
  - *Saindhava* (rosafarbenes Steinsalz) 2 Teile
  - *Śuṇṭhī* (Zingiber officinalis), getrocknet 5 Teile
  - *Harītakī* (Terminalia chebula) 12 Teile

Medizinischer Likör (*ariṣṭa*)

- **Darreichung:** 2× tägl. in gleicher Menge warmem Wasser nach der Mahlzeit
- **Likör:** *Abhayāriṣṭa* 30 ml

Ernährung und Verhalten

Es gelten prinzipiell dieselben Empfehlungen wie bei nicht blutenden Hämorrhoiden, allerdings sind die in **Tab. 14.27** genannten besonders zu beachten.

Tab. 14.27 Besondere Ernährungs- und Verhaltensempfehlungen bei nicht blutenden Hämorrhoiden.

	empfehlenswert	zu meiden
Ernährung	• *takra* (mit warmem Wasser 1:4 verdünnter und dann durch Quirlen entfetteter Joghurt), *ghī* • Reis, Gerste, Weizen, *Mudga* (Vigna radiata) • Patisson-Kürbis, Zucchini, Spinat • Papaya • nicht zu scharfe Gewürze • scharfe* und erwärmende Nahrungsmittel	• saure, sehr scharfe, erhitzende Nahrungsmittel und Getränke • verstopfende Nahrungsmittel • frittierte Nahrung • *Māṣa* (Vigna mungo), scharfe Gewürze, pickles • schwer verdauliche Nahrungsmittel (sehr süß, fettig, Fleisch, kalt, Milchprodukte) • *srotas*-blockierende (*abhiṣyandī*) Nahrungsmittel • unverträgliche Nahrungsmittelkombinationen (*viruddhāhāra*) • Nahrungsaufnahme vor vollständiger Verdauung der vorangegangenen Mahlzeit
Verhalten	–	• Unterdrückung der natürlichen Bedürfnisse (v. a. Stuhlgang und Flatus) • (*apāna-*)*vāta*-aggravierende Faktoren: Übermaß an sitzender Tätigkeit (v. a. Reitsport, Rad-, Motorrad- und Autofahren) Hockhaltung und Sitzen auf kaltem Untergrund; sexuelle Exzesse

* *Die klassischen Texte empfehlen erhitzende und scharfe Drogen für die Behandlung von nicht blutenden Hämorrhoiden (z. B. Citraka = Plumbago zeylanica oder Pippalī = Piper longum). In der Praxis lässt sich jedoch hin und wieder beobachten, dass die Hämorrhoiden dadurch gereizt werden können.*

14.3 Moderne Krankheitsbilder

In den folgenden Abschnitten wird eine Auswahl häufig in der Praxis anzutreffender Krankheiten des Gastrointestinaltrakts mit den entsprechenden Therapieverfahren vorgestellt.

14.3.1 Stomatitis

Verschiedene Symptome des Mundraums – einerlei ob sie Lippen, Zähne, Kiefer, Gaumen, Zunge oder Rachen betreffen – werden im Ayurveda zur Gruppe der „Erkrankungen der Mundhöhle" (*mukha-roga*) zusammengefasst. In der *Suśruta-Saṃhitā* werden 65 verschiedene Arten beschrieben (*Suśruta, Ni.* 16). Eine davon nennt *Suśruta* „*sarva-sara*", also „sich über den gesamten Mundraum erstreckend". Die Beschreibungen der ***pitta*-Variante** dieser Erkrankung, die an anderer Stelle (*mukha-pāka*) wörtlich „Kochen des Mundes" genannt wird, decken sich mit dem Symptombild einer Stomatitis. Entsprechend lassen sich *mukha-pāka* und Stomatitis als Synonyme verwenden.

Die Pathogenese (*saṃprāpti*) der Stomatitis wird vom *pitta-doṣa* dominiert (vgl. *Suśruta, Ni.* 16.66). Allerdings ist auch eine Beteiligung von *vāta* (ausgeprägte Schmerzen) und *kapha* (geringe Schmerzausprägung, weißliche Schleimhautveränderungen) möglich, welche bei der Therapie jeweils zu berücksichtigen sind.

Therapieleitlinien

Bei der Therapie der Stomatitis steht die ***pitta*-Reduktion** im Vordergrund, sowohl mithilfe von Ausleitungsverfahren (Purgieren), lokalen Anwendungen und Heilmitteln als auch bezüglich der Ernährung und des Verhaltens.

Ist die Schmerzsymptomatik stark ausgeprägt, so sollte zur ***vāta***-Reduktion der Einsatz von Ölen und *ghī* intensiviert werden (z. B. *Jātyādi-taila* oder *-ghṛta*). Dominiert ***kapha*** die Symptomatik (geringe Schmerzausprägung, weißliche Schleimhautveränderungen), sind trocknende und „auskratzende" (*lekhana*) Mittel anstelle der Öle zu bevorzugen, wie z. B. *Khadira* (Acacia catechu).

Ausleitung (*śodhana*)

Purgieren (*virecana*)

- **Form:** *virecana Nr. 2* (**Tab. 10.9**, S. 78 f.)

- **Fett für die innere Oleation:** *Śatāvarī-ghṛta*
- **Purgiermittel:** Dekokt aus *Avipattikara-cūrṇa* 10–15 g

Orale Anwendungen

„Ölziehen" (*gaṇḍūṣa*)

- **Durchführung:** Morgens mediziniertes Öl für ca. 10–15 min im Mund einbehalten und danach verwerfen.
- **Öl:** *Jātyādi-taila* 1–2 EL

Orale Kräuteranwendung (*kavala*)

- **Durchführung:** Anstelle des Ölziehens, sofern erhältlich, morgens folgende frische Blätter für ca. 10–15 min kauen und danach verwerfen.
- **Präparat:** *Jātī*(Jasminum grandiflorum)-Blätter 10–15 Stk.

Medikamentöse Therapie

Bei Stomatitis empfiehlt sich die Gabe folgender Präparate:

Pulverkombination (*cūrṇa*)

- **Darreichung:** 2× tägl. mit Waldhonig oder Wasser
- **Rezeptur:**
  - *Avipattikara-cūrṇa* 2 g
  - *Yaṣṭīmadhu* (Glycyrrhiza glabra) 1 g

Pulver (*cūrṇa*)

- **Herstellung:** Mit 100 ml Wasser und 100 ml Milch kochen, bis das Wasser verdunstet ist (also bis auf eine Flüssigkeitsmenge von ca. 100 ml).
- **Darreichung:** 2× tägl.
- **Pulver:** *Śatāvarī* (Asparagus racemosus) 3 g

Tabletten (*vaṭī*)

- **Darreichung:** 3× tägl.
- **Tabletten:** *Saṃśamanī-vaṭī* 1 g

Tabletten (*vaṭī*)

- **Hinweis:** Therapie bei *kapha*-dominierten Symptomen
- **Darreichung:** über den Tag verteilt jeweils 1 Tbl.
- **Tabletten:** *Khadirādi-vaṭī* 8–9 Tbl. pro Tag

Sonderpräparate auf mineralischer Grundlage (*rasauṣadha*)

- **Hinweis:** Stellt sich mit oben genannten Präparaten kein Erfolg ein, ist die Therapie zu intensivieren.
- **Darreichung:** 2× tägl.
- **Rezeptur:**
  - *Kāmadudhā-rasa* 250 mg
  - *Muktāpravālapañcāmṛta* 125 mg

> ! Bei dem Einsatz von *Kāmadudhā-rasa* sind das traditionelle Herstellungsverfahren und die Dosierung zu beachten.

Ernährung und Verhalten

In **Tab. 14.28** sind die besonderen Ernährungs- und Verhaltensempfehlungen bei Stomatitis zusammengeführt.

14.3.2 Gingivitis

In den verschiedenen klassischen Texten finden sich unterschiedliche Bezeichnungen für die Gingivitis: *danta-veṣṭaka*, *śītāda* und *danta-pupputa*.

Tab. 14.28 Besondere Ernährungs- und Verhaltensempfehlungen bei Stomatitis.

	empfehlenswert	zu meiden
Ernährung	• Weizen, Reis, *Mudga* (Vigna radiata), *Ādhakī*(Cajanus cajan)-Linsen • Rettich; süße, bittere und adstringierende Gemüse • süße Füchte • Fenchelsamen, Koriandersamen, Kardamom, Gewürznelken • warme Milch, *ghī*; Mandeln	• saure Nahrungsmittel und Getränke • Alkohol • frittierte Speisen
Verhalten	• regelmäßige Mundhygiene, inkl. Zungeschaben	• Rauchen • Unterdrückung körperlicher Bedürfnisse, v. a. Stuhlgang

Die aktiven *doṣa* bei dieser Erkrankung sind *pitta* und *kapha* und die betroffenen Gewebe (*dūṣya*) *rakta* und *māṃsa*.

Ausleitung (*śodhana*)

Purgieren (*virecana*)

- **Form:** *virecana Nr. 2* (**Tab. 10.9**, S. 78 f.)
- **Fett für die innere Oleation:** *Śatāvarī-ghṛta*
- **Purgiermittel:** Dekokt aus *Avipattikara-cūrṇa* 10–15 g

Dekokteinläufe (*nirūha-basti*)

- **Form:** *nirūha Nr. 2* (**Tab. 10.11**, S. 82 f.)
- **Dekokt:** *Daśamūla-kvātha*

Orale Anwendungen

„Ölziehen" (*gaṇḍūṣa*)

- **Hinweis:** Das folgende Öl wird zuweilen auch *Irimedādi-taila* genannt.
- **Durchführung:** 2–3× tägl. folgendes mediziniertes Öl für ca. 10–15 min im Mund einbehalten, sanfte Zahnfleischmassage, danach das Öl verwerfen und den Mund ausspülen.
- **Öl:** *Arimedādi-taila* 1–2 EL

Zahnpulver

- **Hinweis:** Gereinigter Alaun und Eisenerzasche sind oft schwer erhältlich. Die genannte Kombination ist auch ohne diese Bestandteile hilfreich, jedoch weniger intensiv in der Wirkung.
- **Durchführung:** 2–3× tägl. nach dem Zähneputzen ca. 3–5 min folgende Pulverkombination sanft in das Zahnfleisch einmassieren und danach verwerfen.
- **Rezeptur:**
  - *Lodhra* (Symplocos racemosa) 1 Teil
  - *Āmalakī* (Emblica officinalis) 1 Teil
  - *Haridrā* (Curcuma longa) 1 Teil
  - *Śuddha-sphaṭikā* (gereinigter Alaun) ⅓ Teil
  - *Gairika* (Eisenerzasche) 1 Teil

Ernährung

Bei Gingivitis sind insbesondere bittere Nahrungsmittel zu bevorzugen, wobei *pitta*- und *kapha*-aggravierende sowie *srotas*-blockierende (*abhiṣyandī*) Nahrungsmittel zu meiden sind.

14.3.3 Sialadenitis

Die Speicheldrüsenentzündung entsteht meist auf der Grundlage einer Speichelsteinbildung oder durch eine reduzierte Speichelsekretion, wodurch der Eintritt von Erregern begünstigt wird. Lokale Schwellungen, Rötungen und Schmerzen sind oft von Fieber begleitet.

Alle drei *doṣa* sind in den Krankheitsprozess involviert; die betroffenen Gewebe (*dūṣya*) sind *rasa*, *rakta* und *māṃsa*. Die ayurvedische Behandlung ist mit entzündungshemmenden äußeren Anwendungen und einer Phytotherapie durchzuführen.

Lokale Anwendungen

Packung (*lepa*)

- **Durchführung:** 2× tägl. folgendes Pulver mit ausreichender Menge warmem Wasser zu einer Paste anrühren und äußerlich über der betroffenen Parotis auftragen. Die Packung sollte möglichst lange einwirken, mindestens jedoch austrocknen.
- **Packung:** *Daśāṅga-lepa* ca. 1 TL

Medikamentöse Therapie

Dekokt (*kvātha*)

- **Darreichung:** 2× tägl.
- **Dekokt:** *Varuṇādi-kvātha* 40 ml

***Guggulu*-Präparat**

- **Darreichung:** 3× tägl. nach der Mahlzeit (angekaut mit ausreichend warmem Wasser)
- **Präparat:** *Kāñcanāra-guggulu* 1 g

14.3.4 Leukoplakie

Zur Leukoplakie rechnen die Autoren, neben den durch exogene Reizeinwirkung mechanisch hervorgerufenen Formen, auch angeborene oder durch Infektionen, wie z. B. AIDS, Lichen ruber planus und Lupus erythematodes, erworbene weißliche Veränderungen der Mundschleimhaut oder der Zunge.

Ayurvedisch gesehen handelt es sich um eine ***tri-doṣa*-Störung mit *kapha-vāta*-Dominanz.** *rasa*, *rakta* und *māṃsa* sind die vorrangig betroffenen Gewebe (*dūṣya*), wobei allerdings eine Differenzierung je nach Ätiologie und Pathogenese zu treffen ist.

Als **mögliche Präkanzerose** ist die Leukoplakie mit Vorsicht zu behandeln. Die Ursache ist möglichst zu meiden, wie z.B. die externe Reizeinwirkung. Ansonsten setzt die ayurvedische Therapie vorrangig lokal an. Zur Unterstützung wird ein ausleitendes Pulver verabreicht; u.U. kann jedoch je nach Allgemeinzustand des Patienten auch eine milde emetische (*vamana*) oder purgierende (*virecana*) Ausleitung durchgeführt werden. Die allgemeinen Ernährungs- und Verhaltensempfehlungen des Ayurveda sind zu berücksichtigen.

Handelt es sich um eine maligne oder durch HIV-bedingte Form, so sind mit den ayurvedischen Maßnahmen keine großen Erfolge zu erwarten. Bei Lichen ruber planus und Lupus erythematodes haben sich hingegen die folgenden Therapiemaßnahmen praktisch bewährt:

Orale Anwendungen

Orale Kräuteranwendung (*kavala*)

- **Durchführung:** 2–3× tägl. folgende Pulverpaste für ca. 10–15 min im Mundraum halten, sodass der maximale Anteil mit der Läsion in Berührung kommt, und danach verwerfen.
- **Rezeptur:**
  - *Vacā*(Acorus calamus)-Wurzel 1 g
  - *Yaṣṭīmadhu*(Glycyrrhiza glabra)-Wurzel 1 g
  - *Mustā* (Cyperus rotundus) 1 g
  - *Āmalakī* (Emblica officinalis) 1 g
  - *Trikaṭu-cūrṇa* 1 g
  - *Jātyādi-taila* in ausreichender Menge zur Pastenbildung

Medikamentöse Therapie

Pulverkombination (*cūrṇa*)

- **Darreichung:** vor dem Schlafengehen
- **Präparat:** *Svādiṣṭa-virecana-cūrṇa* 3 g

> ! Das traditionelle Herstellungsverfahren ist zu beachten.

14.3.5 Zollinger-Ellison-Syndrom

Dieses komplexe Krankheitsgeschehen, das aufgrund einer Tumorbildung im Pankreas (Gastrinom) und der daraus resultierenden verstärkten Gastrinbildung zu einer Überproduktion von Magensäure führt und ein damit verbundenes Ulkusrisiko besteht, ist zumeist eine **chirurgische Indikation**. Die ayurvedischen Maßnahmen sind als symptomatische Unterstützung zu bewerten. Handelt es sich um **benigne Tumore**, so können die ayurvedischen Maßnahmen die Rückbildung des Tumors unterstützen. Bei **malignen Formen** ist keine wesentliche Besserung durch ayurvedische Maßnahmen zu erwarten.

Sowohl *pitta* (Brennen, Blutungen) als auch *kapha* (Tumormasse, Übelkeit, Erbrechen) und *vāta* (Gewichtsverlust, Schmerzen) sind bei diesem Syndrom aktiv. Wie auch die Gastritis und Ulkuskrankheit wird das Zollinger-Ellison-Syndrom gemäß den Prinzipien der ***adho-ga*-Variante** von *amla-pitta* (s. S. 209 ff.) behandelt. Zusätzlich sind folgende Maßnahmen wichtig:

Ausleitung (*śodhana*)

Da die gesteigerte Gastrinaktivität als *vāta*-Phänomen interpretiert werden muss, hat sich das Verabreichen von *vāta*-reduzierende Öleinläufen (*mātra-basti*) bewährt. Reinigende Dekokteinläufe (*nirūha-basti*) sind nur bei Obstipation nötig.

Ölklistiere (*mātra-basti*)

- **Form:** *mātra Nr. 2* (**Tab. 10.12**, S. 84)
- **Öl:** *Nārāyaṇa-taila*

Medikamentöse Therapie

Tabletten (*vaṭī*)

- **Darreichung:** 3× tägl.
- **Tabletten:** *Śilājatvādi-vaṭī* 1–2 g

Sonderpräparat auf mineralischer Grundlage

- **Darreichung:** 2× tägl.
- **Präparat:** *Svarṇa-sūtaśekhara-rasa* 125 mg

> ! Das traditionelle Herstellungsverfahren und die Dosierung sind streng zu beachten.

14.3.6 Obstipation

Meist bilden eine *vāta*-Konstitution und ein „harter" Darm (*krūra-koṣṭha*) die Grundlage für die chronische Obstipation (**Tab. 8.15**, S. 47). Besonders die Neigung zur Trockenheit, die sich auch im Darm manifestiert, ist hierfür verantwortlich. Insofern muss bei der Behandlung **generell *vāta* reduziert werden**, im Besonderen mithilfe der Zufuhr geeigneter Fette (*sneha*). Jedoch können auch andere Ursachen die Obstipation bedingen. Vor allem bei akuten und sekundären Formen ist die Grundstörung zu ermitteln und entsprechend zu behandeln.

Laxanzienabusus über einen langen Zeitraum erschwert gerade bei älteren Menschen die Behandlung. In diesem Fall ist die **Einlauftherapie** von herausragender Bedeutung. Pflanzliche Laxanzien sollten bevorzugt werden. Außerdem ist auf eine gute Ernährung, angemessene Bewegung und ausreichende Flüssigkeitszufuhr zu achten. Das morgendliche **Trinken** von 2–3 Gläsern warmem Wasser hilft in vielen Fällen ausgesprochen gut.

Ausleitung (*śodhana*)

Eine Darmsanierung mittels Einläufen (*basti*) ist die ideale Behandlungsform für die chronische Obstipation. Die Ölklistiere gleichen die Trockenheit aus und reduzieren nachhaltig *vāta*. Dekokteinläufe (*nirūha-basti*) an einzelnen Tagen sind nur notwendig, wenn das Ölklistier nicht über Nacht einbehalten werden kann.

Ölklistiere (*mātra-basti*)
- **Form:** *mātra Nr. 2* (**Tab. 10.12**, S. 84)
- **Durchführung:** 1× tägl. bis zum Abklingen der Symptome
- **Öl:** *Nārāyaṇa-taila* 40–50 ml

Medikamentöse Therapie

Folgende Pulver stellen Behandlungsalternativen von steigender Intensität dar. Sollte sich bei dem Einsatz des Pulvers kein zufriedenstellender Erfolg einstellen, so lassen sich ersatzweise die Kombinationen 1 oder 2 einsetzen.

Pulver (*cūrṇa*)
- **Darreichung:** abends vor dem Schlafengehen
- **Pulver:** *Harītakī* (Terminalia chebula) 3–6 g oder *Triphalā-cūrṇa* 4–6 g

Pulverkombination 1 (*cūrṇa*)
- **Darreichung:** 2–3 g abends vor dem Schlafengehen
- **Rezeptur:**
  - *Yavānī* (Trachyspermum ammi) 1 Teil
  - *Harītakī* (Terminalia chebula) 1 Teil
  - *Svarṇapatrī* (Cassia angustifolia) 1 Teil
  - *Saindhava* (rosafarbenes Steinsalz) 1 Teil

Pulverkombination 2 (*cūrṇa*)
- **Hinweis:** Folgende Pulverkombination ist eine besser schmeckende Alternative zur Pulverkombination 1.
- **Darreichung:** abends vor dem Schlafengehen 2–3 g
- **Rezeptur:**
  - *Harītakī* (Terminalia chebula) 1 Teil
  - *Svarṇapatrī* (Cassia angustifolia) 1 Teil
  - *Miśreyā* (Foeniculum vulgare) 1 Teil
  - *Śuṇṭhī* (Zingiber officinalis), getrocknet 1 Teil
  - Rohrzucker 1 Teil

Therapie bei ausgeprägten *vāta*-Symptomen

Butterreinfett (*ghṛta*)
- **Darreichung:** Die Einnahme erfolgt über den Tag verteilt.
- **Fett:** reines *ghī* bis zu 50 ml

Ernährung und Verhalten

Die besonderen Ernährungs- und Verhaltensempfehlungen zielen v.a. auf eine *vāta*-Reduktion ab (**Tab. 14.29**).

14.3.7 Flatulenz, Meteorismus

Die vermehrte Gasbildung im Verdauungstrakt wird gewöhnlich als ein Symptom von geringer Bedeutung angesehen. Die Betroffenen fühlen sich hierdurch jedoch oft sehr beeinträchtigt. Neben stärkeren Bauchschmerzen können sekundäre muskuläre Verspannungen in verschiedenen Körperregionen auftreten, die als **chronischer Störfaktor** erlebt werden und psychisch belasten. Besonders ist die Auswirkung von abdominellen Gasansammlungen auf das Herz zu erwähnen (Roemheld-Syndrom).

Nach ayurvedischer Vorstellung handelt es sich bei der Flatulenz um ein **„fehlgeleitetes *vāta*"**. Die übliche Bewegungsrichtung v.a. des *vāta*-Aspekts,

Tab. 14.29 Besondere Ernährungs- und Verhaltensempfehlungen bei Obstipation.

	empfehlenswert	zu meiden
Ernährung	• große Mengen warmem Wasser (2–3 l pro Tag); insbesondere morgens nach dem Aufstehen 2–3 Gläser • ausreichend *ghī* (bis 50 ml pro Tag), außer bei Adipositas und Austrocknung	• *vāta*-aggravierende Nahrung
Verhalten	• Bewegung, insbesondere *pavana-muktāsana* (2–3× tägl. 3 min)	–

der für die nach unten gerichteten Bewegungen der abdominellen Organe zuständig ist (*apāna-vāta*), ist gestaut oder in die Gegenrichtung gekehrt.

> Das Wirkprinzip, das eine Fehlleitung von *vāta* reguliert, nennt sich *vātānulomana*. Neben der karminativen Wirkung steht *vātānulomana* auch für die Spasmolyse von Hohlorganen.

Somit werden Drogen mit **„*vāta*-regulierender" Wirkung** grundsätzlich bei krampfartigen Bauchschmerzen und Koliken eingesetzt. Selbst bei Bronchospasmen und *vāta*-bedingten Herzschmerzen hat sich dieser Ansatz bewährt.

Neben einer *vāta*-Konstitution als Basis, bilden blähende Nahrungsmittel, falsche Ernährungsgewohnheiten, schnelles und unkonzentriertes Essen, Aerophagie und sitzende Tätigkeiten wichtige Ursachen. Auch die im Ayurveda für gewöhnlich empfohlene vegetarische Lebensweise begünstigt die Gasbildung aufgrund des höheren Kohlenhydratanteils in der Nahrung.

Ausleitung (*śodhana*)

Eine Darmsanierung mittels Einläufen (*basti*) bildet eine wichtige Grundlage für die Behandlung von Meteorismus. Dabei sind die Ölklistiere (*mātra-basti*) zu bevorzugen; Dekokteinläufe (*nirūha-basti*) werden nur phasenweise benötigt, wenn die Ölklistiere nicht über Nacht einbehalten werden können.

Purgieren (*virecana*)

- **Hinweis:** Eine intensive Ausleitung kann bei hartnäckigen Fällen notwendig sein. Dann sollte auch eine Vorbehandlung mit *ghī* (*snehapāna*) durchgeführt werden. In einfachen Fällen reicht eine milde Ausleitung abends vor dem Schlafengehen.
- **Form:** *virecana Nr. 5*, (**Tab. 10.9**, S. 78 f.)
- **Purgiermittel:** *Harītakī* (Terminalia chebula) 3–5 g

Ölklistiere (*mātra-basti*)

- **Form:** *mātra Nr. 2* (**Tab. 10.12**, S. 84)
- **Durchführung:** 1× tägl. bis zum Abklingen der Symptome
- **Öl:** *Nārāyaṇa-taila* 40–50 ml

Medikamentöse Therapie

Pulverkombination (*cūrṇa*)

- **Darreichung:** in etwas *ghī* angerührt mit dem ersten Bissen einer größeren Mahlzeit
- **Pulver:** *Hiṅgvaṣṭaka-cūrṇa* 3 g

Ernährung und Verhalten

Die besonderen Ernährungs- und Verhaltensempfehlungen bei Flatulenz und Meteorismus sind in **Tab. 14.30** aufgeführt.

14.3.8 Colon irritabile, Reizdarmsyndrom

Wie bereits beschrieben, lässt sich das Reizdarmsyndrom gemäß der Therapierichtlinien verschiedener *atīsāra*-Arten behandeln, besonders gemäß denen der *vāta*- oder *kapha*-dominierten Varianten (s. S. 214 ff.). Dabei ist jeweils anhand der akuten Symptome zu entscheiden, welche Strategie geeigneter ist.

Da sich das Reizsdarmsyndrom durch **starke psychische Komponenten** auszeichnet, sind folgende Therapieempfehlungen generell bei psychisch bedingten Durchfallerkrankungen (*āgantu-ja*) zu empfehlen (s. S. 215). Sie stellen einen Therapieplan dar, der sich bei vielen Fällen in der Praxis bewährt hat.

Tab. 14.30 Besondere Ernährungs- und Verhaltensempfehlungen bei Flatulenz und Meteorismus.

	empfehlenswert	zu meiden
Ernährung	• als Hülsenfrüchte nur *Mudga* (Vigna radiata) • Kreuzkümmel, Kümmel, *Hiṅgu* (Ferula assafoetida), *Yavānī* (Trachyspermum ammi), Fenchelsamen, Koriandersamen, Kardamom, Gewürznelken, Ingwer • warme Milch, viel warmes Wasser • Bitterstoffe bei Leberschwäche	• *vāta*-aggravierende Nahrungsmittel und Ernährungsweisen • Hülsenfrüchte, Kohl, Paprika, Lauchgewächse (insbesondere rohe Zwiebeln) • kohlensäurehaltige Getränke • Weißmehl, raffinierter Zucker, Süßigkeiten • adstringierende Nahrungsmittel
Verhalten	• Bewegung • Yoga-Übungen (insbesondere *pavanamuktāsana*, *yoga-mudrā* und Umkehrhaltungen, wie *sarvāṅgāsana*)	-

Ausleitung (*śodhana*)

Dekokteinläufe (*nirūha-basti*)

- **Form:** Halteklistier: nach dem Mittagessen möglichst mehrere Stunden halten; 1 Woche tägl., danach nach Bedarf ca. 2× pro Woche
- **Dekokt:** *Udumbara* (Ficus glomerata)-*kvātha* 100 ml
- **Kontraindikation:** Obstipation

Ölklistiere (*mātra-basti*)

- **Hinweis:** Eine lokale Behandlung mit Heilölen, die die Darmschleimhaut pflegen und die Wundheilung fördern, ist in den meisten Fällen hilfreich, außer wenn ausgeprägte *kapha*-Symptome bestehen.
- **Form:** *mātra Nr. 2* (**Tab. 10.12**, S. 84)
- **Durchführung:** zu Beginn 7 Tage lang 1× tägl., dann 2× pro Woche bis zum Abklingen der Symptome
- **Öl:** *Jātyādi-taila* 30–40 ml

Medikamentöse Therapie

Tabletten 1 (*vaṭī*)

- **Darreichung:** 3× tägl.
- **Tabletten:** *Saṃjīvanī-vaṭī* 2 Tbl.

> **!** Da der Hauptinhaltsstoff *Bhallātaka* (Semecarpus anacardium) dieser klassischen Rezeptur stark erhitzend wirkt, sollten bei *pitta*-Konstitutionen diese Tabletten vorsichtshalber nur 2× tägl. eingenommen werden. Tritt Brennen im Urin auf, sind sie gänzlich abzusetzen.

Therapie bei intensiver Diarrhö

Tabletten 2 (*vaṭī*)

- **Darreichung:** 2–3× tägl.
- **Tabletten:** *Kuṭaja-ghana-vaṭī* 3 Tbl.

Therapie bei psychischer Komponente

Pulverkombination 1 (*cūrṇa*)

- **Hinweis:** Sollten *Ativiṣā* oder *Kuṭaja* nicht erhältlich sein, so ließe sich auch *Mustā* allein 2–3× tägl. in einer Dosierung von 2–3 g einsetzen.
- **Darreichung:** 2× tägl.
- **Rezeptur:**
  - *Mustā* (Cyperus rotundus) 1 g
  - *Ativiṣā* (Aconitum heterophyllum) 1 g
  - *Kuṭaja* (Holarrhena antidysenterica) 1 g (Alternative: nur *Mustā* (Cyperus rotundus) 2–3 g)

Pulverkombination 2 (*cūrṇa*)

- **Darreichung:** 2× tägl.
- **Rezeptur:**
  - *Brāhmī* (Bacopa monnieri) 1 g
  - *Śaṅkhapuṣpī* (Convolvulus pluricaulis) 1 g
  - *Tagara* (Valeriana wallichi) 500 mg
  - *Vacā* (Acorus calamus) 500 mg

Ernährung und Verhalten

Da das Reizdarmsyndrom oft mit einer psychischen Komponente einhergeht, spielen harmonisierende und beruhigende Verhaltensmaßnahmen eine wichtige Rolle bei dessen Behandlung (**Tab. 14.31**).

Tab. 14.31 Besondere Ernährungs- und Verhaltensempfehlungen beim Reizdarmsyndrom.

	empfehlenswert	zu meiden
Ernährung	• leicht verdauliche, warme Speisen • Reis, *Mudga* (Vigna radiata), *Ādhakī*(Cajanus cajan)-Linsen, *khicaḍī* (leicht verdauliches Gericht aus Reis und Munglinsen) • *ghī* • Fenchelsamen, Koriandersamen, Kreuzkümmel, Kardamom, Gewürznelken, Ingwer • alle Kürbisgewächse als Gemüse • Obst (mit Ausnahme von sauren Sorten), insbesondere Äpfel und Granatäpfel	• schwer verdauliche Nahrungsmittel • sehr scharfe, stark gesäuerte und frittierte Speisen • nicht vegetarische Lebensweise (Eier, Fisch, Fleisch, Wurst)
Verhalten	• Entspannung, insbesondere Entspannungsmusik • Ölanwendungen (z. B. *śirodhāra*, *abhyaṅga*, insbesondere als sanfte Anwendung auf dem Bauch) • Yoga-Übungen (z. B. *śavāsana*) • harmonisierende Atemübungen (z. B. *nāḍī-śodhana*), Meditation	–

14.3.9 Colitis ulcerosa

Ähnlich wie beim Reizdarmsyndrom lassen sich die Therapiekonzepte klassischer Krankheitsbilder für die Therapie der Colitis ulcerosa anwenden. Die Autoren haben gute Erfolge mit einer Behandlungsstrategie erzielen können, die auf den Grundprinzipien der **Therapie von *raktātīsāra*** (s. S. 221 f.) beruht. Je nach Symptompräsenz und -intensität sind die unten genannten Therapieverfahren zu kombinieren (**Tab. 14.32**).[31] Selbst über einen Zeitraum von zehn Jahren sind viele Patienten beschwerdefrei geblieben und auch koloskopisch konnte häufig eine Heilung nachgewiesen werden.

Meist nehmen die Patienten bereits Kortison oder Mesalazin ein, wenn sie die ayurvedische Behandlung beginnen. Es hat sich praktisch bewährt, diese Medikamente zu Beginn beizubehalten und erst schrittweise abzusetzen, sofern sich eine Linderung der Symptomatik einstellt (z. B. durch Reduktion der Dosis an jedem Tag oder jedem zweiten um ein Viertel). Sind die Patienten aufgrund der chemischen Medikamente beschwerdefrei, so wird die ayurvedische Therapie eingeleitet und die

[31] Obwohl es sich bei der Colitis ulcerosa wahrscheinlich um eine Autoimmunerkrankung handelt, führen die Autoren nicht – wie sonst bei derartigen Geschehen – die *Pippalī*-Treppenkur durch. Die Blutungen sind eine Kontraindikation.

Tab. 14.32 Differenzierung der Therapie von Colitis ulcerosa.

Symptome	Therapie
< 6 Stuhlgänge pro Tag, keine Blutungen	*Kuṭaja-ghana-vaṭī* 3× 3 Tbl. *Gaṅgādhāra-cūrṇa* 2–3× 3 g
> 6 Stuhlgänge pro Tag, keine Blutungen	*Kuṭaja-ghana-vaṭī* 3× 4 Tbl. *Gaṅgādhāra-cūrṇa* 2–3× 3 g *Bilvādi-cūrṇa* 2–3× 1–2 g
bei ausbleibendem Therapieerfolg	zusätzlich: *Grahaṇīkapāṭa-rasa* 2× 1 Tbl. ! Das traditionelle Herstellungsverfahren und die Dosierung sind streng zu beachten. oder chemisches Antidiarrhoikum
Blutungen	Pulverkombination 2
bei ausbleibendem Therapieerfolg	zusätzlich *Muktāpravālapañcāmṛta* ! Das traditionelle Herstellungsverfahren und die Dosierung sind zu beachten.
keine Diarrhöe	Halteklistier medizniertes Butterreinfett

Mittel in ähnlicher Weise abgesetzt, immer angepasst an die Entwicklung der Symptomatik.

Ausleitung (*śodhana*)

Eine besondere Einlaufform (*picchā-basti*) hat sich bei der Colitis ulcerosa praktisch bewährt. Diese Einläufe werden erst dann durchgeführt, wenn die Diarrhöe unter Kontrolle gebracht werden konnte und der Patient die einzuführenden Flüssigkeiten auch einbehalten kann.

Es handelt sich um einen **Halteeinlauf**, der traditionell nach der Mahlzeit verabreicht wird. Da größere Mengen notwendig sind als beim Ölklistier (*mātra-basti*), sollte dieser Einlauf über Tag verabreicht werden, um die Nachtruhe nicht zu stören. Der Einlauf sollte möglichst lange einbehalten werden (möglichst > 2 Stunden), ohne dass der Patient vom Bett aufsteht. Deswegen ist diese Maßnahme in den meisten Fällen nur im stationären Rahmen durchführbar.

Da *Mocarasa* (Gummiharz der Pflanze *Śālamalī*) in Europa nicht leicht erhältlich ist, muss diese Anwendung u. U. durch einen schwächer wirkenden Einlauf mit 100 ml Ziegenmilch ersetzt werden.

Klistiere (*picchā-basti*)

- **Durchführung:** Die genannten Bestandteile sind zusammen bei mäßiger Hitze auf die Hälfte der Flüssigkeitsmenge einzukochen, abzufiltern, bei Körpertemperatur direkt nach der Mittagsmahlzeit 1× tägl. zu applizieren und möglichst lange (2 Stunden) in liegender Position einzubehalten, bis die Symptome rückläufig sind.
- **Rezeptur 1:**
  - Ziegenmilch 100 ml
  - Wasser 100 ml
  - *Mocarasa* 5 g
- **Rezeptur 2:**
  Dekokt:
  - *Udumbara* (Ficus glomerata)-*kvātha* 100 ml

Medikamentöse Therapie

Eine Hilfestellung zum Einsatz der im Folgenden aufgeführten Präparate bietet **Tab. 14.32**.

Therapie zur Schleimhautpflege

Mediziniertes Butterreinfett (*ghṛta*)

- **Darreichung:** 2× tägl. mit heißem Wasser
- **Fett:** *Śatāvarī-ghṛta* 10 ml

Antidiarrhoika

Tabletten (*vaṭī*)

- **Darreichung:** 2–3× tägl.
- **Tabletten:** *Kuṭaja-ghana-vaṭī* 3 Tbl.

Pulverkombination 1 (*cūrṇa*)

- **Hinweis:** Als Alternative für die Tabletten ist ebenfalls die Gabe des folgenden Antidiarrhoikums möglich.
- **Darreichung:** 3× tägl.
- **Rezeptur:**
  - *Gaṅgādhāra-cūrṇa* 3 g
  - *Bilvādi-cūrṇa* 1 g
    (Alternative: Mangosamenfrucht 2 g 2–3× tägl. mit Wasser)
    (weitere Alternative: pulverisierte Mangokernfrucht 2g)

Therapie bei starker Diarrhöe

Sonderpräparat auf mineralischer Grundlage (*rasauṣadha*)

- **Darreichung:** 2× tägl.
- **Präparat:** *Grahaṇīkapāṭa-rasa* 1 Tbl.

> ! Das traditionelle Herstellungsverfahren und die Dosierung sind streng zu beachten.

Therapie bei Blutungen

Pulverkombination 2 (*cūrṇa*)

- **Darreichung:** 3× tägl.
- **Rezeptur:**
  - *Mustā* (Cyperus rotundus) 1 g
  - *Lodhra* (Symplocos racemosa) 1 g
  - *Nāgakeśara* (Mesua ferrea) 2 g

  bei ausbleibendem Erfolg oder sehr starken Blutungen zusätzlich:
  - *Muktāpravālapañcāmṛta* 100 mg

Ernährung

Bei Colitis ulcerosa gelten die in **Tab. 14.33** aufgelisteten Ernährungsempfehlungen.

Tab. 14.33 Besondere Ernährungsempfehlungen bei Colitis ulcerosa.

	empfehlenswert	zu meiden
Ernährung	• leicht verdauliche, warme Speisen • *takra* (mit warmem Wasser 1:4 verdünnter, gequirlter Ziegenmilchjoghurt), *ghī* • länger als ein Jahr gelagerter Reis, *Mudga* (Vigna radiata), *khicaḍī* (leicht verdauliches Gericht aus Reis und Munglinsen) • Koriander, Kreuzkümmel, Kardamom, Fenchel, Kurkuma, Salz, Gewürznelken, Safran, etwas Ingwer • Kürbis (alle Arten, insbesondere Patisson-Kürbis), Spargel, Kartoffeln, Zucchini, Gurken (gekocht), Fenchelgemüse • süße Äpfel, vollreife Bananen	• schwer verdauliche, saure, erhitzende und scharfe Nahrungsmittel • Nüsse, Karotten, Auberginen, scharfe Gewürze • nicht vegetarische Speisen (Eier, Fleisch, Fisch, Wurst)

14.3.10 Morbus Crohn

In das P.D. Patel Ayurveda Hospital in Indien kommen selten Patienten mit Morbus Crohn. Dennoch sollte die soeben skizzierte Behandlungsstrategie der Colitis ulcerosa auch bei diesem meist komplizierteren Krankheitsbild Linderung bringen können.

Bei **Fistelbildung** wäre zudem *Jātyādi-taila* lokal anzuwenden, sofern die Fisteln von außen zugänglich sind. Dieses medizinierte Öl ist 1× tägl. in den Fistelgang zu injizieren. Bei kleineren Analfisteln zeigt eine chirurgische Anwendung mit einem medizinierten Faden (*kṣāra-sūtra*) gute Erfolge (s. S. 62).

15 Leber-Galle-System

Das Organ Leber sowie die intra- und extrahepatischen Gallenwege haben im Ayurveda eine andere Bedeutung als in der modernen Medizin. Somit wurden bei folgenden Beschreibungen vorrangig schulmedizinische Krankheitsbilder dieses Organsystems aufgeführt und mit den ayurvedischen Vorstellungen in Beziehung gesetzt.

15.1 Einleitung

Bekanntermaßen sind für die klassische Ayurveda-Lehre nicht Organe, sondern Gewebe die wichtigsten anatomischen Grundeinheiten des Körpers. Die Organe dienen daher eher als sog. „Sitze" bzw. Hauptaktionsorte der funktionellen Prinzipien, wie *doṣa*, *agni* oder *srotas*.

15.1.1 Angewandte Anatomie und Physiologie

Die **Leber** (*yakṛt*) wird als Sitz von *rañjaka-pitta* und als Teil der *rakta-vaha-srotas* angesehen. Als solche ist sie nach ayurvedischem Verständnis für die **„Blutfärbung"**, also für die Erythropoese und den Hämoglobinabbau, von Bedeutung (s. S. 342 ff.). Im Rahmen des Metabolismus des Blutgewebes (*rakta*) wird durch die Aktivität von *raktāgni* der Abfallstoff **Galle** (*pitta-mala*) produziert. Die angemessene Ausscheidung der Gallenpigmente ist Aufgabe der Leber und des Gallensystems.

Ferner könnte man die Leber bei genauerer Betrachtung der klassischen Beschreibungen als **„Sitz von *agni*"** bezeichnen. Die meisten der metabolischen Funktionen der Leber müssen aus ayurvedischer Perspektive als Funktionen von *agni* angesehen werden. So lässt sich auch begründen, dass viele moderne Ayurveda-Ärzte die sog. „Elemente-Feuer" (*bhūtāgni*) in der Leber lokalisieren (s. S. 19 f.).

15.1.2 Pathogenese

Störungen der Funktionen von Leber und Galle führen aus ayurvedischer Sicht zu **zwei Arten von Pathomechanismen**:

- Fehlfunktionen **von *agni*** (Metabolismus) im Bereich der Leber rufen Störungen der *dhātu* (Gewebebildung) hervor und ziehen eine Reduktion von *ojas* (Lebens- und Abwehressenz) nach sich.
- Fehlfunktionen im Rahmen der Ausscheidung **von *mala*** (Abfallstoffen und Toxinen), insbesondere von *pitta-mala* (Galle), führen zu einer Akkumulation dieser ausscheidungspflichtigen Stoffe, die die Grundlage für schwerwiegende Erkrankungen bilden und sogar letal verlaufen können.

15.1.3 Klassische Nosologie

Derartige Störungen finden sich im Ayurveda als Teil verschiedener klassischer Krankheitsbilder (**Tab. 15.1**). In die moderne Behandlung von Lebererkrankungen sollten die klassischen Empfehlungen bezüglich dieser ayurvedischen Krankheitsbilder ebenfalls einfließen.

Tab. 15.1 Klassisch-ayurvedische Krankheitsbilder des hepatobiliären Systems.

klassische Bezeichnung	moderne Bedeutung
udara-roga	Sammelbegriff für verschiedene Formen von abdominellen Schwellungen
kāmalā	Hierbei handelt es sich um eine Gruppe von Erkrankungen, deren Hauptsymptom eine gelbliche Verfärbungen des Körpers ist.
jvara mit *pitta*-Dominanz	fiebrige Erkrankungen mit *pitta*-Symptomen

15.1.4 Therapiemaßnahmen

Die folgende Übersicht zu den wichtigsten Therapieverfahren bei Leber- und Galleerkrankungen soll als Zusammenfassung und als Grundlage für die Therapie evtl. nicht erwähnter Erkrankungen dienen.

Ausleitungsverfahren

- Purgieren (*virecana*)
- Blutentzug (*rakta-mokṣaṇa*)

Äußere Anwendungen

- Leberpackung (*lepa*)
- lokale Wärme

Medikamentöse Therapie

Im klassischen Ayurveda werden keine speziellen Therapeutika für das Organ Leber beschrieben. Da die Leber ein wichtiges *rakta*-Organ ist, wird sie entsprechend der ***rakta*-Behandlungsstrategien** therapiert (s. S. 343 ff.).

Besonders **Bitterdrogen** (*tikta*) und **„blutreinigende" Mittel** (*rakta-śodhana*) sind bei Lebererkrankungen hilfreich. **Abführende** Drogen (*recana*) haben meist eine reinigende Wirkung auf die Leber und das Gallensystem. Ohnehin sind sämtliche *pitta*-Behandlungen auch für die Leber zuträglich, da die Leber einen wichtigen Sitz dieses *doṣa* darstellt.

Im Verlauf der langen Geschichte der Ayurveda-Therapie hat sich eine große Zahl von **regenerierenden Mitteln (*rasāyana*) für die Leber** herauskristallisiert, die für die Behandlung von chronischen Lebererkrankungen auch heutzutage von großem Nutzen sein können.

Eine Übersicht der ayurvedischen Einzeldrogen und Kombinationspräparate bieten **Tab. 15.2** bzw. **Tab. 15.3**.

Tab. 15.2 Einzeldrogen für die Behandlung des hepatobiliären Systems mit ihren wichtigsten Wirkungen.

Sanskrit-Bezeichnung	botanische/deutsche Bezeichnung	Hauptwirkungen
Dugdhaphenī	Taraxacum officinale, Löwenzahnwurzel	diuretisch; Leberzellschutz
Harītakī	Terminalia chebula, Rispige Myrobalane	sicheres, verlässliches Abführmittel; *rasāyana*
Haridrā	Curcuma longa, Gelbwurz	„blutreinigend"; leber- und galleanregend; antiseptisch; Reduktion aller drei *doṣa*
Pippalī	Piper longum, Langer Pfeffer	immunmodulatorisch; Leberzellschutz; *agni*-anregend (auf allen Ebenen)
Guḍūcī	Tinospora cordifolia, Guduchi	*rasāyana*; immunmodulatorisch; Bitterdroge; *pitta*-reduzierend
Kākamācī	Solanum nigrum, Schwarzer Nachtschatten	hilfreich bei allen Lebererkrankungen
Nimba	Azadirachta indica, Niembaum	Bitterdroge
Bhūmyāmalakī	Phyllanthus niruri, Bitterer Stachelbeerbaum	mildes Diuretikum; gut erforschte Pflanze zur Behandlung von viraler Hepatitis
Bhṛṅgarāja	Eclipta alba, Mehlblume	*pitta*-reduzierend; hilfreich bei allen Lebererkrankungen; Leberzellschutz
Śarapuṅkhā	Tephrosia purpurea	Leberzellschutz
Kumārī	Aloe vera, Echte Aloe	Abführmittel; cholegog; *pitta*-reduzierend ! Vorsicht bei Langzeitgebrauch, da eine Leberschädigung möglich ist.

Tab. 15.2 Fortsetzung, Einzeldrogen für die Behandlung des hepatobiliären Systems mit ihren wichtigsten Wirkungen.

Sanskrit-Bezeichnung	botanische/deutsche Bezeichnung	Hauptwirkungen
Mustā	Cyperus rotundus, Knolliges Zypergras	gut gegen Durchfall, v. a. bei *kapha*-dominiertem Durchfall (*kapha-ja-atīsāra*); hilfreich bei *āma*-haltigem Stuhl und Colon irritabile
Trivṛta	Ipomoea turpethum, Trichterwinde	sicheres, verlässlich wirkendes Abführmittel; besonders empfehlenswert bei *pitta*-bedingten Symptomen
Kaṭukī	Picrorrhiza kurroa, Katuka	purgativ; cholegog

Tab. 15.3 Kombinationspräparate für die Behandlung des hepatobiliären Systems mit ihren wichtigsten Wirkungen.

Sanskrit-Bezeichnung/Präparat	Klassifizierung	Hauptwirkungen
Punarnavādi-kvātha	Dekokt mit *Punarnavā* (Boerhaavia diffusa)	Diuretikum; hilfreich bei Aszites
Varuṇādi-kvātha	Dekokt mit *Varuṇa* (Crataeva religiosa)	harntreibend; entzündungshemmend
Triphalā-guggulu	Präparat mit *Guggulu* (Commiphora mukul)	entzündungshemmend; „auskratzend“ (*lekhana*) ! Vereinzelt wurden allergische Reaktionen beobachtet.
LIV 52	modernes Präparat der Firma Himalaya	Leberzellschutz
Muktāpravāla-pañcāmṛta	herbo-mineralisches Präparat mit kalzinierter Perlen-, Muschel- und Korallenasche	*pitta*-reduzierend; stärkeres Mittel zur Behandlung von Magenübersäuerung, Gastritis und Ulzera; hilfreich bei Blutungen im Magen-Darm-Trakt ! Das traditionelle Herstellungsverfahren und die Dosierung sind zu beachten.
Śvetaparpaṭī	herbo-mineralisches Präparat mit Kaliumnitrat, Ammoniumchlorid und *Śuddha-sphaṭikā* (Alaun)	Diuretikum; hilfreich bei Aszites ! Das traditionelle Herstellungsverfahren und die Dosierung sind streng zu beachten.
Ārogyavardhinī-vaṭī	herbo-mineralisches Präparat mit kalzinierter Eisen-, Kupfer-, Schwefel-, und Quecksilberasche	hilfreich bei allen Lebererkrankungen; cholegog; „auskratzend“ (*lekhana*) ! Das traditionelle Herstellungsverfahren und die Dosierung sind streng zu beachten.

> ! Bei Lebererkrankungen ist **kontraindiziert** (mögliche Erhöhung der Transaminasen): *Kumārī* (Aloe vera).

Ernährung und Verhalten

In **Tab. 15.4** sind die allgemeinen Ernährungs- und Verhaltensempfehlungen aufgeführt, die bei Erkrankungen des hepatobiliären Systems zu befolgen sind.

15.2 Moderne Krankheitsbilder

In den folgenden Abschnitten wird eine Auswahl moderner Kranheiten vorgestellt, bei denen sich eine ayurvedische Therapie in der Praxis bewährt hat. Diese werden – falls möglich – anhand klassischer Terminologien zugeordnet und eingehender erläutert.

Tab. 15.4 Allgemeine Ernährungs- und Verhaltensempfehlungen bei Erkrankungen des hepatobiliären Systems.

	empfehlenswert	zu meiden
Ernährung	• *pitta*-reduzierende Nahrung • warme, leichte und bittere Nahrungsmittel • länger als ein Jahr gelagerter Reis, Gerste, Weizen, *Mudga* (Vigna radiata) • Kuhmilch, Ziegenmilch • weißer Rettich, Kürbisgemüse, inkl. Gurken und Zucchini • Nelken, Koriander, Kardamom • alle süßen Früchte, insbesondere Papaya, Granatäpfel, Weintrauben, Datteln und Rosinen	• scharfe, sehr saure oder salzige Nahrungsmittel • heiße Nahrung • fettige, frittierte, *srotas*-blockierende (*abhiṣyandī*), schwer verdauliche Nahrungsmittel • Käse, Joghurt • Alkohol
Verhalten	• Ruhe, Entspannung, Meditation • sehr leichte Gymnastik oder Yoga-Übungen unter Anleitung eines Spezialisten	• körperliche Überlastung (körperliche Arbeit, Sport) • starke Sonnenexposition • Geschlechtsverkehr

15.2.1 Hepatose, Hepatitis, Leberzirrhose, Aszites

Die generell wichtigsten Erkrankungen der Leber sind sicher die Hepatosen und die Hepatitiden zusammen mit ihren Folgeerscheinungen. Ursachen und Formen sind hierbei vielfältig. Ätiologisch bedeutsam wären:

- Infektionen
- Fehlernährung
- Stoffwechselstörungen
- toxische Substanzen (inkl. Alkohol und Medikamente)
- Gallengangsstenosen
- Autoimmunprozesse
- Kongestionen der Leber

Für diese Therapieansätze ist die Unterteilung in **akute** und **chronische Formen** notwendig. Letztere können mithilfe klassischer Begriffe in drei Phasen bzw. Schweregrade eingeteilt werden (**Tab. 15.5**).

Während der drei Phasen sind jeweils **alle *doṣa*** am Krankheitsprozess beteiligt, wobei *pitta* bei akuter Hepatitis im Vordergrund steht. Die *dūṣya* bei akuter Hepatitis sind *rasa-* und *rakta-dhātu* sowie die *rasa-* und *rakta-vaha-srotas*. Bei der chronischen Hepatitis, besonders mit Aszitesbildung, kommen die *udaka-*, *sveda-* und *mūtra-vaha-srotas* hinzu.

In Indien ist die Inzidenz von Lebererkrankungen, besonders der viralen Hepatitiden, sehr hoch. Auch Patienten mit Alkoholzirrhosen und ausgeprägter Aszitesbildung kommen häufig in das P.D. Patel Ayurveda Hospital. Insofern haben die Autoren umfangreiche Erfahrungen beim Umgang mit diesen Krankheiten sammeln können.

Tab. 15.5 Stadien chronischer Leberkrankungen.

Stadium	Bezeichnung		Beschreibung
1	*yakṛd-doṣa*	*yakṛt* = „Leber" *doṣa* = „Fehler"	Beeinflussung der Funktion der Leber durch die *doṣa* ohne ausgeprägte strukturelle Veränderungen; initiale Fettleber
2	*yakṛd-udara*	*yakṛt* = „Leber" *udara* = „Bauch"	Leberschwellung
3	*yakṛd-udara* und *jalodara*	*jala* = „Flüssigkeit" *udara* = „Bauch"	Leberschwellung (oder in fortgeschrittenen Stadium zirrhotische Schrumpfung) in Kombination mit Aszites

Therapie der Fettleber

Bei der Behandlung der Fettleber sind keine intensiven Maßnahmen notwendig. Mithilfe der Ursachenvermeidung (*nidāna-parivarjana*), einer gesunden Diät und einem gesunden Verhalten kann das Krankheitsbild unter Kontrolle gehalten werden. Bei fortgeschrittener Verfettung können einfache Phytotherapeutika mit leberzellprotektiver Wirkung eingesetzt werden (**Tab. 15.2**, S. 240 f.).

Ansonsten gelten bei der Fettleber die allgemeinen Therapieempfehlungen für das hepatobiliäre System (s. S. 240 f.).

Therapie der akuten Hepatitis

Eine milde purgierende Ausleitung hat sich bei der akuten Hepatitis als wichtige Grundlage erwiesen. Diese muss jedoch ohne Vorbehandlung durch Fette (*snehana*) oder Wärmeanwendungen (*svedana*) durchgeführt werden. Diese würden die Leber zusätzlich belasten.

Ausleitung (*śodhana*)

Purgieren (*virecana*)

- **Form:** *virecana Nr. 2* (**Tab. 10.9**, S. 78 f.)
- **Purgiermittel:** *Harītakī* (Terminalia chebula) 10–15 g

Medikamentöse Therapie

Pulverkombination (*cūrṇa*)

- **Darreichung:** 3× tägl.
- **Rezeptur:**
  - *Bhūmyāmalakī* (Phyllanthus niruri) 3 g
  - *Bhṛṅgarāja* (Eclipta alba) 2 g
  - *Guḍūcī* (Tinospora cordifolia) 1 g

Therapie bei Übelkeit oder Erbrechen

Pulver (*cūrṇa*)

- **Darreichung:** 3–4× tägl. mit Waldhonig
- **Pulver:** *Chardiripu* (Hedychium spicatum) 1 g

Ernährung und Verhalten

Es gelten die allgemeinen Ernährungs- und Verhaltensempfehlungen für das hepatobiliäre System (**Tab. 15.4**, s. o.).

Therapie der chronischen Hepatitis, inkl. Zirrhose und Aszites

Bei der Behandlung der chronischen Hepatitis, besonders wenn sich Komplikationen, wie **Zirrhose oder Aszites**, eingestellt haben, sind zusätzlich zu den ayurvedischen Maßnahmen oft schulmedizinische Eingriffe notwendig. Vor der Ayurveda-Therapie soll somit zunächst beschrieben werden, bei welchen Zuständen oder Stadien dem Ayurveda aus praktischer Erfahrung Grenzen gesetzt sind und welche modernen Maßnahmen jeweils eine sinnvolle **Akutversorgung** darstellen (**Tab. 15.6**).

Grundsätzlich sind eher **Frühstadien** durch ayurvedische Maßnahmen positiv zu beeinflussen. Dennoch kann man – der Erfahrung der Autoren zufolge – mithilfe vergleichsweise einfacher ayurvedischer Behandlungen bei vielen Patienten auch eine Reduktion des Aszites erreichen. Der narbige Umbau bei Leberzirrhose ist nicht reversibel; eine Kräftigung und der Schutz des funktionalen Lebergewebes können mit Ayurveda möglich sein. Die Zirrhose wird nach den gleichen Grundsätzen behandelt wie die chronische Hepatitis.

Tab. 15.6 Grenzen der Ayurveda-Medizin: Komplikationen der chronischen Hepatitis und deren schulmedizinische Behandlung.

Symptom/Stadium	Maßnahme
Leberzirrhose	Gegebenenfalls sind medikamentöse oder chirurgische Notfallmaßnahmen bei Folgeerscheinungen notwendig.
stark ausgeprägter Aszites	Falls die Behandlung mit ayurvedischen Methoden nicht den gewünschten Erfolg zeigt, sind **chemische Diuretika** indiziert. Geht der Aszites mit einer stark eingeschränkten Atemexkursion einher, sind **Punktionen** durchzuführen.
Hypalbuminämie	Albuminsubstitution
Ösophagusvarizen	chirurgische Kompression oder Verödung
Hämatemesis	Bluttransfusionen

Vorbereitung

Als einleitende Behandlung der chronischen Hepatitis und ihrer Folgeerscheinungen hat sich eine besondere Einnahmeweise von *Pippalī* (Piper longum) bewährt. *Pippalī* reduziert *āma* (*āma-pācana*) und wirkt zudem leberzellprotektiv.

Treppenkur (*vardhamāna-pippalī-rasāyana*)

- **Darreichung:** 2× tägl. morgens nüchtern und abends vor der Mahlzeit oder 2–3 Stunden danach mit warmem Wasser (**Tab. 14.12**, S. 207); nach Abschluss der Kur sollte eine Dosis von 0,5–1 g *Pippalī* 2× tägl. beibehalten werden.
- **Präparat:** *Pippalī* (Piper longum)

Ausleitung (*śodhana*)

Purgieren (*virecana*)

- **Form:** *virecana Nr. 2* (**Tab. 10.9**, S. 78 f.)
- **Purgiermittel:** *Harītakī* (Terminalia chebula) 10–15 g

Medikamentöse Therapie

Pulverkombination (*cūrṇa*)

- **Darreichung:** 3× tägl.
- **Rezeptur:**
  - *Śarapuṅkhā* (Tephrosia purpurea) 2 g
  - *Bhūmyāmalakī* (Phyllanthus niruri) 2 g
  - *Guḍūcī* (Tinospora cordifolia) 1 g
  - *Bhṛṅgarāja* (Eclipta alba) 2 g

Pulver (*cūrṇa*)

- **Hinweis:** *Kākamācī* ruft bei einigen Patienten Übelkeit hervor. Um dieses Präparat schnell absetzen zu können, wird es separat und nicht als Teil der Pulverkombination eingenommen.
- **Darreichung:** 3× tägl.
- **Pulver:** *Kākamācī* (Solanum nigrum) 1 g

Sonderpräparat auf mineralischer Grundlage 1 (*rasauṣadha*)

- **Darreichung:** 2–3× tägl.
- **Präparat:** *Ārogyavardhinī-vaṭī* 2 Tbl.

> ! Das traditionelle Herstellungsverfahren und die Dosierung sind streng zu beachten.

Therapie bei geringer Urinausscheidung

Sonderpräparat auf mineralischer Grundlage 2 (*rasauṣadha*)

- **Darreichung:** 2–3× tägl.
- **Präparat:** *Śvetaparpaṭī* 300–500 mg

> ! Das traditionelle Herstellungsverfahren und die Dosierung sind streng zu beachten.

Therapie bei bestehendem Aszites

Dekokt (*kvātha*)

- **Darreichung:** 2× tägl.
- **Dekokt:** *Punarnavādi-kvātha* 40 ml

Ernährung und Verhalten

Die Ernährungs- und Verhaltensregeln spielen eine wesentliche Rolle bei der Therapie der chronischen Hepatitis. Sie müssen **äußerst streng** eingehalten werden, besonders bei bestehendem Aszites. Die hier vorgestellten **Diätempfehlung bei Aszitespatienten** mögen drastisch erscheinen, haben aber selbst bei schwersten Fällen in der Praxis überzeugende Ergebnisse gezeigt.

In Abhängigkeit von der Intensität der Symptome und dem Kräftezustand des Patienten wird 1–3 Monate lang **keine feste Nahrung** zugelassen, sondern ausschließlich fettarme Milch, und zwar so viel wie der Patient trinken kann. Danach gibt es über wiederum 1–3 Monate nur Suppen aus *Mudga* (Vigna radiata) und *Masūra* (Lens culinaris) zu jeder Mahlzeit, ggf. zusammen mit gedünstetem, leicht verdaulichem Gemüse. Fett, *srotas*-blockierende (*abhiṣyandī*) Nahrungsmittel sowie Wasser und andere Flüssigkeiten sind generell zu meiden.

In den meisten Fällen verbringt der Patient die gesamte Zeit unter **Aufsicht im Krankenhaus**. Erst dann setzt die in **Tab. 15.7** beschriebene Diät ein, die über einen Zeitraum von Monaten bis Jahren durchzuführen ist.

15.2.2 Morbus Wilson

Wenn diese angeborene **Kupferspeicherkrankheit** die Leber betrifft, führt sie langfristig zur Zirrhosebildung. Folgende ayurvedische Therapieempfehlungen sind lediglich als unterstützende Maßnahmen einer schulmedizinischen Therapie zu

Tab. 15.7 Besondere Ernährungs- und Verhaltensempfehlungen bei chronischer Hepatitis.

	empfehlenswert	zu meiden
Ernährung	• leicht verdauliche, warme Kost • länger als ein Jahr gelagerter Reis, Gerste, Weizen, *Mudga* (Vigna radiata), *Masūra* (Lens culinaris) • Ziegenmilch • weißer Rettich, Kürbisgemüse (v. a. Patisson-Kürbis), inkl. Gurken und Zucchini, Rote Bete • alle süßen Früchte, insbesondere Papaya, Granatäpfel, Datteln, Weintrauben • Gewürznelken, Koriander, Kardamom	• saure, scharfe, sehr salzige, sehr heiße, fettige, frittierte, *srotas*-blockierende (*abhiṣyandī*) und schwer verdauliche Nahrungsmittel • Käse, Joghurt
Verhalten	• Ruhe • wenig Bewegung	–

werten. Sie wirken ausschließlich auf die Leber und dienen dazu, den **Abbau der Kupferablagerungen** zu fördern sowie neue Einlagerungen zu verhindern. Je früher die Diagnose in der Kindheit oder Jugend gestellt und die Therapie begonnen wird, desto besser ist die Wirkung.

> ! Grundsätzlich sind kupferhaltige Medikamente zu meiden.

Ausleitung (*śodhana*)

Purgieren (*virecana*)

- **Form:** *virecana Nr. 2* (**Tab. 10.9**, S. 78 f.)
- **Purgiermittel:** *Harītakī* (Terminalia chebula) 10–15 g

Dekokteinläufe (*nirūha-basti*)

- **Form:** *nirūha Nr. 3* (**Tab. 10.11**, S. 82 f.)
- **Durchführung:** 1 Woche lang 1× tägl.
- **Dekokt:** *Punarnavādi-kvātha* 300 ml oder *Triphalā-kvātha* 300 ml

Medikamentöse Therapie

Pulverkombination (*cūrṇa*)

- **Hinweis:** *Gandhaka-rasāyana* enthält hauptsächlich Schwefel (*gandhaka*), der mithilfe von Triturationen in Heilpflanzensäften und -dekokten gereinigt wurde. Eine weitere Sanskrit-Bezeichnung für Schwefel lautet *Śulvāri*, was wörtlich übersetzt „Feind des Kupfers" bedeutet. Tatsächlich scheint sich diese Schwefelform zur Reduktion von gespeichertem Kupfer zu eignen. Die anderen Bestandteile der Pulverkombination regen generell die Ausscheidung der Leber an.
- **Darreichung:** 3× tägl.
- **Rezeptur:**
  - *Gandhaka-rasāyana* 1 g
  - *Kaṭukī* (Picrorrhiza kurroa) 1 g
  - *Punarnavā*(Boerhaavia diffusa)-Pulver 1 g

> ! Bei dem Einsatz von *Gandhaka-rasāyana* sind das traditionelle Herstellungsverfahren und die Dosierung zu beachten.

Ernährung und Verhalten

Zu befolgen sind die besonderen Ernährungs- und Verhaltensempfehlungen zur Therapie der chronischen Hepatitis (**Tab. 15.7**).

15.2.3 Cholezystitis

Handelt es sich um eine **akute Entzündung** aufgrund eines eingeklemmten Gallensteins, so ist dieser zunächst chirurgisch zu beseitigen. Auch bei schwerer bakterieller Entzündung muss zum richtigen Zeitpunkt eine Antibiose durchgeführt werden. Bei **chronischer Entzündung**, z. B. infolge andauernder mechanischer Irritation durch freie Gallensteine, können folgende Maßnahmen hilfreich sein.

Äußere Anwendungen

Packung (*lepa*)

- **Durchführung:** 1× tägl. mit Wasser anrühren, auftragen und möglichst 2 Stunden oder über Nacht einwirken lassen.
- **Präparat:** *Daśāṅga-lepa*

Medikamentöse Therapie

***Guggulu*-Präparat**

- **Darreichung:** 3× tägl. nach der Mahlzeit
- **Präparat:** *Triphalā-guggulu* 1 g

Dekokt (*kvātha*)

- **Darreichung:** 2× tägl.
- **Dekokt:** *Varuṇādi-kvātha* 40 ml

Ernährung

In **Tab. 15.8** sind die besonderen Ernährungsempfehlungen bei Cholezystitis aufgeführt.

15.2.4 Cholelithiasis

Nur bei Gallengries oder wenigen, kleineren Gallensteinen (Durchmesser < 5 mm) sind folgende Therapieverfahren als alleinige Maßnahme sinnvoll.

Sollten die Gallensteine größer als der Gallengang sein, sodass eine Verlegung desselben möglich wäre, so muss auf **schulmedizinische Verfahren** (z. B. Ulraschallzertrümmerung, chirurgische Beseitigung) zurückgegriffen werden. Nach der Beseitigung sollten jedoch evtl. persistierende Symptome, wie eine Cholezystitis, wiederum ayurvedisch behandelt werden.

Medikamentöse Therapie

Dekokt (*kvātha*)

- **Darreichung:** 2× tägl.
- **Dekokt:** *Varuṇādi-kvātha* 40 ml

Frischsaft (*svarasa*)

- **Darreichung:** 2× tägl.
- **Saft:** *Parṇabīja* (Bryophyllum pinnatum) 20 ml

Ernährung und Verhalten

In **Tab. 15.9** sind die besonderen Ernährungs- und Verhaltensempfehlungen bei Cholelithiasis zusammengefasst.

Tab. 15.8 Besondere Ernährungsempfehlungen bei Cholezystitis.

	empfehlenswert	zu meiden
Ernährung	• bitter • wenig mildes Fett (pflanzliche Öle, *ghī*)	• *pitta*- (insbesondere sauer) und *kapha*-aggravierende, *srotas*-blockierende (*abhiṣyandī*) Nahrung • sehr fettige Nahrungsmittel

Tab. 15.9 Besondere Ernährungs- und Verhaltensempfehlungen bei Cholelithiasis.

	empfehlenswert	zu meiden
Ernährung	• bittere Nahrungsmittel • milde Gewürze • Weintrauben, Äpfel, Granatäpfel • durch Quirlen entfetteter und 1:3 mit warmem Wasser verdünnter Joghurt (*takra*) • Milch • wenig mildes Fett (pflanzliche Öle, *ghī*)	• *srotas*-blockierende (*abhiṣyandī*) Nahrung • sehr fettige Nahrungsmittel
Verhalten	• ausreichend Bewegung und regelmäßige Gymnastik	–

16 Haut

Im Ayurveda wird eine große Anzahl von pathologischen Hauterscheinungen unter einem einzigen Kranheitsbegriff (*kuṣṭha*) zusammengefasst. Diese sind nur bedingt auf moderne Krankheitsbilder übertragbar. Folgende Darstellung beschränkt sich daher – neben der Erläuterung der klassischen Hauterscheinungen und allgemeiner Therapiemaßnahmen – auf eine Auswahl moderner Krankheitsbilder aus der Alltagspraxis.

16.1 Einleitung

Die Haut bildet die äußere Hülle des menschlichen Körpers. Neben ihrer Sinnes- und Schutzfunktion bezüglich äußerer Reize erfüllt sie wichtige regulatorische Aufgaben, die das Überleben und die innere Homöostase sichern, so durch die Regulation des Temperatur- und Flüssigkeitshaushalts.

16.1.1 Angewandte Anatomie und Physiologie

Der Ayurveda hat bezüglich des Aufbaus und der Funktionen der Haut (*tvak*, *tvaca*) außergewöhnliche Konzepte hervorgebracht, die sich therapeutisch gut nutzen lassen.

Gundsätzlich gilt die Haut als Sekundärgewebe (*upadhātu*) des Muskelgewebes (*māṃsa-dhātu*) und weist somit eine enge funktionelle Beziehung zur Muskulatur auf.

Interessanterweise unterscheiden die ältesten Texte sieben bzw. sechs Hautschichten, die heutzutage gern mit modernen anatomischen Einteilungen in Beziehung gesetzt werden (**Tab. 16.1**). Ob exakt dieselben anatomischen Gegebenheiten gemeint waren, sei dahingestellt.

Die Haut ist reich bestückt mit unterschiedlichen Sinnesrezeptoren, über die Sinnesreize von außen wahrgenommen werden. Somit wird sie als ein **„Sitz“ von *vāta*** angesehen, insbesondere von *vyāna-vāta*.

Die **kosmetische Bedeutung** der Haut ist nicht zu unterschätzen, da das Aussehen einen starken Einfluss auf die Psyche nimmt. Nach ayurvedischem Dafürhalten sorgt *bhrājaka-pitta* für eine normale Färbung und Ausstrahlung der Haut. Zudem reguliert dieser *pitta*-Aspekt die **Resorption von Substanzen**, die auf die Haut aufgetragen werden. Im Ayurveda gab es nie die Auffassung, dass die Haut semipermeabel sei und ihr somit nur eine Ausscheidungsfunktion zukommt.

Tab. 16.1 Klassische Beschreibungen der Hautschichten und deren wahrscheinliche Entsprechung in der modernen Anatomie.

***Suśruta*, *Śār*. 4.4 und 8**	***Caraka*, *Śār*. 7.4**	**moderne Einteilung**
avabhāsinī	*udaka-dharā*	Stratum corneum (Hornschicht)
lohitā	*asṛg-dharā*	Stratum granulosum (Körnerschicht)
śvetā	Ausgangspunkt von *sidhma* und *kilāsa*	Stratum spinosum (Stachelzellschicht)
tāmrā	Ausgangspunkt von *dadru*	Stratum basale (Basalzellschicht)
vedinī	Ausgangspunkt von *vidradhi*	Dermis (Stratum papillare und Stratum reticulare)
rohiṇī	Ausgangspunkt von *aruṃṣi*	Subkutis
māṃsa-dharā	–	Faszien

> Die Haut als größtes menschliches Organ wurde im Ayurveda immer als Zugang für therapeutische Impulse genutzt. Dies zeigt sich v. a. an der Fülle verschiedener Heilölrezepturen, die im Ayurveda auch für verschiedenste nicht dermatologische Indikationen entwickelt wurden.

Ferner bildet die Haut den Endpunkt des Transportsystems schweißpflichtiger Stoffe (*sveda-vaha-srotas*). Mithilfe der **Schweißausscheidung** werden nicht nur die Körpertemperatur, sondern auch der Wasser- und Elektrolythaushalt reguliert. Der Schweiß stellt für den Körper eine wichtige Möglichkeit dar, pathogenetisch aktive Abfallstoffe abzusondern. Dies wird im Ayurveda einerseits durch schweißtreibende Therapiemaßnahmen genutzt (*svedana*), andererseits gelten manualtherapeutische Anwendungen als externe Ausleitungsverfahren (*bahiḥ-parimārjana*). Somit haben Ölmassagen, Ölgüsse, Dauerölanwendungen, Packungen und Abreibungen immer auch eine ausleitende Wirkung.

Die Haut stellt den sog. **„äußeren Krankheitspfad"** (*bāhya-roga-mārga*) dar (s. S. 47 f.), auf dem sich eine Vielzahl von Krankheiten manifestieren. In den ayurvedischen Texten werden die Entstehung der Haut(zellen) und die Regeneration der einzelnen Hautschichten mit der Hautbildung auf kochender Milch verglichen.

16.1.2 *kuṣṭha* – klassische Pathologien der Haut

Im Ayurveda ist ein **Oberbegriff** gängig, der sämtliche pathologischen Hauterscheinungen umfasst. Dieser Begriff lautet *kuṣṭha*[32]. 18 Unterformen von *kuṣṭha* werden in den klassischen Texten beschrieben, wobei gleichzeitig erwähnt wird, dass sich aus der Kombination der pathogenetischen Faktoren unendlich viele Hautsymptome ergeben können (*Caraka*, *Ni.* 5.4).

> Trotz vieler Erscheinungsformen ist die ayurvedische Ätiopathogenese und Basistherapie für die meisten Hauterkrankungen ähnlich.

[32] Dieser Begriff kommt von der Verbalwurzel *kuṣ* und wird gemäß *Vāgbhaṭa*, *Ni.* 14.4 im Sinne von „(Weg) reißen" der Schönheit *(vapus)* verwendet.

Von daher sind trotz vieler – leider oft schwer zuzuordnender – Krankheitsvarianten die dermatologischen Ansätze des Ayurveda überschaubar (**Tab. 16.2**).

16.1.3 Pathogenetische Faktoren

Generell sind bei Hautkrankheiten alle drei *doṣa* aktiv und vier Gewebe als *dūṣya* betroffen (**Tab. 16.3**; *Caraka*, *Ci.* 7.9). Allerdings sollten anhand der Symptomatik des individuellen Falles die jeweils dominierenden Faktoren ermittelt und entsprechende therapeutische Maßnahmen ausgewählt werden.

> *pitta* (**Tab. 7.3**, S. 28) und *rakta-dhātu* (**Tab. 7.5**, S. 30 f.) sollten bei der Therapie von Hautkrankheiten besonders berücksichtigt werden.

Selbst wenn dieser Grundsatz bei den klassischen Darstellungen der *kuṣṭha*-Therapie nicht gesondert erwähnt wird, so belegen z. B. die klassischen Beschreibungen der *rakta*-Symptome (*Caraka*, *Sū.* 28.11–13) und die klinische Praxis seine Richtigkeit.

16.1.4 Allgemeine Ursachen

Die im Folgenden angegebenen **allgemeinen ätiologischen Faktoren** für *kuṣṭha* liefern wertvolle Informationen für die Prävention von Hautkrankheiten und bilden im Sinne des ayurvedischen Grundsatzes der Ursachenvermeidung auch die Basis für deren Behandlung (*Caraka*, *Ci.* 7.4–8, vgl. *Ni.* 5.6):

- Übermaß an „flüssiger"[33], fettig-öliger und schwer verdaulicher Nahrung

[33] Die Eigenschaft flüssig *(drava)* ist eine Qualität von *pitta*. Substanzen, die die Flüssigkeit im Körper vermehren, erhöhen *pitta-doṣa*. Im Besonderen ist damit der Konsum von (sauren) Fruchtsäften und salzigen Suppen gemeint. Werden diese im Übermaß genossen und nicht hinreichend ausgeschieden, kommt es zur Flüssigkeitsretention *(kleda)* im Körper, welche auch ein klassisches Anzeichen einer *rakta*-Störung ist. Da *rakta* und *pitta* wesentliche Faktoren bei der Pathogenese von Hautkrankheiten darstellen, sollten diese „flüssigen" Nahrungsmittel gemieden werden.

Tab. 16.2 *kuṣṭha* auf einen Blick.

klassische Bezeichnung	*kuṣṭha*
deutsche Übersetzung	Hautkrankheiten
klassische Referenzen	*Caraka, Ci.* 7 und *Ni.* 5
wichtigste Faktoren der *samprāpti*	• *vāta* • *pitta* • *kapha* • *tvak* • *rakta* • *māṃsa* • *lasīkā*
Haupt-ursachen	• fettig-ölige und schwer verdauliche Nahrung • salzige und saure Nahrungsmittel • Fehlverhalten im Umfeld der Nahrungsaufnahme • unverträgliche Nahrungsmittelkombinationen (*viruddhāhāra*) • nicht regelgerecht durchgeführte Reinigungstherapien (*śodhana*) • Unterdrückung der natürlichen Reinigungsreflexe, insbesondere des Brechreizes • ethisches Fehlverhalten und psychische Faktoren
Arten	• sieben „große" Formen (*mahā-kuṣṭha*) • elf „kleine" Formen (*kṣudra-kuṣṭha*)
Haupt-symptome	• je nach Art der Hauterkrankung variierend
Therapie-strategie	• intensive Ausleitung (*śodhana*) • Emesis (*vamana*) • Purgieren (*virecana*) • Dekokteinläufe (*nirūha-basti*) • Blutenzug (*rakta-mokṣaṇa*) • *rakta-śodhana* („Blutreinigung") • *pitta*-Reduktion • Packungen (*lepa*) • Bevorzugung bitterer, leicht verdaulicher Heil- und Nahrungsmittel • Meiden von sauren, scharfen, frittierten und schwer verdaulichen Nahrungsmitteln • Harmonisieren der Psyche

Tab. 16.3 Pathogenetische Faktoren von *kuṣṭha*.

doṣa	*dūsya*
vāta	*tvak*
pitta	*rakta*
kapha	*māṃsa*
–	*lasīkā**

* *Bei lasīkā handelt es sich um klares Gewebswasser, das z. B. bei oberflächlichen Hautläsionen austritt oder den Inhalt von Blasen bildet. Auch die Lymphflüssigkeit wird im Ayurveda als lasīkā bezeichnet.*

- Übermaß an ungekochter Nahrung (Ausnahme: Obst)
- Übermaß an salzigen und sauren Nahrungsmitteln
- Übermaß an frisch geernteten Getreiden, Joghurt, Fisch, *Māṣa* (Vigna mungo), Sesam, Rettich (schwarz, weiß, Radieschen) und Weißmehl (*piṣṭa*)
- Nahrungsaufnahme vor vollständiger Verdauung der vorangegangenen Mahlzeit
- unverträgliche Nahrungsmittelkombinationen (*viruddhāhāra*)
- körperliche Belastung nach einer schweren Mahlzeit
- Sonneneinstrahlung oder Hitze nach einer schweren Mahlzeit
- Geschlechtsverkehr während der Verdauungsphase
- kalte Getränke sofort nach Sonneneinstrahlung, Hitze oder körperlicher Anstrengung
- nicht regelgerecht durchgeführte Reinigungstherapien (*śodhana*)
- Unterdrückung der natürlichen Reinigungsreflexe, insbesondere des Brechreizes (*vegadhāraṇā*)
- Tagesschlaf
- Ethik: z. B. Beleidigen von älteren Menschen oder Lehrern

16.1.5 Diagnose

Die Differentialdiagnose der einzelnen *kuṣṭha*-Formen ist schwer. Vor allem bereitet die Zuordnung zu modernen Krankheitsbildern Schwierigkeiten. Es existieren verschiedenste Versuche einer solchen Zuordnung. Im Folgenden ist eine mögliche

Interpretation der klassischen Beschreibungen dargestellt.

Kriterien des Hautbefundes

Zunächst sollen jedoch einige Kriterien wiedergegeben werden, die diese Aufgabe vereinfachen und die bei der Beschreibung des Hautbefundes helfen (**Tab. 16.4**).

Die in **Tab. 16.5** aufgeführten Kriterien zur Bestimmung der Effloreszenz, also dem Grundelement der krankhaften Hautveränderung, stellen eine persönliche Übersetzung klassischer Begriffe dar. Meist ist diese Einteilung in der Praxis besser geeignet als die klassischen *kuṣṭha*-Unterformen.

doṣa-Zuordnung von Symptomen

Besonders hilfreich für die Differenzierung von Hautsymptomen sind die spezifischen *doṣa*-Phänomene (**Tab. 16.6**).

Tab. 16.4 Allgemeine klassische Kriterien zur Bestimmung des Hautbefundes.

klassische Bezeichnung	Kriterium des Hautbefundes	Abkürzung
saṃsthāna	Erscheinungsform bzw. Art der Effloreszenz	E
varṇa	Färbung	F
vedanā, rujā	Missempfindungen bzw. Schmerzen	M
srāva	Absonderungen	A
sthāna	Lokalisation bzw. Ausbreitung	L
samutthāna	Beginn und Verlauf	V
*anubandha**	Chronizität, Dauer der Erkrankung	–
*prabhāva**	Folgen, Komplikationen	–

* *Die exakte Differenzierung der Begriffe anubandha und prabhāva ist schwer. Beide können „Komplikation" bedeuten. In vorliegendem Kontext interpretieren die Autoren anubandha als Chronizität oder Dauer des Bestehens der Hautläsion; prabhāva als Komplikation. Cakrapāṇi, der wichtigste Kommentator der Caraka-Saṃhitā, versteht unter prabhāva Prognose, was im Zusammenhang mit der Bestimmung des Hautbefundes jedoch von geringerer Bedeutung erscheint als die Komplikationen.*

Tab. 16.5 Spezielle Kriterien zur Bestimmung der Hauteffloreszens.

klassische Bezeichnung	Effloreszenz
an-utsanna-maṇḍala	Fleck (Makula)
utsanna-maṇḍala	Papel (Papula)
piḍikā	Pusteln (Pustula) und Beulen
sphoṭa, visphoṭa	Blase, Bläschen (Vesikula)
koṭha	Quaddel (Urtika)
granthi	Geschwulst, Knoten (Tumor)
vraṇa	Wunden, Exkorationen, Geschwür (Ulkus)
vraṇa-vastu	Narbe (Zikatrix)
sphuṭana	Risse (Rhagaden)
nāḍī	Fistel, Sinus
śakala, dala	Schuppen (Squamae)
rāga	Rötungen (Erytheme)
vaivarṇya, vivarṇatā	Verfärbungen

Tab. 16.6 Symptome der Haut und deren *doṣa*-Zuordnung (*Caraka, Ci.* 7.34–36).

doṣa	Symptome	
vāta	*rūkṣa*	trocken
	khara	rau
	śūla	schmerzhaft
	toda	stechender Schmerz
	śoṣa	abgemagert
	saṃkoca	zusammengezogen
	āyāma	(aus)geweitet
	harṣa	Cutis anserina
	śyāva	zyanotisch
	aruṇa	bräunlich
pitta	*rāga*	gerötet
	dāha	brennend

Tab. 16.6 Fortsetzung, Symptome der Haut und deren *doṣa*-Zuordnung (*Caraka*, *Ci.* 7.34–36).

doṣa	Symptome	
	kleda	feucht
	parisrava	nässend
	pāka	eiternd
	aṅga-patana	nekrotisch
	visra-gandha	fauliger Geruch
kapha	*snigdha*	fettig
	śīta	kühl
	utseda	erhaben
	kaṇḍū	juckend
	sthairya	fixiert

Vorsymptome, Prodromi (*pūrva-rūpa*)

Um eine frühzeitige Diagnose und Therapie zu ermöglichen, beschreiben die klassischen Texte **Prodromi für *kuṣṭha*** (*Caraka*, *Ci.* 7.11 f.):

- farbliche Veränderungen
- zunehmend glatte oder raue Haut
- vermehrte oder verminderte Schweißbildung
- Juckreiz (*kaṇḍu*)
- Taubheitsgefühl, Parästhesien
- rezidivierende Cutis anserina („Gänsehaut")
- rezidivierende Urtikabildung
- Brennen (*dāha*)
- Schmerzen an der Hautoberfläche, insbesondere gesteigertes Schmerzempfinden an Wunden oder Narben
- langwierige Wundheilung
- dunkle Verfärbung des Bluts

Treten diese Erscheinungen gehäuft auf, so wäre abzuklären, ob oben genannte Ursachen bestehen. Als erster Therapieschritt sind diese zu meiden. Ferner sollte mithilfe milder therapeutischer Maßnahmen versucht werden, den Krankheitsprozess an seiner weiteren Entwicklung zu hindern.

16.1.6 Klassische Nosologie

Es werden grundsätzlich **sieben „große"** (*mahā*), also schwerwiegende *kuṣṭha*-Formen, und **elf „kleine"** (*kṣudra*), also milde Formen, in den Klassikern erwähnt (**Tab. 16.7**).

Die Beschreibungen der unterschiedlichen *kuṣṭha*-Arten werfen für den modernen Mediziner Schwierigkeiten auf. Oft sind die Krankheitsbilder an Patienten schwer in abgegrenzter Form zu entdecken, da sie **eher kombiniert** auftreten. So können diese nur bedingt mit schulmedizinischen Konzepten in Zusammenhang gebracht werden.

16.1.7 Therapiemaßnahmen

Im Vordergrund der Behandlungsstrategie bei *kuṣṭha* steht die **Ausleitung** (*śodhana*). Sie sollte unter Einbeziehung aller drastischen Verfahren (*vamana, virecana*) so intensiv wie möglich gestaltet werden.

Die Einhaltung der allgemeinen ayurvedischen **Ernährungsempfehlungen** ist für die Behandlung von Hautkrankheiten ebenfalls sehr wichtig, v. a. die Lehre von den richtigen Kombinationen von Nahrungsmitteln (s. S. 112 f.). Zum Beispiel ist bei Hautpatienten streng darauf zu achten, dass Milch nicht mit sauren oder salzigen Speisen kombiniert wird.

> Hautpatienten sollten bittere, leicht verdauliche Nahrungsmittel bevorzugen und saure, scharfe, frittierte sowie schwer verdauliche meiden.

Häufig spielen **psychische Aspekte** eine Rolle bei der Entstehung von Hautkrankheiten. Entsprechende psychotherapeutische Ansätze sind demnach nicht zu vernachlässigen (s. S. 62).

In diesem Zusammenhang wird im Ayurveda noch ein weiterer Aspekt berücksichtigt. Ohne auf die Hintergründe der *karma*-Theorie näher eingehen zu wollen, ist es nach ayurvedischer Vorstellung möglich, dass sich **ethisches Fehlverhalten** auf den Zustand der Haut auswirken kann. Die klassischen Texte benennen dies explizit als eine Ursache für *kuṣṭha* – einer Erkrankung, die das Hautbild entstellt und somit die Attraktivität sowie das „Ansehen" des Betroffenen mindert. Besonders

Tab. 16.7 Klassische Beschreibung der *kuṣṭha*-Formen (*Caraka*, *Ci.* 7.10 und 13–26).

mahā-kuṣṭha	**„große" Hauterscheinungen**	**Beschreibung**	***doṣa*-Dominanz**
kapāla	„zerbrochenes Tongefäß"	E: unregelmäßige Form F: bräunlich-schwarze Färbung M: kneifender Schmerz	*vāta*
udumbara	„rote Früchte des *Udumbara*-Baumes"	F: gerötet mit einer rötlich-braunen Verfärbung der Körperbehaarung im Bereich der betroffenen Hautstelle M: schmerzhaft, brennend, juckend	*pitta*
maṇḍala	„Kreis, Ring, Scheibe"	E: ölig-fettig, feucht, leicht erhaben (*utsanna*), konfluierend F: rötlich oder weißlich	*kapha*
ṛṣya-jihva	„Hirschzunge"	E: rau, Form wie die Zunge einer Antilope F: gerötete Ränder, Zentrum bläulich M: schmerzhaft	*vāta, pitta*
puṇḍarīka	„Lotus"	E: papulös (*utsanna-maṇḍala*) F: rötlich oder weiß	*pitta, kapha*
sidhma	„weiß getüpfelter Aussatz"	E: sehr flach, staubiger Abrieb F: weiß oder kupferfarben L: zumeist auf dem Thorax	*vāta, kapha*
kākaṇaka	„dunkelorange Früchte eines Baumes"	M: sehr schmerzhaft A: eitrig	starke Ausprägung aller drei *doṣa*
kṣu-dra-kuṣṭha	**„kleine" Hauterscheinungen**	**Beschreibung**	***doṣa*-Dominanz**
eka-kuṣṭha	*eka* = „eins, einheitlich"	E: fischschuppenartig L: fast an der gesamten Körperoberfläche A: reduzierte bis fehlende Schweißbildung Ü: Ichthyose	*vāta, kapha*
(hasti-) carma	„(Elefanten)Haut"	E: Vergröberung und Verdickung der Haut, rau F: graue Färbung Ü: chronische Dermatitis	*vāta, kapha*
kiṭibha, kiṭima	„Laus"	E: rau, verhärtet, narbenähnlich F: bläulich-schwärzlich bzw. zyanotische Färbung (*śyāva*) Ü: Psoriasis	*vāta, kapha*
vipādika	*pāda* = „Fuß"	E: Risse an Fußsohlen und Handflächen M: schmerzhaft Ü: bei Trockenheit oder Ekzemen	*vāta, kapha*
alasaka	„müde, inaktiv"	F: rötlich M: juckend L: nur auf den Wangen	*vāta, kapha*
dadru	„Aussatz"	E: kreisförmig, kleine randständige Papeln (*utsanna-maṇḍala*) F: leicht gerötet M: schmerzhaft, juckend Ü: Mykosen	*pitta, kapha*

Tab. 16.7 Fortsetzung, Klassische Beschreibung der *kuṣṭha*-Formen (*Caraka*, *Ci.* 7.10 und 13–26).

kṣu-dra-kuṣṭha	**„kleine" Hauterscheinungen**	**Beschreibung**	***doṣa*-Dominanz**
carma-dala	„Hautplatzen, Hautfetzen"	E: Bläschen (*sphoṭa*) mit Hautablösungen F: gerötet M: schmerzhaft, juckend, berührungsempfindlich Ü: Dermatitis bullosa oder herpetiformis	*pitta, kapha*
pāmā	„Hautkrankheit, Krätze"	E: viele kleine, sekretbildende Pusteln M: juckend, brennend F: rötlich L: meist in der Hüftregion	*pitta, kapha*
visphoṭa	„Blase, Beule"	E: Blasen F: bläulich oder bräunlich Ü: Pemphigoid	*pitta, kapha*
śatāru	„100 Beulen"	E: viele Beulen mit Geschwürbildung F: rötlich, zyanotisch M: schmerzhaft, brennend	*pitta, kapha*
vicarcikā	„Hülle"	E: pustulös, starke Absonderungen F: zyanotisch M: juckend Ü: akuter Dermatitis-Schub	*kapha*

*E = Erscheinungsbild, F = Färbung, M = Missempfindungen, L = Lokalisation, A = Absonderungen, Ü = mögliche Übertragung auf Krankheitsbilder der modernen Dermatologie (**Tab. 16.4**, S. 250)*

bei schweren oder unheilbaren Hautkrankheiten sollte deswegen der mögliche Einfluss ethischen Fehlverhaltens durch die **subtile Therapiemethoden** (*daiva-vyapāśraya-cikitsā*) minimiert werden (s. S. 62 f.). Selbst wenn diese Ansätze auf dem Boden naturwissenschaftlichen Denkens nicht erklärbar sind, außer vielleicht als Placeboeffekt, so haben sie sich doch in der Praxis bewährt. Gerade bei stark psychisch überlagerten Fällen bilden sie eine mögliche Ergänzung, wenn herkömmliche Verfahren nicht zufriedenstellend wirken.

Ausleitung (*śodhana*)

> Bei Hautkrankheiten sollte stets eine **maximale Ausleitungsintensität** angestrebt werden.

Klassische Aussagen und die praktische Erfahrung stützen diesen Grundsatz. Die klassischen Schemata zur zeitlichen Durchführung der Ausleitung und die Modifikationen bei Kontraindikationen gibt **Tab. 16.8** wieder.

Der Einsatz von **reinigenden Einläufen** (*nirūha-basti*) bei Hautkrankheiten wird im Ayurveda kontrovers beurteilt. Laut *Caraka* (*Si.* 2.14) sind sie kontraindiziert; von *Suśruta* (*Ci.* 35.22) werden sie empfohlen. Die praktischen Erfahrungen stützen *Suśrutas* Aussage, wobei sich die Anwendung von *nirūha-basti* bei Hautkrankheiten besonders bewährt hat. Vor allem wenn die drastischen Verfahren (*vamana*, *virecana*) kontraindiziert sind, bilden die Einläufe eine sichere, aber dennoch effektive Methode zum Zwecke der Ausleitung.

Ein weiteres Konzept bei der Therapie von Hauterkrankungen ist die **„Blutreinigung"** (*rakta-śodhana*). Dies wird zum einen bei systemischen Erkrankungen durch Blutentzug mittels Aderlässen (*sirā-vedha*) erreicht und bei lokal begrenzten Prozessen mittels Blutegeln (*jalaukā*). Zum anderen wirken bittere Substanzen (*tikta*) blutreinigend.

Schweißtreibende Dampfbehandlungen (*svedana*) sind neben ihrer Funktion als Vorbereitung für die Ausleitung (*pūrva-karma*) besonders bei *kapha*-dominierten Hauterkrankungen eine eigenständige Therapie.

Tab. 16.8 Klassisches Schema für die Zeiten der Ausleitung mit Modifikationen.

Verfahren	klassisch (*Vāgbhaṭa, Ci.*19.92 ff.)	bei gutem Allgemeinzustand (ohne Kontraindikationen)	bei Kontraindikation von *vamana*	bei Kontraindikation von *vamana* und *virecana*
Emesis (*vamana*)	alle 2 Wochen	alle 2 Wochen	–	–
Purgieren (*virecana*)	alle 4 Wochen	alle 4 Wochen	alle 4 Wochen	–
Dekokteinlauf (*nirūha*)	–	1–2 Wochen lang 1× tägl.	1–2 Wochen lang 1× tägl.	1–2 Wochen lang 1× tägl.
Blutentzug (*rakta-mokṣaṇa*)	alle 6 Monate	je nach Intensität der Symptome: • 2× pro Woche • 1× pro Woche • alle 2 Wochen • 1× im Monat	je nach Intensität der Symptome: • 2× pro Woche • 1× pro Woche • alle 2 Wochen • 1× im Monat	je nach Intensität der Symptome: • 2× pro Woche • 1× pro Woche • alle 2 Wochen • 1× im Monat
Packungen (*lepa*)	alle 4 Tage	1× tägl.	1× tägl.	1× tägl.

Äußere Anwendungen

Verschiedene Packungen (*lepa*), Salben (*malahara*) und Öle (*taila*) werden je nach Symptombild äußerlich angewendet. **Schwefel** (*gandhaka*) verdient besondere Erwähnung als eine der wichtigsten Substanzen sowohl für die äußerliche als auch innerliche Behandlung von Hautkrankheiten. Gängige **äußere Anwendungen** sind:

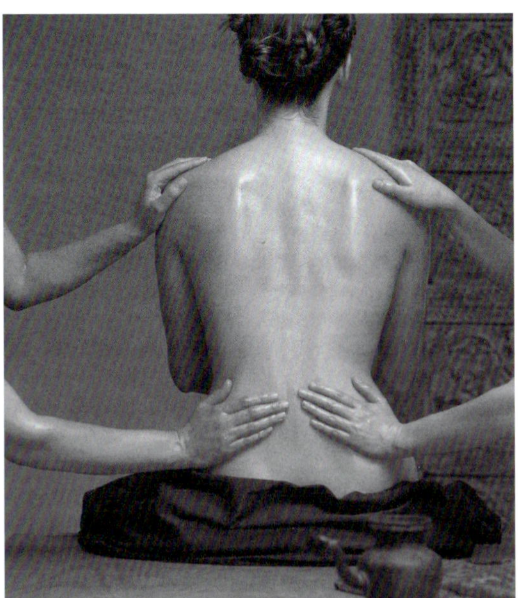

Abb. 16.1 Wohltuende Massage mit hochwertigem Öl. Quelle: Rosenberg gGmbH – Europäische Akademie für Ayurveda

- Packungen und Salben (*lepa*)
- Ganzkörperölmassagen (*abhyaṅga*)
- Dampfbäder (*svedana*)

Medikamentöse Therapie

Die Phytotherapie spielt eine wichtige Rolle bei der Behandlung von Hautkrankheiten. In **Tab. 16.9** und **Tab. 16.10** sind gängige Einzeldrogen bzw. Kombinationspräparate sowohl für die innere als auch für die äußerliche Anwendung aufgeführt.

Neben den **Bitterdrogen** gibt es eine Reihe von Heilmitteln im Ayurveda, die generell **„hauttherapeutisch“** (*kuṣṭha-ghna*) wirken. Einige fördern die „Färbung“ und somit die **Schönheit** der Haut (*vārṇya*). Andere verbessern die **Qualität der Haare** (*keśya*) und können auch als **haarwuchsfördernde** Drogen (*roma-saṃjanana*) eingesetzt werden. **Wundheilende** (*ropana*), **kühlende** (*uṣṇa-praśamana*), **desodorierende** (*pūti-hara*), **entzündungs-** und **schwellungsreduzierende** (*śotha-hara*) und **juckreizlindernde** (*kaṇḍū-ghna*) Mittel sind ebenfalls bekannt.

Tab. 16.9 Einzeldrogen für die Behandlung der Haut mit ihren wichtigsten Wirkungen.

Sanskrit-Bezeichnung	botanische/deutsche Bezeichnung	allgemeine Wirkungen
Dhānyaka	Coriandrum sativum, Koriander	appetitanregend; *pitta*-reduzierend; unterstützend bei allen *pitta*-Symptomen; bei Akne Verwendung als Packung (*lepa*)
Miśreyā	Foeniculum vulgare, Fenchel	*pitta*-reduzierend; unterstützend bei allen *pitta*-Symptomen; kühlend
Kuṅkuma	Crocus sativus, Safran	Reduktion aller drei *doṣa*; Förderung der Schönheit der Haut (*vārṇya*); aromatisch; Verwendung auch in Salben und Packungen (*lepa*)
Haridrā	Curcuma longa, Gelbwurz	„blutreinigend" (*rakta-śodhana*); Bitterdroge; leber- und galleanregend; antiseptisch, v. a. auch bei offenen Verletzungen; Reduktion aller drei *doṣa*
Śatapatrī	Rosa centifolia, Zentifolienblüten	*pitta*-reduzierend; kühlend; Förderung der Schönheit der Haut (*vārṇya*); aromatisch
Candana	Santalum album, Sandelholz	kühlend; *pitta*-reduzierend; auch äußerliche Verwendung als aromatisches Hautpflegemittel und bei kleineren Entzündungen
Japā	Hibiscus rosasinensis, rote Hibiskusblüten	haarwuchsfördernd als lokale Anwendung bei Alopezie
Kumārī	Aloe vera, Echte Aloe	kühlend; choleretisch; lokal entzündungshemmend und gut als Erstversorgung von Verbrennungen
Yaṣṭīmadhu	Glycyrrhiza glabra, Süßholz	gut für die Haare (*keśya*); wundheilungsfördernd; juckreizlindernd **!** Wirkt in höherer Dosierung hypertonisch.
Āmalakī	Emblica officinalis, Indische Stachelbeere	generelles *rasāyana*; bestes pflanzliches Mittel zur Reduktion von *pitta*; Verwendung als Haaröl und für Packungen der Kopfhaut
Śatāvarī	Asparagus racemosus, Wilder Spargel	gut für die Haare (*keśya*); *rasāyana*
Maṇḍūka-parṇī	Centella asiatica, Indischer Wassernabel	hilfreich bei psychisch bedingten Hautkrankheiten (*medhya*); „blutreinigend" (*rakta-śodhana*)
Guḍūcī	Tinospora cordifolia, Guduchi	*rasāyana*; Bitterdroge; „blutreinigend" (*rakta-śodhana*)
Nimba	Azadirachta indica, Niembaum	antiseptisch; Bitterdroge; „blutreinigend" (*rakta-śodhana*); lokale Anwendung bei Mykosen
Bhūmy-āmalakī	Phyllanthus niruri, Bitterer Stachelbeerbaum	kühlend; hauttherapeutisch (*kuṣṭha-ghna*)
Bhṛṅgarāja	Eclipta alba, Mehlblume	gut für die Haare (*keśya*)
Dāruharidrā	Berberis aristata, Indische Berberitze	hauttherapeutisch (*kuṣṭha-ghna*)

Tab. 16.9 Fortsetzung, Einzeldrogen für die Behandlung der Haut mit ihren wichtigsten Wirkungen.

Sanskrit-Bezeichnung	botanische/deutsche Bezeichnung	allgemeine Wirkungen
Bākucī	Psoralea corylifolia, Harzklee	Hauptmittel bei der Behandlung von Vitiligo
Kākodum-bara	Ficus hispida	hilfreich bei Vitiligo
Cakramarda	Senna tora, alt: Cassia tora	hauttherapeutisch (*kuṣṭha-ghna*); juckreizlindernd; hilfreich bei Mykosen

Tab. 16.10 Kombinationspräparate für die Behandlung der Haut mit ihren wichtigsten Wirkungen.

Sanskrit-Bezeichnung	Klassifikation	allgemeine Wirkungen
Triphalā-cūrṇa	Pulverkombination aus drei Früchten mit *Harītakī* (Terminalia chebula)	mildes bewährtes Abführmittel; generelles *rasāyana*
Manjiṣṭhādi-kvātha	Dekokt mit *Manjiṣṭa* (Rubia cordifolia)	berühmtes blutreinigendes Mittel; Basistherapeutikum der meisten Hautkrankheiten
Saṃśamanī-vaṭī	Extrakt von *Guḍūcī* (Tinospora cordifolia)	*rasāyana*; Bitterdroge; „blutreinigend“ (*rakta-śodhana*)
Kaiśora-guggulu	Präparat mit *Guggulu* (Commiphora mukul) und *Guḍūcī* (Tinospora cordifolia)	Basismittel für die meisten Hautkankheiten und *rakta-dhātu*-Störungen ! Vereinzelt wurden allergische Reaktionen beobachtet.
Daśāṅga-lepa	Packung mit 10 pflanzlichen Bestandteilen	entzündungshemmend; lokale Anwendung
Nimba-lepa	Packung mit *Nimba* (Azadirachta indica)	*pitta*-reduzierend; antiseptisch; gut bei Mykosen; lokale Anwendung
Candana-lepa	Packung mit *Candana* (Santalum album)	kühlend; entzündungshemmend; lokale Anwendung
Haridrā-lepa	Packung mit *Haridrā* (Curcuma longa)	antiseptisch; entzündungshemmend; lokale Anwendung
Nīlībhṛṅgādi-taila	mediziniertes Öl mit *Bhṛṅgarāja* (Eclipta alba) und *Nīlī* (Indigofera tinctoria)	gut für die Haare (*keśya*); lokale Anwendung
Mārīcyādi-taila	mediziniertes Öl mit *Marīca* (Piper nigrum)	hilfreich bei *kapha*-dominierten Hautkrankheiten; lokale Anwendung
Jātyādi-taila	mediziniertes Öl mit *Jātī* (Jasminum grandiflorum)	Unterstützung der Wundheilung; lokale Anwendung
Gandhaka-malahara	Salbe mit Schwefel	hilfreich bei *kapha*-dominierten Hautkrankheiten; lokale Anwendung

Tab. 16.10 Fortsetzung, Kombinationspräparate für die Behandlung der Haut mit ihren wichtigsten Wirkungen.

Sanskrit-Bezeichnung	Klassifikation	allgemeine Wirkungen
Śatadhauta-ghṛta	100-fach gewaschenes Butterreinfett	hilfreich bei brennenden Empfindungen und Blasenbildung; lokale Anwendung
Jātyādi-ghṛta	mediziniertes Butterreinfett mit *Jātī* (Jasminum grandiflorum)	Unterstützung der Wundheilung; lokale Anwendung
Pañcatikta-ghṛta	mediziniertes Butterreinfett mit Bitterdrogen	generelles Mittel zur *pitta*-Reduktion; Bitterdroge; „blutreinigend"; auch lokal einsetzbar
Haridrā-khaṇḍa	süßes Präparat mit *Haridrā* (Curcuma longa)	hauttherapeutisch (*kuṣṭha-ghna*); juckreizlindernd
Gandhaka-rasāyana	Schwefelpräparat	hauttherapeutisch (*kuṣṭha-ghna*) **!** Das traditionelle Herstellungsverfahren und die Dosierung sind zu beachten.
Śaṅkha-bhasma	Muschelasche	*pitta*-reduzierend **!** Das traditionelle Herstellungsverfahren und die Dosierung sind zu beachten.
Muktā-pravāla-pañcāmṛta	herbo-mineralisches Präparat mit kalzinierter Muschel-, Perlen- und Korallenasche	*pitta*-reduzierend **!** Das traditionelle Herstellungsverfahren und die Dosierung sind zu beachten.
Kāmadudhā-rasa	herbo-mineralisches Präparat auf mit kalzinierter Eisenerz- und Boraxasche, zuweilen mit Perlenasche versetzt	*pitta*-reduzierend **!** Das traditionelle Herstellungsverfahren und die Dosierung sind streng zu beachten.
Ārogyavard-hinī-vaṭī	herbo-mineralisches Präparat mit kalzinierter Eisen-, Kupfer-, Schwefel-, und Quecksilberasche	hauttherapeutisch (*kuṣṭha-ghna*); cholegog **!** Das traditionelle Herstellungsverfahren und die Dosierung sind streng zu beachten.

Ernährung und Verhalten

Bei der Wahl der Nahrungsmittel und Verhaltensempfehlungen sind die spezifischen Ursachen und *doṣa*-Dominanzen des Falles zu berücksichtigen, ansonsten gelten die Empfehlungen in **Tab. 16.11**.

16.2 Moderne Krankheitsbilder

Nach der Beschreibung der allgemeinen Therapiestrategien für *kuṣṭha* folgt nun eine Darstellung moderner dermatologischer Krankheitsbilder.

16.2.1 Pruritus

Nach ayurvedischer Auffassung beruht **Juckreiz** (*kaṇḍū*) generell auf einer *kapha*-Aggravation. Entsteht der Juckreiz aufgrund von **Trockenheit**, so müssen *vāta* und *kapha* behandelt werden. Sind **Hautirritationen** dafür verantwortlich, die eher einen brennenden Juckreiz hervorrufen, dann müssen *pitta* und *kapha* berücksichtigt werden.

Juckreiz tritt meist als Begleiterscheinung von Hautkrankheiten auf, wie z. B. bei der Urtikaria und bei Mykosen. In diesem Fall steht die Behandlung der Grunderkrankung im Vordergrund. Zuweilen zeigt sich Juckreiz jedoch auch als primäres Phänomen und ist dann direkt zu behandeln. Bei allen Formen sind folgende Empfehlungen hilfreich.

Äußere Anwendungen

Mediziniertes Öl (*taila*)

- **Durchführung:** Das Öl ist 1–2× tägl. sanft einzureiben.

Tab. 16.11 Allgemeine Ernährungs- und Verhaltensempfehlungen bei Hauterkrankungen.

	empfehlenswert	zu meiden
Ernährung	• Bevorzugung bitterer, leicht verdaulicher Substanzen • warme Mahlzeiten • länger als ein Jahr gelagerter Reis, Gerste, Weizen, *Mudga* (Vigna radiata), *Masūra* (Lens culinaris), *Ādhakī* (Cajanus cajan) • bittere Gemüse; alle Kürbisgewächse, inkl. Zucchini und Gurken • *ghī* • süße Früchte • Kurkuma, Ingwer, bittere Kräuter	• saure, scharfe, salzige, frittierte Nahrung • schwer verdauliche und *srotas*-blockierende (*abhiṣyandī*) Nahrung • verstopfende Nahrungsmittel • Zucker bzw. Rohrohrzuckermasse (*guḍa*) • Tomaten, saure Früchte • nicht vegetarische Kost (Eier, Fleisch, Fisch, Wurst) • Sesam, *Māṣa* (Vigna mungo) • unverträgliche Nahrungsmittelkombinationen (*viruddhāhāra*), insbesondere mit Milch • Nahrungsaufnahme vor vollständiger Verdauung der vorangegangenen Mahlzeit • kalte Getränke sofort nach Sonneneinstrahlung, Hitze oder körperlicher Anstrengung
Verhalten	• Schwitzen	• Tagesschlaf • Unterdrückung der natürlichen Reinigungsreflexe, insbesondere des Brechreizes (*vega-dhāraṇā*) • negative Gefühle (insbesondere Ängste und Aggressionen) • körperliche Belastung nach einer schweren Mahlzeit • Sonneneinstrahlung oder Hitze nach einer schweren Mahlzeit • Geschlechtsverkehr während der Verdauungsphase • nicht regelgerecht durchgeführte Reinigungstherapien (*śodhana*)

- **Öl:** *Mārīcyādi-taila* oder Senföl

bei *pitta*-Beteiligung ersatzweise:
- **Öl:** *Jātyādi-taila*

Packung (*lepa*)
- **Durchführung:** 1–2× tägl. das Pulver mit Wasser anrühren, fixieren und mehrere Stunden einwirken lassen.
- **Präparat:** *Nimba* (Azadirachta indica)

Medikamentöse Therapie

Linctus (*avaleha*)
- **Darreichung:** 2× tägl.
- **Linctus:** *Haridrā-khaṇḍa* 4–5 g

Tabletten (*vaṭī*)
- **Darreichung:** 2–3× tägl.
- **Tabletten:** *Ārogyavardhinī-vaṭī* 500 mg

> ! Das traditionelle Herstellungsverfahren und die Dosierung sind streng zu beachten.

Ernährung und Verhalten

Es gelten bei Pruritus die allgemeinen Ernährungs- und Verhaltensempfehlungen für *kuṣṭha* (**Tab. 16.11**).

16.2.2 Akne vulgaris

Auf Sanskrit wird die Akne als *mukha-dūṣikā* („Gesichtsverderber") oder *yuvāna-piḍikā* („Jugendpusteln") bezeichnet. Als wichtigste Faktoren der Pathogenese von *mukha-dūṣikā* werden in den Klassikern *kapha* und *vāta* und als betroffenes Gewebe (*dūṣya*) das **Blutgewebe (*rakta*)** angesehen (*Suśruta, Ni.* 13.37). In der Praxis jedoch hat sich die konsequente ***pitta*-Reduktion** als wirkungsvoller erwiesen und neben *rakta* sind das Sekundärgewebe Haut (*tvak*), der Schweiß (*sveda*) und das Fettgewebe (*medas*) ebenfalls zu berücksichtigen.

Die Akne kann meist allein mit einer **konsequenten Ernährungsumstellung** positiv beeinflusst werden. Phytotherapie und Gesichtspackungen unterstützen den Heilungsprozess.

Ausleitung (*śodhana*)

Nur bei sehr fortgeschrittenen und chronischen Formen der Akne sind ausleitende Maßnahmen notwendig. Es ist dabei nach dem allgemeinen Schema für die Ausleitung bei *kuṣṭha* vorzugehen (s. S. 253 f.).

Äußere Anwendungen

Folgende Packungen sind wahlweise – je nach Erhältlichkeit der Inhaltsstoffe – anzuwenden.

Packung 1 (*lepa*)
- **Durchführung:** Eine Paste aus folgenden Pulvern mit Wasser anrühren und über Nacht auftragen (ggf. Kopfkissen abdecken, da Gelbwurz färbt).
- **Rezeptur:**
  - *Dhānyaka* (Coriandrum sativum)
  - *Vacā* (Acorus calamus)
  - *Haridrā* (Curcuma longa)

Packung 2 (*lepa*)
- **Durchführung:** Ein Stück getrocknetes Sandelholz auf einer rauen Oberfläche (z. B. einer Steinplatte) mit etwas Wasser reiben und die so entstandene Paste über Nacht auftragen.
- **Präparat:** *Candana* (Santalum album)

Medikamentöse Therapie

Dekokt (*kvātha*)
- **Darreichung:** 2× tägl.
- **Dekokt:** *Manjiṣṭhādi-kvātha* 20–40 ml

Pulver (*cūrṇa*)
- **Darreichung:** 2–3× tägl.
- **Rezeptur:**
  - *Bhūmyāmalakī* (Phyllanthus niruri) 2 g
  - *Guḍūcī* (Tinospora cordifolia) 2 g
  - *Śaṅkha-bhasma* 300 mg

***Guggulu*-Präparat**
- **Darreichung:** 3× tägl. nach der Mahlzeit
- **Präparat:** *Kaiśora-guggulu* 1 g

Ernährung und Verhalten

Bei der Wahl der Nahrungsmittel und Verhaltensempfehlungen sind die spezifischen Ursachen und *doṣa*-Dominanzen des Falles zu berücksichtigen (**Tab. 16.12**).

16.2.3 Ekzeme

Im englischen Sprachgebrauch gelten Ekzeme und Dermatitis als Synonyme. Im deutschen bezeichnet die **Dermatitis** verschiedene, auch infektiöse Hautentzündungen, wohingegen das **Ekzem** von schubartig auftretendem Juckreiz dominiert wird.

Tab. 16.12 Besondere Ernährungs- und Verhaltensempfehlungen bei Akne vulgaris.

	empfehlenswert	zu meiden
Ernährung	• länger als ein Jahr gelagerter Reis, Gerste, Weizen, *Mudga* (Vigna radiata), *Masūra* (Lens culinaris), *Ādhakī* (Cajanus cajan) • bittere Gemüse; alle Kürbisgewächse, inkl. Zucchini und Gurken • *ghī* • geringe Mengen süßer Früchte • Kurkuma, Ingwer, bittere Kräuter	• schwer verdauliche, saure, fettige, frittierte, sehr scharfe Nahrung • Schokolade und andere Süßigkeiten • nicht vegetarische Kost (Eier, Fleisch, Fisch, Wurst) • Fertignahrung, Junkfood
Verhalten	• angemessene Gesichtshygiene (2–3× tägl. waschen) • ggf. manuelle Beseitigung der Komedonen bzw. des Eiters und alkoholische Desinfektion	• häufiges Berühren der Haut mit den eigenen Händen • Unterdrückung der natürlichen Bedürfnisse (*vega-dhāraṇā*)

Ekzeme entstehen meist auf der Grundlage allergischer Reaktionen, jedoch gibt es auch nicht allergische Formen (degenerativ-toxisch, mikrobiell). Die **Neurodermitis** ist zu den Ekzemen zu rechnen, da bei ihr der Juckreiz im Vordergrund der Symptomatik steht. Von daher wird sie auch als endogenes Ekzem bezeichnet. Generell können Ekzeme bei kontinuierlichem Kratzen zu Schuppung und Hautvergröberung führen sowie sekundäre infektiöse Entzündungen zur Folge haben.

Das variantenreiche Symptombild der Ekzeme lässt sich **verschiedenen *kuṣṭha*-Formen** zuordnen, wie z. B. *vicarcikā, carma-dala* und *vipadikā*, bei Vergröberung der Haut auch (*hasti*)-*carma* (**Tab. 16.7**, S. 252 f.).

Mithilfe folgender ayurvedischer Therapieansätze sind eine Vielzahl Ekzemformen gut zu behandeln. Dabei kann auf eine Steroidbehandlung verzichtet werden, außer bei einer sehr starken, vom Patienten nicht tolerierbaren Ausprägung der Symptome. Eine weitere Ausnahme stellen Sekundärinfekte dar. Diese sind schulmedizinisch zu versorgen.

Die Therapieansätze für Ekzeme lassen sich auch bei verschiedenen Dermatitisformen Erfolg versprechend einsetzen. **Fulminante** und **infektiöse** Formen sind allerdings mit ayurvedischen Maßnahmen allein schwer zu beeinflussen.

Ätiologie

Die allgemeinen Ursachen von *kuṣṭha* sind auch für die Entstehung von Ekzemen verantwortlich (s. S. 248 f.). Zusätzlich wären noch Allergene zu nennen. Die ayurvedische Sichtweise bezüglich allergischer Geschehen und deren Therapie unterscheidet sich wesentlich von modernen Ansätzen (s. S. 332 ff.).

Symptome

Die *doṣa*-Dominanzen der Symptome sind entsprechend der Darstellung in **Tab. 16.13** zu ermitteln, um eine differenzierte Therapie zu ermöglichen.

Tab. 16.13 Symptome von Ekzemen und deren ayurvedische Zuordnung.

akutes Ekzem		chronisches Ekzem
vāta	• Risse • Abschilferung, Schuppen • Vergröberung der Haut • Trockenheit • Schmerz	wie bei akuten Ekzemen, allerdings: • rückläufige Absonderungen und Rötung (*pitta*) • Vergröberung, Risse und Zunahme dunkler Pigmentierung (*vāta*) • im Endstadium: „Elefantenhaut“
pitta	• Rötung (*rāga*) • Nässen • Eiterbildung • Blutungen • Brennen	
kapha	• Schwellung • Erhabenheit • Juckreiz • fettige Haut	

Therapie

Folgende Therapieempfehlungen für die Behandlung von Ekzemen basieren auf praktischen Erfahrungen und wurden auf der Grundlage klassischer Vorgaben (s. S. 251 ff.) modifiziert.

Vermeiden der Ursache (*nidāna-parivarjana*)

Sämtliche genannte Ursachen sind möglichst streng zu meiden (s. S. 248 f.). Die Patienten sollten eine umfassende Ernährungs- und Verhaltenberatung erhalten.

Ausleitung (*śodhana*)

Die Ausleitung (*śodhana*) bildet die Basis für die Behandlung von Ekzemen. Besonders bei generalisierten Prozessen sollte sie intensiv und häufig durchgeführt werden. Dabei sind die klassischen Richtlinien für die Ausleitung zu befolgen, inkl. kompletter Vorbehandlung (*pūrva-karma*) und Nachsorge (*paścāt-karma*).

Emesis (*vamana*)

- **Form:** *vamana Nr. 1* (**Tab. 10.8**, S. 75 f.)
- **Durchführung:** Nach der kompletten Durchführung von *vamana Nr. 1* sollte möglichst 1× im Monat die Emesis in milder Form angewendet werden (*vamana Nr 3*), bis sich die Symptome gelegt haben.

- **Fett für die innere Oleation:** *Pañcatikta-ghṛta*
- **Emetikum:** *Madana-phala* (Randia dumetorum) 8 g
- **Dekokt:** *Nimba*(Azadirachta indica)-Blätter

Purgieren (*virecana*)

- **Hinweis:** Nach der Aufbauphase, die auf das Erbrechen folgt, wird direkt mit der Vorbehandlung für einen intensiven purgierenden Eingriff begonnen.
- **Form:** *virecana Nr. 1* (**Tab. 10.9**, S. 78 f.)
- **Durchführung:** Nach der kompletten Durchführung von *virecana Nr. 1* sollte möglichst alle 2 Wochen das Purgieren in milder Form angewendet werden (*virecana Nr. 3*), bis sich die Symptome gelegt haben.
- **Purgiermittel für *virecana Nr. 3*:** *Svādiṣṭa-virecana-cūrṇa* 9–10 g oder wahlweise *Eraṇḍa-taila* (Rizinusöl) 20–30 ml
- **Fett für die innere Oleationfür *virecana Nr. 1*:** *Pañcatikta-ghṛta*

Dekokteinläufe (*nirūha-basti*)

- **Hinweis:** Die Ölklistiere sind bei Hautkrankheiten klassischerweise kontraindiziert und werden nur bei ***vāta*-dominierten** Komplikationen eingeschränkt eingesetzt.
- **Form:** *nirūha Nr. 3* (**Tab. 10.11**, S. 82 f.)
- **Dekokt:** *Daśamūla-* oder *Triphalā-kvātha*

Therapie bei generalisierten Ekzemen

Diese Therapieform ist bei generalisierten oder verschiedene Körperteile betreffendenden Ekzemen indiziert.

Blutenzug (*rakta-mokṣaṇa*)

- **Form:** *rakta-mokṣaṇa Nr. 1* (**Tab. 10.14**, S. 88)
- **Durchführung:** 1 Woche lang 1× tägl. und danach alle 2–4 Wochen

In den klassischen Texten (*Suśruta*, *Śār.* 8.16) werden Aderlässe nur alle 6 Monate empfohlen und ca. 500 ml Blut entnommen. Die Autoren haben diesen Ansatz modifiziert und entnehmen lieber häufiger geringe Mengen.

Therapie bei lokal begrenzten Ekzemen

Sind die Ekzeme lokal auf die nähere Umgebung der Läsionen begrenzt, bietet sich der Einsatz von Egeln an.

Blutenzug (*rakta-mokṣaṇa*)

- **Form:** *rakta-mokṣaṇa Nr. 3* (**Tab. 10.14**, S. 88)
- **Durchführung:** 1–2× pro Woche bis zum Abklingen der Symptome

Äußere Anwendungen

Dampfbäder (*vāṣpa-sveda*)

- **Hinweis:** Im Rahmen der Vorbehandlung nach den Massagen und generell bei der Behandlung von *kuṣṭha* lassen sich gute Ergebnisse mit folgendem Zusatz erzielen.
- **Durchführung:** s. S. 95
- **Zusatz:** *Nimba*(Azadirachta indica)-Blätter

Therapie bei pitta-Dominanz

Massagen (*abhyaṅga*)

- **Hinweis:** Besonders im Rahmen der Vorbehandlung für die Ausleitungsverfahren sind Massagen bei *pitta*-dominiertem Erscheinungsbild der Haut durchzuführen.
- **Durchführung:** s. S. 88
- **Öl:** *Jātyādi-taila*

Therapie bei vāta- und kapha-Symptomen

Massagen (*abhyaṅga*)

- **Durchführung:** s. S. 89
- **Öl:** *Mārīcyādi-taila*

Um der Trockenheit der Haut entgegenzuwirken können die gleichen Öle verwendet werden. Oftmals vertragen die Patienten besonders mit Neurodermitis jedoch nur wenige fettende Substanzen und die Suche nach dem richtigen Mittel ist oft langwierig. Bei sehr empfindlicher Haut liegen gute Praxiserfahrungen mit Butterreinfett vor, das mit bitteren Drogen angereichert ist (z. B. *Pañcatikta-ghṛta* oder andere Sorten mit bitteren *kuṣṭha-ghna*-Drogen; **Tab. 16.10**, S. 256 f.). Auch Schwefelcremes (z. B. *Gandhaka-malahara*) können versucht werden.

Therapie bei flüssigen Hautabsonderungen

Packungen (*lepa*)

- **Durchführung:** 1× tägl. für möglichst 3–4 Stunden
- **Präparat:** *Nimba*(Azadirachta indica)-Blätter

bei **starkem Juckreiz** zusätzlich mit:

- **Öl:** *Jātyādi-taila*

Medikamentöse Therapie

Eine Kombination folgender Maßnahmen hat sich in der Praxis besonders bewährt:

Dekokt (*kvātha*)
- **Darreichung:** 2× tägl.
- **Dekokt:** *Manjiṣṭhādi-kvātha* 20–40 ml

Guggulu-Präparat
- **Darreichung:** 3× tägl. nach der Mahlzeit
- **Präparat:** *Kaiśora-guggulu* 1 g

Pulverkombination (*cūrṇa*)
- **Darreichung:** 2–3× tägl.
- **Rezeptur:**
  - *Guḍūcī* (Tinospora cordifolia) 2 g
  - *Haridrā* (Curcuma longa) 2 g

  bei **psychischer Komponente und Neurodermitis** zusätzlich:
  - *Maṇḍūka-parṇī* (Centella asiatica) 2 g

  bei ausgeprägten ***pitta*-Symptomen** zusätzlich:
  - *Bhūmyāmalakī* (Phyllanthus niruri) 2 g

Linctus (*avaleha*)
- **Hinweis:** Therapie bei starkem Juckreiz
- **Darreichung:** 2× tägl.
- **Linctus:** *Haridrā-khaṇḍa* 3 g

Zusatztherapie

Sollten obige Empfehlungen nach einigen Wochen nicht den gewünschten Erfolg erzielen, lassen sich zusätzlich die folgenden Maßnahmen einsetzen.

Blutenzug (*rakta-mokṣaṇa*)
- **Durchführung:** Ein Blutentzug ist alle 2 Wochen – wie oben beschrieben – durchzuführen, sofern der Patient keine Anämiezeichen aufweist.

Sonderpräparat auf mineralischer Grundlage 1 (*rasauṣadha*)
- **Darreichung:** 2× tägl.
- **Präparat:** *Ārogyavardhinī-vaṭī* 2 Tbl.

> **!** Das traditionelle Herstellungsverfahren und die Dosierung sind streng zu beachten.

Sonderpräparat auf mineralischer Grundlage 2 (*rasauṣadha*)
- **Darreichung:** 2× tägl. mit warmem Wasser
- **Präparat:** *Gandhaka-rasāyana* 1 g

> **!** Das traditionelle Herstellungsverfahren und die Dosierung sind zu beachten.

Subtile Therapieverfahren (*daiva-vyapāśraya-cikitsā*)

Als letzte Maßnahme bei **komplizierten oder stark psychisch** überlagerten Fällen greifen die Autoren zu den unkonventionellen Methoden der sog. spirituellen Therapie (s. S. 62 f.). Diese sollten auf den Glaubenshintergrund bzw. die geistige Haltung des Patienten abgestimmt sein. Traditionell werden folgende Methoden eingesetzt:

- *mantra*-Rezitationen (Wiederholung von Gebetsformeln)
- Rituale
- Wallfahrten
- Einhaltung ethischer Regeln

Therapie bei Kindern

Bei Kindern bis 16 Jahren sind Ausleitungsverfahren generell kontraindiziert. Insofern sind nur medikamentöse, äußerliche und diätetische Maßnahmen möglich. Die genannten Phytotherapeutika sind für Kinder ausgelegt, die ca. die Hälfte des durchschnittlichen Erwachsenengewichts aufweisen. Diese sind entsprechend für Kinder anderer Gewichtsklassen anzupassen.

Massagen (*abhyaṅga*)
- **Durchführung:** 1–2× tägl. sanfte Einreibungen
- **Öl:** *Jātyādi-taila*

Medizinierte Butterreinfett (*ghṛta*)
- **Darreichung:** 2× tägl. mit heißem Wasser
- **Fett:** *Pañcatikta-ghṛta* ½ TL

***Guggulu*-Präparat**
- **Darreichung:** 2× tägl. nach der Mahlzeit
- **Präparat:** *Kaiśora-guggulu* 1 g

Ernährung und Verhalten

Zu befolgen sind die allgemeinen Empfehlungen für *kuṣṭha* (**Tab. 16.11**, S. 258).

Diskussion: Neurodermitis

Emotionaler Stress verursacht bei prädisponierten Patienten eine Irritation der Nervenenden in der Haut und löst einen Zyklus von **Juckreiz-Kratzreaktion-Juckreiz** aus. Diese ursprünglich einfache Problematik wird durch den stressreichen modernen Lebensstil zu einer aufreibenden und schwer zu behandelnden Erkrankung.

Zumeist mit einer erblich bedingten Disposition (**atopischen Diathese**) als Grundlage beginnt die Neurodermitis häufig schon in der Kindheit. Der intensive Juckreiz, der stärker in Ruhe wahrgenommen wird, steigert die innere Anspannung der Patienten. Kontinuierliches Kratzen führt zu brennenden Läsionen der Haut, die die Eingangspforte für Infektionen bilden und zur Vergröberung sowie Verfärbung der Haut führen können.

Um die Teufelskreise zu durchbrechen, die dieses stark psychisch dominierte Krankheitsbild bestimmen, bedarf es einer guten **Compliance.** Ohne das entschlossene Mitwirken des Patienten ist die Genesung schwer zu erreichen. Dem wirkt entgegen, dass die Patienten für gewöhnlich psychisch leicht irritierbar sind und das Vertrauen in die Behandlung verlieren. Gezieltes Stressmanagement, individuell zugeschnittene **Entspannungstechniken** und Gespräche, die das Vertrauen der Patienten stärken, bilden die Basis der Behandlung (s. S. 358 f.). Zu diesem Zweck sind auch subtile Therapiemethoden hilfreich (s. S. 62 f.).

Ansonsten müssen die gleichen Therapeutika angewendet werden wie bei der Ekzembehandlung (s. o.). Die **Einhaltung der Diät** ist der wichtigste Faktor. Allerdings ist darauf zu achten, dass die ohnehin schon niedrige Toleranzschwelle der Patienten durch eine zu strenge Diät nicht noch mehr strapaziert wird.

Ein Durchbruch kann durch das Auffinden des **richtigen Hautpflegemittels** erreicht werden. Die extreme Trockenheit der Haut wird von den Patienten als sehr quälend erlebt, jedoch reagiert die Haut auf die meisten Befeuchtungsmittel negativ, sodass sich die Suche nach dem geeigneten Mittel sehr mühsam gestalten kann. Zu Beginn sind zumeist *Jātyādi-taila* oder *-ghṛta,* auch als Massagen (*abhyaṅga*), hilfreich. Sollte der Erfolg ausbleiben, so sind medizinierte Butterreinfette mit bitteren Substanzen, wie z. B. *Pañcatikta-ghṛta,* zu empfehlen. Auch Waschungen oder Bäder mit *Manjiṣṭhādi-kvātha* können versucht werden. Bei **Kleinkindern** bilden die Massagen mit genannten Fetten, die innerliche Einnahme von *Manjiṣṭhādi-kvātha* und eine konsequente Diät die wichtigsten Säulen der Behandlung.

16.2.4 Psoriasis

Moderne Ayurveda-Ärzte setzen die Psoriasis für gewöhnlich mit *kiṭibha* bzw. *kiṭima* gleich (**Tab. 16.7**, S. 252 f.). Bei genauerer Betrachtung der klinischen Varianten der Psoriasis wird jedoch deutlich, dass auch andere *kuṣṭha*-Formen Aspekte der Psoriasis aufweisen, wie z. B. *kapāla* oder *ekakuṣṭha*. In der Praxis sollte bei der Diagnose der Psoriasis das **individuelle Symptombild** beurteilt und die Therapie entsprechend danach ausgerichtet werden. Die Faktoren, die an der Pathogenese der Psoriasis beteiligt sind, entsprechen denen von *kuṣṭha* allgemein (**Tab. 16.14**).

Die Psoriasis ist eine derjenigen Erkrankungen, bei denen mit ayurvedischen Maßnahmen **sehr gute Erfolge** erzielt werden können. Selbst bei schwersten Formen lassen sich in ca. 80 % der Fälle die Hautsymptome gänzlich beseitigen, sofern eine umfangreiche Ausleitung von ca. 4–6 Wochen in der Klinik durchgeführt werden konnte. Die Patienten müssen allerdings in größeren Abständen die ausleitenden Maßnahmen wiederholen und weiterhin auf die Ernährung achten. Bei optimalen Therapiebedingungen kann auf schulmedizinische

Tab. 16.14 Pathogenetische Faktoren der Psoriasis.

Zuordnung	Faktoren
doṣa	• *vāta* • *pitta* • *kapha*
dūsya	• *tvak* • *rakta* • *māṃsa* • *lasīkā* • im fortgeschrittenen Stadium: *asthi* (insbesondere an Nägeln und Gelenken)
weitere Faktoren	• *āma*

Medikamente gänzlich verzichtet werden, außer auf Antibiotika bei starken Superinfektionen.

Vor allem die ***doṣa*-Dominanzen** sind für die Wahl der Therapeutika wichtig (**Tab. 16.15**).

Den entscheidenden Unterschied bei der Entstehung der Psoriasis im Vergleich zu anderen Hautkrankheiten sehen die Autoren in der ***āma*-Beteiligung**. Oftmals liegt der Misserfolg bei der Psoriasisbehandlung darin begründet, dass die *āma*-Komponente übersehen oder missachtet wurde. Ohne konsequente *āma*-Reduktion zu Beginn, können sich die Symptome unter der Behandlung verstärken und auch die Entstehung von Komplikationen, wie Gelenkschmerzen und Fieber, wird begünstigt.

Therapie

Folgende Therapieempfehlungen basieren auf praktischen Erfahrungen und wurden auf der Grundlage klassischer Vorgaben modifiziert. Sie entsprechen zum größten Teil denjenigen bei Ekzemen (s. S. 260 ff.).

Der wichtigste Unterschied ist die **initiale *āma*-Behandlung**. Allerdings lassen sich *āma*-Symptome nur bei ca. 5–10 % der Patienten mit Psoriasis beobachten. Psoriasisarthropathie tritt für gewöhnlich nur zusammen mit *āma*-Beteiligung auf, jedoch nicht bei jedem *āma*-assoziierten Psoriasisfall. Diese Arthritisform wird nach den Grundsätzen der *āma-vāta*-Therapie behandelt (s. S. 284 ff.).

Stoffwechselkorrektur (*āma-pācana*)

Die initiale *āma*-Behandlung erfolgt angepasst an die Ausprägung der *āma*-Zeichen (s. S. 32), wobei *āma* vor der weiteren Behandlung zur Gänze „ausgekocht" werden sollte.

▪ *Therapie bei stark ausgeprägten āma-Zeichen*

Treppenkur (*vardhamāna-pippalī-rasāyana*)

- **Darreichung:** 2× tägl. morgens nüchtern und abends vor der Mahlzeit oder 2–3 Stunden danach mit warmem Wasser (**Tab. 14.12**, S. 207); nach Abschluss der Kur sollte eine Dosis von 0,5–1 g *Pippalī* 2× tägl. beibehalten werden.
- **Präparat:** *Pippalī* (Piper longum)

Tab. 16.15 Psoriasissymptome und deren ayurvedische Zuordnung.

doṣa	Symptome
vāta	• starke Schuppung
pitta	• Rötung (*rāga*) • Blutungen • Pusteln
kapha	• langsame Symptomentstehung • Juckreiz

▪ *Therapie bei mäßig ausgeprägten āma-Zeichen*

Bei mäßig ausgeprägten *āma*-Zeichen reicht eine kurze Phase der *agni*-Anregung aus.

Pulver (*cūrṇa*)

- **Darreichung:** 2× tägl.
- **Pulver:** *Trikaṭu-cūrṇa* 1 g

Vermeiden der Ursache (*nidāna-parivarjana*)

Sämtliche genannte Ursachen sind möglichst streng zu meiden (s. S. 248 f.). Die Patienten sollten eine umfassende Ernährungs- und Verhaltensberatung erhalten.

Ausleitung (*śodhana*)

Auch bei der Psoriasisbehandlung ist die intensive Ausleitung (*śodhana*) von herausragender Bedeutung. Sie ist in gleicher Weise wie bei den Ekzemen zu handhaben (s. S. 260 f.). Je nach *doṣa*-Dominanz der Symptomatik sind unterschiedliche Schwerpunkte bei den Ausleitungsverfahren zu setzen:

- Bei *kapha*-Dominanz sollte die Emesis (*vamana*) möglich intensiv durchgeführt werden,
- bei *pitta*-Dominanz das Purgieren (*virecana*) und
- bei *vāta*-Dominanz die Dekokteinläufe (*nirūha-basti*).

Äußere Anwendungen

Massage (*abhyaṅga*)

- **Durchführung:** 1–2× tägl.
- **Öl:** *Jātyādi-taila*

Salbe (*malahara*)

- **Herstellung:** Es wird dem Schwefelpulver nur so viel Wollwachs beigemischt, dass sich eine gut streichbare, haftende Paste ergibt. Wollwachs und Schwefelpulver sind in der Apotheke erhältlich.
- **Durchführung:** Die Salbe sollte 1× tägl. dünn aufgetragen werden.
- **Salbe:** *Gandhaka-malahara* oder ersatzweise: Wollwachs und Schwefelpulver

Medikamentöse Therapie

Die Phytotherapie ist in gleicher Weise wie bei den Ekzemen zu gestalten (s. S. 262).

Ernährung und Verhalten

Es gelten die allgemeine Ernährungs- und Verhaltensempfehlungen für *kuṣṭha* (**Tab. 16.11**, S. 258).

16.2.5 Pemphigus

Unter den bullösen Hauterkrankungen (*visphoṭa*) haben die Autoren bisher nur ausreichend Erfahrung mit **Pemphigus vulgaris** sammeln können. Folgende Therapieempfehlungen könnten jedoch auch bei anderen Pemphigusarten, Pemphigoid, Impetigo bullosa, Dermatitis bullosa und evtl. bei der Dermatitis herpetiformis Duhring hilfreich sein.

Allein durch ayurvedische Verfahren ist der Beobachtung der Autoren zufolge eine Heilung des Pemphigus nicht zu erreichen. Lediglich eine **lindernde Wirkung** (*yāpya*) ist zu erwarten. Insofern behalten die Autoren parallel zur ayurvedischen Therapie die Kortikoide und Immunsuppressiva bei. Erst wenn die Symptome unter Kontrolle gebracht wurden, lässt sich unter ayurvedischer Medikamentierung das Absetzen der Immunsuppressiva und die Reduktion der Kortison-Dosis auf ein Minimum (z. B. 2,5 mg Prednisolon als Tages- oder Zweitagesdosis) anstreben. In vielen Fällen ist es mithilfe ayurvedischer Maßnahme möglich, die Patienten nur noch mit einer minimalen chemischen Medikation zu therapieren.

Ursachen und Pathomechanismus des Pemphigus entsprechen denen von *kuṣṭha*, wobei hier ***pitta*** besonders ausgeprägt ist.

Ausleitung (*śodhana*)

In den meisten Fällen sind Ausleitungen nicht möglich, da die Blasenbildung im Mundraum die Verabreichung der Ausleitungsmittel oder die Verfahren selbst behindert.

Äußere Anwendungen

Packung (*lepa*)

- **Durchführung:** Ein Stück getrocknetes Sandelholz auf einer rauen Oberfläche (z. B. einer Steinplatte) mit etwas Wasser reiben und die so entstandene Paste über Nacht auftragen.
- **Präparat:** *Candana* (Santalum album)

Medizinierte Butterreinfett (*ghṛta*) als Salbe

- **Durchführung:** Die Salbe wird 1–3× tägl. behutsam auf die betroffenen Hautstellen aufgetragen.
- **Fett:** *Jātyādi-ghṛta* oder *Śatadhauta-ghṛta*[34]

Medikamentöse Therapie

In der Praxis hat sich eine kombinierte Gabe folgender Präparate bewährt:

Pulver (*cūrṇa*)

- **Darreichung:** 3× tägl.
- **Rezeptur:**
  - *Bhūmyāmalakī* (Phyllanthus niruri) 2 g
  - *Āmalakī* (Emblica officinalis) 2 g
  - *Muktāpravālapañcāmṛta* 100 mg

Tabletten (*vaṭī*)

- **Darreichung:** 3× tägl.
- **Präparat:** *Saṃśamanī-vaṭī* 1 g

***Guggulu*-Präparat**

- **Hinweis:** Sofern sich keine Blasen oder Ulzerationen im Mund-Rachen-Raum befinden, kann folgendes Präparat verwendet werden.
- **Darreichung:** 3× tägl. nach der Mahlzeit
- **Präparat:** *Kaiśora-guggulu* 1 g

---

[34] Es handelt sich hier um eine aufwendige Verarbeitungsform von Butterreinfett (*ghṛta*, Hindi: *ghī*). Das Fett wird 100-mal in Wasser auf einem Bronzeteller gewaschen und dadurch weißlich in der Färbung.

Medizinierte Butterreinfett (*ghṛta*)

- **Darreichung:** 2× tägl. mit heißem Wasser
- **Fett:** *Pañcatikta-ghṛta* 20–40 ml

bei **Blasenbildung** im Mund 1:1 mischen mit

- **Fett:** *Śatāvarī-ghṛta* 20–40 ml

Ernährung und Verhalten

Die Ernährungs- und Verhaltensempfehlungen entsprechen denen für *kuṣṭha* (**Tab. 16.11**, S. 258), wobei eine besondere Betonung der *pitta*-Reduktion zu berücksichtigen ist.

16.2.6 Alopezie

Verschiedene Ursachen können zu Haarausfall führen. Ayurvedisch betrachtet sind *vāta* und *pitta* die Hauptfaktoren des Krankheitsgeschehens (*Suśruta, Ni.* 13.32 f.). *kapha* kann Blockaden im Follikelausführungsgang hervorrufen und somit zu irreversiblen Schäden des Follikels (Narbenbildung) führen. In der modernen Medizin werden irreversible bzw. narbenbildende von reversiblen Arten unterschieden:

- **Narbenbildende Formen** sind entweder angeboren oder eine Folge von Infektionen des Haarfollikels, Verbrennungen, Tumoren, Autoimmunerkrankungen oder Entzündungen im Bereich der Dermis. *kapha* steht im Vordergund dieses Krankheitsgeschehens.
- **Reversible Formen** entstehen auf der Grundlage von hormonellen Störungen, Nährstoffmangel (insbesondere Eisen und Zink), Schwangerschaft sowie starken Medikamenten (Zytostatika, Cholesterinsenker, Antikoagulanzien). Sie lassen sich *vāta* und *pitta* zuordnen.

Die Prognose ist ohne Narbenbildung besser. Die klassische ayurvedische Einteilung der Alopezieformen richtet sich eher nach der **betroffenen Region** (*Suśruta, Ni.* 13.34):

- Kopfhaut (*khālitya*)
- Gesicht (*indra-lupta*)
- gesamter Körper (*rūhyā*)

Ausleitung (*śodhana*)

Bei **Alopezia totalis** ist eine komplette *pañca-karma*-Kur indiziert, die möglichst Emesis, Purgieren, Einläufe und nasale Ausleitung in einer an den Kräfte- und Allgemeinzustand des Patienten angepassten Intensität umfassen sollte.

Äußere Anwendungen

Zur **Vorbeugung** von Haarausfall, z. B. bei familiärer Veranlagung oder bei der Einnahme von entsprechenden Medikamenten, ist eine regelmäßige Kopfhautmassage mit Kokos- oder Rizinusöl empfehlenswert.

Äußere Anwendungen bei Alopecia arreata

Folgende Packungen (*lepa*) sollten möglichst 1× tägl. durchgeführt werden. Packung 1 reicht bei milden Formen aus. Packung 2 wirkt stärker, ist aber aufgrund der Inhaltsstoffe (Elfenbeinasche) schwer erhältlich. Die Nutzung von veraschtem Elfenbein zu medizinischen Zwecken lässt sich nur rechtfertigen, wenn die Tiere nicht für die Gewinnung getötet werden mussten.

Packung 1 (*lepa*)

- **Durchführung:** Frische rote Hibiskusblüten mit etwas Wasser oder Zitronensaft[35] im Mörser zerreiben und die so entstandene Paste auf die Kopfhaut auftragen und dort für mind. 5–6 Stunden einwirken lassen.
- **Präparat:** *Japā* (Hibiscus rosasinensis)

Packung 2 (*lepa*)

- **Durchführung:** Mit Ziegenmilch eine Paste aus folgenden Pulvern zu gleichen Teilen anrühren und über Nacht (mind. 5–6 Stunden) auf der Kopfhaut einwirken lassen.
- **Rezeptur:**
  - *Hasti-danta-maṣi* (Elfenbeinasche)
  - *Dāruharidrā* (Berberis aristata)-Extrakt

  bei **Juckreiz oder Pilzbefall** zusätzlich eine Paste aus folgenden Samen:
  - *Cakra-marda* (Cassia tora)

Kopfmassage (*śirobhyaṅga*)

- **Durchführung:** Das Öl ist 1–2× tägl. in die Kopfhaut einzumassieren.
- **Öl:** *Bhṛṅgarāja-taila* oder ersatzweise andere klassische Öle mit *Bhṛṅgarāja* (Eclipta alba)

---

[35] Traditionell wird die Paste mit Kuhurin angereichert. Die Wirkung ist auf diese Weise intensiver.

Äußere Anwendungen bei Alopecia totalis

Dauerölanwendung auf dem Kopf (*śiro-basti*)
- **Durchführung:** Morgens eine Lederkappe mit folgendem Öl füllen und 45 min einwirken lassen.
- **Öl:** *Bhṛṅgarāja-taila* oder ersatzweise andere klassische Öle mit *Bhṛṅgarāja* (Eclipta alba)

Packung 1 (*lepa*)
- **Durchführung:** Nachmittags frische Blätter mit etwas Wasser im Mörser zerreiben und die so entstandene Paste dünn auf die Kopfhaut auftragen und bis abends dort belassen.
- **Präparat:** *Nirguṇḍī*(Vitex negundo)-Blätter oder ersatzweise: Vitex trifolia-Blätter

Packung 2 (*lepa*)
- **Hinweis:** Die Nutzung von veraschtem Elfenbein zu medizinischen Zwecken lässt sich nur rechtfertigen, wenn die Tiere nicht für die Gewinnung getötet werden mussten.
- **Durchführung:** Mit Ziegenmilch eine Paste aus folgenden Pulvern anrühren, auf die Kopfhaut und Augenbrauen auftragen und über Nacht oder mehrere Stunden am Tag einwirken lassen.
- **Rezeptur:**
  - *Hasti-danta-maṣi* (Elfenbeinasche)
  - *Dāruharidrā*(Berberis aristata)-Extrakt

Medikamentöse Therapie

Pulver (*cūrṇa*)
- **Darreichung:** 2× tägl. in warmer Milch
- **Pulver:** *Śatāvarī* (Asparagus racemosus) 3 g

Paste (*kalka*)
- **Herstellung:** Die Paste wird aus 1 Teil traditioneller Eisenasche (*Loha-bhasma*), 3 Teilen *Triphalā-cūrṇa* und 1 Teil Süßholzpulver mit *ghī* und Waldhonig hergestellt.
  Anstelle der Eisenasche lassen sich 3 g *Triphalā-* und 1 g Süßholzpulver mit etwas Wasser zu einer Paste anrühren und auf ein unbeschichtetes Eisenstück bzw. einen Eisentopf auftragen, der über Nacht stehen bleibt. Am nächsten Morgen ist die hart und dunkel gewordene Paste zu halbieren, im Mörser erneut zu pulverisieren und mit *ghī* und Waldhonig morgens und abends jeweils die halbe Portion einzunehmen.
- **Darreichung:** Die Einnahme erfolgt 2× tägl. mit reinem *ghī* und Waldhonig.
- **Präparat:** *Saptāmṛta-loha* 2 g

Ernährung

Generell sollte *vāta-* und *pitta*-aggravierende Nahrung gemieden werden.

16.2.7 Frühzeitiges Ergrauen

Frühzeitiges Ergrauen der Haare findet meist auf der Grundlage eine ***pitta*-Konstitution** statt und ist als solche schwer zu beeinflussen. Jedoch sind im Ayurveda noch andere Auslöser bekannt, deren Folgen durch die genannten ayurvedischen Maßnahmen beseitigt werden können, sofern die **Ursachen** dauerhaft gemieden werden:

- saure und scharfe Speisen
- geistige Überanstrengung
- Schlafmangel durch spätes Zubettgehen
- rezidivierende Erkältungen
- Toxinbelastungen

Ausleitung (*śodhana*)

Sind Toxinbelastungen die Ursache für das Ergrauen der Haare, so wäre eine komplette *pañca-karma*-Kur indiziert, die möglichst Emesis, Purgieren und Einläufe in einer an den Kräfte- und Allgemeinzustand des Patienten angepassten Intensität umfassen sollte.

Therapie bei allen Ursachen

Nasale Anwendung (*nasya*)
- **Form:** *nasya Nr. 4* (**Tab. 10.13**, S. 86)
- **Öl:** *Bhṛṅgarāja-taila*

Äußere Anwendungen

Packung (*lepa*)
- **Durchführung:** Anstelle der herkömmlichen Haarwäsche sollte folgendes Pulver mit etwas Wasser angerührt, auf die Kopfhaut aufgetragen und nach einigen Minuten Einwirkzeit wieder ausgewaschen werden.
- **Präparat:** *Āmalakī* (Emblica officinalis)

Kopfmassage (*śirobhyaṅga*)
- **Durchführung:** Folgendes Öl wird 1–2× tägl. in die Kopfhaut einmassiert.
- **Öl:** *Bhṛṅgarāja-taila* oder ersatzweise andere klassische Öle mit *Bhṛṅgarāja* (Eclipta alba)

Medikamentöse Therapie

Pulver (*cūrṇa*)
- **Darreichung:** 2× tägl.
- **Rezeptur:**
  - *Śatāvarī* (Asparagus racemosus) 3 g
  - *Triphalā-cūrṇa* 2–3 g

Dekokt (*kvātha*)
- **Darreichung:** 2× tägl.
- **Dekokt:** *Pathyādi-kvātha* 20–30 ml

Ernährung

Zu meiden ist *vāta-* und *pitta*-aggravierende Nahrung.

16.2.8 Urtikaria

Die Nesselsucht wird im Ayurveda für gewöhnlich als *śīta-pitta* („Kälte-*pitta*") bezeichnet (vgl. *Mādhava*, 50). Dies ist ein irreführender Begriff, da das „heiße" *pitta* erst im weiteren Verlauf in den Krankheitsprozess eingreift. Zu Beginn sind die beiden „kühlen" (*śīta*) *doṣa vāta* und *kapha* aktiv. Nur durch ihren Einfluss ruft *pitta* **kältebezogene Symptome** hervor.

Das betroffene Gewebe (*dūṣya*) ist *rasa*. Die Symptome der Urtikaria lassen sich, wie in **Tab. 16.16** dargestellt, den einzelnen *doṣa* zuordnen.

Neben den bekannten allergischen Faktoren werden im klassischen Ayurveda **ätiologische Aspekte** erwähnt, welche die eigentliche Basis für eine solche Reaktionweise darstellen könnten:

- „unzuträgliche Hautreize" (*asātmya-sparśa*) im Sinne von Kontaktallergenen
- „Unzuträgliche Gerüche" (*asātmya-gandha*) sind Allergene, die über die Atemwege aufgenommen werden.
- unverträgliche Nahrungsmittelkombinationen (*viruddhāhāra*)[36]
- Unterdrückung natürlicher Bedürfnisse (*vega-dhāraṇā*), insbesondere des Brechreizes
- Exposition gegenüber kühlem Wind
- unsachgemäß durchgeführte Ausleitungsverfahren (*śodhana*)

Tab. 16.16 Urtikariasymptome und deren *doṣa*-Zuordnung.

doṣa	Urtikariasymptome
vāta	• Kapillardilatation • allgemeines Müdigkeitsgefühl
pitta	• Rötung
kapha	• Juckreiz • Schwellungen

> ! Bei Schockzuständen und Quincke-Ödem sind schulmedizinische Notfallmaßnahmen zwingend erforderlich.

Akute und chronische Urtikariaformen können mit folgenden Maßnahmen behandelt werden:

Ausleitung (*śodhana*)

Bei chronischer Nesselsucht sollten – dem Kräftezustand des Patienten angepasst – intensive Ausleitungsverfahren durchgeführt werden.

Emesis (*vamana*)
- **Form:** *vamana Nr. 2* oder *vamana Nr. 3* (**Tab. 10.8**, S. 75 f.)
- **Fett für die innere Oleation:** *Pañcatikta-ghṛta*

Purgieren (*virecana*)
- **Form:** *virecana Nr. 1* (**Tab. 10.9**, S. 78 f.)
- **Fett für die innere Oleation:** *Pañcatikta-ghṛta*

Medikamentöse Therapie

Tabletten (*vaṭī*)
- **Darreichung:** 2–3× tägl.
- **Tabletten:** *Saṃśamanī-vaṭī* 1 g

Linctus (*avaleha*)
- **Darreichung:** 2× tägl.
- **Linctus:** *Haridrā-khaṇḍa* 3 g

---

36 Obwohl sich die klassischen Beschreibungen von *viruddhāhāra* tatsächlich auf die schädlichen Folgen der falschen Kombinationen von gewissen Nahrungsmitteln beziehen, so lassen sich hierunter nach Meinung der Autoren auch Nahrungsmittelallergene im modernen Sinne verstehen.

Sonderpräparat auf mineralischer Grundlage 1 (*rasauṣadha*)

- **Darreichung:** 2–3× tägl.
- **Präparat:** *Ārogyavardhinī-vaṭī* 500 mg

Sonderpräparat auf mineralischer Grundlage 2 (*rasauṣadha*)

- **Darreichung:** 3–4× tägl.
- **Präparat:** *Kāmadudhā-rasa* 500 mg

> ! Das traditionelle Herstellungsverfahren und die Dosierung sind streng zu beachten.

Ernährung und Verhalten

Die genannten ätiologischen Faktoren *pitta* und *vāta* sind zu meiden. Ansonsten gelten die gleichen Empfehlungen wie bei *kuṣṭha* allgemein (**Tab. 16.11**, S. 258).

16.2.9 Ulcus cruris

Hautulzerationen der Beine sind in den meisten Fällen vaskulär bedingt (ca. 50 % venös, 10 % arteriell und 25 % gemischt). Auch beim Diabetes mellitus gelten Durchblutungsstörungen als eine Ursache für die Ulkusbildung.

Der ayurvedische Ansatz zielt auf die **Verbesserung der Durchblutungssituation** ab, indem das sog. **Sekundärgewebe (*upadhātu*) *sirā*** regeneriert wird. Die klinischen Ergebnisse mit ausschließlich ayurvedischer Therapie sind vielversprechend, wobei die Autoren bisher weitaus mehr Erfahrung mit den **venösen Formen** sammeln konnten. Bei arteriellen Formen sind initial zumeist vasodilatatorische Maßnahmen der Schulmedizin notwendig.

> ! Sekundärinfektionen müssen antibiotisch versorgt werden.

Neben *sirā* sind als *dūṣya rakta* und *tvak* betroffen. Auslösende *doṣa* sind *pitta* und *vāta*; im weiteren Verlauf ist auch *kapha* involviert.

Äußere Anwendungen

Die Desinfektion, Reinigung und Beseitigung von nekrotisiertem Wundgewebe ist regelmäßig mit bekannten Maßnahmen durchzuführen. Praktisch bewährt hat sich zu diesem Zweck eine Lösung von *Haridrā* (Curcuma longa), das als Pulver auch direkt in die Hautläsion gegeben wird. Zusätzlich sind folgende Anwendungen wichtig:

Ölverband

- **Durchführung:** 2× tägl. ein ausreichend großes Stück Baumwollmullbinde mit folgendem Öl tränken, in die Wunde legen, leicht (atmungsaktiv) verbinden und mehrere Stunden dort belassen.
- **Öl:** *Jātyādi-taila*

Fußbäder

- **Durchführung:** mit einem Dekokt 2× tägl. für 15 min
- **Dekokt:** *Nimba*(Azadirachta indica)-Blätter

Medikamentöse Therapie

Dekokt (*kvātha*)

- **Darreichung:** 2× tägl.
- **Dekokt:** *Manjiṣṭhādi-kvātha* 20–40 ml

***Guggulu*-Präparat**

- **Darreichung:** 3× tägl. nach der Mahlzeit
- **Präparat:** *Kaiśora-guggulu* 1 g

Ernährung

Grundsätzlich sollte auf *pitta*-aggravierende, *rakta*-verunreinigende, saure und scharfe sowie *srotas*-blockierende (*abhiṣyandī*) Nahrung verzichtet werden.

16.2.10 Vitiligo

Diese Pigmentstörung geht mit einer **Depigmentierung der Haut** einher und wird schon in den ältesten Texten der indischen Literaturgeschichte (*Atharva-veda*) beschrieben. Sie ist unter den Bezeichnungen *śvitra, kilāsa* oder *vāruṇa* bekannt.

Alle drei *doṣa* können in den Krankheitsprozess involviert sein; die entsprechenden Dominanzen gibt **Tab. 16.17** wieder. Die betroffenen *dūṣya*

Tab. 16.17 Färbungen der Vitiligoläsionen und deren *doṣa*-Zuordnung.

doṣa	**Färbung der Vitiligoläsionen**
vāta	bräunlich
pitta	rötlich
kapha	weißlich

sind *tvak*, *māṃsa*, *rakta* und *lasīkā*. Obwohl es sich hierbei mehr um ein kosmetisches als ein medizinisches Problem handelt, sind die betroffenen Personen zumeist sehr um diese Hauterscheinung besorgt.

In **fortgeschrittenen Stadien** und wenn Finger sowie Zehen, Lippen oder Genitale betroffen sind, ist die ayurvedische Therapie selten erfolgreich. Zu Beginn der Erkrankung an anderen Körperregionen lassen sich jedoch – besonders bei Kindern – gute Behandlungsergebnisse erzielen. Allerdings ist auf die strikte Einhaltung der **Diät** und eine richtige **Lebensführung** zu achten, da verheilte Läsionen ansonsten wieder depigmentieren können.

Ausleitung (*śodhana*)

Eine intensive Ausleitung (*śodhana*) ist von großer Bedeutung. Sie ist in gleicher Weise wie bei den Ekzemen zu handhaben (s. S. 260 f.). Die Behandlung erfolgt je nach *doṣa*-Dominanz der Symptomatik:

- Bei *kapha*-Dominanz sollte die Emesis (*vamana*) möglich intensiv durchgeführt werden,
- bei *pitta*-Dominanz das Purgieren (*virecana*) und
- bei *vāta*-Dominanz die Dekokteinläufe (*nirūhabasti*).

Äußere Anwendungen (lokal)

Baunscheidtieren

- **Durchführung:** Eine besondere, sanfte Form des Baunscheidtierens hat sich bei Vitiligo von geringer Ausbreitung bewährt. Es wird zunächst auf die betroffenen Hautstellen ein medizinisiertes Öl aufgetragen. Dieses Öl wird 1× pro Woche mit einem Nadelhämmerchen sanft in die Haut eingebracht, ohne dass größere Blutungen entstehen.
- **Öl:** Sesamöl mit darin eingekochten *Kākodumbara*(Ficus hispida)-Wurzeln

> ! Bei diesem Verfahren sind die hygienischen Vorschriften zu beachten.

Medikamentöse Therapie

Dekokt (*kvātha*)

- **Darreichung:** 2× tägl. als Dekokt aus den Wurzeln
- **Dekokt:** *Kākodumbara* (Ficus hispida) 20 ml

Pulver (*cūrṇa*)

- **Darreichung:** 3× tägl. (Bei kleinen Kindern mit ca. der Hälfte des Erwachsenennormalgewichts ist die Dosierung auf ca. 500 mg 2× tägl. zu reduzieren.)
- **Pulver:** *Bākucī* (Psoralea corylifolia) 1 g

Ernährung und Verhalten

Zu befolgen sind die allgemeinen Ernährungs- und Verhaltensempfehlungen für *kuṣṭha* (**Tab. 16.11**, S. 258).

17 Bewegungsapparat

Erkrankungen des Bewegungsapparats sind eines der **Spezialgebiete** des Ayurveda. In den folgenden Abschnitten werden – neben einer Darlegung der Grundlagen – die klassischen sowie modernen Krankheitsbilder des Bewegungsapparats mit ihren entsprechenden Therapieverfahren vorgestellt und eingehend erörtert.

17.1 Einleitung

Im Ayurveda führen nicht nur die reichhaltigen Möglichkeiten der **Manualtherapie**, sondern auch die Diätetik, Phytotherapie und Ausleitungsleitungsverfahren zu guten Behandlungserfolgen bei degenerativen und entzündlichen Erkrankungen des Bewegungsapparats. Außer bei septischen Entzündungen kommt man v.a. durch stationäre Behandlungen zumeist ohne schulmedizinische Mittel aus.

Bei **ausgeprägter Schmerzproblematik** sind allerdings symptomatische Behandlungen mit modernen Analgetika oder nicht steroidalen Antirheumatika (NSAR) notwendig. **Deformationen**, z.B. von chronisch entzündeten Gelenken, lassen sich nicht korrigieren.

17.1.1 Angewandte Anatomie und Physiologie

Die Kenntnis der ayurvedischen Anatomie des Bewegungsapparats (vgl. *Caraka*, *Śār.* 6 und 7) bildet keine unerlässliche Voraussetzung für die erfolgreiche Behandlung von Erkrankungen dieses Systems. Auch die genaue Lokalisation von besonderen Vitalpunkten (*marman*; vgl. *Suśruta*, *Śār.* 6.4; Gupta et al. 2006) und deren Behandlung stellen eher ein Spezialgebiet einzelner – v.a. südindischer – Traditionen dar.

Die klassisch-ayurvedische Sichtweise ist von **dynamischen Prinzipien** geprägt, mithilfe derer sich jenseits anatomischer Grenzen therapeutisch nutzbare Zusammenhänge im Bewegungsapparat herstellen lassen. Als strukturelle Komponenten sind hierbei besonders die Gewebe ***asthi***, ***māṃsa*** und ***snāyu*** zu erwähnen.

> Die Physiologie des Bewegungsapparats wird eindeutig von *vāta* dominiert. Besonders *vyāna-vāta* steuert die Beweglichkeit des Körpers. In Form der Synovialflüssigkeit sorgt *śleṣaka-kapha* zudem für die reibungslose Beweglichkeit der Gelenke. Diese Faktoren sind bei der Entstehung von Krankheiten im Bewegungsapparat hauptsächlich betroffen.

17.1.2 Symptome

Die **Tab. 17.1** ermöglicht eine Differenzierung von Symptomen des Bewegungsapparats nach ayurvedischen Kriterien.

17.1.3 Klassische Nosologie

Neben der großen Gruppe der sog. *vāta-vyādhi*, die ausschließlich *vāta*-dominiert sind, gibt es zwei wichtige klassische Krankheitsbilder des Bewegungsapparats, die sich von den *vāta-vyādhi* dadurch unterscheiden, dass bei ihnen neben *vāta* zusätzlich andere Faktoren eine wichtige Rolle bei der Pathogenese spielen (**Tab. 17.2**). Diese Zuordnung spiegelt sich auch in der Namensgebung der Krankheiten wider.

17.1.4 Therapiemaßnahmen

Die folgende Übersicht über die wichtigsten Therapieverfahren bei Erkrankungen des Bewegungsapparats soll als Zusammenfassung und als Grundlage für die Therapie evtl. nicht erwähnter Erkrankungen dienen.

Stoffwechselkorrektur (*āma-pācana*)

Bei Bestehen entsprechender Symptome sollte zunächst eine Stoffwechselkorrektur durch *āma*-Reduktion erfolgen (s. S. 202 ff.).

Tab. 17.1 Symptome des Bewegungsapparats und ihre ayurvedische Bedeutung.

	Symptom	**ayurvedische Zuordnung**
Gelenke	Schmerzen	*vāta; asthi, snāyu*
	Entzündung (Arthritis)	*tri-doṣa; rasa, asthi, snāyu;* evtl. *āma*
	Rötung	*pitta*
	Erwärmung	*pitta*
	Schwellung	*kapha*
	Erguss	*kapha*
	Rheumaknoten	*kapha* dominierter *tri-doṣa*-Prozess
	Degeneration (Arthrose)	*vāta; asthi*
	Krepitationen	*vāta; asthi*
	Bewegungseinschränkung	*vāta, kapha; asthi, snāyu, māṃsa*
	Versteifung	*vāta; asthi, snāyu, māṃsa*
	Morgensteifigkeit	*vāta; āma; asthi, snāyu, māṃsa*
	Deformierungen	*vāta; asthi, snāyu, māṃsa*
	Hypermobilität	*vāta*
Muskulatur	Schmerzen	*vāta*
	Verspannung	*vāta*
	Gelosen	*vāta*
	Kachexie	*vāta*
	Rötung	*pitta*
	Erwärmung	*pitta*
	Schwellung	*kapha*
Nerven	Die Symptome des Nervensystems werden in dem entsprechenden Abschnitt behandelt (s. S. 358 ff.)	
Knochen	Schmerzen	*vāta; asthi*
	Fraktur	*vāta; asthi*
	Kallus	*tri-doṣa; asthi*
	Entzündung	*pitta* dominierter *tri-doṣa*-Prozess; *asthi*
	Osteoporose	*vāta; asthi*
	Osteophyten	*vāta; asthi*

Tab. 17.1 Fortsetzung, Symptome des Bewegungsapparats und ihre ayurvedische Bedeutung.

	Symptom	ayurvedische Zuordnung
Sehnen und Bänder	Schmerzen	*vāta; snāyu*
	Entzündung (Sehnenscheiden)	*pitta* dominierter *tri-doṣa*-Prozess; *snāyu*
	Ruptur	*vāta; snāyu*
	Dehnung	*vāta; snāyu*
	Verkürzung	je nach zugrunde liegender Pathologie, vorrangig *vāta*
	Kalkablagerungen	*vāta; snāyu, asthi*

Tab. 17.2 Klassisch-ayurvedische Krankheitsbilder des Bewegungsapparats.

Erkrankung	Hauptfaktoren der *saṃprāpti*	Erläuterung	Vergleich
vāta-vyādhi	*vāta*	rein *vāta*-dominiert	zumeist degenerative Erkrankungen, z. B. Arthrosen
āma-vāta	*āma* *vāta*	*āma* dominiert das Krankheitsgeschehen; ein pathologisches *vāta* ist assoziiert.	rheumatische, zumeist entzündliche Erkrankungen, wie die rheumatoide Arthritis und Autoimmunerkrankungen
vāta-rakta	*vāta* *rakta*	*vāta* steht im Vordergrund der Pathogenese; das Blutgewebe *rakta* ist als *dūṣya* betroffen.	hyperurikämische Arthritis (Gicht), Vaskulitis

Ausleitung (*śodhana*)

- mildes Purgieren (*virecana*), bevorzugt mit *Eraṇḍa-taila* (Rizinusöl)
- reinigende Dekokteinläufe (*nirūha-basti*)
- nährende Öleinläufe (*mātra-basti*)
- Blutegel (*jalaukā*)

Äußere Anwendungen

- Ölmassagen (*abhyaṅga*)
- Wärmebehandlungen (*svedana*)
- Packungen (*lepa*)
- Dauerölanwendungen (*kaṭi-basti*)
- Beutelmassagen (*piṇḍa-sveda*)

Medikamentöse Therapie

Da ***vāta* das wichtigste pathogenetische Prinzip** bei den meisten Erkrankungen des Bewegungsapparats darstellt, sind v. a. **wärmende** (*uṣṇa*) und **ölende** (*snehana*) Substanzen hilfreich.

Die **Regeneration (*rasāyana*)** und das Nähren (*bṛṃhaṇa*) der betroffenen Gewebe ist bei degenerativen Prozessen notwendig. **Schwellungsmindernde** und antiphlogistische Heilmittel (*śothahara*) werden bei entzündlichen Prozessen und Ödemen eingesetzt. **Analgetische** Substanzen (*vedanā-sthāpana*) sorgen für eine Schmerzlinderung.

Im Falle von ***āma*-Belastung** ist eine stoffwechselanregende Behandlung (*āma-pācana*) allen anderen therapeutischen Maßnahmen vorzuschalten. **Ablagerungen** können mithilfe „auskratzender" (*lekhana*), ausleitender (*śodhana*) und *srotas*-aktivierender (*pramāthī*) Maßnahmen beseitigt werden.

Bei ausbleibendem Therapieerfolg oder bei der Gicht ist die „Reinigung des Bluts“ (*rakta-śodhana*) indiziert.

In **Tab. 17.3** sind die Einzeldrogen und in **Tab. 17.4** die Kombinationspräparate zur Behandlung des Bewegungsapparats zusammengestellt.

Ernährung und Verhalten

Bei Erkrankungen des Bewegungsapparats sind grundsätzlich die in **Tab. 17.5** (S. 276) aufgeführten Ernährungs- und Verhaltensempfehlungen zu beachten.

Tab. 17.3 Einzeldrogen für die Behandlung des Bewegungsapparats mit ihren wichtigsten Wirkungen.

Sanskrit-Bezeichnung	botanische/deutsche Bezeichnung	allgemeine Wirkungen
Methikā	Trigonella foenum-graecum, Bockshornkleesamen	traditionelles indisches Hausmittel zur Linderung von Gelenkbeschwerden
Eraṇḍa	Ricinus communis, Wunderbaum	Rizinuswurzel: *vāta*-reduzierend. Rizinusöl: laxativ; Ausleitung (*virecana*) bei *vāta*-Erkrankungen und *āma-vāta*
Aśvagandhā	Withania somnifera, Schlafbeere	berühmtes *vāta*-reduzierendes *rasāyana*; leicht analgetisch; stressreduzierend
Guḍūcī	Tinospora cordifolia, Guduchi	berühmtes *pitta*-reduzierendes *rasāyana*; „blutreinigend“ (*rakta-śodhana*); Basismittel bei der Behandlung von Gicht
Pippalī	Piper longum, Langer Pfeffer	*agni*-anregend, *āma*-reduzierend; immunmodulatorisch; hilfreich bei allen Autoimmunerkrankungen, inkl. rheumatischer Polyarthritis
Balā	Sida cordifolia, Sandmalve	häufig eingesetzte Pflanze zur *vāta*-Reduktion; kräftigend; Regeneration des Nerven- und Muskelgewebes ! Die Dosierung ist zu beachten.
Atibalā	Abutilon indicum, Schönmalve	guter Ersatz für *Balā* (Sida cordifolia) ! Die Dosierung ist zu beachten.
Nirguṇḍī	Vitex negundo, Wildpfeffer	weitverbreitetes Mittel zur *vāta*-Reduktion; besonders hilfreich bei Gelenkerkrankungen; Verwendung als Zusatz für Dampfbehandlungen (*svedana*) und für Packungen (*lepa*)
Mustā	Cyperus rotundus, Knolliges Zypergras	*āma*-reduzierend; hilfreich bei *āma-vāta*, insbesondere bei Unverträglichkeit scharfer Drogen (wie *Pippalī* oder *Trikaṭu*)
Rāsnā	Pluchea lanceolata (kontrovers), Rasna	*vāta*-reduzierend; gut für *vāta*-Erkrankungen des Bewegungsapparats
Śallakī	Boswellia serrata, Weihrauchharz	entzündungshemmende Wirkung; bewährt bei Morbus Crohn und Colitis ulcerosa; Ersatz für *Guggulu* (Commiphora mukul)
Guggulu	Commiphora mukul, Indische Myrrhe	traditionell im Ayurveda sehr häufig eingesetztes Mittel mit entzündungshemmender Wirkung; *rasāyana*; Reduktion aller drei *doṣa*; hilfreich bei allen Gelenkerkrankungen ! Vereinzelt wurden allergische Reaktionen beobachtet.
Bhallātaka	Semecarpus anacardium, Markfruchtbaum	*āma*-reduzierend; sehr stark erhitzend; starkes Mittel gegen *āma-vāta* ! Wirkt schleimhautreizend und ist bei ausgeprägtem *pitta* kontraindiziert, da Hämaturie und andere *pitta*-Symptome möglich sind. Das traditionelle Herstellungsverfahren und die Dosierung sind streng zu beachten.

Tab. 17.4 Kombinationspräparate für die Behandlung des Bewegungsapparats mit ihren wichtigsten Wirkungen.

Sanskrit-Bezeichnung	Klassifikation	allgemeine Wirkungen
Nārāyaṇa-taila	mediziniertes Öl mit *vāta*-reduzierenden Drogen	berühmtes *vāta*-reduzierendes Öl; weitverbreitet in der Praxis für die meisten Massagen und Spezialbehandlungen im Bereich des Bewegungsapparats und am Kopf
Piṇḍa-taila	mediziniertes Öl	klassisch empfohlenes Öl bei *vāta-rakta* (Gicht)
Dhānvantara-taila	mediziniertes Öl mit *vāta*-reduzierenden Drogen	*vāta*-reduzierendes, nährendes Öl
Balādya-taila	mediziniertes Öl mit *Balā* (Sida cordifolia)	*vāta*-reduzierendes, nährendes Öl ! Die Dosierung ist zu beachten.
Kṣīra-balā-taila	mediziniertes Öl mit Milch und *Balā* (Sida cordifolia)	*vāta*-reduzierendes, nährendes Öl ! Die Dosierung ist zu beachten.
Pañcatikta-ghṛta	mediziniertes Butterreinfett mit Bitterdrogen	*ghī* zur innerlichen Einnahme als Vorbereitung für Ausleitungen, aber auch als Dauerbehandlung; hilfreich bei Erkrankungen des Knochengewebes (*asthi-dhātu*); *pitta*-reduzierend
Triphalā-guggulu	Präparat mit *Guggulu* (Commiphora mukul)	entzündungshemmend; „auskratzend“ (*lekhana*); maximaler *Guggulu*-Gehalt ! Vereinzelt wurden allergische Reaktionen beobachtet.
Yogarāja-guggulu	Präparat mit *Guggulu* (Commiphora mukul)	wohl das am häufigsten eingesetzte Präparat zur Behandlung von Gelenkbeschwerden, insbesondere von Arthrosen und *āma-vāta* ! Vereinzelt wurden allergische Reaktionen beobachtet.
Kaiśora-guggulu	Präparat mit *Guggulu* (Commiphora mukul) und *Guḍūcī* (Tinospora cordifolia)	hilfreich bei allen Erkrankungen der Blutgefäße und bei Durchblutungsstörungen; Basistherapeutikum bei Gicht ! Vereinzelt wurden allergische Reaktionen beobachtet.
Siṃhanāda-guggulu	Präparat mit *Guggulu*, *Eraṇḍa-taila* (Rizinusöl) und detoxifiziertem Schwefel	eines der wichtigsten Präparate zur Behandlung von Gelenkbeschwerden, insbesondere bei Obstipation ! Vereinzelt wurden allergische Reaktionen beobachtet.
Daśamūla-kvātha	Dekokt mit 10 Wurzeln	Dekokt mit *vāta*-reduzierender und leicht entzündungshemmender Wirkung
Rāsnādi-kvātha	Dekokt mit *Rāsnā* (Pluchea lanceolata)	häufig bei *āma-vāta* eingesetztes Dekokt
Eraṇḍamūla-kvātha	Dekokt mit *Eraṇḍa*(Ricinus communis)-Wurzeln	gutes Dekokt zur *vāta*-Reduktion
Saṃjīvanī-vaṭī	Tabletten mit detoxifiziertem *Bhallātaka* (Semecarpus anacardium)	*āma*-reduzierend; stark erhitzend; sicheres und effektives Mittel gegen *āma-vāta* ! Wirkt schleimhautreizend und ist bei ausgeprägtem *pitta* kontraindiziert, da Hämaturie und andere *pitta*-Symptome möglich sind. Das traditionelle Herstellungsverfahren und die Dosierung sind streng zu beachten.

Tab. 17.4 Fortsetzung, Kombinationspräparate für die Behandlung des Bewegungsapparats mit ihren wichtigsten Wirkungen.

Sanskrit-Bezeichnung	Klassifikation	allgemeine Wirkungen
Kukkutāṇḍa-tvak-bhasma	kalzinierte Eierschalenasche	gute Quelle für natürliches Kalzium ! Das traditionelle Herstellungsverfahren und die Dosierung sind zu beachten.
Muktā-bhasma	kalzinierte Perlenasche	*pitta*-reduzierend; natürliche Kalziumquelle ! Das traditionelle Herstellungsverfahren und die Dosierung sind zu beachten.
Muktāpravāla-pañcāmṛta	herbo-mineralisches Präparat mit kalzinierter Muschel-, Perlen- und Korallenasche	*pitta*-reduzierend; hervorragende natürliche Kalziumquelle; hilfreich bei Osteoporose ! Das traditionelle Herstellungsverfahren und die Dosierung sind zu beachten.
Vāta-vidhvaṃsana-rasa	herbo-mineralisches Präparat mit detoxifiziertem *Vatsanābha* (Aconitum ferox) sowie kalzinierter Kupfer-, Schwefel-, Quecksilberasche	hilfreich bei schmerzdominierten *vāta*-Erkrankungen des Bewegungsapparats ! Das traditionelle Herstellungsverfahren und die Dosierung sind streng zu beachten.
Bṛhad-vāta-cintāmaṇi-rasa	herbo-mineralisches Präparat mit kalzinierter Schwefel-, Silber-, Quecksilber- und Goldasche	Förderung der Geweberegeneration; *vāta*-reduzierend ! Das traditionelle Herstellungsverfahren und die Dosierung sind streng zu beachten.

Tab. 17.5 Allgemeine Ernährungs- und Verhaltensempfehlungen bei Erkrankungen des Bewegungsapparts.

	empfehlenswert	zu meiden
Ernährung	• *vāta*-reduzierende und warme Nahrungsmittel • in Maßen Bitteres • ausreichend gute Fette (Sesamöl, *ghī*) • Milch	• saure, kalte, *srotas*-blockierende (*abhiṣyandī*) und schwer verdauliche Nahrungsmittel • Käse, Joghurt • *vāta*-aggravierende Nahrung
Verhalten	• rhythmischer Lebensstil • angemessene körperliche Belastung • Yoga-Übungen	• Kälte • feucht-kaltes Klima

17.2 Klassische Krankheitsbilder

In den meisten Fällen handelt es sich bei Erkrankungen des Bewegungsapparats um ***vāta*-Störungen**. Diese können zusätzlich mit einer ***āma*-Aggravation** einhergehen. Neben diesen *vāta*-dominierten Erkrankungen werden zwei weitere große klassische Krankheitsbilder des Bewegungsapparats (*āma-vāta* und *vāta-rakta*) erläutert und ihre speziellen Therapieverfahren vorgestellt.

17.2.1 *vāta-vyādhi* – *vāta*-dominierte Erkrankungen

Aus ayurvedischer Sicht ist jegliche Form von Bewegung dem *vāta*-Prinzip zuzuordnen. Entsprechend werden Erkrankungen, die die Beweglichkeit des Körpers betreffen, *vāta-vyādhi*, also „*vāta*-bezogene Erkankungen" genannt.

Gemäß moderner Auffassung sind es hauptsächlich das **Nervensystem und der Bewegungsap-**

parat, die Bewegungsabläufe vermitteln. Folgerichtig handelt es sich bei den ***vāta-vyādhi*** um Erkrankungen, die folgende funktionelle Einheiten betreffen:

- Nervensystem
- Skelettmuskulatur
- Sehnen
- Bänder
- Knochen
- Gelenke

vāta-vyādhi ist ein technischer Begriff, der Krankheitsbilder nur aus diesen Organsystemen kennzeichnet, nicht aber allgemeine *vāta*-Symptome anderer Bereiche (**Tab. 17.6**). Obwohl diese Krankheitsbilder im Ayurveda eine nosologische Einheit bilden, werden die Erkrankungen des Bewegungsapparats in diesem Kapitel, diejenigen des Nervensystems in einem späteren besprochen (s. S. 358 ff.).

Tab. 17.6 *vāta-vyādhi* auf einen Blick.

klassische Bezeichnung	***vāta-vyādhi***
deutsche Übersetzung	*vāta*-dominierte Erkrankungen des Bewegungsapparats
klassische Referenzen	*Caraka, Ci.* 28
wichtigste Faktoren der *samprāpti*	• *vāta* • *asthi* • *kaṇḍarā* • *snāyu* • *māṃsa*
Hauptursachen	• *vāta*-erhöhende Kost • Kälte • körperliche Überlastung • Traumata • Auszehrung • reduzierende Therapien (*laṅghana*) • Unterdrückung körperlicher Bedürfnisse (*vega-dhāraṇā*) • Schlafmangel • psychische Belastungen
Hauptarten	• Arthrosen (*sandhi-gata-vāta*) • Ischiasleiden und Lumbago (*gṛdhrasī*) • Steifigkeit im Bereich der HWS (*manyā-stambha*; *grīvāgraha*) • Schmerzsyndrome der oberen Extremität (*viśvācī*; *avabāhuka*) • Beschwerden in Sprunggelenk und Ferse (*vāta-kaṇṭaka*)
Hauptsymptome	• Schmerzen • Bewegungseinschränkung
Therapiestrategie	• Wärme • *vāta*-Reduktion • *snehana* • *rasāyana* • Beseitigung von *vāta*-Blockaden (Reinigung der *srotas*) • mildes *virecana* • Einläufe (*basti*) • in fortgeschrittenen Fällen: Behandlung von *rakta-dhātu*

Hauptarten

Die in **Tab. 17.7** angegebenen Erkrankungen stellen nur eine Auswahl von *vāta-vyādhi* des Bewegungsapparats dar (vgl. *Caraka, Sū.* 20.11 und *Ci.* 28.37 ff.). Weitere Krankheitsbilder aus diesem Bereich sind weniger praxisrelevant.

Ätiologie (*Caraka, Ci.* 28.15–18)

Sämtliche *vāta*-aggravierende Faktoren verursachen *vāta-vyādhi*, wie z. B.

- chronische, auszehrende Erkrankungen,
- Kachexie, Atrophie (*dhātu-kṣaya*),
- Kälte,
- körperliche Überlastung (durch körperliche Arbeit, Sport, Geschlechtsverkehr),
- physische Traumata,
- psychische Disharmonie (Sorgen, Ängste, innere Anspannung), Stress,
- reduzierende Therapien (*laṅghana*),
- Schlafmangel,
- trockene (*rūkṣa*) und kühlende (*śīta*) Nahrungsmittel,
- Unterdrückung körperlicher Bedürfnisse (*vega-dhāraṇā*),
- Verletzung von Vitalorganen (*marman*),
- zu leichte (*laghu*) Kost, anhaltende Nahrungskarenz bzw. Fasten.

Tab. 17.7 *vāta*-Erkrankungen (*vāta-vyādhi*) des Bewegungsapparats.

vāta-vyādhi	moderne Bedeutung	klassische Referenz	*dūṣyas*	Lokalisation
sandhi-gata-vāta	Arthrosen	*Caraka, Ci.* 28.37	*asthi, snāyu*	sämtliche Gelenke
gṛdhrasī	Ischiasleiden, Lumbago	*Caraka, Ci.* 28.56 f.	*snāyu, sirā*	hauptsächlich LWS
viśvācī, avabāhuka	Schmerzsyndrome der oberen Extremität	*Suśruta, Ni.* 1.82	*māṃsa, snāyu, kaṇḍarā*	Nervenwurzeln im HWS-Bereich; Plexus brachialis

Pathologische *vāta*-Aktivität

Die Diagnose und Therapieplanung bei *vāta-vyādhi* erscheint vergleichsweise einfach, da *vāta* singulär den Krankheitsprozess dominiert. Allerdings kann *vāta* auf unterschiedliche Weise pathologische Prozesse hervorrufen. Folgende Modi der pathologischen *vāta*-Aktivität sollten bei der Therapieplanung berücksichtigt werden:

Modus 1 – *vāta* als alleiniger Faktor

***vāta* als primärer Faktor** des Krankheitsgeschehens ist allein für die Funktionsbeeinträchtigung oder Schädigung der Gewebe des Bewegungsapparats verantwortlich. Zum Beispiel kann *vāta* durch schwere körperliche Arbeit oder falsche Haltung aggraviert werden und eine Bandscheibenprotrusion hervorrufen.

Modus 2 – *vāta* in Kombination mit einem weiteren *doṣa*

vāta als primärer Faktor des Krankheitsgeschehens ist in Kombination mit einem **anderen *doṣa*** für die Funktionsbeeinträchtigung oder Schädigung der Gewebe des Bewegungsapparats verantwortlich. Bei der Gicht (*vāta-rakta*) z. B. sind neben den *vāta*-Anzeichen (Schmerz, Lokalisation in den Gelenken) deutliche *pitta*-Symptome (lokale Rötung, Erwärmung) zu beobachten. Somit muss *pitta* bei der Behandlung ebenfalls berücksichtigt werden.

Modus 3 – sekundäres *vāta* durch Gewebeschädigung

Eine **Degeneration oder Schädigung von Geweben (*dhātu-kṣaya*)** bildet die Ursache für die *vāta*-Aggravation. Als Folge verursacht *vāta* sekundär weitere Schäden in den Geweben. Ein Teufelskreis entsteht. Ein Beispiel wären Arthrosen. Neben der Behandlung von *vāta* ist für eine Regeneration der Gewebe zu sorgen.

Modus 4 – *vāta*-Blockade

Ein ursprünglich physiologisches ***vāta* wird in seiner Aktivität bzw. Beweglichkeit behindert (*srotas*-Blockade)**. In der Folge verhält sich *vāta* pathologisch oder ruft eine Funktionsbeeinträchtigung oder Schädigung der Gewebe hervor. Dieser Modus lässt sich seltener im Bewegungsapparat, sondern eher bei Erkrankungen des Nervensystems beobachten.

Bei übergewichtigen Arthrosepatienten kommt es jedoch zu einer solchen Blockade von *vāta*, und zwar durch das Fettgewebe (*medas*). Reaktiv ruft *vāta* degenerative Schäden im Gelenk hervor. Entsprechend muss die Therapie drei Faktoren berücksichtigen: Neben der intensiven *vāta*-Behandlung ist *medas* zu reduzieren und die Gelenkschädigung (*asthi-dhātu*) zu beheben.

Allgemeine Therapie

Folgende generelle Therapieempfehlungen sind bei allen *vāta-vyādhi* hilfreich (Caraka, *Ci.* 28.75 ff.). Spezielle Maßnahmen für die einzelnen Formen folgen weiter unten.

Ausleitung (*śodhana*)

Purgieren (*virecana*)

- **Hinweis:** Die Ausleitung sorgt für die **Reinigung der *vāta*-Passagewege** (*srotas*) und minimiert somit die Möglichkeit einer *vāta*-Blockade (Modus 4). Außer bei Kontraindikationen, wie allgemeiner Schwäche, sollte die Ausleitung in milder bis mittlerer Intensität durchgeführt werden. Rizinusöl ist ein sanftes Laxans und zudem ein gutes Heilmittel bei *vāta*-Symptomen des Bewegungsapparats.

- **Form:** *virecana Nr. 2* (**Tab. 10.9**, S. 78 f.)
- **Purgiermittel:** *Eraṇḍa-taila* (Rizinusöl) 30–40 ml

Einläufe (*basti*)

- **Hinweis:** Eine Darmsanierung mittels Einläufen gilt als die beste Möglichkeit, *vāta* nachhaltig aus dem Körper zu beseitigen (Modi 1–4). Die Dekokteinläufe (*nirūha-basti*) reinigen das Kolon als Region höchster *vāta*-Aktivität („Sitz") und verbessern seine Funktionalität (v. a. Modus 4). Die Ölklistiere (*mātra-basti*) nähren die Gewebe des Körpers und sorgen so für eine *vāta*-Reduktion (v. a. Modus 3).
- **Form:** *nirūha Nr. 2* (**Tab. 10.11**, S. 82 f.)
- **Dekokt für *nirūha*:** *Daśamūla-kvātha* 400 ml
- **Öl für *mātra*:** *Nārāyaṇa-taila* 30–40 ml

Therapie bei Beschwerden der Wirbelsäule

Purgieren (*virecana*)

- **Hinweis:** Für die Ausleitung bei Beschwerden der Wirbelsäule, insbesondere im Lumbal- oder Sakralbereich (*kaṭi*), ist das Purgierverfahren zu modifizieren.
- **Durchführung:** 1× tägl.
- **Form:** *virecana Nr. 4* (**Tab. 10.9**, S. 78 f.)

Äußere Anwendungen

Ölmassagen (*abhyaṅga*)

- **Hinweis:** Ölmassagen reduzieren *vāta* und regenerieren geschädigte Strukturen des Bewegungsapparats (v. a. Modus 3).
- **Durchführung:** 1–2× tägl. lokal
- **Öl:** *Nārāyaṇa-taila*

Wärmebehandlungen (*svedana*)

- **Hinweis:** Wärmezufuhr födert generell die Durchblutung und lindert Schmerzen (Modi 1, 2 und 4).
- **Durchführung:** 1× tägl. nach der Massage lokal (*nāḍī-sveda*) oder als Ganzkörperdampfbad (*vāṣpa-sveda*) mit folgendem Zusatz
- **Zusatz:** *Nirguṇḍī*(Vitex negundo)-Blätter oder ersatzweise: aufgekochtes Beinwell(Symphytum officinalis)-Pulver

Manualtherapie

- **Durchführung:** Luxationen, Protrusionen oder Bandscheibenprolaps sind mittels chiropraktischer oder osteopathischer Maßnahmen zu reponieren.

Medikamentöse Therapie

Mediziertes Butterreinfett (*ghṛta*)

- **Hinweis:** Die innere Einnahme von **Fett (*snehana*)** gleicht die Trockenheit (*rūkṣa*) von *vāta* aus (Modi 1 und 2). Die **bitteren** Bestandteile der folgenden Rezeptur regen zudem den Gewebestoffwechsel (*dhātv-agni*) an und fördern besonders die Regeneration des Knochengewebes *asthi* (v. a. Modus 3).
- **Darreichung:** 2× tägl.
- **Fett:** *Pañcatikta-ghṛta* 10–20 ml.

Guggulu-Präparat

- **Hinweis:** *Guggulu* (Commiphora mukul) reduziert *vāta* (Modi 1 und 2), reinigt die *srotas* (*lekhana*; Modus 4) und wirkt entzündungshemmend (Modi 1 und 2). Zudem fördert es die Regeneration der Gewebe (Modus 3). Die folgenden Rezepturen haben sich bei Erkrankungen des Bewegungsapparats bewährt.
- **Darreichung:** 3× tägl. nach der Mahlzeit
- **Präparat:** *Siṃhanāda-guggulu* 1 g

bei Durchfall ersetzen durch:

- **Präparat:** *Yogarāja-guggulu* 1 g

Pulver (*cūrṇa*)

- **Hinweis:** Folgendes ***rasāyana*** wirkt dem degenerativen Prozess entgegen (v. a. Modus 3) und reduziert allgemein *vāta* (Modi 1 und 2).
- **Darreichung:** 3× tägl. mit warmer Milch
- **Pulver:** *Aśvagandhā* (Withania somnifera; **Abb. 17.1**) 3 g

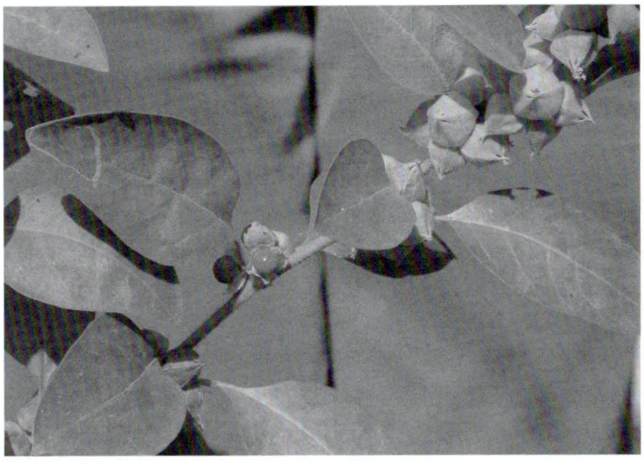

Abb. 17.1 *Aśvagandhā* (Withania somnifera). Quelle: Elmar Stapelfeldt

Ernährung und Verhalten

In **Tab. 17.8** sind die allgemeinen Ernährungs- und Verhaltensempfehlungen bei *vāta-vyādhi* aufgeführt.

17.2.2 *sandhi-gata-vāta* – Arthrosen

Wörtlich übersetzt bedeutet *sandhi-gata-vāta* „in das Gelenk gefahrenes *vāta*". *vāta* ist das dominierende Prinzip in der Pathogenese und zerstört sämtliche **gelenkassoziierten Strukturen**:

- Knorpel
- Knochen
- Bänder
- Sehnen
- Muskeln
- Schleimbeutel

> *āma* ist bei *sandhi-gata-vāta* nicht in den Krankheitsprozess involviert. Dieses degenerative Geschehen lässt sich mit arthrotischen Veränderungen der Gelenke gleichsetzen und macht den Großteil der *vāta-vyādhi* aus.

Die soeben skizzierte allgemeine Therapie der *vāta*-Erkrankungen soll im Folgenden für Arthrosen spezifiziert werden.

Ausleitung (*śodhana*)

Das Purgieren (*virecana*) zur Reinigung der *srotas* erfolgt prinzipiell auf dieselbe Weise wie bei der allgemeinen Therapie von *vāta-vyādhi* (s. o.) und stellt eine vorbereitende Behandlung für die folgenden Therapiemaßnahmen dar.

vāta-Reduktion

Im Zentrum der ursächlichen Behandlung von Arthrosen steht die *vāta*-Reduktion.

Ausleitung (*śodhana*)

Einläufe (*basti*)

- **Form:** *nirūha Nr. 2* (**Tab. 10.11**, S. 82 f.)
- **Dekokt für *nirūha*:** *Daśamūla-kvātha* 400 ml
- **Öl für *mātra*:** *Nārāyaṇa-taila* 30–40 ml

Äußere Anwendungen

Ölmassagen (*abhyaṅga*)

- **Durchführung:** 1–2× tägl. lokal mit *vāta*-reduzierenden Ölen
- **Öl:** *Nārāyaṇa-taila*, *Balādya-taila* oder *Dhānvantara-taila*

Lokale Dauerölanwendung (*kaṭi-basti*)

- **Hinweis:** Handelt es sich um degenerative Prozesse im Bereich der Wirbelsäule, so ist eine lokale Dauerölanwendung (*grīva-*, *pṛṣṭha-* oder *kaṭi-basti*) sinnvoll. Dies ist bei Gonarthrose auch am Knie möglich.

Tab. 17.8 Allgemeine Ernährungs- und Verhaltensempfehlungen bei *vāta-vyādhi*.

	empfehlenswert	zu meiden
Ernährung	• *vāta*-reduzierende Nahrung • frisch gekochte Speisen • Weizen, Dinkel, Hafer, Reis, *Mudga* (Vigna radiata), geringe Mengen *Māṣa* (Vigna mungo) • Milch, *ghī*, Sesamöl • Zucchini, Auberginen, Karotten, Kürbis, Knoblauch, Fenchel, Rote Bete, Topinambur, Kartoffeln, Steckrüben, Zwiebeln (gekocht) • Pfeffer, Nelken, Kardamom, Zimt, Koriander, Ingwer	• *vāta*-aggravierende Nahrungsmittel (Hülsenfrüchte, Brokkoli, Blattgemüse, Hirse, Mais, Gerste) • schwer verdauliche und *srotas*-blockierende (*abhiṣyandī*) Nahrung, wie Joghurt, Käse, Fleisch, Fisch, Eier • saure Nahrungsmittel, wie Tomaten, Essig, Wein, saures Obst • falsche Nahrunsmittelkombinationen • aufgewärmte Speisen
Verhalten	• Wärme • Öle (*snehana*) • Physiotherapie bzw. jeweils geeignete Yoga-Übungen (*āsana*)	• physische Überlastung (harte körperliche Arbeit, Übermaß an Sport, Traumata) • Fehlhaltungen • Windexposition

- **Durchführung:** Die lokale Ölanwendung ist 1 Woche lang 1× tägl., dann 2 Wochen alle 2 Tage und danach 1–2× pro Woche für 45 min durchzuführen, bis sich die Symptome gebessert haben.
- **Öl:** *Nārāyaṇa-taila*

Wärmebehandlungen (*svedana*)

- **Durchführung:** 1× tägl. nach der Massage als Wärmepackung (*upanāha-sveda*), lokale Dampfbehandlung (*nāḍī-sveda*) oder als Ganzkörperdampfbad (*vāṣpa-sveda*)
- **Zusatz:** *Nirguṇḍī*(Vitex negundo)-Blätter oder ersatzweise: aufgekochtes Beinwell(Symphytum officinalis)-Pulver

Medikamentöse Therapie

Mediziniertes Butterreinfett (*ghṛta*)

- **Darreichung:** 2× tägl.
- **Fett:** *Pañcatikta-ghṛta* 10–20 ml

Geweberegeneration (*rasāyana*)

Zumeist sind bei Arthrosen aufgrund der Schädigung der Gelenkstrukturen auch geweberegenerierende Maßnahmen nötig. Folgende Heilmittel besitzen zudem eine *vāta*-reduzierende Wirkung.

Medikamentöse Therapie

***Guggulu*-Präparat**

- **Darreichung:** 3× tägl. nach der Mahlzeit
- **Präparat:** *Siṃhanāda-guggulu* 1 g

bei Durchfall ersetzen durch:

- **Präparat:** *Yogarāja-guggulu* 1 g

Pulver (*cūrṇa*)

- **Darreichung:** 2× (bei starken Schmerzen 3×) tägl. mit warmer Milch
- **Pulver:** *Aśvagandhā* (Withania somnifera) 3 g

bei stark degenerierten Geweben (insbesondere Knorpel) zusätzlich:

- **Pulver:** *Kukkutāṇḍatvak-bhasma* 300 mg

Mediziertes Butterreinfett (*ghṛta*)

- **Hinweis:** Dieses medizinierte Butterreinfett ist besonders hilfreich bei **stärkeren Degenerationen** des Knorpels.
- **Darreichung:** 2× tägl.
- **Fett:** *Pañcatikta-ghṛta* 10–20 ml

Sanierung des Blutgewebes (*rakta-dhātu*), der Gefäße (*sirā*) und Sehnen (*kaṇḍarā*)

Die praktische Erfahrung zeigt, dass in fortgeschrittenem Stadium dieser zusätzliche Therapieansatz notwendig werden kann.

Ausleitung (*śodhana*)

Blutentzug (*rakta-mokṣaṇa*)

- **Durchführung:** Wenn sich Schmerzen und Schwellungen der Gelenke nicht zufriedenstellend durch konventionelle Maßnahmen reduzieren lassen, sollten je nach Verträglichkeit initial 1–2× pro Woche je nach Größe des Gelenks 1–2 Egel lokal angesetzt werden, bis sich die Symptome gebessert haben.
- **Form:** *rakta-mokṣaṇa Nr. 3* (**Tab. 10.14**, S. 88)

Medikamentöse Therapie

***Guggulu*-Präparat**

- **Darreichung:** 3× tägl. nach der Mahlzeit
- **Präparat:** *Kaiśora-guggulu* 1 g

Ernährung und Verhalten

Es gelten die allgemeinen Ernährungs- und Verhaltensempfehlungen zu *vāta-vyādhi* (**Tab. 17.8**, s. o.)

17.2.3 *viśvācī* und *avabāhuka* – Schmerzsyndrome der oberen Extremität

Im Ayurveda werden Schmerzen im Bereich der oberen Extremität eingeteilt in solche **mit Bewegungseinschränkung** (*viśvācī*) und in solche **ohne Bewegungseinschränkung** (*avabāhuka*). Für die Therapie ist diese Einteilung ohne Bedeutung, da beide Formen gleich behandelt werden.

Diese *vāta-vyādhi* werden zumeist entweder durch eine Nervenwurzelkompression im HWS-Bereich oder durch eine Störung im Bereich des Plexus brachialis ausgelöst.

Ausleitung (*śodhana*)

Die Ausleitungsmaßnahmen erfolgen wie bei der allgemeinen Therapie von *vāta-vyādhi*, wobei die Ölklistiere bei Bedarf auch im Wechsel mit Dekokteinläufe (*nirūha-basti*) mit 400 ml *Daśamūla-kvātha* (*nirūha Nr. 2*; **Tab. 10.11**, S. 82 f.) angewendet werden können.

Zusätzlich empfiehlt sich eine nasale Behandlung, mit der schon während der Einlaufphase begonnen werden kann:

Nasale Behandlung (*nasya*)

- **Form:** *nasya Nr. 3* (**Tab. 10.13**, S. 86)

bei reinen ***vāta*-Symptomen** oder bei ***pitta*-Beteiligung** (z. B. Brennen, lokale Erwärmung):

- **Öl:** *Nārāyaṇa-* oder *Balādya-taila* 16 Tr.

bei ***kapha*-Beteiligung** (z. B. Schwere- oder Taubheitsgefühl) ersatzweise:

- **Öl:** *Balāmūla-* oder *Daśamūla-kvātha* 16 Tr.

Äußere Anwendungen

Lokale Dauerölanwendung (*grīva-* bzw. *pṛṣtha-basti*)

- **Durchführung:** In einem Teigring aus *Māṣa*(Vigna mungo)-Mehl 1 Woche lang 1× tägl., dann 1 Woche alle 2 Tage folgendes warmes Öl für 30–40 min auf das betroffenen Bewegungssegment der Wirbelsäule applizieren.
- **Öl:** *Nārāyaṇa-taila*

Medikamentöse Therapie, Ernährung und Verhalten

Auch bei Schmerzsyndromen der oberen Extremität sind die allgemeine Empfehlungen von *vāta-vyādhi* zu beachten (s. S. 278 ff.).

17.2.4 *gṛdhrasī* – Ischiassyndrom

Das Ischiassysndrom wird bereits im ältesten klassischen Ayurveda-Text unter der Bezeichnung *gṛdhrasī* erwähnt (vgl. *Caraka*, *Ci.* 28.56 f. und 101).

Die typischen Symptome (Schmerzen, Muskelverspannungen, Sensibilitätsstörungen, ggf. Lähmungen) im Verlauf des Nervus ischiadicus sind **alle *vāta* zuzuordnen**. Sind diese aufgrund von Wurzelirritations- oder Kompressionssyndromen oder durch Bandscheibenvorfälle, degenerative Erkrankungen, Traumata bzw. Frakturen im Bereich der LWS entstanden, können sie durch ayurvedische Maßnahmen **gut behandelt** werden.

Chemische Analgetika sind dann nur bei sehr ausgeprägten Schmerzen notwendig. Sollte die ayurvedische Therapie nicht anschlagen und wenn die Gefahr einer Nervenwurzelschädigung akut wird, wäre ein chirurgischer Eingriff anzuraten.

Stoffwechselkorrektur (*āma-pācana*)

Wenn zusammen mit den *vāta*-bedingten Symptomen des Ischiassyndroms typische ***āma*-Zeichen** (s. S. 205, insbesondere aber Steifigkeit, Schweregefühl und Trägheit) auftreten sollten, so muss vor allen anderen Maßnahmen *āma* beseitigt werden.

Medikamentöse Therapie

Pulver (*cūrṇa*)

- **Darreichung:** 2–3× tägl. mit Waldhonig bis zur Beseitigung der *āma*-Symptome
- **Pulver:** *Trikaṭu-cūrṇa* 1–2 g oder ersatzweise: *Śuṇṭhī* (Zingiber officinalis) 2 g

Ernährung

Empfehlenswert ist beim Ischiassyndrom leichte Kost sowie ggf. Fasten (*laṅghana*).

Ausleitung (*śodhana*)

Sind **keine *āma*-Zeichen** (mehr) vorhanden, sollte eine Ausleitung über den Darm durchgeführt werden.

Purgieren (*virecana*)

- **Form:** *virecana Nr. 2* oder *virecana Nr. 3* (**Tab. 10.9**, S. 78 f.)
- **Fett für die innere Oleation:** *Pañcatikta-ghṛta*
- **Purgiermittel:** *Eraṇḍa-taila* (Rizinusöl) 30–40 ml

Einläufe (*basti*)

- **Hinweis:** Die Einläufe bilden die wichtigste Basis für die Behandlung. Sie sollten auf jeden Fall eingesetzt werden.
- **Form:** *nirūha Nr. 2* (**Tab. 10.11**, S. 82 f.)
- **Dekokt für *nirūha*:** *Daśamūla-kvātha* 400 ml
- **Öl für *mātra*:** *Nārāyaṇa-taila* 30–40 ml

Blutentzug (*rakta-mokṣaṇa*)

- **Hinweis:** Selbst wenn sich für die Anwendung von Blutegeln beim Ischiassyndrom keine wissenschaftliche Erklärung finden lässt, so hat sich dieser klassische Hinweis (vgl. *Caraka, Ci.* 28.101) in der Praxis sehr gut bewährt.
- **Form:** *rakta-mokṣaṇa Nr. 3* (**Tab. 10.14**, S. 88)
- **Lokalisation:** 4 Querfinger oberhalb der Kniekehle sowie der Vertiefung zwischen Achillessehne und medianem Knöchel[37]

Äußere Anwendungen

Bereits während der Einlaufphase können folgende Anwendungen durchgeführt werden:

Wärmebehandlung (*svedana*)

- **Hinweis:** Die Wärmeanwendung ist auch bei entzündlicher Grundlage (Neuritis) hilfreich.
- **Durchführung:** In ein dünnes Baumwolltuch (ca. 40×40cm) ausreichend Salz geben, zu einem Beutel (*piṇḍa*) binden, bei 50 °C im Ofen erwärmen und damit 30–40 min Rücken und Oberschenkel betupfen.
- **Salz:** *Saindhava* (rosafarbenes Steinsalz) 150–200 g

Lokale Dauerölanwendung (*kaṭi-basti*)

- **Hinweis:** Diese Ölanwendung auf der LWS ist bei Ischiasleiden sehr effektiv.
- **Durchführung:** 1 Woche lang 1× tägl., dann 2 Wochen alle 2 Tage und danach 1–2× pro Woche bis zum Abklingen der Symptome für jeweils 45 min
- **Öl:** *Nārāyaṇa-taila*

Kauterisation (*agni-karma*)

- **Durchführung:** 1× tägl. bis zum Abklingen der Symptome (s. S. 96 f.)
- **Lokalisation:** Beim Ischiassyndrom wird ein besonderer Punkt am betroffenen Bein empfohlen (vgl. *Caraka, Ci.* 28.101) = Mittelpunkt zwischen Achillessehne und medianem Knöchel.

[37] Dieser Punkt wird in der Traditionellen Chinesischen Medizin Niere 3 genannt.

Medikamentöse Therapie

Bereits während der Einlaufphase können mit Ausnahme des Rizinusöls folgende Präparate eingesetzt werden:

Guggulu-Präparat

- **Darreichung:** 3× tägl. nach der Mahlzeit
- **Präparat:** *Siṃhanāda-guggulu* 1 g

bei Durchfall ersetzen durch:

- **Präparat:** *Yogarāja-guggulu* 1 g

Dekokt (*kvātha*)

- **Hinweis:** Dieses Dekokt kann ersatzweise aus getrocknetem *Śuṇṭhī* (Zingiber officinalis) hergestellt werden.
- **Darreichung:** 2× tägl.
- **Dekokt:** *Daśamūla-kvātha*[38] 40 ml

Samen (*bīja*)

- **Herstellung:** Die Samen in 1 Tasse Milch und 1 Tasse Wasser bei geringer Hitze zu einem „Pudding" weichkochen (ca. 20 min).
- **Darreichung:** 1× tägl.
- **Präparat:** *Eraṇḍa*(Ricinus communis)-Samen 5 g

> ! Rizinussamen gelten im westlichen Kulturkreis als toxisch. Im Ayurveda werden sie traditionell auch zur innerlichen Einnahme verwendet, ohne dass toxische Reaktionen außer der Diarrhöe beobachtet wurden, sofern sie richtig dosiert und verarbeitet sind.

Knoblauchmilch

- **Hinweis:** Für gewöhnlich gilt die Kombination von Knoblauch und Milch als gesundheitsschädlich (*viruddhāhāra*; s. S. 112 f.). Die Anwendung bei *gṛdhrasi* stellt jedoch eine Ausnahme zu dieser Regel dar.
- **Herstellung:** Die Knoblauchzehen in 1 Tasse Milch und 2 Tassen Wasser bei milder Hitze kochen bis alles Wasser verdampft ist (also bis auf eine Flüssigkeitsmenge von ca. 1 Tasse).
- **Darreichung:** 2× tägl.
- **Zusatz:** *Laśuna* (Allium sativum) 10 g

[38] Traditionell wird außerdem die Einnahme von 100–200 ml frischem Kuhurin (morgens) empfohlen, was aus hygienischen Gründen in Deutschland nicht uneingeschränkt empfohlen werden kann.

Öl (*taila*)

- **Hinweis:** Die Gabe von Öl erfolgt erst nach Abschluss der Einlaufphase.
- **Darreichung:** 4 Wochen lang 1× tägl. oder alle 2 Tage
- **Öl:** *Eraṇḍa-taila* (Rizinusöl) oral 20 ml

Ernährung und Verhalten

Unterstützend sind **physiotherapeutische Maßnahmen**, ggf. die schonende Lagerung und Yoga-Übungen (*pavanamuktāsana*) hilfreich, ansonsten gelten die allgemeinen Empfehlungen für *vāta-vyādhi* (**Tab. 17.8**, S. 280).

17.2.5 *āma-vāta* – entzündlich-rheumatische Erkrankungen

Das Krankheitsbild *āma-vāta* wurde erst relativ spät in der Ayurveda-Literatur beschrieben (*Mādhava*, 25; **Tab. 17.9**). Es gilt als das wichtigste Beispiel für Erkrankungen mit **echter *āma*-Beteiligung**.

Ähnlich wie bei der allgemeinen Diskussion um *āma* (s. S. 202 ff.) herrscht unter modernen Ayurveda-Ärzten zuweilen Uneinigkeit über die exakte Bedeutung dieses Krankheitsbilds gemäß schulmedizinischer Konzepte.

Gemeinhin werden entzündlich-rheumatische Erkrankungen unter *āma-vāta* verstanden. Die Autoren grenzen die Zuordnung noch einmal auf **entzündliche Polyarthritiden mit autoimmuner Grundlage** ein, also v. a. auf die chronische (rheumatoide) Polyarthritis und die Spondylitis ankylosans (Morbus Bechterew, s. S. 293 f.)[39]. Aber auch andere Autoimmunerkrankungen mit entzündlicher Gelenkbeteiligung, wie z. B. verschiedene **Kollagenosen**, können in den Bereich von *āma-vāta* fallen.

Tab. 17.9 *āma-vāta* auf einen Blick.

klassische Bezeichnung	***āma-vāta***
deutsche Übersetzung	entzündlich-rheumatische Erkrankungen des Bewegungsapparats
klassische Referenzen	*Mādhava*, 25
wichtigste Faktoren der *samprāpti*	• *āma* • *vāta* • *asthi* • *kaṇḍarā* • *snāyu* • *māṃsa*
Hauptursachen	• *vāta*-erhöhende Faktoren • *āma*-produzierende Faktoren • falsche Ernährung • körperliche Überanstrengung • antriebshemmender Lebensstil
Stadien	• *āma*-assoziiertes Stadium *(sāma)* • Stadium nach *āma*-Reduktion *(nirāma)*
Hauptsymptome	• (morgendlich) Steifigkeit • (skorpionstichartige) Gelenkschmerzen verschiedener Lokalisation • Gelenkschwellungen verschiedener Lokalisation • Fieber • Verdauungsstörungen • allgemeines Schweregefühl • allgemeine Schwäche und Antriebslosigkeit
Therapiestrategie	• *āma*-Reduktion • *vāta*-Reduktion • Öffnen der *srotas* (Ausleitung) • *nirūha-basti* • trockene Wärme • entzündungshemmende Packungen • Schmerzlinderung • Geweberegeneration (*rasāyana*) • in fortgeschrittenen Fällen: *rakta-mokṣaṇa*

[39] Da die in diesem Buch vorgestellte Therapie der Spondylitis ankylosans von derjenigen anderer *āma-vāta*-Formen etwas abweicht, wird sie unter den modernen Krankheitsbildern besprochen.

Grundüberlegungen zur Differentialdiagnose und Therapie

Differentialdiagnostisch wichtiger als die Übertragung auf moderne nosologische Einheiten ist die Frage, ob *āma*-Symptome zusammen mit den Gelenkbeschwerden überhaupt nachweisbar sind. Diese bilden die Voraussetzung für die Diagnose von *āma-vāta*.

> Starke Antiphlogistika, Steroide und Zytostatika, die die meisten Rheumatiker bereits längere Zeit eingenommen haben, bevor sie die ayurvedische Behandlung beginnen, können das klinische Bild verändern, wodurch die Diagnose erschwert wird.

Zudem lassen sich akute Phasen **mit intensiver *āma*-Aktivität** (*sāma*) und Phasen **ohne *āma*-Beteiligung** (*nirāma*) beobachten. Letztere stellen sich durch eine intensive Behandlung mit *āma*-reduzierenden Maßnahmen ein oder treten in Spätphasen der Erkrankung auf, wenn das Entzündungsgeschehen nachlässt und die Gelenke Deformierungen bzw. Ankylosen aufweisen.

Nach der therapeutischen Beseitigung der *āma*-Symptome, tritt die ***vāta*-Therapie** in den Vordergrund. Allerdings neigen *āma-vāta*-Patienten immer wieder zu Schüben, sodass selbst nach erfolgreicher Erstbehandlung alle *āma*-fördernden Faktoren **langfristig gemieden** werden müssen.

Die aggressive Erkrankung *āma-vāta* erfordert eine konsequente **Intensivtherapie** meist im stationären Rahmen. Je früher die Therapie begonnen wird, desto besser gestaltet sich die Prognose.

Zudem ist der Erfolg direkt von der **Compliance** des Patienten bezüglich Ernährung, Verhalten und Umsetzung der therapeutischen Maßnahmen abhängig. Auch die positive Einstellung des Patienten gegenüber den ayurvedischen Therapieverfahren und der Glaube an die mögliche Heilung sind wichtige Faktoren. Sind alle Faktoren günstig, so lassen sich bei *āma-vāta* gute Ergebnisse mit der Ayurveda-Therapie erzielen. Bereits bestehende Deformierung lassen sich kaum zurückbilden, dennoch können **regenerierende Mittel** (*rasāyana*) und Ölmassagen auch hierbei unterstützend eingesetzt werden.

Eine eventuelle Vorbehandlung durch **starke schulmedizinische Medikamente** verringert die Möglichkeiten der Ayurveda-Therapie. Bei optimalen therapeutischen Bedingungen hat sich das folgende Vorgehen als praktikabel erwiesen, wenn die Patienten bereits Methotrexat (oder andere Zytostatika), Steroide, NSAR oder Analgetika einnehmen: Die Zytostatika werden möglichst sofort abgesetzt, die Steroide mit zunehmendem Therapieerfolg langsam ausgeschlichen. Auch die NSAR sind mittelfristig abzusetzen, wobei allerdings die Intensität der persitierenden Symptome von entscheidender Bedeutung ist. Unter Umständen sollten diese in geringer Dosierung beibehalten bleiben. Einfache Analgetika können nach Bedarf eingenommen werden. Dennoch sind eventuelle Nebenwirkungen im Auge zu behalten.

> Als praktisch relevant hat sich folgende Regel erwiesen: Je weniger Steroide oder Immunsuppressiva den Rheumatikern im Vorfeld der ayurvedischen Behandlung verabreicht wurden, desto günstiger fällt die Prognose aus.

Ätiologie (*Mādhava*, 25.1)

- *vāta*-erhöhende Faktoren (kalt, trocken, beweglich)
- *āma*-produzierende Faktoren (schwer, kalt, fettig)
- falsche Nahrungsmittelkombinationen
- körperliche Überanstrengung (insbesondere nach der Nahrungsaufnahme)
- Bewegungsmangel

Pathogenese

āma entsteht auf der Grundlage eines geschwächten Verdauungsfeuers (*agni*). Es handelt sich um **sehr reaktive** Stoffwechselzwischenprodukte, die im Rahmen der Digestion, des Stoffwechsels oder bei der Gewebeproduktion (*dhātu-pariṇāma*) nicht vollständig umgewandelt wurden (s. S. 202 ff.). Durch diese werden physiologische Funktionen beeinträchtigt oder verändert.

Selbst wenn diese Vorstellung schwer auf Konzepte der modernen Naturwissenschaft übertragbar ist, so besitzt sie dennoch eine leicht greifbare Logik. Aufgrund seiner „unreifen Struktur" hat *āma* – ähnlich wie freie Radikale – die Tendenz, sich mit anderen funktionellen oder strukturellen Körperkomponenten zu verbinden. Auch immunologisch aktive Körpersubstanzen kann *āma* angreifen und somit **Autoimmunreaktionen** auslösen. Ein solches Geschehen liegt nach dem Verständnis der Autoren *āma-vāta*, also der rheumatoiden Polyarthritis oder dem Morbus Bechterew, zugrunde.

Ein klassischer Text (*Mādhava*, 25.2 ff.) beschreibt den Entstehungsprozess von *āma-vāta* wie folgt: „Das mit *vāta*-assoziierte *āma* setzt sich an den Sitzen von *kapha* fest.“

> *āma* besitzt *kapha*-ähnliche Eigenschaften (schwer, kühl, klebrig) und hat somit eine Affinität zu Orten hoher *kapha*-Aktivität, in diesem Fall den Knorpelstrukturen und der Synovialflüssigkeit im Gelenk. Besonders anfällig sind vorgeschädigte oder genetisch geschwächte Strukturen.

Symptome

Es folgt eine differenzierte Darstellung der *āma-vāta*-Symptome anhand der Früh-, Haupt- und Begleitsymptome.

Frühsymptome

Folgende Prodromi stellen sich vor der Manifestation von *āma-vāta* ein:

- Gliederschmerzen
- Schweregefühl
- allgemeine Schwäche
- Trägheit
- schwacher Appetit
- unvollständige und/oder verlangsamte Verdauung (*ajīrṇa*)
- vermehrter Durst
- Fieber
- bei *vāta*-Dominanz: Obstipation
- bei *pitta*-Dominanz: saures Aufstoßen
- bei *kapha*-Dominanz: intensives Schweregefühl

Es sind initiale Allgemeinsymptome, die durch *āma* hervorgerufen werden. Frühzeitig entdeckt lassen sie sich durch Ernährungsumstellung und *agni*-anregende Maßnahmen, wie z.B. *Pippalī* (Piper longum), beseitigen und der weitere Verlauf der Krankheit kann unterbunden werden.

Hauptsymptome

Im manifesten Stadium prägt sich die Entzündung in verschiedenen Gelenken und auch anderen Organen aus. Hauptsymptome sind nach *Mādhava* (25.6 ff.):

- **Steifigkeit** der Gelenke oder des gesamten Körpers (Hauptsymptom der *āma*-Beteiligung)
- starke (skorpionstichartige) Gelenkschmerzen
- Gelenkschwellungen
- zunehmendes Schweregefühl und Antriebsmangel
- Appetitlosigkeit
- geschwächtes *agni*

Begleitsymptome

Wechselnde Begleitsymptome können einzeln oder in Kombination auftreten:

- starker Speichelfluss
- verminderte Geschmackswahrnehmung
- Durst
- Übelkeit
- Benommenheit, Schwindel
- brennende Empfindungen
- Schmerzen und Steifigkeit im Brustkorb
- schmerzhaft angespannte Bauchdecke
- Meteorismus, Borborygmen
- Obstipation
- vermehrte Harnausscheidung
- tagsüber Müdigkeit, nachts Schlaflosigkeit

doṣa-Dominanzen

Ausgeprägte *doṣa*-Dominanzen müssen bei der Therapie berücksichtigt werden (*Mādhava*, 25.11):

- *pitta*: Brennen (nicht nur in den Gelenken), Rötung
- *vāta*: starke Schmerzen
- *kapha*: Bewegungseinschränkung, Juckreiz und Schweregefühl

Therapie

āma stellt den wichtigsten Faktor der Pathogenese dar. Somit ist das primäre Ziel der Behandlung, ***āma* zu beseitigen (*āma-pācana*)** und einer zukünftigen *āma*-Bildung vorzubeugen. Entsprechend sind vor allen anderen Therapien ***agni*-fördernde Maßnahmen** im Stadium hoher *āma*-Aktivität (*sāma*-Stadium) zu ergreifen.

Sind die *āma*-Symptome beseitigt (*nirāma*-Stadium), so beginnt der nächste Therapieabschnitt. Zunächst sind die **Transportfunktionen des Körpers** (*srotas*) anzuregen, um den Abtransport des umgewandelten *āma* zu gewährleisten. Offene *srotas* sind auch im weiteren Verlauf der Behandlung eine wichtige Basis für den Therapieerfolg. Nach der *āma*-Beseitigung treten für gewöhnlich die ***vāta*-Symptome** in den Vordergrund, v. a. der Schmerz und die Trockenheit. Somit muss sich dann die Therapie auf das *vāta-doṣa* konzentrieren. Die Geweberegeneration (*rasāyana*) und die Versorgung individueller Symptome und Komplikationen runden das Therapiekonzept bei *āma-vāta* ab.

Diskussion: Wärmeanwendungen bei entzündeten Gelenken

In der modernen Orthopädie werden entzündete Gelenke vorrangig mit Kälte behandelt, um die Schmerzen zu reduzieren und eine Ödembildung zu verhindern. Im Ayurveda hingegen wird in den meisten Fällen Wärme verwendet.

Der ayurvedische Ansatz lässt sich so erklären, dass man bei der Therapie eher darauf achtet, schädliche Substanzen, die den Entzündungsprozess begünstigen, mithilfe einer **wärmebedingten Durchblutungssteigerung** zu beseitigen. Kälte würde die lokale Durchblutung unterbinden.

> Bei *āma-vāta* ist die Wärmezufuhr besonders hilfreich, da sie sowohl *āma* als auch *vāta* reduziert. Bei *āma* ist trockene Wärme zu empfehlen, da *āma* von Natur aus schleimig und feucht ist.

Nur bei **akut einsetzenden Entzündungen**, z. B. nach einem Trauma, oder bei sehr starkem Erguss ließe sich eine kurzfristige Kältebehandlung aus ayurvedischer Sicht rechtfertigen, um die Ödembildung einzudämmen. Nach dieser Akutbehandlung sollte sobald wie möglich wieder mit Wärme gearbeitet werden. Besser jedoch als Kälte sind **entzündungshemmende, abschwellende Packungen**.

āma-Reduktion

Das wichtigste *āma*-Symptom ist die Steifigkeit, aber auch Schweregefühl, Antriebsmangel, Verdauungsschwäche, Appetitmangel und Gelenkschwellung sind typisch für die akute *āma*-Aktivität. Folgende *agni*-anregende Maßnahmen sind so lange durchzuführen, bis die *āma*-Symptome verschwunden sind.

Äußere Anwendung

Trockene Wärme (*rūkṣa-sveda*)

- **Durchführung:** In ein dünnes Baumwolltuch (ca. 40×40cm) werden ca. 150–200 g feiner Sand gegeben, das Tuch zu einem Beutel (*piṇḍa*) gebunden und bei 100 °C im Ofen erwärmt. Damit werden mehrmals am Tag die betroffenen Gelenke betupft.

Medikamentöse Therapie

Verschiedene Drogen von scharfem, aber auch von bitterem Geschmack regen *agni* an (*dīpana, pācana*). Im Folgenden wird eine Auswahl von Mitteln in steigender Intensität wiedergegeben. Als Rezidivprophylaxe wird auch in nachfolgenden Therapiephasen ein *agni*-anregendes Präparat in geringer Dosis beibehalten, z. B. das Pulver von *Pippalī*(Piper longum)-Früchten 0,5–1 g 2× tägl. mit Waldhonig.

Pulver 1 (*cūrṇa*)

- **Darreichung:** 2–3× tägl. mit Waldhonig
- **Pulver:** *Śuṇṭhī* (Zingiber officinalis) 2 g

Pulver 2 (*cūrṇa*)

- **Darreichung:** 2× tägl.
- **Pulver:** *Pippalī*(Piper longum)-Wurzeln 2–3 g

Pulverkombination 1 (*cūrṇa*)

- **Darreichung:** 2–3× tägl. mit Waldhonig
- **Präparat:** *Trikaṭu-cūrṇa* 1–2 g

Tabletten (*vaṭī*)

- **Darreichung:** 2× tägl.
- **Tabletten:** *Citrakādi-vaṭī* 2 Tbl.

Treppenkur (*vardhamāna-pippalī-rasāyana*)

- **Darreichung:** 2× tägl. morgens nüchtern und abends vor der Mahlzeit oder 2–3 Stunden danach mit warmem Wasser (**Tab. 14.12**, S. 207)
- **Präparat:** *Pippalī* (Piper longum)

Pulverkombination 2 (*cūrṇa*)

- **Hinweis:** Bei **starker *pitta*-Beteiligung** können die erhitzenden Heilmittel *pitta*-Symptome (z. B. Sodbrennen) hervorrufen oder verstärken.

In diesem Fall lässt sich eine *āma*-reduzierende Wirkung ohne eine Erhöhung von *pitta* mit folgender Pulverkombination erreichen. Diese wird als Ersatz für die soeben genannten Mittel verabreicht.

- **Darreichung:** 3× tägl.
- **Rezeptur:**
  - *Avipattikara-cūrṇa* 2 g
  - *Chardiripu* (Hedychium spicatum) 500 mg
  - *Śaṅkha-bhasma* 500 mg

Ernährung

Zur *āma*-Reduktion ist grundsätzlich leichte, warme, fettlose Kost, ggf. Fasten (*laṅghana*) mit *Mudga* (Vigna radiata), geeignet. Zu empfehlen ist der Verzehr von scharfen und bitteren Gewürzen sowie gedünstetem Gemüse und Reis.

Öffnung der *srotas*

Nach der *āma*-Reduktion ist eine Ausleitungsphase notwendig. Auch parellel zur darauffolgenden *vāta*-Behandlung sind ausleitende Mittel sinnvoll. Das Dekokt kann beibehalten werden und wenn keine Diarrhöe oder Schwächung entsteht, sollten kontinuierlich 10 ml *Eraṇḍa-taila* (Rizinusöl) 1× tägl. verabreicht werden.

Ausleitung (*śodhana*)

Purgieren (*snigdha-virecana*)

- **Form:** *virecana Nr. 4* (**Tab. 10.9**, S. 78 f.)
- **Durchführung:** 3 Tage lang 1× tägl. morgens auf nüchternen Magen
- **Purgiermittel:** *Eraṇḍa-taila* (Rizinusöl) 20 ml

Medikamentöse Therapie

Dekokt (*kvātha*)

- **Darreichung:** 2× tägl. (außer bei *pitta*-Symptomen, wie z. B. Sodbrennen)
- **Dekokt:** *Rāsnādi-kvātha* oder *Eraṇḍamūla-kvātha* 30–40 ml

vāta-Reduktion

Nach der *āma*-Reduktion muss *vāta* intensiv behandelt werden. Dabei ist äußerste Vorsicht bei Ölanwendungen geboten. Selbst nach vollständiger *āma*-Beseitigung können Ölmassagen die Symptomatik verstärken. Sollte dennoch Bedarf bestehen, sind am ehesten *Prasāraṇī-taila* oder *Saindhavādi-taila* geeignet, da sie *āma*-reduzierende Inhaltsstoffe aufweisen.

Ausleitung (*śodhana*)

Dekokteinläufe (*nirūha-basti*)

- **Form:** *nirūha Nr. 3* (**Tab. 10.11**, S. 82 f.)
- **Durchführung:** 7 Tage lang 1× tägl., danach je nach Verträglichkeit und Wirkung
- **Dekokt:** *Daśamūla-kvātha* oder *Eraṇḍamūla-kvātha*

Nur in Ausnahmefällen, wenn der Körper sehr ausgetrocknet wirkt, andere ausgeprägte *vāta*-Symptome vorherrschen und absolut keine Anzeichen von *āma*-Aktivität vorhanden sind, können je nach Bedarf an einzelnen Tagen Ölklistiere (*mātra-basti*) mit *Nārāyaṇa-taila* 30–40 ml eingesetzt werden.

Äußere Anwendungen

Ölmassagen sind bei *āma-vāta* kontraindiziert, da das Öl aufgrund seiner *āma*-ähnlichen Eigenschaften die Problematik noch verschärft. Ölmassagen werden klassischerweise sogar für die Differentialdiagnose empfohlen: Verstärken sich die Symptome durch wiederholte Ölmassagen, so ist die Diagnose *āma-vāta* gesichert.

Ganzkörperdampfbad (*vāṣpa-sveda*)

- **Durchführung:** 1× tägl. unter Zusatz von *vāta*-reduzierenden Pflanzen
- **Zusatz:** *Nirguṇḍī*(Vitex negundo)-Blätter

Medikamentöse Therapie

***Guggulu*-Präparat**

- **Hinweis:** Das *Guggulu*-Präparat kann als **Basistherapeutikum** eingesetzt werden, außer bei hohem *pitta* (z. B. Sodbrennen).
- **Darreichung:** 3× tägl. nach der Mahlzeit
- **Präparat:** *Siṃhanāda-guggulu* 1 g

bei Durchfall ersetzen durch:

- **Präparat:** *Yogarāja-guggulu* 1 g

Dekokt (*kvātha*)

- **Hinweis:** Bei hohem *pitta* (z. B. Sodbrennen) sollte das Dekokt nur 1× tägl. eingenommen werden.
- **Darreichung:** 2× tägl.
- **Dekokt:** *Rāsnādi-kvātha* 30–40 ml oder wahlweise *Eraṇḍamūla-kvātha* 30–40 ml

Mediziertes Butterreinfett (*ghṛta*)

- **Hinweis:** Zur Regenerationen des Knochengewebes (*asthi-dhātu*) ist das folgende medizinierte Butterreinfett geeignet, sofern absolut **keine *āma*-Symptome** mehr nachweisbar sind.
- **Darreichung:** 2× tägl.
- **Fett:** *Pañcatikta-ghṛta* 10–20 ml.

Therapie bei stark ausgeprägten *vāta*-Symptomen

Pulver (*cūrṇa*)

- **Darreichung:** 3× tägl.
- **Pulver:** *Aśvagandhā* (Withania somnifera) 2 g

bei Juckreiz zusätzlich:

- **Pulver:** *Haridrā* (Curcuma longa) 1 g

Sonderpräparat auf mineralischer Grundlage (*rasauṣadha*)

- **Darreichung:** 3× tägl.
- **Präparat:** *Vātavidhvaṃsana-rasa* 250 mg

> ! Das traditionelle Herstellungsverfahren und die Dosierung sind streng zu beachten.

Therapie bei Deformierungen

Wärmebehandlungen (*svedana*)

- **Durchführung:** Wärmepackung (*upanāha-sveda*) 1× tägl. für 2 Stunden
- **Zusatz:** *Nirguṇḍī*(Vitex negundo)-Blätter oder ersatzweise: aufgekochtes Beinwell(Symphytum officinalis)-Pulver

Therapie bei starken Gelenkschmerzen

Packung (*lepa*)

- **Durchführung:** Das folgende Harz zermörsern, in ca. ½ Tasse Wasser mit etwas Gelbwurzpulver aufkochen, die Lösung auf das betroffene Gelenk auftragen und mit einer dünnen Kompresse fixieren. Die abgefilterten Harzstückchen können am nächsten Tag erneut verwendet werden.
- **Harz:** *Guggulu*(Commiphora mukul)-Harz ca. 1 TL

Therapie bei Ödemen

Pulver (*cūrṇa*)

- **Darreichung:** 3× tägl.
- **Pulver:** *Punarnavā* (Boerhaavia diffusa) 1 g

Modifikation bei Therapieresistenz

Sonderpräparat auf mineralischer Grundlage (*rasauṣadha*)

- **Darreichung:** maximal 4 Wochen lang 3× tägl., danach 1× tägl. mit Milch bis zum Abheilen der Erkrankung
- **Präparat:** *Bṛhad-vātacintāmaṇi-rasa* 125 mg

> ! Das traditionelle Herstellungsverfahren und die Dosierung sind streng zu beachten.

Sollte sich mit den genannten Maßnahmen kein Erfolg einstellen, so könnte *rakta-dhātu* beteiligt sein. Folgende Maßnahmen wirken im Sinne eines *rasāyana* für *rakta* und „reinigen das Blut" (*rakta-śodhana*):

■ *Ausleitung (śodhana)*

Blutentzug (*rakta-mokṣaṇa*)

- **Form:** *rakta-mokṣaṇa Nr. 3* (**Tab. 10.14**, S. 88)

Ernährung und Verhalten

Es gelten auch hier grundsätzlich die Ernährungs- und Verhaltensempfehlungen zu *vāta-vyādhi* (**Tab. 17.8**, S. 280), wobei im Besonderen die in **Tab. 17.10** genannten Empfehlungen zu berücksichtigen sind.

17.2.6 *vāta-rakta* – Gicht

Die Gicht ist dem ayurvedischen Krankheitsbild *vāta-rakta* zuzuordnen. Allerdings umfasst *vāta-rakta* zuzätzlich zur Gicht noch andere pathologische Zustände: So legen die Beschreibungen von *Caraka* (*Ci.* 29.12) nahe, dass es sich bei *vāta-rakta* sowohl um **Gicht** als auch um **periphere vaskuläre Erkrankungen**, insbesondere verschiedene Formen von Vaskulitis, handelt. Einen Überblick zu *vāta-rakta* vermittelt **Tab. 17.11**.

Die klassischen Beschreibungen bezüglich der Ursachen stellen wertvolle Informationen für die **Prävention** der Gicht dar. Auch die Therapiemethoden des Ayurveda sind eine wichtige Ergän-

Tab. 17.10 Besondere Ernährungs- und Verhaltensempfehlungen bei Ödemen.

	empfehlenswert	zu meiden
Ernährung	• Reis, *Mudga* (Vigna radiata), Auberginen, Karotten, Kürbis • Knoblauch, *Methikā* (Trigonella foenum-graecum)-Samen • *Eraṇḍa-taila* (Rizinusöl)	• schwer verdauliche Nahrung • sehr fette Nahrungsmittel • *srotas*-blockierende (*abhiṣyandī*) Nahrung
Verhalten	• Wärme	–

zung und bei guter Compliance des Patienten eine Alternative für die schulmedizinischen Verfahren.

Das P. D. Patel Ayurveda Hospital in Indien wird für gewöhnlich von **zwei Arten von Gichtpatienten** aufgesucht:

- Zum einen sind es Patienten, die Ayurveda als **Ersttherapie** gewählt haben, also keine schulmedizinischen Medikamente einnehmen. Mit der unten beschriebenen Therapie gelingt es in den meisten Fällen innerhalb einiger Wochen, die Schmerzsymptomatik nachhaltig zu lindern und auch die Harnsäurewerte im Blut zu senken.
- Zum anderen kommen schulmedizinisch **bereits auf Urikostatika und Antiphlogistika eingestellte Patienten.** Je nach Intensität der Symptomatik empfehlen die Autoren, die entzündungshemmenden Mittel zu Beginn der

Tab. 17.11 *vāta-rakta* auf einen Blick.

klassische Bezeichnung	*vāta-rakta*
deutsche Übersetzung	Gicht
klassische Referenzen	*Caraka, Ci.* 29
wichtigste Faktoren der *samprāpti*	initial • *rakta* • *vāta* • evtl. *āma* im weiteren Verlauf • *asthi* • *kaṇḍarā* • *snāyu* • *māṃsa* • *tvak* • *sirā*

Tab. 17.11 Fortsetzung, *vāta-rakta* auf einen Blick.

klassische Bezeichnung	*vāta-rakta*
Hauptursachen	• *vāta*-erhöhende Faktoren • *rakta*-verunreinigende Faktoren • Übermaß an salzigen, sauren, scharfen, heißen, fettigen, frittierten oder rohen Nahrungsmitteln • Süßigkeiten • unverträgliche Nahrungsmittelkombinationen (*viruddhāhāra*) • intensives Fasten • körperliche Überlastung • antriebshemmender Lebensstil, Tagesschlaf • mangelnde Ausscheidung • Aggressionen
Stadien	• oberflächliches Vorstadium (*uttāna*) • tiefer greifendes Symptomstadium (*gaṃbhīra*) • systemische Ausbreitung und Komplikationen (*ubhaya-sṛta*)
Hauptsymptome	• Juckreiz • brennende Empfindungen • stechende und pulsierende Schmerzen • Rötung • Hautverfärbungen • Schwellungen • Gelenkdeformationen (in späteren Stadien)
Therapiestrategie	• mildes Abführen • *nirūha-basti* • *vāta*-Reduktion • *rakta*-Behandlung • *rakta-mokṣaṇa* • Ölanwendungen • Packungen • Güsse

Ayurveda-Therapie abzusetzen, behalten aber für gewöhnlich die harnsäuresenkenden Medikamente über ca. 4–5 Wochen bei.

Ein Großteil der Patienten wird durch die intensive ayurvedische Erstbehandlung **beschwerdefrei**. Die anschließende phytotherapeutische und diätetische Langzeitversorgung (5–6 Jahre) beugt Rezidiven vor.

Übertragen auf moderne Einteilungen lässt sich sagen, dass **primäre chronische Formen** am besten auf die ayurvedischen Verfahren reagieren. Die Therapie der **sekundären Formen** richtet sich nach der Grunderkrankung, wie z. B. Polyzytämie oder Leukämie, bei denen die Möglichkeiten des Ayurveda allerdings gering sind. **Akute Gichtanfälle** können kurzfristig mit schulmedizinischen Antiphlogistika versorgt werden; danach sollte mit einer intensiven Ayurveda-Therapie begonnen werden.

Ätiologie (vgl. *Caraka, Ci.* 29.5 ff.)

- Übermaß an salzigen, sauren, scharfen, heißen, fettigen, frittierten oder rohen Nahrungsmitteln
- Alkohol, Joghurt, Essig, Rettich, *Māṣa* (Vigna mungo), Fleisch
- Süßigkeiten
- unverträgliche Nahrungsmittelkombinationen (*viruddhāhāra*)
- Fasten
- körperliche Überlastung (Sport, Wandern, Schwimmen, Reiten, Geschlechtsverkehr)
- zu viel Reisen
- antriebshemmender Lebensstil, Tagesschlaf
- mangelnde Ausscheidung bzw. keine regelmäßige Durchführung ausleitender Therapien (*śodhana*)
- Aggressionen

Pathogenese und Stadien (vgl. *Caraka, Ci.* 29.10 und 19)

Wie der Name selbst bereits nahelegt, sind die wichtigsten Faktoren der Pathogenese ***vāta* und *rakta***.

Zu Beginn des Krankheitsprozesses aggravieren genannten Ursachen zeitgleich *vāta* und *rakta*, allerdings nur partiell. In diesem **oberflächlichen Stadium** (*uttāna*) sind lediglich Haut- und Muskelgewebe in Form von Hyperämie, mildem Ödem und Druckempfindlichkeit betroffen; strukturelle Veränderungen sind im Röntgenbild noch nicht nachweisbar.

Die pathologische *rakta*-Fraktion blockiert in der Folge den *vāta*-Fluss, sodass es v. a. in den Gelenken zur Ausprägung der typischen Gichtsymptomatik kommt (***gambhīra*-Stadium**).

Im weiteren Verlauf breitet sich das blockierte *vāta* systemisch über das Blutgewebe aus und ruft generalisierte Symptome, evtl. auch Komplikationen hervor (***ubhayāśrita*-Stadium**).

Symptome (vgl. *Caraka, Ci.* 29.20 ff.)

- Juckreiz
- brennende Empfindungen
- stechende und pulsierende Schmerzen
- Rötung
- Hautverfärbungen
- Schwellung
- Gelenkdeformationen (in späteren Stadien)

Therapie

Zu Beginn der Therapie ist zu klären, ob ***āma*** am Krankheitsprozess beteiligt ist (s S. 286). Wenn ja, so müsste eine Stoffwechselkorrektur (*āma-pācana*) mit *Pippalī* (Piper longum) in Form einer **„Treppenkur"** durchgeführt werden (**Tab. 14.12**, S. 207).

Im Anschluss ist eine **milde Ausleitung** (Purgieren) angezeigt, die danach mithilfe von Dekokteinläufen parallel zur Phytotherapie weitergeführt wird. Die aufgeführten Heilmittel zielen hauptsächlich auf die Behandlung von *vāta* und *rakta-dhātu* ab.

Eine sehr gute Möglichkeit, um *rakta* zu „reinigen" und akute Schwellungen und Schmerzen zu lindern, ist die **Blutegelbehandlung**. Äußere Anwendungen, v. a. Packungen, und diätetische Maßnahmen runden die Therapie von *vāta-rakta* ab. Eventuelle degenerative Veränderungen werden wie die Arthrose behandelt (s. S. 280 f.).

Ausleitung (*śodhana*)

Purgieren (*snigdha-virecana*)

- **Form:** *virecana Nr. 4* (**Tab. 10.9**, S. 78 f.)
- **Durchführung:** 3 Tage lang 1× tägl. morgens auf nüchternen Magen, danach alle 2–4 Wochen

- **Purgiermittel:** *Eraṇḍa-taila* (Rizinusöl) 20–40 ml (je nach dem Ausmaß einer evtl. vorhandenen Verstopfung)

Dekokteinläufe (*nirūha-basti*)

- **Form:** *nirūha Nr. 1* (**Tab. 10.11**, S. 82 f.)
- **Dekokt:** *Daśamūla-kvātha*

Blutentzug (*rakta-mokṣaṇa*)

- **Form:** *rakta-mokṣaṇa Nr. 3* (**Tab. 10.14**, S. 88 f.)
- **Durchführung:** 1–2 Egel lokal an den geschwollenen, schmerzhaften Gelenken

Äußere Anwendungen

Packungen 1 (*lepa*)

- **Durchführung:** 1 Woche lang 1× tägl., dann alle 2–3 Tage bis zum Abklingen der Symptome eine Paste mit Wasser anrühren, auf die betroffenen Gelenke auftragen und möglichst mehrere Stunden einwirken lassen.
- **Paste:** *Daśāṅga-lepa*

Packungen 2 (*lepa*)

- **Durchführung:** 1 Woche lang 1× tägl., dann alle 2–3 Tage bis zum Abklingen der Symptome eine Paste anrühren, auf die betroffenen Gelenke auftragen und möglichst mehrere Stunden einwirken lassen.
- **Paste**: *Miśreyā*(Foeniculum vulgare)-Samenpulver oder wahlweise Weizenmehl jeweils mit Ziegenmilch

Bäder bzw. Güsse

- **Durchführung:** 1 Woche lang 1× tägl., dann alle 2–3 Tage bis zum Abklingen der Symptome das betroffene Gelenk 30–40 min baden.
- **Bad:** körperwarme Schafsmilch

Medikamentöse Therapie

Guggulu-Präparat

- **Hinweis:** Basistherapeutikum
- **Darreichung:** 3× tägl. nach der Mahlzeit
- **Präparat:** *Kaiśora-guggulu* 1 g

Dekokt (*kvātha*)

- **Hinweis:** Behandlung von *rakta-dhātu*
- **Darreichung:** 2–3× tägl.
- **Dekokt:** *Manjiṣṭhādi-kvātha* 20–30 ml

Pulver (*cūrṇa*)

- **Hinweis:** Anregung der Diurese
- **Darreichung:** 1–2× tägl.
- **Pulver:** *Punarnavā* (Boerhaavia diffusa) 5 g

Tabletten (*vaṭī*)

- **Hinweis:** In schweren Fällen oder bei ausbleibendem Therapieerfolg sollte zusätzlich die Gabe des folgenden Präparats erfolgen.
- **Darreichung:** 3× tägl.
- **Tabletten:** *Saṃśamanī-vaṭī* 1 g

Ernährung und Verhalten

In **Tab. 17.12** sind die besonderen Ernährungs- und Verhaltensempfehlungen bei Gicht aufgeführt.

Tab. 17.12 Besondere Ernährungs- und Verhaltensempfehlungen bei Gicht.

	empfehlenswert	zu meiden
Ernährung	• Reis, Weizen, wenig *Mudga* (Vigna radiata) • bittere Gemüse, Auberginen, Karotten, Artischocken, Fenchel, wenig Blattgemüse, Rote Bete, Kartoffeln, Zwiebeln; alle Kürbisgewächse, inkl. Zucchini und Gurken • *ghī*, sehr wenig Sesamöl • geringe Mengen süßer Früchte • Kardamom, Zimt, Koriander, Gewürznelken, Kurkuma, Ingwer, bittere Kräuter	• schwer verdauliche und *srotas*-blockierende (*abhiṣyandī*) Nahrung • saure, frittierte und sehr fettige oder scharfe Nahrung • unverträgliche Nahrungsmittelkombinationen • nicht vegetarische Kost (Eier, Fleisch, Fisch, Wurst) • Fertignahrung, Junkfood, aufgewärmte Speisen • Hirse, Hülsenfrüchte, Tomaten • Alkohol
Verhalten	–	• Kälte • körperliche Überanstrengung

17.3 Moderne Krankheitsbilder

Im Folgenden werden moderne Krankheitsbilder des Bewegungsapparats mit den entsprechenden Therapien vorgestellt und erläutert.

17.3.1 Spondylitis ankylosans – Morbus Bechterew

Diese chronisch-entzündliche rheumatische Erkrankung ist in den meisten Fällen dem ayurvedischen Krankheitsbild ***āma-vāta*** zuzurechnen (s. S. 284 ff.). Entsprechend stellen *āma* und *vāta* die aktiven Prinzipien der Pathogenese dar. Die **betroffenen Gewebe** (*dūṣya*) sind:

- gelenkassozierte Knochen- und Knorpelstrukturen (*asthi*)
- Bänder und Gelenkkapseln (*snāyu*)
- Sehnen mit Sehnenscheiden (*kaṇḍara*)
- Muskelgewebe (*māṃsa*)

Folgende Unterteilung in zwei Stadien ist aus Sicht der Autoren von praktischem Nutzen:

- Das **Stadium 1** ist gekennzeichnet durch beginnende Schmerzen im Sakralbereich und (Morgen)Steifigkeit. Röntgenologisch sind noch **keine schwerwiegenden Veränderungen**, v. a. keine Ankylose, nachweisbar. In diesem Frühstadium ist die Prognose günstig, wenn die entsprechende ambulante Therapie konsequent durchgeführt wird.
- **Stadium 2** besteht in der Intensivierung der genannten Symptome mit zunehmender Bewegungseinschränkung der Wirbelsäule. **Deutliche strukturelle Veränderungen** sind im Röntgenbild sichtbar; die Ankylose hat eingesetzt. Diese Schäden sind erfahrungsgemäß irreversibel. Es ist lediglich eine Linderung der Beschwerden zu erwarten und eine stationäre Behandlung ist unumgänglich.

Die Therapie folgt den **Grundsätzen der Behandlung** von *āma-vāta* (s. S. 286 ff.), ist aber nach obiger Stadieneinteilung zu modifizieren.

Therapie von Stadium 1

Kann mithilfe folgender Maßnahmen innerhalb von Wochen eine Symptomfreiheit erzielt werden, so ist die intensive medikamentöse Therapie für die gleiche Zeit fortzuführen, die es bedurfte, um die Beschwerden zu beseitigen.

Danach sollte eine Rezidivprophylaxe bestehend aus dem *Guggulu*-Präparat und dem Dekokt (bei initial stärkerer Symptomatik bestehend aus dem *Guggulu*-Präparat und den Tabletten) zusammen mit einer gelockerten Diät (*āhāra*) über einen längeren Zeitraum umgesetzt werden.

āma-Reduktion

Die Stoffwechselkorrektur (*āma-pācana*) mithilfe von trockenen Wärmeanwendungen, Diät und Präparaten ist wie bei *āma-vāta* (s. S. 287 f.) durchzuführen.

Medikamentöse Therapie

Im Anschluss an die *āma*-Reduktion beginnt die medikamentöse Therapie.

***Guggulu*-Präparat**

- **Darreichung:** 3× tägl. nach der Mahlzeit
- **Präparat:** *Siṃhanāda-guggulu* 1 g

bei Durchfall ersetzen durch:

- **Präparat:** *Yogarāja-guggulu* 1 g

Dekokt (*kvātha*)

- **Darreichung:** 1–2× tägl.
- **Dekokt:** *Rāsnādi-kvātha* oder *Eraṇḍamūla-kvātha* jeweils 30–40 ml

Öl (*taila*)

- **Hinweis:** Rizinusöl wird nur bei Verstopfung gegeben.
- **Darreichung:** 1× tägl.
- **Öl:** *Eraṇḍa-taila* (Rizinusöl) 10–20 ml

Zusatztherapie

Falls nach einer Woche kein zufriedenstellender Erfolg eintritt, sollte die Therapie mit folgendem Präparat weitergeführt werden:

Sonderpräparat auf mineralischer Grundlage (*rasauṣadha*)

- **Darreichung:** 2–3× tägl. mit Waldhonig
- **Präparat:** *Vātavidhvaṃsana-rasa* 200–300 mg

> ! Das traditionelle Herstellungsverfahren und die Dosierung sind streng zu beachten.

Ernährung und Verhalten

Es gelten die Empfehlungen für *āma-vāta* (**Tab. 17.10**, S. 290) oder *vāta-vyādhi* (**Tab. 17.8**, S. 280). Zusätzlich sind die Verhaltensempfehlungen in **Tab. 17.13** zu beachten.

Therapie von Stadium 2

Neben den für Stadium 1 genannten Maßnahmen – v.a. muss die Beseitigung von *āma* initial unbedingt durchgeführt werden – ist eine intensive Therapie mit Ausleitungsverfahren und äußeren Anwendungen **im stationären Rahmen** nötig. Diese sollte möglichst an der individuellen Symptomatik ausgerichtet sein. Im Folgenden sind einige grundsätzliche Möglichkeiten dargestellt.

Ausleitung (*śodhana*)

Dekokteinläufe (*nirūha-basti*)

- **Form:** *nirūha Nr. 1* (**Tab. 10.11**, S. 82 f.)
- **Dekokt:** *Daśamūla-kvātha* oder *Eraṇḍamūla-kvātha*

Äußere Anwendungen

Ölmassagen sind bei *āma-vāta* kontraindiziert, da das Öl aufgrund seiner *āma*-ähnlichen Eigenschaften die Problematik noch verschärft (s. S. 288).

Ganzkörperdampfbad (*vāṣpa-sveda*)

- **Durchführung:** 1× tägl. unter Zusatz von *vāta*-reduzierenden Pflanzen
- **Zusatz:** *Nirguṇḍī* (Vitex negundo)-Blätter

Kauterisation (*agni-karma*)

- **Durchführung:** 1× tägl. bis zum Abklingen der Symptome (s. S. 96 f.)
- **Lokalisation:** schmerzhafte Hautstelle

Packungen (*lepa*)

- **Durchführung:** Die Packung wird 1× tägl. für 2 Stunden lokal warm aufgetragen und leicht fixiert.
- **Präparat:** *Arka* (Calotropis procera)-Blätter

Medikamentöse Therapie

Sonderpräparat auf mineralischer Grundlage (*rasauṣadha*)

- **Durchführung:** maximal 4 Wochen lang 2× tägl., danach 1× tägl. über einen langen Zeitraum mit Milch
- **Präparat:** *Bṛhad-vātacintāmaṇi-rasa* 125 mg

> ! Das traditionelle Herstellungsverfahren und die Dosierung sind streng zu beachten.

Ernährung und Verhalten

Die Ernährungs- und Verhaltensempfehlungen sind grundsätzlich an den Regeln für das Stadium 1 auszurichten (s. o.).

17.3.2 Muskuläre Verspannungen

Der moderne Lebensstil mit **Bewegungsmangel**, **einseitigen Haltungen** im Berufsleben und **Stressbelastung** begünstigt muskuläre Verspannungen, die zu Schmerzsymptomen unterschiedlicher Intensität und Lokalisation, aber auch zu schwerwiegenden Folgeerscheinungen führen können. Zudem schränken sie die Lebensqualität der Betroffenen ein und stellen einen zusätzlichen kontinuierlichen Störfaktor dar.

Meist reichen die **Ursachenvermeidung, gezielte Bewegung sowie Entspannung** aus, um die Symptome zu beseitigen. Allerdings sehen sich viele Patienten nicht imstande, diese Empfehlungen umzusetzen. Insofern sind nachfolgende Therapiemaßnahmen – je nach Intensität der Symptomatik – in umfangreicherem Maße anzuwenden.

Tab. 17.13 Besondere Ernährungs- und Verhaltensempfehlungen bei Spondylitis ankylosans.

	empfehlenswert	zu meiden
Verhalten	geeignete Yoga-Haltungen unter Anleitung eines Spezialisten: • *pavana-muktāsana* • *halāsana* • *sarvāṅgāsana*	• langes Aufbleiben am Abend • Tagesschlaf • Unterdrückung natürlicher Bedürfnisse (*vega-dhāraṇā*) • Wind- und Kälteexposition

Ausleitung (*śodhana*)

Purgieren (*virecana*)

- **Form:** *virecana Nr. 2* (**Tab. 10.9**, S. 78 f.)
- **Purgiermittel:** *Eraṇḍa-taila* (Rizinusöl) 30–35 ml

Einläufe (*basti*)

- **Form:** *nirūha Nr. 2* (**Tab. 10.11**, S. 82 f.)
- **Durchführung:** 1–4 Wochen
- **Dekokt für *nirūha*:** *Daśamūla-kvātha* 400 ml
- **Öl für *mātra*:** *Nārāyaṇa-taila* 30–40 ml

Äußere Anwendungen

Ölmassagen (*abhyaṅga*)

- **Durchführung:** 1–2× tägl. lokal mit mediziniertem Öl
- **Öl:** *Nārāyaṇa-taila*, *Balādya-taila* oder *Dhānvantara-taila*

Ganzkörperdampfbad (*vāṣpa-sveda*)

- **Durchführung:** 1–2× tägl. mit *vāta*-reduzierendem Zusatz
- **Zusatz:** *Nirguṇḍī* (Vitex negundo)

Manualtherapie

- **Durchführung:** Luxationen, Protrusionen oder Bandscheibenprolaps sind mittels chiropraktischer oder osteopathischer Maßnahmen zu reponieren.

Medikamentöse Therapie

Bereits während der Einlaufphase können folgende Präparate eingesetzt werden:

Pulver (*cūrṇa*)

- **Darreichung:** 2× tägl. mit warmer Milch
- **Rezeptur:**
  - *Aśvagandhā* (Withania somnifera) 3 g
  - *Jaṭāmāṃsī* (Nardostachys jatamansi) 2 g

***Guggulu*-Präparat**

- **Darreichung:** 3× tägl. nach der Mahlzeit
- **Präparat:** *Siṃhanāda-guggulu* 1 g

bei Durchfall ersetzen durch:

- **Präparat:** *Yogarāja-guggulu* 1 g

Dekokt (*kvātha*)

- **Darreichung:** 2× tägl.
- **Dekokt:** *Balāmūla-kvātha* 40 ml

Mediziniertes Öl (*taila*)

- **Darreichung:** 1–2× tägl.
- **Öl:** *Nārāyaṇa-taila* 20 ml

Ernährung und Verhalten

Bei muskulären Verspannungen gelten die allgemeine Empfehlungen für *vāta-vyādhi* (**Tab. 17.8**, S. 280).

17.3.3 Rückenschmerzen

Schmerzen im Bereich der Wirbelsäule können durch unterschiedlichste **Ursachen** bedingt sein, wie z. B.

- Ankylose
- ausstrahlende Schmerzen von inneren Organen
- Bandscheibenvorfälle
- degenerative Veränderungen
- entzündliche Prozesse
- Muskelverspannungen
- neoplastische Prozesse
- Osteoporose
- Spinalkanalstenose
- Traumata

Therapie

Die Therapie orientiert sich grundsätzlich an den genannten Ursachen. Rein *vāta*-dominierte Rückenschmerzen (Ursachen 1–6) sprechen auf die Maßnahmen zur Behandlung von *gṛdhrasī* gut an (s. S. 282 ff.).

17.3.4 Verstauchung und stumpfe Traumata

Die Akutversorgung von stumpfen Verletzungen erfolgt hauptsächlich **mit äußeren Anwendungen**. Bei sehr starken Symptomen sollten kurzfristig moderne Antiphlogistika verordnet werden.

Äußere Anwendungen

Wärmebehandlung (*svedana*)

- **Durchführung:** In ein dünnes Baumwolltuch (ca. 40×40cm) ausreichend Salz geben, zu einem Beutel (*piṇḍa*) binden, bei 50 °C im Ofen erwärmen und damit 30–40 min die betroffenen Regionen sanft betupfen.

- **Salz:** *Saindhava* (rosafarbenes Steinsalz) 150–200 g

Packung (*lepa*)
- **Durchführung:** Das folgende Harz zermörsern, in ca. ½ Tasse Wasser mit etwas Gelbwurzpulver aufkochen, die Lösung auf das betroffene Gelenk auftragen und mit dünner Kompresse fixieren. Die abgefilterten Harzstückchen können am nächsten Tag erneut verwendet werden.
- **Harz:** *Guggulu*(Commiphora mukul)-Harz ca. 1 TL

Ölmassagen (*abhyaṅga*)
- **Durchführung:** In südindischen Ayurveda-Traditionen wird gern möglichst rasch nach dem Trauma eine längere sanfte Lokalmassage mit folgendem medizinierten Öl durchgeführt und mehrmals am Tag wiederholt, bis sich die Beschwerden gebessert haben.
- **Öl:** *Murivenna-taila*

Medikamentöse Therapie

***Guggulu*-Präparat**
- **Darreichung:** 3× tägl. nach der Mahlzeit
- **Präparat:** *Yogarāja-guggulu* 1 g

Ernährung und Verhalten

Grundsätzlich sind die allgemeinen Empfehlungen für *āma-vāta* (**Tab. 17.10**, S. 290) zu befolgen.

17.3.5 Fibromyalgie

Die Fibromyalgie weist typische ***vāta*-Symptome** auf und wird für gewöhnlich nach den Prinzipien von *vāta-vyādhi* behandelt. Wenn **psychische Ursachen** im Vordergrund stehen, so sind die Empfehlungen für muskuläre Verspannungen (s. o.) oder Stress (s. S. 377 ff.) zu berücksichtigen. Allerdings kann dieser Erkrankung auch eine tiefere Pathologie zugrunde liegen. Meist, z. B. rheumatisch bedingt, handelt es sich hierbei um eine ***āma*-Beteiligung**, die vor allen anderen Maßnahmen zu therapieren ist.

Zu Beginn der Therapie ist zu klären, ob *āma* am Krankheitsprozess beteiligt ist (s. S. 286 ff.). Sollte dies der Fall sein, müsste eine Stoffwechselkorrektur (*āma-pācana*) mit *Pippalī* (Piper longum) in Form einer „Treppenkur" durchgeführt werden (**Tab. 14.12**, S. 207).

Ausleitung (*śodhana*)

Purgieren (*virecana*)
- **Form:** *virecana Nr. 2* (**Tab. 10.9**, S. 78 f.)
- **Purgiermittel:** *Eraṇḍa-taila* (Rizinusöl) 30–35 ml

Einläufe (*basti*)
- **Form:** *nirūha Nr. 2* (**Tab. 10.11**, S. 82 f.)
- **Durchführung:** 1–4 Wochen
- **Dekokt für *nirūha*:** *Daśamūla-kvātha* 400 ml
- **Öl für *mātra*:** *Nārāyaṇa-taila* 30–40 ml

Äußere Anwendungen

Ölmassagen (*abhyaṅga*)
- **Durchführung:** 1–2× tägl. lokal
- **Öl:** *Nārāyaṇa-taila*

Wärmebehandlungen (*svedana*)
- **Durchführung:** 1× tägl. nach der Massage als lokale Dampfbehandlung (*nāḍī-sveda*) oder als Ganzkörperdampfbad (*vāṣpa-sveda*), bis das Gewebe gut durchwärmt ist, bzw. als Wärmepackung (*upanāha-sveda*). Diese 1× tägl. 1–2 Stunden, bis sich die Symptome verbessert haben.
- **Zusatz:** *Nirguṇḍī*(Vitex negundo)-Blätter oder ersatzweise: aufgekochtes Beinwell(Symphytum officinalis)-Pulver

Medikamentöse Therapie

Bereits während der Einlaufphase können folgende Präparate eingesetzt werden:

***Guggulu*-Präparat**
- **Darreichung:** 3× tägl. nach der Mahlzeit
- **Präparat:** *Siṃhanāda-guggulu* 1 g

bei Durchfall ersetzen durch:
- **Präparat:** *Yogarāja-guggulu* 1 g

Pulver (*cūrṇa*)
- **Darreichung:** 2× (bei starken Schmerzen 3×) tägl. mit warmer Milch
- **Rezeptur:**
  - *Aśvagandhā* (Withania somnifera) 3 g
  - *Vātavidhvaṃsana-rasa* 250 mg

> ! Bei dem Einsatz von *Vātavidhvaṃsana-rasa* sind das traditionelle Herstellungsverfahren und die Dosierung streng zu beachten.

Pulver (*cūrṇa*)

- **Hinweis:** Hausmittel bei Schmerzen im Bewegungsapparat
- **Darreichung:** 2–3× tägl.
- **Pulver:** *Methikā* (Trigonella foenum-graecum) 3–4 g

Ernährung und Verhalten

Es gelten bei Fibromyalgie die allgemeinen Ernährungs- und Verhaltensempfehlungen für *āma-vāta* (**Tab. 17.10**, S. 290).

17.3.6 Epikondylitis

Diese entzündlichen oder degenerativen Veränderungen eines Epikondylus (z. B. als sog. Tennis- oder Golferellbogen) **durch ständige Überlastung** fallen ebenfalls in den Bereich der ***vāta-vyādhi***. Allerdings ist hier auch eine *āma*-Beteiligung möglich.

Zu Beginn der Therapie ist zu klären, ob *āma* am Krankheitsprozess beteiligt ist (s. S. 286 ff.). Sollte dies der Fall sein, müsste eine Stoffwechselkorrektur (*āma-pācana*) mit *Pippalī* (Piper longum) in Form einer „Treppenkur" durchgeführt werden (**Tab. 14.12**, S. 207). Die Ursachenvermeidung (*nidāna-parivarjana*) bildet die Basis der Therapie.

Äußere Anwendungen

Wärmepackung (*upanāha-sveda*)

- **Durchführung:** 1× tägl. 1–2 Stunden bis zum Abklingen der Symptome
- **Zusatz:** *Nirguṇḍī*(Vitex negundo)-Blätter oder ersatzweise: aufgekochtes Beinwell(Symphytum officinalis)-Pulver

Packung (*lepa*)

- **Durchführung:** Das folgende Harz zermörsern, in ca. ½ Tasse Wasser mit etwas Gelbwurzpulver aufkochen, die Lösung auf das betroffene Gelenk auftragen und mit dünner Kompresse fixieren. Die abgefilterten Harzstückchen können am nächsten Tag erneut verwendet werden.
- **Harz:** *Guggulu*(Commiphora mukul)-Harz ca. 1 TL

Medikamentöse Therapie

Bereits während der Einlaufphase können folgende Präparate eingesetzt werden:

***Guggulu*-Präparate**

- **Darreichung:** 3× tägl. nach der Mahlzeit
- **Präparat:** *Siṃhanāda-guggulu* 1 g

bei Durchfall ersetzen durch:

- **Präparat:** *Yogarāja-guggulu* 1 g

bei akuter Entzündung zusätzlich:

- **Präparat:** *Kaiśora-guggulu* 1 g

Dekokt (*kvātha*)

- **Darreichung:** 1–2× tägl.
- **Dekokt:** *Rāsnādi-kvātha* oder *Eraṇḍamūla-kvātha* jeweils 30–40 ml

Ernährung und Verhalten

Neben den Ernährungs- und Verhaltensempfehlungen für *āma-vāta* (**Tab. 17.10**, S. 290) sollte zusätzlich eine Schonung des Arms erfolgen.

17.3.7 Osteoporose

> Die Osteoporose ist nach ayurvedischer Klassifizierung eine Degeneration des Knochengewebes (*asthi-dhātu-kṣaya*) mit *vāta* als wichtigstem pathogenetischen Prinzip.

Somit zielt die Ayurveda-Therapie auf die ***vāta*-Reduktion und die Regeneration von *asthi-dhātu*** ab. Dieses Konzept hat sich bei verschiedenen Ursachen der Osteoporose bewährt.

Im P.D. Patel Ayurveda Hospital in Indien sind hauptsächlich Fälle aufgrund von Mangelernährung zu finden. Bei schwierigen endokrinologisch bedingten Formen kann die Ayurveda-Therapie nur flankierend hilfreich sein.

Ausleitung (*śodhana*)

Halteklistier mit Milch (*dugdha-basti*)

- **Durchführung:** 100 ml Kuhmilch und 100 ml Wasser mit folgendem Pulver auf die Hälfte der Menge einreduzieren, nach dem Mittagessen applizieren und so lange wie möglich einbehalten. Die Anwendung erfolgt über 2 Wochen 1× tägl., dann 2–3× pro Woche über 3 Monate.
- **Präparat:** *Śatāvarī* (Asparagus racemosus) 3 g

Medikamentöse Therapie

Pulver (*cūrṇa*)

- **Darreichung:** 2× tägl. mit warmer Milch
- **Rezeptur:**
  - *Aśvagandhā* (Withania somnifera) 2 g
  - *Śatāvarī* (Asparagus racemosus) 2 g
  - *Yaṣṭīmadhu* (Glycyrrhiza glabra) 1 g
  - *Muktā-bhasma* 150 mg

Ernährung und Verhalten

Es gelten die allgemeinen Empfehlungen für *vāta-vyādhi* (**Tab. 17.8**, S. 280), wobei besonders **warme Kuhmilch** und ***ghī*** zu empfehlen sind.

17.3.8 Muskelatrophien

Als meist genetisch angelegte Erkrankungen (*bīja-doṣa*) sind die verschiedenen Formen von Muskelatrophien der Erfahrung der Autoren zufolge mit ayurvedischen Maßnahmen nicht heilbar. Dennoch ist eine **Linderung** unterschiedlichen Ausmaßes möglich.

Neurogene Formen haben die schlechteste Prognose. Beim Typ Duchenne z.B. ist eine Verbesserung um ca. 10–15 % möglich, sofern die Compliance des Patienten gut ist. **Neurale Formen** sind weniger bedrohlich. Bei **myogenen Formen** konnten die Autoren bislang die besten Behandlungsergebnisse erzielen. Allerdings sind die quasi täglich durchzuführenden Anwendungen recht aufwendig, sodass sie nur im stationären Rahmen möglich und somit bisher nur in Südasien durchführbar sind. Initial ist mit einem Klinikaufenthalt von 2–3 Monaten zu rechnen. Danach sind meist nach 6–12 Monaten weitere Aufenthalte notwendig.

Im Ayurveda wird die Schwangerschaft bei bestehenden **Erbgutdefekten** im Sinne einer Prävention grundsätzlich medizinisch vorbereitet und ayurvedisch begleitet. Vereinzelt konnten damit Behandlungserfolge bei Familien erzielt werden, die mit Muskelatrophien erblich belastet waren.

> Nach ayurvedischer Klassifizierung ist die Muskelatrophie eine Degeneration des Muskelgewebes (*māṃsa-dhātu-kṣaya*) mit *vāta* als wichtigstem pathogenetischen Prinzip.

Die Therapie von Muskelatrophien folgt den Grundsätzen der ***vāta-vyādhi*-Behandlung**. Besonderer Wert ist auf die externe und interne Ölanwendung (*snehana*) mit medizinierten Ölen zu legen. Geweberegenerierende (*rasāyana*) und nährende (*bṛṃhaṇa*) Maßnahmen bilden eine weitere Basis für die Therapie.

Ausleitung (*śodhana*)

Ölklistiere (*mātra-basti*)

- **Form:** *mātra Nr. 2* (**Tab. 10.12**, S. 84)
- **Öl:** *Nārāyaṇa-taila* 30–40 ml

Nasale Behandlung (*nasya*)

- **Form:** *nasya Nr. 3* (**Tab. 10.13**, S. 86)
- **Durchführung:** Je nach Ausprägung der Symptome 1× tägl. oder alle 2 Tage bis zum Abklingen der Symptome, danach 1× tägl. 2 Tr. im Rahmen der Tagesroutine zur Rezidivprophylaxe (*nasya Nr. 4*).
- **Öl:** *Nārāyaṇa-taila* oder *Balādya-taila* 16 Tr. in jede Nasenöffnung

Äußere Anwendungen

Ölmassagen (*abhyaṅga*)

- **Durchführung:** 1× tägl.
- **Öl:** *Nārāyaṇa-taila* oder *Balādya-taila*

Nährende Beutelmassage (*piṇḍa-sveda*)

- **Durchführung:** 1× tägl. über 2–3 Monate jeweils nach der Ölmassage (s. S. 95)
- **Füllung:** *Ṣaṣṭikaśāli* oder *Māṣa* (Vigna mungo)

Ganzkörperdampfbad (*vāṣpa-sveda*)

- **Hinweis:** Als Ersatz für die nährende Beutelmassage kann ein Ganzkörperdampfbad erfolgen.

- **Durchführung:** im Anschluss an die Ölmassage unter Zusatz von *vāta*-reduzierenden Pflanzen
- **Zusatz:** *Nirguṇḍī*(Vitex negundo)-Blätter

Dauerölanwendung am Schädel (*śiro-basti*)

- **Durchführung:** 1 Woche lang 1× tägl., dann 2–4 Wochen alle 2 Tage und danach möglichst 1× pro Woche folgendes Öl in einer abgedichteten Lederkappe auftragen und ca. 45 min warm halten.
- **Öl:** *Nārāyaṇa-taila* oder *Balādya-taila*

„Ölziehen" (*gaṇḍūṣa*)

- **Durchführung:** 1× tägl. 1–2 EL mediziniertes Öl für ca. 10–15 min im Mund behalten.
- **Öl:** *Nārāyaṇa-taila* oder *Balādya-taila*

Medikamentöse Therapie

Geeignet ist bei Muskelatrophien die kombinierte Gabe folgender Präparate:

Mediziniertes Öl (*taila*)

- **Darreichung:** 1–2× tägl.
- **Öl:** *Balādya-taila* 20 ml

Dekokt (*kvātha*)

- **Darreichung:** 2× tägl.
- **Dekokt:** *Balāmūla-kvātha* 40 ml

Pulver (*cūrṇa*)

- **Darreichung:** 2× tägl. mit warmer Milch
- **Pulver:** *Aśvagandhā* (Withania somnifera) 2 g

bei neuralen und neurogenen Formen zusätzlich:

- **Rezeptur:**
  - *Brāhmī* (Bacopa monnieri) 1 g
  - *Śaṅkhapuṣpī* (Convolvulus pluricaulis) 1 g

Sonderpräparat auf mineralischer Grundlage (*rasauṣadha*)

- **Darreichung:** 2× tägl. mit Waldhonig
- **Präparat:** *Bṛhad-vāta-cintāmaṇi* 150 mg

> ! Das traditionelle Herstellungsverfahren und die Dosierung sind streng zu beachten.

Ernährung und Verhalten

Bei Muskelatrophien gelten die allgemeinen Empfehlungen für *vāta-vyādhi* (**Tab. 17.8**, S. 280).

18 Harntrakt

In den folgenden Abschnitten werden – nach einer kurzen Erläuterung der Grundlagen und klassischen Symptome des Harntrakts – im Besonderen moderne Krankheitsbilder mit ihren speziellen Therapiemöglichkeiten vorgestellt.

18.1 Einleitung

Für die Behandlung von Erkrankungen des Harntrakts ist das Verständnis vom ayurvedischen Konzept der *mūtra-vaha-srotas* von vorrangiger Bedeutung.

18.1.1 Angewandte Anatomie und Physiologie

> Die Funktionen der Nieren und ableitenden Harnwege werden nach ayurvedischem Verständnis von den *mūtra-vaha-srotas* abgedeckt. Dieses Transportsystem (*srotas*) für den Urin (*mūtra*) verläuft durch Niere (*vṛkka*), Ureter (*gavinī*), Blase (*basti*) und Harnröhre (*mūtra-mārga*).

Über den **Urin** (*mūtra*) können pathogene harnpflichtige Substanzen, die im Rahmen des Stoffwechsels anfallen, aus dem Körper beseitigt werden. Diese Funktion ist überlebenswichtig und sorgt für eine gesundes inneres Milieu, sowie einen ausgewogenen Flüssigkeits- und Elektrolythaushalt. Die **Bedeutung der Nieren** für die Urinproduktion wird in den klassischen Texten allerdings nicht klar beschrieben. Vielmehr werden sie den *medo-vaha-srotas* zugeordnet, also dem Fettgewebe. Gegebenenfalls sind die entsprechenden Textstellen verlorengegangen oder in späterer Zeit fehlerhaft überarbeitet worden.

Als wichtigstes Organ der *mūtra-vaha-srotas* wird eher die **Harnblase** (*basti*) angesehen. Sie zählt bei *Caraka* zu den drei lebenswichtigen Vitalorganen (*marman*), deren Verletzung zum schnellen Tod führt. Bei genauerer Betrachtung scheint *basti* also nicht nur für die Harnblase zu stehen, sondern für den gesamten Harntrakt. Ihre herausragende Bedeutung entspricht derjenigen der Nieren nach heutigem Verständnis. *basti* ist ein wichtiger „Sitz" von *vāta*, besonders von *apāna-vāta*, das alle „nach unten gerichteten Bewegungen" im Bauchraum steuert.

Die *mūtra-vaha-srotas* bilden allerdings nur den ableitenden Anteil des **Flüssigkeitshaushalts**. Die *udaka-vaha-srotas* sorgen für den Transport von Flüssigkeiten (*udaka*) im gesamten Körper. Sie sind den *mūtra-vaha-srotas* sozusagen vorgeschaltet und weisen zu ihnen eine enge funktionelle Beziehung auf.

Interessanterweise wird nach ayurvedischen Beschreibungen der Urin ursprünglich im **Kolon** produziert. Das Kolon bildet den Ausgangpunkt für die *mūtra-vaha-srotas*. Wahrscheinlich begründet sich diese Auffassung auf der Tatsache, dass ein Großteil der Körperflüssigkeit durch Rückresorption im Dickdarm gewonnen wird. Folgerichtig werden im Ayurveda Erkrankungen der *mūtra-vaha-srotas* hauptsächlich mit Maßnahmen behandelt, die im Kolon ansetzen. Ferner ist die Drainage von *mūtra* für die Bildung verschiedener Gewebe, hauptsächlich von *rakta* und *asthi*, von Bedeutung.

18.1.2 Symptomatologie

Eine ayurvedische Differenzierung von Urinbefunden und Symptomen des Harntrakts ist mithilfe der **Tab. 18.1** möglich.

18.1.3 Klassische Nosologie

Es existieren nur wenige klassische Krankheitsbilder im Bereich des Harntrakts; hierbei handelt es sich eher um Symptome (**Tab. 18.2**).

18.1.4 Therapiemaßnahmen

Eine entscheidende Therapiemaßnahme bei Harnwegs- und Nierenerkrankungen ist die medikamentöse Therapie. Im Ayurveda gibt es eine Vielzahl von Medikamenten, die sich in diesem Bereich besonders bewährt haben:

Tab. 18.1 Symptome des Harntrakts und ihre ayurvedische Zuordnung.

	Symptom	ayurvedische Zuordnung
allgemeine Symptome	Ödeme	*kapha, rasa, mūtra, sveda*
	Hypertonie	*vāta, rasa, sirā*
	Juckreiz	*kapha, tvak*
lokale Symptome	Schmerzen im Nierenlager	*vāta*
	Nierenkoliken	*vāta*
Harnfluss	Dysurie	*vāta , mūtra*
	Polyurie	*kapha, mūtra*
	Inkontinenz	*vāta, snāyu, mūtra*
	Enuresis	*vāta, snāyu, mūtra*
	Oligurie, Anurie	*vāta, mūtra*
	Retention	ursachenabhängig
Harnuntersuchung	Hämaturie	*pitta, rakta, mūtra*
	Proteinurie	*kapha, mūtra*
	Glukosurie	*kapha, mūtra*
	Pyurie, Leukozyturie	*pitta, mūtra*
	Harngries, Nierensteine	abhängig von der Harnzusammensetzung
	Kristallurie	abhängig von der Harnzusammensetzung
	alkalischer Harn	*kapha, mūtra*
	saurer Harn	*pitta, mūtra*
	erhöhtes spezifisches Gewicht	*kapha, mūtra*
	niedriges spezifisches Gewicht	ursachenabhängig

Tab. 18.2 Klassisch-ayurvedische Krankheitsbilder des Harntrakts.

klassische Bezeichnung	moderne Bedeutung
aśmarī	Harngries, Harnsteine
mūtra-kṛcchra	„Schwierigkeiten beim Urinieren“: Dysurie, Harnstottern
prameha	Polyurie-Syndrom (meist bei Diabetes mellitus)
mūtra-ghaṭa	Oligurie, Anurie
rakta-meha	Hämaturie
sikta-meha	Kristallurie
aṣṭhīlā	Prostatahypertrophie

Medikamentöse Therapie

Die ayurvedischen Phytotherapie für Erkankungen des Harntrakts basiert auf folgenden Wirkprinzipien.

Harntreibende Mittel (*mūtra-la* oder *mūtra-virecanīya*) werden eingesetzt, um Erreger oder Harngries auszuspülen, um die Filtrationsrate bei abgeschwächter Nierenfunktion anzuheben und um Flüssigkeit aus dem Körper zu beseitigen, wie bei der Hypertonie oder bei Ödemen.

Bei Polyurie hingegen werden Mittel eingesetzt, die den **Harnfluss herabsetzen** (*mūtra-saṃgrahaṇīya*). Diese sind, genauso wie blutungshemmende Pflanzen (*stambhana*), meist von adstringierendem Geschmack (*kaṣāya*).

Um die Bildung von Harngries zu verhindern und kleinere Nierensteine aufzulösen, verabreicht man **„steinbrechende" Mittel** (*aśmarī-bhedana*). Das **„Auskratzen"** (*lekhana*) der Harnwege beseitigt Ablagerungen.

Verschiedene Verfärbungen des Urins, die meist auf *pitta*-Aggravation zurückzuführen sind (z. B. Bilirubinurie, Hämaturie, Hämoglobinurie), können durch sog. **„entfärbende" Maßnahmen** (*mūtra-virañjanīya*) behandelt werden.

Antiseptisch wirken bei Infekten des Harntrakts **„urinreinigende" Pflanzen** (*mūtra-viśodhana*); sie sind meist von bitterem Geschmack (*tikta*). Zur Regeneration geschädigten Nierengewebes, z. B. bei Hydronephrose, Nephritis und Nephrose, insbesondere wenn der glomeruläre Apparat betroffen ist, werden ***rasāyana*** gebraucht. Die Mikrozirkulation der Niere kann durch eine Behandlung von *sirā* verbessert werden.

In **Tab. 18.3** sind die Einzeldrogen und in **Tab. 18.4** die Kombinationspräparate für die Behandlung des Harntrakts als Übersicht zusammengestellt.

Ernährung und Verhalten

In **Tab. 18.5** (S. 304) sind die allgemeinen Ernährungs- und Verhaltensempfehlungen bei Erkrankungen des Harntrakts aufgeführt.

> **!** Bei Niereninsuffizienz sind **kontraindiziert** (Zunahme von Serum-Kreatinin möglich):
> - *Aśvagandhā* (Withania somnifera)
> - *Jaṭāmāṃsī* (Nardostachys jatamansi)
>
> Bei Hypernaträmie kontraindiziert ist: *Yaṣṭīmadhu* (Glycyrrhiza glabra, Süßholz)

Tab. 18.3 Einzeldrogen für die Behandlung des Harntrakts mit ihren wichtigsten Wirkungen.

Sanskrit-Bezeichnung	botanische/deutsche Bezeichnung	allgemeine Wirkungen
Miśreyā	Foeniculum vulgare, Fenchel	*pitta*-reduzierend; unterstützend bei allen *pitta*-Symptomen; kühlend
Haridrā	Curcuma longa, Gelbwurz	„blutreinigend" (*rakta-śodhana*); Bitterdroge; leber- und galleanregend; antiseptisch; Reduktion aller drei *doṣa*
Yaṣṭīmadhu	Glycyrrhiza glabra, Süßholz	wundheilungsfördernd; juckreizlindernd; regenerierend (*rasāyana*), *mūtra-virañjanīya* **!** Wirkt in höherer Dosierung hypertonisch.
Śatāvarī	Asparagus racemosus, Wilder Spargel	regenerierend (*rasāyana*)
Āmalakī	Emblica officinalis, Indische Stachelbeere	regenerierend (*rasāyana*)
Guḍūcī	Tinospora cordifolia, Guduchi	regenerierend (*rasāyana*), immunmodulatorisch
Gokṣura	Tribulus terrestris, Erdstachelnuss	diuretisch (*mūtra-la*)
Punarnavā	Boerhaavia diffusa	diuretisch (*mūtra-la*)
Arjuna	Terminalia arjuna, Myrobalanenbaum	herzstärkend, leicht blutdrucksenkend
Vāsā	Adhatoda vasica, Indisches Lungenkraut	hämostatisch
Bhūmy-āmalakī	Phyllanthus niruri, Bitterer Stachelbeerbaum	diuretisch (*mūtra-la*), regenerierend (*rasāyana*)

Tab. 18.3 Fortsetzung, Einzeldrogen für die Behandlung des Harntrakts mit ihren wichtigsten Wirkungen.

Sanskrit-Bezeichnung	botanische/deutsche Bezeichnung	allgemeine Wirkungen
Nimba	Azadirachta indica, Niembaum	*mūtra-viśodhana*
Mustā	Cyperus rotundus, Knolliges Zypergras	antidiuretisch (*mūtra-saṃgrahaṇīya*)
Lodhra	Symplocos racemosa	antidiuretisch (*mūtra-saṃgrahaṇīya*), blutungshemmend (*stambhana*), adstringierend (*kaṣāya*)
Nāgakeśara	Mesua ferrea, Ceylon-Eisenholz	antidiuretisch (*mūtra-saṃgrahaṇīya*), blutungshemmend (*stambhana*), adstringierend (*kaṣāya*)
Pāśanabheda	Bergenia ligulata, Wickelwurz	lithotriptisch (*aśmarī-bhedana*), diuretisch (*mūtra-la*)
*Sarpagandhā**	Rauvolfia serpentina, Schlangenwurz	blutdrucksenkend ! Die Kontraindikationen und Dosierung sind streng zu beachten.

* *Sarpagandhā (Rauvolfia serpentina) enthält den Wirkstoff Reserpin. Er wirkt sedativ und sympathikolytisch. Die Autoren verwenden diese Pflanze nur, wenn andere ayurvedische Maßnahmen zur Bekämpfung der Hypertonie nicht ausreichen und schulmedizinische Medikamente indiziert wären. Grund dafür sind die möglichen Nebenwirkungen, wie geschwollene Nasenschleimhäute, Depressionen, Tremore, Diarrhöe und typische parasympathische Symptome. Bestehen derartige Beschwerden bereits, so ist von einer Behandlung mit Sarpagandhā abzusehen.*

Tab. 18.4 Kombinationspräparate für die Behandlung des Harntrakts mit ihren wichtigsten Wirkungen.

Sanskrit-Bezeichnung/Präparat	Klassifikation	allgemeine Wirkungen
Cyavana-prāśāvaleha	Linctus auf der Basis von *Āmalakī* (Emblica officinalis)	regenerierend (*rasāyana*)
Triphalā-cūrṇa	Pulverkombination aus drei Früchten mit *Harītakī* (Terminalia chebula)	mildes bewährtes Abführmittel; generelles *rasāyana*
Rasāyana-cūrṇa	Pulverkombination mit *Āmalakī* (Emblica officinalis), *Gokṣura* (Tribulus terrestris), *Guḍūcī* (Tinospora cordifolia)	regenerierend (*rasāyana*)
Punarnavādi-kvātha	Dekokt mit *Punarnavā* (Boerhaavia diffusa)	diuretisch (*mūtra-la*)
Varuṇādi-kvātha	Dekokt mit *Varuṇa* (Crataeva religiosa)	„urinreinigend" (*mūtra-viśodhana*)
Triphalā-guggulu	Präparat mit *Guggulu* (Commiphora mukul)	„auskratzend" (*lekhana*) ! Vereinzelt wurden allergische Reaktionen beobachtet.
Gokṣurādi-guggulu	Präparat mit *Guggulu* (Commiphora mukul) und *Gokṣura* (Tribulus terrestris)	*mūtra-viśodhana* ! Vereinzelt wurden allergische Reaktionen beobachtet.
Kāñcanāra-guggulu	Präparat mit *Guggulu* (Commiphora mukul) und *Kāñcanāra* (Bauhinia variegata)	hilfreich bei Zysten und Tumoren ! Vereinzelt wurden allergische Reaktionen beobachtet.
Cystone	modernes Präparat der Firma Himalaya	lithotriptisch (*aśmarī-bhedana*)

Tab. 18.4 (Fortsetzung)

Sanskrit-Bezeichnung/Präparat	Klassifikation	allgemeine Wirkungen
Śilājatu	Bitumenartige Sekrete aus Felsspalten (detoxifiziert)	regenerierend (*rasāyana*) ! Das traditionelle Herstellungsverfahren und die Dosierung sind zu beachten.
Loha-bhasma	kalzinierte Eisenasche	traditionelles Eisenpräparat ! Das traditionelle Herstellungsverfahren und die Dosierung sind zu beachten.
Śaṅkha-bhasma	kalzinierte Muschelasche	entsäuernd, natürliche Kalziumquelle ! Das traditionelle Herstellungsverfahren und die Dosierung sind zu beachten.
Bādarāśma-bhasma	kalzinierte Kalksteinasche	lithotriptisch (*aśmarī-bhedana*) ! Das traditionelle Herstellungsverfahren und die Dosierung sind streng zu beachten.
Śvetaparpaṭī	herbo-mineralisches Präparat mit Kaliumnitrat, Ammoniumchlorid und *Śuddha-sphaṭikā* (gereinigter Alaun)	diuretisch (*mūtra-la*) ! Das traditionelle Herstellungsverfahren und die Dosierung sind streng zu beachten.
Śilājatvādi-vaṭī (= Jīvitpradā)	Tabletten mit *Śilājatu*	„urinreinigend" (*mūtra-viśodhana*) ! Das traditionelle Herstellungsverfahren und die Dosierung sind zu beachten.
Uricare	modernes Präparat der Firma Indigo mit *Guggulu* (Commiphora mukul) und *Śilājatu*	„urinreinigend" (*mūtra-viśodhana*) ! Das traditionelle Herstellungsverfahren und die Dosierung sind zu beachten.
Candraprabhā-vaṭī	Kombinationspräparat mit *Guggulu* (Commiphora mukul) und *Śilājatu*	„urinreinigend" (*mūtra-viśodhana*) ! Das traditionelle Herstellungsverfahren und die Dosierung sind zu beachten.
Vasanta-kusumā-kara-rasa	herbo-mineralisches Präparat mit kalzinierter Gold-, Silber-, Blei-, Zinn- und Eisenasche	regenerierend (*rasāyana*) ! Das traditionelle Herstellungsverfahren und die Dosierung sind streng zu beachten.

Tab. 18.5 Allgemeine Ernährungs- und Verhaltensempfehlungen bei Erkrankungen des Harntrakts.

	empfehlenswert	zu meiden
Ernährung	• Bevorzugung leicht verdaulicher Substanzen • Gerste, länger als ein Jahr gelagerter Weizen, Reis, viel *Mudga* (Vigna radiata) • alle Kürbisgewächse, inkl. Zucchini und Gurken; Rettich • Milch • süße Äpfel, Papaya, Honigmelonen, Weintrauben • Koriander, Fenchel, Gewürznelken	• saure Nahrung • schwer verdauliche und *srotas*-blockierende (*abhiṣyandī*) Nahrung • Tomaten, saure Früchte
Verhalten	–	• Unterdrückung der natürlichen Bedürfnisse, insbesondere Durst und Harndrang (*vega-dhāraṇā*) • Überanstrengung

18.2 Moderne Krankheitsbilder

In den folgenden Abschnitten werden moderne Krankheitsbilder des Harntrakts aufgegriffen, die häufig in der Praxis anzutreffen sind, wobei ein deutlicher Schwerpunkt auf die eingehende Vorstellung der entsprechenden Therapien gesetzt wird.

18.2.1 Harnwegsinfekte

Singuläre Harnwegsinfekte lassen sich kurzfristig mit geeigneten Antibiotika behandeln. Bei **rezidivierenden Harnwegsinfekten** sind der Antibiose jedoch Grenzen gesetzt. Immer wieder treten Fälle auf, bei denen sich die Wirkungsdauer der Antibiotika zunehmend verkürzt. Vor allem sind Frauen betroffen. Kälteeinwirkung und Geschlechtsverkehr sind häufige Auslöser. Auch psychische Aspekte scheinen eine Rolle zu spielen.

Nach ayurvedischem Verständnis sind zwei Faktoren bei der Entstehung von rezidivierenden Harnwegsinfekten ernster zu nehmen, als es für gewöhnlich getan wird. In den ayurvedischen Klassikern wird bei verschiedenen, auch schwerwiegenden Erkrankungen immer wieder betont, dass die natürlichen Bedürfnisse des Körpers nicht unterdrückt werden dürfen (s. S. 131). Werden sie unterdrückt, führen sie zu Erkrankungen. Moderner Lebensstil und Berufsalltag scheinen jedoch bei vielen Menschen einen natürlichen Umgang mit diesen Funktionen zu verhindern.

Bei Harnwegsinfekten ist es zum einen die **„Unterdrückung" (*vega-dhāraṇā*) des Durstgefühls**, zum anderen die des **Harndrangs**: Wird tagsüber zu wenig getrunken, so kommt es zur verminderten Urinbildung und der Harntrakt wird nicht hinreichend gespült. Und das Hinauszögern der Harnentleerung führt zur Stagnation des Harnflusses. Beide Fälle stellen günstige Bedingungen für die Ausbreitung von Erregern dar und die Anfälligkeit für Harnwegsinfekte steigt.

Der uneingeschränkte Einsatz von Antibiotika zieht zudem **Resistenzen** nach sich. In einer solchen Situation haben sich die ayurvedischen Maßnahmen besonders bewährt. Der ayurvedische Ansatz konzentriert sich nicht auf die Erreger, sondern versucht die Widerstandskraft der Gewebe und die freie Harnpassage zu fördern. Neben der **Intensivierung der Ausscheidung** durch Ausleitungsverfahren (*śodhana*) und Diuretika, werden **bittere Drogen** bevorzugt, die im Sinne eines natürlichen „Antibiotikums" die Lebensbedingungen der Erreger verschlechtern. Auf diese Weise können Harnwegsinfekte unterschiedlicher Lokalisation behandelt werden (Pyelonephritis, Urethritis non gonorrhoica, Zystitis, Ureteritis). Auch **Vaginalmykosen** sprechen auf dieses Therapiekonzept an.

Ausleitung (*śodhana*)

Die Ausleitung fördert die Harnausscheidung. Akkumulationen krankheitsbegünstigender Substanzen werden so verhindert und das System bleibt im Fluss. Hierdurch verschlechtern sich die Bedingungen für die Ansammlung und das Wachstum von Erregern.

Purgieren (*virecana*)
- **Form:** *virecana Nr. 1* (**Tab. 10.9**, S. 78 f.)
- **Fett für die innere Oleation:** *Pañcatikta-ghṛta*

Dekokteinläufe (*nirūha-basti*)
- **Form:** *nirūha Nr. 1* (**Tab. 10.11**, S. 82 f.)
- **Dekokt:** *Daśamūla-kvātha* oder mit Dekokten aus Bitterdrogen, wie z. B. *Guḍūcī* (Tinospora cordifolia) oder *Nimba* (Azadirachta indica)

Äußere Anwendungen

Folgende äußere Anwendungen werden bei **Vaginalmykosen** eingesetzt:

Waschungen
- **Hinweis:** Ersatzweise kann das Pulver auch direkt lokal aufgetragen werden.
- **Durchführung:** 1–2× tägl. 10–20 min mit Dekokten aus adstringierenden Drogen
- **Präparat:** z. B. *Māyāphala* (Quercus infectoria, Galleiche) oder *Nimba* (Azadirachta indica)

Tampon
- **Durchführung:** 1 Tampon mit folgendem Öl tränken und über Nacht einführen.
- **Öl:** *Jātyādi-taila*

Medikamentöse Therapie

Bei Harnwegsinfekten ist die Kombination folgender Präparate hilfreich:

Dekokt (*kvātha*)

- **Darreichung:** 2× tägl.
- **Rezeptur:**
  - *Varuṇādi-kvātha* 20 ml
  - *Nimba-tvak-kvātha* (*tvak* = „Rinde") 20 ml

***Guggulu*-Präparat**

- **Darreichung:** 3× tägl. nach der Mahlzeit
- **Präparat:** *Gokṣurādi-guggulu* 1 g

Pulverkombination 1 (*cūrṇa*)

- **Darreichung:** 3× tägl.
- **Präparat:** *Rasāyana-cūrṇa* 2–3 g

Pulver (*cūrṇa*)

- **Darreichung:** 2–3× tägl.
- **Pulver:** *Bhūmyāmalakī* (Phyllanthus niruri) 2–3 g

Tabletten (*vaṭī*)

- **Darreichung:** 3× tägl.
- **Tabletten:** *Śilājatvādi-vaṭī* (ersatzweise: Uricare) 1 g

Sonderpräparat auf mineralischer Grundlage (*rasauṣadha*)

- **Hinweis:** Folgendes Präparat wird eingesetzt, wenn oben genannte Medikamente nicht zu dem gewünschten Therapieerfolg führen.
- **Darreichung:** 2× tägl.
- **Präparat:** *Vasanta-kusumākara-rasa* 125 mg

> ! Das traditionelle Herstellungsverfahren und die Dosierung sind zu beachten.

Ernährung und Verhalten

Grundsätzlich sind bei Harnwegsinfekten die allgemeinen Ernährungs- und Verhaltensempfehlungen für Erkrankungen des Harntrakts (**Tab. 18.5**, S. 304) zu befolgen, wobei besonders die in **Tab. 18.6** aufgeführten hervorzuheben sind.

18.2.2 (Rezidivierende) Hämaturie

Einer mikroskopischen und makroskopischen Hämaturie können verschiedenste Ursachen zugrunde liegen. Diese sind abzuklären und schulmedizinisch zu behandeln.

Im Ayurveda fallen Blutungen des Harntrakts in den Bereich des Krankheitsbilds ***adho-ga-rakta-pitta***. Als Unterstützung schulmedizinischer Maßnahmen hat sich eine rein symptomatische Behandlung mit folgender Pulverkombination bewährt.

Medikamentöse Therapie

Pulverkombination (*cūrṇa*)

- **Darreichung:** 3× tägl.
- **Rezeptur:**
  - *Lodhra* (Symplocos racemosa) 1–2 g
  - *Nāgakeśara* (Mesua ferrea) 1–2 g

18.2.3 Nephrotisches Syndrom

śotha ist ein ayurvedisches Krankheitsbild, das diverse pathologische Erscheinungsformen unter sich vereint. Wörtlich übersetzt bedeutet *śotha* **„Schwellung"**. Da lokale oder generalisierte **Ödeme** das Leitsymptom des nephrotischen Syndroms darstellen, ist es *śotha* zuzuordnen, wobei allerdings nicht übersehen werden darf, dass auch entzündliche Schwellungen sowie lokalisierte harte Schwellungen (z. B. Tumore) zu den *śotha* zählen.

Ein weiteres Krankheitsbild, das das nephrotische Syndrom berührt, heißt ***sāndra-meha***. *sāndra* bedeutet in diesem Zusammenhang „viskös" oder „reich an festem Material". Dieses Phänomen lässt

Tab. 18.6 Besondere Ernährungs- und Verhaltensempfehlungen bei Harnwegsinfekten.

	empfehlenswert	zu meiden
Ernährung	• bittere Nahrungsmittel und Tees • hohe Trinkmenge	• saure Nahrungsmittel • *srotas*-blockierende (*abhiṣyandī*) Nahrungsmittel
Verhalten	• lokale Wärme	• Unterdrückung von Harndrang und Durst • lokale Kälte • zu viel Geschlechtsverkehr

sich auf die **Proteinurie** als weiteres Leitsymptom des nephrotischen Syndroms übertragen. Hauptsächlich rufen ***vāta* und *kapha*** den Krankheitsprozess hervor, aber auch *pitta* ist teilweise involviert. Die betroffenen ***dūṣya*** in den *mūtra-vaha-srotas* sind *mūtra*, *kleda*, *rasa* und *sirā*.

Therapie

Bei der Therapie sind die ***śotha*-spezifischen Grundsätze** zu beachten. Mittels **Ausleitungsverfahren** sowie **„auskratzenden" (*lekhana*)** und **diuretischen** Maßnahmen werden überschüssige Flüssigkeiten drainiert. ***srotas*-blockierende (*abhiṣyandī*)** Faktoren sind streng zu meiden. Zudem werden ***rasāyana*** zum Zwecke der Regeneration geschädigten Nierengewebes verabreicht.

Um weiteren Schäden der Nephronen vorzubeugen, sollte auf eine gesunde Ernährung und einen zuträglichen Lebensstil geachtet werden.

Ausleitung (*śodhana*)

Für die Ausleitung sind v.a. Dekokteinläufe (*nirūha-basti*) geeignet, da nach ayurvedischem Verständnis die *mūtra-vaha-srotas* ihren Ursprung im Kolon nehmen. Ferner ist das Kolon Sitz von *vāta*. Da *samāna*- und *apāna*-Funktionen gestört sind, sind ebenfalls Ölklistiere (*mātra-basti*) bei dieser Erkrankung sinnvoll. Je nach Symptombild, Kräftezustand und Stuhlverhalten sind sie individuell einzusetzen.

Einläufe (*basti*)
- **Form:** *nirūha Nr. 2* (**Tab. 10.11**, S. 82 f.)
- **Dekokt für *nirūha*:** *Punarnavādi-kvātha* 400 ml
- **Öl für *mātra*:** *Nārāyaṇa-taila* 30–40 ml

Medikamentöse Therapie

Beim nephrotischen Syndrom hat sich eine Vielzahl von Präparaten praktisch bewährt, die nach Möglichkeit kombiniert zu verabreichen sind:

***Guggulu*-Präparat**
- **Darreichung:** 3× tägl. nach der Mahlzeit
- **Präparat:** *Gokṣurādi-guggulu* 1 g

Pulverkombination (*cūrṇa*)
- **Darreichung:** 3× tägl.
- **Präparat:** *Rasāyana-cūrṇa* 2–3 g

Pulver (*cūrṇa*)
- **Darreichung:** 2–3× tägl.
- **Pulver:** *Bhūmyāmalakī* (Phyllanthus niruri) 2–3 g

Dekokt (*kvātha*)
- **Darreichung:** 2× tägl. als Dekokt
- **Dekokt:** *Varuṇādi-kvātha* 40 ml mit *Vāsā* (Adhatoda vasica)-Pulver 5 g

Dekokt 2 (*kvātha*)
- **Darreichung:** 2× tägl. als Dekokt
- **Dekokt:** *Harītakyādi-kvātha* 40 ml

Tabletten (*vaṭī*)
- **Darreichung:** 2–3× tägl.
- **Tabletten:** *Śilājatvādi-vaṭī* 1 g

Linctus (*avaleha*)
- **Darreichung:** 2× tägl. mit warmer Milch
- **Linctus:** *Cyavana-prāśāvaleha* 10–20 g

Pulverkombination (*cūrṇa*)
- **Hinweis:** Bei Therapieresistenz sollte folgendes Präparat eingesetzt werden.
- **Darreichung:** 2× tägl.
- **Rezeptur:**
  - *Lodhra* (Symplocos racemosa) 2 g
  - *Mustā* (Cyperus rotundus) 2 g
  - *Arjuna* (Terminalia arjuna) 2 g

Ernährung

Die besonderen Ernährungsempfehlungen bei nephrotischem Sydrom sind in **Tab. 18.7** aufgeführt.

18.2.4 Glomeruläre Erkrankungen (primäre Glomerulonephritis)

Glomeruläre Erkrankungen können unterschiedliche Verlaufsformen annehmen. Obwohl histologisch nicht alle eine Entzündung aufweisen, werden sie unter der Bezeichnung Glomerulonephritis geführt. Zum größten Teil sind sie **immunologisch vermittelt**.

Akute Formen, besonders die rapid progressive Glomerulonephritis, lassen sich schwer mit ayurvedischen Maßnahmen beeinflussen. Bei **chronischen, besonders nephrotischen Verlaufsformen** können in Kombination mit schulmedizinischen Medikamenten überzeugende Ergebnisse erzielt werden, v.a. bei glomerulären Minimalläsionen.

Tab. 18.7 Besondere Ernährungsempfehlungen bei nephrotischem Syndrom.

	empfehlenswert	zu meiden
Ernährung	• leicht verdauliche Nahrungsmittel • angemessener Proteinanteil • Gerste, länger als ein Jahr gelagerter Weizen, Reis, viel *Mudga* (Vigna radiata), geringe Mengen Soja • Milch, *ghī* • Waldhonig • Gurken, Kürbis, Zucchini, Spargel, Rettich • süße Äpfel, Papaya, Honigmelonen, Weintrauben • Koriander, Fenchel, Nelken	• *srotas*-blockierende (*abhiṣyandī*) Nahrungsmittel (Joghurt, Käse) • schwer verdauliche Speisen • saure, salzige Nahrungsmittel und Getränke

Die Vorteile der ayurvedischen Begleittherapie sind die Verringerung des Bedarfs an Kortison und Immunsuppressiva sowie die Beschleunigung des Heilungsprozesses. Erst wenn die Symptomatik und Laborparameter unter Kontrolle sind, lassen sich die schulmedizinischen Mittel reduzieren.

Das P. D. Patel Ayurveda Hospital in Indien suchen viele Patienten unterschiedlicher Altersklassen mit diesem Krankheitsbild auf. Im Folgenden sollen diejenigen Formen besprochen werden, die am besten auf die ayurvedische Therapie ansprechen.

Mesangioproliferative Glomerulonephritis

Diese Form der Glomerulonephritis ist klinisch gekennzeichnet durch **Proteinurie** (und somit verringertem Plasmaalbumin) und **Hämaturie**. Nur eine kleinere Anzahl der Patienten entwickeln eine Niereninsuffizienz.

Aus ayurvedischer Sicht sind alle drei *doṣa* an diesem Krankheitsprozess in den *mūtra-vaha-srotas* beteiligt, wobei *rasa*, *rakta*, *sirā*, *mūtra* und *udaka* die Haupt-*dūṣya* darstellen.

Stoffwechselkorrektur (*āma-pācana*)

Aufgrund der immunologischen Komponente dieser Erkrankung ist eine *āma*-Reduktion auf Gewebsebene indiziert.

Treppenkur (*vardhamāna-pippalī-rasāyana*)

- **Darreichung:** 2× tägl. morgens nüchtern und abends vor der Mahlzeit oder 2–3 Stunden danach mit warmem Wasser (**Tab. 14.12**, S. 207)
- **Präparat:** *Pippalī* (Piper longum)

Ausleitung (*śodhana*)

Dekokteinläufe (*nirūha-basti*)

- **Hinweis:** Dekokteinläufe sind nur bei beginnendem Nierenschaden (bei ansteigenden S-Kreatinin-Werten) notwendig. Im Sinne einer „Mini-Dialyse" fördern sie die Ausscheidung über den Darm und entlasten somit die Niere, sind jedoch nur stationär durchzuführen.
- **Form:** *nirūha Nr. 3* (**Tab. 10.11**, S. 82 f.)
- **Durchführung:** Das Dekokt wird 1–2× tägl. bis zur Normalisierung der S-Kreatinin-Werte gegeben, sofern keine Bauchschmerzen oder Diarrhöe entstehen.
- **Dekokt:** *Punarnavādi-* oder *Varuṇādi-kvātha*

Medikamentöse Therapie

Zeitgleich mit der *āma*-Therapie setzt die folgende Therapie ein:

Guggulu-Präparat

- **Darreichung:** 3× tägl. nach der Mahlzeit
- **Präparat:** *Gokṣurādi-guggulu* 1 g

Pulverkombination (*cūrṇa*)

- **Darreichung:** 3× tägl.
- **Präparat:** *Rasāyana-cūrṇa* 2–3 g

Pulver 2 (*cūrṇa*)

- **Darreichung:** 2× tägl.
- **Pulver:** *Vāsā* (Adhatoda vasica) 3–5 g

ersatzweise als **Extrakttabletten**:

- **Darreichung:** 3× tägl.
- **Tabletten:** *Vāsā-ghana-vaṭī* 1 g

Tabletten (*vaṭī*)

- **Darreichung:** 3× tägl.
- **Tabletten:** *Śilājatvādi-vaṭī* 1 g oder ersatzweise: Uricare

Therapie bei Hämaturie

Pulverkombination (*cūrṇa*)

- **Darreichung:** 3× tägl.
- **Rezeptur:**
  - *Lodhra* (Symplocos racemosa) 1 g
  - *Nāgakeśara* (Mesua ferrea) 1 g

Therapie bei assoziierter Hypertonie

Die Therapie bei Hypertonie ist zu den Herz-Kreislauf-Erkrankungen eingehender erläutert (s. S. 184 ff.).

Pulver (*cūrṇa*)

- **Darreichung:** 2× tägl.
- **Pulver:** *Arjuna* (Terminalia arjuna) 3 g

***Guggulu*-Präparat**

- **Darreichung:** 3× tägl. nach der Mahlzeit
- **Präparat:** *Triphalā-guggulu* 1 g

Therapie bei starker Ödembildung

Pulver (*cūrṇa*)

- **Darreichung:** 2× tägl.
- **Pulver:** *Punarnavā* (Boerhaavia diffusa) 5 g

Ernährung und Verhalten

Bei der mesangioproliferativen Glomerulonephritis sind die besonderen Ernährungs- und Verhaltensempfehlungen in **Tab. 18.8** zu befolgen.

Membranöse Glomerulonephritis

Verschiedene schwerwiegende Grunderkrankungen können diese Form der Glomerulonephritis auslösen. Ein Großteil der Patienten entwickelt ein **nephrotisches Syndrom**, ca. ein Drittel leidet unter **Hypertonie** und bei ca. der Hälfte führt diese Erkrankung zur **Niereninsuffizienz**.

Ayurvedisch betrachtet sind die gleichen Faktoren am Krankheitsprozess beteiligt wie bei der mesangioproliferative Glomerulonephritis (s. o.). Da aber vaskuläre Prozesse im Vordergrund stehen, muss auf die Reinigung von *sirā* mittels **Ausleitungsverfahren (*śodhana*) und „auskratzenden" (*lekhana*) Heilmitteln** besonders Wert gelegt werden.

Neben folgenden Empfehlungen bildet die intensive Behandlung der auslösenden Grunderkrankung die Basis der Therapie.

Ausleitung (*śodhana*)

Meist ist aufgrund des reduzierten Kräfte- und Allgemeinzustands der Patienten eine intensive Ausleitung nicht möglich. Dennoch ist sie therapeutisch sehr sinnvoll und sollte je nach den individuellen Voraussetzungen beim Patienten durchgeführt werden.

Purgieren (*virecana*)

- **Form:** *virecana Nr. 2* (**Tab. 10.9**, S. 78 f.)
- **Purgiermittel:** *Eraṇḍa-taila* (Rizinusöl) 30–35 ml oder ersatzweise: *Dīnadayāla-cūrṇa* 7–8g mit dunklem Traubensaft

Dekokteinläufe (*nirūha-basti*)

- **Form:** *nirūha Nr. 3* (**Tab. 10.11**, S. 82 f.)
- **Dekokt:** *Punarnavādi-* oder *Varuṇādi-kvātha*

Tab. 18.8 Besondere Ernährungs- und Verhaltensempfehlungen bei mesangioproliferativer Glomerulonephritis.

	empfehlenswert	zu meiden
Ernährung	• leicht verdauliche Nahrungsmittel • Gerste, länger als ein Jahr gelagerter Weizen, Reis, viel *Mudga* (Vigna radiata) • Milch • Gurken, Kürbis, Zucchini, Rettich, Kartoffeln • süße Äpfel, Papaya, Honigmelonen, Weintrauben • Koriander, Fenchel, Nelken	• *srotas*-blockierende (*abhiṣyandī*) Nahrungsmittel (Joghurt, Käse) • saure Nahrungsmittel und Getränke (Tomaten, Essig, saures Obst)
Verhalten	–	• Unterdrückung der natürlichen Bedürfnisse (insbesondere Durst und Harndrang) • Überanstrengung

Medikamentöse Therapie

Nach der Ausleitung sind die gleichen Heilmittel einzusetzen wie bei der mesangioproliferativen Glomerulonephritis (s.o.). Allerdings muss die Reinigung der glomerulären Kapillaren (***lekhana***) durch eine höhere Dosierung von *Śilājatu* intensiviert werden.

Tabletten (*vaṭī*)

- **Darreichung:** 3× tägl.
- **Tabletten:** *Śilājatvādi-vaṭī* (ersatzweise: Uricare) 2 g

Pulver (*cūrṇa*)

- **Hinweis:** nur bei starker Ödembildung
- **Darreichung:** 2× tägl.
- **Pulver:** *Punarnavā* (Boerhaavia diffusa) 5 g

Ernährung und Verhalten

Es gelten die gleichen Ernährungs- und Verhaltensempfehlungen wie bei der mesangioproliferativen Glomerulonephritis (**Tab. 18.8**, s.o.).

Glomeruläre Minimalläsionen (Minimal-Change-Nephropathie)

Diese gut auf Steroide ansprechende Glomerulonephritis imponiert ebenfalls als nephrotisches Syndrom. Hämaturie und Hypertonie sind eher selten. Auch die Nierenfunktion bleibt meist intakt. Insofern kann die Therapie weniger intensiv gestaltet werden.

Medikamentöse Therapie

In Anfangsstadien und bei milder Symptomatik sind folgende Präparate empfehlenswert.

***Guggulu*-Präparat**

- **Darreichung:** 2× tägl. nach der Mahlzeit
- **Präparat:** *Gokṣurādi-guggulu* 1 g

Pulverkombination 1 (*cūrṇa*)

- **Darreichung:** 2× tägl.
- **Präparat:** *Rasāyana-cūrṇa* 2–3 g

Therapie bei chronischen oder komplizierten Fällen

Treppenkur (*vardhamāna-pippalī-rasāyana*)

- **Darreichung:** 2× tägl. morgens nüchtern und abends vor der Mahlzeit oder 2–3 Stunden danach mit warmem Wasser (**Tab. 14.12**, S. 207)
- **Präparat:** *Pippalī* (Piper longum)

Ernährung und Verhalten

Es sind die gleichen Ernährungs- und Verhaltensempfehlungen wie bei der mesangioproliferativen Glomerulonephritis (**Tab. 18.8**, s.o.) zu befolgen.

18.2.5 Chronische Niereninsuffizienz

Eine große Vielfalt von schweren Erkrankungen im Bereich der Nieren und ableitenden Harnwege münden in die chronische Niereninsuffizienz, sofern sie therapeutisch nicht unter Kontrolle gebracht werden können. Die Insuffizienz betrifft sämtliche Funktionen der Niere: exkretorische, metabolische und endokrine. Entsprechend vielfältig sind die Symptome und Komplikationen, die sich aus der Urämie entwickeln können (z.B. Anämie, Azidose, Hypertonie, Neuropathien, Myopathien, Osteodystrophien).

Die chronische Niereninsuffizienz ist ein gutes Beispiel dafür, dass eine Ayurveda-Therapie auch bei bedrohlichen Erkrankungen helfen kann. Dieses Krankheitsbild ist im P.D. Patel Ayurveda Hospital in Indien sehr häufig und eine große Zahl von Fällen konnte über Jahre dokumentiert werden. Die positiven Veränderungen durch die Ayurveda-Therapie sind hierbei auffallend: Der **Dialysebedarf** kann in vielen Fällen auf ein Minimum herabgesetzt werden, wodurch sich neben den Kosten auch Komplikationen – wie Blutverlust, Störungen im Elektrolythaushalt und Stress – reduzieren. Die Notwendigkeit einer **Nierentransplantation** lässt sich ebenfalls verzögern.

Eine vollständige Heilung ist erfahrungsgemäß nur in Fällen möglich, deren S-Kreatinin-Wert intial unter 3 mg/dl liegt und bei denen der renale Kortex nur geringfügige pathologische Veränderungen aufweist. Die größten Erfolge konnten die Autoren bei diabetischer Grundlage erzielen, die geringsten bei autoimmunen Ursachen.

Therapie

Im Folgenden werden die therapeutischen Maßnahmen unter verschiedenen Aspekten der Behandlungsstrategie dargestellt. Diese sind je nach Bedarfslage des individuellen Falles zu kombinieren.

Behandlung der ursächlichen Primärerkrankung

Die Therapie der zugrunde liegenden Erkrankung bildet die **Basis der Behandlung**.

Regeneration geschädigter Gewebe im Harntrakt (*rasāyana*)

Pulverkombination (*cūrṇa*)

- **Darreichung:** 2–3× tägl.
- **Rezeptur:**
  - *Bhūmyāmalakī* (Phyllanthus niruri) 2 g
  - *Punarnavā*(Boerhaavia diffusa)-Pulver 2 g
  - *Gokṣura* (Tribulus terrestris) 1 g

Linctus (*avaleha*)

- **Darreichung:** 1–2× tägl. mit warmer Milch
- **Linctus:** *Cyavanaprāśāvaleha* 10–20 g

Anregung der Diurese

Zur Anregung der Diurese hat sich das folgende Ausleitungverfahren in Kombination mit der aufgeführten medikamentösen Therapie praktisch bewährt:

Ausleitung (śodhana)

Dekokteinläufe (*nirūha-basti*)

- **Form:** *nirūha Nr. 1* (**Tab. 10.11**, S. 82 f.)
- **Durchführung:** 1× tägl. über 1–4 Wochen, dann 1× pro Woche (nicht bei Bauchschmerzen oder Diarrhöe)
- **Dekokt:** *Punarnavādi-kvātha* 400 ml

Medikamentöse Therapie

Pulver (*cūrṇa*)

- **Darreichung:** 2× tägl.
- **Pulver:** *Punarnavā* (Boerhaavia diffusa) 3–5 g

Therapie bei Hypertonie

***Guggulu*-Präparat**

- **Darreichung:** 2× tägl. nach der Mahlzeit
- **Präparat:** *Triphalā-guggulu* 1 g

Pulver (*cūrṇa*)

- **Darreichung:** 2× tägl.
- **Pulver:** *Arjuna* (Terminalia arjuna) 3 g

Pulver (*cūrṇa*)

- **Hinweis:** Sollten oben genannte Präparate keinen Erfolg bringen, so bietet sich die Gabe des folgenden Pulvers an.
- **Darreichung:** 2× tägl.
- **Pulver:** *Sarpagandhā* (Rauvolfia serpentina) 1–2 g

> ! *Sarpagandhā* sollte nur bei schweren Fällen unter besonderer Vorsicht eingesetzt werden, dabei sind die Dosierung und evtl. auftretende Nebenwirkungen streng zu beachten.

Regulation des Flüssigkeits- und Elektrolythaushalts

Die **Trinkmenge** und **Harnausscheidung** müssen regelmäßig gemessen werden. Maßnahmen zur Regulation des Flüssigkeits- und Elektrolythaushalts sind in **Tab. 18.9** zusammengestellt.

> Bei chronischer Niereninsuffizienz sollte der Flüssigkeits-Input den Urin-Output um nicht mehr als ein Viertel der Menge übersteigen. Besonders bei Bluthochdruck oder Herzinsuffizienz ist dies zu beachten.

Vorbeugung und Therapie von Komplikationen

Zur Vorbeugung und Therapie von Komplikationen der chronischen Niereninsuffizienz sind folgende Maßnahmen geeignet, die bei Bedarf auch kombiniert einzusetzen sind.

Tab. 18.9 Maßnahmen zur Regulation des Flüssigkeits- und Elektrolyhaushalts.

Indikation	regulative Maßnahme
Hyponatriämie	Erhöhung des Konsums von Salz und salzhaltigen Nahrungsmitteln
Hypernatriämie	Reduktion des Konsums von Salz und salzhaltigen Nahrungsmitteln
Hypokaliämie	Erhöhung des Verzehrs von Obst und Gemüse*; Substitution
Hyperkaliämie	Reduktion des Konsums von Obst und Gemüse bzw. Verwerfen des Kochwassers

* *Obst- und Gemüsesäfte sind besonders reich an Kalium, ebenso Nüsse, Pilze, Milch, Joghurt, Fleisch, Fisch und Geflügel.*

Anämie

Folgende Empfehlungen stellen die Grundversorgung dar, bei ausgeprägter Symptomatik sind weitere Maßnahmen nötig (s. S. 347 ff.).

Linctus (*avaleha*)
- **Darreichung:** 1–2× tägl. mit warmer Milch
- **Linctus:** *Cyavanaprāśāvaleha* 10–20 g

Pulverkombination (*cūrṇa*)
- **Darreichung:** 2× tägl. mit reinem *ghī* und Waldhonig
- **Rezeptur:**
  - *Triphalā-cūrṇa* 3 g
  - *Yaṣṭīmadhu* (Glycyrrhiza glabra) 1 g
  - *Loha-bhasma* 250 mg

Renale Osteodystrophie

Weitere Maßnahmen sind entsprechend der Therapie bei Osteoporose zu gestalten (s. S. 297 f.).

Mineralische Asche (*bhasma*)
- **Darreichung:** 3× mit Waldhonig
- **Präparat:** *Śaṅkha-bhasma* 300 mg

Neuropathien und Myopathien

Sollten weitere Maßnahmen notwendig sein, gelten die Empfehlungen zu Neuropathien (s. S. 365 f.) bzw. Myopathien (s. S. 298 f.).

Ölmassagen (*abhyaṅga*)
- **Durchführung:** 1× tägl. mit *vāta*-reduzierenden Ölen
- **Öl:** *Nārāyaṇa-taila* oder *Balādya-taila*

18.2.6 Harnsteine

Bei der Entstehung von Harngries oder Harnsteinen sind alle drei *doṣa* in den *mūtra-vaha-srotas* betroffen – **je nach Zusammensetzung der Steine** in unterschiedlicher Ausprägung. Als *dūṣya* ist *mūtra* zu nennen.

Die im Folgenden dargestellte **Phytotherapie** ist bei allen Steinarten hilfreich. Die Diätetik ist je nach der Zusammensetzung der Steine zu spezifizieren.

> ! Bei großen Steinen (> 10mm) oder Therapieresistenz sind chirurgische Eingriffe nötig.

Medikamentöse Therapie

Dekokt (*kvātha*)
- **Darreichung:** 2× tägl.
- **Rezeptur:**
  - *Varuṇādi-kvātha* 40 ml
  - *Punarnavā*(Boerhaavia diffusa)-Pulver 5 g

Pulver (*cūrṇa*)
- **Darreichung:** 3× tägl.
- **Rezeptur:**
  - *Pāśanabheda* (Bergenia ligulata) 3 g
  - *Śvetaparpaṭī* 300 mg
  - *Bādarāśma-bhasma* 300 mg

> ! Bei dem Einsatz von *Śvetaparpaṭī* sowie *Bādarāśma-bhasma* sind das traditionelle Herstellungsverfahren und die Dosierung streng zu beachten.

Tabletten (*vaṭī*)
- **Darreichung:** 3× tägl.
- **Tabletten:** Cystone 2 Tbl.

Ernährung

Es gelten die allgemeinen Empfehlungen für Erkrankungen des Harntrakts (**Tab. 18.5**, S. 304). Besonders wichtig ist die Beachtung der Ernährungsempfehlungen in **Tab. 18.10**, wobei sich die Diät an der Steinzusammensetzung orientiert. Besonders geeignet sind Gurken und Rettich. Eine hohe Flüssigkeitszufuhr (4–5 l) ist wichtig.

18.2.7 Nierenzysten

> An der Entstehung von singulären und multiplen Zysten im Bereich der Nieren sind alle drei *doṣa* beteiligt. Das Haupt-*dūṣya* ist *māṃsa*; *mūtra* und *rakta* sind ebenfalls betroffen.

Neben der allgemeinen Harmonisierung der *mūtra-vaha-srotas* und der Intensivierung der Ausscheidung von Schadstoffen zielt die Therapie hauptsächlich auf die **Korrektur von *māṃsāgni*-Fehlfunktionen** ab.

Bei **geringer Zystenanzahl** (ca. 2–3) ohne größere Kortexschäden kann mithilfe folgender Maßnahmen bei den meisten Patienten das weitere Wachs-

Tab. 18.10 Besondere Ernährungsempfehlungen bei Harnsteinen.

	empfehlenswert	zu meiden
Ernährung	• Rettich, Gurken, Gerste • hohe Trinkmenge (ca. 4 l pro Tag)	• bei **Kalziumoxalatsteinen**: Mineralwasser; Milchprodukte; Tomaten, Spinat, Spargel, Kohl; Rhabarber, Bananen; Alkohol, Schokolade, Kakao • bei **Harnsäuresteinen**: purinhaltige Nahrungsmittel, Fleisch, Hülsenfrüchte, saure Nahrungsmittel, Alkohol, Bohnenkaffee, Schwarztee

tum der Zysten eingeschränkt bzw. unterbunden werden. Selbst wenn durch das Zystenwachstum bereits die Nierenfunktion geringgradig eingeschränkt sein sollte, kann die **Dialysepflicht** zumeist verhindert oder hinausgezögert werden.

Sollten die Zysten so stark ausgeprägt sein, dass sich eine **Niereninsuffizienz** entwickelt, sind – neben einer schulmedizinischen Versorgung – die entsprechenden Maßnahmen durchzuführen (s. S. 310 ff.). Auch **Tumore** nehmen ihren Ursprung im *māṃsa-dhātu*. Insofern kann eine schulmedizinische Therapie von Tumoren im Bereich der Niere ebenfalls durch folgende Maßnahmen unterstützt werden:

Ausleitung (*śodhana*)

Purgieren (*virecana*)

- **Form:** *virecana Nr. 3* (jedoch mit innerer Oleation; **Tab. 10.9**, S. 78)
- **Fett für die innere Oleation:** *Pañcatikta-ghṛta*
- **Purgiermittel:**
  - *Svarṇapatrī*(Cassia angustifolia)-Blätter 5 g
  - *Harītakī* (Terminalia chebula) 4 g
  - *Yavānī* (Trachyspermum ammi) 3 g
  - dunkler Traubensaft

Dekokteinläufe (*nirūha-basti*)

- **Form:** *nirūha Nr. 1* oder *nirūha Nr. 3* (**Tab. 10.11**, S. 82 f.)
- **Dekokt:** *Punarnavādi-* oder *Varuṇādi-kvātha*

Medikamentöse Therapie

Pulver (*cūrṇa*)

- **Darreichung:** 2–3× mit warmem Wasser
- **Pulver:** *Gokṣura* (Tribulus terrestris) 3 g

Dekokt (*kvātha*)

- **Darreichung:** 2× tägl.
- **Dekokt:** *Varuṇādi-kvātha* 40 ml

***Guggulu*-Präparat**

- **Darreichung:** 3× tägl. nach der Mahlzeit
- **Präparat:** *Kāñcanāra-guggulu* 1 g

Ernährung

Bei der Ernährung sind die allgemeinen Empfehlungen für Erkrankungen des Harntrakts zu beachten (**Tab. 18.5**, S. 304). Besonders wichtig sind die Ernährungsempfehlungen in **Tab. 18.11**.

Tab. 18.11 Besondere Ernährungsempfehlungen bei Nierenzysten.

	empfehlenswert	zu meiden
Ernährung	• leicht verdaulich • Milch, *Mudga* (Vigna radiata), Gerste, länger als ein Jahr gelagerter Weizen, Reis • *ghī*, Waldhonig • Gurken , Zucchini, Rettich, Karotten, Rote Bete, Okra, Fenchel • süße Äpfel, Papaya, Birnen, Honigmelonen, Weintrauben	• saure und salzige Nahrungsmittel • schwer verdauliche Nahrung • *srotas*-blockierende (*abhiṣyandī*) Nahrungsmittel • nicht vegetarische Kost (Eier, Wurst, Fleisch, Fisch, Geflügel, Wild)

18.2.8 Benigne Prostatahypertrophie

Bei der benignen Prostatahypertrophie konnten – der Erfahrung der Autoren zufolge – gute Ergebnisse durch ayurvedische Maßnahmen erzielt werden.

Eine Unterteilung der Patienten in **zwei Gruppen** hat sich zum Zwecke der Spezifizierung der Therapie bewährt:

- Eine Gruppe ist gekennzeichnet durch eine **gesteigerte Harnausscheidung** bzw. eine erhöhte Harndrangfrequenz.
- Die andere Gruppe hingegen imponiert durch einen **behinderten Harnfluss** und Pollakisurie.

In **beiden Fällen** sind Sitzbäder indiziert, um das Gewebe „weich zu machen". *Śilājatu*-Präparate reinigen das System (*lekhana*) und „reinigen" den Harn (*mūtra-viśodhanīya*). *Guggulu* (Commiphora mukul) hat ebenfalls eine *lekhana*-Wirkung und ist zudem ein *rasāyana*.

Bei **gesteigerter Harnausscheidung** sollte *Gokṣurādi-guggulu* aufgrund der harntreibenden Wirkung gemieden werden. Stattdessen ist *Triphalā-guggulu* indiziert – ein Präprat, bei dem der *Guggulu*-Gehalt im Vergleich zu den anderen Inaltsstoffen recht hoch ist.

Therapie bei häufigem Wasserlassen

Bei häufigem Wasserlassen haben sich folgende Therapiemaßnahmen bewährt:

Äußere Anwendungen

Sitzbad (*avagāha-sveda*)

- **Durchführung:** Das Sitzbad erfolgt 2× tägl. für 15 min in warmem Wasser.

Medikamentöse Therapie

Pulverkombination (*cūrṇa*)

- **Darreichung:** 3× tägl.
- **Rezeptur:**
  - *Lodhra* (Symplocos racemosa) 1 g
  - *Mustā* (Cyperus rotundus) 1 g
  - *Arjuna* (Terminalia arjuna) 1 g

Tabletten (*vaṭī*)

- **Darreichung:** 3× tägl.
- **Tabletten:** *Śilājatvādi-vaṭī* (ersatzweise: Uricare) 1 g

***Guggulu*-Präparat**

- **Darreichung:** 3× tägl. nach der Mahlzeit
- **Präparat:** *Triphalā-guggulu* 1 g

Therapie bei stotterndem Harn

Bei stotterndem Harn können folgende Maßnahmen hilfreich sein:

Äußere Anwendungen

Sitzbad (*avagāha-sveda*)

- **Durchführung:** Das Sitzbad erfolgt 2× tägl. für 15 min in warmem Wasser.

Medikamentöse Therapie

***Guggulu*-Präparat**

- **Darreichung:** 3× tägl. nach der Mahlzeit
- **Präparat:** *Gokṣurādi-guggulu* 1 g

Tabletten 1 (*vaṭī*)

- **Darreichung:** 3× tägl.
- **Tabletten:** *Śilājatvādi-vaṭī* (ersatzweise: Uricare) 1 g

Tabletten 2 (*vaṭī*)

- **Darreichung:** 2–3× tägl.
- **Tabletten:** *Candraprabhā-vaṭī* 1 g

Ernährung und Verhalten

Bei der Ernährung sind die allgemeinen Empfehlungen für Erkrankungen des Harntrakts zu beachten (**Tab. 18.5**, S. 304). Besonders wichtig ist es, saure und salzige sowie *srotas*-blockierende (*abhiṣyandī*) Nahrungsmittel zu meiden. Zu empfehlen ist regelmäßiger Geschlechtsverkehr.

19 Hormonsystem und Stoffwechsel

Endokrinologie und Stoffwechsel sind keine ayurvedischen Kategorien. In den folgenden Abschnitten finden sich sowohl klassische Krankheitsbilder, die nach modernem Verständnis diesen Bereichen zuzuordnen wären, sowie ausgewählte moderne Krankheitsbilder. Abweichend zur Einteilung der übrigen Praxiskapitel werden sie jeweils mit einer eigenen Einleitung versehen.

19.1 Klassische und moderne Krankheitsbilder

Die Krankheitserscheinungen Diabetes mellitus, Schilddrüsenstörungen, Adipositas, Hyperlipidämie und Kachexie werden nachfolgend ayurvedisch interpretiert und ihre Therapiemaßnahmen eingehend erörtert.

19.1.1 Diabetes mellitus (*madhu-meha*)

Der Diabetes mellitus zählt zu den am längsten dokumentierten Krankheiten der Medizingeschichte. Selbst in den frühesten Texten der indischen Geistesgeschichte, den Veden (ab ca. 1500 v. Chr.), findet er Erwähnung. Auch die ältesten Klassiker des Ayurveda (*Caraka-Saṃhitā* und *Suśruta-Saṃhitā)* beschreiben die ayurvedischen Konzepte zur Ätiologie, Pathogenese, Symptomatologie, sowie den Komplikationen und der Therapie im Detail. Diese sind mit modernen Vorstellungen nicht vergleichbar. Es werden z. B. weder die Rolle des Pankreas noch die hormonellen Zusammenhänge erwähnt. Dennoch sind die ayurvedischen Erkenntnisse auch für die heutige Therapie des Diabetes mellitus von Nutzen.

Noch immer stellt der Diabetes mellitus eine große Herausforderung für die Medizin dar. Im Jahr 2000 wurde die Zahl der Diabetiker weltweit auf ca. 150 Millionen geschätzt, mit steigender Tendenz. In den modernen Industrienationen zählt der Diabetes mellitus zu den **wichtigsten krankheitsbedingten Todesursachen**. Selbst wenn durch Antidiabetika und Insulinzufuhr heutzutage ein Patient gut eingestellt und seine Lebensqualität weitestgehend erhalten werden kann, so sind die **Komplikationen** des Diabetes mellitus nach wie vor lebensbedrohlich.

Gerade in der Behandlung der chronischen Komplikationen liegen die Stärken der ayurvedischen Medizin. Generell lässt sich sagen, dass sich der Ayurveda bei **potenziellem und latentem Diabetes mellitus** sowie bei einer **Glukosetoleranzstörung** als eigenständige Therapie präventiv einsetzen lässt.

> Beim **manifesten, insulinpflichtigen Diabetes mellitus** lautet der Grundsatz der Autoren, den Diabetes mellitus durch schulmedizinische Maßnahmen zu behandeln, die Komplikationen jedoch möglichst ayurvedisch unter Kontrolle zu bringen.

Klassische Nosologie

Im Ayurveda existiert eine Gruppe von **20 Erkrankungen**, die *prameha* genannt werden. *prameha* („gesteigerter Harnfluss") ist gekennzeichnet durch eine vermehrte Urinausscheidung (*prabhūta-mūtratā*) und eine pathologische Zusammensetzung des Urins (*āvila-mūtratā*; *Vāgbhaṭa, Ni.* 10.7). Der Begriff ***madhu-meha*** („Süß- oder Honigharn") lässt sich weitestgehend mit dem Diabetes mellitus gleichsetzen.

Laut klassischer Beschreibung (*Vāgbhaṭa, Ni.* 10.21) liegen bei *madhu-meha* die Hauptsymptome „honiggleicher Urin" (Glukosurie) und „gesteigerte Süße im gesamten Körper" (Hyperglykämie; vgl. *Suśruta, Ni.* 6.6) vor. *madhu-meha*-Patienten werden in **zwei Arten** unterteilt, die sich gut auf moderne Einteilungen übertragen lassen (**Tab. 19.1**).

Pathogenese

Der Preis für die Errungenschaften des **modernen Lebensstils** wird u. a. anhand des Diabetes mellitus deutlich. Ein unregelmäßiger, stressgeprägter Lebenswandel unter Aufgabe soziokultureller und ethischer Werte in Kombination mit Bewegungsmangel und unausgewogener Ernährung bilden die Basis für die Entstehung dieser Erkrankung.

Neben den in **Tab. 19.1** beschriebenen Prozessen sind bei beiden Formen von *madhu-meha* im fortgeschrittenen Krankheitsverlauf **alle drei *doṣa*** aktiv und die pathologischen Veränderungen betreffen fast alle Gewebe und Ausscheidungen (**Tab. 19.2**).

Symptome

Im Folgenden sind die Symptome des Diabetes mellitus aufgeführt.

Vorsymptome

Die Kenntnis der **klassischen Vorsymptome** bzw. Prodromi von *prameha* (*Caraka*, *Ci.* 6.13 f.; *Vāgbhaṭa*, *Ni.* 10.38 f.) helfen bei der Früherkennung und Prävention des Diabetes mellitus:

- Mattigkeit, Kraftlosigkeit
- Müdigkeit, gesteigertes Schlafbedürfnis
- Schweregefühl
- Gefühl der „Klebrigkeit" im gesamten Körper

Tab. 19.1 Klassische Einteilung von Diabetikern.

	kṛśa	***sthūla***
Leitmerkmal (*Caraka*, *Ci.* 6.15; *Suśruta*, *Ci.* 11.2)	untergewichtig	übergewichtig
moderne Beschreibung	Typ-1-Diabetiker	Typ-2-Diabetiker
Ursachen (*Caraka*, *Ci.* 6.4 und 57; *Suśruta*, *Ci.* 11.2)	• angeboren (*saha-ja*) • Mangelernährung • körperliche Überanstrengung • auszehrende Erkrankungen	• erworben (*apathya-nimitta-ja*), allerdings mit prädisponierten genetischen Faktoren • kühle, fettige, süße Nahrungsmittel und Getränke • übermäßiger Konsum von Süßigkeiten, frisch geerntetem Getreide, Milchprodukten sowie Fisch und Fleisch von Tieren aus Feuchtgebieten • antriebshemmender Lebensstil • Tagesschlaf • Bewegungsmangel
klassische Pathogenese (*Vāgbhaṭa*, *Ni.* 10.18 ff.)	Eine Schädigung bzw. der Substanzverlust der Gewebe (*dhātu*) führt zur *vāta*-Aggravation. *vāta* verursacht seinerseits eine zusätzliche Reduktion der Gewebe, wodurch ein Teufelskreis ausgelöst wird. Bei dieser Form ist *vāta* ab dem Beginn der Pathogenese hyperaktiv.	Die Zunahme von pathologischen Formen des Fett- und Muskelgewebes sowie von *kapha* verursachen eine Blockade der Bewegungspfade von *vāta*. Diese Form wird initial von *kapha* dominiert; erst im weiteren Verlauf greifen *vāta* und *pitta* in das Krankheitsgeschehen ein.
Interpretation	Genannte Ursachen führen zu einer Gewebeschädigung, hier der B-Zellen im Pankreas. Der daraus resultierende Insulinmangel mit seinen metabolischen Folgen (*vāta*-Aggravation) führt zur weiteren Schädigung fast aller Gewebe.	Die „Blockade der Aktionspfade von *vāta* durch die Trägheit von *kapha*" lässt sich als verminderte Insulinempfindlichkeit der Zellen des Typ-2-Diabetikers und somit als relativer Insulinmangel (*vāta*-Blockade) interpretieren.

Tab. 19.2 Pathologische Veränderungen der Gewebe bei *madhu-meha* (vgl. *Caraka, Ci.* 6.8.; *Vāgbhaṭa, Ni.* 10.4 ff.).

dūṣya	moderne Bezeichnung	pathologische Veränderungen
rasa	Plasma	Hyperglykämie
rakta	Erythrozyten	Qualitätsverlust
māṃsa	Muskelgewebe	Atrophie; Nekrosen von Haut, Unterhautfettgewebe und Muskulatur
medas	Fettgewebe	Hypertrophie
asthi	Knochengewebe	Demineralisierung
majjā	Knochenmark und Hirnsubstanz	Degeneration
śukra	(männliche) Fortpflanzungssubstanzen	Libidoverlust, Schädigung des Erbguts
*ojas**	„Abwehr- und Vitalessenz"	reduzierte Abwehr; Wundheilungsstörungen; Kraftlosigkeit
kleda	Wasser- und Elektrolythaushalt	Störungen (Überschuss, Mangel)
vasā	freies Fett	Lipolyse
lasīkā	Lymphflüssigkeit	Hyperglykämie
mūtra	Urin	Polyurie; pathologische Zusammensetzung
sveda	Schweiß	vermehrte Schweißbildung; schlechter Körpergeruch

* *ojas* (s. S. 19) spielt eine besondere Rolle beim Diabetes mellitus. Dies zeigt sich bereits an der Tatsache, dass neben *madhu-meha* als Bezeichnung für Diabetes mellitus auch *ojo-meha* gängig ist. Unter *ojas* sind verschiedene Abwehrsubstanzen sowie Faktoren zu verstehen, die für die Regeneration von Geweben und somit z. B. auch für die Wundheilung zuständig sind. Beim Diabetes mellitus geht *ojas* in hohem Maße verloren.

- Zunahme der Absonderungen aus den Körperöffnungen (*kha-mala*)
- Insekten werden vom süßen Geruch des Urins angezogen.[40]
- schlechter Körpergeruch
- vermehrte Schweißbildung
- süßer Geschmack im Mund
- Durst; trockene Mundschleimhaut
- Belag auf Zunge, Zähnen und im Rachen
- Sensibilitätsstörungen
- Parästhesien und Brennen in Händen und Füßen
- Zunahme von Nagel- und Haarwuchs; Verfilzung der Haare

[40] Im antiken Indien wurden Insekten zu diagnostischen Zwecken verwendet.

Allgemeine Symptome

Als **Hauptsymptome** lassen sich aus den klassischen Texten folgende Anzeichen entnehmen (vgl. *Caraka, Ci.* 6.9 ff.; *Vāgbhaṭa, Ni.* 10.7):

- vermehrte Urinausscheidung (Polyurie)
- pathologische Zusammensetzung des Urins (*āvila-mūtratā*)
- honigartiger Geschmack des Urins (Glukosurie)
- Zunahme der „Süße" im Körper (Hyperglykämie)

Therapie

Bei der Therapie des Diabetes mellitus sind grundsätzlich die beiden Haupttypen zu unterscheiden. Die Therapie der chronischen Komplikationen wird im Anschluss gesondert dargestellt.

Therapie des Diabetes mellitus Typ 1 (*kṛśa-pramehī*)

Beim Diabetes Typ 1 sind die insulinproduzierenden Zellen irreversibel geschädigt. Ayurvedische Maßnahmen können die metabolischen Funktionen des Insulins nicht ersetzen. Jedoch kann der Ayurveda dazu beitragen, chronische Komplikationen an ihrer Entstehung zu hindern bzw. diese zu behandeln. Folgende Strategie hat sich bewährt, mit deren Hilfe Dosierung und Nebenwirkungen des Insulins gering gehalten werden können:

- **Insulin-Substitution** als Basis
- ***vāta*-reduzierende** und **nährende** (*bṛṃhaṇa*) Maßnahmen (**Tab. 9.1**, S. 63 ff.)
- flankierende **symptomorientierte** Ayurveda-Therapie (wie bei Typ 2)
- medikamentöse **antidiabetische** Therapie (wie bei Typ 2)
- Prävention und Behandlung von **Komplikationen** (wie bei Typ 2)

Therapie des Diabetes mellitus Typ 2 (*sthūla-pramehī*)

Die Bedeutung der Ayurveda-Therapie ist beim Diabetes Typ 2 größer als beim Typ-1-Diabetes. Besonders in prämanifesten Stadien ist diese zumeist hilfreich. Folgende Therapiestrategie sollte auch in frühen Manifestationsstadien und flankierend zur schulmedizinischen Therapie in fortgeschrittenen Stadien durchgeführt werden:

- Anwendung klassischer **Ausleitungsverfahren** (*śodhana*), um pathologische Substanzen aus dem Körper zu entfernen, die die Wirkung des Insulins hemmen und die B-Zell-Aktivität im Pankreas beeinträchtigen.
- **Reduktion von *kapha-doṣa* und *medo-dhātu***, da diese beiden Faktoren im pathologischen Zustand die Funktion der B-Zellen des Pankreas und des Insulins beeinträchtigen.
- **Gewichtsreduktion**, senkt den Insulinbedarf.
- Prävention und Behandlung von **Komplikationen** (s. u.)

Ausleitung (*śodhana*)

Emesis (*vamana*)

- **Form:** *vamana Nr. 2* (ohne innere Oleation, allerdings mit 2–3 Tagen Vorbereitung durch Ölmassagen und Dampfbäder; **Tab. 10.8**, S. 75 f.)
- **Emetikum:** *Madana-phala* (Randia dumetorum) 3–4 g

Purgieren (*virecana*)

- **Form:** *virecana Nr. 1* (**Tab. 10.9**, S. 78 f.)
- **Fett für die innere Oleation:** *Pañcatikta-ghṛta*

Dekokteinläufe (*nirūha-basti*)

- **Form:** *nirūha Nr. 3* (**Tab. 10.11**, S. 82 f.)
- **Dekokt:** *Pathyādi-kvātha* (oder andere Bitterdrogen)

Medikamentöse Therapie

Die Phytotherapie spielt eine wichtige Rolle bei der Behandlung des Diabetes mellitus. Viele Pflanzen mit **antidiabetischer Wirkung** sind im Ayurveda bekannt und werden seit Jahrhunderten eingesetzt. Ein Großteil dieser Präparate ist auch anhand moderner Studien untersucht worden. Überwiegend handelt es sich um Bitterdrogen.

In **Tab. 19.3** ist eine Auswahl von Pflanzen zusammengestellt, die sich in der Praxis zur Behandlung des Diabetes mellitus bewährt haben. Je nach Erhältlichkeit können sie zur Prävention und Therapie bei beiden Diabetestypen eingesetzt werden, lassen sich aber auch durch andere Pflanzen ergänzen.

Eine Kombination folgender Präparate hat sich in der Praxis bewährt:

Pulverkombination (*cūrṇa*)

- **Darreichung:** 3× tägl.
- **Rezeptur:**
  - *Lodhra* (Symplocos racemosa) 1 g
  - *Arjuna* (Terminalia arjuna) 1 g
  - *Mustā* (Cyperus rotundus) 1 g

Gereinigtes „Naturbitumen“ (*Śilājatu*)

- **Hinweis:** Bitumenartige Sekrete aus Felsspalten werden gereinigt, indem sie in einer *Triphalā*-Lösung mehrfach auf Eisenschalen der Verdampfung durch Sonneneinstrahlung ausgesetzt werden.
- **Darreichung:** 2× tägl.
- **Naturbitumen:** *Śilājatu* 5 g

Tabletten 1 (*vaṭī*)

- **Darreichung:** 2–3× tägl. vor der Mahlzeit
- **Tabletten:** *Jambū-bīja-ghana-vaṭī* 2 g

Tabletten 2 (*vaṭī*)

- **Darreichung:** 2–3× tägl. vor der Mahlzeit
- **Tabletten:** *Māmajjaka-ghana-vaṭī* 2 g

Tab. 19.3 Einzeldrogen für die Behandlung des Diabetes mellitus.

Sanskrit-Bezeichnung	botanische/ deutsche Bezeichnung	Pflanzenteil	Wirkung	Dosierung
Kāravellaka	Momordica charantia, Bittergurke	Früchte	Bittergemüse mit antidiabetischer Wirkung	häufig zu verwendendes Nahrungsmittel
Methikā	Trigonella foenum-graecum, Bockshornklee	Samen	Gewürz mit antidiabetischer Wirkung	5 % der Gesamtnahrungsmenge sollte aus diesen Samen bestehen.*
Laśuna	Allium sativum, Knoblauch	Knolle	Verbesserung der Glukosetoleranz und Erhöhung des Insulinspiegels im Serum	häufig zu verwendendes Nahrungsmittel
Haridrā	Curcuma longa, Gelbwurz	Rhizom	Gewürz mit milder blutzuckersenkender Wirkung	Pulver 4–5 g 2× tägl.
Kālājājī	Nigella sativa, Schwarzkümmel	Samen	antidiabetische Wirkung	Pulver 2–3 g 2× tägl.
Meṣaśṛṅgī	Gymnema sylvestre, Indischer Schwalbenwurz	Blätter	durch Studien gestütztes Antidiabetikum	Pulver 2 g 2× tägl.
Asana	Pterocarpus marsupium, Malabar-Kino	Holz	durch Studien gestütztes Antidiabetikum	Dekokt 40–50 ml 2× tägl.
Jambū	Syzygium cumini bzw. Eugenia jambolana, Jambulbaum	Samen**	durch Studien gestütztes Antidiabetikum	Vollextrakt 2 g 2× tägl.
Māmajjaka	Enicostemma littorale	gesamte Pflanze	bekanntes Antidiabetikum	Vollextrakt 2 g 2× tägl.

* *Bockshornkleesamen können ähnlich wie Hülsenfrüchte zubereitet werden.*
** *Die Früchte sind ebenfalls als Nahrungsmittel für Diabetiker geeignet.*

Ernährung und Verhalten

Im Ayurveda ist die Ernährung eine wichtige Basis für die Prävention und Therapie des Diabetes mellitus. Selbst wenn man mithilfe von Insulinsubstitution in der Lage ist, die Blutzuckerwerte stabil zu halten, so bedeutet dies im Ayurveda nicht, dass auf die Ernährungstherapie verzichtet werden könnte, besonders nicht auf den Grundsatz, süße (kohlenhydratreiche) Nahrungsmittel zu meiden. Die Ursache der Erkrankung liegt nach ayurvedischem Verständnis v.a. in der **Akkumulation von Schadstoffen** aus der Nahrung, die verschiedene Stoffwechselprozesse beeinträchtigen, v.a. des Insulins. Diese Ursache bleibt unterschwellig aktiv, wenn keine Diät gehalten wird.

Durch die ayurvedischen Ernährungsempfehlungen wird die Zufuhr und Entstehung der genannten Schadstoffe im Körper unterbunden (**Tab. 19.4**). Somit wird auch dem Diabetes mellitus die Basis entzogen, und die Minimierung von schulmedizinischen Heilmitteln wird möglich.

Diätetische Einschränkungen sind zumeist unbequem für die Betroffenen, sorgen aber dafür, dass der Insulinbedarf langfristig nicht steigt und die Sensitivität des Systems auf Insulingaben nicht erlischt.

Tab. 19.4 Allgemeine Ernährungs- und Verhaltensempfehlungen bei Diabetes mellitus Typ 2.

	empfehlenswert	zu meiden
Ernährung	• alle bitteren und adstringierenden Nahrungsmittel • Gerste • alle Hülsenfrüchte, mit Ausnahme von Soja und *Māṣa* (Vigna mungo) • sämtliche Gewürze, insbesondere *Methikā*(Trigonella foenum-graecum)-Samen, Knoblauch, *Haridrā* (Curcuma longa) und *Kālājājī* (Nigella sativa) • Zucchini, weißer Kürbis (Patisson-Kürbis), Bittergurke (Momordica charantia), Zwiebeln, Gurken, Kohl, Paprika, Blattgemüse • Mandeln • *Jambū*(Syzygium cumini)-Früchte	• alle kalten, fettigen und süßen Nahrungsmittel • Milchprodukte • Fleisch* (insbesondere von domestizierten Tieren und solchen aus Feuchtgebieten), Fisch und Meeresfrüchte • frisch geerntete Getreide • Kartoffeln • Süßigkeiten • alle Früchte • Übermaß an Fruchtsäften und salzigen Suppen
Verhalten	• Sport, Gymnastik, Wandern • Yoga-Übungen (insbesondere *mayūrāsana, dhanur-āsana, ardha-matsyendrāsana*) • Yoga-Atemtherapie • Meditation	• antriebshemmender Lebensstil, Bequemlichkeit • Bewegungsmangel • Tagesschlaf, Übermaß an Schlaf

* *Am ehesten wäre somit Wild geeignet, sollte ein gänzlicher Fleischverzicht nicht möglich sein.*

> Besonders in prämanifesten Stadien kann mithilfe einer konsequenten Ernährungsumstellung die Weiterentwicklung der Krankheit verhindert werden.

Chronische Komplikationen

Im Folgenden werden grundlegende Maßnahmen für die Behandlung von chronischen Komplikationen des Diabetes mellitus dargestellt. Die Ernährunsgempfehlungen basieren einerseits auf der allgemeinen Diabetesdiät, andererseits sollten die wesentlichen Regeln für die **jeweiligen Organsysteme**, in denen sich die Komplikation manifestiert, berücksichtigt werden.

Neuropathie

Neurologischen Störungen auf der Grundlage des Diabetes mellitus, wie z.B. Parästhesien, lassen sich gut durch ayurvedische Maßnahmen beeinflussen.

Äußere Anwendungen

Ölmassagen (*abhyaṅga*)

- **Durchführung:** 1× tägl. lokal
- **Öl:** *Nārāyaṇa-taila*

Jeweils im Anschluss an die Massage wird eine Dampfbehandlung (*svedana*) durchgeführt (s.S. 93 ff.).

> **!** Die Dampfbäder sind mit äußerster Vorsicht durchzuführen. Aufgrund der herabgesetzten Hautempfindlichkeit bei Diabetes mellitus sind Verbrennungen leicht möglich.

Medikamentöse Therapie

Dekokt (*kvātha*)

- **Darreichung:** 2× tägl.
- **Dekokt:** *Balāmūla-* oder *Atibalāmūla-kvātha* 40 ml

nur bei schweren Komplikationen oder Therapieresistenz zusätzlich:

- **Öl:** *Nārāyaṇa* oder *Balādi-taila* 20–30 ml

Pulver (*cūrṇa*)

- **Darreichung:** 3× tägl.
- **Pulver:** *Bhūmyāmalakī* (Phyllanthus niruri) 3 g

Sonderpräparat auf mineralischer Grundlage (*rasauṣadha*)

- **Hinweis:** Das Sonderpräparat ist nur bei schweren Komplikationen oder Therapieresistenz einzusetzen.
- **Darreichung:** 2× tägl.
- **Präparat:** *Vasanta-kusumākara-rasa* 125 mg

> ! Da *Vasanta-kusumākara-rasa* ein herbo-mineralisches Präparat auf der Grundlage von detoxifizierter Gold-, Silber-, Blei-, Zinn- und Eisenasche ist, sind das traditionelle Herstellungsverfahren und die Dosierung streng zu beachten.

Diabetische Glomerulosklerose (Kimmelstiel-Wilson-Syndrom)

Bei dieser Komplikation haben die Autoren im P. D. Patel Ayurveda Hospital in Indien besonders **gute Erfolge** erzielen können. In einer Großzahl der Fälle kann die Entwicklung einer Niereninsuffizienz aufgehalten werden.

Bei bestehendem Nierenversagen lassen sich zumeist weitere glomeruläre Schäden eindämmen. Neben den subjektiven Kriterien zeigen auch die Laborparameter (S-Kreatinin, Harnstoff, Proteinurie) bei vielen Patienten eine deutliche Verbesserung.

▪ *Ausleitung (śodhana)*

Dekokteinläufe (*nirūha-basti*)

- **Form:** *nirūha Nr. 1* oder *nirūha Nr. 3* (**Tab. 10.11**, S. 82 f.), sofern sich keine Diarrhöe oder starke Bauchschmerzen entwickeln.
- **Dekokt:** *Punarnavādi-kvātha*

▪ *Medikamentöse Therapie*

Dekokt (*kvātha*)

- **Darreichung:** 2× tägl.
- **Dekokt:** *Varuṇādi-kvātha* 40 ml

Pulverkombination (*cūrṇa*)

- **Darreichung:** 2× tägl.
- **Rezeptur:**
  - *Bhūmyāmalakī* (Phyllanthus niruri) 3 g
  - *Gokṣura* (Tribulus terrestris) 3 g

***Guggulu*-Präparat**

- **Darreichung:** 3× tägl. nach der Mahlzeit
- **Präparat:** *Gokṣurādi-guggulu* 1 g

Tabletten (*vaṭī*)

- **Darreichung:** 3× tägl.
- **Tabletten:** *Śilājatvādi-vaṭī* (ersatzweise: Uricare) 1 g

Retinopathia diabetica

Bei der diabetischen Retinopathie sind die ayurvedischen Maßnahmen der Erfahrung der Autoren zufolge nicht so effektiv wie bei anderen Komplikationen des Diabetes mellitus. Dennoch können sie oftmals dazu beitragen, den Krankheitsprozess zu verlangsamen.

▪ *Äußere Anwendungen*

Nährender Augeneinlauf (*akṣi-tarpaṇa*)

- **Durchführung:** 1× tägl. möglichst über einen Zeitraum von mehreren Wochen
- **Fett:** *Triphalā-ghṛta*

▪ *Medikamentöse Therapie*

Dekokt (*kvātha*)

- **Darreichung:** 2× tägl.
- **Dekokt:** *Varuṇādi-kvātha* 40 ml

Pulver (*cūrṇa*)

- **Darreichung:** 2× tägl. mit Waldhonig und reinem *ghī*
- **Präparat:** *Saptāmṛta-loha* 2–3 g

Diabetische Gangrän

Eine weitere Komplikation stellt das diabetische Gangrän dar, bei dem dieselbe Behandlung wie bei Ulcus cruris angezeigt ist (s. S. 269).

19.1.2 Hypothyreose

Der Aufbau und die Funktionen des Hormonsystems werden im Ayurveda nicht beschrieben. Um dennoch die Bedeutung der Schilddrüse und ihrer Erkrankungen auf ayurvedische Konzepte übertragen zu können, müssen ihre physiologischen Aufgaben und möglichen pathologischen Störungen mithilfe der ayurvedischen Terminologie interpretiert werden.

Die **Schilddrüse** ist ein lebenswichtiges Organ; generell betrachtet dienen ihre Hormone dazu, den

Stoffwechsel des Organismus zu steuern. Insofern muss sie als ein **„Hauptsitz" von *agni*** angesehen werden. Ausgehend von der Schilddrüse agiert *agni* mithilfe der Schilddrüsenhormone auf verschiedenen Ebenen des Stoffwechsels. Auch der Gewebe- bzw. Zellstoffwechsel (*dhātu-pariṇāma*) wird von ihnen beeinflusst.

Ätiologie, Pathogenese und Symptome

Die Schilddrüsenunterfunktion (Hypothyreose) ist gekennzeichnet durch eine unzureichende Versorgung der Körperzellen mit Schilddrüsenhormonen. Die **Ursachen** hierfür sind vielfältig:

- Schilddrüsenaplasie oder -dysplasie
- Zerstörung von Schilddrüsengewebe unterschiedlicher Ursache
- Thyreoditis, z. B. auf autoimmunologischer Grundlage
- TSH-Mangel
- periphere Hormonresistenzen
- Jodverwertungsstörungen oder Jodmangel

Die herausragende Bedeutung der Schilddrüse für das Stoffwechselgeschehen zeigt sich anhand der Vielzahl der Symptome, die bei einer Hypothyreose entstehen. Die Symptome lassen sich diversen *doṣa*, Geweben und Ausscheidungen (*dūṣya*) sowie Transportsystemen (*srotas*) zuordnen (**Tab. 19.5**), jedoch spiegeln alle die gleiche Ausgangsproblematik wieder, nämlich einen „verlangsamten" Stoffwechsel oder – ayurvedisch gesprochen – ein **schwaches *agni*** (*mandāgni*).

Oberflächlich betrachtet scheint die Hypothyreose eine *kapha*-dominierte Krankheit zu sein (z. B. aufgrund der Gewichtszunahme und dem Auftreten von Myxödemen). Die genaue Analyse der Symptome (**Tab. 19.5**) jedoch zeigt, dass deutlich mehr Symptome auf ***vāta-doṣa*** zurückzuführen sind.

Tab. 19.5 Symptome der Hypothyreose und deren ayurvedische Zuordnung.

Symptom	*doṣa*	*dūṣya*	*srotas*
Müdigkeit	*vāta*	*rasa*	*rasa-vaha*
allgemeine Schwäche	*vāta*	*rasa*	*rasa-vaha*
Kältempfindlichkeit, Hypothermie	*vāta*	*rasa*	*rasa-vaha*
Anämie	*tri-doṣa*	*rasa, rakta*	*rasa-vaha, rakta-vaha*
Gewichtszunahme	*kapha*	*medas*	*medo-vaha*
glanzloses struppiges Haar	*vāta*	*tvak, asthi*	*rasa-vaha, asthi-vaha*
Haarausfall	*vāta*	*tvak, asthi*	*rasa-vaha, asthi-vaha*
trockene, raue, bleiche Haut	*vāta*	*tvak*	*rasa-vaha, māṃsa-vaha*
Myxödem	*kapha*	*rasa, māṃsa, medas*	*rasa-vaha, māṃsa-vaha, medo-vaha*
Muskelschmerzen, -krämpfe	*vāta*	*māṃsa*	*māṃsa-vaha*
Bradykardie	*vāta*	*rasa*	*rasa-vaha*
Obstipation	*vāta*	*purīṣa*	*purīṣa-vaha*
menstruelle Störungen	*tri-doṣa*	*ārtava*	*ārtava-vaha*
Libidoverlust	*vāta*	*śukra*	*śukra-vaha*
Heiserkeit	*vāta*	*rasa*	*prāṇa-vaha*
Depressionen, Apathie	*vāta*	*rasa, ojas*	*rasa-vaha, mano-vaha*
Irritierbarkeit	*vāta*	*rasa*	*rasa-vaha*

Dies lässt sich nur mithilfe des **klassischen Konzepts von *āvaraṇa*** verstehen. Wörtlich bedeutet *āvaraṇa* „einwickeln, ummanteln"; der Begriff wird aber im Sinne einer Blockade gebraucht. Auslösender und wichtigster Faktor der Pathogenese der Hypothyreose ist das geschwächte *agni*. Auf dieser Grundlage entwickelt sich ein Übermaß an pathologischem *kapha*, *māṃsa* und *medas*, von denen *vāta* „eingewickelt" bzw. in seiner Beweglichkeit behindert wird (*āvaraṇa* von *vāta*). Das blockierte *vāta* ruft genannte Symptome hervor.

> Bei der Hypothyreosetherapie steht nicht die *vāta*-Behandlung im Vordergrund, sondern gemäß der dargelegten Pathogenese muss primär *agni* angeregt werden. Zudem bewirkt die *kapha*-Reduktion und die Korrektur der abnormen Gewebebildung die Auflösung der *vāta*-Blockade und somit die Beseitigung der *vāta*-Symptome.

Therapie

Ist die Schilddrüse aufgrund verschiedener Ursachen **nicht** in der Lage, eigenständig ausreichend Hormone zu bilden, so ist eine Hormonsubstitution unumgänglich und die ayurvedische Therapie kann nur geringfügig helfen. Dies gilt besonders für die angeborenen Formen.

Wenn hingegen **genügend Hormone** gebildet werden, ihre Wirkung jedoch von anderen Faktoren im Körper gehemmt wird (periphere Hormonresistenzen), so kommt den ayurvedischen Maßnahmen eine wichtige Rolle bei der Behandlung zu. In der Praxis hat sich gezeigt, dass in solchen Fällen die alleinige Hormonsubstitution keine zufriedenstellenden Behandlungserfolge ergeben hat, in Kombination mit ayurvedischen Maßnahmen allerdings eine überzeugende Wirkung einsetzte.

Neben der Stimulation von *agni* sind die **Ausleitung und „auskratzende" Maßnahmen** (*lekhana*) die tragenden Säulen der Reduktionstherapie.

āma-Reduktion

Bei der Hashimoto-Thyreoditis ist zur Bekämpfung der autoimmunen Reaktionslage und zur *agni*-Anregung eine Treppenkur mit *Pippalī* (*vardhamāna-pippalī*) vor allen anderen Maßnahmen durchzuführen (**Tab. 14.12**, S. 207). Sie stellt die beste Möglichkeit dar, um *agni* zu stimulieren und *āma* auf der Ebene der *dhātv-agni* zu beseitigen. Danach sind folgende Therapiekonzepte umzusetzen, die die Basis der Behandlung aller Hypothyreoseformen bilden.

Ausleitung (*śodhana*)

Die Ausleitung reduziert überschüssiges *kapha*, *medas* und *māṃsa* und beseitigt Schadstoffe, die periphere Hormonresistenzen begünstigen. Sie ist – ausgerichtet an der Intensität der Erkrankung und am Allgemeinzustand des Patienten – so intensiv wie möglich durchzuführen.

Emesis (*vamana*)

- **Form:** *vamana Nr. 1* (**Tab. 10.8**, S. 75 f.)
- **Fett für die innere Oleation:** *Pañcatikta-ghṛta*

Purgieren (*virecana*)

- **Form:** *virecana Nr. 1* (**Tab. 10.9**, S. 78 f.)
- **Fett für die innere Oleation:** *Pañcatikta-ghṛta*

Dekokteinläufe (*nirūha-basti*)

- **Form:** *nirūha Nr. 3* (**Tab. 10.11**, S. 82 f.)
- **Dekokt:** *Daśamūla-kvātha*

Medikamentöse Therapie

Pulverkombination (*cūrṇa*)

- **Hinweis:** Folgende eisenhaltige Pulverkombination wirkt einer Anämie entgegen und ist zudem „auskratzend" (*lekhana*), wodurch überschüssiges *kapha*, *medas* und *māṃsa* reduziert sowie Schadstoffe, die periphere Hormonresistenzen begünstigen, beseitigt werden.
- **Darreichung:** 2× tägl.
- **Rezeptur:**
  - *Navāyasa-cūrṇa* 3 g

Gereinigtes „Naturbitumen" (*Śilājatu*)

- **Hinweis:** Naturbitumen unterstützt die Geweberegeneration (*rasāyana*) und reduziert *medas*. Bitumenartige Sekrete aus Felsspalten werden gereinigt, indem sie in einer *Triphalā*-Lösung mehrfach auf Eisenschalen der Verdampfung durch Sonneneinstrahlung ausgesetzt werden.
- **Darreichung:** 2× tägl.
- **Naturbitumen:** *Śilājatu* 4–5 g

Dekokt (*kvātha*)

- **Hinweis:** Das Dekokt wird als Diuretikum zur Ödembeseitigung und zur Reduktion von *medas* eingesetzt.
- **Darreichung:** 2× tägl.
- **Dekokt:** *Varuṇādi-kvātha* 40 ml

***Guggulu*-Präparat**

- **Hinweis:** Als „auskratzendes" (*lekhana*) Mittel wirkt folgendes Medikament allen Aspekten der Pathogenese entgegen.
- **Darreichung:** 3× tägl. nach der Mahlzeit
- **Präparat:** *Triphalā-guggulu* 1–1,5 g

Sonderpräparat auf mineralischer Grundlage (*rasauṣadhī*)

- **Hinweis:** Als „auskratzendes" (*lekhana*) Mittel wirkt folgendes Medikament allen Aspekten der Pathogenese entgegen.
- **Darreichung:** 2× tägl.
- **Präparat:** *Ārogyavardhinī-vaṭī* 2 Tbl.

> ! *Ārogyavardhinī-vaṭī* ist ein herbo-mineralisches Präparat mit kalzinierter Eisen-, Kupfer-, Schwefel-, und Quecksilberasche, bei dem das traditionelle Herstellungsverfahren und die Dosierung streng zu beachten sind.

Ernährung und Verhalten

Es gelten bei der Hypothyreose die gleichen Ernährungs- und Verhaltensempfehlungen wie bei Adipositas (**Tab. 19.9**, S. 328).

19.1.3 Hyperthyreose

Die Überfunktion der Schilddrüse, d. h. die gesteigerte Produktion und Sekretion von Schilddrüsenhormonen, ist das Resultat einer Überaktivität des Stoffwechsels. Mögliche Ursachen sind:

- Immunopathien, v. a. Morbus Basedow
- Thyreoditis
- Tumore der Schilddrüse
- TSH-Überproduktion
- Jodüberschuss

Die Symptomatik betrifft dabei viele **verschiedene Gewebe** (**Tab. 19.6**).

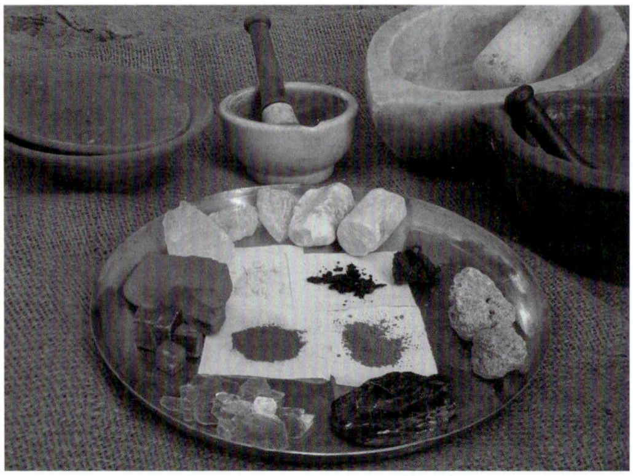

Abb. 19.1 Herbo-mineralische Produkte. Quelle: Rosenberg gGmbH – Europäische Akademie für Ayurveda

Die Symptomanalyse der **Tab. 19.6** zeigt eindeutig die **Dominanz von *vāta-doṣa*** bei der Hyperthyreose auf. Ursache hierfür ist wiederum *agni*. Ausgehend von der Schilddrüse verursacht das hyperaktive *agni* eine Reduktion verschiedener Gewebe (*dhātu-kṣaya*) und verursacht so eine *vāta*-Aggravation.

Im Zentrum der Therapie muss demnach die ***agni*-Korrektur** stehen. Zudem ist eine Regeneration der Gewebe (*rasāyana*) und *vāta*-Reduktion notwendig. Für gewöhnlich nehmen die Hyperthyreosepatienten bereits Hormonpräparate ein, wenn sie einen Ayurveda-Arzt aufsuchen. Diese sollten zu Beginn der ayurvedischen Behandlung beibehalten werden. Stellt sich ein nachhaltiger Behandlungserfolg ein, so kann eine langsame Reduktion der Dosis angestrebt werden.

Sollte sonografisch **verdichtetes Gewebe** nachgewiesen werden, so ist dieses mithilfe weiterführender Diagnostik auf Malignität zu prüfen. Die folgende Therapie sollte unabhängig davon frühestmöglich einsetzen und parallel zu den notwendigen schulmedizinischen Maßnahmen beibehalten werden. Chirurgische Eingriffe sind in Erwägung zu ziehen, wenn die konventionellen Maßnahmen nicht greifen.

Therapie

In der Praxis hat sich eine Kombination folgender Therapiemaßnahmen bewährt:

Ausleitung (*śodhana*)

Für gewöhnlich weisen Hyperthyreosepatienten Kontraindikationen für stärkere Ausleitungsverfahren auf (z. B. für das Purgieren oder Dekokteinläufe). Die Ölklistiere sollten jedoch durchgeführt werden, da sie *vāta* reduzieren und die Gewebe nähren.

Ölklistiere (*mātra-basti*)

- **Form:** *mātra Nr. 2* (**Tab. 10.12**, S. 84)
- **Öl:** *Nārāyaṇa-taila*

Äußere Anwendungen

Packungen (*lepa*)

- **Hinweis:** Mit folgender Packung kann häufig eine Strumareduktion und Entzündungshemmung erreicht werden.
- **Durchführung:** 2× tägl. eine Paste mit Wasser aus folgendem Pulver anrühren, auf die Schilddrüse auftragen und 2 Stunden einwirken lassen, bis sich die Symptome gebessert haben (ersatzweise nur abends und über Nacht einwirken lassen).
- **Packung:** *Daśāṅga-lepa*

Medikamentöse Therapie

Guggulu-Präparat

- **Hinweis:** Folgendes *Guggulu*-Präparat weist eine besondere Affinität zur Schilddrüse auf und soll der Struma- und Neoplasmenbildung entgegenwirken.
- **Darreichung:** 3× tägl. nach der Mahlzeit
- **Präparat:** *Kāñcanāra-guggulu* 1–1,5 g

Pulver (*cūrṇa*)

- **Hinweis:** Zur *vāta*-Reduktion und Geweberegeneration (*rasāyana*) ist folgendes Präparat hilfreich.
- **Darreichung:** 2–3× tägl. mit warmer Milch
- **Pulver:** *Aśvagandhā* (Withania somnifera) 3 g

Tab. 19.6 Symptome der Hyperthyreose und deren ayurvedische Zuordnung.

Symptom	*doṣa*	*dūṣya*	*srotas*
Müdigkeit	*vāta*	*rasa*	*rasa-vaha*
muskuläre Schwäche	*vāta*	*māṃsa*	*māṃsa-vaha*
Hitzeempfindlichkeit	*pitta*	*rasa*	*rasa-vaha*
Gewichtsverlust	*vāta*	*rasa, medas*	*rasa-vaha, medo-vaha*
Atemnot	*vāta*	*rasa*	*rasa-vaha, prāṇa-vaha*
Schlafstörungen	*vāta*	*rasa*	*rasa-vaha, mano-vaha*
Nervosität	*vāta*	*rasa, ojas*	*rasa-vaha, mano-vaha*
warm-feuchte Haut	*pitta*	*tvak, sveda*	*sveda-vaha*
Haarausfall	*pitta*	*asthi*	*asthi-vaha*
Diarrhöe	*vāta*	*purīṣa*	*purīṣa-vaha*
Palpitationen, Tachykardien	*vāta*	*rasa*	*rasa-vaha*
pitta-Puls	*pitta*	*rasa, sirā*	*rasa-vaha*
Struma	*tri-doṣa, kapha*-dominiert	*māṃsa*	*māṃsa-vaha*
Exophthalmus	*vāta*	*rasa*	*rasa-vaha*
Tremore der Hand	*vāta*	*snāyu*	*māṃsa-vaha, medo-vaha*
Oligomenorrhöe, Amenorrhöe	*vāta*	*ārtava*	*ārtava-vaha*

Ernährung und Verhalten

Zur Reduktion des hyperaktiven *agni* sind ***pitta*-reduzierende Maßnahmen** hilfreich (**Tab. 19.7**). Eine *vāta*-Erhöhung muss jedoch vermieden werden, sodass u.U. bei Blattgemüsen und Kohlsorten Vorsicht geboten ist. Grundsätzlich sollten die Ernährungsempfehlungen dem Symptombild angepasst werden.

19.1.4 Adipositas (*sthaulya*)

Übergewicht und Fettsucht stellen für die Gesundheitssysteme moderner Gesellschaften eine große Herausforderung dar. **Komplikationen der Adipositas** sind schwerwiegende Erkrankungen, wie z.B.

- Hypertonie,
- Arthrosen,
- Diabetes mellitus,
- kardiovaskuläre Erkrankungen,
- Impotenz.

Die Lebenserwartung sinkt mit steigendem Gewicht, v.a. im Alter. Auch im klassischen Ayurveda wird vor Übergewicht (*sthaulya*) gewarnt. *Caraka* (*Sū*. 21) zählt es zu den „acht zu meidenden Konstitutionen".

> In den Anfangsstadien dominiert *kapha* das Krankheitsgeschehen in den *medo-vaha-srotas*. Die betroffenen Gewebe sind *medas*, *vasā* und *rasa* sowie *sveda* als wesentliches Ausscheidungsprodukt (*mala*). Mit dem Auftreten von Komplikationen können auch andere *doṣa* und *dūṣya* involviert sein.

Klassische Ursachen (*Caraka, Sū*. 21.4)

- genetische Anlage
- übermäßiger Nahrungsverzehr
- Verzehr von schwer verdaulicher, süßer, kühler und fettiger Nahrung
- Bewegungsmangel (inkl. Geschlechtsverkehr)
- Tagesschlaf
- Genießermentalität
- Mangel an geistiger Arbeit

Negative Folgen (*Caraka, Sū*. 21.4)

- verringerte Lebenserwartung
- Trägheit in allen Aktivitäten
- allgemeine Schwäche
- sexuelle Schwäche
- schlechter Körpergeruch
- vermehrte Schweißbildung
- gesteigerter Appetit und Durst („Essen als zentrales Thema")

Therapie

Zur Bekämpfung der Adipositas sind **multiple Ansätze** vonnöten (vgl. *Caraka, Sū*. 23.8ff.). Grundsätzlich sollten alle „leicht machenden" Methoden (*laṅghana*; vgl. *Caraka, Sū*. 22.18 ff.), **„trocknenden" Maßnahmen** (*rūkṣaṇa*; vgl. *Caraka, Sū*. 22.29 ff.) und **„erhitzenden" bzw. diaphoretischen Anwendungen** (*svedana*; vgl. *Caraka, Sū*. 14) eingesetzt werden (**Tab. 9.1**, S. 63f.). Vor allem die **Ausleitung** (*śodhana*) und **„auskratzen-**

Tab. 19.7 Allgemeine Ernährungs- und Verhaltensempfehlungen bei Hyperthyreose.

	empfehlenswert	zu meiden
Ernährung	• Reis, Weizen, Hafer, *Mudga* (Vigna radiata), *Māṣa* (Vigna mungo), *Masūra* (Lens culinaris) • Ziegenmilch, *ghī* • Rohrohrzuckermasse (*guḍa*) • Kürbis, Zucchini, Gurken, Kartoffeln, Spargel, Artischocken, Fenchel, grüne Bohnen, Spinat, Rosenkohl, Blattsalat, Chicorée, Kohlrabi, Brokkoli • alle süßen Früchte • Fenchelsamen, Safran, Kurkuma, Koriander, Anis, Kardamom, Gewürznelken, *Methikā*(Trigonella foenum-graecum)-Samen	• alle scharfen und sauren Nahrungsmittel • *pitta*- und *vāta*-aggravierende Nahrung
Verhalten	• Yoga-Übungen, leichte Gymnastik • Entspannung • Meditation	• *pitta*- und *vāta*-aggravierendes Verhalten

de" (*lekhana*) medikamentöse Therapien sind zu diesen Zwecken angezeigt.

Doch für den langfristigen Erfolg bedarf es der guten Compliance des Patienten bezüglich der **Ursachenvermeidung** (*nidāna-parivarjana*; vgl. *Caraka*, *Sū*. 21.4). Eine Motivation durch den Arzt sowie die Steigerung der Entschlusskraft mittels mentalen Trainings (z.B. durch Meditationsübungen) spielen hierbei eine wichtige Rolle. Zur Aufgabe schlechter Gewohnheiten empfiehlt *Caraka* (vgl. *Sū*. 7.36) ein Modell gradueller Reduktion.

Ein sehr interessantes Nahrungsmittel im Rahmen der Gewichtsreduktion ist der **Waldhonig**. Trotz seines süßen Geschmacks reduziert er nach klassischer Darstellung durch seine trockenen Qualitäten und seine auskratzende Wirkung (*lekhana*) sowohl *kapha* als auch *medas* (vgl. *Caraka*, *Sū*. 27.43 ff.). Dies ist für die Betroffenen sehr angenehm, da sich mit Waldhonig der Bedarf nach Süßem stillen lässt.

Ausleitung (*śodhana*)

Purgieren (*virecana*)

- **Form:** *virecana Nr. 2* (**Tab. 10.9**, S. 78 f.)
- **Vorbehandlung:** Pulverabreibungen (*udvartana*) und Dampfbäder (*vāṣpa-sveda*)
- **Purgiermittel:**
  - *Svarṇapatrī*(Cassia angustifolia)-Blätter 5–6 g
  - *Harītakī* (Terminalia chebula) 8 g
  - *Eraṇḍa-taila* (Rizinusöl) 10–20 ml

Dekokteinläufe (*nirūha-basti*)

- **Form:** *nirūha Nr. 1* (**Tab. 10.11**, S. 82 f.)
- **Dekokt:** *Triphalā-kvātha*

Äußere Anwendungen

Abreibung (*udvartana*)

- **Durchführung:** Eine Paste mit Wasser aus folgenden Pulvern anrühren und über einen möglichst langen Zeitraum 1× tägl. ca. 35 min tief in die Haut einmassieren.
- **Rezeptur:**
  - Gerstenmehl 5 Teile
  - *Āmalakī* (Emblica officinalis) 2 Teile
  - *Lodhra* (Symplocos racemosa) 2 Teile
  - *Vacā* (Acorus calamus) 1 Teil

Ganzkörperdampfbad (*vāṣpa-sveda*)

- **Durchführung:** Die Ganzkörperdampfbäder erfolgen 2–3 Wochen 1× tägl. und danach je nach Bedarf und Verträglichkeit.

Medikamentöse Therapie

Der wichtigste medikamentöse Ansatz zur Fettreduktion im Ayurveda ist das **„Auskratzen"** (*lekhana*). Fettdepots, Lipidablagerungen und erhöhte Blutfette können mit *lekhana*-Mitteln reduziert werden (**Tab. 19.8**).

Bei Adipositas ist die Anwendung folgender Präparate zur Unterstützung der Fettreduktion angezeigt:

Pulver (*cūrṇa*)

- **Darreichung:** 2× tägl.
- **Pulver:** *Navāyasa-cūrṇa* 3 g

Tab. 19.8 Einzeldrogen sowie Kombinationspräparate zur Fettreduktion mit ihren wichtigsten Wirkungen.

Sanskrit-Bezeichung	Beschreibung	allgemeine Wirkung
Guggulu	Commiphora mukul, Indische Myrrhe	„auskratzend" (*lekhana*), entzündungshemmend, Lipidsenker **!** Vereinzelt wurden allergische Reaktionen beobachtet.
Śilājatu	Bitumenartige Sekrete aus Felsspalten (detoxifiziert)	„auskratzend" (*lekhana*), regenerierend (*rasāyana*), diuretisch **!** Das traditionelle Herstellungsverfahren und die Dosierung sind zu beachten.
Varuṇādi-kvātha	Dekokt mit *Varuṇa* (Crataeva religiosa)	„auskratzend" (*lekhana*), entzündungshemmend, Reduktion von überschüssigem Fettgewebe (*medas*)

Tab. 19.8 (Fortsetzung)

Sanskrit-Bezeichnung	Beschreibung	allgemeine Wirkung
Navāyasa-cūrṇa	Pulverkombination mit kalzinierter Eisenasche	„auskratzend“ (*lekhana*); hilfreich bei Anämie; *kapha-*, *medas-* und *māṃsa*-reduzierend ! Das traditionelle Herstellungsverfahren und die Dosierung sind zu beachten.
Ārogyavard-hinī-vaṭī	herbo-mineralisches Präparat mit kalzinierter Eisen-, Kupfer-, Schwefel-, und Quecksilberasche	„auskratzend“ (*lekhana*), cholegog ! Das traditionelle Herstellungsverfahren und die Dosierung sind streng zu beachten.

Dekokt (*kvātha*)

- **Darreichung:** 2× tägl.
- **Dekokt:** *Varuṇādi-kvātha* 40 ml

***Guggulu*-Präparat**

- **Darreichung:** 3× tägl. nach der Mahlzeit
- **Präparat:** *Triphalā-guggulu* 1–1,5 g

Tabletten (*vaṭī*)

- **Hinweis:** Bitumenartige Sekrete aus Felsspalten werden gereinigt, indem sie in einer *Triphalā*-Lösung mehrfach auf Eisenschalen der Verdampfung durch Sonneneinstrahlung ausgesetzt werden.
- **Darreichung:** 3× tägl.
- **Tabletten:** *Śilājatvādi-vaṭī* 1 g

Sonderpräparat auf mineralischer Grundlage (*rasauṣadha*)

- **Hinweis:** Therapie zur Intensivierung der „auskratzenden“ (*lekhana*) Wirkung
- **Darreichung:** 2× tägl.
- **Präparat:** *Ārogyavardhinī-vaṭī* 2 Tbl.

> ! Da *Ārogyavardhinī-vaṭī* ein herbo-mineralisches Präparat mit kalzinierter Eisen-, Kupfer-, Schwefel- und Quecksilberasche ist, sind das traditionelle Herstellungsverfahren und die Dosierung streng zu beachten.

Ernährung und Verhalten

In **Tab. 19.9** sind die allgemeinen Ernährungs- und Verhaltensempfehlungen bei Adipositas aufgeführt.

Tab. 19.9 Allgemeine Ernährungs- und Verhaltensempfehlungen bei Adipositas.

	empfehlenswert	zu meiden
Ernährung	• *kapha*-reduzierende Nahrung • alle leicht verdaulichen Nahrungsmittel • Gerste, *Mudga* (Vigna radiata), Blattgemüse, Salat • sämtliche Gewürze, insbesondere scharfe und bittere	• alle kalten, fettigen und süßen Nahrungsmittel • Milchprodukte • Fleisch (insbesondere von domestizierten Tieren und solchen aus Feuchtgebieten), Fisch und Meeresfrüchte • frisch geerntete Getreide • Nüsse • Kartoffeln • Süßigkeiten und Übermaß an Kohlenhydraten • alle Früchte
Verhalten	• Sport, Gymnastik, Wandern, Yoga-Übungen • Anstrengung jeglicher Art (inkl. Geschlechtsverkehr)	• antriebshemmender Lebensstil, Bequemlichkeit • Bewegungsmangel • Tagesschlaf, Übermaß an Schlaf

19.1.5 Hyperlipidämie

Der Oberbegriff für die Erhöhung von Serumlipiden lautet Hyperlipidämie. Generell sind hiermit vermehrte Konzentrationen von Cholesterin und Triglyzeriden im Blut gemeint. Da Eiweiße als Trägerstoffe der Fette im Blut dienen, ist der Begriff **Hyperlipoproteinämie** exakter.

Als Ausgangspunkt für die Entstehung der **Arteriosklerose** und ihrer Folgeerscheinungen (s. S. 183 f.) kommt der Hyperlipidämie eine große Bedeutung in der modernen Gesellschaft zu. Die frühzeitige **Reduktion des Blutfettspiegels** ist als echte Prävention für lebensbedrohliche Erkrankungen zu werten.

Im klassischen Ayurveda finden sich keine Beschreibungen über die Gefahren von erhöhten Blutfetten. Diese sind – genauso wie Adipositas und Fettstoffwechselstörungen – einem **pathologischen Zustand von *medas*** zuzuordnen. Ferner sind *vasā* und *rasa* im Rahmen dieses Krankheitsprozesses gestört, der sich in den *rasa-vaha-*, *māṃsa-vaha-* und *medo-vaha-srotas* abspielt. Die *doṣa kapha* (Lipide, Proteine) und *pitta* (Gallensäuren) sind die aktiven Prinzipien des Krankheitsgeschehens. *sirā* ist erst im späteren Stadium in Form einer Arteriosklerose betroffen.

Ursachen

Neben den unter Adipositas (s. S. 326) angegebenen klassischen Ursachen sind zusätzlich **folgende Faktoren bzw. Grunderkrankungen** für die Entstehung von Hyperlipidämien verantwortlich:

- Alkoholabusus
- Schwangerschaft
- Enzymmangel
- Pankreatitis
- Cholestase
- Lebererkrankungen
- Hypothyreose
- Diabetes mellitus
- Niereninsuffizienz
- Medikamente, wie z. B. Kortison, hormonale Kontrazeptiva

Symptome

Für gewöhnlich führt die Hyperlipidämie als solche zu **keinen wahrnehmbaren Symptomen**, sondern erst ihre Folgeerscheinungen. Sie wird meist im Rahmen von **Routinelaboruntersuchungen** und bei der Diagnose kardiovaskulärer Erkrankungen festgestellt.

Patienten mit genetisch angelegter Fettstoffwechselstörung oder mit sehr hohem Blutfettspiegel weisen u. U. Fettdepots unter der Haut (Xanthome, Xanthelasmen) auf. Diese sind im Bereich der Augen oder der Achillessehnen am ehesten nachweisbar.

Therapie

Bei bestehenden Grunderkrankungen müssen diese zunächst behandelt werden. Ansonsten folgt die Therapie der Hyperlipidämie derjenigen von Adipositas (s. S. 326 ff.).

19.1.6 Kachexie (*kārśya*)

Eine allgemeine Atrophie mit Abnahme des Körpergewichts um mehr als 20 % des Sollgewichts wird als **Auszehrung** (Kachexie) definiert. Es handelt sich v. a. um eine Atrophie des Fettgewebes. Diese tritt bei verminderter Nahrungsmittelaufnahme, Stoffwechselstörungen, Malabsorption, chronischen und malignen Erkrankungen sowie vermehrt im Alter auf.

Ferner ist die **Anorexie** eine wichtige Ursache, die in Form von psychischen Störungen, wie der Anorexia nervosa, in der modernen Gesellschaft an Bedeutung gewinnt. Bei anorektischen Patienten ist die Nährstoffzufuhr besonders schwierig. In diesem Zusammenhang kann die Ayurveda-Therapie einen wichtigen Beitrag leisten. Mithilfe einer Vielzahl von äußeren Ölanwendungen und Ölklistieren kann der Körper parenteral genährt und zudem ein Ausgleich psychischer Dysbalancen erreicht werden. So wie die Adipositas wird die Abmagerung (*kārśya*) bei *Caraka* (*Sū.* 21) zu den „acht zu meidenden Konstitutionen" gezählt.

Im Allgemeinen dominiert *vāta* den Krankheitsprozess, der sich vorrangig in den *rasa-vaha-* und *medo-vaha-srotas* abspielt. Von der Reduktion (*kṣaya*) sind initial *medas*, *rasa* und *ojas* betroffen. Im weiteren Verlauf kommen andere Gewebe hinzu.

Die Therapie der Kachexie stellt quasi ein gespiegeltes Abbild der Adipositastherapie dar. Die Vermeidung folgender klassischer Ursachen bildet eine wichtige Grundlage der Kachexiebehandlung.

Klassische Ätiologie (*Caraka, Sū.* 21.10 ff.)

- genetische Anlage
- Unterernährung
- verminderte Nahrungsaufnahme (Fasten, Hunger)
- Verzehr von „trockener" Nahrung (*rūkṣa*)
- drastische Ausleitungstherapien (*śodhana*)
- Unterdrückung natürlicher Körperbedürfnisse, insbesondere des Schlafs
- zunehmendes Alter
- chronische Erkrankungen
- Sorgen, Ängste, Aggressionen

Therapie

Ähnlich wie bei der Adipositas muss die Therapie der Kachexie verschiedene Ansätze umfassen (vgl. *Caraka, Sū.* 21.29 ff. und 23.31 ff.). Grundsätzlich sollten alle ***vāta*-reduzierenden Maßnahmen** (vgl. *Caraka, Ci.* 28); **„nährenden" Methoden** (*bṛṃhaṇa*; vgl. *Caraka, Sū.* 22.25 ff.) und **„fettenden" Maßnahmen** (*snehana*; vgl. *Caraka, Sū.* 13) eingesetzt werden (**Tab. 9.1**, S. 63 ff.). Vor allem **geweberegenerierende** (*rasāyana* und *vājī-karaṇa*) Heilmittel sind zu diesen Zwecken angezeigt.

Doch für den langfristigen Erfolg bedarf es der guten Compliance des Patienten bezüglich der **Ursachenvermeidung** (*nidāna-parivarjana*; vgl. *Caraka, Sū.* 21.10 ff.). Bei **psychisch** bedingten Formen der Anorexie sind die psychotherapeutische Begleitung sowie Entspannungstechniken aus dem Bereich der Yoga-Wissenschaft und Heilmittel mit psychotonischer Wirkung (*medhya-rasāyana*) einzusetzen (s. S. 360 ff.).

Ausleitung (*śodhana*)

Ölklistiere (*mātra-basti*)

- **Form:** *mātra Nr. 1* (**Tab. 10.12**, S. 84)
- **Öl:** *Nārāyaṇa-taila* 40–50 ml

Äußere Anwendungen

Ölmassagen (*abhyaṅga*)

- **Hinweis:** Jeweils im Anschluss an die Massage erfolgt ein Dampfbad (*vāṣpa-sveda*).
- **Durchführung:** 1× tägl.
- **Öl:** *Nārāyaṇa-taila*

Ölstirnguss (*śiro-dhārā*)

- **Hinweis:** Ölstirngüsse sind besonders zu empfehlen, wenn psychische Komponenten im Vordergrund stehen (z. B. bei Anorexia nervosa).
- **Durchführung:** 1 Woche lang 1× tägl., dann 2 Wochen alle 2 Tage und danach möglichst 1× pro Woche
- **Öl:** *Nārāyaṇa-taila*

Nährende Beutelmassage (*piṇḍa-sveda*)

- **Hinweis:** Bei schweren Fällen sind außerdem nährende Beutelmassagen durchzuführen.
- **Durchführung:** *Ṣaṣṭikaśāli-* oder *Māṣa-piṇḍa-sveda* im Anschluss an die Massage anstelle des Dampfbades (s. S. 95)
- **Zusatz:** *Aśvagandhā* (Withania somnifera) und *Balā* (Sida cordifolia)

Medikamentöse Therapie

Bei Appetitmangel sind entsprechende *agni*-anregende Maßnahmen durchzuführen (s. S. 199 ff.).

Pulver (*cūrṇa*)

- **Darreichung:** 2–3× tägl. in warmer Milch, Zucker und reinem *ghī*
- **Pulver:** *Aśvagandhā* (Withania somnifera) 3 g

Pulverkombination (*cūrṇa*)

- **Hinweis:** Die Pulverkombination ist bei psychisch bedingter Abmagerung hilfreich.
- **Darreichung:** 2–3× tägl. in warmer Milch, Zucker und reinem *ghī*
- **Rezeptur:**
  - *Aśvagandhā* (Withania somnifera) 3 g
  - *Brāhmī* (Bacopa monnieri) 1 g
  - *Tagara* (Valeriana wallichii) 1 g

Medizinischer Likör (*ariṣṭa*)

- **Hinweis:** Bei empfindlichen Patienten kann anstelle des *Aśvagandhā*-Pulvers dieser medizinische Likör eingenommen werden.
- **Darreichung:** 2× tägl. mit der gleichen Menge warmem Wasser
- **Likör:** *Aśvagandhāriṣṭa* 30–40 ml

Linctus (*avaleha*)

- **Darreichung:** 2× tägl. mit warmer Milch
- **Linctus:** *Cyavanaprāśāvaleha* 20 g

Ernährung und Verhalten

In **Tab. 19.10** sind die allgemeinen Ernährungs- und Verhaltensempfehlungen bei Kachexie aufgeführt.

Tab. 19.10 Allgemeine Ernährungs- und Verhaltensempfehlungen bei Kachexie.

	empfehlenswert	zu meiden
Ernährung	• alle kühlenden, fettigen und süßen Nahrungsmittel • Milchprodukte • Fleisch (insbesondere von domestizierten Tieren und solchen aus Feuchtgebieten), Fisch und Meeresfrüchte • frisch geerntete Getreide, *Mudga* (Vigna radiata), *Māṣa* (Vigna mungo), Soja • Nüsse • Kartoffeln • Süßigkeiten und Kohlenhydrate • alle Früchte	• *vāta*-erhöhende Nahrung • trockene Nahrungsmittel (*rūkṣa*) • Gerste, Blattgemüse, Salat • scharfe Gewürze
Verhalten	• Freude, Entspannung • Schlaf	• Sport, Gymnastik, Wandern, Yoga-Übungen • Anstrengung jeglicher Art (inkl. Geschlechtsverkehr) • Sorgen, Ängste

20 Abwehr

In den folgenden Abschnitten werden zunächst die Abwehr und ihre Funktionen aus ayurvedischer Sicht eingehend erläutert und in Bezug zu modernen Klassifikationen besprochen. Dem schließt sich eine Darstellung moderner Krankheitsbilder mit ihren Therapiemaßnahmen an, die mit dem Abwehrsystem in Zusammenhang stehen.

20.1 Einleitung

Der ayurvedische Begriff, der am besten immunologische Funktionen des Körpers kennzeichnet, ist ***vyādhi-kṣamatva*** (vgl. *Caraka, Sū.* 28.7). Wörtlich übersetzt bedeutet er soviel wie „die Fähigkeit, Krankheiten zu ertragen bzw. ihnen zu widerstehen".

Dieser Begriff wird traditionell auf zwei Arten erläutert: Zum einen werden darunter die **Abwehrmechanismen** verstanden, die die Virulenz einer Erkrankung mindern (*vyādhi-bala-virodhitva*) und somit dem Fortschreiten einer bestehenden Erkrankung entgegenwirken. Zum anderen bezeichnet er die **präventiven Maßnahmen des Körpers**, Erkrankungen noch vor ihrer völligen Manifestation zu unterbinden (*vyādhy-utpāda-pratibandhakatva*).

Zur Bestimmung der individuellen Abwehrkraft des Patienten (*ātura-bala*) wurde im Ayurveda ein **Diagnoseschema mit zehn Faktoren** entwickelt (s. S. 38 ff.). Dieses ermöglicht gleichzeitig eine Gegenüberstellung der Abwehrkraft des Patienten und der Virulenz seiner Erkrankung (*vyādhi-bala*).

20.1.1 Angewandte Anatomie und Physiologie

Im Ayurveda werden keine spezifischen Organe oder Zellen beschrieben, die für die Abwehr des Körpers verantwortlich wären.

> Nach ayurvedischem Dafürhalten sind die wichtigsten Aspekte der Abwehr (*vyādhi-kṣamatva*) ein physiologisch wirkendes *kapha* (*prākṛta-kapha*), ein gesundes *rasa-dhātu* und die Abwehressenz *ojas*.

Diese drei Faktoren sollen im Folgenden interpretiert werden, wobei dieser Versuch eher als Denkansatz und weniger als genaue Zuordnung von modernen und ayurvedischen Begriffen zu werten ist.

Alle drei Faktoren sind in ihren Funktionen vernetzt, wie es auch verschiedene klassische Texte darlegen (vgl. *Vāgbhaṭa, Sū.* 11.8; *Caraka, Sū.* 17.117; *Caraka, Ni.* 4.7; *Ḍalhaṇas* Kommentar zu *Suśruta, Sū.* 15.19). Sie machen gemeinsam die Qualität von ***bala*** aus („Kraft", aber auch „Abwehrkraft"). *bala* ist die Basis für alle Abwehrfunktionen des Körpers (*vyādhi-kṣamatva*). Nach klassischer Vorstellung sind *kapha*, *rasa* und *ojas* als immunologische Faktoren vorrangig **im Thorax** aktiv (vgl. *Caraka, Sū.* 17.73 und 20.8; *Suśruta, Sū.* 14.3), was als Hinweis auf die im Ayurveda ansonsten nicht erwähnten thorakalen Lymphsysteme sowie den Thymus und seine Funktion im Rahmen der durch T-Lymphozyten geprägten zellulären Abwehr gewertet werden könnte.

Für gewöhnlich wird ***rasa*** mit Plasma übersetzt. In Anbetracht der Vielfalt der *rasa*-Funktionen ist diese Übersetzung jedoch unzureichend. Neben der Nährfunktion (*poṣaka*) kommen *rasa* nach klassischer Aussage (vgl. *Cakrapāṇī* zu *Caraka, Ci.* 15.17) auch protektive Funktionen zu (*dhārayati*; vgl. *Suśruta, Sū.* 14.39). Zudem ist *rasa* der Vorläufer des Blutgewebes *rakta* (vgl. *Suśruta, Sū.* 15.5). Der Schluss liegt nahe, dass *rasa* aus allen Blutkomponenten besteht mit Ausnahme der Erythrozyten und den im Blut transportierten Abfallprodukten (s. S. 342 ff. und S. 165 ff.). Somit würde es neben den Nährstoffen im Plasma, die ebenfalls zur Kraft und Abwehrkraft des Körpers beitragen, sämtliche Fraktionen von Leukozyten und deren Produkte umfassen, aber auch humorale Abwehrkomponenten. Ferner sind Thrombozyten und Gerinnungsfaktoren, die in Form des Wundverschlusses schützende Abwehraufgaben übernehmen, als Teil von *rasa* zu werten. *rasa* wird außerdem als ein „Sitz" von *kapha* bezeichnet.

Physiologisches *kapha* (*prākṛta-kapha*) ließe sich in diesem Zusammenhang als normal funktionierende Immunglobuline interpretieren. Bei abnormen immunologischen Prozessen, wie z. B. im Rahmen von Allergien, reagiert *kapha* hingegen pathologisch.

Bezüglich der **Abwehressenz** *ojas* werden in den Klassikern (*Cakrapāṇi* zu *Caraka*, *Sū.* 30.7 ff.) zwei verschiedene Arten beschrieben:

- Das **geerbte *ojas*** (*para*) besteht aus „acht Tropfen" (*aṣṭa-bindu*) und selbst ein geringer Verlust führt zum Tod.
- Das **generelle *ojas*** (*apara*) misst „eine Handvoll" (*ardhāñjalī*), und eine Verminderung bildet die Grundlage für die Krankheitsentstehung.

Das geerbte *ojas* wird von einigen Ayurveda-Gelehrten als pluripotente Stammzellen interpretiert. Generelles *ojas* könnte mit verschiedenen Lymphozyten in Verbindung gebracht werden und auch mit Faktoren, die für die Ausreifung derselben verantwortlich sind.

Ein **optimaler Zustand** von *kapha*, *rasa* und *ojas* ist nach klassischen Aussagen von genetischen Faktoren (*saha-ja*), vom Alter bzw. von den klimatischen Bedingungen der Jahreszeiten (*kāla-ja*) sowie von der Ernährung, dem Verhalten und dem Gebrauch von *rasāyana* (*yukti-kṛta*) abhängig. Sind diese Faktoren positiv, so ist auch die Abwehrleistung des Körpers adäquat. Sind die Faktoren jedoch negativ, so kommt es zu insuffizienten oder alterierten Immunreaktionen, wie z. B. bei allergischen Erkrankungen.

Ein weiterer Aspekt, der im Rahmen von Immunreaktionen für den Ayurveda eine Rolle spielt, ist ***āma***. Eine der vielen Manifestationsformen von *āma* ist der Verlust oder die Zerstörung der (Abwehr)Kraft (*bala-bhraṃśa*). Die Autoren interpretieren eine *āma*-Beteiligung in diesem Zusammenhang generell als **fehlgeleitete Immunreaktionen**, wie z. B. bei Autoimmunerkrankungen. Diese Auffassung lässt sich in der therapeutischen Umsetzung bestätigen, da eine *āma*-Reduktion bei allergischen und autoimmunologischen Erkrankungen zumeist eine gute Wirkung zeigt.

Diskussion: Erreger und Infektionen

Mit dem Aufkommen der Infektionstheorie von Louis Pasteur wurde im späten 19. Jahrhundert eine Revolution des medizinischen Denkens ausgelöst. Pasteurs Entdeckung, dass Mikroorganismen durch Ansteckung Krankheiten hervorrufen können, bildete den Ausgangspunkt für die Entwicklung von Antibiotika und Schutzimpfungen, mit deren Hilfe weltweit überwältigende Fortschritte bei der Bekämpfung lethaler Infektionserkrankungen erzielt werden konnten. Wie so häufig bei erfolgreichen Erfindungen ist auch die **Infektionstheorie** von der Fachwelt mit einer derartigen Begeisterung aufgenommen worden, dass man fortan die Möglichkeiten einer infektiösen Grundlage bei vielen weiteren Erkrankungen vermutete. Eine übertriebene Anwendung eines medizinischen Konzepts birgt jedoch auch Gefahren, die sich anhand der Auswirkungen eines **intensiven Einsatzes von Antibiotika** zeigen. Neben den unbestreitbaren Erfolgen können durch wiederholte Antibiosen komplizierte nosokomiale Infektionen (Krankenhausinfektionen), Antibiotikaresistenzen der Erregerstämme und eine zunehmende Abwehrschwächung des Patienten entstehen.

Im klassischen Ayurveda waren Theorien von Erregern und Infektionen nicht unbekannt, allerdings wurden sie anders gewertet. *Caraka* (vgl. *Vi.* 7.9 ff.) beschreibt vier verschiedene Arten von Organismen (*kṛmi*), die Krankheiten hervorrufen können (**Tab. 20.1**). Diese Erreger sind im modernen Ayurveda sowohl als Makroorganismen (Mehrzeller, wie Helminthen) als auch als Mikro-

Tab. 20.1 Vier Arten von Erregern (*kṛmi*) bei *Caraka* und deren mögliche Bedeutung.

***kṛmi*-Art**	**Bedeutung**
purīṣa-ja	intestinale Parasiten
śleṣma-ja	intestinale Parasiten
śoṇita-ja	Mikroben im Blut
mala-ja	Hautparasiten und -mikroben

organismen (Einzeller, wie Protozoen, Bakterien und Viren) interpretiert worden. Die klassischen Beschreibungen legen aus Sicht der Autoren jedoch eher nahe, dass vorrangig Helminthen gemeint waren.

In der *Suśruta-Saṃhitā* findet sich ferner eine interessante Liste von Erkrankungen, die im modernen Verständnis als infektiös zu werten sind, v.a. weil *Suśruta* (*Ni.* 5.33 f.) zusätzlich deren **Übertragungsformen** beschreibt: „*kuṣṭha* (infektiöse Hautkrankheiten, wie z.B. Lepra), *jvara* (fieberassoziierte Erkrankungen), *śoṣa* (Tuberkulose), *netrābhiṣyanda* (infektiöse Konjunktivitis) und andere *aupasargika* (Infektionskrankheiten) werden von Mensch zu Mensch durch Hautkontakt bzw. Geschlechtsverkehr (*gātra-saṃsparśa*), über die Atmung (*niśvāsa*), durch gemeinsames Essen (*saha-bhojana*), gemeinsame Bettstatt (*saha-śayyāsana*) und den Gebrauch verschmutzter Kleidung bzw. Handtücher (*vastra-mālya*) übertragen." Diese Passage reflektiert aus Sicht der Autoren eindeutig eine weiterführende Kenntnis von infektiösen Zusammenhängen.

Im Ayurveda allerdings wird Erregern als ätiologischer Faktor nur eine sekundäre Bedeutung beigemessen. Viel wichtiger sind diejenigen Faktoren, die günstige Lebensbedingungen für die Erreger im menschlichen Körper schaffen. Gemeint sind Umweltfaktoren sowie Ernährungs- und Verhaltensweisen, die den Körper schwächen und in der Folge Symptome hervorrufen. Solche Faktoren schaffen ein pathologisches Körpermilieu und rufen Lücken im Abwehrsystem hervor, die Erreger für den Eintritt und die Ausbreitung im menschlichen Körper nutzen können. Entsprechend wird im Ayurveda primär die **Verbesserung des inneren Milieus** und die **Kräftigung des eigenen Körpers** durch eine gesunde Ernährung, ein gesundes Verhalten und das Meiden negativer Umwelteinflüsse betont.

Hierin ist keine dogmatische Ablehnung der Erregertheorie und des Einsatzes der Erregerbekämpfung bei entsprechender Indikation zu sehen. Allerdings sollte die Stärkung der eigenen Abwehr bevorzugt werden, um die negativen Folgeerscheinungen durch den Einsatz von Antibiotika, Virostatika, Antimykotika und Anthelminthika zu vermeiden.

20.1.2 Voraussetzungen einer guten Abwehr

Voraussetzungen für eine gute Abwehr sind (vgl. *Caraka*, *Śār.* 6.13):

- Geburt in einem Land mit einer allgemein guten Abwehr der Bevölkerung
- Geburt zu einem günstigen Zeitpunkt
- gesundheitsfördernde Umstände und positive Atmosphäre in der Familie
- gute Qualität des elterlichen Erbguts
- gute körperliche Konstitution
- guter individueller Abwehrstatus
- jugendliches Alter
- gute Ernährung
- Verträglichkeit aller Nahrungsmittel
- gesundheitsfördernde Gewohnheiten (z.B. regelmäßige Durchführung der Morgenroutine, ausreichend Bewegung und Entspannung)
- Fähigkeit zum Umgang mit widrigen Umständen
- psychische Gesundheit und positive Einstellungen
- Genussfähigkeit, ausreichend psychische Freuden

20.1.3 Therapiemaßnahmen

In den folgenden Abschnitten werden die allgemeinen Therapiemaßnahmen bei Abwehrstörungen vorgestellt.

Medikamentöse Therapie

In **Tab. 20.2** und **Tab. 20.3** sind die **abwehrsteigernden** Einzeldrogen bzw. Kombinationspräparate aufgeführt.

Ernährung und Verhalten

Die allgemeinen Ernährungs- und Verhaltensempfehlungen zur Abwehrsteigerung veranschaulicht **Tab. 20.4**.

20.2 Moderne Krankheitsbilder

Als Auswahl moderner Krankheitsbilder des Abwehrsystems werden in den folgenden Abschnitten allgemeine **Abwehrschwächen** (inkl. AIDS = Acquired Immune Deficiency Syndrome), **Allergien** sowie **Autoimmunerkrankungen** mit ihrer

Tab. 20.2 Abwehrsteigernde Einzeldrogen mit ihren wichtigsten Wirkungen.

Einzeldroge	botanische/deutsche Bezeichnung	allgemeine Wirkungen
Pippalī	Piper longum, Langer Pfeffer	immunmodulatorisch, *āma-pācana*
Guḍūcī	Tinospora cordifolia, Guduchi	*rasāyana*, immunmodulatorisch
Aśvagandhā	Withania somnifera, Schlafbeere	*rasāyana*, stressreduzierend

Tab. 20.3 Abwehrsteigernde Kombinationspräparate.

Kombinationspräparate	Klassifikation	allgemeine Wirkungen
Cyavanaprāśāvaleha	Linctus auf der Basis von *Āmalakī* (Emblica officinalis)	traditionell als bestes *rasāyana* für den täglichen Gebrauch angesehen
Svarṇa-vasantamālatī-rasa	herbo-mineralisches Präparat mit kalzinierter Gold-, Perlen- und Quecksilberasche	*rasāyana*, abwehrsteigernd, Förderung der Geweberegeneration ! Das traditionelle Herstellungsverfahren und die Dosierung sind streng zu beachten.

Tab. 20.4 Allgemeine Ernährungs- und Verhaltensempfehlungen zur Abwehrsteigerung.

	empfehlenswert	zu meiden
Ernährung	• *ojas*-fördernde Nahrungsmittel	• *vāta*-aggravierende, *agni*-schwächende, trockene (*rūkṣa*) Nahrungsmittel • Fasten • Alkohol
Verhalten	• gesunde, harmonische Lebensführung • gesundheitserhaltende Morgenroutine (*dina-caryā*) • den Jahreszeiten angepasstes gesundes Verhalten (*ṛtu-caryā*) • angemessenes Zeitmanagement in allen Lebenssphären • ethisches Verhalten (*sad-vṛtta*) • ausreichende innere Reinigung (*śodhana*), inkl. reinigender Atemübungen (*prāṇāyāma*)	• übermäßige körperliche Anstrengung • Schlafmangel • exzessiver Geschlechtsverkehr • übermäßige Ausscheidung, Blutverlust • Stress und negative Emotionen

ayurvedischen Deutung und ihren Therapieansätzen dargestellt.

20.2.1 Abwehrschwäche, inkl. AIDS

Eine unzureichende Abwehrleistung beruht hauptsächlich auf Fehlfunktionen oder einer unzureichenden Produktion einzelner Immunzellen. Im Ayurveda wird Immunschwäche generell als ***bala-kṣaya*** bezeichnet (s. S. 332 f.). Dabei werden zwei Kategorien unterschieden (*Suśruta, Sū.* 35.35).

Primäre oder angeborene Abwehrschwäche (*saha-ja* oder *svabhāva-ja*)

Bei der primären oder angeborenen Abwehrschwäche liegt ein angeborener Imundefekt vor, der verschiedene Komponenten des Abwehrsystems betreffen kann (z. B. T-Lymphozyten, B-Lymphozyten, Phagozyten, Komplementsystem etc.).

Sekundäre oder erworbene Abwehrschwäche

Gemäß der ayurvedischen Vorstellung kann eine erworbene Abwehrschwäche verschiedene **Ursachen** haben, wie z. B.

- *doṣa*-Störungen,
- fortgeschrittenes Alter,
- Mangelernährung (Nährstoffdefizite),
- Mangel an *kapha*, *rakta* und *śukra*,
- hyperaktive Ausscheidungsfunktionen (*mala*),
- psychischer Stress,
- „Infektionen" (*bhūtopaghāta*).

In der **Schulmedizin** werden ähnliche Faktoren genannt:

- Umweltfaktoren
- fortgeschrittenes Alter
- psychische Traumata
- Mangelernährung (Nährstoffdefizite)
- Virusinfekte
- Leukämien
- Lymphogranulomatose
- Enteropathien
- Diabetes mellitus
- Nierenschäden
- immunsuppressive Medikamente
- Kortison-Einnahme
- Chemotherapie
- Strahlungsschäden
- Verbrennungen

AIDS wäre nach ayurvedischer Klassifikation eine sekundäre Form von Immunschwäche, da sie durch ein Virus (HIV) hervorgerufen wird.

Therapie

Allen Formen von Immundefekten – von einer vorübergehenden Abwehrschwäche bis hin zu AIDS – liegen nach ayurvedischem Verständnis die gleichen gestörten Komponenten zugrunde (***kapha*, *rasa* und *ojas***). Entsprechend werden sie nach den gleichen Prinzipien behandelt, unabhängig vom Grad ihrer Ausprägung.

Prävention

- regelmäßige Durchführung der gesundheitserhaltenden Morgenroutine des Ayurveda (*dinacaryā*; s. S. 132)
- dem Wechsel der Jahreszeiten angepasstes Verhalten (*ṛtu-caryā*)
- ethische Lebensweise (*ācāra-rasāyana*)
- tägliche Einnahme von *Cyavanaprāśāvaleha*

āma-Reduktion

Treppenkur (*vardhamāna-pippalī-rasāyana*)
- **Darreichung:** 2× tägl. morgens nüchtern und abends vor der Mahlzeit oder 2–3 Stunden danach mit warmem Wasser (**Tab. 14.12**, S. 207)
- **Präparat:** *Pippalī* (Piper longum)

Ausleitung (*śodhana*)

Purgieren (*virecana*)
- **Hinweis:** Das Purgieren kann durchgeführt werden, sofern keine Diarrhöe und kein reduzierter Kräftzustand des Patienten vorliegen.
- **Form:** *virecana Nr. 3* (**Tab. 10.9**, S. 78 f.)
- **Purgiermittel:** *Eraṇḍa-taila* 30–40 ml

Ölklistiere (*mātra-basti*)
- **Form:** *mātra Nr. 3* (**Tab. 10.12**, S. 84)
- **Öl:** *Kṣīra-balā-taila* 40 ml

Medikamentöse Therapie

Folgende Präparate haben sich zur Behandlung von Immundefekten bewährt:

Basistherapie

Tabletten (*vaṭī*)
- **Darreichung:** 3× tägl.
- **Tabletten:** *Saṃśamanī-vaṭī* 4 Tbl.

Pulver 1 (*cūrṇa*)
- **Darreichung:** 3× tägl. mit reinem *ghī* und Rohrzucker
- **Pulver:** *Aśvagandhā* (Withania somnifera) 3 g

Pulver 2 (*cūrṇa*)
- **Darreichung:** 3× tägl.
- **Pulver:** *Bhūmyāmalakī* (Phyllanthus niruri) 3 g

Linctus (*avaleha*)
- **Darreichung:** 2× tägl. mit warmer Milch
- **Linctus:** *Cyavanaprāśāvaleha* 20 g

Sonderpräparat auf mineralischer Grundlage (*rasauṣadha*)
- **Darreichung:** 2× tägl. mit Waldhonig oder warmer Milch oder zusammen mit Pulver 1

- **Präparat:** *Svarṇa-vasantamālatī-rasa* 125 mg

> ! Das traditionelle Herstellungsverfahren und die Dosierung sind streng zu beachten.

Therapie bei Diarrhöe

> ! Eine angemessene Behandlung kann u.U. nur mit schulmedizinischen Maßnahmen erfolgen.

Tabletten (*vaṭī*)

- **Darreichung:** 3× tägl.
- **Tabletten:** *Kuṭaja-ghana-vaṭī* 1 g

Therapie bei Fieber

Dekokt (*kvātha*)

- **Darreichung:** 2× tägl.
- **Dekokt:** *Pathyādi-kvātha* 40 ml

Therapie bei Stomatitis

Medizinierters Butterreinfett (*ghṛta*)

- **Darreichung:** 2× tägl. mit ausreichend heißem Wasser
- **Fett:** *Śatāvarī-ghṛta* 20 ml

Ernährung und Verhalten

In **Tab. 20.5** sind die allgemeinen Ernährungs- und Verhaltensempfehlungen bei Immundefekten aufgeführt.

20.2.2 Allergien

Im Ayurveda finden sich quasi **keine Entsprechungen** für das Konzept der Allergie (Hypergie). Im Umgang mit allergischen Reaktionen besteht ein großer Unterschied zwischen den ayurvedischen und schulmedizinischen Denkmodellen. Nach modernem Verständnis verbindet allergische Erkrankungen ein ähnlicher Pathomechanismus, selbst bei unterschiedlichen Reaktionstypen. Im Ayurveda ist dies nicht der Fall, was anhand des allergischen Asthma bronchiale und des atopischen Ekzems dargestellt werden soll.

Asthma bronchiale wird im Ayurveda *tamaka-śvāsa* genannt (s. S. 149ff.), ein Krankheitsbild, bei dem *vāta* und *kapha* die aktiven *doṣa* und *rasa* das betroffene Gewebe (*dūṣya*) darstellen. Beim Ekzem, als einer Form von *kuṣṭha* (s. S. 259ff.), hingegen sind alle drei *doṣa* aktiv und die *dūṣya* sind *tvak, rakta, māṃsa* und *lasīkā*.

> Im Ayurveda lassen sich zunächst keine Gemeinsamkeiten bezüglich der Pathogenese und Therapie von allergischen Manifestationen etablieren. Je nach vorliegenden Symptomen und betroffenen Körperkomponenten (*dūṣya*) variieren die Diagnose und Behandlung.

Entsprechend wird die Therapie der einzelnen Erkrankungen nicht im vorliegenden Kapitel dargestellt, sondern jeweils im Rahmen der Organ-

Tab. 20.5 Allgemeine Ernährungs- und Verhaltensempfehlungen bei Immundefekten.

	empfehlenswert	zu meiden
Ernährung	• *vāta*-reduzierende Nahrung • frisch gekochte Speisen • Weizen, Dinkel, Hafer, Reis, Sojabohnen, *Māṣa* (Vigna mungo) • warme Kuhmilch (außer bei Diarrhöe), warme Ziegenmilch, *ghī*, Sesamöl • Zucchini, Karotten, Kürbis, Spargel, Okra, Artischocken, Fenchel, Rote Bete, Topinambur, Kartoffeln, Steckrüben • Weintrauben, Papaya, süße Äpfel, Pflaumen, Mangos, Feigen, Datteln, Rosinen • Mandeln, Walnüsse	• *vāta*-aggravierende Nahrung • *srotas*-blockierende (*abhiṣyandī*) Nahrungsmittel
Verhalten	• Meditation • Entspannung • positives Denken • spirituelle Praktiken im Rahmen des eigenen Glaubenssystems, *mantra*-Rezitation (insbesondere *Mahā-mṛtyuñjaya-mantra*)	• Schlafmangel • Stress • Anstrengung • Geschlechtsverkehr

systeme, in denen sich eine allergische Reaktion manifestiert.[41]

Dennoch könnten weiterführende Analysen und Interpretationen Möglichkeiten eröffnen, die beiden medizinischen Diszplinen anzunähern, um dadurch die entsprechenden Erkrankungen effektiver behandeln zu können. Allergische Reaktionen entstehen, wenn das Immunsystem fälschlicherweise eine Substanz als schädlich identifiziert. Eine unangemessene Antigen-Antikörper-Reaktion ist die Folge. Bei Typ-1-Allergien (Soforttyp) wird bei entsprechender Disposition durch den Antigenkontakt vermehrt IgE von den B-Lymphozyten (Plasmazellen) gebildet. Durch die Kopplung von IgE mit Mastzellen oder basophilen Granulozyten kommt es bei erneutem Antigenkontakt zur Freisetzung von Mediatorsubstanzen, insbesondere von Histamin, welche die allergischen Symptome hervorrufen.

Gemäß der ayurvedischen Vorstellung macht die Interaktion von ***kapha*, *rasa* und *ojas*** die Abwehrkraft des Körpers aus (*vyādhi-kṣamatva*; s. S. 332 f.). Auch bei überschießenden immunologischen Reaktionen sind dies die wichtigsten Faktoren. So wie ein physiologisches *kapha* (*prākṛta-kapha*) die Voraussetzung für adäquate Immunreaktionen bildet, so ist ein **pathologisches *kapha*** für gestörte Abwehrfunktionen, inkl. der Allergie, verantwortlich. In der Pathogenese von Typ-1-Allergien, wie z. B. Asthma bronchiale und Urtikaria, lässt sich ein aggraviertes *kapha* als gemeinsamer Faktor ausmachen.

Wie lässt sich dies erkären? *rasa-dhātu* wurde eingangs als sämtliche Blutbestandteile mit Ausnahme der Erythrozyten und der im Blut transportierten Abfallprodukte definiert und trägt somit maßgeblich zur Abwehr bei (s. S. 332 f.). Im Kontext von Typ-1-Allergien müssen besonders B-Lymphozyten als Bestandteil von *rasa-dhātu* hervorgehoben werden. Da *kapha* seinen „Sitz" in *rasa-dhātu* hat und als Produkt von *rasa* angesehen wird, ließen sich Produkte der B-Lymphozyten (in diesem Fall das IgE) mit *kapha* in Verbindung bringen. Somit ließe sich nachvollziehen, wie ein aggraviertes *kapha* überschießende Immunreaktionen bei der Typ-1-Allergie bewirkt.

Diskussion: Allergische Reaktionen auf Milch und Weizen

Die allergische Reaktion ist gegenwärtig ein populäres Konzept, um die Entstehung von verschiedenen Symptomen zu erklären. In beunruhigendem Ausmaß nimmt die Zahl der als Allergiker diagnostizierten Patienten zu. In den letzten 20 Jahren hat sich ihre Zahl vervierfacht. Ähnlich wie bei der Infektionstheorie (s. S. 333 f.) sollte jedoch kritisch beurteilt werden, ob die Diagnose gesichert und die entsprechende Therapie gerechtfertigt ist. Besonders gilt dies aus Sicht der Autoren für die Grundnahrungsmittel Milch und Weizen.

Milch und Weizen als Allergieauslöser?

Milch und Weizen werden – besonders in Kreisen der Komplementärmedizin – zunehmend als Auslöser für Immunreaktionen angesehen und aus diesem Grund bei Diätberatungen nicht empfohlen. Diese negative Meinung wird gegenwärtig über verschiedene Medien verbreitet. Eine solche massive Verunsicherung der Patienten allein kann schon zu psychosomatischen Reaktionen beim Verzehr führen.

Nach Auffassung der Autoren sind Milch und Weizen an sich **keine schädlichen oder stark allergenen Nahrungsmittel**. Im Gegenteil sind Milch und Weizen ein wesentlicher Bestandteil der gesunden Ernährung. Nach ayurvedischer Erfahrung ist Milch eines der wichtigsten Nahrungsmittel-*rasāyana* und Weizen ein sehr hochwertiges Getreide. Als solche sollten sie regelmäßig verzehrt werden, um die Körperkraft und somit auch die Abwehr aufrechtzuerhalten. Allerdings gelten bei diesen Nahrungsmitteln besondere Regeln für die Verarbeitung und den Verzehr. Als nährende Nahrungsmittel erhöhen beide potenziell *kapha* und sind eher schwer verdaulich. Werden die Regeln jedoch eingehalten, so können mögliche negative Reaktionen minimiert werden.

Regeln zum Verzehr von Weizen

Aus ayurvedischer Sicht sollte Weizen vor dem Verzehr **länger als ein Jahr** gelagert werden. Kürzer gelagerter Weizen ist schwer verdaulich und erhöht *kapha*.

---

41 Heuschnupfen, s. S. 144 ff.; allergisches Asthma bronchiale, s. S. 149 ff.; allergisches Ekzem, s. S. 259 ff.; Urtikaria, s. S. 268 f.

Auch die Verarbeitung von Weizen spielt eine wichtige Rolle. Im Ayurveda gilt die Empfehlung, immer **frisch zubereitete**, warme Mahlzeiten einzunehmen. Weizen in Form von Brot oder Backwaren wird selten ofenfrisch verzehrt und zudem oft mit verschiedenen **schädlichen Zusatzstoffen** versehen oder mit anderen schwer verdaulichen Nahrungsmitteln kombiniert (z.B. Käse, Sahne, Eier). Hierin liegt aus ayurvedischer Perspektive das Problem.

Bevor also Weizen vom Diätplan gestrichen wird, sollte er in Form von **frisch gebackenen Fladen** oder als Getreidebrei ohne schädliche Zusatzstoffe warm probiert werden. Er ist so viel bekömmlicher und ruft weniger Reaktionen hervor. Der übermäßige Konsum von Brot und anderen Backwaren hingegen ist zu meiden (s.S. 126f.).

▪ *Regeln zum Verzehr von Milch*

Für den Verzehr von Milch werden im Ayurveda viele Richtlinien beschrieben. Vor allem sollte sie immer **aufgekocht und warm** genossen werden. Die Kombination mit **Gewürzen**, wie Ingwer, Zimt, Kardamom und Safran, macht sie leichter verdaulich. In dieser Form eingenommen, verliert Milch ihre ggf. schädlichen Eigenschaften. Andere Kombinationen, insbesondere mit **sauren und salzigen** Nahrungsmitteln, sind hingegen strikt zu meiden (s.S. 112f.).

Symptome der Nahrungsmittelallergie

Ohnehin ist zu hinterfragen, anhand welcher Symptome eine Nahrungsmittelallergie diagnostiziert wird. Zum Beispiel hat Milch nach ayurvedischen Beschreibungen eine mild laxative Wirkung. Somit ist weicher Stuhl und eine gerinfügig vermehrte Stuhlfrequenz noch kein Anzeichen für eine allergische Reaktion.

Heutzutage werden Allgemeinsymptome, wie Müdigkeit, Schweregefühl, Verdauungsstörungen oder Abwehrschwäche, zuweilen als allergische Reaktion auf Milch oder Weizen gewertet. Hierbei muss genau analysiert werden, ob diese Symptome tatsächlich nur hierauf zurückzuführen sind oder ob Kombinationen, Verarbeitungsweisen oder gänzlich andere Faktoren für diese Symptome verantwortlich sein könnten.

Fazit

Sicher müssen heutzutage Belastungen durch Umwelteinflüsse oder die industrielle Verarbeitung bei allen Nahrungsmitteln in Betracht gezogen werden. Unter Umständen sind Weizen und Milch für diese negativen Einflüsse **besonders empfänglich**. Insofern sollte eine möglichst hohe **Qualität** nach Biostandard angestrebt werden. Die Milch sollte möglichst naturbelassen und nicht homogenisiert sein. Der Weizen sollte als volles Korn, aber fein gemahlen verzehrt werden. Bei empfindlichen Personen kann anstelle von Weizen Dinkel und anstelle von Kuhmilch Ziegenmilch verwendet werden.

Sollte nach Einhaltung all dieser Empfehlungen immer noch eine Reaktion auf Milch oder Weizen vorliegen, so ist die Diagnose einer Allergie tatsächlich naheliegend. Aber vorschnelle haltlose Diagnosen sind zu meiden, da den Menschen ansonsten hochwertige Nahrungsmittel vorenthalten werden – wie noch vor wenigen Jahrzehnten z.B. die Muttermilch.

20.2.3 Autoimmunerkrankungen

> Ähnlich wie die Allergien sind Autoimmunerkrankungen nach ayurvedischem Dafürhalten keine einheitliche Krankheitsgruppe. Sie werden je nach betroffenen *doṣa* und *dūṣya* individuell behandelt.

Allerdings legen die Autoren, wie eingangs dieses Kapitels erwähnt, allen autoimmunologischen Prozessen ***āma*** zugrunde (s.S. 202ff.). Diese Gemeinsamkeit ist von modernen Konzepten zur Entstehung von Autoimmunerkrankungen abgeleitet und hat sich in der therapeutischen Praxis bestätigt. Dabei sind zwei Formen der *āma*-Beteiligung denkbar: Entweder wirkt *āma* selbst im Sinne eines Antigens, das Antikörperreaktionen auslöst, oder es beeinträchtigt immunologisch aktive Faktoren des Körpers und bildet somit die Voraussetzung für deren Tendenz, sich aggressiv gegenüber körpereigenen Substanzen zu verhalten.

Entsprechend führen die Autoren bei Autoimmunerkrankungen grundsätzlich eine *āma*-Reduktion mit reduzierter Diät und einer „Treppenkur" mit *Pippalī* (Piper longum; **Tab. 14.12**, S. 207) sowie einer anschließenden milden Ausleitung (*virecana*) vor allen anderen Maßnahmen durch. Als typisches Beispiel wird im Folgenden der Lupus erythematodes beschrieben.

Lupus erythematodes

Der Lupus erythematodes ist eine schwer zu behandelnde **Kollagenose** unbekannter Ursache. Beim systemischen Lupus erythematodes können autoimmunologisch bedingte Entzündungen verschiedene Organsysteme angreifen. Handelt es sich um eine vorrangig kutane Verlaufsform, so spricht man von diskoidem Lupus erythematodes.

Nach dem Dafürhalten der Autoren liegt dieser Erkrankung ***āma*** zugrunde. Alle drei *doṣa* sind aktiv und zu Beginn sind vorrangig *rasa*, *rakta*, *tvak* und *māṃsa* betroffen. Im weiteren Verlauf können sämtliche Gewebe in den Krankheitsprozess involviert sein und müssen dann therapeutisch berücksichtigt werden (**Tab. 20.6**).

Die ayurvedische Therapie kann die **Linderung** des Lupus erythematodes unterstützen; in einigen Fällen haben die Autoren bereits überzeugende Ergebnisse beobachten können. Schulmedizinische Medikamente sollten bei Bedarf beibehalten werden. Die diskoide Verlaufsform hat die beste Prognose, und es lassen sich bei dieser auch ohne schulmedizinische Maßnahmen Behandlungserfolge erzielen. Bei ZNS- oder Nierenbeteiligung ist die Prognose am ungünstigsten.

āma-Reduktion

Treppenkur (*vardhamāna-pippalī-rasāyana*)

- **Darreichung:** 2× tägl. morgens nüchtern und abends vor der Mahlzeit oder 2–3 Stunden danach mit warmem Wasser (**Tab. 14.12**, S. 207)
- **Präparat:** *Pippalī* (Piper longum)

Tab. 20.6 Symptome des Lupus erythematodes und deren ayurvedische Zuordnung.

Form	Symptome	*doṣa*	*dūṣya*	*srotas*
diskoider Lupus erythematodes	Hauteffloreszenzen (rötlich, kaum schmerzhaft, kein Juckreiz)	*tri-doṣa*, *pitta*-dominiert	*tvak* *rasa* *rakta* *māṃsa*	*rasa-vaha* *rakta-vaha* *māṃsa-vaha*
	Haarausfall	*vāta* *pitta*	*tvak*	*rasa-vaha* *māṃsa-vaha*
systemischer Lupus erythematodes	Müdigkeit	*vāta*	*rasa*	*rasa-vaha*
	Fieber	*pitta*	*rasa*	*rasa-vaha*
	Appetitverlust	*kapha*	*rasa*	*anna-vaha*
	Muskelschmerzen	*vāta*	*māmsa*	*māṃsa-vaha*
	Gelenkschmerzen	*vāta*	*asthi* *snāyu*	*asthi-vaha*
	Ulzerationen der Nasen- und Mundschleimhaut	*pitta*	*rasa* *rakta*	*anna-vaha* *prāṇa-vaha*
	Schmetterlingserythem	*tri-doṣa*	*tvak*	*rasa-vaha* *rakta-vaha*
	Photosensitivität	*pitta*	*tvak*	*rasa-vaha* *rakta-vaha*
	Pleuritis, Perikarditis	*pitta* *kapha*	*rasa*	*prāṇa-vaha* *rasa-vaha*
	Raynaud-Syndrom	*vāta*	*sirā*	*rakta-vaha*

Ausleitung (*śodhana*)

Purgieren (*virecana*)

- **Hinweis:** Sofern weder eine Diarrhöe vorliegt noch ein reduzierter Kräftezustand eine Kontraindikation darstellt, ist folgendes Verfahren geeignet.
- **Form:** *virecana Nr. 2* oder *virecana Nr. 3* (jedoch mit Vorbehandlung wie bei *virecana Nr. 1*; **Tab. 10.9**, S. 78 f.)
- **Fett für die innere Oleation:** *Pañcatikta-ghṛta*
- **Vorbehandlung:** Massagen (*abhyaṅga*) mit *Jātyādi-taila*
- **Purgiermittel:** *Eraṇḍa-taila* (Rizinusöl) 30–40 ml

Dekokteinläufe (*nirūha-basti*)

- **Form:** *nirūha Nr. 3* (**Tab. 10.11**, S. 82 f.)
- **Dekokt:** *Daśamūla-kvātha* 400 ml

Medikamentöse Therapie

Dekokt (*kvātha*)

- **Darreichung:** 2× tägl.
- **Dekokt:** *Manjiṣṭhādi-kvātha* 40 ml

Tabletten (*vaṭī*)

- **Darreichung:** 3× tägl.
- **Tabletten:** *Saṃśamanī-vaṭī* 4 Tbl.

***Guggulu*-Präparat**

- **Darreichung:** 3× tägl. nach der Mahlzeit
- **Präparat:** *Kaiśora-guggulu* 1 g

Therapie bei respiratorischen Symptomen

Tabletten (*vaṭī*)

- **Darreichung:** 3× tägl.
- **Tabletten:** *Vāsā-ghana-vaṭī* 1 g

Sonderpräparat auf mineralischer Grundlage (*rasauṣadha*)

- **Darreichung:** 2× tägl. mit Waldhonig
- **Präparat:** *Svarṇa-vasantamālatī-rasa* 125 mg

> ! Das traditionelle Herstellungsverfahren und die Dosierung sind streng zu beachten.

Ernährung und Verhalten

Die allgemeinen Ernährungs- und Verhaltensempfehlungen bei Immundefekten sind in **Tab. 20.7** dargestellt.

Tab. 20.7 Allgemeine Ernährungs- und Verhaltensempfehlungen bei Immundefekten.

	empfehlenswert	zu meiden
Ernährung	• Weizen, Dinkel, Reis, *Mudga* (Vigna radiata) • warme Kuhmilch (außer bei Diarrhöe), warme Ziegenmilch, *ghī* • Zucchini, Artischocken • Weintrauben, Papaya, süße Äpfel, Pflaumen, Mangos, Feigen, Rosinen, Datteln • Mandeln	• *vāta*-aggravierende Nahrung • *srotas*-blockierende (*abhiṣyandī*) Nahrungsmittel (Eier, Fleisch, Fisch, Wurst)
Verhalten	• Meditation • Entspannung • Yoga-Übungen oder leichte Gymnastik • gute zwischenmenschliche Atmosphäre	–

21 Blut

Die in diesem Kapitel genannten Erkrankungen sind nach ayurvedischem Verständnis keine typischen Störungen des Blutgewebes (*rakta-dhātu*). Nach einer grundlegenden Diskussion über die unterschiedlichen Konzepte bezüglich des Bluts werden sowohl klassische als auch moderne hämatologische Krankheitsbilder und ihre ayurvedischen Therapiemöglichkeiten beschrieben.

21.1 Einleitung

Anhand des Bluts lassen sich die Unterschiede zwischen dem modernen und ayurvedischen Denken sehr gut aufzeigen. Nach moderner Einteilung besteht das Blut aus zwei Grundkomponenten: den Blutzellen und dem Blutplasma. Um das ayurvedische Verständnis vom Blutgewebe (*rakta*) greifbar zu machen, ist jedoch eine andere Einteilung notwendig.

21.1.1 Angewandte Anatomie und Physiologie

Für gewöhnlich wird das Blutplasma mit *rasa-dhātu* gleichgesetzt. Wie hingegen im Kapitel Immunologie dargelegt (s. S. 332 ff.), setzen die Autoren auf der Grundlage verschiedener Ayurveda-Texte ***rasa-dhātu*** mit allen Blutbestandteilen außer den Erythrozyten und den im Blut transportierten Abfallprodukten gleich. Somit umfasst *rasa* neben Nährstoffen auch viele Blutzellen, wie z. B. Leukozyten und Thrombozyten sowie Gerinnungsfaktoren. Unter ***rakta-dhātu***, dem „roten Blut", sind somit ausschließlich die Erythrozyten zu verstehen.

Allerdings werden *rakta-dhātu* klassischerweise auch andere Erkrankungen als lediglich Störungen der Erythrozyten zugeordnet (s. u.), denn die Qualität von *rakta* im Sinne eines Milieus ist für den Ayurveda ebenfalls von Bedeutung. Aus einem **„unreinen oder aggravierten"** ***rakta*** (*rakta-duṣṭi*) können Krankheiten entstehen, die nicht auf die Erythrozyten zurückzuführen sind. Das Konzept *rakta* und *rakta*-Erkrankungen unterscheidet sich somit grundlegend von der modernen Hämatologie. In diesem Kapitel sollen beide Sichtweisen einbezogen werden. In der Einleitung z. B. finden sich klassische Konzepte zur Behandlung sämtlicher *rakta*-Störungen zusammen mit den Drogen für die Therapie moderner hämatologischer Krankheitsbilder.

> Gemäß der ayurvedischen Theorie der Gewebeentstehung (*dhātu-pariṇāma*) geht *rakta* aus *rasa-dhātu* hervor, sodass beide Gewebe in enger Beziehung zueinander stehen. Die Produktion von *rakta* (Erythropoese) findet in den *rakta-vaha-srotas* vorrangig durch *rasāgni* und *raktāgni* statt, unterstützt durch das „blutfärbende" *pitta* (*rañjaka-pitta*).

Hauptorgane der *rañjaka-pitta*-Aktivitäten, die neben der *rakta*-Bildung auch den *rakta*-Abbau umfassen, sind die **Leber und Milz** (s. S. 239 ff. und S. 191 ff.). Sie stellen den Ausgangspunkt der *rakta-vaha-srotas* dar (vgl. *Caraka, Ci.* 4.6). Somit sind diese beiden Organe nach ayurvedischem Verständnis auch im Erwachsenenalter bei **hämatopoetischen Störungen** zu berücksichtigen. Ein solcher Ansatz hat sich in der Praxis bewährt und kann die moderne Sichtweise, die sich auf das Knochenmark als primäre Blutbildungsstätte konzentriert, ergänzen, um Erkrankungen des Bluts erfolgreicher behandeln zu können. Genauso sollten die alten ayurvedischen Konzepte um die Erkenntnis der Bedeutung des Knochenmarks für die Hämatopoese erweitert werden, da solche Beschreibungen in den Ayurveda-Texten fehlen. Der Abbau des Bluts findet über die Gallenflüssigkeit statt, im Ayurveda *pitta-mala* genannt.

21.1.2 Klassische Symptome und Nosologie

Eine Wiederholung zur Verdeutlichung: Die in diesem Kapitel unter Hämatologie genannten Erkrankungen sind keine typischen Erkrankungen von *rakta-dhātu* nach klassischem Verständnis.

> *rakta* ist im Ayurveda eines der wichtigsten Gewebe. In verschiedenen Schulen gewinnt es einen *doṣa*-ähnlichen Status, und auch *Caraka* (vgl. *Sū*. 24) widmet *rakta* ein eigenes Kapitel.

Viele wichtige Krankheitsbilder entstehen aus dem Blut (*rakta-ja*). Diese sind nach dem jeweiligen pathologischen Zustand von *rakta-dhātu* in drei verschiedene Kategorien einzuteilen (**Tab. 21.1**):

- Die **pathologische Abnahme** (*kṣaya*) von *rakta-dhātu* kennzeichnet Mangelzustände, wie z. B. bei der Anämie. Allerdings wird die Anämie laut *Caraka* eher als Reduktion (*kṣaya*) von *rasa-dhātu* angesehen (s. S. 166 f.).
- Eine **pathologische Zunahme** (*vṛddhi*) wird nur von *Suśruta* (*Sū*. 15.14) beschrieben.
- Bei *Caraka* (vgl. *Sū*. 28) finden sich stattdessen die Symptome für ein von den *doṣa* gestörtes bzw. **aggraviertes *rakta*** (*rakta-duṣṭi*). Diese bilden die typischen „Blut"-, also *rakta*-Erkrankungen des Ayurveda, wie z. B. Hautkrankheiten, Gicht und Lebererkrankungen.

Tab. 21.1 Klassische Symptome von *rakta-dhātu*.

pathologischer Zustand	Symptome
pathologische Reduktion (*kṣaya*)	• Blässe (Anämie) • trockene Haut • schlaffe Gefäße (Blutvolumenmangel) • schwacher Puls • Verlangen nach sauren und kalten Dingen
Aggravation (*duṣṭi*)	• Hautkrankheiten (insbesondere Hautentzündungen) • Abszesse • periphere Gefäßerkrankungen (z. B. arterielle Verschlusskrankheit, Varikosis) • Hämorrhoiden • Proktitis • Blutungen • Gicht • Milz- und Leberschwellungen • Ikterus • Synkopen
pathologische Zunahme (*vṛddhi*)	• gerötete Augen • Erytheme der Haut • gefüllte Gefäße (hohes Blutvolumen)

Aufgrund ähnlicher Qualitäten weisen *rakta* und *pitta* eine enge Beziehung zueinander auf. Somit ist auch die Therapie von *rakta-duṣṭi*-Erkrankungen der *pitta*-Therapie ähnlich. Die sog. **„Reinigung" des Bluts** (*rakta-śodhana*) bildet einen wichtigen Bestandteil des ayurvedischen Therapiegebäudes. Es handelt sich hierbei um die Beseitigung von pathologischen Faktoren aus dem Blut und stellt eine der Möglichkeit dar, *rakta-duṣṭi* zu behandeln.

Moderne hämatologische Erkrankungen lassen sich zum größten Teil folgenden **drei klassischen Krankheitsbildern** des Ayurveda zuordnen:

- ***pāndu*** („Blässe"): Hierbei handelt es sich um eine Gruppe von Erkrankungen, die die Anämie oder andere „Entfärbungen" der Haut zum Hauptsymptom haben.
- ***rakta-pitta***: Bei dieser Gruppe von Erkrankungen treten v. a. Blutungen in Erscheinung.
- Erkrankungen von ***rasa, rakta, majjā* und *ojas***

21.1.3 Therapiemaßnahmen

Auch bei der Wahl der Therapiemaßnahmen sind die Unterschiede zwischen schulmedizinischem und klassisch-ayurvedischem Denken zu berücksichtigen. Die typischen Therapieverfahren zur Behandlung von *rakta-dhātu* eignen sich zuweilen nicht für die in diesem Kapitel genannten hämatologischen Erkrankungen. Insofern ist nur ein Teil der in der Einleitung genannten *rakta*-Therapieverfahren für die Behandlung der modernen hämatologischen Erkrankungen einzusetzen (s. o.).

Viele Aspekte der allgemeinen *rakta*-Therapie sind den Grundsätzen der *pitta*-Behandlung ähnlich. Die generellen Empfehlungen zu Behandlung von Hautkrankheiten spiegeln diese wieder (s. S. 251 ff.). Vorrangig werden **kühlende und bittere Maßnahmen** bevorzugt. Zur „Reinigung" des Bluts (*rakta-śodhana*) kommen neben den Bitterdrogen verschiedene Formen des Blutentzugs zum Einsatz (*rakta-mokṣaṇa*). Bei den modernen Erkrankungen, die in diesem Kapitel dargestellt werden (Blutungen, Anämie, Leukämie), ist der Blutentzug generell kontraindiziert.

Ausleitung (*śodhana*)

- mildes Purgieren (*virecana*)
- Einläufe (*basti*)
- nur bei *rakta-duṣṭi*-Erkrankungen, nicht jedoch bei Blutungen oder Anämien: Blutentzug (*rakta-mokṣaṇa*)

Medikamentöse Therapie

Kühlende (*śīta*) Drogen „beruhigen *rakta*". Sie sind für die meisten *rakta*-Erkrankungen hilfreich, bei *vāta*- oder *kapha*-assoziierten Prozessen ist allerdings Vorsicht angeraten. Was moderne Krankheitsbilder anbelangt, so sind kühlende Drogen bei Blutungen und verschiedenen Anämieformen indiziert.

Bei einem Mangel oder Verlust an Blutgewebe (*rakta-kṣaya*) bedarf es **regenerierender Mittel** (*rakta-vardhana* oder *rakta-rasāyana*). Diese bilden ebenfalls die Basis der Therapie von Blutungen und Anämien. Besonders die eisenhaltigen Ayurveda-Präparate (*loha, lauha, maṇḍūra*) wirken regenerierend und werden erfahrungsgemäß sehr gut resorbiert.

Bitterdrogen (*tikta*) reinigen *rakta*. Zudem existiert eine Gruppe von Heilmitteln, die spezifisch der „Reinigung" von *rakta* dienen (*rakta-śodhana*). Diese sind eher bei den klassischen *rakta-duṣṭi*-Erkrankungen einzusetzen und nicht bei den in diesem Kapitel dargestellten hämatologischen Erkrankungen.

Blutungsstillende Drogen (*rakta-stambhana*) sind von adstringierendem Geschmack und bilden die Basis für die Behandlung von Blutungen und Blutgerinnungsstörungen.

In **Tab. 21.2** und **Tab. 21.3** sind die Einzeldrogen bzw. Kombinationspräparate aufgeführt, die zur Behandlung des Bluts eingesetzt werden.

Ernährung und Verhalten

In **Tab. 21.4** (S. 347) sind die allgemeinen Ernährungs- und Verhaltensempfehlungen bei Erkrankungen des Bluts dargestellt.

Tab. 21.2 Einzeldrogen für die Behandlung des Bluts mit ihren wichtigsten Wirkungen.

Sanskrit-Bezeichnung	botanische/deutsche Bezeichnung	allgemeine Wirkungen
Miśreyā	Foeniculum vulgare, Fenchel	*pitta*-reduzierend; unterstützend bei allen *pitta*-Symptomen; kühlend
Kuṅkuma	Crocus sativus, Safran	Reduktion aller drei *doṣa*
Candana	Santalum album, Sandelholz	kühlend; *pitta*-reduzierend
Vāsā	Adhatoda vasica, Indisches Lungenkraut	*rakta-stambhana*
Kumārī	Aloe vera, Echte Aloe	kühlend; purgativ; choleretisch ! Vorsicht bei Langzeitgebrauch, da eine Leberschädigung möglich ist.
Yaṣṭīmadhu	Glycyrrhiza glabra, Süßholz	*rasāyana*; wundheilungsfördernd; juckreizlindernd ! Wirkt in höherer Dosierung hypertonisch.
Āmalakī	Emblica officinalis, Indische Stachelbeere	generelles *rasāyana*; bestes pflanzliches Mittel zur Reduktion von *pitta*; Förderung der Eisenresorption
Śatāvarī	Asparagus racemosus, Wilder Spargel	kühlend; *rasāyana*
Pippalī	Piper longum, Langer Pfeffer	*agni*-anregend (*dīpana, pācana*), insbesondere auf Gewebsebene (*dhātv-agni*); immunmodulatorisch

Tab. 21.2 Fortsetzung, Einzeldrogen für die Behandlung des Bluts mit ihren wichtigsten Wirkungen.

Sanskrit-Bezeichnung	botanische/deutsche Bezeichnung	allgemeine Wirkungen
Guḍūcī	Tinospora cordifolia, Guduchi	*rasāyana*; Bitterdroge; *rakta-śodhana*
Bhūmy-āmalakī	Phyllanthus niruri, Bitterer Stachelbeerbaum	kühlend
Bhṛṅgarāja	Eclipta alba, Mehlblume	*rakta-vardhana*
Punarnavā	Boerhaavia diffusa	diuretisch; hilfreich bei Ödemen
Uśīra	Vetiveria zizanoides, Vetivergras	kühlend
Lodhra	Symplocos racemosa	*rakta-stambhana*
Nāgakeśara	Mesua ferrea, Ceylon-Eisenholz	*rakta-stambhana*

Tab. 21.3 Kombinationspräparate für die Behandlung des Bluts mit ihren wichtigsten Wirkungen.

Sanskrit-Bezeichnung	Klassifikation	allgemeine Wirkungen
Triphalā-cūrṇa	Pulverkombination aus drei Früchten mit *Harītakī* (Terminalia chebula)	mildes bewährtes Abführmittel; generelles *rasāyana*
Candanādi-cūrṇa	Pulverkombination mit *Candana* (Santalum album)	kühlend; *pitta*-reduzierend
Navāyasa-cūrṇa	Pulverkombination mit kalzinierter Eisenasche	*rakta-vardhana* ! Das traditionelle Herstellungsverfahren und die Dosierung sind zu beachten.
Cyavana-prāśāvaleha	Linctus auf der Basis von *Āmalakī* (Emblica officinalis)	generelles *rasāyana*
Kuṣmāṇḍāva-leha	Linctus mit Kürbis	kühlend; *pitta*-reduzierend
Saṃśamanī-vaṭī	*Guḍūcī*(Tinospora cordifolia)-Extrakt	*rasāyana*; Bitterdroge; *rakta-śodhana*
Candana-lepa	Packung mit *Candana* (Santalum album)	kühlend; entzündungshemmend; lokale Anwendung
Uśīrāsava	medizinischer Likör mit *Uśīra* (Vetiveria zizanoides)	kühlend; *pitta*-reduzierend
Candanāsava	medizinischer Likör mit *Candana* (Santalum album)	kühlend; *pitta*-reduzierend
Lodhrāsava	medizinischer Likör mit *Lodhra* (Symplocos racemosa)	*rakta-stambhana*
Kumāry-āsava	medizinischer Likör mit *Kumārī* (Aloe vera)	eisenhaltig ! Das traditionelle Herstellungsverfahren und die Dosierung sind zu beachten.

Tab. 21.3 Fortsetzung, Kombinationspräparate für die Behandlung des Bluts mit ihren wichtigsten Wirkungen.

Sanskrit-Bezeichnung	Klassifikation	allgemeine Wirkungen
Lohāsava	medizinischer Likör mit kalzinierter Eisenasche	*rakta-vardhana*; eisenhaltig ! Das traditionelle Herstellungsverfahren und die Dosierung sind zu beachten.
Pañcatikta-ghṛta	mediziniertes Butterreinfett mit Bitterdrogen	generelles Mittel zur *pitta*-Reduktion; Bitterdroge; *rakta-śodhana*
Saptāmṛta-loha	Kombination mit kalzinierter Eisenasche	*rakta-vardhana*; eisenhaltig ! Das traditionelle Herstellungsverfahren und die Dosierung sind zu beachten.
Dhātrī-loha	Kombination mit kalzinierter Eisenasche	*rakta-vardhana*; eisenhaltig ! Das traditionelle Herstellungsverfahren und die Dosierung sind zu beachten.
Punarnavā-maṇḍūra	Pulverkombination mit kalziniertem Eisenrost und *Punarnavā* (Boerhaavia diffusa)	*rakta-vardhana*; besonders hilfreich bei Anämien in Kombination mit Ödemen; eisenhaltig ! Das traditionelle Herstellungsverfahren und die Dosierung sind zu beachten.
Loha-bhasma	kalzinierte Eisenasche	*rakta-vardhana*; eisenhaltig ! Das traditionelle Herstellungsverfahren und die Dosierung sind zu beachten.
Śaṅkha-bhasma	kalzinierte Muschelasche	*pitta*-reduzierend ! Das traditionelle Herstellungsverfahren und die Dosierung sind zu beachten.
Maṇḍūra-bhasma	kalzinierte Eisenrostasche	*rakta-vardhana*; eisenhaltig ! Das traditionelle Herstellungsverfahren und die Dosierung sind zu beachten.
Muktāpravāla-pañcāmṛta	herbo-mineralisches Präparat mit kalzinierter Muschel-, Perlen- und Korallenasche	kühlend; *pitta*-reduzierend ! Das traditionelle Herstellungsverfahren und die Dosierung sind zu beachten.
Kāmadudhā-rasa	herbo-mineralisches Präparat mit kalzinierter Eisenerz- und Boraxasche, zuweilen mit Perlenasche versetzt	*pitta*-reduzierend; eisenhaltig ! Das traditionelle Herstellungsverfahren und die Dosierung sind streng zu beachten.
Svarṇa-vasantamālatī-rasa	herbo-mineralisches Präparat mit kalzinierter Gold-, Perlen- und Quecksilberasche	Förderung der Geweberegeneration (*rasāyana*); hilfreich bei immunologischen Erkrankungen ! Das traditionelle Herstellungsverfahren und die Dosierung sind streng zu beachten.

Tab. 21.4 Allgemeine Ernährungs- und Verhaltensempfehlungen bei Erkrankungen des Bluts.

	empfehlenswert	zu meiden
Ernährung	• Bevorzugung bitterer und leicht verdaulicher Substanzen • warme Mahlzeiten • länger als ein Jahr gelagerter Reis, Gerste, Weizen, *Mudga* (Vigna radiata), *Masūra* (Lens culinaris), *Ādhakī* (Cajanus cajan) • bittere Gemüse; alle Kürbisgewächse, inkl. Zucchini und Gurken • *ghī* • süße Früchte, Kurkuma, Ingwer, bittere Kräuter	• saure, scharfe, salzige, frittierte Nahrung • schwer verdauliche und *srotas*-blockierende (*abhiṣyandī*) Nahrung • verstopfende Nahrungsmittel • Zucker bzw. Melasse, insbesondere Rohrohrzuckermasse (*guḍa*) • Tomaten, saure Früchte • nicht vegetarische Kost (Eier, Fleisch, Fisch, Wurst)* • Sesam, *Māṣa* (Vigna mungo) • unverträgliche Nahrungsmittelkombinationen (*viruddhāhāra*), insbesondere mit Milch • Nahrungsaufnahme vor vollständiger Verdauung der vorangegangenen Mahlzeit • kalte Getränke sofort nach Sonneneinstrahlung, Hitze oder körperlicher Anstrengung
Verhalten	• kühle Bäder, Bootsfahrten • kühles Klima • Sandelholzpaste (äußerlich)	• Tagesschlaf • Unterdrückung der natürlichen Reinigungsreflexe, insbesondere des Brechreizes (*vega-dhāraṇā*) • negative Gefühle (insbesondere Ängste und Aggressionen) • körperliche Belastung nach einer schweren Mahlzeit • Sonneneinstrahlung oder Hitze nach einer schweren Mahlzeit • Geschlechtsverkehr während der Verdauungsphase • nicht regelgerecht durchgeführte Reinigungstherapien (*śodhana*)

* *Bei rakta-duṣṭi-Erkrankungen ist nicht vegetarische Kost kontraindiziert. Bei Anämien jedoch wird sie zur Regeneration empfohlen.*

21.2 Klassische Krankheitsbilder

In den folgenden Abschnitten werden die klassischen Krankheiten *pāndu* und *rakta-pitta* vorgestellt und eingehender erläutert.

21.2.1 *pāndu* – Erkrankungen mit Hautentfärbungen

Der Begriff *pāṇḍu* kennzeichnet eine weiß-gelbliche Blässe der Haut. An dieser Stelle muss sicher nicht auf die Frage der Pigmentierung indischer Rassen und der farblichen Veränderungen, die sich bei bestehender Anämie bei Südasiaten zeigen können, eingegangen werden. Die klassischen Beschreibungen der Unterformen von *pāṇḍu* legen nahe, dass es sich sowohl um **anämische Blässe** als auch um **ikterische Verfärbungen** der Haut handelt. Die einzelnen Anämieformen werden v. a. anhand ihrer *doṣa*-Dominanz unterteilt (**Tab. 21.5**).

Generell scheint das ayurvedische Konzept *pāṇḍu* verschiedene Entstehungsmechanismen der Anämie abzudecken, v. a. ernährungsbezogene, metabolische, blutungsbedingte und hämolytische. Ayurvedisch gesehen besteht *pāṇḍu* (und somit die Anämie) eher in einem **Mangel an *rasa*-** als an *rakta-dhātu*. Somit sind beide Gewebe durch die Behandlung zu kräftigen. Einerseits geschieht dies durch regenerierende Mittel (***rasāyana***), andererseits ist auch der Stoffwechsel (***dhātv-agni***) dieser Gewebe zu regulieren.

Unten genannte Therapieempfehlungen wirken sich somit bei verschiedenen Anämieformen positiv aus. Die besten Erfolge konnten die Autoren bei *vāta*-dominierten Formen erzielen. Bei mechanischen Erythrozytenschädigungen, myeloischen und intraerythrozytären Anämieformen ist die Prognose am ungünstigsten. Sinkt der Serum-Hämoglobin-Spiegel unter 7 g/dl, halten die Autoren

Tab. 21.5 *pāṇḍu* auf einen Blick.

klassische Bezeichnung	***pāṇḍu***
deutsche Übersetzung	Blässe, Entfärbung der Haut
klassische Referenzen	*Caraka, Ci.* 16
wichtigste Faktoren der *samprāpti*	• *pitta* • *vāta* • *kapha* • *rasa* • *rakta* • *tvak* • *māṃsa* • *rasa-vaha* • *rakta-vaha*
Haupt-ursachen	• saure, salzige, scharfe und heiße Nahrung • unverträgliche Nahrungsmittel-kombinationen • körperliche Anstrengung oder Geschlechtsverkehr gleich nach der Nahrungsaufnahme • unsachgemäße Durchführung der ayurvedischen Ausleitungs-verfahren • Unterdrückung natürlicher Bedürfnisse • psychische Traumata oder emotionale Störungen
Arten	• *vāta*-dominiert • *pitta*-dominiert • *kapha*-dominiert • *tri-doṣa* • *mṛd-bhakṣaṇa-janya*
Haupt-symptome	• Blässe • Müdigkeit, Schwäche, Erschöp-fung
Therapie-strategie	• Ausleitung (*śodhana*) • individuelle Ernährungs- und Ordnungstherapie • traditionelle Eisenpräparate • *rasāyana* • bei entsprechender Indikation anthelminthische Therapie **!** Bei der Ausleitung sind der Allgemein- und Kräftezustand des Patienten zu beachten.

Transfusionen für notwendig. Die *pitta*-dominierten *pāṇḍu*-Formen lassen sich mit der hämolytischen Anämie vergleichen. Andere Ikterusursachen fallen eher in den Bereich des hepatobiliären Systems und müssen entsprechend der dortigen Beschreibungen behandelt werden (s. S. 239 ff.).

Ätiologie (*Caraka, Ci.* 16.7 ff.)

- saure, salzige, scharfe und heiße Nahrung
- übermäßiger Konsum von „alkalischen" Mitteln (*kṣāra*), wie z. B. Natriumbicarbonat (z. B. in sog. basischen Entsäuerungsmitteln)
- unverträgliche Nahrungsmittelkombinationen (*viruddhāhāra*), insbesondere mit Milch
- ungewohnte bzw. unverträgliche Nahrung (*a-sātmya*)
- Sesamöl und -produkte
- Mittagsschlaf
- körperliche Anstrengung oder Geschlechtsverkehr gleich nach der Nahrungsaufnahme
- unsachgemäße Durchführung der ayurvedischen Ausleitungsverfahren (mögliche Folge: z. B. Knochenmarks- oder Leberstörungen)
- Unterdrückung natürlicher Bedürfnisse des Körpers (*vega-dhāraṇā*)
- psychische Traumata oder emotionale Störungen, wie z. B. Ängste, Aggressionen, Trauer (Folge: *agni*-Störungen und somit Assimilationsstörungen)

> Selbst wenn Ascorbinsäure als Stoff, der die Eisenresorption verbessert, in vielen (sauren) Obstsorten vorkommt, so müssen doch die ayurvedischen Erkenntnisse bezüglich der negativen Wirkungen von Säure bei der Behandlung der Anämie berücksichtigt werden. Nach ayurvedischem Verständnis darf der Ascorbinsäuregehalt eines Nahrungsmittels nicht isoliert betrachtet werden. Die Bioverfügbarkeit und – wichtiger noch – die Gesamtwirkung auf den Organismus bei bestehender Anämie sind entscheidend.

Pathogenese

Bei der klassischen Beschreibung der Pathogenese (*saṃprāpti*) von *pāṇḍu* wird ***pitta*** als das auslösende *doṣa* bezeichnet (*Caraka, Ci.* 16.9 ff.). Ausgehend von der Herzregion dringt das aggravierte *pitta* mithilfe von *vāta* in den Blutkreislauf ein und setzt sich zwischen der Haut und den oberflächlichen Muskelschichten fest. Dort beeinträchtigt es die Funktionen von *kapha*, *vāta*, *rakta*, *māṃsa* und *tvak*, was zu Veränderungen der Hautfärbung führt (**Tab. 21.6**). Diese kann verschiedene Schattierungen aufweisen, wie z.B. blass, gelblich oder grünlich.

> Die klassischen Beschreibungen lassen die Interpretation zu, dass *pitta* bestimmte *rasa*-Anteile zerstört, welche für den Aufbau von *rakta-dhātu* (hier: Erythrozyten) notwendig sind. Die sekundäre Aggravation von *vāta* und *kapha* wäre dann als weiterführende Beeinträchtigung anderer erythropoetischer Prozesse zu werten.

Arten

Es werden **fünf verschiedene Arten** beschrieben (*Caraka*, *Ci.* 16.3):

- *vāta*-dominiert (*vātika*)
- *pitta*-dominiert (*paittika*)
- *kapha*-dominiert (*śleṣmika*)
- *tri-doṣa*
- *mṛd-bhakṣaṇa-janya*

Neben den üblichen *doṣa*-Dominanzen wird bei *pāṇḍu* eine besondere Unterform beschrieben (*mṛd-bhakṣaṇa-janya*) . Wörtlich übersetzt heißt sie „die durch den Verzehr von Erde bzw. Dreck hervorgerufene" Form. Auf zweierlei Weisen lässt sich diese Aussage erklären: Einerseits können sich im Erdreich Substanzen befinden, welche die Resorption von Eisen oder die hämatopoetischen Faktoren im Körper hemmen, andererseits können Helminthen aufgenommen werden, die im weiteren Verlauf eine Anämie hervorrufen.

Symptome

Im Folgenden sind die generellen und *doṣa*-bezogenen Symptome von *pāṇḍu* wiedergegeben:

Prodromi
(*Caraka*, *Ci.* 16.12)

- Müdigkeit, Schwäche
- Palpitationen
- reduzierte Schweißbildung

Generelle Symptome
(*Caraka*, *Ci.* 16.13 ff.)

- Müdigkeit, Schwäche, Erschöpfung
- Schweregefühl
- Benommenheit, Schwindel
- vermehrte Speichelbildung
- angestrengtes Reden
- Appetitlosigkeit
- geschwächtes *agni*
- Abneigung gegen kalte Nahrungsmittel und Getränke
- Zerschlagenheitsgefühl
- Gliederschmerzen
- Wadenschmerzen
- Schmerzen und Schwäche im Bereich der LWS, Schenkel und Füße bei Anstrengung
- Fieber
- Blässe, stumpfe glanzlose Haut
- Ausfall der Körperbehaarung
- Reizbarkeit
- Schlafstörungen
- Tinnitus
- Dyspnoe
- Lidödeme

vāta-dominierte Form
(*Caraka*, *Ci.* 16.17 f.)

- Schmerzen verschiedener Lokalisation
- „Trockenheit" (*rūkṣatā*) der Haut, Gewebe und Ausscheidungen
- dunkle, schwärzliche Hautfärbung
- generelle *vāta*-Symptome (wie Verstopfung, Schwäche, Tremor)

pitta-dominierte Form
(*Caraka*, *Ci.* 16.19 ff.)

- Ikterus

Tab. 21.6 Pathogenetisch bedeutsame Faktoren bei *pāṇḍu*.

doṣa	*dūṣya*	*srotas*	Lokalisation	Ausgangsorgan
• *vāta* • *pitta* • *kapha*	• *rasa* • *rakta* • *tvak* • *māṃsa*	• *rasa-vaha* • *rakta-vaha*	Haut (*tvak*)	Magen (*āmāśaya*)

- gelbliche Verfärbung von Stuhl und Urin
- generelle *pitta*-Symptome (wie Brennen, vermehrte Schweißbildung, Hitzegefühl, Diarrhöe)

kapha-dominierte Form (*Caraka, Ci.* 16.23 ff.)

- Trägheit, Antriebslosigkeit
- Ödeme
- weißliche Verfärbung von Stuhl und Urin

tri-doṣa-Form

Bei der Beteiligung mehrerer *doṣa* sind verschiedene Symptomkombinationen möglich. Im Folgenden sind die gängigsten angegeben. Es handelt sich um eine fulminante Ausprägung der Anämie mit schlechter Prognose.

Allgemeine Symptome der tri-doṣa-Form

- Appetitlosigkeit
- Durst
- Übelkeit, Erbrechen
- Fieber (*jvara*)
- Erschöpfung

Weitere Symptome

- Schwellungen bzw. Ödeme verschiedener Lokalisation
- ausgeprägte Blässe

Ayurvedische Zuordnung moderner Anämieformen

In **Tab. 21.7** wurde der Versuch unternommen, moderne Anämieformen nach ayurvedischen Konzepten zu klassifizieren und darzustellen. Diese Informationen beruhen hauptsächlich auf persönlichen Erfahrungen (teilweise mit nur geringen Patientenzahlen) und enthalten somit Hypothesen, die einer Verifizierung bedürfen.

Therapie

Die ayurvedische Behandlung von Anämien basiert im Wesentlichen auf Ausleitungsverfahren sowie die Ernährungs-, Ordnungs- und medikamentöse Therapie. Hauptsächlich sind dies **traditionelle Eisenpräparate**, die sehr gut resorbiert und assimiliert werden können. Die Spezifizierung der Therapie bezüglich der ***doṣa*-Dominanzen** wird durch begleitende Ernährungsempfehlungen erreicht (**Tab. 21.8**).

Tab. 21.7 Versuch einer ayurvedischen Zuordnung moderner Anämieformen und deren Prognose.

Anämieform	Ursache	ayurvedische Zuordnung	Prognose bei ayurvedischer Behandlung
Blutungsanämie	übermäßiger Blutverlust	*rakta-pitta*	*rakta-pitta*, s. S. 352 ff.
verminderte Erythropoese	Eisenmangel	*vāta*-dominiert	gute Erfolge bei alleiniger Ayurveda-Therapie
	Eisentransport und -verwertungsstörung	*vāta*-dominiert	gute Erfolge in Kombination mit schulmedizinischen Maßnahmen
	im Rahmen einer Hypothyreose	*kapha*-dominiert	mögliche Verbesserung in Kombination mit schulmedizinischen Maßnahmen
	hypo- und aplastisch; myelopathisch	*vāta*-dominiert	nur unterstützend zu schulmedizinischen Maßnahmen
	Folsäuremangel	*vāta*-dominiert	gute Erfolge in Kombination mit schulmedizinischen Maßnahmen
	Vitamin-B12-Mangel (perniziöse Anämie)	*vāta*-dominiert	gute Erfolge in Kombination mit schulmedizinischen Maßnahmen
	Vitamin-C-Mangel	*vāta-pitta*-dominiert	gute Erfolge in Kombination mit schulmedizinischen Maßnahmen
	Kupfermangel	*vāta*-dominiert	gute Erfolge in Kombination mit schulmedizinischen Maßnahmen

Tab. 21.7 Fortsetzung, Versuch einer ayurvedischen Zuordnung moderner Anämieformen und deren Prognose.

Anämieform	Ursache	ayurvedische Zuordnung	Prognose bei ayurvedischer Behandlung
vermehrter Erythrozytenabbau (hämolytisch)	Milzerkrankungen	*vāta*-dominiert	mögliche Verbesserung in Kombination mit schulmedizinischen Maßnahmen
	immunologisch bedingt	*tri-doṣa*	gute Erfolge in Kombination mit schulmedizinischen Maßnahmen
	mechanische Schädigung	*tri-doṣa*	nur linderbar (*yāpya*)
	medikamentöse Schädigungen	*pitta*-dominiert	mögliche Verbesserung in Kombination mit schulmedizinischen Maßnahmen
	durch Infektionen	*pitta*-dominiert	mögliche Verbesserung in Kombination mit schulmedizinischen Maßnahmen
	intraerythrozytäre Defekte	*pitta*-dominiert; *tri-doṣa*	nur unterstützend zu schulmedizinischen Maßnahmen

Tab. 21.8 Spezifische Therapie der *pāṇḍu*-Formen (*Caraka, Ci.* 16.115 f.).

***pāṇḍū*-Form**	**Therapie**
vāta-dominiert	Verabreichen von Präparaten zusammen mit fettigen (*snigdha*) Substanzen; *vāta*-reduzierende Kost
pitta-dominiert	Verabreichen von Präparaten zusammen mit bitteren (*tikta*) Substanzen; *pitta*-reduzierende Kost mit kühlenden (*śīta*) und bitteren (*tikta*) Nahrungsmitteln (z. B. Blattgemüse)
kapha-dominiert	Verabreichen von Präparaten zusammen mit bitteren (*tikta*) und scharfen (*kaṭu*) Substanzen; *kapha*-reduzierende Kost mit wärmenden (*uṣṇa*), scharfen (*kaṭu*) und bitteren (*tikta*) Nahrungsmitteln
tri-doṣa	Kombinationstherapie je nach *doṣa*-Ausprägung
mṛd-bhakṣaṇa-janya	ggf. häufige Ausleitung (*virecana*)

Ausleitung (*śodhana*)

Die Ausleitung ist nach klassischer Darstellung (vgl. *Caraka, Ci.* 16.39 ff. und 55 ff.) ein wichtiger Bestandteil der Therapie. Allerdings ist dieser Ansatz aufgrund des zumeist schlechten Kräfte- und Allgemeinzustands des Anämiepatienten **nur eingeschränkt möglich**. Unter Umständen muss auf ausleitende Verfahren gänzlich verzichtet werden.

Emesis (*vamana*)

- **Form:** *vamana Nr. 2* (**Tab. 10.8**, S. 75 f.)
- **Fett für die innere Oleation:** *Pañcatikta-ghṛta* oder *Triphalā-ghṛta*

Purgieren (*virecana*)

- **Form:** *virecana Nr. 1* (**Tab. 10.9**, S. 78 f.)
- **Fett für die innere Oleation:** *Pañcatikta-ghṛta* oder *Triphalā-ghṛta*

Medikamentöse Therapie

Die wichtigsten Heilmittel zur Behandlung von *pāṇḍu* sind **Eisenpräparate, *Āmalakī*** (Emblica officinalis) **und *Bhṛṅgarāja*** (Eclipta alba). Das Pulver dieser beiden Pflanzen wirkt sich generell positiv bei verschiedenen Anämieformen aus und fördert die Eisenresorption. Alle anderen genannten Präparate sind eisenhaltig und können je nach Erhältlichkeit und Intensität der Symptome eingesetzt werden. Dabei ist jeweils ein medizinischer Likör mit einem der anderen Präparate zu kombinieren. Die klassischen eisenhaltigen Rezepturen werden erfahrungsgemäß besser resorbiert und vertragen als herkömmliche isolierte Eisenpräparate.

Pulverkombination (*cūrṇa*)
- **Darreichung:** 2–3× tägl.
- **Rezeptur:**
  - *Āmalakī* (Emblica officinalis) 5 g
  - *Bhṛṅgarāja* (Eclipta alba) 2 g

Medizinischer Likör 1 (*āsava*)
- **Darreichung:** 2× tägl. nach der Mahlzeit mit der gleichen Menge Wasser
- **Likör:** *Kumāry-āsava* 20 ml

Medizinischer Likör 2 (*āsava*)
- **Darreichung:** 2× tägl. nach der Mahlzeit mit der gleichen Menge Wasser
- **Likör:** *Lohāsava* 20 ml

Eisenpräparat (*loha*)
- **Darreichung:** 2× tägl. mit Waldhonig
- **Präparat:** *Dhātrī-loha* 500 mg

Eisenrostpräparat (*maṇḍūra*)
- **Darreichung:** 3× tägl. möglichst mit *Punarnavā*(Boerhaavia diffusa)-Frischsaft und Waldhonig
- **Präparat:** *Punarnavā-maṇḍūra* 1 g

Aschepräparat (*bhasma*)
- **Darreichung:** 3× tägl. mit etwas *Triphalā-cūrṇa* und Waldhonig
- **Rezeptur:**
  - *Maṇḍūra-bhasma* 1 g
  - *Śaṅkha-bhasma* 1 g

Spezielle Therapie bei Wurmbefall

Anstelle der folgenden Ayurveda-Präparate können bei mangelndem Erfolg auch moderne Anthelmintika verabreicht werden, die mit den ayurvedischen Ernährungsempfehlungen und einer hinreichenden Ausleitung (*śodhana*) kombiniert werden sollten.

Pulverkombination (*cūrṇa*)
- **Darreichung:** 3× tägl. mit Waldhonig
- **Rezeptur:**
  - *Viḍaṅga*(Embelia ribes)-*cūrṇa* 3 g
  - *Viḍaṅgādi-lauha* 500 mg
  - *Kṛmimudgara-rasa* 300 mg

> ! Bei dem Einsatz von *Kṛmimudgara-rasa* sind das traditionelle Herstellungsverfahren und die Dosierung streng zu beachten.

Medizinischer Likör (*āsava* bzw. *āriṣṭa*)
- **Darreichung:** 2× tägl. nach der Mahlzeit mit der gleichen Menge Wasser
- **Rezeptur:**
  - *Lohāsava* 15 ml
  - *Viḍaṅgāriṣṭa* 15 ml

Ernährung und Verhalten

Bei Wurmbefall sind die in **Tab. 21.9** aufgeführten Ernährungs- und Verhaltensempfehlungen zu befolgen.

21.2.2 *rakta-pitta* – Blutungen, hämorrhagische Diathese

Das klassische Krankheitsbild *rakta-pitta* lässt sich als **Spontanblutung** charakterisieren. Sowohl Störungen der Blutstillung und -gerinnung als auch Gefäßwandschäden oder Hämostase können hierfür die Ursache sein.

> Nach ayurvedischem Verständnis entsteht diese Erkrankung aufgrund eines durch ***pitta* aggravierten *rakta-dhātu*.** Grundsätzlich steuert *kapha* die Stillung von Blutungen und Blutgerinnung und sorgt zudem für einen guten Zustand der Gefäßwandungen. Durch ein aggraviertes *pitta* können diese physiologischen *kapha*-Funktionen gestört und Blutungen begünstigt werden.

In den klassischen Texten wird betont, dass Blutungen **gefährliche** Krankheitszustände darstellen, die schnell und kompetent behandelt werden müssen (vgl. *Caraka, Ci.* 4.5). Insofern dürfen folgende Therapieempfehlungen nicht ohne die Abklärung der Ursache angewendet werden, um das Leben des Patienten nicht zu gefährden. Besonders maligne Grunderkrankungen sind auszuschließen.

> ! Notfallmaßnahmen bei Blutungen sollten immer vonseiten der Schulmedizin durchgeführt werden. Auch Transfusionen sind im Bedarfsfall einzusetzen.

Tab. 21.9 Besondere Ernährungs- und Verhaltensempfehlungen bei Wurmbefall.

	empfehlenswert	zu meiden
Ernährung	• länger als ein Jahr gelagerter Reis, Weizen, *Mudga* (Vigna radiata) • Kuhmilch, Kuhmilch-*ghī* • Blattgemüse, Kohlrabi • Bananen, Papaya, Äpfel, Mangos, *Āmalakī*(Emblica officinalis)-Früchte und andere süße Früchte • Wildbrühe, Fisch	• *pitta*-aggravierende Ernährung • saure und salzige Nahrung • schleimhautreizende Nahrungsmittel (*vidāhī*) • schwerverdauliche und *srotas*-blockierende (*abhiṣyandī*) Nahrung • unverträgliche Nahrungsmittelkombinationen (*viruddhāhāra*), insbesondere mit Milch • *Māṣa* (Vigna mungo) • Sesamöl und -produkte
Verhalten	• kühle Bäder, Bootsfahrten • kühles Klima • Sandelholzpaste (äußerlich)	• Mittagsschlaf • Unterdrückung der natürlichen Reinigungsreflexe, insbesondere des Brechreizes (*vega-dhāraṇā*) • Aggressionen • körperliche Überanstrengung • Geschlechtsverkehr • schweißtreibende Therapien • Sonnenexposition • Tabakkonsum • Blutungen • unsachgemäße Durchführung der ayurvedischen Ausleitungsverfahren (*śodhana*)

Entsprechend schmal ist der Indikationsgrad für die Ayurveda-Therapie bei Blutungen. Bei genetisch bedingten Gerinnungsstörungen vermag die Ayurveda-Therapie allein erfahrungsgemäß nicht zu helfen. Allerdings unterstützt sie bei Hämophilien die Wirkung von schulmedizinischen Verfahren.

In **Tab. 21.10** sind alle wesentlichen Aspekte zu *rakta-pitta* als Übersicht dargestellt.

Tab. 21.10 *rakta-pitta* auf einen Blick.

klassische Bezeichnung	***rakta-pitta***
deutsche Übersetzung	„Blut"-*pitta*, Blutungen, hämorrhagische Diathese
klassische Referenzen	*Caraka, Ci.* 4
wichtigste Faktoren der *samprāpti*	• *pitta* • *rakta*
Hauptursachen	• saure, salzige und scharfe Nahrung • erhitzende (*uṣṇa*) und penetrierende (*tīkṣṇa*) Nahrungsmittel

Tab. 21.10 Fortsetzung, *rakta-pitta* auf einen Blick

klassische Bezeichnung	***rakta-pitta***
Hauptursachen	• unverträgliche Nahrungsmittelkombinationen (*viruddhāhāra*), insbesondere mit Milch • Hitzeexposition (insbesondere Sonneneinstrahlung) • körperliche Überanstrengung (inkl. Geschlechtsverkehr) • psychische Belastung (Ängste, Agressionen, Sorgen etc.)
Arten	• Blutungen im Bereich der oberen Körperhälfte (*ūrdhva-ga*) • Blutungen im Bereich der unteren Körperhälfte (*adho-ga*)
Hauptsymptome	• Blutungen aus verschiedenen Körperöffnungen
Therapiestrategie	• kein initiales Stillen unbedenklicher Blutungen • Ausleitung mit Vorsicht und je nach Lokalisation • kühlende Maßnahmen (*śīta*) • adstringierende Drogen (*kaṣāya*)

Ätiologie
(vgl. *Caraka, Ci.* 4.6)

- saure, salzige, scharfe und heiße Nahrung
- erhitzende (*uṣṇa*) und penetrierende (*tīkṣṇa*) Nahrungsmittel
- unverträgliche Nahrungsmittelkombinationen (*viruddhāhāra*), insbesondere mit Milch
- übermäßiger Konsum von sog. alkalischen Substanzen (*kṣāra*)
- Hitzeexposition (insbesondere Sonneneinstrahlung)
- körperliche Überanstrengung (inkl. Geschlechtsverkehr)
- psychische Belastung (Ängste, Agressionen, Sorgen etc.)

Klassische Pathogenese
(vgl. *Caraka, Ci.* 4.6)

Das durch die genannten Ursachen aggravierte *pitta* vermischt sich mit *rakta-dhātu*. Da ***rakta*** und ***pitta*** ähnliche Eigenschaften besitzen, wird der Krankheitsprozess von beiden Faktoren im Sinne eines Teufelskreises angefacht.

rakta wird durch die Hitze von *pitta* verflüssigt (*drava*) und durchtränkt zunehmend andere Gewebe (z. B. *māṃsa-dhātu*). Zudem fördert die Hitze von *pitta* die Absonderung von Flüssigkeit aus diesen Geweben. Im weiteren Verlauf tritt das verflüssigte Blut an prädisponierten Stellen bzw. nach zusätzlicher Schädigung aus den betroffenen Geweben aus und manifestiert die Erkrankung.

Arten

Im Ayurveda werden zwei Arten von Blutungen unterschieden:

- Blutungen aus Öffnungen im Bereich der **oberen** Körperhälfte (*ūrdhva-ga*)
- Blutungen aus Öffnungen im Bereich der **unteren** Körperhälfte (*adho-ga*)

Symptome

Das Hauptsymptom von *rakta-pitta* ist die **Blutung**. Prodromal können Appetitlosigkeit (insbesondere Abneigung gegen Getreide) und saures, fauliges Aufstoßen auftreten.

Verschiedene Blutungslokalisationen sind bei *rakta-pitta* möglich. Die ayurvedische Einteilung in Blutungen im Bereich der oberen (*ūrdhva-ga*) bzw. der unteren (*adho-ga*) Körperhälfte ist für die Auswahl der Ausleitungsverfahren von Bedeutung.

> *ūrdhva-ga*-Blutungen gelten als *kapha*-dominiert und *adho-ga*-Blutungen als *vāta*-dominiert.

Therapie

Bei gutem Allgemein- und Kräftezustand sollten kleinere Blutungen, die ungefährlich sind und denen keine schwerwiegende Ursache zugrunde liegt, **nicht sofort** schulmedizinisch gestillt werden (*Caraka, Ci.* 4.25 ff.). Nach ayurvedischem Verständnis reinigt sich das Blut durch einen geringfügigen Austritt selbst. Die Faktoren, die zur Blutungstendenz geführt haben, werden so reduziert.

Ausleitung (*śodhana*)

Sofern der Patient kräftig genug ist und keine anderen Kontraindikationen aufweist (s. S. 68 f.), empfehlen die klassischen Autoren bei Blutungsneigung ausleitende Verfahren durchzuführen (*Caraka, Ci.* 4.54 ff.).

> ! Bei Blutungsneigungen sollten Ausleitungsmaßnahmen (v. a. die Emesis) generell nur mit äußerster Vorsicht und ausschließlich von erfahrenen Ayurveda-Ärzten eingesetzt werden.

Zu beachten ist, dass bei Blutungen in der oberen Körperhälfte lediglich das Purgieren und bei Blutungen in der unteren Körperhälfte lediglich die Emesis angezeigt ist.

Emesis (*vamana*)

- **Hinweis:** Hier ist unbedingt die enge Indikationsstellung zu beachten und die Emesis nur bei Blutungen im Bereich der **unteren** Körperhälfte (*adho-ga*) anzuwenden.
- **Form:** *vamana Nr. 2* (**Tab. 10.8**, S. 75 f.)
- **Fett für die innere Oleation:** *Śatāvarī-ghṛta* oder *Triphalā-ghṛta*

Purgieren (*virecana*)

- **Hinweis:** Hier ist unbedingt die enge Indikationsstellung zu beachten und das Purgieren nur bei Blutungen im Bereich der **oberen** Körperhälfte (*ūrdhva-ga*) anzuwenden.
- **Form:** *virecana Nr. 1* oder *virecana Nr. 2* (**Tab. 10.9**, S. 78 f.)
- **Fett für die innere Oleation:** *Śatāvarī-ghṛta* oder *Triphalā-ghṛta*

Medikamentöse Therapie

Zur Behandlung von *rakta-pitta* werden hauptsächlich **kühlende** (*śīta*) Drogen eingesetzt, da diese sowohl *rakta* als auch *pitta* besänftigen. Zudem hemmen **adstringierende** (*kaṣāya*) Heilmittel den Blutfluss.

Medizinischer Likör (*āsava*)

- **Darreichung:** 2× tägl. nach der Mahlzeit mit der gleichen Menge Wasser
- **Likör:** wahlweise *Uśīrāsava*, *Candanāsava* oder *Lodhrāsava* jeweils 20 ml

Pulver (*cūrṇa*)

- **Darreichung:** 2× tägl. mit Reiswasser, Kandiszucker und Waldhonig
- **Pulver:** *Candanādi-cūrṇa* 3 g

Pulverkombination (*cūrṇa*)

- **Darreichung:** 2–3× tägl.
- **Rezeptur:**
  - *Nagakeśara* (Mesua ferrea) 2 g
  - *Lodhra* (Symplocos racemosa) 2 g
  - *Āmalakī* (Emblica officinalis) 2 g

Linctus (*avaleha*)

- **Darreichung:** 2× tägl.
- **Linctus:** *Kuṣmāṇḍāvaleha* 25 g

Sonderpräparat auf mineralischer Grundlage (*rasauṣadha*)

- **Darreichung:** 2–3× tägl.
- **Präparat:** *Muktāpravālapañcāmṛta* 125 mg

Ernährung und Verhalten

In **Tab. 21.11** sind die allgemeinen Ernährungs- und Verhaltensempfehlungen bei Blutungen aufgeführt.

Tab. 21.11 Allgemeine Ernährungs- und Verhaltensempfehlungen bei Blutungen.

	empfehlenswert	zu meiden
Ernährung	• länger als ein Jahr gelagerter Reis, roter Reis, Weizen, Gerste, *Mudga* (Vigna radiata), *Masūra* (Lens culinaris) • Wild- und Geflügelbrühen • Kuhmilch, Ziegenmilch, Kuhmilch-*ghī* • Kürbis (insbesondere weiße Sorten), kleine weiße Rettiche, Zwiebeln • Bananen, Granatäpfel, süße Weintrauben, *Āmalakī*(Emblica officinalis)-Früchte und andere süße Früchte • Kokoswasser • Kandiszucker • junge *Nimba*(Azadirachta indica)-Blätter • *Kāñcanāra*(Bauhinia variegata)-Blüten	• *pitta*-aggravierende Ernährung • saure, scharfe und salzige Nahrung • erhitzende und penetrierende (*tīkṣṇa*) Nahrung • schwer verdauliche und *srotas*-blockierende (*abhiṣyandī*) Nahrung, insbesondere Joghurt • ungeeignete Nahrungsmittelkombinationen (*viruddhāhāra*) • Alkohol • *Māṣa* (Vigna mungo) • Fisch, Meeresfrüchte • Melasseprodukte
Verhalten	• kühle Bäder, Bootsfahrten • kühles Klima • Sandelholzpaste (äußerlich) • psychische und emotionale Harmonisierung	• körperliche Überanstrengung • Geschlechtsverkehr • schweißtreibende Therapien (*svedana*) • Sonnenexposition • Tabakkonsum • Aggressionen • psychische Belastung

21.3 Moderne Krankheitsbilder

Im Folgenden wird die ayurvedische Klassifikation von Leukämien und Lymphomen kurz vorgestellt, der sich eine Darstellung der entsprechenden Therapieverfahren anschließt.

21.3.1 Leukämien und Lymphome

Bei Leukämien und Lymphomen sind nach ayurvedischer Klassifikation alle drei *doṣa* in ausgeprägtem Maße in den Krankheitsprozess involviert. Zu Beginn sind hauptsächlich *rasa*, *rakta* und *ojas* (bei Lymphomen auch *māṃsa*) betroffen, im weiteren Verlauf sämtliche Gewebe.

Erfahrungsgemäß müssen sie als unheilbare (*a-sādhya*) bzw. als unbehandelbare Krankheitsbilder (*pratyākhyeya*) gewertet werden. Insofern darf man mit der ayurvedischen Behandlung keine falschen Erwartungen wecken.

! Die Chemotherapie ist unverzichtbar und sollte auch nicht herausgezögert werden. Die ayurvedische Behandlung kann lediglich schulmedizinische Maßnahmen in ihrer Wirkung optimieren und deren Nebenwirkungen reduzieren.

Besonders in der Frühphase chronischer Leukämien und beim Hodgkin-Lymphom stellen die ayurvedischen Behandlungen eine gute Unterstützung dar. Bei akuten Leukämien oder akuten Schüben sollte abgewogen werden, ob der Aufwand bzw. die Unannehmlichkeiten, die die ayurvedischen Maßnahmen mit sich bringen, den Einsatz im Vergleich zu ihrem Nutzen rechtfertigen. Psychologisch ist eine naturheilkundliche Begleitung auf jeden Fall sinnvoll.

Ausleitung (*śodhana*)

Purgieren (*virecana*)
- **Hinweis:** Für das Purgieren ist eine enge Indikationsstellung zu beachten, und die Durchführung darf nur erfolgen, sofern keine Diarrhöe und kein reduzierter Kräftezustand vorliegen.
- **Form:** *virecana Nr. 1* (**Tab. 10.9**, S. 78 f.)
- **Fett für die innere Oleation:** *Pañcatikta-ghṛta*
- **Purgiermittel:** in reduzierter Dosis *Eraṇḍa-taila* (Rizinusöl) 30–40 ml

Dekokteinläufe (*nirūha-basti*)
- **Durchführung:** nur direkt vor der Chemotherapie an 4–5 aufeinanderfolgenden Tagen vor dem Mittagessen
- **Dekokt:** *Daśamūla-kvātha* 400 ml

Medikamentöse Therapie

Während der Chemotherapie sollte der Patient angeregt werden, mindestens 30–40 g *ghī* pro Tag einzunehmen. Zusätzlich sind folgende Heilmittel als flankierende Maßnahmen sinnvoll:

Pulver 1 (*cūrṇa*)
- **Darreichung:** 2× tägl. mit Waldhonig
- **Pulver:** *Pippalī* (Piper longum) 1–2 g

Pulver 2 (*cūrṇa*)
- **Darreichung:** 2× tägl.
- **Pulver:** *Vāsā* (Adhatoda vasica) 4–5 g

Linctus (*avaleha*)
- **Darreichung:** 2× tägl. mit warmer Milch
- **Linctus:** *Cyavanaprāśāvaleha* 20–30 g

Tabletten (*vaṭī*)
- **Darreichung:** 3–4× tägl.
- **Tabletten:** *Saṃśamanī-vaṭī* 1–2 g

***Guggulu*-Präparat**
- **Hinweis:** Das *Guggulu*-Präparat wird nur bei lymphatischer Leukämie und Lymphomen eingesetzt.
- **Darreichung:** 3× tägl. nach der Mahlzeit
- **Präparat:** *Kāñcanāra-guggulu* 2 g

Sonderpräparat auf mineralischer Grundlage 1 (*rasauṣadha*)
- **Darreichung:** 2× tägl. mit Waldhonig oder warmer Milch
- **Präparat:** *Svarṇa-vasantamālatī-rasa* 125 mg

! Das traditionelle Herstellungsverfahren und die Dosierung sind streng zu beachten.

Sonderpräparat auf mineralischer Grundlage 2 (*rasauṣadha*)
- **Darreichung:** 2× tägl. mit Waldhonig oder warmer Milch
- **Präparat:** *Muktāpravālapañcāmṛta* 125 mg

Ernährung und Verhalten

Es gelten die allgemeinen Ernährungs- und Verhaltensempfehlungen bei Leukämien und Lymphomen, die in **Tab. 21.12** aufgeführt sind.

Tab. 21.12 Allgemeine Ernährungs- und Verhaltensempfehlungen bei Leukämien und Lymphomen.

	empfehlenswert	zu meiden
Ernährung	• sämtliche Substanzen mit *rasāyana*-Wirkung • leicht verdauliche, jedoch nahrhafte Nahrungsmittel (nierenschonend) • adstringierende (*kaṣāya*) und kühlende (*śīta*) Nahrungsmittel • Einhaltung aller allgemeinen Ernährungsregeln des Ayurveda (s. S. 111 ff.)	• Proteinmast (Belastung für die Nieren) • kalorienarme Nahrung (dem Bedarf angepasst) • *ojas*-reduzierende Ernährung
Verhalten	• strenges Einhalten der gesunden Tagesroutine (*dina-caryā*) • ethisches Verhalten (*ācāra-rasāyana*) • angemessenes Maß an Ruhe • Förderung von positivem Denken • Entspannungsübungen • Meditation • religiöse Übungen im Rahmen des eigenen Glaubenssystems (insbesondere Rezitation des *Mahā-mṛtyuñjaya-mantra*)	• körperliche Überanstrengung • Hitze- und Sonnenexposition

22 Nervensystem

Das Nervensystem ist der Impulsgeber für jegliche Formen von Bewegung im menschlichen Körper. Neben der Koordination der glatten Muskulatur steuert es die Abläufe der Skelettmuskulatur zusammen mit Sehnen, Knochen und Gelenken. Hinsichtlich der Fortbewegung des Körpers bilden das Nervensystem und der Bewegungsapparat eine funktionelle Einheit.

Dieser Tatsache wird im Ayurveda dadurch Rechnung getragen, dass Erkrankungen beider Systeme zusammen die große Gruppe der ***vāta-vyādhi*** („*vāta*-Erkrankungen") bilden. Die Störungen der Beweglichkeit werden also nicht in nerval und muskulär bedingte Formen unterteilt. Primär sind sie alle *vāta* bedingt. Im Kapitel Bewegungsapparat (s. S. 271 ff.) wurden die wichtigsten Grundlagen und Behandlungsprinzipien für diese Krankheiten beschrieben, die auch für die nun folgenden Symptome des Nervensystems gelten.

22.1 Einleitung

Wie bereits erwähnt, werden einige lebenswichtige Organe in den klassischen Ayurveda-Texten kaum beschrieben, so z. B. auch das Gehirn als Steuerzentrum des Nervensystems und somit des gesamten Körpers. Dies wird dem Ayurveda als Mangel an anatomischen Kenntnissen angelastet, was wahrscheinlich unbegründet ist, da bereits in der *Suśruta-Saṃhitā* detaillierte Anweisungen für die Durchführung von Sektionen zu finden sind.

Vielmehr werden im Ayurveda andere Schwerpunkte gesetzt als in der modernen Medizin. Die ayurvedische Betrachtungsweise des menschlichen Körpers ist grundsätzlich nicht auf Organe zentriert. Sie richtet sich eher nach **dynamischen Prinzipien und Geweben**, die den gesamten Körper durchziehen. Folgt man der ungewohnten ayurvedischen Sichtweise, so eröffnen sich Zusammenhänge und neue Möglichkeiten für das Verstehen des Körpers sowie für die medizinische Praxis. Auch das Nervensystem muss mithilfe der ayurvedischen Terminologie verstanden werden.

22.1.1 Angewandte Anatomie und Physiologie

> Selbst wenn ein eigener Begriff für das Organ Gehirn im Ayurveda existiert (*mastiṣka*), so wird dessen Aufbau und Funktion nicht näher beschrieben. Stattdessen wird der **Kopf als Ganzes** (*śiras*) „Sitz" oder Ausgangspunkt aller sensorischen und motorischen Fähigkeiten (*indriya*) sowie des „Lebenshauchs" (*prāṇa*) genannt.

śiras gilt als das wichtigste unter den Organen (*Caraka*, *Sū*. 17.12); Verletzungen können zum sofortigen Tode führen (*marman*). Insofern liegt es nahe, dass unter *śiras* das gesamte ZNS zusammen mit den Hirnnerven und Sinnesorganen zu verstehen ist. Das Gewebe, das Hirn- und Rückenmarksfunktionen im Ayurveda repräsentiert, ist ***majjā-dhātu***. Die Symptome, die laut ayurvedischen Texten von diesem sog. „Markgewebe" ausgehen, sind eindeutig ZNS-Schäden zuzuordnen (**Tab. 5.3**, S. 19). Ein Haupttherapieansatz bei ZNS-Erkrankungen besteht entsprechend in der Behandlung und Regeneration von *majjā-dhātu*.

Die **peripheren Nervenbahnen** sind anatomisch *snāyu* zuzuordnen. Ob das System von 107 Punkten (***marman***), die *Suśruta* zum Zwecke des Vermeidens von schweren Verletzungen während chirurgischer Eingriffe anatomisch beschreibt (*Suśruta*, *Śār*. 6), Nervenknotenpunkte (Plexus) darstellen, kann nicht mit Sicherheit gesagt werden.[42] Auf jeden Fall werden sie bei *Caraka* nicht erwähnt und spielen auch bei der klassischen Behandlung von *vāta-vyādhi* keine Rolle.

Die wichtigsten Aspekte der Hirnphysiologie sowie der Funktionen des zentralen und peripheren Nervensystems werden im Ayurveda von ***vāta*** abgedeckt:

---

[42] Auch die Details der feinen Energiesysteme (*nāḍī*) der *Tantra*-Wissenschaft sind nicht Grundlage der klassischen ayurvedischen Lehre.

- *prāṇa-vāta* reguliert die Hirnfunktionen und steuert das gesamte Nervensystem.
- *udāna-vāta* koordiniert besondere Funktionen, wie das Gedächtnis und Sprechvermögen.
- Willkürliche Muskelbewegungen werden von *vyāna-vāta* ausgelöst.
- Peristaltik und nervale Impulse im Verdauungsvorgang obliegen *samāna-vāta*.
- Die neuralen Aspekte von Fortpflanzungs- und Ausscheidungsfunktionen kontrolliert *apāna-vāta*.

Ein weiterer Therapieschwerpunkt bei neurologischen Erkrankungen liegt demnach in der Behandlung von *vāta*.

Neben *vāta* sind auch **andere *doṣa*** im Gehirn aktiv:

- *sādhaka-pitta* repräsentiert die analytische bzw. planerische Intelligenz.
- *avalambaka-kapha* nährt das ZNS und schützt es in Form des Liquors.
- Gedankliche und emotionale Regungen allgemein finden in den *mano-vaha-srotas* statt, also in den „Räumen" des Geistes bzw. der Psyche (*manas*).

22.1.2 Symptome und Krankheitsbilder

Wie bereits erwähnt, werden sämtliche Erkrankungen des Nervensystems unter der Bezeichnung *vāta-vyādhi* zusammengefasst (*Caraka*, *Sū.* 20.11). Als Hilfestellung für den modernen Leser lassen sie sich drei Gruppen zuordnen (**Tab. 22.1**).

Tab. 22.1 Klassische Symptome und Krankheitsbilder des Nervensystems.

Zuordnung	Störungen	Symptom/ Krankheitsbild
sensorische Störungen	*arasa-jñatā*	Verlust des Geschmackssinns
	bādhirya	Taubheit
	ghrāṇa-nāśa	Anosmie
	suptatā	Parästhesien und Taubheitsgefühle
	śiro-ruk	generalisierter Kopfschmerz
	lalāṭa-bheda	Frontalkopfschmerz
	śankha-bheda	Temporalkopfschmerz
	ardita (nach *Caraka*)	Trigeminusneuralgie
	bhrama	Schwindel, Vertigo
motorische Störungen	*vepathu*	Tremore
	udveṣṭana	Krämpfe
	ākṣepaka	Konvulsionen
	paṅgu (nach *Śārṅgadhara*)	Paraplegie
	sarvāṅga-roga	Tetraplegie
	pakṣā-ghāta	Hemiplegie
	ekāṅga-roga	Monoplegie
	khanja	Lähmung der unteren Extremität
	ardita (nach *Suśruta*)	Fazialisparese
	vartma-stambha	eingeschränkte Beweglichkeit des Augenlids, Ptose
	akṣi-vyudāsa	Schielen
	mūkatva	Aphasie
	vāk-saṅga	Sprachstörungen (Dysarthrie, Dysphasie)
Kombination von motorischen und sensorischen Störungen	*pralāpa*	Delirium

22.1.3 Allgemeine Pathogenese

Bei der Entstehung von Krankheiten des Nervensystems lassen sich zwei pathogenetische Arten unterscheiden, die beide *vāta*-bedingt sind.

Gewebeschädigung (*dhātu-kṣaya*)

Jegliche Schädigungen von Geweben (*dhātu* und *upadhātu*), die durch Traumata, Degeneration oder andere Ursachen hervorgerufen wurden, führen zu einer *vāta*-Aggravation. Im Nervensystem verursacht ein durch Schädigung von *majjā*, *snāyu* und *ojas* aggraviertes *vāta* entweder Schmerzsymptomatiken oder Fehlfunktionen. Als Beispiele wären degenerative Erkrankungen des Gehirns zu nennen.

Blockaden der *vāta*-Bewegung (*mārgāvaraṇa*)

Das *vāta*-Prinzip zeichnet sich durch eine hohe Dynamik aus. Nach ayurvedischer Vorstellung müssen alle Passagen im Körper stets durchlässig sein, da ansonsten *vāta* gestaut und somit pathologisch aktiv werden würde. Kommt es zur Ansammlung, Hypertrophie oder Aggravation anderer Körperbestandteile im Migrationsbereich von *vāta*, werden dessen Bewegungsmöglichkeiten einschränkt. Dies führt zu abnormen Funktionen oder aggressiven Reaktionsweisen des *vāta-doṣa*.

In Bezug auf das Nervensystem können diese antiken Beschreibungen z. B. anhand pathologischer Prozesse bei der Myasthenia gravis verdeutlicht werden. Hier kommt es aufgrund der Blockade von Acetylcholinrezeptoren der motorischen Endplatte durch Antikörper insbesondere zur Ermüdung der Augen-, mimischen sowie Kau- und Rachenmuskulatur. Als weiteres, einfacheres Beispiel können nervale Defizite angeführt werden, die durch äußeren Druck auf die Nervenbahnen entstehen.

22.1.4 Therapiemaßnahmen

Die beiden soeben beschriebenen Varianten der *vāta*-Aggravation als Ursache für die Entstehung von Symptomen im Nervensystem müssen bei der Therapie berücksichtigt werden. **Ausleitende Verfahren** (*virecana*) reinigen die Körperpassagen und minimieren die Möglichkeiten einer Blockadebildung (*mārgāvaraṇa*). Die **Dekokteinläufe** (*nirūha-basti*) reinigen das Kolon als „Sitz" von *vāta* und somit die Region höchster *vāta*-Aktivität. Alle **Ölanwendungen** (*snehana*), inkl. der Ölklistiere (*mātra-basti*), nähren und regenerieren die Gewebe (*dhātu-kṣaya*).

> Ayurvedisch gesehen reduzieren Ölanwendungen die trockenen Qualitäten von *vāta*. Zudem haben fettige Substanzen einen leichten Zugang zu Nervenzellen des zentralen und peripheren Nervensystems, da sie die Zellmembran besser passieren können als Substanzen mit anderen Eigenschaften, und dienen als Vehikel für medikamentöse Heilimpulse. Insofern beruht die ayurvedische Therapie von Erkrankungen des Nervensystems zu einem großen Teil auf Ölanwendungen, äußerlich wie innerlich.

Ausleitung (*śodhana*)

- mildes Purgieren (*virecana*)
- Dekokteinläufe (*nirūha-basti*)
- Ölklistiere (*mātra-basti*)

Äußere Anwendungen

Folgende Ölanwendungen sollten wahlweise je nach Indikation bzw. Lokalisation der Erkrankung so intensiv wie möglich durchgeführt werden. Mit dem medizinierten Öl ***Nārāyaṇa-taila*** konnten bislang die besten Ergebnisse bei der *vāta*-Reduktion und Regeneration des Nervengewebes erzielt werden. Jedoch steht eine große Anzahl anderer Öle aus verschiedenen klassischen Quellen zu diesem Zweck zur Verfügung.

Ölmassagen (*abhyaṅga*)

- **Durchführung:** 1× tägl., je nach Lokalisation und Ausgangspunkt der Symptomatik lokal oder am gesamten Köper
- **Öl:** *Nārāyaṇa-taila*

Jeweils im Anschluss an die Massage sollte ein **Ganzkörperdampfbad (*vāṣpa-sveda*)** unter Zusatz von *vāta*-reduzierenden Pflanzen, möglichst mit *Nirguṇḍī*(Vitex negundo)-Blättern, erfolgen.

Therapie bei Muskelschwund

Nährende Beutelmassage (*piṇḍa-sveda*)

- **Durchführung:** *Ṣaṣṭikaśāli-* oder *Māṣa-piṇḍa-sveda* (s. S. 95)
- **Zusatz:** *Aśvagandhā* (Withania somnifera) und *Balā* (Sida cordifolia)

Therapie bei degenerativen Erkrankungen des ZNS

Dauerölanwendung am Schädel (*śiro-basti*)

- **Durchführung:** 1 Woche lang 1× tägl., dann 2–4 Wochen alle 2 Tage und danach möglichst 1× pro Woche medizinieres Öl in einer abgedichteten Lederkappe auftragen und ca. 45 min warm halten.
- **Öl:** *Nārāyaṇa-taila*

Therapie bei degenerativen Erkrankungen des ZNS und Stresssymptomen

Ölstirnguss (*śiro-dhārā*)

- **Durchführung:** 1 Woche lang 1× tägl., dann 2–4 Wochen alle 2 Tage und danach möglichst 1× pro Woche ca. 25 min
- **Öl:** *Nārāyaṇa-taila*

Therapie bei Symptomen im Bereich des Nervus vestibulocochlearis

Ohrfüllung (*karṇa-pūraṇa*)

- **Durchführung:** 1 Woche lang 1× tägl., dann 2–4 Wochen alle 2 Tage und danach möglichst 1× pro Woche für ca. 3–4 Stunden
- **Öl:** *Nārāyaṇa-taila*

Therapie bei allen neurologischen Symptomen im Bereich des Kopfes und der HWS

Nasale Behandlung (*nasya*)

- **Durchführung:** beginnend mit 16–32 Tr. pro Nasenöffnung je nach Ausprägung der Symptome 1× tägl. oder alle 2 Tage bis zum Abklingen der Symptome, danach 1× tägl. 2 Tr. im Rahmen der Tagesroutine zur Rezidivprophylaxe (*prati-marśa-nasya*)
- **Öl:** *Nārāyaṇa-taila*

Medikamentöse Therapie

Da *vāta* das wichtigste pathogenetische Prinzip bei den meisten Erkrankungen des Nervensystems darstellt, sind v. a. **wärmende** (*uṣṇa*) und **fettende** (*snehana*) Substanzen hilfreich. Die **Regeneration** (*rasāyana*) und das **Nähren** (*bṛṃhaṇa*) der betroffenen Gewebe ist bei degenerativen Prozessen angezeigt.

Zur Behandlung des „Sitzes von *manas*" (ZNS) existiert eine besondere Klasse von Heilmitteln im Ayurveda (***medhya-rasāyana***). Neben der Regeneration von Hirn- und Rückenmarksneuronen sollen diese psychische und kognitive Störungen ausgleichen.

Analgetische Substanzen (*vedanā-sthāpana*) sorgen für die Schmerzlinderung, **hypnotische** (*nidrā-janana*) sowie **narkotische** (*madakārī*) Mittel für die Sedierung, v. a. bei Schlafstörungen, und **das ZNS anregende** (*saṃjñā-sthāpana*) Präparate für die Linderung von Bewusstseinsstörungen.

Im Falle von ***āma*-Belastung** ist eine stoffwechselanregende Behandlung (*āma-pācana*) allen anderen therapeutischen Maßnahmen vorzuschalten. Ablagerungen können mithilfe **„auskratzender"** (*lekhana*) und **ausleitender** (*śodhana*) Maßnahmen beseitigt werden.

In **Tab. 22.2** sind die Einzeldrogen und in **Tab. 22.3** die Kombinationspräparate zur Behandlung des Nervensystems aufgeführt.

Ernährung und Verhalten

Es gelten die allgemeinen Ernährungs- und Verhaltensempfehlungen bei Erkrankungen des Nervensystems, die in **Tab. 22.4** (S. 364) zusammengestellt sind.

Tab. 22.2 Einzeldrogen zur Behandlung des Nervensystems mit ihren wichtigsten Wirkungen.

Sanskrit-Bezeichnung	botanische/deutsche Bezeichnung	allgemeine Wirkungen
Aśvagandhā	Withania somnifera, Schlafbeere	berühmtes *vāta*-reduzierendes *rasāyana*; stressreduzierend; erwärmend; nährend (*bṛṃhaṇa*)
Nirguṇḍī	Vitex negundo (Ersatz: Vitex trifolia), Wildpfeffer	weitverbreitetes Mittel zur *vāta*-Reduktion; insbesondere hilfreich bei Gelenkerkrankungen; hauptsächliche Verwendung als Zusatz für Dampfbehandlungen (*svedana*) und für Packungen (*lepa*)
Eraṇḍa	Ricinus communis, Wunderbaum	Wurzeln: *vāta*- reduzierend, Öl: laxativ; bevorzugter Einsatz bei *vāta*-Erkrankungen
Balā	Sida cordifolia, Sandmalve	häufig eingesetzte Pflanze zur *vāta*-Reduktion; kräftigend; regenerierende Wirkung auf das Nerven- und Muskelgewebe **!** Die Dosierung ist zu beachten.
Atibalā	Abutilon indicum, Schönmalve	guter Ersatz für *Balā* (Sida cordifolia) **!** Die Dosierung ist zu beachten.
Kapikacchū	Mucuna pruriens, Juckbohne	*vāta*-reduzierend; enthält natürliches Levodopa; Einsatz bei Morbus Parkinson
Kuṅkuma	Crocus sativus, Safran	Reduktion aller drei physischen *doṣa* und auch der psychischen *rajas* und *tamas*
Māṣa	Vigna mungo, Urdbohne	*vāta*-reduzierend; nährend (*bṛṃhaṇa*)
Brāhmī	Bacopa monnieri, Kleines Fettblatt	*medhya-rasāyana*
Śaṅkhapuṣpī	Convolvulus pluricaulis, Indische Ackerwinde	*medhya-rasāyana*
Maṇḍūka-parṇī	Centella asiatica, Indischer Wassernabel	*medhya-rasāyana*
Tagara	Valeriana wallichii, Indischer Baldrian	schlaffördernd; beruhigend
Jaṭāmāṃsī	Nardostachys jatamansi, Indische Narde	schlaffördernd; beruhigend
Vacā	Acorus calamus, Kalmus	*medhya-rasāyana*; analgetisch; hilfreich bei Bewusstseinsstörungen (*sanjñā-sthāpana*) **!** Wirkt bei hoher Dosierung emetisch.
Jyotiṣmatī	Celastrus paniculatus, Rundblättriger Baumwürger	*medhya-rasāyana*
Bhallātaka (gereinigt)	Semecarpus anacardium, Markfruchtbaum	wärmend; *rasāyana*; *vāta*- und *kapha*-reduzierend **!** Wirkt schleimhautreizend und ist bei ausgeprägtem pitta kontraindiziert, da Hämaturie und andere pitta-Symptome möglich sind. Das traditionelle Herstellungsverfahren und die Dosierung sind streng zu beachten.

Tab. 22.3 Kombinationspräparate zur Behandlung des Nervensystems und ihre wichtigsten Wirkungen.

Sanskrit-Bezeichnung	Klassifikation	allgemeine Wirkungen
Pathyādi-kvātha	Dekokt mit Bitterdrogen	hilfreich bei verschiedenen Schmerzzuständen im Bereich des Kopfes; Basismittel für Erkrankungen im Kopfbereich
Daśamūla-kvātha	Dekokt mit 10 Wurzeln	*vāta-* und *kapha*-reduzierend; leicht analgetisch
Sārasva-tāriṣṭa	medizinischer Likör mit *Maṇḍūka-parṇī* (Centella asiatica)	*medhya-rasāyana*; hilfreich bei Psychosen und Epilepsie
Brāhmī-ghṛta	mediziniertes Butterreinfett mit *Maṇḍūka-parṇī* (Centella asiatica)	*medhya-rasāyana*; hilfreich bei Psychosen und Epilepsie
Nārāyaṇa-taila	mediziniertes Öl mit *vāta*-reduzierenden Drogen	berühmtes *vāta*-reduzierendes Öl; weitverbreitetes Öl für die meisten Massagen und Spezialbehandlungen im Bereich des Nervensystems
Balā-taila	mediziniertes Öl mit *Balā* (Sida cordifolia)	hilfreich bei allen *vāta-vyādhi*; nährend (*bṛṃhaṇa*) ! Die Dosierung ist zu beachten.
Dhānvanta-ra-taila	mediziniertes Öl mit *vāta*-reduzierenden Drogen	hilfreich bei allen *vāta-vyādhi*; nährend (*bṛṃhaṇa*)
Kaiśora-guggulu	Präparat mit *Guggulu* (Commiphora mukul) und *Guḍūcī* (Tinospora cordifolia)	hilfreich bei allen Erkrankungen der Blutgefäße und bei Durchblutungsstörungen ! Vereinzelt wurden allergische Reaktionen beobachtet.
Saṃjīvanī-vaṭī	Tabletten mit detoxifiziertem *Bhallātaka* (Semecarpus anacardium)	*āma*-reduzierend; stark erhitzend; sicheres und effektives Mittel gegen *āma-vāta* ! Wirkt schleimhautreizend und ist bei ausgeprägtem pitta kontraindiziert, da Hämaturie und andere pitta-Symptome möglich sind. Das traditionelle Herstellungsverfahren und die Dosierung sind streng zu beachten.
Agnituṇḍī-vaṭī	herbo-mineralisches Präparat mit kalziniertem Quecksilber und detoxifiziertem *Kupīlu* bzw. *Viṣatinduka* (Strychnos nux-vomica)	gut bei Hypotonie und daraus resultierendem Schwindel ! Das traditionelle Herstellungsverfahren und die Dosierung sind streng zu beachten.
Godanti-bhasma	Gipsasche	hilfreich bei *pitta*-Kopfschmerzen; kalziumhaltig
Vātavi-dhvaṃsana-rasa	herbo-mineralisches Präparat mit detoxifiziertem Eisenhut sowie kalzinierter Kupfer-, Schwefel-, Quecksilberasche	hilfreich bei schmerzdominierten *vāta*-Erkrankungen ! Das traditionelle Herstellungsverfahren und die Dosierung sind streng zu beachten.
Svarṇa-sūtaśekhara-rasa	herbo-mineralisches Präparat mit kalzinierter Gold-, Quecksilber-, Schwefel- und Kupferasche	Behandlung von *vāta-pitta*-Symptomen ! Das traditionelle Herstellungsverfahren und die Dosierung sind streng zu beachten.
Bṛhad-vāta-cintāmaṇi-rasa	herbo-mineralisches Präparat mit kalzinierter Schwefel-, Silber-, Quecksilber- und Goldasche	fiebersenkend, analgetisch; *vāta-* und *kapha*-reduzierend ! Das traditionelle Herstellungsverfahren und die Dosierung sind streng zu beachten.

Tab. 22.3 Fortsetzung, Kombinationspräparate zur Behandlung des Nervensystems und ihre wichtigsten Wirkungen.

Sanskrit-Bezeichnung	Klassifikation	allgemeine Wirkungen
Tribhuvana-kīrti-rasa	herbo-mineralisches Präparat mit kalzinierter Quecksilber-, Schwefel- und Arsenasche	Förderung der Geweberegeneration; *vāta*-reduzierend ! Das traditionelle Herstellungsverfahren und die Dosierung sind streng zu beachten.
Brāhmī-vaṭī	herbo-mineralisches Präparat mit Moschus und Amber sowie mit kalzinierter Perlen-, Korallen-, Rubin- und Goldasche	*medhya-rasāyana*; hilfreich bei Konvulsionen, Epilepsie, Herzerkrankungen und degenerativen Erkrankungen des ZNS ! Das traditionelle Herstellungsverfahren und die Dosierung sind streng zu beachten.

Tab. 22.4 Allgemeine Ernährungs- und Verhaltensempfehlungen bei Erkrankungen des Nervensystems.

	empfehlenswert	zu meiden
Ernährung	• *vāta*-reduzierende Nahrung • warme Nahrungsmittel • ausreichend gute Fette (Sesamöl, *ghī*) • Milch, Mandeln, Safran	• *vāta*-aggravierende, saure, kalte Nahrungsmittel • *srotas*-blockierende (*abhiṣyandī*) Nahrung • schwer verdauliche Nahrungsmittel • Käse, Joghurt
Verhalten	• rhythmischer Lebensstil • angemessene körperliche Belastung • Yoga-Übungen • Atemübungen (*prāṇāyāma*) • Meditation	• Kälte • feucht-kaltes Klima • Stress • Reisen

22.2 Moderne Krankheitsbilder

In den folgenden Abschnitten werden moderne Krankheitsbilder des Nervensystems mit ihren Therapiemaßnahmen vorgestellt und eingehend erläutert.

22.2.1 Periphere Polyneuropathien

Die Ursachen für periphere Polyneuropathien sind vielfältig. Neben Diabetes mellitus sind Herpes-Zoster und HIV-Infektionen, Toxine, Alkoholabusus, Traumata sowie Autoimmunprozesse wichtige Faktoren. Auch idiopathische Formen sind häufig.

Hauptsymptome sind **Parästhesien** und **Sensibilitätsstörungen**, vorrangig an der distalen unteren Extremität.

Sämtliche Neuropathien müssen den *vāta-vyādhi* zugerechnet werden, die aufgrund von Gewebeschäden (*dhātu-kṣaya*) entstehen. Hauptsächlich ist das *upadhātu snāyu* betroffen.

Die Ayurveda-Therapie führt v.a. bei der **diabetischen Polyneuropathie** zu sehr guten Ergebnissen. Ist Nährstoffmangel die Ursache, so ist eine Substitution zusammen mit den ayurvedischen Maßnahmen notwendig, z.B. mit Vitamin-B-Komplexen. Bei sekundären Formen ist die Grunderkrankung zu behandeln, u.U. mithilfe schulmedizinischer Maßnahmen. Trophische Störungen der Haut müssen gemäß den Empfehlungen bei Ulcus cruris versorgt werden (s.S. 269).

Die **Regeneration der Gewebe** (*rasāyana*) steht im Vordergrund der Behandlung von Neuropathien.

Ausleitung (*śodhana*)

Purgieren (*virecana*)

- **Form:** *virecana Nr. 2* (allerdings mit Vorbehandlung; **Tab. 10.9**, S. 78 f.)
- **Fett für die innere Oleation:** Butterreinfett (*ghī*)
- **Purgiermittel:** *Eraṇḍa-taila* (Rizinusöl) 30–35 ml

Ölklistiere (*mātra-basti*)

- **Hinweis:** Wenn der Patient nicht in der Lage ist, das Ölklistier über Nacht einzubehalten, sollten tageweise Dekokteinläufe (*nirūha-basti*) mit *Daśamūla-kvātha* verabreicht werden.
- **Form:** *mātra Nr. 1* (**Tab. 10.12**, S. 84)
- **Öl:** *Nārāyaṇa-taila*

Äußere Anwendungen

Ölmassagen (*abhyaṅga*)

- **Durchführung:** 1× tägl.
- **Öl:** *Nārāyaṇa-taila*

Jeweils im Anschluss an die Massage sollte ein **Ganzkörperdampfbad (*vāṣpa-sveda*)** unter Zusatz von *vāta*-reduzierenden Pflanzen, möglichst mit *Nirguṇḍī*(Vitex negundo)-Blättern, erfolgen.

Therapie bei schweren Fällen mit Muskelatrophien

Nährende Beutelmassage (*piṇḍa-sveda*)

- **Durchführung:** *Ṣaṣṭikaśāli-* oder *Māṣa-piṇḍa-sveda* anstelle des Dampfbades (s. S. 95)
- **Zusatz:** *Aśvagandhā* (Withania somnifera) und *Balā* (Sida cordifolia)

Medikamentöse Therapie

Pulver (*cūrṇa*)

- **Darreichung:** 2× tägl. mit warmer Milch
- **Pulver:** *Aśvagandhā* (Withania somnifera) 3–6 g

Dekokt (*kvātha*)

- **Darreichung:** 2× tägl.
- **Rezeptur:**
  - *Balāmūla-* oder *Atibalāmūla-kvātha* 40 ml
  - *Nārāyaṇa-taila* 20–30 ml

Ernährung und Verhalten

Zu beachten sind die allgemeinen Ernährungs- und Verhaltensempfehlungen für Erkrankungen des Nervensystems (**Tab. 22.4**, s. o.).

22.2.2 Neuralgien

Auch bei Neuralgien ist *vāta* das pathogenetisch aktive Prinzip und *snāyu* das betroffene Gewebe. Neuralgien sind **schwer zu behandeln**, insbesondere die Trigeminusneuralgie.

Beobachtungen der Autoren zufolge ist kein einzelnes Medizinsystem in der Lage, Neuralgien befriedigend zu therapieren, daher ist ein **integrativer Ansatz** notwendig: Hierfür werden die stärksten zur Verfügung stehenden ayurvedischen Präparate (*rasauṣadha*) eingesetzt, wobei zu Beginn der ayurvedischen Behandlung die schulmedizinischen Medikamente (z. B. Carbamazepin) in unveränderter Dosis beibehalten werden. Sollte sich eine signifikante Verbesserung einstellen, kann die Dosis schulmedizinischer Medikamente eingeschränkt werden, was bereits als Erfolg zu werten ist.

Besonders bei der Trigeminusneuralgie ist außerdem eine **psychotherapeutische Unterstützung** der Patienten sehr zu empfehlen.

Ausleitung (*śodhana*)

Purgieren (*virecana*)

- **Form:** *virecana Nr. 2* (allerdings mit Vorbehandlung; **Tab. 10.9**, S. 78 f.)
- **Fett für die innere Oleation:** Butterreinfett (*ghī*)
- **Purgiermittel:** *Eraṇḍa-taila* (Rizinusöl) 30–35 ml

Ölklistiere (*mātra-basti*)

- **Hinweis:** Wenn der Patient nicht in der Lage ist, das Ölklistier über Nacht einzubehalten, sollten tageweise Dekokteinläufe (*nirūha-basti*) mit *Daśamūla-kvātha* verabreicht werden.
- **Form:** *mātra Nr. 1* (**Tab. 10.12**, S. 84)
- **Öl:** *Nārāyaṇa-taila*

Äußere Anwendungen

„Ölziehen" (*gaṇḍūṣa*)

- **Hinweis:** Das Ölziehen ist insbesondere bei Gesichtsneuralgien hilfreich.
- **Durchführung:** 1× tägl. 1–2 EL mediziniertes Öl für ca. 10–15 min im Mund behalten.
- **Öl:** *Nārāyaṇa-taila*

Kauterisation (*agni-karma*)

- **Durchführung:** 1× tägl. bis zum Abklingen der Symptome (s. S. 96 f.)
- **Lokalisation:** schmerzhafte Hautstelle

Medikamentöse Therapie

Pulver (*cūrṇa*)

- **Darreichung:** 2× tägl. mit Milch
- **Pulver:** *Śuddha-bhallātaka* (Semecarpus anacardium), gereinigt 100–200 mg

> ! Wirkt schleimhautreizend und ist bei ausgeprägtem *pitta* kontraindiziert, da Hämaturie und andere *pitta*-Symptome möglich sind. Das traditionelle Herstellungsverfahren und die Dosierung sind streng zu beachten.

Sonderpräparate auf mineralischer Grundlage 1 (*rasauṣadha*)

- **Darreichung:** 3× tägl. mit Waldhonig
- **Präparat:** wahlweise *Vātavidhvaṃsana-rasa* oder *Tribhuvanakīrti-rasa* jeweils 250 mg

> ! Bei dem Einsatz von *Vātavidhvaṃsana-rasa* und *Tribhuvanakīrti-rasa* sind das traditionelle Herstellungsverfahren und die Dosierung streng zu beachten.

Sonderpräparat auf mineralischer Grundlage 2 (*rasauṣadha*)

- **Hinweis:** Das folgende Sonderpräparat wird bei Therapieresistenz eingesetzt.
- **Darreichung:** 2× tägl. mit Milch
- **Präparat:** *Bṛhad-vātacintāmaṇi-rasa* 125 mg

> ! Das traditionelle Herstellungsverfahren und die Dosierung sind streng zu beachten.

Ernährung und Verhalten

Es gelten die allgemeinen Ermährungs- und Verhaltensempfehlungen für Erkrankungen des Nervensystems (**Tab. 22.4**, S. 364).

22.2.3 Migräne

Das verbreitete und als kompliziert einzustufende Krankheitsbild Migräne kann mit ayurvedischen Maßnahmen gut behandelt werden. Kompliziert gestaltet es sich v. a. aufgrund der **psychischen Komponente** und der oft **unzureichenden Compliance** bzw. Geduld der Patienten.

Wird die Diät streng eingehalten, können milde Migräneformen zuweilen mit sehr einfachen Methoden gelindert werden, wie z. B. mit nasalen *ghī*-Anwendungen im Rahmen der Tagesroutine. Bei stärkeren Formen kann phasenweise die Kombination mit schulmedizinischen Analgetika notwendig sein.

Selbst wenn im Ayurveda klassische Krankheitsbilder existieren, die gemeinhin mit der Migräne gleichgesetzt werden (*ardhāva-bhedaka*, *sūryāvarta*; vgl. *Mādhava*, 60.8–13), so behandeln die Autoren diese Erkrankung eher auf der Grundlage **moderner Diagnosekriterien**, wobei eine Spezifizierung der Therapien anhand der dominanten ayurvedischen Faktoren des Symptombilds erfolgt (**Tab. 22.5**).

Tab. 22.5 Symptome der Migräne und deren ayurvedische Zuordnung.

doṣa	Symptome
vāta	• Schmerz • Lärmscheu • Skotom • neurologische Ausfälle
pitta	• Lichtscheu • Sodbrennen • Skotom • saures Erbrechen
kapha	• Übelkeit • zephales Schweregefühl

> Die treibenden *doṣa* bei der Migräne sind *vāta* und *pitta*. Auch *kapha* kann zuweilen assoziiert sein. Der Krankheitsprozess betrifft hauptsächlich *snāyu* (Nervensystem) und *sirā* (Vasokonstriktion). Es liegt eine Blockade des *vāta*-Flusses vor (*mārgāvaraṇa*).

Insofern bildet ein **mildes Abführen** (*virecana*) bei *vāta*-dominierten Formen, ein stärkeres bei *pitta* und *kapha* eine wichtige Basis der Therapie. **Psychologische Hilfe** und Entspannungstechniken sind in den meisten Fällen anzuraten.

Ausleitung (*śodhana*)

Purgieren (*virecana*)

- **Form:** *virecana Nr. 1* (**Tab. 10.9**, S. 78 f.)
- **Fett für die innere Oleation:** *Pañcatikta-ghṛta* oder *Śatāvarī-ghṛta*

Nasale Behandlung (*nasya*)

- **Form:** *nasya Nr. 4* (**Tab. 10.13**, S. 86)
- **Fett:** reines *ghī*

Medikamentöse Therapie

Dekokt (*kvātha*)

- **Darreichung:** 2× tägl.
- **Dekokt:** *Pathyādi-kvātha* 40 ml

Pulver (*cūrṇa*)

- **Darreichung:** 3× tägl. mit Waldhonig
- **Rezeptur:**
  - *Avipattikara-cūrṇa* 2 g
  - *Chardiripu* (Hedychium spicatum) 500 mg
  - *Godanti-bhasma* 300 mg

Ernährung und Verhalten

Bei *pitta*- und *kapha*-dominierten Formen ist die Wahl der Ernährungs- und Verhaltensempfehlungen entsprechend anzupassen, im Allgemeinen gelten bei Migräne die besonderen Ernährungs- und Verhaltensempfehlungen in **Tab. 22.6**.

22.2.4 Schwindel

Der ayurvedische Begriff *bhrama* bezeichnet sowohl **Drehschwindel** (Vertigo) als auch andere **Störungen des Gleichgewichtsgefühls**. Gehäuft tritt dieses Phänomen bei älteren Menschen auf. Verschiedene Erkrankungen können den Schwindel als Hauptsymptom aufweisen (**Tab. 22.7**).

Wenn die schulmedizinische Therapie keine zufriedenstellenden Ergebnisse bringt, ist der begleitende Einsatz ayurvedischer Maßnahmen zur Behandlung der Grunderkrankung sehr hilfreich. Der Erfolg hängt allerdings von der Art und Intensität

Tab. 22.6 Besondere Ernährungs- und Verhaltensempfehlungen bei Migräne.

	empfehlenswert	zu meiden
Ernährung	• Weizen, länger als ein Jahr gelagerter Reis, *Mudga* (Vigna radiata) • warme Milch, *ghī* • Waldhonig, Rohrzucker • Mandeln • Zucchini, Artischocken, Kürbis, Fenchel • Weintrauben, Honigmelonen, süße Äpfel, Datteln • frischer Ingwer, Fenchelsamen, Koriander, Anis, Kardamom, Zimt, Nelken, Safran • ausreichend warmes Wasser • im akuten Anfall: schluckweises Trinken von warmem Wasser • Kauen von Gewürznelken	• *vāta*-aggravierende Nahrung (z. B. Hirse, Mais, Kichererbsen, Blattgemüse) • *pitta*-aggravierende Nahrung (saure Nahrungsmittel, saures Obst, Tomaten, sehr scharfe Nahrungsmittel) • *srotas*-blockierende (*abhiṣyandī*) Nahrungsmittel (z. B. Joghurt, Käse, saure Sahne, Wurst, Fleisch, Fisch, Eier) • Genussmittel (Kaffee, Schwarztee, Alkohol, Colagetränke) • Pilze
Verhalten	• Entspannungstechniken • Atemübungen (*prāṇāyāma*) • Meditation	• Stresssituationen • berufliche Überforderung • Temperaturreize

Tab. 22.7 Zuordnung moderner Grunderkrankungen des Schwindelsymptoms anhand ihrer ayurvedischen Klassifizierung.

ayurvedische Klassifizierung	Grunderkrankungen
Blockade des *vāta*-Flusses (*vātāvaraṇa*)	• Lagerungsschwindel • initiale zerebrovaskuläre Insuffizienz • Hypotonie
Gewebeschädigung (*dhātu-kṣaya*)	• Schäden des Nervus vestibularis (z. B. toxisch, medikamentös) • fortgeschrittene zerebrovaskuläre Insuffizienz
Kombination von *vātāvaraṇa* und *dhātu-kṣaya*	• Morbus Menière • Labyrinthitis • Enzephalitis, Meningitis • Abszesse

der Grunderkrankung ab. So sind Morbus Menière, Lagerungsschwindel und zerebrovaskuläre Insuffizienzen eher positiv zu beinflussen als z. B. entzündliche Prozesse, Abszesse und Tumore.

> ! Tumore müssen auf jeden Fall schulmedizinisch versorgt werden.

Die verschiedenen Schwindelformen werden hauptsächlich durch *vāta*, aber auch durch *pitta* ausgelöst. Beide *doṣa* müssen therapeutisch berücksichtigt werden, jedoch sind Schwerpunkte gemäß der Symptomdominanzen zu setzen. Je nach zugrunde liegender Ursache handelt es sich um eine **Blockade des *vāta*-Flusses** (*vātāvaraṇa*) oder eine ***vāta*-Aggravation** durch Gewebeschädigung (*dhātu-kṣaya*). Auch *kapha* kann zuweilen assoziiert sein (z. B. bei Tumorbildung als Ursache des Schwindels).

Schwindelsymptome betreffen hauptsächlich *snāyu* (nervale Ursachen, neurologische Symptome), *sirā* (Vasokonstriktion, vasomotorische Regulationsstörung), *rasa* und *rakta* (Durchblutung, Reduktion dieser Gewebe) sowie *majjā* (pathologische Prozesse im Gehirn, wie Tumore und Entzündungen).

Ausleitung (*śodhana*)

Purgieren (*virecana*)

- **Form:** *virecana Nr. 1* (**Tab. 10.9**, S. 78 f.)
- **Fett für die innere Oleation:** *Pañcatikta-ghṛta* oder *Śatāvarī-ghṛta*

Medikamentöse Therapie

Dekokt (*kvātha*)

- **Darreichung:** 2× tägl.
- **Dekokt:** *Pathyādi-kvātha* 40 ml

***Guggulu*-Präparat**

- **Darreichung:** 3× tägl. nach der Mahlzeit
- **Präparat:** *Kaiśora-guggulu* 1 g

Sonderpräparat auf mineralischer Grundlage 1 (*rasauṣadha*)

- **Darreichung:** 2× tägl. mit Waldhonig
- **Präparat:** *Sūtaśekhara-rasa* 250 mg

bei Gewebeschäden (*dhātu-kṣaya*) ersetzen durch:

- **Präparat:** *Svarṇa-sūtaśekhara-rasa* 125 mg

> ! Bei beiden Präparaten sind das traditionelle Herstellungsverfahren und die Dosierung streng zu beachten.

Therapie bei durch Hypotonie bedingten Formen

Sonderpräparat auf mineralischer Grundlage 2 (*rasauṣadha*)

- **Darreichung:** 2× tägl. mit Waldhonig nach der Mahlzeit
- **Präparat:** *Agnituṇḍī-vaṭī* 250 mg

> ! Das traditionelle Herstellungsverfahren und die Dosierung sind streng zu beachten.

Ernährung und Verhalten

Die Ernährung und das Verhalten sind entsprechend der zugrunde liegenden Pathologie unter besonderer Berücksichtigung der allgemeinen Empfehlungen für Erkrankungen des Nervensystems (**Tab. 22.4**, S. 364) zu gestalten.

22.2.5 Lähmungen

Weniger die Intensität einer Lähmung (Paresen/Paralysen) ist maßgebend für die Prognose, sondern vielmehr der Schweregrad der auslösenden Erkrankung. Für gewöhnlich sind **zentrale Lähmungen** (Schädigungen des 1. motorischen Neurons mit hypertoner Muskulatur, gesteigerten Muskeleigenreflexen und fehlender Muskelatrophie) als prognostisch besser einzuschätzen als **periphere** (Schädigungen des 2. motorischen Neurons mit hypotoner Muskulatur, abgeschwächten Muskeleigenreflexen und Muskelatrophie).

Je nach Grunderkrankungen sind schulmedizinische Maßnahmen durchzuführen. Die Ayurveda-Therapie ist sehr aufwendig, da eine **intensive manualtherpeutische Versorgung** im stationären Rahmen notwendig ist. Initiale Klinikaufenthalte von zwei Monaten sind die Regel. Diese müssen je nach Symptomlage ggf. 1–2× pro Jahr wiederholt werden.

Hauptaspekt des pathologischen Geschehens ist *vāta*. Bei Lähmungen aufgrund von Nervenschädigungen handelt es sich um eine ***vāta*-Aggravation** durch Gewebeschaden (*dhātu-kṣaya*). Werden die Lähmungen ohne tatsächliche Gewebeschäden durch Kompression von Nervengewebe ausgelöst, so liegt eine **Blockade des *vāta*-Flusses** vor (*vātāvaraṇa*). Bei vaskulären Auslösern ist *sirā*, bei peripheren Nervenschäden *snāyu* und bei zentralen Schäden *majjā* betroffen.

Hemiplegie

Die **Halbseitenlähmung** wird in den klassischen Texten unter der Bezeichnung *pakṣāghāta* oder *pakṣa-vadha* beschrieben (*Caraka*, *Ci.* 28.53 f.; *Suśruta*, *Ni.* 1.60 ff.). In südasiatischen Ayurveda-Kliniken wird dieses Krankheitsbild häufig behandelt.

Die Behandlungserfolge sind allerdings von der Dauer des Bestehens der Symptome abhängig. Bei kurzfristig bestehender Lähmung ist die Prognose günstiger.

> Der Krankheitsprozess der Hemiplegie ist meist ausschließlich *vāta*-dominiert. Betroffen sind die Gewebe *sirā*, *snāyu* oder *majjā*.

Ausleitung (*śodhana*)

Purgieren (*virecana*)

- **Form:** *virecana Nr. 2* (**Tab. 10.9**, S. 78 f.)
- **Durchführung:** 1×, dann 2–3 Tage warten und die Einlauftherapie beginnen.
- **Purgiermittel:** *Eraṇḍa-taila* (Rizinusöl) 30–40 ml

Ölklistiere (*mātra-basti*)

- **Form:** *mātra Nr. 1* (**Tab. 10.12**, S. 84)
- **Öl:** *Nārāyaṇa-taila*

Nasale Behandlung (*nasya*)

- **Durchführung:** beginnend mit 16–32 Tr. pro Nasenöffnung je nach Ausprägung der Symptome 1× tägl. oder alle 2 Tage bis zum Abklingen der Symptome, danach 1× tägl. 2 Tr. im Rahmen der Tagesroutine zur Rezidivprophylaxe (*pratimarśa-nasya*)
- **Öl:** *Nārāyaṇa-taila*

Äußere Anwendungen

Mit folgenden Anwendungen kann bereits während der Einlaufphase begonnen werden:

Ölmassagen (*abhyaṅga*)

- **Durchführung:** 1× tägl.
- **Öl:** *Nārāyaṇa-taila*

Jeweils im Anschluss an die Massage sollte ein **Ganzkörperdampfbad** (*vāṣpa-sveda*; **Abb. 22.1**) unter Zusatz von *vāta*-reduzierenden Pflanzen, möglichst mit *Nirguṇḍī*(Vitex negundo)-Blättern, erfolgen.

> ! Beim Ganzkörperdampfbad besteht Verbrennungsgefahr.

Dauerölanwendung am Schädel (*śiro-basti*)

- **Durchführung:** 1 Woche lang 1× tägl., danach 4 Wochen alle 2 Tage in einer abgedichteten Lederkappe auftragen und ca. 45 min warm halten.
- **Öl:** *Nārāyaṇa-taila*

„Ölziehen" (*gaṇḍūṣa*)

- **Durchführung:** 1× tägl. 1–2 EL mediziniertes Öl für ca. 10–15 min im Mund behalten.
- **Öl:** *Nārāyaṇa-taila*

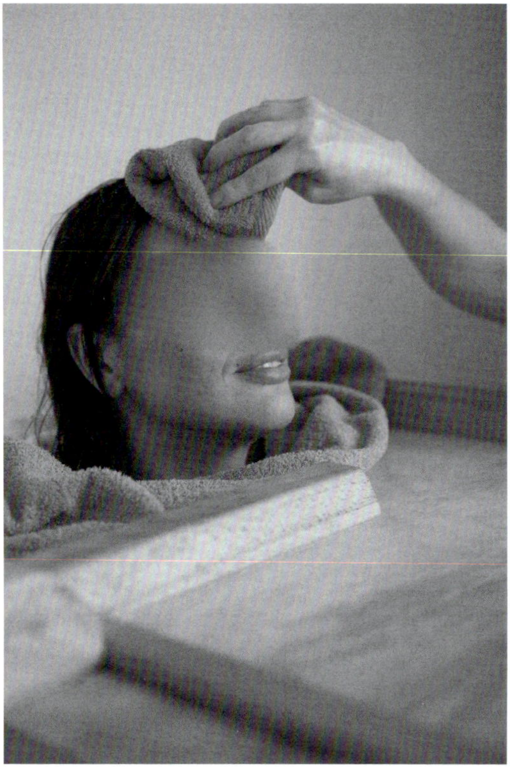

Abb. 22.1 Dampfbad. Quelle: Rosenberg gGmbH – Europäische Akademie für Ayurveda

Medikamentöse Therapie

Pulver (*cūrṇa*)

- **Darreichung:** 2× tägl. mit warmer Milch
- **Rezeptur:**
  - *Aśvagandhā* (Withania somnifera) 3–6 g
  - *Maṇḍūka-parṇī* (Centella asiatica) 3 g

Dekokt (*kvātha*) mit mediziniertem Öl (*taila*)

- **Darreichung:** 2× tägl.
- **Rezeptur:**
  - *Balāmūla-* oder *Atibalāmūla-kvātha* 40 ml
  - *Nārāyaṇa-taila* 20–30 ml

Sonderpräparat auf mineralischer Grundlage (*rasauṣadha*)

- **Darreichung:** 2× tägl. mit Milch
- **Präparat:** *Bṛhad-vātacintāmaṇi-rasa* 125 mg

! Das traditionelle Herstellungsverfahren und die Dosierung sind streng zu beachten.

Ernährung und Verhalten

Eine zuträgliche Ernährung lässt sich gemäß der allgemeinen Empfehlungen für Erkrankungen des Nervensystems gestalten (**Tab. 22.4**, S. 364), besondere Empfehlungen bei Hemiplegie sind der **Tab. 22.8** zu entnehmen.

Tab. 22.8 Besondere Ernährungs- und Verhaltensempfehlungen bei Hemiplegie.

	empfehlenswert	zu meiden
Ernährung	• Weizen, länger als ein Jahr gelagerter Reis, *Mudga* (Vigna radiata), geringe Mengen *Māṣa* (Vigna mungo) • warme Milch, *ghī*; verdünnter gequirlter Joghurt (*takra*) • gesunde Süßigkeiten aus Rohrzucker • Mandeln, Wallnüsse, Pistazien • Auberginen, Spargel, Okra, Karotten, Rote Bete, Kartoffeln, Zucchini, Artischocken, Kürbis • alle süßen Früchte, insbesondere Weintrauben, Honigmelonen, süße Äpfel, Datteln • Knoblauch, Safran • ausreichend warmes Wasser	• *vāta*-aggravierende Nahrung (z. B. Gerste, Hirse, Mais, Kichererbsen, Blattgemüse) • sehr scharfe Nahrungsmittel • *srotas*-blockierende (*abhiṣyandī*) Nahrung (z. B. Joghurt, Käse, saure Sahne, Wurst, Fleisch, Fisch, Eier) • Genussmittel (Kaffee, Schwarztee, Alkohol, Colagetränke) • Pilze
Verhalten	• Entspannungstechniken • angenehme Wohnatmosphäre, Entspannungsmusik • Atemübungen (*prāṇāyāma*) • Meditation	• Stresssituationen • berufliche Überforderung • Übermaß an körperlicher Anstrengung • Tagesschlaf • Wind und Kälte • Angst oder Ekel hervorrufende Situation (inkl. Medien)

Paraplegie

Die Lähmung zweier symmetrischer Extremitäten heißt im Ayurveda *paṅgu*. Liegt der Lähmung eine Schädigung des Nervengewebes zugrunde (*dhātu-kṣaya*), so ist die Prognose schlecht.

Der Krankheitsprozess ist ausschließlich *vāta*-dominiert. Betroffen sind die Gewebe *snāyu* (spinale Pathologie) und *māṃsa* (Muskelatrophie).

Ausleitung (*śodhana*)

Purgieren (*virecana*)
- **Form:** *virecana Nr. 2* (**Tab. 10.9**, S. 78 f.)
- **Durchführung:** 1×, dann 2–3 Tage warten und die Einlauftherapie beginnen.
- **Purgiermittel:** *Eraṇḍa-taila* (Rizinusöl) 30–40 ml

Ölklistiere (*mātra-basti*)
- **Form:** *mātra Nr. 1* (**Tab. 10.12**, S. 84)
- **Öl:** *Nārāyaṇa-taila*

Äußere Anwendungen

Mit folgenden Anwendungen kann bereits während der Einlaufphase begonnen werden:

Lokale Dauerölanwendung (*kaṭi-basti*)
- **Hinweis:** Diese Ölanwendung ist zur lokalen Behandlung der spinalen Pathologie geeignet.
- **Durchführung:** 1 Woche lang 1× tägl., danach 4 Wochen alle 2 Tage bis zum Abklingen der Symptome für jeweils 45 min
- **Öl:** *Nārāyaṇa-taila*

Nährende Beutelmassage (*piṇḍa-sveda*)
- **Durchführung:** 2 Woche lang 1× tägl., dann 2 Wochen alle 2 Tage und danach bis zum Abklingen der Symptome (s. S. 95)
- **Füllung:** *Ṣaṣṭikaśāli* oder *Māṣa* (Vigna mungo)

Medikamentöse Therapie

Pulverkombination (*cūrṇa*)
- **Darreichung:** 2× tägl. mit warmer Milch
- **Rezeptur:**
  - *Aśvagandhā* (Withania somnifera) 3–6 g
  - *Maṇḍūka-parṇī* (Centella asiatica) 1–2 g

***Guggulu*-Präparat**
- **Hinweis:** Das *Guggulu*-Präparat wird zur Therapie bei vertebral ausgelösten Prozessen eingesetzt.
- **Darreichung:** 3× tägl. nach der Mahlzeit
- **Präparat:** *Yogarāja-guggulu* 1 g

Dekokt (*kvātha*) mit medizinierten Öl (*taila*)
- **Darreichung:** 2× tägl.
- **Öl:** *Balāmūla-* oder *Atibalāmūla-kvātha* 40 ml und *Nārāyaṇa-taila* 20–30 ml

Sonderpräparat auf mineralischer Grundlage (*rasauṣadha*)
- **Darreichung:** 2× tägl. mit Milch
- **Präparat:** *Bṛhad-vātacintāmaṇi-rasa* 125 mg

> ! Das traditionelle Herstellungsverfahren und die Dosierung sind streng zu beachten.

Ernährung und Verhalten

Es gelten die allgemeinen Ernährungs- und Verhaltensempfehlungen für Erkrankungen des Nervensystems (**Tab. 22.4**, S. 364) und die besonderen Empfehlungen zur Behandlung der Hemiplegie (**Tab. 22.8**).

22.2.6 Multiple Sklerose

Die Autoren sehen in der multiplen Sklerose eine **Autoimmunerkrankung**, an deren Entstehen sowohl genetische als auch Umweltfaktoren beteiligt sind. Mithilfe einer konsequenten Ayurveda-Therapie können sich Verbesserungen von 10–40 % erzielen lassen. In Einzelfällen waren sogar Behandlungserfolge von 70–80 % möglich. Allerdings sind in Südasien die Patientenzahlen der multiplen Sklerose gering und der Erfolg lässt sich durch die Tatsache, dass Spontanremissionen bei multipler Sklerose sehr häufig sind, schwer beurteilen.

Die **schulmedizinische Medikation** (ACTH = Adreno-Corticotropes-Hormon, Glukokortikoide, Azathioprin o. Ä.) sollte parallel zur ayurvedischen Behandlung beibehalten werden. Ist allerdings keine Besserung durch diese Medikamente festzustellen, so kann der Versuch unternommen werden, diese graduell auszuschleichen.

> ! Komplikationen bei multipler Sklerose müssen generell schulmedizinisch versorgt werden.

Bei **psychischen Folgeerscheinungen** sind ayurvedische Methoden zumeist hilfreich (s. u.). In der Praxis ist zu beobachten, dass Depressionen und andere negative psychische Faktoren stark ins Gewicht fallen. Insofern ist die Motivierung der Patienten, an die Verbesserung zu glauben, sowie die Überzeugungsarbeit hinsichtlich der Akzeptanz für die Ayurveda-Therapien wichtig für den Heilerfolg.

> Ayurvedisch gesehen handelt es sich bei der multiplen Sklerose um einen *vāta*-dominierten *tri-doṣa*-Prozess mit *snāyu* (Nervengewebe), *majjā* (ZNS) und *māṃsa* (Schwächung der Muskulatur) als hauptsächlich betroffene Gewebe.

Die Ayurveda-Therapie ist sehr aufwendig, da eine **intensive manualtherpeutische Versorgung** im stationären Rahmen notwendig ist. Ein initialer Klinikaufenthalt von drei Monaten ist die Regel. Dieser muss möglichst frühzeitig wiederholt werden, falls ein neuer Schub beginnt.

āma-Reduktion

Treppenkur (*vardhamāna-pippalī-rasāyana*)
- **Darreichung:** 2× tägl. morgens nüchtern und abends vor der Mahlzeit oder 2–3 Stunden danach mit warmem Wasser (**Tab. 14.12**, S. 207)
- **Präparat:** *Pippalī* (Piper longum)

Ausleitung (*śodhana*)

Purgieren (*virecana*)
- **Form:** *virecana Nr. 2* (**Tab. 10.9**, S. 78 f.)
- **Durchführung:** 1×, dann 2–3 Tage warten und die Einlauftherapie beginnen.
- **Purgiermittel:** *Eraṇḍa-taila* (Rizinusöl) 30–40 ml

Ölklistiere (*mātra-basti*)
- **Form:** *mātra Nr. 1* (**Tab. 10.12**, S. 84)
- **Öl:** *Nārāyaṇa-taila*

Nasale Behandlung (*nasya*)
- **Durchführung:** beginnend mit 16–32 Tr. pro Nasenöffnung je nach Ausprägung der Symptome 1× tägl. oder alle 2 Tage bis zum Abklingen der Symptome, danach 1× tägl. 2 Tr. im Rahmen der Tagesroutine zur Rezidivprophylaxe (*pratimarśa-nasya*)
- **Öl:** *Nārāyaṇa-taila*

Äußere Anwendungen

Mit folgenden Anwendungen kann bereits während der Einlaufphase begonnen werden:

Dauerölanwendung am Schädel (*śiro-basti*)
- **Durchführung:** 1 Woche lang 1× tägl., dann 4 Wochen alle 2 Tage folgendes Öl in einer abgedichteten Lederkappe auftragen und ca. 45 min warm halten.
- **Öl:** *Nārāyaṇa-taila*

Ölmassagen (*abhyaṅga*)
- **Hinweis:** Ölmassagen sollten wie die Ölanwendung am Schädel und die nasale Behandlung grundsätzlich bei multipler Sklerose durchgeführt werden. Besonders hilfreich sind sie, wenn zusätzlich Lähmungen, Muskelschwäche, Parästhesien, sensorische Störungen, Tremore oder Ataxien vorliegen sollten.
- **Durchführung:** 1× tägl.
- **Öl:** *Nārāyaṇa-taila*

Nährende Beutelmassage (*piṇḍa-sveda*)
- **Hinweis:** Diese Spezialbehandlung kann ebenfalls grundsätzlich bei multipler Sklerose zum Einsatz kommen und ist besonders zu empfehlen bei Lähmungen, Muskelschwäche, Parästhesien, sensorischen Störungen, Tremoren oder Ataxien.
- **Durchführung:** 2 Wochen lang 1× tägl., dann 2 Wochen alle 2 Tage und danach bis zum Abklingen der Symptome (s. S. 95)
- **Füllung:** *ṣaṣṭikaśāli* oder *Māṣa* (Vigna mungo)

Therapie bei Retrobulbärneuritis, Nystagmus sowie Augenmuskelparese

Augenbehandlung (*akṣi-tarpaṇa*)
- **Durchführung:** 1 Woche lang 1× tägl., dann 2 Wochen alle 2 Tage und danach bis zum Abklingen der Symptome jeweils 25 min
- **Fett:** *Triphalā-ghṛta*

Therapie bei Dysarthrie, skandierter Sprache und Schluckbeschwerden

„Ölziehen" (*gaṇḍūṣa*)

- **Durchführung:** 1× tägl. 1–2 EL mediziniertes Öl für ca. 10–15 min im Mund behalten.
- **Öl:** *Nārāyaṇa-taila*

Physiotherapie

- **Durchführung:** Eine intensive physiotherapeutische Versorgung ist langfristig vonnöten. Zusätzlich können gezielt Yoga-Übungen (*āsana*) eingesetzt werden.

Medikamentöse Therapie

Pulverkombination (*cūrṇa*)

- **Darreichung:** 2× tägl. mit warmer Milch
- **Rezeptur:**
  - *Aśvagandhā* (Withania somnifera) 3–6 g
  - *Maṇḍūka-parṇī* (Centella asiatica) 1–2 g

Dekokt (*kvātha*) mit mediziniertem Öl (*taila*)

- **Darreichung:** 2× tägl.
- **Öl:** *Balāmūla-* oder *Atibalāmūla-kvātha* 40 ml und *Nārāyaṇa-taila* 20–30 ml

Sonderpräparat auf mineralischer Grundlage (*rasauṣadha*)

- **Darreichung:** 2× tägl. mit Milch
- **Präparat:** *Bṛhad-vātacintāmaṇi-rasa* 125 mg

> ! Das traditionelle Herstellungsverfahren und die Dosierung sind streng zu beachten.

Ernährung und Verhalten

Es gelten die allgemeinen Empfehlungen für Erkrankungen des Nervensystems (**Tab. 22.4**, S. 364). Bei multipler Sklerose sind folgende Empfehlungen besonders hervorzuheben:

- Entspannungsmusik, aufbauende Literatur
- Yoga-Übungen (z. B. *śavāsana*)
- harmonisierende Atemübungen (z. B. *nāḍī-śodhana*)
- Meditation
- spirituelle Praxis gemäß der Glaubensrichtung des Patienten

22.2.7 Morbus Parkinson

Auch in Südasien ist der Parkinsonismus eine der häufigsten neurologischen Erkrankungen des fortgeschrittenen Lebensalters. Viele Parkinson-Patienten suchen Ayurveda-Kliniken auf, da in Frühphasen der Erkrankung und bei milder Symptomatik die Ayurveda-Therapie auch ohne schulmedizinische Unterstützung hilfreich sein kann.

In mittleren oder fortgeschrittenen Stadien müssen schulmedizinische Medikamente angewendet werden. Die **Kombination beider Methoden** zeigt erfahrungsgemäß die besten Behandlungsergebnisse, sodass konventionelle Maßnahmen mit einer zusätzlichen Ayurveda-Therapie eine um 20–70 % bessere Wirkung erzielen können als ohne naturheilkundliche Begleitung. Wie bei der multiplen Sklerose ist die Ayurveda-Therapie sehr aufwendig. Ein initialer Klinikaufenthalt von 6–8 Wochen ist einzuplanen. Dieser muss möglichst frühzeitig wiederholt werden, falls sich die Symptome nach dem Aufenthalt wieder verstärken sollten.

Liegt eine auslösende Grunderkrankung vor, so ist diese in Kombination mit folgenden Therapiemaßnahmen zu behandeln.

> Die Symptomatik des Morbus Parkinson ist rein *vāta*-bedingt. Die betroffenen Gewebe sind *snāyu* (peripheres Nervensystem) und *majjā* (hauptsächlich dopaminerge Neuronen der Substantia nigra und cholinerge Neuronen im Corpus striatum).

Ausleitung (*śodhana*)

Purgieren (*virecana*)

- **Form:** *virecana Nr. 2* (**Tab. 10.9**, S. 78 f.)
- **Durchführung:** 1×, dann 2–3 Tage warten und die Einlauftherapie beginnen.
- **Purgiermittel:** *Eraṇḍa-taila* (Rizinusöl) 30–40 ml

Dekokteinläufe (*nirūha-basti*)

- **Hinweis:** Bei stark geschwächten Patienten oder anderen Kontraindikation ist das Purgieren durch Dekokteinläufe zu ersetzen.
- **Form:** *nirūha Nr. 3* (**Tab. 10.11**, S. 82 f.)
- **Dekokt:** *Daśamūla-kvātha*

Ölklistiere (*mātra-basti*)

- **Form:** *mātra Nr. 1* (**Tab. 10.12**, S. 84)
- **Öl:** *Nārāyaṇa-taila*

Nasale Behandlung (*nasya*)

- **Durchführung:** beginnend mit 16–32 Tr. pro Nasenöffnung je nach Ausprägung der Symptome 1× tägl. oder alle 2 Tage bis zum Abklingen der Symptome, danach 1× tägl. 2 Tr. im Rahmen der Tagesroutine zur Rezidivprophylaxe (*pratimarśa-nasya*)
- **Öl:** *Nārāyaṇa-taila*

Äußere Anwendungen

Ölmassagen (*abhyaṅga*)

- **Durchführung:** 1× tägl.
- **Öl:** *Nārāyaṇa-taila*

Dauerölanwendung am Schädel (*śiro-basti*)

- **Durchführung:** 1 Woche lang 1× tägl., dann 4 Wochen alle 2 Tage folgendes Öl in einer abgedichteten Lederkappe auftragen und ca. 45 min warm halten.
- **Öl:** *Nārāyaṇa-taila*

Medikamentöse Therapie

Mediziniertes Öl (*taila*)

- **Darreichung:** 2× tägl.
- **Öl:** *Nārāyaṇa-taila* 20–30 ml

Pulver (*cūrṇa*)

- **Darreichung:** 2× tägl. mit warmer Milch
- **Pulver:** *Kapikacchū* (Mucuna pruriens) 5–7g

> ! *Kapikacchu* enthält ausgesprochen hohe Konzentrationen von natürlichem L-Dopa. Dies ist zu berücksichtigen, wenn die Patienten bereits schulmedizinische Medikamente erhalten. Überdosierungen sind möglich und die Kontraindikationen zu beachten. Erfahrungsgemäß wird *Kapikacchu* insgesamt betrachtet jedoch besser Vertragen als der singuläre, chemisch hergestellte Wirkstoff.

Sonderpräparat auf mineralischer Grundlage 1 (*rasauṣadha*)

- **Darreichung:** 2× tägl. mit Milch
- **Präparat:** *Bṛhad-vātacintāmaṇi-rasa* 125 mg

> ! Das traditionelle Herstellungsverfahren und die Dosierung sind streng zu beachten.

Sonderpräparat auf mineralischer Grundlage 2 (*rasauṣadha*)

- **Darreichung:** 2× tägl. mit Milch
- **Präparat:** *Brāhmī-vaṭī* 125 mg

> ! Das traditionelle Herstellungsverfahren und die Dosierung sind streng zu beachten.

Ernährung und Verhalten

Es sind die allgemeinen Empfehlungen für Erkrankungen des Nervensystems zu befolgen (**Tab. 22.4**, S. 364), bei Morbus Parkinson sind **Yoga- und Atemübungen** (*prāṇāyāma*) besonders empfehlenswert.

22.2.8 Epilepsie (*apasmāra*)

Das klassische Krankheitsbild *apasmāra* lässt sich aufgrund der Beschreibungen in der *Caraka-Saṃhitā* eindeutig als Grand-Mal-Epilepsie identifizieren (vgl. *Caraka, Ci.* 10). Wörtlich übersetzt bedeutet *apasmāra* „Verlust der Erinnerung". Es ist charakterisiert durch **Bewusstseinsverlust** (*tamaḥ-praveśa* = „ins Dunkel eingehen") und durch **abstoßende Bewegungen** (*bībhatsa-ceṣṭa*) und wird verursacht durch Störungen (*saṃplava* = „Überflutung") intellektueller und psychischer Funktionen (*dhī-sattva*; vgl. *Caraka, Ci.* 10.3). Insofern zählt *apasmāra* nach ayurvedischer Klassifikation eher zu den psychiatrischen Erkrankungen als zu den neurologischen.

Dies zeigt sich auch an der klassischen Darstellung der ätiologischen Faktoren (*Caraka, Ci.* 10.4 f.). *apasmāra* tritt gehäuft bei Patienten mit **ausgeprägten „psychischen *doṣa*"** (*rajas* und *tamas*) und **aggravierten körperlichen *doṣa*** (*vāta*, *pitta* und *kapha*) auf. Bei derartig prädisponierten Personen können ungesunde, unreine oder verdorbene Nahrungsmittel sowie ungesundes Verhalten die Epilepsie verursachen.

> Im Anfall lösen emotionale Impulse oder Traumata eine plötzliche Aggravation der *doṣa* aus, die das Herz (*hṛdaya*) und Gehirn (*indriyāyatana*) über feine Kanäle (*dhamanī*) „fluten". Diese klassischen Beschreibungen sind vergleichbar mit der plötzlichen Entladung elektrischer Impulse aus zerebralen Neuronen.

Die modernen Kenntnisse über die Epilepsie lassen sich durch ayurvedische Konzepte gut ergänzen. Die Ayurveda-Therapie hat sich als eine **sehr effektive Unterstützung** bei der Epilepsiebehandlung erwiesen. Schulmedizinische Antiepileptika müssen jedoch in den meisten Fällen beibehalten werden, auch wenn die Dosierung reduziert werden kann. Nur in sehr milden Formen von Petit-Mal-Anfällen kann eine alleinige Ayurveda-Therapie ausreichen.

Klassische Symptome

Im Folgenden sind diejenigen Symptome der Epilepsie aufgeführt, die einem Epilepsieanfall vorangehen bzw. therapeutisch relevant sind.

Vorsymptome, Prodromi (*pūrva-rūpa*)

Nach ayurvedischer Beobachtung (*Caraka, Ni.* 8.6) kündigen folgende Symptome einen bevorstehenden Anfall an:

- Appetitverlust bzw. Abneigung gegen Nahrung
- angespannte Thoraxmuskulatur
- auditive oder visuelle Aura
- aufgetriebenes Abdomen
- Benommenheit
- Gliederschmerzen
- Schleimabsonderungen aus Mund oder Nase
- unkontrollierte Bewegungen der Augen oder Augenbrauen

Spezifische Symptome

Neben den typischen Epilepsiesymptomen beschreibt *Caraka* (vgl. *Ci.* 10.8 ff.) besondere Kriterien für die *doṣa*-Einteilung (**Tab. 22.9**). Hiermit lässt sich die Therapie der Epilepsie spezifizieren. *tri-doṣa*-Formen weisen gemischte Symptome auf und gelten aufgrund ihrer Schwere als unheilbar.

Therapie

Die von *Caraka* (vgl. *Ci.* 10.14 ff.) beschriebenen therapeutischen Maßnahmen sind effektiv und auch heutzutage gut umsetzbar. Folgende Empfehlungen stammen fast gänzlich aus dieser Quelle.

Tab. 22.9 Kennzeichen für die *doṣa*-Varianten von *apasmāra*.

doṣa	Dauer der Bewusstlosigkeit	Intensität der Konvulsionen	visuelle Aura	Färbung des Auswurfs	andere Symptome
vāta	kurz	stark	• dunkle, unruhige Bilder • raue, trockene Objekte	bräunlich	• Zähneknirschen • steifer, überstreckter Nacken • heraustretende Augen • intensive Atmung • thorakale Schmerzen • Delirium
pitta	kurz	moderat	• erschreckende, brutale Bilder • leuchtende, rote Objekte	gelb-rötlich	• starker Durst • Hitzwallungen • Schweißbildung
kapha	lang	mild	• weiße, sich träge bewegende Objekte • schwere, ölig-fettige Objekte	weißlich	• Cutis anserina („Gänsehaut") • Übelkeit

Ausleitung (*śodhana*)

> **!** Da durch die Ausleitungsverfahren u. U. ein epileptischer Anfall ausgelöst werden kann, sind diese mit äußerster Vorsicht und nur von erfahrenen Ayurveda-Ärzten durchzuführen. Ist die Anfallhäufigkeit sehr hoch (1× pro Tag bis 1× pro Woche), so muss auf die Ausleitung verzichtet werden.

Regelmäßige anfallsfreie Phasen von mehreren Wochen sind eine Grundvoraussetzung. Richtig eingesetzt können mit den Ausleitungsverfahren allerdings gute Behandlungserfolge erzielt werden. Die *doṣa*-Dominanz des jeweiligen Falles ist bei der Wahl der Verfahren zu berücksichtigen.

Emesis (*vamana*)

- **Hinweis:** Bei *kapha*-Dominanz ist die Emesis indiziert. Bei dieser drastischen Ausleitungsform ist besondere Vorsicht geboten. Sie ist nur nach Ausschluss aller Kontraindikationen (s. S. 74 f.) zu empfehlen und wenn sich der behandelnde Arzt sicher ist, dass kein Anfall im Rahmen der Behandlung ausgelöst werden kann. Antiepileptika sollten während der Prozedur immer griffbereit sein.
- **Form:** *vamana Nr. 1* (**Tab. 10.8**, S. 75 f.)
- **Fett für die innere Oleation:** *Brāhmī-ghṛta*

Purgieren (*virecana*)

- **Form:** *virecana Nr. 1* oder *virecana Nr. 2* (**Tab. 10.9**, S. 78 f.)
- **Fett für die innere Oleation:** *Brāhmī-ghṛta*

Dekokteinläufe (*nirūha-basti*)

- **Form:** *nirūha Nr. 2* (**Tab. 10.11**, S. 82 f.)
- **Dekokt:** *Daśamūla-kvātha*

Ölklistiere (*mātra-basti*)

- **Form:** *nirūha Nr. 2* (**Tab. 10.12**, S. 84)
- **Öl:** *Nārāyaṇa-taila*

Nasale Behandlung (*nasya*)

- **Hinweis:** Die nasale Behandlung sollte bereits während der Einlaufphase beginnen.
- **Form:** 1 Woche lang 1× tägl. *nasya Nr. 3*, danach *nasya Nr. 4* (**Tab. 10.13**, S. 86)
- **Fett:** *Brāhmī-ghṛta* 16 Tr.

Medikamentöse Therapie

Mediziniertes Butterreinfett (*ghṛta*)

- **Darreichung:** 1–2× tägl. mit warmem Wasser oder warmer Milch
- **Fett:** *Pancagavya-ghṛta* 10–20 ml

oder

- **Darreichung:** 2× tägl.
- **Fett:** *Brāhmī-ghṛta* 10–20 ml

oder

- **Darreichung:** 2× tägl. 10–15 ml
- **Rezeptur:**
  - *ghī* aus *Yaṣṭīmadhu*(Glycyrrhiza glabra)-Pulverpaste 1 Teil
  - Kürbisfrischsaft 16 Teile

Pulverkombination (*cūrṇa*)

- **Darreichung:** Die folgenden Drogen zu gleichen Teilen mischen und davon 3–4× tägl. 3 g mit warmer Milch einnehmen.
- **Rezeptur:**
  - *Brāhmī* (Bacopa monnieri)
  - *Śaṅkhapuṣpī* (Convolvulus pluricaulis)
  - *Jaṭāmāṃsī* (Nardostachys jatamansi)

Pulver 1 (*cūrṇa*)

- **Darreichung:** 4× tägl. 3 g mit Waldhonig
- **Pulver:** *Vacā* (Acorus calamus) 1,5 g

Pulver 2 (*cūrṇa*)

- **Darreichung:** 2× tägl. 3 g mit warmer Milch
- **Pulver:** *Śatāvarī* (Asparagus racemosus) 3–4 g

Medizinischer Likör (*āriṣṭa*)

- **Darreichung:** 2–3× tägl. mit der gleichen Menge Wasser
- **Likör:** *Sārasvatāriṣṭa* 30–40 ml

Paste (*kalka*)

- **Darreichung:** 1× tägl. morgens (frisch mischen)
- **Rezeptur:**
  - frisch[43] pürierte *Laśuna*(Allium sativum)-Zehen 5 g
  - Sesamöl 5 ml

---

[43] Der Erfahrung der Autoren zufolge haben Knoblauchextrakte hier nicht die gleiche Wirkung wie die frische Droge.

Ernährung und Verhalten

In **Tab. 22.10** sind die besonderen Ernährungs- und Verhaltensempfehlungen bei Epilepsie aufgeführt.

22.2.9 Stress und Burnout-Syndrom

Stress ist ein sehr häufig verwendetes Wort in modernen Gesellschaften. Im Ayurveda findet man keine Entsprechung für diesen Begriff und in südasiatischen Ayurveda-Praxen wird psychischer Stress selten von den Patienten als Ursache für ihre Beschwerden angegeben. Dennoch eignet sich der ganzheitliche Ansatz des Ayurveda, um Stressempfindungen zu mindern und Stressfolgen zu behandeln.

Jeder Mensch erfährt täglich Herausforderungen von unterschiedlicher Intensität. Der Körper reagiert mit gesteigerter Aufmerksamkeit und der Bereitstellung von Energiereserven. Geringe Grade von derartigem Stress sind als positiv zu werten und helfen dem Menschen dabei, wach und energiegeladen auf Situationen des Alltags zu reagieren. Negativer Stress entsteht erst, wenn diese Herausforderungen als **Überforderung** erlebt werden. Wird die Grenze überstiegen, die eine Person glaubt bewältigen zu können, so nimmt der innere Druck zu und führt zu Unwohlsein, das von den Betroffenen als Stress bezeichnet wird. Durch ein unangemessenes Stressempfinden und durch die Unfähigkeit, in Abwesenheit von Stressoren entspannen zu können, reagiert der Körper mit einer kontinuierlichen Stressantwort, die auf Dauer andere körperliche und psychische Funktionen beeinträchtigt. Jedes Individuum reagiert unterschiedlich auf Stressoren und besitzt seine eigene Toleranzschwelle. Entsprechend kennt nur jeder Mensch selbst seine **individuellen Reaktionsmuster** auf Stressfaktoren. Die Veränderung des subjektiven Erlebens ist ein wichtiger Faktor bei der Stressbekämpfung.

Das **Burnout-Syndrom** ist gekennzeichnet von einer Langzeiterschöpfung mit zunehmender Antriebslosigkeit. Es resultiert aus einem unausgewogenen Lebensstil bei kontinuierlicher Überlastung. Insofern ist es das Ergebnis langfristiger Stressexposition ohne hinreichende Regeneration. Stresssymptome sind v. a. psychischer Natur.

> Ayurvedisch gesehen werden Stresssymptome von *vāta* und *rajas* dominiert. Im Rahmen des Burnout-Syndroms somatisieren sich die Symptome zunehmend. Neben der *vāta*- und *rajas*-Aggravation kommt es zur Reduktion (*kṣaya*) von *rasa* und *ojas*.

Depressionen ordnen die Autoren den gleichen Pathomechanismen zu, die bei Stresssymptomen und dem Burnout-Syndrom auftreten. Entsprechend gleicht sich auch die Therapie. Allerdings ist hier oftmals eine professionelle psychotherapeutische Betreuung notwendig.

Tab. 22.10 Besondere Ernährungs- und Verhaltensempfehlungen bei Epilepsie.

	empfehlenswert	zu meiden
Ernährung	• länger als ein Jahr gelagerter Reis, Gerste, *Mudga* (Vigna radiata) • Kürbis, Okra • Sesamöl, Milch, *ghī*, „altes" *ghī* (länger als zehn Jahre gelagert) • Weintrauben, süße Äpfel, süße Granatäpfel, Kokosnuss	• schwer verdauliche Nahrung • erhitzende (*uṣṇa*) und penetrierende (*tīkṣṇa*) Nahrungsmittel • haltbare und verdorbene Nahrungsmittel • Alkohol • Blattgemüse • Eier, Fisch, Geflügel, Fleisch, Wurst
Verhalten	–	• starke körperliche Belastung (inkl. Geschlechtsverkehr) • Unterdrückung der natürlichen Körperbedürfnisse • Schlafmangel • gefährliche Situationen (z. B. Bergsteigen, Tauchen, Autofahren) • Aggression, Sorgen, Ängste

Risikofaktoren

Folgende Risikofaktoren lassen sich als Grundlage für pathologisches Stressempfinden formulieren:

- *vāta*-dominierte körperliche Konstitution (*deha-prakṛti*)
- ausgeprägtes *rajas* auf psychischer Ebene (*mānasa-prakṛti*)
- „Familienmenschen"
- zwischenmenschliche, berufliche, finanzielle oder gesundheitliche Probleme
- Mangel an sozialer Unterstützung, insbesondere ein Mangel an Unterstützung durch die Familie

Symptome

Initial werden folgende Empfindungen als Stresssymptome wahrgenommen:

- innere Unruhe
- Nervosität
- Reizbarkeit
- Abgelenktheit
- übertriebene Sorgen
- innerer Druck

Bei anhaltender Problematik intensivieren sich die Symptome, die im weiteren Verlauf die Grundlage für verschiedene psychosomatische Erkrankungen bilden können:

- ausgeprägte Müdigkeit
- Ruhelosigkeit
- Depressionen
- Aggressionen gegenüber sich selbst oder anderen
- Kopfschmerzen
- thorakales Druckgefühl oder Schmerzen
- Palpitationen, Tachykardien
- Hyperventilation
- Erstickungsgefühle
- Übelkeit, Erbrechen
- Diarrhöe

Für das **Burnout-Syndrom** sind ferner folgende Anzeichen typisch:

- ausgeprägte Antriebslosigkeit und Schwäche
- emotionale Erschöpfung
- Frustration, Hoffnungslosigkeit und Verzweiflung
- Rückzug, Isolation
- Apathie
- Zynismus
- Ersatzbefriedigungen (z. B. durch Sex, Alkolismus, Drogen)
- Stress

Therapie

Zu Beginn der Behandlung von Stresssymptomen ist oft eine Phase der **Vermeidung von Stresssituationen** notwendig, um auf Grundlage der so gewonnenen inneren Kraft, das eigene Stressempfinden analysieren und verändern zu können. Entweder sollte man, sooft es möglich ist, die stressprovozierenden Situationen meiden oder sich gedanklich mithilfe von angenehmen, entspannenden Aktivitäten ablenken (z. B. Naturspaziergänge, Entspannungstechniken, geeignete Musik, aufbauende Literatur oder Filme). Auch Urlaub oder berufliche Auszeiten mit Ortswechsel dienen der Regeneration. Es gilt den Mechanismus der Stressreaktion zu unterbrechen, um kurzfristig Kräfte zu schöpfen und so das Problem adäquat bewältigen zu können. Zu Beginn sind bereits wenige Sekunden oder Minuten hilfreich.

Um Stressfaktoren meiden zu können, müssen sie zunächst **identifiziert** werden, entweder eigenständig durch die betroffene Person selbst oder mithilfe eines geeigneten Beraters. Je klarer sie identifiziert werden können, desto besser greifen die therapeutischen Maßnahmen.

Gängige Stressfaktoren sind:

- zu große Arbeitsbelastung
- Anwachsen überfälliger Aufgaben
- Umgang mit unangenehmen Personen
- schwierige Beziehungen
- nahende Prüfungen
- gesteigerter Bedarf an Pünktlichkeit

Zuweilen sind die Ursachen für das Stressempfinden schwer auszumachen. Einige Patienten empfinden Stress auch durch die Erinnerung an Situationen aus der Vergangenheit (**posttraumatischer Stress**).

Nicht immer lassen sich Stresssituationen gänzlich vermeiden und auch der Ablenkung sind Grenzen gesetzt. Langfristig führt die Veränderung des subjektiven Erlebens zum Erfolg. In der *Caraka-Saṃhitā* (*Caraka*, *Sū*. 1.58) werden **fünf Faktoren zur Behandlung psychischer Störungen** beschrieben, die auch für die Stressbekämpfung genutzt werden können:

- theoretisches Wissen und Erkenntnisse über die Entstehung leidvoller Erfahrungen (*jñāna*)
- praktisches Wissen im Umgang mit diesen Erfahrungen, erworben durch die Anwendung des theoretischen Wissens im eigenen Alltagsleben (*vijñāna*)
- Steigerung der Entschlusskraft, inneren Festigkeit und Toleranzschwelle (*dhairya*)
- Förderung positiver Erinnerungen, Auflösen von traumatischen Erfahrungen und negativen Denkmustern sowie Training der Gegenwartspräsenz (*smṛti*)
- Meditationstechniken (*samādhi*)

Nach der Aufklärung über die Mechnismen der Stressentstehung (*jñāna*) sollte eine Analyse der Stressfaktoren des individuellen Falles durch den Betroffenen selbst oder unter Anleitung durch einen Berater stattfinden (*vijñāna*).

Mittels eines langfristigen Trainings wird in der Folge zunehmend **Toleranz** gegenüber den Stressoren entfaltet (*dhairya*). Dies wird v.a. durch die Lösung von traumatischen Erlebnissen der Vergangheit, durch aktive Erinnerungen an positive Erlebnisse und durch Techniken zur Steigerung der Gegenwartspräsenz erreicht (*smṛti*).

Ein außerordentlich wichtiges Hilfsmittel für den gesamten Prozess ist die **Meditation** (*samādhi*). Eine Vielfalt von Meditationstechniken steht zur Verfügung, die Gedankenschleifen beruhigen, positive Gefühle schenken, die innere Stabilität fördern und eine realitätskonforme Sicht der Situation ermöglichen. Nach einer Anleitung durch Fachpersonal und der Auswahl der geeigneten Technik, sollte die tägliche Ausübung durch den Patienten beratend begleitet werden.

Stabilisierende Therapiemaßnahmen

Neben der psychotherapeutischen Arbeit am Patienten gibt es im Ayurveda eine Reihe von generell **stabilisierenden Therapiemaßnahmen**.

> Bei der Stresstherapie ist grundsätzlich *vāta* zu reduzieren und *sattva* zu fördern.

Eine milde Ausleitung zu Beginn befreit von innerem Druck und beseitigt belastende Substanzen aus dem Körper. Ölklistiere und äußerliche Ölanwendungen reduzieren *vāta* und vermitteln dem Patienten Geborgenheit. Die angenehmen taktilen Reize sind in ihrer Bedeutung nicht zu unterschätzen. Zudem fördern adaptogene Phytotherapeutika und Entspannungstechniken aus der Yoga-Wissenschaft die innere Balance.

Sollten diese Maßnahmen zu keinen zufriedenstellenden Ergebnissen führen, so ist professionelle Hilfe durch einen Psychotherapeuten oder Psychiater notwendig.

Prävention

- Entwicklung realistischer Ziele auf der Grundlage der eigenen Möglichkeiten und Grenzen
- Förderung einer realitätskonformen Alltagsgestaltung durch eine klare Abgrenzung von wichtigen und unwichtigen Dingen
- kontinuierliches Bemühen um Gelassenheit und Ausgeglichenheit
- gesunde Ernährung gemäß ayurvedischer Empfehlungen und gemäß der eigenen Konstitution
- harmonische Lebensführung, angepasst an natürliche Rhythmen
- tägliche Praxis von Yoga-Übungen, Atemtechniken und Meditation
- ausreichend entspannende, positiv anregende Freizeitgestaltung
- Entwicklung einer positiven Einstellung zum Leben (z. B. auf der Grundlage bewährter Philosophien)

Ausleitung (*śodhana*)

Purgieren (*virecana*)

- **Form:** *virecana Nr. 1* oder *virecana Nr. 2* (**Tab. 10.9**, S. 78 f.), je nach Allgemein- und Kräftezustand des Patienten

Ölklistiere (*mātra-basti*)

- **Form:** *mātra Nr. 2* (**Tab. 10.12**, S. 84)
- **Durchführung:** 1 Woche lang 1× tägl., danach möglichst über einen langen Zeitraum 2× pro Woche
- **Öl:** *Nārāyaṇa-taila* 40–60 ml

Nasale Behandlung (*nasya*)

- **Form:** 1 Woche lang 1× tägl. *nasya Nr. 3* mit 8–16 Tr., danach *nasya Nr. 4* (**Tab. 10.13**, S. 86)
- **Öl:** *Nārāyaṇa-taila*

Äußere Anwendungen

Ölmassagen (*abhyaṅga*)

- **Durchführung:** 1 Woche lang 1× tägl., dann 2 Wochen alle 2 Tage und danach möglichst 1× pro Woche
- **Öl:** *Nārāyaṇa-taila*

Stirnguss (*śiro-dhārā*)

- **Durchführung:** 1 Woche lang 1× tägl., dann 2 Wochen alle 2 Tage und danach möglichst 1× pro Woche
- **Öl:** *Nārāyaṇa-taila*

Medikamentöse Therapie

Pulver (*cūrṇa*)

- **Darreichung:** 2× tägl. mit warmer Milch
- **Rezeptur:**
  - *Aśvagandhā* (Withania somnifera) 3–6 g
  - *Brāhmī* (Bacopa monnieri) oder *Maṇḍūkaparṇī* (Centella asiatica) 2 g

bei **Depressionen** zusätzlich:
- *Kapikacchū* (Mucuna pruriens) 3 g
- *Jaṭāmāṃsī* (Nardostachys jatamansi) 2–3 g

bei **Schlafstörungen und starker innerer Anspannung** zusätzlich:
- *Tagara* (Valeriana wallichii) 1–3 g

Dekokt (*kvātha*)

- **Hinweis:** Zusatztherapie beim Burnout-Syndrom
- **Darreichung:** 2× tägl.
- **Dekokt:** *Balāmūla-kvātha* oder *Atibalāmūla-kvātha* jeweils 40 ml

Ernährung und Verhalten

Neben den unter dem Stichpunkt Prävention genannten Maßnahmen (s. o.), sind die Empfehlungen in **Tab. 22.11** besonders hervorzuheben.

Tab. 22.11 Allgemeine Ernährungs- und Verhaltensempfehlungen bei Stresssymptomen.

	empfehlenswert
Ernährung	• *vāta*-reduzierende Nahrung • *sattva*-fördernde Nahrungsmittel
Verhalten	• 10–20 min tägl. Praxis von Yoga-Übungen (insbesondere *śavāsana*) • 5–10 min tägl. Atemübungen (insbesondere *nāḍī-śodhana, bhastrikā*) • 10–25 min tägl. Meditation • Unterstützung und aufbauende Gespräche durch Familienangehörige und Freunde • regelmäßig ausreichend Schlaf (möglichst nicht nach 22 Uhr zu Bett gehen und mindestens 8 Stunden schlafen)

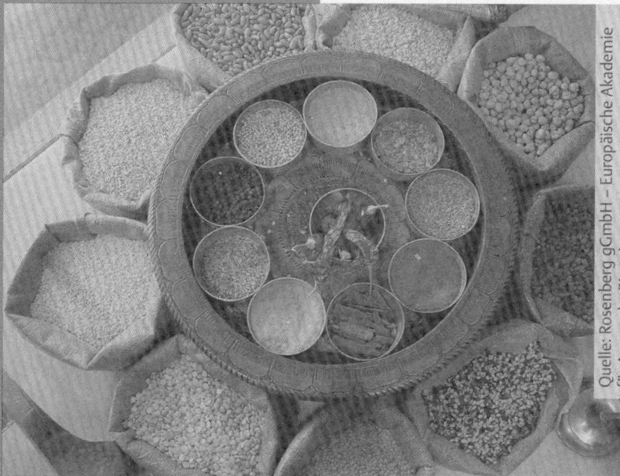
Quelle: Rosenberg gGmbH – Europäische Akademie für Ayurveda, Birstein

Anhang

Adressen

Bei den folgenden Adressen handelt sich um eine Auswahl, die der Orientierung dienen soll. Die Autoren und der Verlag übernehmen keine Verantwortung bzgl. der Qualität, Wirksamkeit oder Erhältlichkeit der Produkte. Es ist sehr wichtig, bei der Wahl der Anbieter auf gesichert Qualität zu achten, da immer wieder über Verunreinigungen ayurvedischer Produkte insbesondere durch Schwermetalle, Pestizide und Mikroorganismen berichtet wird. Kontaktieren Sie die Anbieter und fordern Sie Zertifikate möglichst aus deutschen Labors bzgl. der laufenden Produktchargen an.

AASHWAMEDH – OM Vital Vertriebs GmbH
Schubertstrasse 37 (Eingang Seestr.)
69214 Eppelheim
Telefon: +49 (0)6221-7599481
Fax: +49 (0)6221-7599482
info@aashwamedh.de
http://www.aashwamedh.de

AHG Ayurveda Handels GmbH
Neumann-Reichardt-Str. 27-33
22041 Hamburg
Telefon: +49 (0) 40 - 66 931 924
Fax: +49 (0) 40 - 67049283
info@ayurveda-handel.de
http://www.ayurveda-handel.de

AMLA Natur Vertriebs GmbH
Butterberg 3
21279 Drestedt
Telefon: +49 (0)4186 88799-0
Fax: +49 (0)4186 88799-21
service@amla.de
http://www.ayurveda-marktplatz.de

AROGYAM
Haunestr. 4
36179 Bebra
Telefon: 06622/9302070
FAX: 06622/9302072
Email: info@arogyam.eu
https://www.arogyam.eu

AYUCARE GmbH
Pettenkofenstr. 16 –18
10247 Berlin
Tel. 0800-660 777-0
Fax 0800-660 777-1
service@ayucare.eu
http://www.ayucare.eu

AYURVEDA – HEILSCHER GbR
Kuppelholzweg 5
91362 Pretzfeld
Telefon (09194) 346
ayurvedasheilscher@t-online.de
https://www.ayurveda-heilscher.de

AYURVEDA KALARI
Kirchstraße 26A
31226 Peine
Tel.: 05381-9407940
Email: shop@midgard-kalari.de
http://www.ayurveda-kalari.de

AYURVEDA-STUDIO-SEEFELD
Weinhartstr. 12 B
D-82211 Herrsching
Tel.: 0049(0)8152 79 41 19
Fax: 0049(0)8152 79 41 18
info@ayurveda-herrsching.de
http://www.ajapa-produkte.de

BRUNO ZIMMER
Im Wallfeld 6
66649 Oberthal
Telefon: +49 (0)6854-90830
Fax: +49 (0)6854-908329
service@brunozimmer.de
http://www.brunozimmer.de

COSMOVEDA e.K.
Adalbertstr. 5-8
10999 Berlin
Tel. +49 (0) 30 46796560
Fax: +49 (0) 30 46796561
Email: service@cosmoveda.de
Web: www.cosmoveda.de

EUROVED
Am Kunstfeld 1
51069 Köln
Telefon: +49 (0) 221 – 60 85 89 50
Fax: +49 (0) 221 – 60 85 89 49
info@euroved.com
http://www.euroved.com

Gesundheitszentrum SONNE und MOND
Schwedter Str. 1
10119 Berlin
Telefon 030-32517685
Fax: 030 / 32 51 87 79
info@sonneundmond.com
www.sonneundmond.com

GOVINDA Natur GmbH
Dieselstr. 13A
67141 Neuhofen
Telefon: +49 (0) 6236 50984-0
Fax: +49 (0) 6236 50984-99
info@govindanatur.de
http://www.govindanatur.de

Literatur und Links

Zitierte Originaltexte mit Kapitelabkürzungen

Bhāvamiśra: *Bhava-Prakāśa*
Caraka: *Caraka-Saṃhitā*
Kaśyapa: *Kaśyapa-Saṃhitā*
Mādhava(kara): *Mādhava-Nidāna*
Śārṅgadhara: *Śārṅgadhara-Saṃhitā*
Suśruta: *Suśruta-Saṃhitā*
Vāgbhaṭa: *Aṣṭāṅga-Hṛdaya*

Ci. = *Cikitsā-sthāna*
Ka. = *Kalpa-sthāna*
Kh. = *Khila-sthāna*
Mk. = *Madhyama-khaṇḍa*
Pra. = *Prathama-khaṇḍa*
Pū. = *Pūrva-khaṇḍa*
Śār. = *Śārīra-sthāna*
Si. = *Siddhi-sthāna*
Sū. = *Sūtra-sthāna*
Uk. = *Uttara-khaṇḍa*
Ut. = *Uttara-tantra*
Us. = *Uttara-sthāna*
Vi. = *Vimāna-sthāna*

Übersetzungen der Primärtexte

Dash B, Sharma R.K. (Übers.): *Caraka-Saṃhitā*. Neu-Delhi, Indien: Chaukhambha Orientalia; 1997.

Lochan K (Übers.): *Bhaishajyaratnavali*. Composed by Shri Govinda Dasji. Neu-Delhi, Indien: Chaukhambha Orientalia; 2007.

Murthy S (Übers.): *Bhāvaprakāśa* of *Bhāvamiśra*. Varanasi, Indien: Krishnadas Academy; 2001.

Murthy S (Übers.): *Mādhava-Nidānam* of *Mādhavakara*. Neu-Delhi, Indien: Chaukhambha Orientalia. 2001.

Murthy S (Übers.): *Śārṅgadhara-Saṃhitā* by *Śārṅgadhara*. Neu-Delhi, Indien: Chaukhambha Orientalia; 1984.

Murthy S (Übers.): *Vāgbhaṭa's Aṣṭāṅga-Hṛdayam*. Varanasi, Indien: Krishnadas Academy. 2001.

Murthy S (Übers.): *Vāgbhaṭa's Aṣṭāṅga-Saṃhitā*. Neu-Delhi, Indien: Chaukhambha Orientalia. 2005.

Sena S (Übers.): *Ayurveda-Lehrbuch – Kompendium des Ayurveda-Klassikers Charaka-Samhita*. 4. Aufl. Berlin: Vasati; 2015.

Sharma PV (Übers.): *Suśruta-Saṃhitā*. Neu-Delhi, Indien: Chaukhambha Orientalia; 1999.

Tewari PV (Übers.): *Kaśyapa-Saṃhitā*. Neu-Delhi, Indien: Chaukhambha Orientalia; 2002.

Status der Ayurveda-Medizin

WHO: *Legal Status of Traditional medicine and Complementary/Alternative Medicine: a Worldwide Review*. Geneva: World Health Organization; 2001.

WHO: *Traditional Medicine in Asia*. New Delhi: WHO Regional Publications. 2002.

WHO: *WHO traditional medicine strategy: 2014-2023*. 2013 Available from: http://apps.who.int/iris/bitstream/10665/92455/1/9789241506090_eng.pdf

Einführungen

Ranade SB: *Ayurveda – Wesen und Methodik*. Kandern: Narayana; 2014.

Rhyner HH: *Das neue Praxis-Handbuch Ayurveda: Gesund leben, sanft heilen*. 8. Aufl. Neuhausen, Schweiz: Urania; 2018.

Ernährung

Rhyner HH, Rosenberg K: *Das große Ayurveda-Ernährungsbuch: Gesund leben und genussvoll essen*. Neuhausen, Schweiz: Urania; 2003.

Rosenberg K, Nesari T: *Ayurveda heilt – Ernährung als Medizin*. München: Südwest; 2015.

Phytotherapie und Pharmazie

Government of India, Department of AYUSH, Ministry of Health & Family Welfare. *Ayurvedic Formulary of India (AFI).* Pharmacopoeial Laboratory for Indian Medicine. Ghaziabad: Government of India Press; 1978.

Government of India, Department of AYUSH, Ministry of Health & Family Welfare. *The Ayurvedic Pharmacopoeia of India (API).* Pharmacopoeial Laboratory for Indian Medicine. Ghaziabad: Government of India Press; 2001.

Gupta HH. *Ayurveda und Schwermetalle – Versuch einer Aufklärung.* Zeitschrift für Komplementärmedizin 2016; 08(03): 54-58. DOI: 10.1055/s-0036-1584374

Lohar DR: *Legal Status of Ayurvedic, Unani & Siddha Medicines.* Government of India. Department of AYUSH. Ministry of Health & Family Welfare. Pharmacopoeial Laboratory for Indian Medicine, Ghaziabad. http://www.plimism.nic.in/Legal_Status.pdf (Stand: Dezember 2018)

Lohar DR: *Quality Control Manual of Ayurvedic, Siddha & Unani Medicine.* Government of India, Department of AYUSH, Ministry of Health & Family Welfare, Pharmacopoeial Laboratory for Indian Medicine. Ghaziabad: Government of India Press; 2008.

Pandey G: *Dravyaguna Vijnana.* Neu-Delhi, Indien: Chaukhambha Orientalia; 2002–2006.

Schrott E, Ammon HPT: *Heilpflanzen der ayurvedischen und der westlichen Medizin: eine Gegenüberstellung.* Heidelberg: Springer; 2011.

Sena S: *Ayurveda-Materia Medica; Über die Eigenschaften von Pflanzen, Mineralien, Nahrungsmitteln und Rezepturen im Ayurveda.* Berlin: Vasati, 2007.

Sharma PV: *Introduction to Dravyaguna.* Neu-Delhi, Indien: Chaukhambha Orientalia; 1976.

Zoller A, Nordwig H. *Heilpflanzen der Ayurvedischen Medizin.* 3. Aufl. Stuttgart: Narayana; 2017.

Therapie

Gupta SN, Stapelfeldt E, Rosenberg K: *Ayurveda-Manualtherapie und -Ausleitungsverfahren.* Stuttgart: Haug; 2006.

Philosophie

Sharma PV: *Ayurveda Darshanam – Philosophy of Ayurveda.* Varanasi, Indien: Chaukhamba Visvabharati; 1994.

Sanskrit

Bachman N: *The Language of Ayurveda.* Victoria, BC, Kanada: Trafford-Publishing; 2006.

Wissenschaftliche Artikel

Furst DE, Venkatraman MM, Krishna Swamy BG, McGann M, Booth-Laforce C, Ram Manohar P, Sarin R, Mahapatra A, Krishna Kumar PR: *Well controlled, double-blind, placebo-controlled trials of classical Ayurvedic treatment are possible in rheumatoid arthritis.* Ann Rheum Dis. 2011 Feb;70(2):392-3. doi: 10.1136/ard.2010.136226. PubMed PMID: 20736391.

Furst DE, Venkatraman MM, McGann M, Manohar PR, Booth-LaForce C, Sarin R, Sekar PG, Raveendran KG, Mahapatra A, Gopinath J, Kumar PR: *Double-blind, randomized, controlled, pilot study comparing classic ayurvedic medicine, methotrexate, and their combination in rheumatoid arthritis.* J Clin Rheumatol. 2011 Jun;17(4):185-92. doi: 10.1097/RHU.0b013e31821c0310. Erratum in: J Clin Rheumatol. 2011 Oct;27(7):407. PubMed PMID: 21617554.

Patel KB, Patel M, Mehta CS, Gupta S, Kessler CS: *Ayurvedic management of ulcerative colitis – a non-randomized observational clinical study.* Forsch Komplementmed. 2013;20(2):144-7. doi: 10.1159/000350832. Epub 2013 Apr 12. No abstract available. PMID: 23636034

Patel MV, Gupta SN, Patel NG: *Effects of Ayurvedic treatment on 100 patients of chronic renal failure (other than diabetic nephropathy).* Ayu. 2011 Oct;32(4):483-6. doi: 10.4103/0974-8520.96120. PMID: 22661841

Patel K, Gupta SN, Shah N: *Effect of Ayurvedic management in 130 patients of diabetic nephropathy.* Ayu. 2011 Jan;32(1):55-8. doi: 10.4103/0974-8520.85727. PMID: 22131758

Kessler CS, Dhiman KS, Kumar A, Ostermann T, Gupta S, Morandi A, Mittwede M, Stapelfeldt E, Spoo M, Icke K, Michalsen A, Witt CM: *Effectiveness of an Ayurveda treatment approach in knee osteoarthritis - a randomized controlled trial.* Osteoarthritis Cartilage. 2018 May;26(5):620-630. doi: 10.1016/j.joca.2018.01.022. Epub 2018 Feb 7.

Patel M, Patel M, Patel K, Wischnewsky M, Stapelfeldt E, Kessler CS, Gupta SN. *Deceleration of Disease Progress Through Ayurvedic Treatment in Nondialysis Stages IV-V Patients with Chronic Renal Failure: A Quasi-Experimental Clinical Pilot Study with One Group Pre- and Postdesign and Two Premeasurements.* J Altern Complement Med 2020; 26: 384-391. doi: 10.1089/acm.2019.0419

Patel MV, Patel KB, Gupta S, Michalsen A, Stapelfeldt E, Kessler CS: *A Complex Multiherbal Regimen Based on Ayurveda Medicine for the Management of Hepatic Cirrhosis Complicated by Ascites: Nonrandomized, Uncontrolled, Single Group, Open-Label Observational Clinical Study.* Evid Based Complement Alternat Med. 2015;2015:613182. doi: 10.1155/2015/613182. Epub 2015 Aug 3. PMID: 26339267

WHO: *General Guidelines for Methodologies on Research and Evaluation of Traditional Medicine.* 2000. Available from: (http://apps.who.int/medicinedocs/en/d/Jwhozip42e/#Jwhozip42e)

Witt CM, Michalsen A, Roll S, Morandi A, Gupta S, Rosenberg M, Kronpass L, Stapelfeldt E, Hissar S, Müller M, Kessler C: *Comparative effectiveness of a complex Ayurvedic treatment and conventional standard care in osteoarthritis of the knee - study protocol for a randomized controlled trial.* Trials. 2013 May 23;14:149. doi: 10.1186/1745-6215-14-149. PubMed PMID: 23701973; PubMed Central PMCID: PMC3664613.

Ausgewählte Internetseiten in Südasien

Ministry of AYUSH: http://www.ayush.gov.in/

Central Council for Research in Ayurvedic Sciences: http://ccras.nic.in/

Gujarat Ayurved University Jamnagar: http://ayurveduniversity.com/

Banaras Hindu University: http://www.bhu.ac.in/ims/ayurveda/ayurveda_about.htm

Pharmacopoeial Laboratory For Indian Medicines: www.plimism.nic.in

Database on Medicinal Plants: http://nmpb-mpdb.nic.in

Datenbanken Forschung

Digital Helpline for Ayurveda Research Articles (DHARA): http://www.dharaonline.org/Forms/Home.aspx

Pubmed: http://www.ncbi.nlm.nih.gov/pubmed/?term=ayurved*

Deutsche Universitäten

Charité Universitätsmedizin Berlin bzw. Immanuel Krankenhaus Berlin: www.naturheilkunde.immanuel.de

Universität Duisburg-Essen: http://www.kliniken-essen-mitte.de/naturheilkunde

Augusta Kliniken Bochum Hattingen: https://www.augusta-bochum.de/evk/evk_komplementaer.html

Ärzte- und Therapeutengesellschaften

Deutsche Ärztegesellschaft für Ayurveda-Medizin DÄGAM: http://www.daegam.de

Verband Europäischer Ayurveda Therapeuten VEAT: http://www.ayurveda-verband.eu/

European Ayurveda Medical Association EURAMA: http://www.ayurveda-association.eu/

European Ayurveda Association EUAA: http://www.euroayurveda.eu/de/

Deutsche Gesellschaft für Ayurveda: http://www.ayurveda.de/

Ausbildungen

Rosenberg Europäische Akademie für Ayurveda, Birstein: www.ayurveda-akademie.org

Sonne und Mond Gesundheitszentrum, Berlin: www.sonneundmond.com/ausbildung/ayurveda-ausbildung/

Sanskrit-Aussprache

Sanskrit ist eine klassische Hochsprache Indiens, in der ein Großteil der religiösen, wissenschaftlichen und literarischen Texte verfasst wurden. Die **Aussprache** der Sanskrit-Laute ist für eine deutschsprachige Person nicht leicht. Da es sich bei Sanskrit nicht um eine gesprochene Sprache handelt, herrscht diesbezüglich auch Uneinigkeit. Folgende Ausführungen sollen eine Hilfestellung bieten. Es wird in einfachen Worten die Wortbildung der einzelnen Laute beschrieben. Die deutschen Beispiele treffen selten genau die Sanskrit-Aussprache. Es handelt sich nur um **Annäherungen**.

Da Sanskrit in einer **Silbenschrift** geschrieben wird, spricht man die Buchstaben einzeln immer in Kombination mit einem kurzen a (*ka, ga* usw.). Das Alphabet ist sehr logisch nach Vokalen und Konsonanten, sowie nach Bildungsort der Laute in Gruppen geordnet aufgebaut. Auf **stimmlose Konsonanten** (*ka, ca, ṭa, ta, pa*) folgen **stimmhafte** (*ga, ja, ḍa, da, ba*) und am Ende einer Gruppe der entsprechende **nasale Laut** (*ṅa, ña, ṇa, na, ma*). Zudem steht hinter jedem Konsonanten seine **aspirierte** („behauchte") Form, die in der Schrift auch jeweils ein eigenes Zeichen bildet.

Die **Betonung** liegt im Sanskrit nicht wie meist im Deutschen auf der vorletzten Silbe eines Wortes, sondern auf der sog. schweren Silbe. Eine Silbe ist schwer, wenn sie einen langen Vokal (*ā, ī, ū, e, ai, o, au*) enthält oder auf eine Konsonantenkombination endet. Leichte Silben mit kurzen Vokalen (*a, i, u, ṛ*) oder mit einem einzigen Konsonanten am Silbenende werden nicht betont und sehr kurz ausgesprochen. Ein *h* in Kombination mit einem anderen Vokal macht eine Silbe nicht schwer.

Aussprache der Sanskrit-Laute.

Laut	Beschreibung	deutsche Beispiele
Vokale		
a	sehr kurzes a	Ast
ā	sehr langes aah	Aal
i	sehr kurzes i	dick
ī	sehr langes iih	Dieb
u	sehr kurzes u	Stuck
ū	sehr langes uuh	Stuhl
ṛ	vokalisches r: Zungenspitze an Gaumen rollen, nach vorn schnalzen	–
e	langes eh	Tee
ai	ei	Kleid
o	oh	Pol
au	au	Bau
Gutturale (Kehllaute)		
ka	kurzes k ohne Stimme	Takt
kha	gehauchtes kh	Christ
ga	kurzes g	Jagd
gha	gehauchtes gh	Getto
ṅa	nasales weiches n, gesprochen wie vor g oder k	Gang
Cerebrale (Gaumenlaute)		
ca	sehr kurzes tscha	Klitschko
cha	nachgehauchtes tschhha	Matsch
ja	kurzes weiches dscha	Jeans
jha	nachgehauchtes dscha	–
ña	nasales weiches n, tritt nur vor Sanskrit *ca, cha, ja* oder *jha* auf	plantschen

Aussprache der Sanskrit-Laute.

Laut	Beschreibung	deutsche Beispiele
Retroflexe (mit zurückgebogener Zunge)		
ṭa	wie t, aber Zungenspitze an Gaumen rollen, nach vorn schnalzen	–
ṭha	wie *ṭa* und nachhauchen	–
ḍa	wie d, aber Zungenspitze an Gaumen rollen, nach vorn schnalzen	–
ḍha	wie *ḍa* und nachhauchen	–
ṇa	wie n, aber Zungenspitze an Gaumen rollen, nach vorn schnalzen	–
Dentale (Zahnlaute)		
ta	kurzes t mit Zungenspitze an den Zähnen (wie englisches th), unbehaucht	beten
tha	kurzes t mit Zungenspitze an den Zähnen (wie englisches th), behaucht	Bett
da	kurzes d mit Zungenspitze an den Zähnen (wie englisches th), unbehaucht	reden
dha	kurzes t mit Zungenspitze an den Zähnen (wie englisches th), behaucht	Buddha
na	kurzes n mit Zungenspitze an den Zähnen (wie englisches th)	wenn
Labiale (Lippenlaute)		
pa	kurzes p	Post
pha	behauchtes ph	Trapp
ba	kurzes b	Band
bha	behauchtes bh	gab
ma	normales m	Mund

Aussprache der Sanskrit-Laute.

Laut	Beschreibung	deutsche Beispiele
Halbvokale		
ya	wie deutsches j	Jagd
ra	mit der Zungenspitze gerolltes r, wie italienische rrr	Riviera
la	normales deutsches l	Lied
va	ähnlich wie weiches englisches w	wie englisch: water
Zischlaute		
śa	sch	Schal
ṣa	sch: mit nach hinten gerollter Zungenspitze	–
sa	scharfes s	Roß
Hauchlaute		
ha	am Anfang eines Wortes wie h; in der Mitte eher wie ch	Hand; Drachme
ḥ	vorangehenden Vokal hauchend wiederholen	juhu!
Anusvara		
ṃ	am Ende des Wortes: wie m	Stamm
ṃ	steht für den entsprechenden Nasal des Folgekonsonanten: *ṅ* bei *k* und *g* *ñ* bei *c* und *j* *ṇ* bei *ṭ* und *ḍ* *n* bei *t* und *d* *m* bei *p* und *b*	 Gang pantschen – wenden Ampel
ṃ	vor Halbvokal, Zischlaut, *h*: nasal aussprechen	wie französisch: Rendezvous

Sanskrit-Wörterbuch

Ebenfalls aufgelistete Hindi-Begriffe sind mit einem * gekennzeichnet.

a-bhakta	auf leeren Magen
abhighāta	Trauma
abhiṣeka	Guss
abhiṣyandī	die Transportfunktionen des Körpers (*srotas*) behindernd, *srotas*-blockierend
abhyantara-sneha	interne Zufuhr von Fetten
abhyaṅga	(Öl)massage
ācāra (-rasāyana)	Verhalten; ethische Lebensweise
Ādhakī	Cajanus cajan, Hindi: *Tuver*, große gelbe Linsen
ādhamāna	klassisches Symptom: „abdominelle Schwellung", z. B. hervorgerufen durch Gase oder Stuhl
ādhibhautika	externe Ursachen von Erkrankungen
ādhidaivika	übergeordnete Ursachen von Erkrankungen
adhiṣṭhāna	Lokalisation, Ort, Sitz
adho-bhakta	nach der Mahlzeit
adho-ga	nach unten gerichtet; Unterform von *amla-pitta*
ādhyātmika	interne Ursachen von Erkrankungen
ādi	usw. („Anfang")
ādi-bala-pravṛtta	genetisch angelegte (Erkrankungen)
agada-tantra	Toxikologie
āgantu-ja	psychisch bedingte, durch Traumata oder übergeordnete Einflüsse verursachte (Erkrankungen)
agni	Digestions- und Stoffwechselprinzip („Verdauungsfeuer"); Feuer-Element
agni-karma	Kauterisation
agni-māndya	Digestionsstörungen; Unterfunktion des „Verdauungsfeuers" (*agni*)
āhāra	Ernährung, Nahrungsmittel
āhāra-śakti	Nahrungsaufnahmekapazität; Teil der *daśa-vidha-parīkṣā*
a-jīrṇa	klassisches Krankheitsbild: Unterfunktion des Digestions- und Stoffwechselprinzips (*agni*); Digestionsschwäche, Maldigestion
a-kāla-ja	unzeitgemäß
ākāśa	Äther- bzw. Raum-Element
ākāśāgni	„Feuer des Äther-Elements"; ein *bhūtāgni*
a-kṛta-yūṣā	Getreidesuppe ohne Fett und Gewürze
ākṛti	Körperbau, Antlitz
ākṣepaka	Konvulsionen
akṣi-tarpaṇa	nährender Augeneinlauf
akṣi-vyudāsa	Schielen
alasaka	„müde, inaktiv"; eine Form von *kṣudra-kuṣṭha*
ālocaka	ein *pitta*-Aspekt; hauptsächlich verantwortlich für das Sehvermögen
āma	„unreif"; Stoffwechselzwischenprodukt; Anfangsstadium eines pathologischen Prozesses
āma-kṣīra	ungekochte Milch
āma-pācana	Beseitigung von *āma*
āmāśaya	Magen
āma-vāta	klassisches Krankheitsbild: entzündliche rheumatische Erkrankungen, wie die rheumatoide Arthritis sowie Autoimmunerkrankungen
āma-viṣa	Vergiftungssymptome durch Stoffwechselzwischenprodukte (*āma*)

āmaya	Krankheit
ambu	Wasser
amla	sauer
amla-pitta	klassisches Krankheitsbild: Hyperazidität, Gastritis
an-abhiṣyandī	die Transportfunktionen des Körpers (*srotas*) nicht behindernd
anāha	Auftreibung des Abdomens
anna	Nahrung
anna-drava	durch Nahrungsaufnahme gemildert
anna-vaha-srotas	Nahrungskanal
antaḥ-parimārjana	interne Reinigung; Ausleitung; *pañca-karma*
antaḥ-roga-mārga	„innerer Pfad" der Krankheitsentwicklung (*roga-mārga*)
antarāgni	„inneres Feuer", Verdauungsfeuer (*agni*)
aṅga-patana	nekrotisierend
aṅgulī	Finger; Maßeinheit
anubandha	Chronizität, Dauer der Erkrankung; Komplikationen
anuloma(-na)	Streichrichtung bei der Massage „entlang der Körperbehaarung" (meist zentrifugal); „den *vāta*-Fluss regulierend", karminativ, spasmolytisch
ānūpa	Fleisch von Tieren, die im Wasser oder in Feuchtgebieten leben.
anupāna	Begleit- oder Vehikelsubstanzen; Adjuvanzien
an-utsanna-maṇḍala	Fleck (Makula)
a-pakva	„unreifes" Stadium
apāna	ein *vāta*-Aspekt; hauptsächlich verantwortlich für Ausscheidungen der unteren Körperöffnungen
a-para	sekundäres *ojas*
apasmāra	klassisches Krankheitsbild: Epilepsie
apatarpaṇa	reduzierenden Therapiemaßnahmen

a-pathyāhāra	abträgliche Ernährung
a-pathya-nimitta-ja	durch falsche Ernährung und falsches Verhalten erworbene (Erkrankung)
a-pathya-vihāra	abträgliches Verhalten
a-rasa-jñatā	Verlust des Geschmackssinns
ardha-mats-yendrāsana	Yoga-Übung
ardhāñjalī	„eine Handvoll"; sekundäres *ojas*
ardhāva-bhedaka	klassisches Krankheitsbild: oft gleichgesetzt mit Migräne
ardita	Trigeminusneuralgie, Fazialisparese
ariṣṭa	medizinischer Likör; Anzeichen des nahenden Todes, Omen
a-rocaka	Appetitlosigkeit
arśas	klassisches Krankheitsbild: Hämorrhoiden
arśo-ghna	Hämorrhoiden reduzierend
ārtava	weibliche Fortpflanzungssubstanzen; Menstruationsblut; ein *upadhātu*
ārtava-janana	menstruationsfördernd
a-ruci	Appetitlosigkeit
aruṇa	bräunlich
a-sādhya	unheilbar
āsana	körperliche Yoga-Übungen
a-sātmya	ungewohnte bzw. unverträgliche Nahrung
a-sātmya-gandha	unzuträgliche Gerüche; auch im Sinne von Allergenen, die über die Atemwege aufgenommen werden.
a-sātmya-sparśa	unzuträgliche Hautreize; auch im Sinne von Kontaktallergenen
āsava	medizinischer Likör
aśmarī	„Stein"; Harngries, Harnsteine
aśmarī-bhedana	„steinbrechend"; lithotriptisch
asṛg-dharā	klassische Hautschicht
aṣṭa-bindu	„acht Tropfen"; primäres *ojas*

aṣṭa-mahā-doṣa	Fehlverhalten während des Ausleitens (acht „große Fehler")
aṣṭāṅga	acht Disziplinen (der Ayurveda-Therapie)
Aṣṭāṅga-Hṛdaya	klassischer Text des Ayurveda; besonders in Südindien maßgebend
āsthāpana-basti	reinigende Dekokteinläufe
asthi	Knochengewebe; ein *dhātu*
asthi-vaha-srotas	Transportbahnen für Knochengewebe
aṣṭhīlā	Prostatahypertrophie
asthy-agni	„Feuer des Knochengewebes", ein *dhātv-agni*
āsya-vairasya	veränderte Geschmackswahrnehmungen
Atharva-veda	einer der ältesten Texte der indischen Literaturgeschichte; beinhaltet Heilrituale
ati-kaṣāya	sehr adstringierend
ati-pravṛtti	Überfunktion der Transportbahnen
atīsāra	klassisches Krankheitsbild: häufige Stuhlentleerungen, Diarrhöe
ati-tikta	sehr bitter
ati-vireka	zu intensiv durchgeführte Ausleitungstherapie (*pañca-karma*)
ati-yoga	zu starke Anwendung
ātman	das Selbst, die Seele, ewiges Prinzip im Menschen
ātura-bala	Abwehrkraft des Patienten
ātura-bala-pramāṇa	Parameter zur Bestimmung von *bala*
aty-amla	sehr sauer
ātyeyika-vamana	„ad hoc"-*vamana*; milde Form der Emesistherapie; als Akut- oder Notfallbehandlung ohne Vorbehandlung durchführbar
aty-uṣṇa	stark erhitzend
aupasargika	Infektionskrankheiten
auṣadha	Heilmittel, Medikament; Heilpflanze; therapeutische Maßnahme
auṣadhi	Talismane
avabāhuka	klassisches Krankheitsbild: Schmerzsyndrom der oberen Extremität ohne Bewegungseinschränkung; ein *vāta-vyādhi*
avabhāsinī	klassische Hautschicht
avagāha-sveda	Sitzbad
avalambaka	ein *kapha*-Aspekt; hauptsächlich verantwortlich für die Versorgung und den Schutz von Lunge und Herz
avaleha	Linctus (Lecksaft bzw. -mus); medizinisches Konfekt
āvaraṇa	„einwickeln, ummanteln"; spezielles pathogenetisches Konzept des Ayurveda; Gebrauch im Sinne einer Blockade
avaśyāya	Tau, Frost
āvila-mūtratā	pathologische Zusammensetzung des Urins
āyāma	(aus)geweitet
āyus	Leben, lange Lebensspanne
bādhirya	Taubheit
bahiḥ-parimārjana	„äußere Reinigung"; Manualtherapie, äußere Anwendungen
bāhya-mārga	externer Pfad des Krankheitsverlaufs
bāhya-sneha	externe Zufuhr von Fetten
bala	Kraft, Abwehrkraft
bala-kṣaya	Immunschwäche
bāluka-sveda	Sudation mit erhitzten Sandbeuteln
basti	analer Einlauf; Blase
basti-karma	Therapie mit analen Einläufen
basty-atiyoga	zu intensiv durchgeführte Einlauftherapie (*basti-karma*)
bhakta-dveṣa	Abneigung gegenüber der Nahrung
bhasma	medizinische Asche
bhastrikā	Yoga-Atemübung (*prāṇāyāma*)
Bhava-Prakāśa	klassischer Ayurveda-Text
bhaya	Angst

bhaya-ja	psychisch bedingt; aufgrund von Ängsten entstanden
bheda	Komplikation, Chronizität; ein *kriyā-kāla;* reißende (kardiale) Schmerzen
bhiṣak	Arzt
bhrājaka	ein *pitta*-Aspekt; hauptsächlich verantwortlich für die Hautausstrahlung, insbesondere des Gesichts, sowie die Resorption über die Haut
bhrama	Vertigo und andere Störungen des Gleichgewichtsgefühls
bhūtāgni	„Elemente-Feuer"; Digestionsprinzip zur Aufspaltung der Fraktionen der Elemente
bhūta-vidyā	Behandlung von Krankheiten übernatürlichen Ursprungs
bīja	Samen
bīja-doṣa	genetisch angelegte Erkrankungen
bodhaka	ein *kapha*-Aspekt; hauptsächlich verantwortlich für die Geschmacksempfindung und Speichelbildung
Brahma	vedischer Schöpfergott
brahma-caryā	„göttlicher Wandel"; ethischer Lebensstil, Sinnes- und Emotionskontrolle, sexuelle Enthaltsamkeit
bṛṃhaṇa	nährende Therapie
buddhi	Entscheidungskraft
Cakrapāṇi	Kommentator der *Caraka-Saṃhitā*
cakṣuṣya	Sehkraft fördernd
cala	beweglich
Caraka	klassischer Autor, Internist, Philosoph
Caraka-Saṃhitā	der wichtigste klassische Text des Ayurveda, Schwerpunkt: Innere Medizin und Philosophie
carma bzw. *hasti-carma*	„(Elefanten)haut"; eine Form von *kṣudra-kuṣṭha*
carma-dala	„Hautplatzen, Hautfetzen"; eine Form von *kṣudra-kuṣṭha*

cedana	schleimlösend
chardi	Übelkeit, Erbrechen
chardi-nigrahaṇa	brechreizlindernd, antiemetisch
chinna-śvāsa	„zerschnitten, zerrissen"; eine milde Form des klassischen Krankheitsbilds *śvāsa*
cihna	Symptom
cikitsā	Therapie
Cikitsā-sthāna (Ci.)	Kapitelbezeichnung eines klassischen Ayurveda-Texts, („Kapitel der Therapie")
cintā	Sorgen
cūrṇa	Pulver; Pulverkombination
dadru	„Aussatz"; eine Form von *kṣudra-kuṣṭha*
dāha	klassisches Krankheitsbild: verschiedene Krankheiten mit brennenden Empfindungen (z. B. Hyperazidität, Harnwegsinfekte; Hitzewallungen)
dāha-praśamana	Brennen reduzierend; hilfreich bei allen von „Brennen" begleiteten Erkrankungen
daiva	vergangene Handlung; subtiler „Samen" vergangener Taten, der sich im Geist (*manas*) ansammelt bis er zur „Reife" kommt, also bis das Ergebnis der Handlung erlebt wurde
daiva-bala-pravṛtta	Auswirkungen von Handlungen der Vergangenheit; unbekannte Krankheitsursachen (wie z. B. der Einfluss der Planeten)
daiva-vyapāśraya-cikitsā	spiritueller Therapieansatz
dala	Schuppen (Squamae)
Ḍalhaṇa	Kommentator der *Suśruta-Saṃhitā*
daṇḍālasaka	extreme Steifigkeit
danta-harṣa	pelziges Gefühl auf den Zähnen
danta-puppuṭa	Gingivitis
danta-veṣṭaka	Gingivitis

daurbalya	Schwäche
deha-prakṛti	körperliche Konstitution
dhairya	Entschlusskraft, inneren Festigkeit; hohe Toleranzschwelle
dhamanī	Blutgefäße, insbesondere Arterien
dhamanī-praticaya	Ablagerungen in den Gefäßen; Atherosklerose
dhanur-āsana	Yoga-Übung
dhārā	Güsse, meist mit medizinierten Ölen
dharma	Weltengesetz, höhere Ordnung, Pflicht
dhātu	Gewebe; *doṣa* im physiologischen Zustand
dhātu-kṣaya	Gewebereduktion, Kachexie, Atrophie
dhātu-pariṇāma	Gewebe- bzw. Zellstoffwechsel
dhātv-agni	Stoffwechselprinzip auf Gewebsebene, „Gewebe-Feuer“
dhī	Entscheidungskraft
dhṛti	Willenskraft; innere Festigkeit
dhūma	Rauch; Rauchanwendung
dina-caryā	gesundheitsfördernde Routinemaßnahmen
dīpana	*agni*-anregend; appetitanregend
doṣa	„Verderber, Fehler“; wichtigste funktionelle Prinzipien, Körperfunktionen, Humores, Säfte, pathologische Prinzipien: *vāta*, *pitta* und *kapha*
doṣa-bala-pravṛtta	nach der Geburt aufgrund diverser *doṣa*-aggravierender Ursachen erworbene (Erkrankungen)
doṣa-dūṣya-saṃmūrcchaṇā	Interaktion von *doṣa* und *dūṣya* im Krankheitsverlauf
drava	flüssig; Palpitationen
dravya	Substanz; Heilmittel
dugdha-basti	Halteklistier mit Milch
duṣṭāhāra	verdorbene, unreine Nahrungsmittel
duṣṭa-pratiśyāya	klassisches Krankheitsbild: chronische Rhinitis

dūṣya	„gestört, geschädigt“; Sammelbegriff für pathologische Gewebe (*dhātu*), Sekundärgewebe (*upadhātu*) und Ausscheidungsprodukte (*mala*)
dūyana	Benommenheit
dvi-vidhopakrama	zweifältige Einteilung therapeutischer Methoden
eka-kuṣṭha	„eins, einheitlich“; eine Form von *kṣudra-kuṣṭha*
ekāṅga-roga	Monoplegie
gadāticāra	falsche medizinische Behandlung
gamana	Wallfahrten
gaṃbhīra	tiefer greifendes Symptomstadium (von *vāta-rakta*)
gandhaka	Schwefel
gaṇḍūṣa	Daueranwendung von Fetten im Mundraum, „Ölziehen“
gātra-saṃsparśa	Hautkontakt bzw. Geschlechtsverkehr; Übertragungsmodus von Infektionskrankheiten
gavinī	Ureter
ghana oder ghana-vaṭī	klassisches Extrakt
gharṣaṇa	trockene Friktionsmassagen, zumeist mit Seidenhandschuhen
*ghī**	Hindi: (mediziniertes) Butterreinfett; Sanskrit: *ghṛta*
ghrāṇa-nāśa	Anosmie
ghṛta	(mediziniertes) Butterreinfett; Hindi: *ghī*
gilāyu	klassisches Krankheitsbild: Tonsillitis
go-mukhāsana	Yoga-Übung
grahaṇī	„Dünndarm“; klassisches Krankheitsbild: intestinale (Durchfall)Erkrankungen, Malabsorption
grāhī	stuhlbindend
granthi	Geschwulst, Knoten (Tumor)

gṛdhrasī	klassisches Krankheitsbild: Ischiasleiden und Lumbago; ein *vāta-vyādhi*
grīva	Hals, Nacken, HWS-Bereich
grīva-basti	Dauerölanwendung auf der HWS mit einem Teigring
grīvāgraha	klassisches Krankheitsbild: Steifigkeit im Bereich der HWS; ein *vāta-vyādhi*
guḍa	Rohrohrzuckermasse (engl.: jaggery)
guda-vibhraṃśa	Analprolaps
guṇa	Eigenschaft; Grundqualität des Geistes
guru	schwer; schwer verdaulich; Schweregefühl
gurv-ādi-guṇa	Sammlung von zehn klassischen Eigenschaftspaaren
guṭī	Tablette, Pille
halāsana	Yoga-Übung
harṣa	Cutis anserina („Gänsehaut“)
hasti-carma	„(Elefanten)haut“; eine Form von *kṣudra-kuṣṭha*
hetu	ätiologischer Faktor, Ätiologie, Ursache
hikkā	Schluckauf
hikkā-nigrahaṇa	schluckaufreduzierend
hima	kalter Aufguss
homa	Feuerritual
hṛc-chūla	klassisches Krankheitsbild: Angina pectoris; koronare Herzkrankheit; Myokardischämie
hṛd oder *hṛdaya*	Herz
hṛdayottejaka	Kardiostimulatien
hṛd-drava	Palpitationen
hṛd-graha	thorakale Engegefühle, Angina pectoris
hṛd-roga	klassisches Krankheitsbild: Herzerkrankungen
hṛdya	herztherapeutisch; Kardiotonika
hṛllāsa	Übelkeit (als Zeichen einer *kapha*-Aggravation)
Indra	vedischer König der Götter
indra-lupta	Alopezie im Gesichtsbereich
indriya	Sinne; motorische Fähigkeiten
indriya-saṃyama	Sinneskontrolle; Teilaspekt von *brahma-caryā* bzw. *upastambha*
jala	Wasser; Wasser-Element
jalāgni	„Feuer des Wasser-Elements“; ein *bhūtāgni*
jala-ja	Fleisch von Tieren, die im Wasser leben.
jala-neti	Nasenspülung
jalaukā	Blutegel
jalodara	Aszites
janma-bala-pravṛtta	während der Schwangerschaft aufgrund von Erkrankungen oder falschem Verhalten verursacht
jāṭharāgni	zentrales Digestionsprinzip
jihvā	Zunge
jñāna	theoretisches Wissen
jñānendriya	sensorische Fähigkeiten, Sinne
jvara	klassisches Krankheitsbild: Fieber; von Fieber begleitete Erkrankungen
jvara-ghna	fiebersenkend
kākaṇaka	„dunkelorange Früchte eines Baumes“; eine Form von *mahā-kuṣṭha*
kāla-bala-pravṛtta	durch den Wechsel der Jahreszeiten bedingte (Erkrankungen)
kāla-ja	zeitgemäß
kalka	(medizinische) Paste
kāmalā	klassisches Krankheitsbild: eine Gruppe von Erkrankungen mit dem Hauptsymptom einer gelblichen Verfärbung des Körpers; ikterische Erkrankungen

kāmottejaka	aphrodisierend (im Sinne von Lust vermehrend)
kanda	Wurzelstock, Knolle
kaṇḍarā	Sehnen; ein *upadhātu*
kaṇḍū-ghna	juckreizlindernd
kaṇṭa(ka)	Dorn
kaṇṭha	Kehle
kāṇṭhya	schleimhautpflegend bei Reizungen im Rachen- und Kehlkopfbereich; verbessert die Stimme
kapāla	„zerbrochenes Tongefäß"; eine Form von *mahā-kuṣṭha*
kapāla-bhāti	Yoga-Atemübung (*prāṇāyāma*)
kapha	wichtiges Wirkprinzip (*doṣa*); als Abfallprodukt auf Gewebsebene (*mala*): Schleim (insbesondere der Atemwege)
kapha-hara	schleimlösend
kapha-ja	*kapha*-dominiert; durch *kapha* hervorgerufen
kaphotkleśa	„*kapha*-aufregend, aufwühlend"; Übelkeit
kāraṇa	ätiologischer Faktor, Ursache
karma	Handlung; Subtiler „Samen" vergangener Taten, der sich im Geist (*manas*) ansammelt bis er zur „Reife" kommt, also bis das Ergebnis der Handlung erlebt wurde.
karmendriya	motorische Fähigkeiten
karṇa-pūraṇa	Dauerölanwendung im äußeren Gehörgang
karśana	Kachexie
kārśya	klassisches Krankheitsbild: Kachexie
kāsa	klassisches Krankheitsbild: Erkrankungen mit dem Hauptsymptom des Hustens
kāsa-hara	Hustenreiz lindernd; antitussiv
Kaśyapa-Saṃhitā	klassischer Text des Ayurveda, Schwerpunkt: Gynäkologie
kaṭhina	hart
kaṭi	tiefer Rücken; LWS- und Sakralbereich
kaṭi-basti	Dauerölanwendung auf der Wirbelsäule mit einem Teigring (meist im LWS-Bereich)
kaṭu	scharfer Geschmack
kaumāra-bhṛtya	Pädiatrie, Gynäkologie und Geburtshilfe
kavala	Daueranwendung von Pflanzenpasten im Mundraum
kāya-cikitsā	(Innere) Medizin
kāya-śeka	Ganzkörperguss (südindisches Synonym: *pizzichil*)
Kerala	südindischer Bundesstaat an der Westküste des Landes mit einer florierenden lokalen Ayurveda-Tradition
keśa	Haupthaar; Abfallprodukt auf Gewebsebene
keśya	die Qualität der Haare verbessernd
khālitya	Alopezie der Kopfhaut
kha-mala	Absonderungen aus den Körperöffnungen; ein *mala*
khaṇḍa	Stengel, Stamm, Rohr
khaṇḍa-tvak	Rinde des Stammes
khanja	Lähmung der unteren Extremität
khara	rau
*khicaḍī**	Hindi: leicht verdauliches Gericht aus Reis und Hülsenfrüchten; Sanskrit: *yūṣa*
kilāsa	Vitiligo
kiṭibha, kiṭima	„Laus"; eine Form von *kṣudra-kuṣṭha*
klama	Müdigkeit, Mattigkeit
kleda	Feuchtigkeit, Wasser; Flüssigkeit im Körper; Flüssigkeitshaushalt; Transsudat
kledaka	ein *kapha*-Aspekt; hauptsächlich verantwortlich für die Verflüssigung der Nahrung
koṣṭha	Sensibilität des Darms; interner Pfad (*roga-mārga*)
koṭha	Quaddel (Urtika)
krama	Abfolge

kṛcchra-sādhya	schwer zu heilen
kriyā-kāla	„Zeitpunkte bzw. Gelegenheiten für die therapeutische Intervention"; Krankheitsstadien
kṛmi	Helminthen; pathogene Organismen
kṛmi-ghna	anthelmintisch
kṛśa-pramehī	Typ-1-Diabetiker
kṛta-yūṣā	Getreidesuppe aus Reis und Linsen mit Fett und Gewürzen
krūra-koṣṭha	träger bzw. spastischer Darm, trockener Stuhl, Verstopfungsneigung
kṣāra	alkalische medizinische Aschen; alkalische Ätzung
kṣāra-sūtra	chirurgische Anwendung mit einem medizinierten Faden
kṣata-ja	durch Überanstrengung oder Traumen hervorgerufen
kṣaya	Reduktion
kṣaya-ja	durch Auszehrung hervorgerufen
kṣīra	Milchsekret
kṣīra-pāka	Milchabkochung
kṣudra-kuṣṭha	„kleine" Formen klassischer Hautkrankheiten
kṣudra-śvāsa	„kleine", milde Form des klassischen Krankheitsbilds *śvāsa*
kuṣṭha	klassische Hautkrankheiten
kvātha	Dekokt
laghu	leicht
lakṣaṇa	Symptom
lalāṭa-bheda	Frontalkopfschmerz
laṅghana	„leicht machend", reduzierende Maßnahme, wie z. B. Fasten
lasīkā	Klares Gewebswasser, das z. B. bei oberflächlichen Hautläsionen austritt oder den Inhalt von Blasen bildet (auch: Lymphflüssigkeit).
lauha	eisenhaltiges Präparat
lavaṇa	(medizinisches) Salz
lekhana	„(aus)kratzende" Wirkung

lepa	Packung
liṅga	Symptom
loha	Eisen; eisenhaltiges Präparat
lohitā	klassische Hautschicht
madakārī	narkotisch
Mādhava-Nidāna	klassischer Ayurveda-Text
madhu-meha	„Süß- oder Honigharn"; klassisches Krankheitsbild: vergleichbar mit Diabetes mellitus
madhura	süßer Geschmack
madhya-koṣṭha	normale Darmtätigkeit, normaler Stuhlgang
madhyama-roga-mārga	mittlerer Krankheitspfad
mahā-bhūta	Element
mahā-kuṣṭha	„große" Formen klassischer Hautkrankheiten
Mahā-mṛtyuñ-jaya	ein *mantra*
mahā-śvāsa	„große", schwere Form des klassischen Krankheitsbilds *śvāsa*
mahā-srotas	großer Transportkanal; Magen-Darm-Trakt
majjā	Knochenmark, Rückenmark, Hirnsubstanz; ein *dhātu*
majjāgni	„Feuer des ZNS- und Markgewebes"; ein *dhātv-agni*
majjā-vaha-srotas	Transportbahnen für Knochenmark, Rückenmark und Gehirnsubstanz
mala	Abfallstoffe, Ausscheidungen, Toxine
mala-hara	Salbe
mala-ja	„aus dem Abfallprodukten bzw. dem Stuhl geboren"; Hautparasiten und -mikroben; eine Art von *kṛmi*
malopacaya	Akkumulation von Stuhlmasse
māṃsa	Muskelgewebe; ein *dhātu*
māṃsa-dharā	klassische Hautschicht

māṃsāgni	„Feuer des Muskelgewebes"; ein *dhātv-agni*
māṃsa-kṣaya	Abnahme des Muskelgewebes; Abmagerung
māṃsa-vaha-srotas	Transportbahnen für Muskelgewebe
maṇḍala	„Kreis, Ring, Scheibe"; eine Form von *mahā-kuṣṭha*
maṇḍūra	Eisenrost; eisenrosthaltiges Präparat
maṇi	astrologiebezogene Edelsteintherapie
manas	Geist, Psyche, sämtliche innere Regungen
mānasa	durch psychische Störungen verursacht; psychisch
mānasa-prakṛti	psychische Konstitution
manda	stumpf, langsam
mandāgni	träge oder geschwächte Digestions- und Stoffwechselleistung (*agni*); Appetitlosigkeit
mano-vaha-srotas	„Räume, Bahnen" des Geistes bzw. der Psyche
mantra	Gebetsformel
manyā-stambha	klassisches Krankheitsbild: Steifigkeit im Bereich der HWS; ein *vāta-vyādhi*
mārgāvaraṇa	Blockade der Bewegung bzw. des Transportwegs
marman	Die drei lebenswichtigen Vitalorgane (Kopf, Herz, Harntrakt), deren Verletzung zum schnellen Tod führt; Vitalpunkte.
marma-ghāta	Verletzungen oder Insuffizienz von Vitalorganen
Māṣa	Vigna mungo, Hindi: *Urid* oder *Urad*, Urdbohne bzw. Linsenbohne
mastiṣka	Gehirn
Masūra	Lens culinaris, Hindi: *Masūr*, rosafarbene Linsen
mātrā	Zeitmaß, Maß
mātrā-basti	Nährende Halteklistiere auf fettiger Basis, die der *ghī*- oder Ölmenge entspricht, die bei der inneren Oleation in sechs Stunden verdaut wird.
mayūrāsana	Yoga-Übung
medas	Fettgewebe; ein *dhātu*
medhya	Harmonisierung der Psyche, psychotonisch; wirkt regenerierend auf das ZNS
medogni	„Feuer des Fettgewebes"; ein *dhātv-agni*
medo-vaha-srotas	Transportbahnen für Fettgewebe
moha	Bewusstseinstörungen, Synkopen
mṛd-bhakṣaṇa-janya	„die durch den Verzehr von Erde bzw. Dreck hervorgerufene"; eine Form von *pāṇḍu*
mṛdu	weich
mṛdu-koṣṭha	sensibler Darm, weicher Stuhlgang, Durchfallneigung
Mudga	Vigna radiata, Munglinsen (gelb) bzw. -bohnen (grün)
muhūr-muhūr	in kurzen Abständen
muhūrta	klassische Zeiteinheit (ca. 45 Minuten)
mūkatva	Aphasie
mukhābhyaṅga	Kopfmassage
mukha-dūṣikā	„Gesichtsverderber"; Akne
mukha-pāka	Stomatitis
mukha-roga	klassisches Krankheitsbild: Sammelbegriff für verschiedene Erkrankungen der Mundhöhle
mūla	Wurzel
mūla-tvak	Wurzelrinde
mūrcchā	Bewusstseinsstörungen; Synkopen
mūtra	Urin; ein *mala*
mūtra-ghaṭa	Oligurie, Anurie
mūtra-kṛcchra	„Schwierigkeiten beim Wasserlassen", Dysurie, Pollakisurie
mūtra-la	diuretisch

mūtra-mārga	Harnröhre
mūtra-saṃgrahaṇīya	Harnfluss herabsetzend
mūtra-vaha-srotas	Transportbahnen für Urin
mūtra-virañjanīya	„Urin entfärbend"; verschiedene Verfärbungen des Urins, meist durch *pitta*-Aggravation (z. B. Bilirubinurie, Hämaturie, Hämoglobinurie)
mūtra-virecanīya	diuretisch
mūtra-viśodhana	„urinreinigend"; antiseptisch bei Infekten des Harntrakts
nāḍī	Blutgefäße; Puls; Energiebahnen, Fistel, Sinus
nāḍī-parīkṣā	Pulsuntersuchung
nāḍī-śodhana	Yoga-Atemübung (*prāṇāyāma*)
nāḍī-sveda	lokale Dampfbehandlung, Vaporisator
nakha	Nägel, Abfallprodukt auf Gewebsebene
nāsa-roga	klassisches Krankheitsbild: Erkrankungen des Nasenraums
nasya(-karma)	nasokraniale Behandlung
netra	Auge
netrābhiṣyanda	infektiöse Konjunktivitis
netra-tarpaṇa	Augenbehandlung
nidāna	ätiologischer Faktor, Ursache; ein *pañca-nidāna*
nidāna-parivarjana	Ursachenvermeidung
nidrā-janana	hypnotisch
ni-ja	durch *doṣa* verursacht
nirāma	ohne *āma*-Beteiligung; Stadium nach *āma*-Reduktion
nirūha-basti	reinigende Dekokteinläufe
niśā	zur Nacht (vor dem Schlafengehen); *Haridrā* (Curcuma longa)
niśoṭha-virecana	Purgieren mit *Trivṛta* (Operculina turpethum)
niyama	ethische Regeln
ojas	Abwehr- und Vitalessenz; verschiedene Abwehrsubstanzen sowie gewebegenerierende Faktoren
ojo-kṣaya	Reduktion der Abwehr- und Vitalessenz
pācaka	ein *pitta*-Aspekt; hauptsächlich verantwortlich für die Digestion
pācana	*agni*-anregend; *āma*-reduzierend
pādābhyaṅga	Fußmassage
pādāghāta	Massage mit den Füßen
paittika	*pitta*-dominierte Konstitution
pāka	eiternd
pakṣāghāta oder *pakṣa-vadha*	Hemiplegie
pakva	reif, gekocht; „reifes" Stadium; Gegenteil von *āma*
pakvāśaya	Kolon
pāmā	„Hautkrankheit, Krätze"; eine Form von *kṣudra-kuṣṭha*
pañca-karma	klassisches System von fünf Anwendungen zur inneren Reinigung: *vamana* (Emesis), *virecana* (Purgieren), *nirūha-basti* (reinigende Dekokteinläufe), *anuvāsana* (nährende Halteklistiere), *nasya* (nasokraniale Behandlung)
pañcāṅga	gesamte Pflanze, Kraut
pañca-nidāna	fünf Aspekte für die Diagnose von Erkrankungen
pāṇḍu	„Blässe"; klassisches Krankheitsbild: eine Gruppe von Erkrankungen mit dem Hauptsymptom Anämie oder andere „Entfärbungen" der Haut
paṅgu	Paraplegie
para	primäres (*ojas*)
paricāraka	medizinisches Personal
parināma-śūla	Linderung von Schmerzen durch Nahrungsaufnahme
pariśeka	Ölguss des gesamten Körpers

parisrava	nässend
parṇa	Blatt
paścāt-karma	Nachbehandlung; Phase bei *pañca-karma*
pathyāhāra	zuträgliche Ernährung
pathya-vihāra	zuträgliches Verhalten
patra	Blatt
pavana-muktāsana	Yoga-Übung
peyā	flüssige Reissuppe
phala	Frucht
phāṇṭa	warmer Aufguss, Infus
picchā-basti	spezielles Klistier
picchila	schleimig, viskös
picu	Ölkompresse, zumeist auf dem Schädel
piḍikā	Pusteln (Pustula) und Beulen
piṇḍa	Beutel; medizinisch eingesetzter Bolus
piṇḍa-sveda	Beutelmassage
pīta-bhāva	gelbliche Verfärbung
pitta	wichtiges Wirkprinzip (*doṣa*); als Abfallprodukt auf Gewebsebene (*mala*): Galle
pitta-ja	*pitta*-dominiert; durch *pitta* hervorgerufen
pitta-mala	Galle
pizzichil	Ganzkörperguss (Synonym: *kāya-śeka*)
poṣaka	Nährfunktion
prabhāva	Besondere Wirkung einer Substanz, die nicht auf der Grundlage herkömmlicher Logik erklärbar ist (auch: Folgen, Komplikationen; Prognose).
prabhūta-mūtratā	vermehrte Urinausscheidung
pradhāna-karma	Haupt- oder Ausleitungshandlung; Phase bei *pañca-karma*
prādhānya	Dominanz; eine *saṃprāpti*
prāg-bhakta	vor der Mahlzeit
prajā-sthāpana	„fetusstabilisierend“; antiabortiv
prajñāparādha	Fehler des Denkens; bewusste Zuwiderhandlung gegen die Natur; falsche Auffassungen über unsere Natur sowie über wünschenswerte Ziele und Verhaltensweisen
prakopa	Aggravation; Provokation; ein *kriyā-kāla*
prākṛta-kapha	physiologisch fungierendes *kapha*
prakṛti	Konstitution oder Natur eines Menschen
prakṣepa	Zugabe von Heilmitteln in ein meist flüssiges Präparat, wenn dieses abgekühlt ist.
pralāpa	Delirium
pramāṇa	Körpermaße; Teil der *daśa-vidha-parīkṣā*
pramāthī	*srotas*-aktivierend
prameha	„gesteigerter Harnfluss“; klassisches Krankheitsbild: Gruppe von 20 Erkrankungen mit vermehrter Urinausscheidung und pathologischer Zusammensetzung des Urins; Polyurie-Syndrom (meist Diabetes mellitus)
pramoha	Bewusstseinsstörung
prāṇa	Atemgase und „Lebensenergie“; ein *vāta*-Aspekt; hauptsächlich verantwortlich für psychische Funktionen, Hirn- und Herztätigkeit, Atmung
prāṇa-vaha-srotas	Leitbahnen für den Transport von Atemgasen und des „Lebenshauchs“; Atemwege
prāṇāyāma	Yoga-Atemübung
prasāda	Essenz
prasara	Ausbreitung, Migration; ein *kriyā-kāla*
praseka	vermehrter (Speichel)fluss
prasrāvin	blutend
prastha, prasṛta	klassische Maßeinheit (kontrovers)

pratimarśa-nasya	milde Form der nasalen Anwendung, Teil der täglichen Gesundheitsroutine
pratiśyāya	klassisches Krankheitsbild: Rhinitis
pravāhika	chronische Diarrhöe; Unterform von *atīsāra*
prāyaścita	Sühneübungen
prayatna	Bemühung; Ingangsetzen von körperlichen Prozessen
pṛṣṭha	Rücken; BWS-Bereich
pṛṣṭha-basti	Dauerölanwendung im BWS-Bereich mit einem Teigring
pṛṣṭhābhyaṅga	Rückenmassage
pṛthivī	Erd-Element
pṛthivy-agni	„Feuer des Erd-Elements"; ein *bhūtāgni*
puṇḍarīka	„Lotus"; eine Form von *mahā-kuṣṭha*
purīṣa	Stuhl; ein *mala*
purīṣa-ja	„aus dem Stuhl geboren", intestinale Parasiten; eine Art von *kṛmi*
purīṣa-saṃ-grahaṇīya	antidiarrhöisch
purīṣa-vaha-srotas	Transportbahnen für Stuhl
pūrva-karma	Vorbereitungen, Phase bei *pañca-karma*
pūrva-rūpā	Vorsymptom; ein *pañca-nidāna*
puṣpa	Blüte
pūti-hara	desodorierend

rāga	Rötungen (Erytheme)
rajas	Staub; psychische und kosmische Grundqualität
rāja-yakṣmā	klassisches Krankheitsbild: Schwindsucht, Tuberkulose
rakta	Blut; Blutgewebe, rote Blutzellen; ein *dhātu*
rakta-duṣṭi	„unreines oder aggraviertes" *rakta*; Ursache verschiedener Erkankungen
raktāgni	„Feuer des Blutgewebes"; ein *dhātv-agni*
rakta-meha	Hämaturie
rakta-mokṣaṇa	Blutentzug
rakta-pitta	klassisches Krankheitsbild; eine Gruppe von Erkrankungen mit Blutungen
rakta-rasāyana	*rakta*-regenerierend
rakta-śodhana	„Reinigung des Blutes" (*rakta*); ein Therapieansatz
rakta-stambhana	blutstillende Maßnahmen
raktātisāra	klassisches Krankheitsbild: Blutstuhl
rakta-vaha-srotas	Transportbahnen für „rotes Blut" (*rakta*)
rakta-vardhana	*rakta*-regenerierend
rakta-vṛddhi	„pathologische Zunahme des Blutgewebes"
rañjaka	ein *pitta*-Aspekt; hauptsächlich verantwortlich für Blutbildung (Erythropoese)
rasa	„weißes Blut" (hauptsächlich Blutplasma mit Nährstoffen, Leuko- und Thrombozyten); ein *dhātu*; Essenz; Geschmack; Fleischbrühe
rasādi	„*rasa* usw.", sämtliche Gewebe
rasāgni	„Feuer des primären Nährgewebes"; ein *dhātv-agni*
rasa-pari-vahana	„*rasa*-Zirkulation", Blutzirkulation
rasa-śāstra	medizinische Alchemie
rasauṣadha	herbo-mineralische Präparate
rasa-vaha-srotas	Transportbahnen für „weißes Blut" (hauptsächlich Blutplasma mit Nährstoffen, Leuko- und Thrombozyten)
rasāyana	Wissenschaft bzw. Heilmittel zur Geweberegeneration
raukṣya	Trockenheit
recana	Laxanzien; Purgativa

ṛṣya-jihva	„Hirschzunge"; eine Form von *mahā-kuṣṭha*
ṛtu	Jahreszeit
ṛtu-caryā	eine den Jahreszeiten gemäße, gesunde Lebensweise
ṛtu-vaiṣamya	negative klimatische Einflüsse (insbesondere Wind, Feuchtigkeit); den Jahreszeiten ungemäße Wetterbedingungen
roga	Krankheit
roga-mārga	Krankheitspfad
rogāpanayana	Therapie bzw. Beseitigen von Krankheiten
rogin, rogī	Patient
rohiṇī	klassische Hautschicht
roma-saṃjanana	haarwuchsfördernd
ropana	wundheilend
Rudra	vedischer Gott, Herr der Krankheiten und des Gewitters
rūhyā	Alopezie des gesamten Körpers
rujā	Missempfindungen bzw. Schmerzen
rūkṣa	trocken
rūkṣaṇa	Feuchtigkeitsreduktion; Austrocknen; den Fett- und Flüssigkeitsgehalt des Körpers reduzierend; ein klassischer Therapieansatz
rūkṣānna	trockene Nahrung
rūkṣa-sveda	Anwendungen mit trockener Wärme
rūkṣatā	Trockenheit der Gewebe, Exsikkose
rūpā	Symptom; ein *pañca-nidāna*
śabda	Laut; Auskultation; Stimme
sādhaka	ein *pitta*-Aspekt; hauptsächlich verantwortlich für Intellekt und Ego
sādhya	heilbar
sādhyā-sādhyatā	Prognose
ṣaḍ-vidhopa-krama	sechsfältige Einteilung therapeutischer Methoden
sad-vṛtta	ethisches Verhalten
sa-grāsa	mit dem ersten Bissen der Mahlzeit
saha-bhojana	gemeinsames Essen; Übertragungsmodus von Infektionskrankheiten
saha-ja	angeboren
saha-śayyā-sana	gemeinsame Bettstatt; Übertragungsmodus von Infektionskrankheiten
Saindhava	rosafarbenes Steinsalz
śakala	Schuppen (Squamae)
śākha	externer Pfad der Krankheitsentwicklung
śālākya-tantra	Hals-Nasen-Ohren-Heilkunde und Gesichtschirurgie
śalya-tantra	Chirurgie
sama	ausgewogenes Maß; gesund; ausgewogene Konstitution
sāma	mit Stoffwechselzwischenprodukten (*āma*) assoziiert
saṃ-ā-bhakta	mit Nahrung vermengt
samādhi	meditative Versenkung
sāma-doṣa	*āma*-assoziierte *doṣa*
samāgni	ausgeglichene Digestions- und Stoffwechsellage (*agni*)
sāma-kapha	*kapha* mit Stoffwechselzwischenprodukten (*āma*)
samāna	ein *vāta*-Aspekt; hauptsächlich verantwortlich für Resorption
śamana	harmonisierende Therapie, konventionelle Therapiemethoden (Diätetik, Ordnungs- und medikamentöse Therapie)
sāma-pitta	*pitta* mit Stoffwechselzwischenprodukten (*āma*)
sāma-vāta	*vāta* mit Stoffwechselzwischenprodukten (*āma*)
saṃcaya	Akkumulation; ein *kriyā-kāla*
saṃhanana	Körperbau; Teil der *daśa-vidha-parīkṣā*
saṃjñā-sthāpana	zentralnervös anregend; zu Bewusstsein holend

saṃkhyā	Aufzählung; eine *saṃprāpti*
saṃkoca	zusammengezogen
saṃprāpti	Krankheitsprozess, Pathogenese; ein *pañca-nidāna*
saṃprāpti-vighaṭana	den pathologischen Prozess zur Auflösung zu bringen
saṃsarjana-krama	Kostaufbau, Ernährungsschema nach der Ausleitung
saṃsthāna	Erscheinungsform bzw. Art einer Hauteffloreszenz
saṃtrāsa	Unwohlsein
samutthāna	Beginn und Verlauf einer Erkrankung
sandhānīya	wundheilend
sandhi-gata-vāta	klassisches Krankheitsbild: Arthrosen; ein *vāta-vyādhi*
sāndra	fest
sāndra-meha	klassisches Krankheitsbild: u. a. vergleichbar mit Proteinurie
saṅga	Unterfunktion der Transportbahnen
saṅghāta-bala-pravṛtta	durch körperliche Traumata bedingt
sannipāta	Prozess, bei dem alle drei *doṣa* betroffen sind.
sara	beweglich wie eine Flüssigkeit, fließend
sāra	Essenz; Nähranteil; exzellente Gewebe; Teil der *daśa-vidha-parīkṣā*
śarat	Herbst
śarīra	Körper
Śārīra-sthāna (Śār.)	Kapitelbezeichnung eines klassischen Ayurveda-Texts („Kapitel des Körpers" = Anatomie)
Śārṅgadhara-Saṃhitā	mittelalterlicher Text des Ayurveda, Schwerpunkt Pharmazeutik
sarvāṅga	Ganzkörper(behandlung)
sarvāṅga-roga	Tetraplegie
sarvāṅgāsana	Yoga-Übung
sarva-sara	sich über den gesamten (Mundraum) erstreckend

sa-sneha	etwas ölig
Ṣaṣṭika-śālī-piṇḍa-sveda	wärmende Beutelmassage mit besonderem Reis
śastra	„Schwert"; chirurgisches Gerät
śastra-praṇidhāna	Chirurgie, chirurgische Maßnahmen
śatāru	„100 Beulen"; eine Form von *kṣudra-kuṣṭha*
sātmya	Nahrungsmittelverträglichkeit; Teil der *daśa-vidha-parīkṣā*
sattva	Prinzip der Reinheit und Klarheit; psychische Kraft; Teil der *daśa-vidha-parīkṣā*; Extrakt (sattvisch = den reinen Qualitäten des Geistes zugeordnet)
sattvāvajaya	Psychotherapie
saumānasya-prabhṛti	Emotionskontrolle; Teil von *brahma-caryā*
śavāsana	Yoga-Übung
sikta-meha	Kristallurie
sirā	Blutgefäße, insbesondere Venen; ein *upa-dhātu*
sirā-granthi	luminöse Vorwölbungen in den Transportbahnen
śiras	Kopf
sirā-vedha	Aderlass
śiro-basti	Dauerölanwendung am Kopf mittels einer Lederkappe
śirobhitāpa	starke Temperaturreize im Kopfbereich
śirobhyaṅga	Kopfmassage
śiro-dhārā	Stirnguss
śiro-ruk	generalisierter Kopfschmerz
śiro-virecana	drastische Form der nasalen Reinigung
śīta	kühlend, kalt
śītāda	Gingivitis
śīta-dadhi	kalter Joghurt
śīta-pitta	„Kälte-*pitta*"; klassisches Krankheitsbild: Urtikaria
ślakṣṇa	glatt

śleṣaka	ein *kapha*-Aspekt; hauptsächlich verantwortlich für das Schmieren der Gelenke
śleṣma-ja	„aus dem Schleim geboren"; intestinale Parasiten; eine Art von *kṛmi*
smṛti	Erinnerungen; Gegenwartspräsenz
snāyu	Bänder und Nerven; ein *upadhātu*
snehana	Ölung (Oleation); Ölanwendungen
snehana-nasya	fettende Form der nasalen Anwendung
sneha-pāna	orale Einnahme von Fetten
snigdha	ölig, fettig, feucht
snigdha-virecana	Purgieren mit fettigen Substanzen, insbesondere mit *Eraṇḍa-taila* (Rizinusöl)
śodhana	reinigend, Reinigung, Ausleitungsverfahren
śodhana-basti	reinigender Darmeinlauf
śodhana-karma	ausleitende Eingriffe
śodhana-nasya	reinigende nasale Anwendung
śoka-ja	psychisch bedingt; aufgrund von Sorgen entstanden
śoṇita-ja	„aus dem Blut geboren"; Mikroben im Blut; eine Art von *kṛmi*
śoṣa	klassisches Krankheitsbild: Abmagerung, Austrocknung; Kachexie; Atrophie; Schwindsucht, Tuberkulose
śotha	klassisches Krankheitsbild: steht hauptsächlich für Entzündungen und Ödeme („Schwellung")
śotha-hara	entzündungs- und schwellungsreduzierend
spandana	Tachykardien, Herzflimmern
sparśa	Berührung, Palpation, Hautbeschaffenheit
sphoṭa	Blase, Bläschen (Vesikula)
sphuṭana	Risse (Raghaden)
śrama-hara	Müdigkeit beseitigend; belebend
srāva	Absonderungen
srotas	Transportsysteme, Transporträume
stabdhatā	thorakale Kongestion
stambha	Angina pectoris; Herzstillstand
stambhana	blutstillend; Stillen von Sekreten und Ausscheidungen
stanya	Muttermilch und deren Produktionsgewebe; ein *upadhātu*
stanya-duṣṭi	pathologische Veränderungen der Muttermilch
stanya-janana	milchbildungsfördernd, galaktogog
sthā	verweilen, stehen, gefestigt sein
sthairya	fixiert
sthāna	Hauptaktionsfeld, „Sitz"; Lokalisation bzw. Ausbreitung
sthāna-saṃśraya	Lokalisation; ein *kriyā-kāla*
sthaulya	klassisches Krankheitsbild: Übergewicht, Adipositas
sthira	stabil, träge
sthūla	grob(stofflich)
sthūla-pramehī	Typ-2-Diabetiker
stimita	„Gefühl, dass etwas Feuchtes das Herz bedecke"
śuddhy-atiyoga	Übermaß an reduzierenden Therapiemaßnahmen, wie z. B. Ausleitungsverfahren
sukha-sādhya	leicht zu heilen
śukra	Fortpflanzungsgewebe (besonders männliche Fortpflanzungssubstanzen); ein *dhātu*
śukrāgni	„Feuer des Fortpflanzungsgewebes"; ein *dhātv-agni*
śukra-kṣaya	Schwäche des Fortpflanzungsgewebes, Impotenz
śukra-vaha-srotas	Transportbahnen für Fortpflanzungsgewebe
sūkṣma	fein(stofflich), subtil

śūla	„stechender Schmerz"; klassisches Krankheitsbild: abdominelle, aber auch thorakale Schmerzsyndrome (z. B. Ulkuskrankheit)
śūla-praśamana	„schmerzlindernd"; krampflösend im Abdomen
śulvāri	Schwefel
śūnya-bhāva	subjektives Gefühl von „Leere" in der Herzregion
suptatā	Parästhesien und Taubheitsgefühle
sūrya-namaskāra	Yoga-Übung; Sonnengruß
sūryāvarta	klassisches Krankheitsbild: oft gleichgesetzt mit Migräne
śuṣka	trocken; nicht blutend
Suśruta	klassischer Autor, Chirurg
Suśruta-Saṃhitā	klassischer Text des Ayurveda, Schwerpunkt: Chirurgie
Sūtra-sthāna (Sū.)	Kapitelbezeichnung eines klassischen Ayurveda-Texts („Kapitel der Merkverse")
sva	selbst; das Selbst; die Seele
svabhāva-bala-pravṛtta	„natürlich bedingt", durch Auswirkungen der fortschreitenden Zeit
svabhāva-ja	„von sich aus, natürlich entstanden", angeboren
svapna	Schlaf; eine „Säule des Lebens"
svara-bheda	klassisches Krankheitsbild: Erkrankungen des Rachenraums mit veränderter Stimme oder eingeschränkter Lautbildung
svarasa	Frischsaft, Presssaft
svārya	gut für die Stimme
śvāsa	„Atem, Atemnot, Atemgeräusch"; klassisches Krankheitsbild mit dem Hauptsymptom der Dyspnoe
śvāsa-hara	antidyspnoisch
sva-stha	gesund
svastha-vṛtta	gesundheitserhaltende und -fördernde Maßnahmen
svā-sthya	„Selbstständigkeit", „Verweilen im Selbst"; Gesundheit

svasty-ayana	Intonieren von heiligen Versen und Hymnen
sveda	Schweiß; ein *mala*; Schweißausbrüche
svedana	diaphoretische Maßnahmen, Wärmeanwendungen, Anregen der äußeren und inneren Sekretion, schweißtreibend
sveda-vaha-srotas	Transportbahnen für Schweiß
svedopaga	unterstützende schweißtreibende Wirkung
śvetā	„weiß"; klassische Hautschicht
śvitra	Vitiligo
śyāva	zyanotisch
taila	vegetabile Öle, medizinierte Öle
takra	verdünnter, entfetteter Joghurt
takra-dhārā	Stirnguss mit *takra*
tamaka-śvāsa	„thorakale Schwere, Ersticken"; eine schwere Form des klassischen Krankheitsbilds *śvāsa*, mit Asthma bronchiale gleichzusetzen
tamas	geistige Grundqualitäten; Prinzip der Trägheit und Dunkelheit
tāmrā	klassische Hautschicht
tandrā	Benommenheit
tāpa	Hitzewallungen
tarpaka	ein *kapha*-Aspekt; hauptsächlich verantwortlich für das Nähren von Gehirn und Sinnesorganen
tarpaṇa	nährend, gewebeaufbauend (Synonym: *saṃtarpaṇa*)
tejogni	„Feuer des Feuer-Elements"; ein *bhūtāgni*
tīkṣṇa	penetrierend, schneidend
tikṣṇāgni	Überfunktion des Digestions- und Stoffwechselprinzips (*agni*)
tīkṣṇa-guṇa	penetrierend, scharf (z. B. scharfe und reizende Nahrungsmittel, stark reizende Medikamente, heißes Klima, hitzige Emotionen)

tiktāmlod-girana	saures und bitteres Aufstoßen
tiktatā vaktre	bitterer Geschmack im Mund
toda	stechender Schmerz
trāsa	Stress
tri-doṣa oder tri-doṣa-ja	Prozess, der alle drei *doṣa* betrifft.
tṛṣā	Durst
tuṇḍikerī	klassisches Krankheitsbild: Tonsillitis
tvaca oder tvak	Haut; ein *dhātu*; Rinde
ubhaya	beide (Kombination der Ansätze)
ubhaya-sṛta	systemische Ausbreitung und Komplikationen (von *vāta-rakta*)
udaka	Wasser und andere Flüssigkeiten
udaka-dharā	klassische Hautschicht
udaka-vaha-srotas	Transportbahnen für Flüssigkeiten (vorrangig Wasser)
udāna	ein *vāta*-Aspekt; hauptsächlich verantwortlich für die Sprachbildung und das Gedächtnis
udara-roga	„Bauch"; klassisches Krankheitsbild: Sammelbegriff für verschiedene Formen von abdominellen Schwellungen
udumbara	„rote Früchte des *Udumbara*-Baumes"; eine Form von *mahā-kuṣṭha*
udvartana	Massagen mit (Kräuter)pulvern
udveṣṭana	Krämpfe
upadhātu	Sekundärgewebe
upanāha-sveda	wärmende Auflage
upaśaya	„therapeutischer Test"; ein *pañca-nidāna*
upaśoṣaṇa	austrocknend
upastambha	drei Säulen des Lebens: gesunde Ernährung (*āhāra*), Schlaf (*svapna*) und Sinnes- und Emotionskontrolle (*brahma-caryā*)
upasthātṛ	medizinisches Personal
upavāsa	Fasten
uras	Thorax
ūrdhva-ga	nach oben gerichtet
ūrdhva-śvāsa	„hoch, nach oben gerichtet"; eine schwere Form des klassischen Krankheitsbilds *śvāsa*
uṣṇa	warm, heiß
uṣṇa-praśamana	kühlend
utsanna-maṇḍala	Papel (Papula)
utseda	erhaben
uttāna	oberflächliches Vorstadium (von *vāta-rakta*)
vaidya-mānī	„medizinischer Besserwisser"
vaivarṇya	veränderte Hautfärbung, Verfärbungen
vājī-karaṇa	Aphrodisiaka: Maßnahmen zur Verbesserung der Fortpflanzungsfunktionen und zur Produktion einer gesunden Nachkommenschaft
vāk-saṅga	Sprachstörungen (Dysarthrie, Dysphasie)
vāmaka	emetisch
vamana	therapeutisches Erbrechen (Emesis)
vardhamāna-pippalī-rasāyana	„Treppenkur" mit *Pippalī* (Piper longum)
varṇa	Färbung
vārṇya	die „Färbung" und somit die Schönheit der Haut fördernd
varṣā	Sommer („Regenzeit")
vartma-stambha	eingeschränkte Beweglichkeit des Augenlids, Ptose
vāruṇa	Vitiligo
vasā	Muskelfett, freies Fett; ein *upadhātu*
vasanta	Frühling
vāṣpa-sveda	Ganzkörperdampfbad

vastra-mālya	verschmutzte Kleidung bzw. Handtücher; Übertragungsmodus von Infektionskrankheiten
vāta	wichtiges Wirkprinzip (*doṣa*); Wind; als Abfallprodukt (*mala*): Gase
vāta-ja	*vāta*-dominiert; durch *vāta* hervorgerufen
vāta-kaṇṭaka	klassisches Krankheitsbild: Beschwerden in Sprunggelenk und Ferse; ein *vāta-vyādhi*
vātānuloma (-na)	*vāta*-regulierend, karminativ, spasmolytisch, den Fluss von *vāta* regulierend
vāta-rakta	klassisches Krankheitsbild: hyperurämische Arthritis (Gicht); periphere vaskuläre Erkrankungen
vāta-vilomatva	behinderter *vāta*- bzw. Atemfluss
vāta-vyādhi	klassisches Krankheitsbild: *vāta*-dominierte, meist degenerative Erkrankungen des Bewegungsapparats und des Nervensystems
vaṭī	Tablette, Pille
vayas	biologisches Alter; Teil der *daśa-vidha-parīkṣā*
vāyu	Wind; Luft-Element
vāyv-agni	„Feuer des Luft-Elements"; ein *bhūtāgni*
veda	„Wissen, ewiges Wissen, Wissenschaft"; älteste Texte der indischen Kulturgeschichte, Hymnensammlungen
vedanā	Schmerz; Missempfindung
vedanā-sthāpana	analgetisch
vedinī	klassische Hautschicht
vega	körperliche Reinigungsreflexe (Stuhldrang, Harndrang, Niesreiz, Gähnen etc.); einzelne Ausscheidungsimpulse bei der inneren Reinigung („Würfe")
vega-(saṃ) dhāraṇā	Unterdrückung natürlicher Körperbedürfnisse
vepathu	Tremore
vicarcikā	„Hülle"; eine Form von *kṣudra-kuṣṭha*
vidāhī	schleimhautreizend
vidhi	Unterarten; eine *saṃprāpti*
vihāra	Verhalten
vijñāna	praktisches Wissen
vikalpa	Detailanalyse; eine *saṃprāpti*
vikāra	Krankheit
vikṛti	(momentane) Beschwerden, Symptome
vilepī	sämige Reissuppe
vimārga-gamana	Flussabweichung in die Gegenrichtung innerhalb der Transportbahnen
vipādika	eine Form von *kṣudra-kuṣṭha*
virecana	therapeutisches Abführen (Purgieren)
viruddhāhāra	ungünstige Nahrungsmittelkombinationen
vīrya	(pharmakologische) Potenz
viśada	nicht schleimig, klar
viṣāda	Depressionen
viṣa-ghna	antitoxisch; Unterstützung des Abbaus und der Ausscheidung von toxischen Substanzen
viṣamāgni	Unregelmäßigkeiten der Digestion und des Stoffwechsels (*agni*)
viṣamāśana	unzuträgliche Ernährungsgewohnheiten
visphoṭa	„Blase, Beule", bullöse Hauterkrankungen; eine Form von *kṣudra-kuṣṭha*
visra-gandha	fauliger Geruch
viṣṭambhī	verstopfende Nahrungsmittel
viśvācī	klassisches Krankheitsbild: Schmerzsyndrom der oberen Extremität mit Bewegungseinschränkung; ein *vāta-vyādhi*
vivarṇatā	Verfärbungen
vraṇa	Wunden, Exkoriationen, Geschwür (Ulkus)
vraṇa-vastu	Narbe (Zikatrix)

vṛddhi	pathologische Zunahme funktionsuntüchtigen Gewebes
vṛkka	Niere
vṛṣya	reproduktionsfördernde Maßnahmen, Aphrodisiaka
vyādhi	Krankheit
vyādhi-bala	Virulenz einer Erkrankung
vyādhi-bala-virodhitva	Abwehrmechanismen, die die Virulenz einer Erkrankung mindern.
vyādhi-kṣamatva	„Die Fähigkeit, Krankheiten zu ertragen bzw. ihnen zu widerstehen“, d. h. immunologische Funktionen.
vyādhy-utpāda-pratiband-hakatva	Präventive Abwehrmaßnahmen des Körpers, die die Entstehung von Erkrankungen unterbinden.
vyakti	Manifestation; ein *kriyā-kāla*
vyāna	ein *vāta*-Aspekt; hauptsächlich verantwortlich für den Kreislauf und die Aktivität der Muskulatur
vyapāśraya	basierend auf
vyāyāma	körperliche Anstrengung, Gymnastik, Sport
vyāyāma-śakti	Körperkraft, Belastbarkeit; Teil der *daśa-vidha-parīkṣā*
yakṛd-doṣa	Leberstörung ohne ausgeprägte strukturelle Veränderungen; initiale Fettleber
yakṛd-udara	Leberschwellung
yakṛt	Leber
yāpya	kontrollierbar, palliabel
yavāgū	Getreidedekokt
Yoga	klassische Philophieschule Indiens; Stufenpfad für das innere Wachstum
yogāsāna	Yoga-Übungen
yukti-kṛta	Faktoren, die von Ernährung, Verhalten und dem Gebrauch von Heilmitteln abhängen.
yukti-vyapāśraya-cikitsā	rationaler Therapieansatz; naturheilkundliche Therapieverfahren
yūṣa	Getreidesuppe
yuvāna-piḍikā	„Jugendpusteln“, Akne

Einzeldrogen

Verzeichnis der Heilpflanzen, geordnet nach botanischen Namen.

botanische Bezeichnung	Sanskrit-Bezeichnung	deutsche Bezeichnung	verwendeter Teil
Abutilon indicum	*Atibalā*	Schönmalve	Wurzel
Acacia catechu	*Khadira*	Gerber-Akazie, Katechu	Rinde
Achyranthes aspera	*Apāmārga*	–	Wurzel
Aconitum ferox	*Vatsanābha*	Indischer Eisenhut	Knollen
Aconitum heterophyllum	*Ativiṣā*	ein Eisenhutgewächs	Knollen
Acorus calamus	*Vacā*	Kalmus	Rhizom
Adhatoda vasica	*Vāsā*	Indisches Lungenkraut, auch: Malabar-Nussbaum	Blätter
Aegle marmelos	*Bilva*	Bengalische Quitte, Marmelos, Belabaum	Frucht
Allium cepa	*Plāṇḍu*	Zwiebel	Zwiebelsaft
Allium sativum	*Laśuna*	Knoblauch	Zehen
Aloe vera	*Kumārī*	Echte Aloe	Blätter(saft)
Anethum graveolens	*Śatapuṣpā*	Dill	Samen
Aquilaria agallocha	*Aguru*	Aloeholz	Holz
Asparagus racemosus	*Śatāvarī*	Wilder Spargel	Wurzel
Azadirachta indica	*Nimba* (Hindi: *Nīm*)	Niembaum	Blätter, Rinde
Bacopa monnieri	*Brāhmī*	Kleines Fettblatt, Nabelkraut	Kraut, Blätter
Bambusa arundinaceae	–	Bambus-Manna, Großer Dornenbambus	Harz
Bauhinia variegata	*Kāñcanāra*	Orchideenbaum	Knospen, Blüten
Berberis aristata	*Dāruharidrā*	Indische Berberitze	Wurzelrinde
Bergenia ligulata	*Pāśanabheda*	Wickelwurz	Wurzel
Betula utilis	*Bhojapatra*	Himalaya-Birke	Rinde
Boerhaavia diffusa	*Punarnavā*	ein Wunderblumengewächs	Wurzel, Kraut
Boswellia serrata	*Śallakī*	Weihrauch	Harz
Brassica nigra (auch: Sinapis nigra)	*Sarṣapa*	Senf	Samen, Öl
Calotropis procera	*Arka*	Mudar	Wurzelrinde, Blätter, Blüten, Gummiharz

botanische Bezeichnung	Sanskrit-Bezeichnung	deutsche Bezeichnung	verwendeter Teil
Cannabis indica	*Bhaṅgā*	Indischer Hanf	Blätter
Carum roxburghianum	*Ajamodā*	Ajmud	Samen
Cassia angustifolia	*Svarṇapatrī*	Indischer Sennes	Blätter
Cassia fistula	*Āragvadha*	Röhrenkassie	Fruchtfleisch (Pulpe)
Celastrus paniculatus	*Jyotiṣmatī*	Rundblättriger Baumwürger	Samen, Öl
Centella asiatica, alt: Hydrocotyl asiatica	*Maṇḍūka-parṇī*	Indischer Wassernabel	Kraut, Blätter
Cinnamomum camphora	*Karpūra*	Kampferbaum, -lorbeer	Blätter
Cinnamomum zeylanica	*Tvak*	Zimt	Rinde, Blätter
Cocos nucifera	*Nārikela*	Kokospalme	Früchte, Öl
Commiphora mukul	*Guggulu*	Indische Myrrhe	Harz
Convolvulus pluricaulis	*Śaṅkhapuṣpī*	Indische Ackerwinde	gesamte Pflanze
Coriandrum sativum	*Dhānyaka*	Koriander	Samen
Crataeva religiosa	*Varuṇa*	Dreiblättrige Kaper	Rinde
Crocus sativus	*Kuṅkuma, Keśara*	Safran	Staubfäden
Cuminum cyminum	*Jīraka*	Kreuzkümmel	Samen
Curcuma longa	*Haridrā*	Gelbwurz	Rhizom
Cynodon dactylon	*Dūrvā*	Bermudagras, Hundszahngras	gesamte Pflanze
Cyperus rotundus	*Mustā*	Knolliges Zypergras	Knolle
Datura metel, Datura alba	*Dhattūra, Kanaka*	Indischer Stechapfel	Blätter, Samen, Blüten
Eclipta alba	*Bhṛṅgarāja*	Mehlblume	Kraut
Elettaria cardamomum	*Elā*	Kardamom	Samen
Embelia ribes	*Viḍaṅga*	ein Myrsinengewächs	Früchte
Emblica officinalis, auch: Phyllanthus emblica	*Āmalakī, Āmlā,*	Indische Stachelbeere, Aschfarbene Myrobalane	Früchte
Enicostemma littorale	*Māmajjaka*	–	gesamte Pflanze
Eucalyptus globulus	*Tailaparṇa*	Eukalyptus	Blätter, ätherisches Öl
Eugenia jambolana, Syzygium cumini	*Jambū*	Jambulbaum	Früchte, Samen
Euphorbia neriifolia	*Snuhī*	ein Wolfsmilchgewächs	Milchsekret
Ferula assa-foetida	*Hiṅgu*	Stinkasant, Asafoetida	Milchsaft der Wurzelköpfe
Ficus hispida	*Kākodumbara*	eine Feigenart	Rinde, Früchte
Foeniculum vulgare	*Miśreyā*	Fenchel	Samen

botanische Bezeichnung	Sanskrit-Bezeichnung	deutsche Bezeichnung	verwendeter Teil
Glycyrrhiza glabra	*Yaṣṭīmadhu*	Süßholz	Wurzel
Gymnema sylvestre	*Meṣaśṛṅgī*	Indischer Schwalbenwurz, Gurmar	Blätter, Wurzel
Hedychium spicatum	*Chardiripu, Śatī*	Ingwerlilie	Rhizom
Hibiscus rosasinensis	*Japā*	Roter Hibiskus, Rosenartige Ketmie	Blütenblätter
Holarrhena antidysenterica	*Kuṭaja*	Kurchi(rinde)	Rinde
Indigofera tinctoria	*Nīlī*	Indigo	Kraut
Inula helenium	*Puṣkaramūla*	Echter Alant	Wurzel
Ipomoea oder Operculina turpethum	*Trivṛta*	Trichterwinde	Wurzelrinde
Jasminum grandiflorum	*Jātī*	Großblütiger Jasmin	Blätter
Lavandula stoechas	Hindi: *Ustūkhūdus*	Lavendel	Blüten
Lens culinaris	*Masūra*	rosa Linsen	Linsen
Mesua ferrea	*Nāgakeśara*	Ceylon-Eisenholz	Blüten
Momordica charantia	*Kāravellaka*	Bittergurke, Balsambirne	Früchte
Mucuna pruriens	*Kapikacchū, Ātma-guptā*	Juckbohne	Samen
Myrica nagi	*Kaṭphala*	ein Gagelstrauchgewächs	Rinde
Myristica fragrans	*Jātiphala*	Muskatnuss	Samen
Nardostachys jatamansi	*Jaṭāmāṃsī*	Indische Narde	Rhizom
Nigella sativa	*Kālājājī*	Schwarzkümmel	Samen
Ocimum basilicum	*Barbarī*	Basilikum	Blätter
Ocimum sanctum	*Tulasī*	Breitkrautiges Basilikum	Blätter
Operculina oder Ipomoea turpethum	*Trivṛta*	Trichterwinde	Wurzelrinde
Oryza sativa	*Śālī*	Reis	Samen
Oxalis acetosella	*Cāṅgerī*	Sauerklee	Blätter
Phyllanthus niruri	*Bhūmyāmalakī*	Bitterer Stachelbeerbaum	Kraut
Picrorrhiza kurroa	*Kaṭukī*	Katuka	Rhizom
Piper longum	*Pippalī*	Langer Pfeffer	Früchte
Piper nigrum	*Marīca*	Schwarzer Pfeffer	Früchte
Pluchea lanceolata (kontrovers)	*Rāsnā*	Rasna	Wurzel, Kraut
Plumbago zeylanica	*Citraka*	Ceylonesischer Bleiwurz	Wurzel

botanische Bezeichnung	Sanskrit-Bezeichnung	deutsche Bezeichnung	verwendeter Teil
Premna integrifolia	*Agnimantha*	–	Wurzel
Psoralea corylifolia	*Bākucī*	Harzklee	Samen
Pterocarpus marsupium	*Asana*	Malabar-Kino	Holz
Punica granatum	*Dāḍima*	Granatapfel	Frucht
Quercus infectoria	*Māyāphala*	Galleiche	Gallen
Randia dumetorum	*Madana phala*	–	Samen
Rauvolfia serpentina	*Sarpagandhā*	Schlangenwurz	Wurzel, Blätter
Ricinus communis	*Eraṇḍa*	Wunderbaum, Rizinus	Öl, Wurzeln
Rosa centifolia	*Śatapatrī*	(Rote) Zentifolie (Rose)	Blütenblätter
Rubia cordifolia	*Manjiṣṭa*	Färberwurzel	Wurzel
Salmalia malabarica (auch: Bombax malabaricum)	*Śālamalī*	Roter Seidenwollbaum	Gummiharz (*Mocarasa*)
Santalum album	*Candana*	Sandelholz	Holz
Semecarpus anacardium	*Bhallātaka*	Markfruchtbaum	Früchte
Senna tora, alt: Cassia tora	*Cakramarda*	ein Johannisbrotgewächs	Samen
Sesanum indicum	*Tila*	Sesam	Samen
Sida cordifolia	*Balā*	Sandmalve	Wurzel
Solanum nigrum	*Kākamācī*	Schwarzer Nachtschatten	Früchte, Kraut
Solanum xanthocarpum	*Kaṇṭakārī*	Thai-Aubergine, Kantakari	Kraut
Strychnos nux-vomica	*Kupīlu, Viṣatinduka*	Gewöhnliche Brechnuss	Samenmark
Symphytum officinalis	–	Beinwell	Wurzel
Symplocos racemosa	*Lodhra*	Lodhra	Rinde
Syzygium aromaticum	*Lavaṅga*	Gewürznelken	Blütenknospen
Syzygium cumini, Eugenia jambolana	*Jambū*	Jambulbaum	Früchte, Samen
Swertia chirata	*Kirātatiktaka*	Indische Chiretta	Kraut
Taraxacum officinale	*Dugdhaphenī*	Löwenzahn	Wurzel
Taxus baccata	*Tāliśa*	Eibe	Blätter
Tephrosia purpurea	*Śarapuṅkhā*	–	Wurzel, Kraut
Terminalia arjuna	*Arjuna*	Myrobalanenbaum	Rinde
Terminalia belerica	*Bibhītaka*	Grüne Belerische Myrobalane	Frucht
Terminalia chebula	*Harītakī*	Rispige Myrobalane	Frucht

botanische Bezeichnung	Sanskrit-Bezeichnung	deutsche Bezeichnung	verwendeter Teil
Tinospora cordifolia	*Guḍūcī*	Guduchi	Stamm
Trachyspermum ammi	*Yavānī* (Hindi: *Ajwain*)	Ajowan	Samen
Tribulus terrestris	*Gokṣura*	Erdstachelnuss	Wurzel, Kraut
Trigonella foenum-graecum	*Methikā*	Bockshornklee	Samen
Valeriana wallichii	*Tagara*	Indischer Baldrian	Rhizom
Vetiveria zizanoides	*Uśīra*	Vetivergras	Wurzeln
Vigna mungo, alt: Phaseolus mungo	*Māṣa* (Hindi: *Urid* oder *Urad*)	Urd- oder Linsenbohnen	Linsen
Vigna radiata, alt: Phaseolus radiatus	*Mudga* (Hindi: *Mung*)	Munglinsen (gelb) bzw. -bohnen (grün)	Linsen
Vitex negundo	*Nirguṇḍī*	Wildpfeffer	Blätter
Vitex trifolia	–	Indischer Wildpfeffer	Blätter
Withania somnifera	*Aśvagandhā*	Schlafbeere, Winterkirsche	Wurzel
Zingiber officinalis	*Śuṇṭhī, Ārdraka*	Ingwer	Rhizom

Verzeichnis der Heilpflanzen, geordnet nach der Sanskrit-Bezeichnung.

Sanskrit-Bezeichnung	botanische Bezeichnung	deutsche Bezeichnung	verwendeter Teil
Agnimantha	Premna integrifolia	–	Wurzel
Aguru	Aquilaria agallocha	Aloeholz	Holz
Ajamodā	Carum roxburghianum	Ajmud	Samen
Āmalakī, Āmlā	Emblica officinalis, auch: Phyllanthus emblica	Indische Stachelbeere, Aschfarbene Myrobalane	Früchte
Apāmārga	Achyranthes aspera	–	Wurzel
Āragvadha	Cassia fistula	Röhrenkassie	Pulpe (Fruchtfleisch)
Ārdraka, Śuṇṭhī	Zingiber officinalis	Ingwer	Rhizom
Arjuna	Terminalia arjuna	Myrobalanenbaum	Rinde
Arka	Calotropis procera	Mudar	Wurzelrinde, Blätter, Blüten, Gummiharz
Asana	Pterocarpus marsupium	Malabar-Kino	Holz
Aśvagandhā	Withania somnifera	Schlafbeere, Winterkirsche	Wurzeln
Atibalā	Abutilon indicum	Schönmalve	Wurzel
Ativiṣā	Aconitum heterophyllum	ein Eisenhutgewächs	Knollen
Ātmaguptā, Kapikacchū	Mucuna pruriens	Juckbohne	Samen

Sanskrit-Bezeichnung	botanische Bezeichnung	deutsche Bezeichnung	verwendeter Teil
Bākucī	Psoralea corylifolia	Harzklee	Samen
Balā	Sida cordifolia	Sandmalve	Wurzel
Barbarī	Ocimum basilicum	Basilikum	Blätter
Bhaṅgā	Cannabis indica	Indischer Hanf	Blätter
Bhallātaka	Semecarpus anacardium	Markfruchtbaum	Früchte
Bhojapatra	Betula utilis	Himalaya-Birke	Rinde
Bhṛṅgarāja	Eclipta alba	Mehlblume	Kraut
Bhūmyāmalakī	Phyllanthus niruri	Bitterer Stachelbeerbaum	Kraut
Bibhītaka	Terminalia belerica	Grüne Belerische Myrobalane	Frucht
Bilva	Aegle marmelos	Bengalische Quitte, Marmelos, Belabaum	Frucht
Brāhmī	Bacopa monnieri	Kleines Fettblatt, Nabelkraut	Kraut, Blätter
Cāṅgerī	Oxalis acetosella	Sauerklee	Blätter
Cakramarda	Senna tora, alt: Cassia tora	ein Johannisbrotgewächs	Samen
Candana	Santalum album	Sandelholz	Holz
Chardiripu, Śatī	Hedychium spicatum	Ingwerlilie	Rhizom
Citraka	Plumbago zeylanica	Ceylonesischer Bleiwurz	Wurzel
Dāḍima	Punica granatum	Granatapfel	Frucht
Dāruharidrā	Berberis aristata	Indische Berberitze	Wurzelrinde
Dhānyaka	Coriandrum sativum	Koriander	Samen
Dhattūra, Kanaka	Datura metel, Datura alba	Indischer Stechapfel	Blätter, Samen, Blüten
Dugdhaphenī	Taraxacum officinale	Löwenzahn	Wurzel
Dūrvā	Cynodon dactylon	Bermudagras, Hundszahngras	gesamte Pflanze
Elā	Elettaria cardamomum	Kardamom	Samen
Eraṇḍa	Ricinus communis	Wunderbaum, Rizinus	Öl, Wurzeln
Gokṣura	Tribulus terrestris	Erdstachelnuss	Wurzel, Kraut
Guḍūcī	Tinospora cordifolia	Guduchi	Stamm
Guggulu	Commiphora mukul	Indische Myrrhe	Harz
Haridrā	Curcuma longa	Gelbwurz	Rhizom
Harītakī	Terminalia chebula	Rispige Myrobalane	Frucht
Hiṅgu	Ferula assa-foetida	Stinkasant, Asafoetida	Milchsaft der Wurzelköpfe

Sanskrit-Bezeichnung	botanische Bezeichnung	deutsche Bezeichnung	verwendeter Teil
Jambū	Syzygium cumini, Eugenia jambolana	Jambulbaum	Früchte, Samen
Japā	Hibiscus rosasinensis	Roter Hibiskus, Rosenartige Ketmie	Blütenblätter
Jaṭāmāṃsī	Nardostachys jatamansi	Indische Narde	Rhizom
Jātī	Jasminum grandiflorum	Großblütiger Jasmin	Blätter
Jātiphala	Myristica fragrans	Muskatnuss	Samen
Jīraka	Cuminum cyminum	Kreuzkümmel	Samen
Jyotiṣmatī	Celastrus paniculatus	Rundblättriger Baum-würger	Samen, Öl
Kākamācī	Solanum nigrum	Schwarzer Nachtschatten	Früchte, Kraut
Kākodumbara	Ficus hispida	eine Feigenart	Rinde, Früchte
Kālājājī	Nigella sativa	Schwarzkümmel	Samen
Kāñcanāra	Bauhinia variegata	Orchideenbaum	Knospen, Blüten
Kaṇṭakārī	Solanum xanthocarpum	Thai-Aubergine, Kantakari	Kraut
Kapikacchū, Ātma-guptā	Mucuna pruriens	Juckbohne	Samen
Kāravellaka	Momordica charantia	Bittergurke, Balsambirne	Früchte
Karpūra	Cinnamomum camphora	Kampferbaum, -lorbeer	Kampfer
Kaṭphala	Myrica nagi	ein Gagelstrauchgewächs	Rinde
Kaṭukī	Picrorrhiza kurroa	Katuka	Rhizom
Keśara,Kuṅkuma	Crocus sativus	Safran	Staubfäden
Khadira	Acacia catechu	Gerber-Akazie, Katechu	Rinde
Kirātatiktaka	Swertia chirata	Indische Chiretta	Kraut
Kumārī	Aloe vera	Echte Aloe	Blätter(saft)
Kupīlu, Viṣatinduka	Strychnos nux-vomica	Gewöhnliche Brechnuss	Samenmark
Kuṅkuma, Keśara	Crocus sativus	Safran	Staubfäden
Kuṭaja	Holarrhena antidysen-terica	Kurchi(rinde)	Rinde
Laśuna	Allium sativum	Knoblauch	Zehe
Lavaṅga	Syzygium aromaticum	Gewürznelken	Blütenknospen
Lodhra	Symplocos racemosa	Lodhra	Rinde
Madana-phala	Randia dumetorum	–	Samen
Māmajjaka	Enicostemma littorale	–	gesamte Pflanze

Sanskrit-Bezeichnung	botanische Bezeichnung	deutsche Bezeichnung	verwendeter Teil
Maṇḍūka-parṇī	Centella asiatica, alt: Hydrocotyl asiatica	Indischer Wassernabel	Kraut, Blätter
Manjiṣṭa	Rubia cordifolia	Färberwurzel	Wurzel
Māṣa (Hindi: *Urid* oder *Urad*)	Vigna mungo, alt: Phaseolus mungo	Urd- bzw. Linsenbohnen	Linsen
Marīca	Piper nigrum	Schwarzer Pfeffer	Früchte
Māyāphala	Quercus infectoria	Galleiche	Gallen
Meṣaśṛṅgī	Gymnema sylvestre	Indischer Schwalbenwurz, Gurmar	Blätter, Wurzel
Miśreyā	Foeniculum vulgare	Fenchel	Samen
Masūra (Hindi: *Masūr*)	Lens culinaris	rosa Linsen	Linsen
Methikā	Trigonella foenum-graecum	Bockshornklee	Samen
Mudga (Hindi: *Mung*)	Vigna radiata, alt: Phaseolus radiatus	Munglinsen (gelb) bzw. Mungbohnen (grün)	Linsen
Mustā	Cyperus rotundus	Knolliges Zypergras	Knolle
Nāgakeśara	Mesua ferrea	Ceylon-Eisenholz	Blüten
Nārikela	Cocos nucifera	Kokospalme	Früchte, Öl
Nīlī	Indigofera tinctoria	Indigo	Kraut
Nimba (Hindi: *Nīm*)	Azadirachta indica	Niembaum	Blätter, Rinde, Samen
Nirguṇḍī	Vitex negundo	Wildpfeffer	Blätter
Plāṇḍu	Allium cepa	Zwiebel	Zwiebelsaft
Pāśanabheda	Bergenia ligulata	Wickelwurz	Wurzel
Pippalī	Piper longum	Langer Pfeffer	Früchte
Punarnavā	Boerhaavia diffusa	ein Wunderblumengewächs	Wurzel, Kraut
Puṣkaramūla	Inula helenium	Echter Alant	Wurzel
Rāsnā	Pluchea lanceolata (kontrovers)	Rasna	Wurzel, Blätter
Śālamalī	Salmalia malabarica (auch: Bombax malabaricum)	Roter Seidenwollbaum	Gummiharz (*Moca-rasa*)
Ṣaṣṭikaśāli	Oryza sativa	Reis	Samen
Śallakī	Boswellia serrata	Weihrauch	Harz
Śarapuṅkhā	Tephrosia purpurea	–	Wurzel, Kraut
Śaṅkhapuṣpī	Convolvulus pluricaulis	Indische Ackerwinde	gesamte Pflanze

Sanskrit-Bezeichnung	botanische Bezeichnung	deutsche Bezeichnung	verwendeter Teil
Sarpagandhā	Rauvolfia serpentina	Schlangenwurz	Wurzel, Blätter
Sarṣapa	Brassica nigra (auch: Sinapis nigra)	Senf	Samen, Öl
Śatapatrī	Rosa centifolia	(Rote) Zentifolie (Rose)	Blütenblätter
Śatapuṣpā	Anethum graveolens	Dill	Samen
Śatāvarī	Asparagus racemosus	Wilder Spargel	Wurzel
Śatī, Chardiripu	Hedychium spicatum	Ingwerlilie	Rhizom
Snuhī	Euphorbia neriifolia	ein Wolfsmilchgewächs	Milchsekret
Śuṇṭhī, Ārdraka	Zingiber officinalis	Ingwer	Rhizom
Svarṇapatrī	Cassia angustifolia	Indischer Sennes	Blätter
Tagara	Valeriana wallichii	Indischer Baldrian	Rhizom
Tailaparṇa	Eucalyptus globulus	Eukalyptus	Blätter, ätherisches Öl
Tila	Sesanum indicum	Sesam	Samen
Tāliśa	Taxus baccata	Eibe	Blätter
Trivṛta	Ipomoea oder Operculina turpethum	Trichterwinde	Wurzelrinde
Tulasī	Ocimum sanctum	Breitkrautiges Basilikum	Blätter
Tvak	Cinnamomum zeylanica	Zimt	Rinde, Blätter
Udumbara	Ficus glomerata	eine Feigenart	Rinde
Uśīra	Vetiveria zizanoides	Vetivergras	Wurzel
Ustūkhūdus (Hindi)	Lavandula stoechas	Lavendel	Blüten
Vacā	Acorus calamus	Kalmus	Rhizom
Varuṇa	Crataeva religiosa	Dreiblättrige Kaper	Rinde
Vāsā	Adhatoda vasica	Indisches Lungenkraut, auch: Malabar-Nussbaum	Blätter
Vatsanābha	Aconitum ferox	Indischer Eisenhut	Knollen
Viḍaṅga	Embelia ribes	Myrsinengewächs	Früchte
Viṣatinduka, Kupīlu	Strychnos nux-vomica	Gewöhnliche Brechnuss	Samenmark
Yaṣṭīmadhu	Glycyrrhiza glabra	Süßholz	Wurzel
Yavānī (Hindi: *Ajwain*)	Trachyspermum ammi	Ajowan	Samen

Kombinationspräparate

Verzeichnis der Kombinationspräparate, geordnet nach ihren Sanskrit-Bezeichnungen bzw. Präparatnamen.

Sanskrit-Bezeichnung/ Präparat	Beschreibung	Anwendungsgebiet
Agnituṇḍī-vaṭī	herbo-mineralisches Präparat mit kalziniertem Quecksilber und detoxifiziertem *Kupīlu* bzw. *Viṣatinduka* (Strychnos nux-vomica)	gut bei Hypotonie und daraus resultierendem Schwindel ! Das traditionelle Herstellungsverfahren und die Dosierung sind streng zu beachten.
Arjunāriṣṭa	medizinischer Likör mit *Arjuna* (Terminalia arjuna)	beliebte Darreichungsform von *Arjuna* (Terminalia arjuna)
Arka-lavaṇa	Salzpräparat mit *Arka* (Calotropis gigantea)	stark auswurfförderndes Mittel
Ārogyavardhinī-vaṭī	herbo-mineralisches Präparat mit kalzinierter Eisen-, Kupfer-, Schwefel-, und Quecksilberasche	hauttherapeutisch (*kuṣṭha-ghna*); cholegog; „auskratzend" (*lekhana*) ! Das traditionelle Herstellungsverfahren und die Dosierung sind streng zu beachten.
Avipattikara-cūrṇa	Pulverkombination mit *Trivṛta* (Ipomoea turpethum)	Basistherapeutikum bei Hyperazidität des Magens (*amla-pitta*)
Bādarāśma-bhasma	kalzinierte Kalksteinasche	lithotriptisch (*aśmarī-bhedana*) ! Das traditionelle Herstellungsverfahren und die Dosierung sind streng zu beachten.
Bāla-cātur-bhadra-cūrṇa	Pulverkombination mit *Ativiṣā* (Aconitum heterophyllum)	pädiatrisches Basistherapeutikum, insbesondere für Atemwegserkrankungen
Balādya-taila	mediziniertes Öl mit *Balā* (Sida cordifolia)	*vāta*-reduzierendes, nährendes Öl ! Die Dosierung ist zu beachten.
Balā-taila	mediziniertes Öl mit *Balā* (Sida cordifolia)	hilfreich bei allen *vāta-vyādhi*; nährend (*bṛṃhaṇa*) ! Die Dosierung ist zu beachten.
Bilvādi-cūrṇa	Pulverkombination mit *Bilva* (Aegle marmelos)	stuhlbindend
Bilvādi-taila	mediziniertes Öl mit *Bilva* (Aegle marmelos)	stuhlbindend
Brāhmī-ghṛta	mediziniertes Butterreinfett mit *Brāhmī* (Bacopa monnieri)	*medhya-rasāyana*; hilfreich bei Psychosen und Epilepsie
Brāhmī-vaṭī	herbo-mineralisches Präparat mit Moschus und Amber sowie mit kalzinierter Perlen-, Korallen-, Rubin- und Goldasche	*medhya-rasāyana*; hilfreich bei Konvulsionen, Epilepsie, Herzerkrankungen und degenerativen Erkrankungen des ZNS ! Das traditionelle Herstellungsverfahren und die Dosierung sind streng zu beachten.

Sanskrit-Bezeichnung/ Präparat	**Beschreibung**	**Anwendungsgebiet**
Bṛhad-vāta-cintāmaṇi-rasa	herbo-mineralisches Präparat mit kalzinierter Gold-, Silber-, Quecksilber-, Schwefel-, Perlen- und Korallenasche	*vāta*-reduzierend; herzkräftigend; Förderung der Geweberegeneration ! Das traditionelle Herstellungsverfahren und die Dosierung sind streng zu beachten.
Cāṅgerī-ghṛta	mediziniertes Butterreinfett mit *Cāṅgerī* (Oxalis acetosella)	lokal anzuwendendes Therapeutikum zur Behandlung von Analprolaps
Candanādi-cūrṇa	Pulverkombination mit *Candana* (Santalum album)	kühlend, *pitta*-reduzierend
Candanādi-taila	mediziniertes Öl mit *Candana* (Santalum album)	kühlend, *pitta*-reduzierend
Candana-lepa	Packung mit *Candana* (Santalum album)	kühlend, entzündungshemmend; lokale Anwendung
Candanāsava	medizinischer Likör mit *Candana* (Santalum album)	kühlend; *pitta*-reduzierend
Candraprabhā-vaṭī	Kombinationspräparat mit *Guggulu* (Commiphora mukul) und *Śilājatu*	„urinreinigend" (*mūtra-viśodhana*) ! Das traditionelle Herstellungsverfahren und die Dosierung sind zu beachten.
Candrodaya-rasa	herbo-mineralisches Präparat mit kalzinierter Gold-, Quecksilber- und Schwefelasche	herzstimulierend ! Das traditionelle Herstellungsverfahren und die Dosierung sind streng zu beachten.
Citrakādi-vaṭī	Tablette mit *Citraka* (Plumbago zeylanica)	*dīpana*, *pācana* ! Wirkt stark erhitzend.
Cyavanaprāśāvaleha	Linctus auf der Basis von *Āmalakī* (Emblica officinalis)	bestes *rasāyana* für den täglichen Gebrauch
Cystone	modernes Präparat der Firma Himalaya	lithotriptisch (*aśmarī-bhedana*)
Daśamūla-ghṛta	Butterreinfett mit 10 Wurzeln	hilfreich bei alle *kapha-* und *vāta*-Symptomen; reduziert Ödeme; leicht entzündungshemmende Wirkung
Daśamūla-kvātha	Dekokt aus 10 Wurzeln	hilfreich bei alle *kapha-* und *vāta*-Symptomen; reduziert Ödeme; leicht entzündungshemmende Wirkung
Daśamūlāriṣṭa	medizinischer Likör mit 10 Wurzeln	herzkräftigend
Daśāṅga-lepa	Packung mit 10 pflanzlichen Bestandteilen	entzündungshemmend; lokale Anwendung
Dhānvantara-taila	mediziniertes Öl mit *vāta*-reduzierenden Drogen	hilfreich bei allen *vāta-vyādhi*; nährend (*bṛṃhaṇa*)
Dhātrī-loha	Kombination mit kalzinierter Eisenasche	*rakta-vardhaka*; eisenhaltig ! Das traditionelle Herstellungsverfahren und die Dosierung sind zu beachten.

Sanskrit-Bezeichnung/ Präparat	Beschreibung	Anwendungsgebiet
Dīnadayāla-cūrṇa	zuverlässige Pulverkombination mit *Svarṇapatrī* (Cassia angustifolia), *Yavānī* (Trachyspermum ammi) und Steinsalz	purgativ
Elādi-cūrṇa	Pulver aus aromatischen Gewürzen	hilfreich bei Husten, Heiserkeit und Dyspnoe
Elādi-vaṭī	Pillen aus aromatischen Gewürzen	Hausmittel bei Husten
Eraṇḍamūla-kvātha	Dekokt mit *Eraṇḍa*(Ricinus communis)-Wurzeln	gutes Dekokt zur *vāta*-Reduktion
Eraṇḍa-taila	Rizinusöl	purgativ
Gandhaka-malahara	Salbe mit Schwefel	hilfreich bei *kapha*-dominierten Hautkrankheiten; lokale Anwendung
Gandhaka-rasāyana	Schwefelpräparat	hauttherapeutisch (*kuṣṭha-ghna*) ! Das traditionelle Herstellungsverfahren und die Dosierung sind zu beachten.
Godanti-bhasma	Gipsasche	hilfreich bei *pitta*-Kopfschmerzen; kalziumhaltig
Gokṣurādi-guggulu	Präparat mit *Guggulu* (Commiphora mukul) und *Gokṣura* (Tribulus terrestris)	„urinreinigend" (*mūtra-viśodhana*) ! Vereinzelt wurden allergische Reaktionen beobachtet.
Grahaṇīkapāṭa-rasa	herbo-mineralisches Präparat mit detoxifiziertem Opium	starkes Mittel zur Behandlung von Diarrhöe ! Das traditionelle Herstellungsverfahren und die Dosierung sind streng zu beachten.
Hṛdayārṇava-rasa	herbo-mineralisches Präparat mit kalzinierter Quecksilber-, Schwefel- und Kupferasche	hilfreich bei kongestiven Herzerkrankungen ! Das traditionelle Herstellungsverfahren und die Dosierung sind streng zu beachten.
Haridrā-khaṇḍa	süßes Präparat mit *Haridrā* (Curcuma longa)	hauttherapeutisch (*kuṣṭha-ghna*); juckreizlindernd
Haridrā-lepa	Packung mit *Haridrā* (Curcuma longa)	antiseptisch; entzündungshemmend; lokale Anwendung
Hemagarbhapoṭṭalī-rasa	herbo-mineralisches Präparat mit kalzinierter Gold-, Quecksilber- und Schwefelasche	bewährtes Mittel zur Stimulierung der Herztätigkeit; unterstützend auch bei Herzstillstand ! Das traditionelle Herstellungsverfahren und die Dosierung sind streng zu beachten.
Hiṅgvaṣṭaka-cūrṇa	Pulverkombination aus 8 Gewürzen mit *Hiṅgu* (Ferula assa-foetida)	karminativ und entkrampfend (*vātānulomana*); Basismittel bei Flatulenz und Meteorismus
Hīraka-bhasma	herbo-mineralisches Präparat mit kalzinierter Diamantasche	*kapha-* und *vāta*-reduzierend; antidyspnoisch ! Die Dosierung ist streng zu beachten.
Jambū-bīja-ghana-vaṭī	Tabletten mit *Jambū* (Syzygium cumini bzw. Eugenia jambolana)	durch Studien gestütztes Antidiabetikum

Sanskrit-Bezeichnung/ Präparat	Beschreibung	Anwendungsgebiet
Jātyādi-ghṛta	mediziniertes Butterreinfett mit *Jātī* (Jasminum grandiflorum)	Unterstützung der Wundheilung; hilfreich als lokales Therapeutikum bei Schleimhauterosionen und -wunden der Mundhöhlen und im Analbereich
Jātyādi-taila	mediziniertes Öl mit *Jātī* (Jasminum grandiflorum)	Unterstützung der Wundheilung; hilfreich als lokales Therapeutikum bei Schleimhauterosionen und -wunden der Mundhöhlen und im Analbereich
Javāharamoharā-rasa	herbo-mineralisches Präparat mit Edelstein-, Silber- und Goldasche, sowie der Asche von Korallen, Perlen und anderen Tierprodukten	herzkräftigend ! Das traditionelle Herstellungsverfahren und die Dosierung sind streng zu beachten.
Kaiśora-guggulu	Präparat mit *Guggulu* (Commiphora mukul) und *Guḍūcī* (Tinospora cordifolia)	Basismittel für die meisten Hautkankheiten, Störungen der *sirā* (Blutgefäße) und *rakta-dhātu*-Störungen; Basistherapeutikum bei Gicht ! Vereinzelt wurden allergische Reaktionen beobachtet.
Kāmadudhā-rasa	herbo-mineralisches Präparat mit kalzinierter Eisenerz- und Boraxasche, zuweilen mit Perlenasche versetzt	*pitta*-reduzierend; stärkeres Mittel zur Behandlung von Magenübersäuerung, Gastritis und Ulzera ! Das traditionelle Herstellungsverfahren und die Dosierung sind streng zu beachten.
Kanakāsava	alkoholisches Präparat auf der Grundlage von detoxifiziertem *Tāliśa* (Taxus baccata) und *Kanaka* (Datura metel)	mild bronchodilatativ ! Das traditionelle Herstellungsverfahren und die Dosierung sind streng zu beachten.
Kāñcanāra-guggulu	Präparat mit *Guggulu* (Commiphora mukul) und *Kāñcanāra* (Bauhinia variegata)	*māṃsa-dhātu*-regulierend; hilfreich bei Zysten und neoplastischen Prozessen ! Vereinzelt wurden allergische Reaktionen beobachtet.
Kṣīra-balā-taila	mediziniertes Öl mit Milch und *Balā* (Sida cordifolia)	*vāta*-reduzierendes, nährendes Öl ! Die Dosierung ist zu beachten.
Kukkutāṇḍatvak-bhasma	kalzinierte Eierschalenasche	gute Quelle für natürliches Kalzium ! Das traditionelle Herstellungsverfahren und die Dosierung sind zu beachten.
Kumāry-āsava	medizinischer Likör mit *Kumārī* (Aloe vera)	eisenhaltig ! Das traditionelle Herstellungsverfahren und die Dosierung sind zu beachten.
Kuṣmāṇḍāvaleha	Linctus mit Kürbis	kühlend; *pitta*-reduzierend
Kuṭaja-ghana-vaṭī	Tabletten mit *Kuṭaja* (Holarrhena antidysenterica)	stuhlbindend; hilfreich bei Diarrhöe
LIV 52	modernes Präparat der Firma Himalaya	Leberzellschutz

Sanskrit-Bezeichnung/ Präparat	Beschreibung	Anwendungsgebiet
Lodhrāsava	medizinischer Likör mit *Lodhra* (Symplocos racemosa)	*rakta-stambhana*
Loha-bhasma	kalzinierte Eisenasche	traditionelles Eisenpräparat; *rakta-vardhaka* ! Das traditionelle Herstellungsverfahren und die Dosierung sind streng zu beachten.
Lohāsava	medizinischer Likör mit kalzinierter Eisenasche	*rakta-vardhaka*; eisenhaltig ! Das traditionelle Herstellungsverfahren und die Dosierung sind zu beachten.
Māmajjaka-ghana-vaṭī	Tabletten mit *Māmajjaka* (Enicostemma littorale)	Antidiabetikum
Maṇḍūra-bhasma	kalzinierte Eisenrostasche	*rakta-vardhaka*; eisenhaltig ! Das traditionelle Herstellungsverfahren und die Dosierung sind zu beachten.
Manjiṣṭhādi-kvātha	Dekokt mit *Manjiṣṭa* (Rubia cordifolia)	berühmtes blutreinigendes Mittel; Basistherapeutikum der meisten Hautkrankheiten
Mārīcyādi-taila	mediziniertes Öl mit *Marīca* (Piper nigrum)	hilfreich bei *kapha*-dominierten Hautkrankheiten; lokale Anwendung
Mocarasa	Gummiharz der Pflanze *Śālamalī* (Salmalia malabarica)	stuhlbindend; besonders hilfreich bei Colitis ulcerosa
Muktā-bhasma	kalzinierte Perlenasche	*pitta*-reduzierend; natürliche Kalziumquelle ! Das traditionelle Herstellungsverfahren und die Dosierung sind zu beachten.
Muktāpravāla-pañcāmṛta	herbo-mineralisches Präparat mit kalzinierter Muschel-, Perlen- und Korallenasche	*pitta*-reduzierend; stärkeres Mittel zur Behandlung von Magenübersäuerung, Gastritis und Ulzera; hilfreich bei Blutungen im Magen-Darm-Trakt; hervorragende natürliche Kalziumquelle; hilfreich bei Osteoporose ! Das traditionelle Herstellungsverfahren und die Dosierung sind zu beachten.
Nāgārjunābhra-rasa	herbo-mineralisches Präparat mit kalzinierter Boraxasche	bei allen Herzleiden sowie bei leichter Hypertonie hilfreich ! Das traditionelle Herstellungsverfahren und die Dosierung sind streng zu beachten.
Nārāyaṇa-taila	mediziniertes Öl mit *vāta*-reduzierenden Drogen	berühmtes *vāta*-reduzierendes Öl; praktisch bewährt für die meisten Massagen und Spezialbehandlungen im Bereich des Nervensystems
Navāyasa-cūrṇa	Pulverkombination mit kalzinierter Eisenasche	„auskratzend" (*lekhana*); hilfreich bei Anämie; *kapha-*, *medas-* und *māṃsa*-reduzierend ! Das traditionelle Herstellungsverfahren und die Dosierung sind zu beachten.

Sanskrit-Bezeichnung/ Präparat	Beschreibung	Anwendungsgebiet
Nīlībhṛṅgādi-taila	medizíniertes Öl mit *Bhṛṅgarāja* (Eclipta alba) und *Nīlī* (Indigofera tinctoria)	gut für die Haare (*keśya*); lokale Anwendung
Nimba-lepa	Packung mit *Nimba* (Azadirachta indica)	*pitta*-reduzierend; antiseptisch; gut bei Mykosen; lokale Anwendung
Nimba-tvak-kvātha	Dekokt aus *Nimba*(Azadirachta indica)-Rinde	*pitta*-reduzierend
Pañcatikta-ghṛta	medizíniertes Butterreinfett mit Bitterdrogen	*ghī* zur innerlichen Einnahme als Vorbereitung für Ausleitungen, aber auch als Dauerbehandlung; hilfreich bei Erkrankungen des Knochengewebes (*asthi-dhātu*); *pitta*-reduzierend; Bitterdroge; „blutreinigend"; auch lokal einsetzbar
Pathyādi-kvātha	Bitterdekokt mit *Kirātatiktaka* (Swertia chirata)	hilfreich bei allen Erkrankungen „oberhalb der Schlüsselbeine", insbesondere Erkältungskrankheiten der oberen Atemwege, Fieber, Kopfschmerzen
Pilex	modernes Präparat der Firma Himalaya	hilfreich bei Hämorrhoiden und Varikosis
Piṇḍa-taila	medizíniertes Öl	klassisch empfohlenes Öl bei *vāta-rakta* (Gicht)
Punarnavādi-kvātha	Dekokt mit *Punarnavā* (Boerhaavia diffusa)	diuretisch
Punarnavā-maṇḍūra	Pulverkombination mit kalziniertem Eisenrost und *Punarnavā* (Boerhaavia diffusa)	*rakta-vardhaka*; besonders hilfreich bei Anämien in Kombination mit Ödemen; eisenhaltig **!** Das traditionelle Herstellungsverfahren und die Dosierung sind zu beachten.
Rasāyana-cūrṇa	Pulverkombination mit *Āmalakī* (Emblica officinalis), *Gokṣura* (Tribulus terrestris), *Guḍūcī* (Tinospora cordifolia)	regenerierend (*rasāyana*)
Rāsnādi-kvātha	Dekokt mit *Rāsnā* (Pluchea lanceolata)	häufig bei *āma-vāta* eingesetztes Dekokt
Saṃjīvanī-vaṭī	Tabletten mit detoxifiziertem *Bhallātaka* (Semecarpus anacardium)	*agni*-anregend; hilfreich bei *kapha*-dominierter Diarrhöe und fiebrigen Erkrankungen; *āma*-reduzierend, sicheres und effektives Mittel gegen *āma-vāta*; stark erhitzend **!** Wirkt schleimhautreizend und ist bei ausgeprägtem *pitta* kontraindiziert, da Hämaturie und andere *pitta*-Symptome möglich sind. Das traditionelle Herstellungsverfahren und die Dosierung sind streng zu beachten.
Saṃśamanī-vaṭī	Extrakt von *Guḍūcī* (Tinospora cordifolia)	*rasāyana*; Bitterdroge; „blutreinigend" (*rakta-śodhana*)

Sanskrit-Bezeichnung/ Präparat	Beschreibung	Anwendungsgebiet
Śaṅkha-bhasma	kalzinierte Muschelasche	*pitta*-reduzierend; stärkeres Mittel zur Behandlung von Magenübersäuerung, Gastritis und Ulzera ! Das traditionelle Herstellungsverfahren und die Dosierung sind zu beachten.
Śaṅkha-vaṭī	herbo-mineralisches Präparat mit *Hiṅgu* (Ferula assa-foetida), detoxifiziertem *Vatsanābha* (Aconitum ferox) sowie kalzinierter Quecksilber- und Schwefelasche	*agni*-anregend, *vātānulomana*; hilfreich bei Bauchschmerzen, Bauchkrämpfen, Koliken, Meteorismus ! Das traditionelle Herstellungsverfahren und die Dosierung sind streng zu beachten.
Saptāmṛta-loha	Kombination mit kalzinierter Eisenasche	*rakta-vardhaka*; eisenhaltig ! Das traditionelle Herstellungsverfahren und die Dosierung sind zu beachten.
Sārasvatāriṣṭa	medizinischer Likör mit *Brāhmī* (Bacopa monnieri)	*medhya-rasāyana*; hilfreich bei Psychosen und Epilepsie
Śatadhauta-ghṛta	100-fach gewaschenes Butterreinfett	hilfreich bei brennenden Empfindungen und Blasenbildung; lokale Awendung
Śatāvarī-ghṛta	mediziniertes Butterreinfett mit *Śatāvarī* (Asparagus racemosus)	Pflege der Schleimhäute des Magen-Darm-Trakts; hilfreich bei Magengeschwüren und Colitis ulcerosa
Śilājatvādi-vaṭī (= *Jīvitpradā*)	Tabletten mit *Śilājatu*	„urinreinigend" (*mūtra-viśodhana*) ! Das traditionelle Herstellungsverfahren und die Dosierung sind zu beachten.
Śilājatu	Bitumenartige Sekrete aus Felsspalten (detoxifiziert)	„auskratzend" (*lekhana*), regenerierend (*rasāyana*), diuretisch ! Das traditionelle Herstellungsverfahren und die Dosierung sind zu beachten.
Siṃhanāda-guggulu	Präparat mit *Guggulu* (Commiphora mukul), *Eraṇḍa-taila* (Rizinusöl) und detoxifiziertem Schwefel	eines der wichtigsten Präparate zu Behandlung von Gelenkbeschwerden, insbesondere bei Obstipation ! Vereinzelt wurden allergische Reaktionen beobachtet.
Sitopalādi-cūrṇa	Pulverkombination mit Bambus-Manna (Bambusa arundinaceae)	ayurvedisches Basistherapeutikum bei Atemwegserkrankungen; weit verbreiteter Einsatz in Indien
Śṛṅga-bhasma	Aschenpräparat mit kalziniertem Hirschgeweih	erhitzend; *kapha-* und *vāta*-reduzierend; hilfreich bei Erkältungskrankheiten und Asthma bronchiale ! Das traditionelle Herstellungsverfahren und die Dosierung sind zu beachten.
Śuddha-sphaṭikā	gereinigter Alaun	hämostatisch ! Das traditionelle Herstellungsverfahren und die Dosierung sind streng zu beachten.

Sanskrit-Bezeichnung/ Präparat	Beschreibung	Anwendungsgebiet
Sūtaśekhara-rasa	herbo-mineralisches Präparat mit kalzinierter Gold-, Quecksilber-, Schwefel-, Borax- und Kupferasche	*vāta-pitta*-reduzierend ! Das traditionelle Herstellungsverfahren und die Dosierung sind streng zu beachten.
Svādiṣṭa-virecana-cūrṇa	Pulverkombination mit Sennes *Svarṇapatrī*(Cassia angustifolia)-Blättern und detoxifiziertem Schwefel	purgativ
Svarṇa-sūtaśekhara-rasa	herbo-mineralisches Präparat mit kalzinierter Gold-, Quecksilber-, Schwefel- und Kupferasche	*vāta-pitta*-Symptome des Magen-Darm-Trakts; stärkeres Mittel zur Behandlung von Magenübersäuerung, Gastritis und Ulzera ! Das traditionelle Herstellungsverfahren und die Dosierung sind streng zu beachten.
Svarṇa-vasantamālatī-rasa	herbo-mineralisches Präparat mit kalzinierter Gold-, Perlen- und Quecksilberasche	*rasāyana*, abwehrsteigernd, Förderung der Geweberegenration ! Das traditionelle Herstellungsverfahren und die Dosierung sind streng zu beachten.
Śvāsakuṭhāra-rasa	herbo-mineralisches Präparat mit kalzinierter Quecksilber-, Schwefel- und Arsenasche	*kapha-* und *vāta*-reduzierend; schleimlösend; antidyspnoisch ! Das traditionelle Herstellungsverfahren und die Dosierung sind streng zu beachten.
Śvetaparpaṭī	herbo-mineralisches Präparat mit Kaliumnitrat, Ammoniumchlorid und *Śuddha-sphaṭikā* (Alaun)	Diuretikum; hilfreich bei Aszites ! Das traditionelle Herstellungsverfahren und die Dosierung sind streng zu beachten.
Tālīśādi-cūrṇa	Pulverkombination mit detoxifiziertem *Tālīśa* (Taxus baccata)	ayurvedisches Basistherapeutikum bei Atemwegserkrankungen, insbesondere bei Asthma bronchiale; weitverbreiteter Einsatz in Indien ! Das traditionelle Herstellungsverfahren und die Dosierung sind streng zu beachten.
Tribhuvanakīrti-rasa	herbo-mineralisches Präparat mit kalzinierter Quecksilber-, Schwefel- und Arsenasche	*kapha-* und *vāta*-reduzierend; hilfreich bei Fieber und Erkältungskrankheiten ! Das traditionelle Herstellungsverfahren und die Dosierung sind streng zu beachten.
Trikaṭu-cūrṇa	Pulverkombination aus *Śuṇṭhī* (Zingiber officinalis), *Marīca* (Piper nigrum) und *Pippalī* (Piper longum)	*kapha*-reduzierend; schleimlösend; *agni*-anregend
Triphalā-cūrṇa	Pulverkombination aus drei Früchten mit *Harītakī* (Terminalia chebula)	mildes bewährtes Abführmittel; generelles *rasāyana*
Triphalā-ghṛta	mediziniertes Butterreinfett mit *Triphalā*	mildes bewährtes Abführmittel; generelles *rasāyana*

Sanskrit-Bezeichnung/ Präparat	Beschreibung	Anwendungsgebiet
Triphalā-guggulu	Präparat mit *Guggulu* (Commiphora mukul)	*pitta-* und *kapha*-reduzierend; entzündungshemmend; „auskratzend" (*lekhana*); maximaler *Guggulu*-Gehalt ! Das traditionelle Herstellungsverfahren und die Dosierung sind streng zu beachten.
Uricare	modernes Präparat der Firma Indigo mit *Guggulu* (Commiphora mukul) und *Śilājatu*	*rasāyana*; „auskratzend" (*lekhana*) ! Das traditionelle Herstellungsverfahren und die Dosierung sind streng zu beachten.
Uśīrāsava	medizinischer Likör mit *Uśīra* (Vetiveria zizanoides)	kühlend; *pitta*-reduzierend
Varuṇādi-kvātha	Dekokt mit *Varuṇa* (Crataeva religiosa)	„urinreinigend" (*mūtra-viśodhana*); „auskratzend" (*lekhana*), entzündungshemmend, Reduktion überschüssigen Fettgewebes (*medas*)
Vāsā-ghana-vaṭī	Extrakt aus *Vāsā* (Adhatoda vasica)	*kapha-* und *vāta*-reduzierend; hustenreizlindernd; antidyspnoisch
Vāsā-ghṛta	mediziniertes Butterreinfett mit *Vāsā* (Adhatoda vasica)	*kapha-* und *vāta*-reduzierend; hustenreizlindernd; antidyspnoisch
Vasanta-kusumākara-rasa	herbo-mineralisches Präparat mit detoxifiziertem Gold, Silber und Blei	hilfreich bei Diabetes mellitus und dessen Komplikationen ! Das traditionelle Herstellungsverfahren und die Dosierung sind streng zu beachten.
Vātavidhvaṃsana-rasa	herbo-mineralisches Präparat mit detoxifiziertem *Vatsanābha* (Aconitum ferox) sowie kalzinierter Kupfer-, Schwefel-, Quecksilberasche	hilfreich bei schmerzdominierten *vāta*-Erkrankungen des Bewegungsapparats ! Das traditionelle Herstellungsverfahren und die Dosierung sind streng zu beachten.
Yogarāja-guggulu	Präparat mit *Guggulu* (Commiphora mukul)	wohl das am häufigsten eingesetzte Präparat zur Behandlung von Gelenkbeschwerden, besonders bei Arthrosen und *āma-vāta* ! Vereinzelt wurden allergische Reaktionen beobachtet.

Arzneimittelverzeichnis

K

L

M

N

O

P

Sachverzeichnis

I

J

K

T

Y

Z